AF501623

DES

SUPPURATIONS PELVIENNES

CHEZ LA FEMME

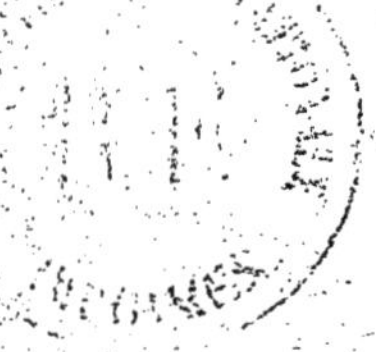

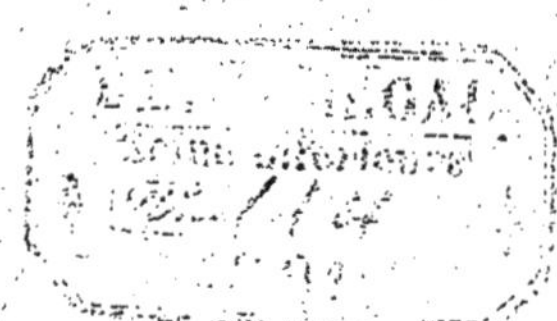

PAR

Le Dr PIERRE DELBET

PROSECTEUR A LA FACULTÉ DE MÉDECINE
LAURÉAT DES HOPITAUX ET DE LA SOCIÉTÉ DE CHIRURGIE
MEMBRE DE LA SOCIÉTÉ ANATOMIQUE

PARIS
G. STEINHEIL, ÉDITEUR
2, RUE CASIMIR-DELAVIGNE, 2

1891

DES

SUPPURATIONS PELVIENNES

CHEZ LA FEMME

IMPRIMERIE LEMALE ET Cie, HAVRE

DES

SUPPURATIONS PELVIENNES

CHEZ LA FEMME

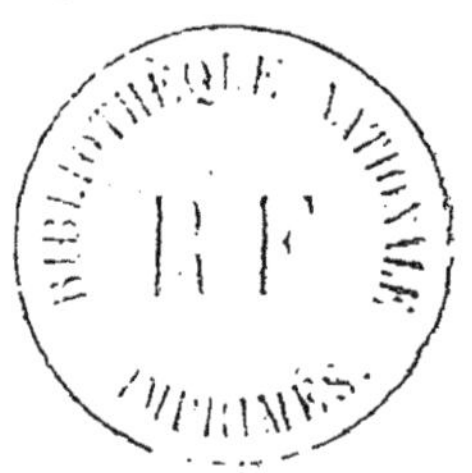

PAR

Le Dr PIERRE DELBET

PROSECTEUR A LA FACULTÉ DE MÉDECINE
LAURÉAT DES HOPITAUX ET DE LA SOCIÉTÉ DE CHIRURGIE
MEMBRE DE LA SOCIÉTÉ ANATOMIQUE

PARIS

G. STEINHEIL, ÉDITEUR

2, RUE CASIMIR-DELAVIGNE, 2

1891

TABLE DES MATIÈRES

PELVI-PÉRITONITE

HÉMATOCÈLES ET TUMEURS SUPPURÉES

SUPPURATIONS DU TISSU CELLULAIRE. LYMPHANGITES. ADÉNITES. PHLEGMONS

DIAGNOSTIC DES SUPPURATIONS PELVIENNES

TRAITEMENT DES SUPPURATIONS PELVIENNES

PIÈCES JUSTIFICATIVES. — OBSERVATIONS

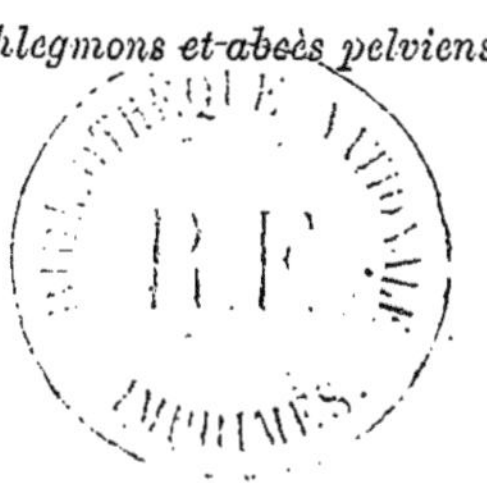

AVERTISSEMENT

Ce travail a été commencé en février 1888. Diverses parties en ont été utilisées comme mémoires de concours. C'est ainsi que celle qui est consacrée au traitement a été couronnée par la Société de chirurgie (Prix Gerdy, 1889).

Le plan de ce travail n'est pas très classique. On trouvera d'abord l'étude des salpingites, des ovarites, des pelvipéritonites, des tumeurs suppurées, des phlegmons, faite au point de vue de l'anatomie pathologique, de l'étiologie, de la pathogénie et de la symptomatologie. Les questions de diagnostic et de traitement ont été groupées en deux chapitres. Tout ce qui concerne le pronostic a été rapproché du traitement et étudié dans les paragraphes consacrés aux indications thérapeutiques. Il m'a semblé que ce plan offrait le grand avantage d'éviter bien des répétitions et de permettre de rapprocher des idées ou des faits qui gagnent à être comparés.

Les observations sur lesquelles est basé ce travail ont été réunies à la fin du volume. Leur classification paraîtra sans doute un peu artificielle ; je l'ai adoptée pour ma commodité propre. Comme ces observations sont numérotées, et que je renvoie à chacune d'elles en donnant son numéro, il n'en peut résulter aucune incommodité pour le lecteur. Presque toutes sont très résumées. Les donner in extenso m'aurait obligé à doubler au moins les dimensions de ce volume déjà bien considérables. Les indications bibliographiques données avec soin permettront toujours à qui voudra de remonter aux sources.

J'ai recherché et étudié la presque totalité des travaux et des faits qui ont été publiés jusqu'au commencement de 1889. Mon but n'était pas de faire une statistique complète. Les suppurations pelviennes sont si complexes que les faits comparables sont rares; par suite les résultats statistiques bruts n'ont que peu d'importance. J'ai cependant rassemblé un assez grand nombre d'observations, un millier environ, afin de pouvoir juger les choses d'après des documents sérieux. Depuis 1889, je n'ai utilisé que les publications dont l'importance m'a paru très considérable. Faire pour les années 1889 et 1890, ce que j'avais fait pour les années antérieures eût transformé la rédaction de ce mémoire en un travail de Pénélope sans cesse à recommencer.

13 août 1890.

DES
SUPPURATIONS PELVIENNES
CHEZ LA FEMME

INTRODUCTION

Au point de vue des inflammations et suppurations, les organes génitaux de la femme représentent un canal simple en bas : vagin, utérus ; double en haut : les trompes. Ce canal va de la vulve au péritoine. C'est une voie ouverte aux micro-organismes, agents de la suppuration. Ceux-ci peuvent la traverser d'un coup pour envahir le péritoine, et déterminer des péritonites d'emblée. C'est l'exception. D'ordinaire, au lieu de faire la route en une fois, ils la font par étapes : ils prolifèrent en chemin, produisant dans le vagin des vaginites, dans l'utérus des métrites, dans les trompes des salpingites.

D'autre part, tout le long du canal vagino-utéro-tubaire sont semées en abondance des radicules lymphatiques, très disposées, sans doute, là comme ailleurs, à s'enflammer, à transporter dans le tissu conjonctif les micro-organismes pyogènes, qui produiront des lymphangites, des adénites, des phlegmons.

Il y a donc deux voies ouvertes ou prêtes à s'ouvrir pour les microbes : la voie muqueuse qui les conduit dans les trompes et le péritoine, la voie lymphatique qui les mène dans le tissu cellulaire : d'où la possibilité pour les lésions inflammatoires d'occuper trois sièges différents : les muqueuses, le péritoine, le tissu conjonctif sous-péritonéal ; d'où, trois variétés d'affections distinctes : les salpingites, les péritonites, les phlegmons.

Ces trois affections existent, mais il a fallu longtemps pour le reconnaître. Jusqu'à ces dernières années, les gynécologistes ont alternativement nié l'une ou l'autre de ces affections, ou bien soutenu la suprématie de l'une d'elles.

Nonat a fait du tissu cellulaire le quartier général de toutes les maladies inflammatoires du bassin chez la femme. Pour lui, pour ses disciples, toutes les tumeurs douloureuses qu'on rencontre autour de l'utérus, ont leur siège dans le tissu cellulaire : ce sont des « phlegmons péri-utérins ».

En 1857, dans deux cas, où on avait porté le diagnostic de phlegmon péri-utérin, Bernutz et Goupil constatent à l'autopsie l'intégrité absolue du tissu cellulaire : le péritoine seul était malade. Il suffit de lire attentivement ces deux observations pour voir qu'aujourd'hui personne ne porterait, dans des cas semblables, le diagnostic de phlegmon. De sorte, qu'à bien prendre les choses, il s'agissait tout simplement là de deux erreurs de diagnostic. La conclusion que Bernutz et Goupil ont tiré de ces faits est bien différente. Ils se sont appuyés sur eux pour nier l'existence du phlegmon péri-utérin, et chercher à lui substituer la doctrine de la pelvi-péritonite.

En général, on a très mal interprété la tentative de Bernutz et Goupil. On a souvent écrit qu'ils avaient nié l'existence des inflammations du tissu cellulaire. C'est une erreur complète. En 1862, n'ont-ils pas intitulé un chapitre de leurs leçons cliniques : Phlegmon des ligaments larges ? En 1866, Bernutz n'a-t-il pas fait faire à son élève Frarier une thèse importante sur ce sujet ? En 1874, n'a-t-il pas publié dans les Archives de tocologie un important mémoire sur les mêmes phlegmons ? Enfin en 1888, dans ses « Conférences cliniques sur les maladies des femmes », dernier ouvrage dont la publication a été interrompue par sa mort, il reproduit et complète sa description du phlegmon des ligaments larges. Ce qu'il a nié c'est le phlegmon péri-utérin ; or, les expressions phlegmon péri-utérin et phlegmon des ligaments larges n'ont jamais été synonymes. Le phlegmon péri-utérin, c'était seulement l'inflammation du tissu cellulaire situé au voisinage immédiat du col de l'utérus, à peu près ce qu'on a appelé paramétrite, et ce que je propose d'appeler phlegmon de la gaine vasculaire hypogastrique. Bernutz a eu tort de nier cette forme : elle existe réellement, elle est même plus fréquente que le phlegmon du ligament large proprement dit. Il n'en est pas moins vrai que ses travaux ont marqué une étape importante dans l'histoire des suppurations pelviennes. Bernutz a attiré l'attention sur une maladie très fréquente, la pelvi-péritonite : il a toujours cherché à localiser anatomiquement et cliniquement les inflammations du bassin ; tandis que d'autres, avec Gallard, croyant ou bien que tous les tissus étaient simultanément pris, ou bien que le diagnostic était impossible, ont renoncé à préciser le siège de ces inflammations diverses, adoptant la dénomination de phlegmasie péri-utérine, qui laisse tout dans le vague.

Par leurs travaux, Bernutz et Goupil firent passer la suprématie, du tissu cellulaire au péritoine, sautant par-dessus les salpingites, qui cependant sont le lien habituel entre les métrites et les péritonites. Ce n'est pas que les salpingites fussent alors inconnues. Depuis longtemps leur existence était démontrée On peut même dire, sans être paradoxal, que les salpingites ont été connues à peu près à la même époque que les autres inflammations pelviennes. Car, si on laisse de côté les travaux d'Hippocrate, de Galien, d'Archigène, d'Oribase, d'Aetius, de Paul d'Égine, de Jean Liébault, de Jacques Guillemeau, qui sur ce sujet manquent vraiment de toute précision, il faut arriver à Mauriceau pour trouver quelques notions nettes sur les suppurations pelviennes consécutives aux accouchements. Or, la première édition du « Traité des maladies des femmes grosses et de celles qui sont accouchées » de Mauriceau, est de 1668. Et les notions sur ce sujet n'ont pas avancé bien vite puisqu'en 1760 Pujos attribuait les abcès du bassin à une métastase laiteuse. A cette époque les salpingites étaient connues. En effet Ruysch (1) a intitulé un chapitre de ses observations anatomo-chirurgicales : « Sterilitas e tubarum fallopianarum clausurâ »

(1) FRÉDÉRIC RUYSCH. Observationum anatomico chirurgicarum centuriæ. Amstelod. 1691. Obs. 83, 84, 85. Voici ce qu'il dit à propos de l'observation 83 dans le chapitre « Sterilitas e tubarum fallopianarum clausura ». Je traduis d'après les « Frederici Ruyschii opera omnia » publiées à Amsterdam en 1737 : « Beaucoup de causes de la stérilité des femmes ont été trouvées, parmi lesquelles l'oblitération des trompes de Fallope doit être comptée. J'observe cette oblitération tantôt vers leur insertion dans l'utérus, tantôt dans leur extrémité. Si je n'avais pas ouvert tant de cadavres, je n'aurais jamais cru que les trompes de Fallope ou oviductes fussent si souvent fermées chez les femmes. L'expérience m'a appris que cela venait le plus souvent d'un accouchement difficile, dans lequel ces parties souffrent fréquemment d'une légère inflammation, ou bien d'autres douleurs de ventre ; et, ce qui est digne d'observation, quand les trompes sont closes dans leur extrémité, on les trouve souvent exactement unies aux ovaires. En outre, dans ce cas, j'ai trouvé souvent les trompes fortement distendues, surtout vers leur extrémité, comme le montre la figure 68. »

et il déclare dans ce chapitre que Regnier de Groraf a constaté des faits analogues à ceux qu'il décrit.

Je laisse de côté les observations douteuses de Nicolas Tulpius (1), de John-Baptista Bianchi (2), de Johannes Munnicks (3). Mais à la fin du dix-huitième siècle, dans de Haen (4), dans Astruc (5) se trouvent de bonnes descriptions de pièces de salpingite. Ce dernier propose même de traiter les hydropisies de la trompe par la ponction; et il a nettement vu les relations des ovarites avec les métrites. Au commencement de ce siècle, Portal (6) donne une description complète des maladies des trompes. Depuis, tous les anatomo-pathologistes en ont fait mention et les gynécologistes les ont étudiées. Bright (7), Lisfranc (8), Aran (9), Nonat (10), Siredey (11), Brouardel (12), Bernutz lui-même les a très bien vues. Mais bien loin de leur attribuer l'importance qu'elles ont acquises depuis, ils les ont reléguées au second plan; ils en ont fait une simple condition étiologique de la péritonite. Cela était à peu près inévitable. Comme on n'opérait pas les salpingites, il était rare qu'on pût les étudier à l'état

(1) Nicolas Tulpius. *Observationum medicarum libri*. III libro-quarto auctior, 1672. Lib. IV, obs. 45.

(2) John Baptista Bianchi. *De generatione*, p. 187. Trompe kystique pesant 80 livres.

(3) Johannes Munnicks. In *Bibliotheca anatomica*, t. I, p. 624. Trompe kystique pesant 112 livres.

(4) De Haen. *Ratio medendi*, t. III. Pars sexta, caput II, p. 26. De vario hydrope ac tumore abdominis. Il donne une bonne planche de salpingite.

(5) Astruc. *Traité des maladies des femmes*. Paris, 1761, Lyon, 1765, t. III, p. 158. Voici les passages les plus importants du chapitre consacré aux maladies des ovaires et des trompes, p. 162 : « L'inflammation des ovaires dépend des mêmes causes que l'inflammation de la matrice, et en dépend si bien, qu'elle n'arrive presque jamais qu'à la suite de cette inflammation ». A propos des trompes, il dit, p. 171 : « Elles peuvent s'enflammer et par conséquent aussi s'abcéder ou se gangrener. Elles peuvent encore devenir hydropiques par un amas de sérosité, qui remplit leur cavité, et qui les dilate outre mesure, de quoi l'on a plusieurs observations ». Et il ajoute, p. 178, à propos des hydropisies de la trompe : « Il semble que quand leur volume les fait reconnaître au simple tact, et qu'on a sujet de craindre qu'elles ne crèvent dans le bas-ventre, ce qui produirait une hydropisie ascite, on devrait les vuider, en y faisant une ponction avec le trois-cart. On sait même que cette opération a été pratiquée avec succès par un médecin danois (Jean Henry Brechtfeld) dans un cas de ce genre, comme Thomas Bartholin le rapporte. (*Actis medicis Haniensibus*, p. 194.)

(6) Portal (*Anatomie médicale*, t. V, p. 540, 1804) divise les maladies des trompes de la manière suivante : 1° Trompes enflammées ; 2° trompes affectées de suppuration ; 3° trompes endurcies, oblitérées, et squirrheuses ; 4° trompes dilatées par des fœtus ; 5° trompes dilatées par de l'eau ou par d'autres congestions ; 6° trompes rompues.

(7) Bright. *Archiv. génér. de médec.*, 1838, p. 225-318, traduit des Guy's hosp. report.

(8) Lisfranc. *Cliniques de la Pitié*, t. III, 1843, p. 675.

(9) Aran. *Leçons cliniq. sur les maladies de l'utérus et de ses annexes*, 1858-1860.

(10) Nonat. *Traité pratique des malad. de l'utérus*, 1860.

(11) Siredey. *De la fréquence des altérations des annexes de l'utérus dans les affections dites utérines.*

(12) Brouardel. Thèse de 1865.

isolé. Les salpingites pures étaient des trouvailles d'autopsie : on les rencontrait sur le cadavre de femmes mortes d'accidents, de maladies générales, et on n'avait pas l'occasion de rapprocher les lésions des symptômes. Au contraire, quand des femmes succombaient à des affections du bassin, les lésions étaient le plus souvent complexes. Il est assez rare, en somme, que les salpingites tuent par elles-mêmes. En général, elles n'entraînent la mort que par suite de complications, surtout de complications du côté du péritoine. A l'autopsie on trouvait des lésions péritonéales, et on faisait de la péritonite la maladie principale. On ne sentait pas, du reste, l'utilité de séparer ces deux affections, la salpingite et la pelvi-péritonite, puisqu'elles comportaient le même traitement.

Il a fallu que les salpingites fussent traitées chirurgicalement pour prendre la place qu'elles méritaient. L'intervention a permis de constater des lésions tubaires peu avancées, encore isolées ; d'autre part la possibilité de traiter ces lésions d'une manière spéciale et efficace a conduit à les étudier plus soigneusement, et à les distinguer au point de vue anatomique et clinique de celles qui leur sont secondaires. Alors les progrès sont devenus rapides ; c'est la thérapeutique chirurgicale qui, à la fois, les a permis et suscités : c'est par elle et pour elle qu'ils ont été faits.

Le 11 février 1872, Lawson Tait extirpe les annexes malades (1) et du coup les salpingites sortent de l'ombre d'où l'anatomie pathologique n'avait pu les tirer. Elles conquièrent droit de cité dans la nosologie, elles y prennent place comme espèce morbide, tandis qu'on ne leur avait fait jouer jusque-là qu'un rôle étiologique.

Ce progrès était énorme, il n'en est peut-être pas qui ait plus profondément modifié la thérapeutique gynécologique. Depuis, les recherches sur les salpingites ont été publiées en très grand nombre (2). Quelques gynécologistes, frappés de la fréquence de ces affections en sont arrivés à douter des autres. On a nié le phlegmon péri-utérin, on a nié le phlegmon des ligaments larges, et la salpingite est restée seule, tenant sous sa dépendance presque toute la pathologie du bassin. C'est en Amérique que cet exclusivisme s'est

(1) Les opérations d'Hegar et de Battey, qui du reste n'avaient pas le même but, ont été faites dans la même année : 1er et 17 août 1872. Oscar Schlesinger s'est appliqué à démontrer que la première laparo-salpingotomie a été faite le 21 février 1784 par Seydel à Sarepta, dans le gouvernement d'Astrakan. Cette opération, due à un hasard, n'a aucune importance. Les faits ne valent jamais que par les conséquences qu'on en tire.

(2) On les trouvera cités dans le courant de ce travail.

d'abord accentué. En 1885, Polk déclare que la plupart des prétendues cellulites ne sont que des péritonites consécutives à des salpingites. En janvier 1886, Byford soutient la même opinion devant la Société gynécologique de Chicago : et, en France, M. Terrillon (1) l'a défendue.

Toute grande découverte a une sorte de rayonnement qui masque ce qui n'est pas elle, et emporte l'esprit vers l'exagération. Puis le calme se fait, l'équilibre se rétablit et tout reprend sa place après la secousse.

Nous sommes peut-être trop près de l'orage pour juger sainement ces questions difficiles. Toutefois bien des notions sont déjà solidement assises. Les trois grandes conceptions qui ont été émises sur les inflammations pelviennes, et qui caractérisent les phases de l'évolution, que je viens d'étudier, sont exactes. Leur exagération seule était vicieuse. Le phlegmon de Nonat existe, la pelvi-péritonite de Bernutz et Goupil existe, les salpingites existent. Si on peut encore discuter sur la fréquence relative de ces affections il n'est plus permis de les nier. Chacune d'elles a droit à une place spéciale dans la nosologie.

J'ai donc étudié successivement les inflammations des annexes, salpingites et ovarites, les inflammations du péritoine, pelvi-péritonites, les inflammations des tissus sous-péritonéaux, lymphangites, adénites, phlegmons.

J'ai adopté un certain nombre de dénominations sur lesquelles je dois m'expliquer soit pour me justifier, soit pour être compris. J'entrerai même dans quelques détails, car la nomenclature a une véritable importance scientifique.

Jusqu'au mémoire de Virchow (2) on a employé pour désigner les inflammations du tissu cellulaire pelvien, les dénominations de Marchal de Calvi et de Simpson. La thèse de Marchal de Calvi (3) est intitulée « *Des abcès phlegmoneux intra-pelviens* ». Cette dénomination était excellente : au contraire le mot de Simpson, « *pelvic cellulitis* » qui a fait fortune en Amérique, qui s'est répandu en France dans ces dernières années, me paraît avoir plus d'inconvénients que d'avantages. Il indique tout simplement que l'affection

(1) TERRILLON. *Archiv., de tocologie*, mars 1889, p. 170.
(2) *Virchow's Archiv.* 1862, p. 415, t. XXIII. Ueber puerperale diffusa metritis und perimetritis.
(3) MARCHAL DE CALVI, 1844.

inflammatoire a pour siège le tissu cellulaire. Le mot phlegmon ayant le même sens, l'expression de cellulite était pour le moins inutile. De plus elle me semble mauvaise. Le processus qu'elle désigne n'a rien de spécial au bassin. C'est une inflammation, dont les lésions, les causes, les symptômes généraux sont les mêmes que ceux qu'on observe partout où il y a du tissu cellulaire. Pourquoi appeler cellulite, ce qu'on appelle phlegmon dans toute autre région. Parce qu'une maladie vulgaire siège dans le bassin, est-ce une raison pour lui donner un nom spécial? Si l'on voulait conserver le mot cellulite, il faudrait le généraliser, et admettre une cellulite du bras, de la jambe, etc. : ce qui n'aurait aucun avantage puisque nous avons le mot phlegmon. Le mieux est donc d'abandonner l'expression de cellulite.

C'est Virchow qui a imaginé le mot de *paramétrite*. Il paraît être de doctrine courante en Amérique et en Angleterre d'en attribuer l'invention à Mathews Duncan. Il ne saurait cependant y avoir de doute à ce sujet, Virchow (1) ayant écrit en 1862, et Mathews Duncan (2) en 1869. L'expression périmétrite est antérieure à celle de paramétrite. Voici ce que dit Virchow : « il y a des tissus, qui sont des dépendances d'un organe, mais qui ne sont pas compris dans la désignation anatomique de l'organe lui-même et qu'on appelle tissu conjonctif environnant, capsule ou dépendance. Lorsque des processus pathologiques envahissent ces tissus enveloppants, on est embarrassé pour leur donner un nom. Ainsi les reins sont situés dans une capsule graisseuse, qui devient quelquefois le siège d'inflammation et de suppuration. Ainsi la vessie, l'utérus sont dans leurs parties inférieures et latérales, entourées de tissu conjonctif graisseux, lâche, qui devient malade secondairement, mais de telle façon qu'il est le siège principal des lésions. Pour de tels processus, je propose les dénominations de *paranéphrite, paracystite*, *paramétrite* venant de παρα — à côté. Car on s'est habitué à employer les expressions de *péricystite*, de *périmétrite*, de *périsplénite*, etc. pour désigner l'inflammation du revêtement séreux, et il est nécessaire de pouvoir désigner d'une manière précise les inflammations des masses de tissus circonvoisins. Nulle part cela n'est plus nécessaire que pour l'utérus. Car le tissu conjonctif lâche et la masse

(1) *Virchows' Archiv.*, 1862, p. 415, t. XXIII.

(2) Mathews Duncan. *A practical treatise on perimetritis and parametritis.* Edimbourg, 1869.

graisseuse qui se trouve autour du vagin et du col, et qui forme en même temps la base des ligaments larges, est un des sièges les plus fréquents de l'inflammation, et cependant ce serait faire une erreur que de vouloir appeler ces inflammations : maladies des ligaments larges. Le nom de paramétrite devra faire disparaître l'obscurité ».

Je ferai remarquer toute de suite quelle méprise c'est commettre que de prendre le mot de paramétrite pour synonyme de phlegmon du ligament large. J'y reviendrai en étudiant l'anatomie pathologique des phlegmons. Je veux seulement m'occuper du mot paramétrite : et je n'ai guère qu'à répéter à son propos ce que je disais à propos du mot cellulite. Il me semble que toutes les affections de même nature, intéressant les mêmes tissus, doivent être désignées par le même nom, dans quelque région du corps qu'elles se présentent. Pour les affections des lymphatiques, des ganglions, du tissu cellulaire, nous avons les mots lymphangites, adénite, phlegmons, abcès. N'est-il pas rationnel de les appliquer partout où il y a lieu, qu'il s'agisse du petit bassin ou de toute autre région du corps ? J'emploierai donc uniquement ces mots en les faisant suivre d'un qualificatif pour désigner leur siège ou leur variété clinique.

Les affections inflammatoires du péritoine pelvien sont fréquemment désignées du nom de périmétrite, qui est devenu synonyme de pelvi-péritonite. Je n'emploierai pas ces deux mots indifféremment, car je ne les considère pas comme équivalents. Les inflammations du péritoine pelvien peuvent être divisées en deux grands groupes. Les unes sont directement sous la dépendance des organes voisins ; elles restent très limitées, subordonnées à l'affection qui les a engendrées et qui garde le rôle principal. Il me semble très juste de désigner ces formes d'un nom qui rappelle leur origine, et marque leur importance secondaire, je les appellerai suivant les cas, *périsalpingite*, *péri-ovarite*, *périmétrite*. D'autres, au contraire, plus étendues, plus graves se mettent tout de suite au premier rang, masquant l'affection souvent insignifiante qui leur a donné naissance. C'est à celles-là que je réserverai le nom de *pelvi-péritonite*.

ANATOMIE CHIRURGICALE

Je laisse de côté tout ce qui a trait au périnée, et je m'occupe seulement du petit bassin proprement dit, c'est-à-dire des organes qui sont situés au-dessus du diaphragme pelvien inférieur constitué par le releveur de l'anus et l'ischio-coccygien revêtus de leurs aponévroses. Encore ne dirai-je rien de beaucoup de questions qui sont importantes à d'autres points de vue, réservant mes efforts pour certains faits dont la connaissance est nécessaire à qui veut comprendre le siège, l'origine et la migration des suppurations du bassin. Je m'occuperai donc seulement de la position des organes le plus fréquemment atteints, la trompe et l'ovaire, et surtout de la disposition du tissu cellulaire qui est compris entre le péritoine en haut, le diaphragme pelvien en bas, et qui est le siège des phlegmons.

Trompes et Ovaires. — Chacun connaît la disposition classique des ligaments larges. Cloison transversale qui va, de chaque côté, des bords de l'utérus à la paroi pelvienne, ils sont formés principalement par un pli du péritoine dont la partie supérieure se divise en plis secondaires connus sous le nom d'ailerons. On distingue trois ailerons : l'un, antérieur, conduit le ligament rond jusqu'à l'orifice interne du canal inguinal ; l'autre, moyen, contient la trompe ; le troisième, postérieur, est destiné à loger l'ovaire. Ces trois ailerons existent, mais leurs rapports réciproques ne sont pas tels que pourrait le faire croire leur nom d'aileron moyen et d'aileron postérieur. A l'état normal, la trompe n'est pas située en avant de l'ovaire, mais bien en arrière de lui. L'aileron moyen, ou méso-salpinx, très long dans sa partie externe, donne à la trompe une grande mobilité. Lorsqu'on prend soin de laisser les organes en place, on trouve d'une manière constante l'infundibulum et le pavillon de la trompe repliés en arrière, en rapport avec la lame postérieure des ligaments larges, et le méso-salpinx rabattu avec la trompe forme un pli à angle aigu qui masque l'ovaire. Ce dernier est encapuchon né, et pour le voir, il faut relever la trompe et redresser le pli du méso-salpinx. Ce petit fait a une grande importance; il explique pourquoi dans les salpingites on trouve presque toujours la trompe en arrière du côté du cul-de-sac de Douglas.

L'ovaire est bien logé dans l'aileron postérieur, ou ligament utéro-ovarien; mais ce n'est pas ce ligament qui constitue son principal moyen de fixité. Il est comme suspendu à la paroi pelvienne par un petit pli du péritoine, qui remonte le long du détroit supérieur et qui a toujours, du côté droit, des rapports intimes avec le méso-iliaque, dans lequel il semble se perdre. Ce petit pli du péritoine loge l'artère et les veines utéro-ovariennes. On a cru constater qu'il se jetait sur le pavillon de la trompe, d'où le nom d'infundibulo-pelvien qui lui a été donné. Il m'a paru qu'il était principalement destiné à l'ovaire. Lorsqu'on saisit ce pli entre les doigts et qu'on tire dessus, c'est toujours l'ovaire qui est soulevé le premier. La trompe ne vient qu'ensuite, entraînée seulement par le ligament qui la réunit à l'ovaire et qui est constitué par la plus développée des franges du pavillon. Le ligament infundibulo-pelvien me paraît donc mériter bien mieux le nom d'ovaro-pelvien. Par lui l'ovaire est maintenu à peu près vertical le long du détroit supérieur. Je n'insiste ni sur son obliquité, ni sur la direction de ses faces. Tous ces faits ont été soigneusement étudiés dans la thèse de Vallin et n'ont d'ailleurs aucune importance au point de vue des suppurations pelviennes.

Disposition du tissu cellulaire. Aponévroses. — Les replis de Douglas, lorsque le petit bassin est revêtu de son péritoine, naissent de la paroi postérieure de l'utérus, en un point qui correspond à l'orifice interne du col, par une saillie transversale plus ou moins accentuée, mais souvent telle que les deux replis, celui de droite et celui de gauche, ont l'air de se continuer l'un avec l'autre. Ces deux replis vont en divergeant, entourent le rectum et se perdent du côté du sacrum. Dans cette partie de leur trajet, ils sont obliques en haut, en arrière et en dehors et décrivent une courbe à concavité interne. Par suite les deux replis droits et gauches circonscrivent un orifice ovalaire dans lequel le péritoine s'enfonce pour constituer le cul-de-sac de Douglas. Ces replis existent tout aussi bien chez l'homme que chez la femme. Ils ont été décrits chez l'homme par Cruveilhier; M. Tillaux les mentionne. Je n'ai pas besoin d'ajouter que chez l'homme ils naissent en avant de la face postérieure de la vessie.

Peut-on préciser davantage la direction des replis de Douglas et leur terminaison postérieure? Cela est difficile, car ils se perdent en arrière et ne se laissent pas suivre. Lorsqu'on les pince, ils s'évanouissent; on ne peut leur trouver d'insertion fixe. Quelquefois au lieu des replis de Douglas ordinaires qui montent vers le sacrum, on trouve d'autres replis situés plus en dehors, qui remontent vers les lombes.

Huguier (1) les a appelés utéro-lombaires ; ce sont peut-être eux que Hasse (2) a nommés à tort « plicæ urethericæ ». P. Vallin (3) les a décrits avec soin ; il les considère comme constants et leur donne à mon avis trop d'importance. Pour moi, j'ai rencontré ces replis péritonéaux naissant de l'utérus et montant vers les lombes, mais je ne les ai jamais vus coexister avec les replis de Douglas vrais, ou replis utéro-sacrés; ils m'ont paru les remplacer. C'est qu'en effet les replis de Douglas ne sont pas constants ; on voit toujours leur origine utérine, mais le reste de leur trajet est soumis à des variations fréquentes. Ils peuvent gagner le sacrum, comme c'est la règle chez les nullipares ; ils peuvent remonter vers les lombes, ils peuvent aussi se porter vers tous les points intermédiaires, en passant par le promontoire ; quelquefois même ils se perdent, ils disparaissent dans l'excavation pelvienne sans gagner ses parois, et dans ce cas, l'espace rétro-utéro-ovarien, au lieu d'être séparé en deux parties : une fosse rétro-ovarienne, une cavité de Douglas, forme un entonnoir lisse qui se continue régulièrement et sans ressaut depuis les ligaments larges jusqu'au fond du cul-de-sac vagino-rectal. Il n'y a donc pas lieu de décrire un nouveau ligament utéro-lombaire. En effet, ces replis péritonéaux sont purement accidentels, ils sont formés par la saillie de certaines fibres d'une puissante aponévrose sous-jacente, qui seule est importante. C'est cette aponévrose, mêlée d'un grand nombre de fibres musculaires qui est connue sous les noms de ligaments utéro-sacrés, utéro-rectaux, muscle rétracteur de l'utérus.

En 1846, Jarjavay (4), dans sa thèse d'abord, puis dans les Archives générales de médecine (5), en a donné une description presque parfaite. Il l'appelle aponévrose postérieure du ligament large : « De ses bords, l'un, sacré, prend ses insertions sur le périoste du

(1) HUGUIER. *Mém. de l'Académie*, 1859, p. 356.
(2) HASSE. *Archiv. f. Gynæk.*, t. V, p. 402.
(3) P. VALLIN. *Situation et prolapsus des ovaires*. Th. Paris, 1887, p. 14.
(4) JARJAVAY. Th. de Paris, 1846, n° 46.
(5) JARJAVAY. *Arch. gén. de médecine*. Tome supplém. de 1846, p. 297.

« sacrum, en avant et en dedans des trous sacrés antérieurs jus-« qu'au coccyx; l'autre, viscéral, s'insère de bas en haut, sur le « rectum, la cloison vagino-rectale et le vagin. L'inférieur, très « court, correspond à une bride aponévrotique très forte, analogue « au ligament antérieur de la vessie et étendue de la quatrième à « la cinquième vertèbre sacrée jusque tout près du rectum, où elle « se recourbe en dedans pour se continuer avec celle du côté « opposé. » En 1858, dans un mémoire sur la statique de l'utérus, Aran (1) voit ce que n'avaient vu ni Antoine Petit, ni Malgaigne, ni Mme Boivin, ni Jarjavay : « que les ligaments utéro-sacrés nais-« sent non pas de la partie inférieure du col, mais du point de réu-« nion du col et du corps ». Quant à sa description, elle est très inférieure à celle de Jarjavay, puisqu'il va jusqu'à déclarer (page 143) « que l'insertion du ligament postérieur sur le rectum est un fait « exceptionnel ».

Je ne passerai pas en revue toutes les descriptions qui ont été données des ligaments utéro-sacrés; je veux cependant citer ce qu'en dit Fritsch (2) en 1885 : « Ces fibres musculaires du muscle « rétracteur de l'utérus rayonnent en arrière. Il ne saurait être « question d'une insertion du sacrum. Aussi je voudrais voir bannir « le nom de ligaments sacro-utérins qui entretient une conception « erronée. » On voit dans quel profond oubli est tombée la description de Jarjavay, qui est cependant l'expression exacte de la vérité. Ce qui explique cet oubli, c'est qu'il fait insérer l'aponévrose sur le vagin sans mentionner ses insertions sur l'utérus.

J'ai disséqué cette aponévrose sur six enfants nouveau-nés, douze femmes adultes et deux très vieilles. Je l'ai toujours rencontrée, mais non toujours également développée. Il m'a semblé qu'elle était d'ordinaire moins solide chez les femmes âgées que chez les jeunes. En outre, les différences individuelles sont considérables, peut-être plus grandes que celles qui dépendent de l'âge. La plus forte que j'aie rencontrée appartenait au cadavre d'une femme d'une trentaine d'années ; elle permettait de soulever le bassin tout entier.

Ces aponévroses sont placées presque verticalement, l'une à droite, l'autre à gauche ; toutefois elles se rapprochent par leur extrémité inférieure, comme les feuillets d'un livre ouvert dont le

(1) ARAN. *Arch. gén. de médecine*, 1858, t. I, p. 139.

(2) FRITSCH. *Deutsch. Chir.* Lief 56. Die Lageveränd. Und Entzund. der Gebärmutter, p. 8.

dos serait en bas. En outre, elles convergent un peu d'arrière en avant, de telle sorte qu'elles sont plus éloignées l'une de l'autre en arrière qu'en avant. Leurs fibres s'insèrent en arrière sur les os et en avant sur les viscères.

Les insertions postérieures se font sur le sacrum et le coccyx suivant une ligne oblique de haut en bas et de dehors en dedans, au niveau du sacrum, immédiatement en dedans des trous sacrés antérieurs, au niveau du coccyx, sur ses bords latéraux. Ces insertions se font principalement : chez l'enfant, sur les disques intervertébraux; chez l'adulte, sur les lignes qui les représentent, par de forts faisceaux.

Lorsque l'aponévrose est peu développée, on ne trouve entre ces faisceaux que des fibres peu résistantes. Lorsqu'elle est bien développée, il existe au-devant des corps des vertèbres sacrées, entre les disques situés au-dessus et au-dessous, des sortes d'arcades fibreuses, sous lesquelles passent les anastomoses, qui vont des veines sacrées aux veines intra-rachidiennes ; les trous sacrés étant situés en dehors de l'aponévrose et les veines sacrées antérieures en dedans. Les plus forts trousseaux fibreux naissent entre les 2e et 3e ou bien entre les 3e et 4e vertèbres sacrées. Les diverses fibres, nées de ces insertions étendues, se comportent différemment suivant leur origine. Les fibres supérieures se dirigent obliquement en avant, en bas et en dedans ; un certain nombre d'entre elles s'arrêtent sur le rectum, d'autres continuent leur trajet pour gagner l'utérus. Peut-être existe-t-il des fibres accessoires allant du rectum à l'utérus. Les fibres qui arrivent à l'utérus ne se comportent pas toutes de même façon. Les plus élevées passent derrière l'utérus en formant un relief sur sa paroi postérieure et paraissent se continuer avec celles du côté opposé. Ce relief, un peu variable dans son siège, est situé de 15 à 30 millimètres au-dessus de l'orifice externe du col de l'utérus. Ainsi qu'Aran l'a remarqué le premier, je crois, il est le plus souvent situé au niveau de l'orifice interne, c'est-à-dire à l'union du col et du corps. Des fibres qui viennent immédiatement au-dessous, les unes passent encore derrière l'utérus, les autres passent sur les bords du col, y adhèrent et se continuent au moins en partie jusqu'à la vessie, se confondant là, avec les fibres d'un autre feuillet aponévrotique que je décrirai un peu plus loin. Les fibres qui naissent de la partie inférieure du sacrum, généralement moins résistantes, se portent vers le rectum en s'inclinant du côté où il l'est lui-même et certaines d'entre elles, après avoir contourné le rectum, gagnent le dôme vaginal qu'elles fixent. M. Farabeuf attache une grande importance à ces fibres sacro-vaginales ; dans sa pensée, ce sont elles qui maintiennent la direction du vagin. Les fibres coccygiennes, souvent plus résistantes que les précédentes, vont se jeter sur le rectum. Leur bord inférieur se confond au-devant du coccyx avec les fibres de l'aponévrose pelvienne supérieure ; en outre, ces deux aponévroses, droite et gauche, semblent se continuer par leur bord inférieur, formant ainsi le dos du livre auquel je les comparais tout à l'heure.

Il me reste à dire comment se comporte cette aponévrose à sa partie supérieure. Ses fibres les plus élevées, quelquefois très minces, naissent de l'aileron du sacrum au niveau du détroit supérieur; au-dessus, elles se continuent avec les fibres de l'aponévrose iliaque, du fascia iliaca, qui recouvrent les vaisseaux iliaques. Cette aponévrose, lorsqu'elle a perdu son point d'insertion sacrée, paraît se replier en avant, si bien qu'elle recouvre l'iliaque interne, puis ses branches viscérales, ses fibres se continuant en dehors avec celles du fascia iliaca et venant se jeter en dedans sur le col de l'utérus. Elle se continue ainsi jusqu'à l'aponévrose antérieure que je décrirai plus tard, limitant avec elle la loge qui contient les vaisseaux et nerfs destinés à l'utérus, au vagin et à la vessie.

On voit que les ligaments utéro-sacrés, dont l'existence est incontestable, ne sont qu'une partie, la plus forte à la vérité, de cette vaste aponévrose. Jarjavay l'a appelée aponévrose postérieure du ligament large. Cette dénomination me semble mauvaise. En effet, cette aponévrose existe avec la même disposition chez l'homme; son existence n'est donc pas liée à celle du ligament large. Chez la femme elle sépare le territoire de l'hypogastrique du ligament large proprement dit, qui n'est à mon sens que méso-péritonéal, destiné à conduire l'artère utéro-ovarienne à destination. En raison de ses insertions, on pourrait donner à cette aponévrose le nom de sacro-recto-génitale.

J'arrive à l'aponévrose antérieure. Celle-ci dépasse en haut les limites du bassin, et je suis obligé pour la suivre d'envisager cette région à laquelle Retzius a donné son nom.

C'est à Hyrtl (1) que l'on doit la vulgarisation du mémoire de

(1) HYRTL. *Sitzungsberichte der Kaiserl. Acad. in Wien.*, II, 1858, S. 259.

Retzius; ce mémoire a eu le mérite d'attirer vivement l'attention sur la constitution de la région vésicale. Mais il est incontestable que Hyrtl avait monté bien haut son enthousiasme lorsqu'il s'est écrié qu'après la découverte de Retzius, toute autre recherche sur cette région serait un « Ilias post Homerum ». Et Luschka (1), qui faisait remarquer « Quandoque bonus dormitat Homerus » devait bientôt élever des doutes sur l'exactitude de la description de l'anatomiste suédois.

Le premier travail français sur ce sujet est celui de M. C. Paul (1862). Ses conclusions (2) sont conformes à celles de Retzius. Il a donné dans son mémoire une traduction des conclusions du rapport de Hyrtl; cette traduction a fait foi en France; elle a été souvent reproduite, et dans cette traduction il s'est glissé une erreur et une confusion qui durent encore aujourd'hui; j'y reviendrai tout à l'heure.

Je ne peux pas reproduire la traduction de Hyrtl; je dirai le plus brièvement possible comment Retzius comprenait la disposition de cette région : deux feuillets, l'un placé derrière les muscles droits, l'autre sous le péritoine. Le premier s'insère en bas à la symphyse; le second passe avec le péritoine, qu'il double, derrière la vessie pour aller se jeter sur les aponévroses périprostatiques. Les deux feuillets commencent en haut aux arcades de Douglas. Sur les côtés, ils adhèrent au bord externe des muscles droits de telle sorte qu'ils délimitent une loge dans laquelle la vessie évolue. Telle est la conception de Retzius. On a pris l'habitude en France d'employer l'expression de cavité prévésicale comme synonyme de cavité de Retzius. Je ferai remarquer que cette manière de parler est vicieuse. La cavité, que Retzius a décrite, n'est pas prévésicale, mais bien prépéritonéale ou périvésicale, puisqu'elle sert, dans la conception de cet auteur, à loger la vessie dilatée.

L'erreur que j'ai signalée a consisté à dire que Retzius n'avait décrit qu'un seul feuillet, celui qui passe derrière la vessie. On a passé sous silence l'autre feuillet, celui qui vient s'insérer au bord supérieur de la symphyse, le feuillet symphysien comme l'appelle Pauzat (3). Cette erreur a bien son importance, car des deux feuillets que Retzius a décrits, celui qu'on a passé sous silence est le

(1) LUSCHKA. *Anat. des menschlichen Bauch.* Tubingen, 1863. Bd 2, S. 118.
(2) C. PAUL. *Soc. anat. de Paris*, 37ᵉ année, 1862, 2ᵉ série, t. VII, p. 318.
(3) PAUZAT. *Gaz. médicale*, 1880, p. 448.

seul qui existe. La confusion est venue du nom que Retzius a donné à son second feuillet, celui qui est censé passer derrière la vessie. Il l'a appelé « fascia transversa ». On a cru généralement en France qu'il s'agissait du fascia transversalis de Cooper. Je ne sais pas quelle était l'idée de Retzius, mais je sais bien qu'en Allemagne, personne ne l'a compris ainsi. Il me suffira de citer comme preuve cette phrase de Leusser (1) : « Des arcades de Douglas descend le « fascia transversa, comme on l'appelle dans nos livres, nom sous « lequel on comprend toujours le fascia propria de Velpeau. »

Cette rectification n'est pas non plus sans importance, car après elle, la description de Retzius reste bien erronée comme l'ont montré les recherches de Pauzat, de Leusser, puis de Charpy (2) ; mais elle cesse d'être ridicule.

Je continue l'étude de l'évolution des idées au sujet de la région vésicale ; Wenzel Grüber (3), Cruveilhier (4), Follin et Duplay (5) acceptent la conception de Retzius.

La thèse de Castaneda y Campos ne fait pas faire un grand progrès à la question. L'auteur avoue lui-même « qu'une seule chose « lui importe, c'est qu'il soit bien entendu qu'il existe en avant de la « vessie, dans la portion dépourvue de péritoine, une cavité virtuelle « qui peut devenir réelle comme les cavités pleurale ou péritonéale, « sous l'influence d'états pathologiques divers » (p. 19). Voici ce qu'il dit des aponévroses (p. 20) : « Nous pûmes constater que des « plis semi-lunaires à la symphyse s'étendait une lame de tissu « cellulaire très mince et très lâche ; d'autre part que de la partie « inférieure et postérieure de ce repli descendait une autre lame « doublant le péritoine dont elle suivait la direction, et qui allait, « non à la symphyse, mais au sommet de la vessie, en suivant le « trajet de l'ouraque. La lame antérieure forme en quelque sorte la « paroi postérieure de la gaine du muscle droit dans la portion où « celle-ci cesse d'être aponévrotique. La lame postérieure, c'est le « fascia transversalis proprement dit ; quant à la couche de tissu « cellulo-graisseux située entre le fascia transversalis et le péritoine, « elle est difficilement isolable et mérite à peine d'être décrite à « part sous le nom de fascia propria. » On voit que Castaneda y

(1) LEUSSER. *Arch. f. klin. Chirurgie*, 1835, t. XXXII, p. 860.
(2) CHARPY. *Rev. de Chirurgie*, 1888, p. 117 et 191.
(3) WENZEL GRUBER. *Virchow's Archiv*. Bd XXIV, S. 182.
(4) CRUVEILHIER. *Anat. descriptive*, p. 333.
(5) FOLLIN et DUPLAY. *Pathologie externe*, 1878, p. 761.

Campos a été induit en erreur par la fausse acception du mot fascia transversa.

En 1879, Gérardin (1) donne une description meilleure. Il constate, comme ses prédécesseurs, l'existence du feuillet situé derrière les muscles droits. « C'est le fascia transversalis démontré en 1806 « par Hesselbach et Cooper et étudié spécialement par Cloquet. »

Il admet avec Retzius « l'existence d'une lame fibro-celluleuse entre la face postérieure de la vessie et le péritoine ». Mais en dehors de cet auteur, il croit « qu'il existe une lame fibro-cellulaire « dense au-devant de la vessie se continuant latéralement et faisant « suite au fascia pelvia » (p. 22). Gérardin est le premier à décrire le feuillet prévésical, que tous les auteurs ont admis depuis. Il ne faut pas oublier que le mérite lui en revient.

L'année suivante paraissent deux travaux importants : la thèse d'agrégation de M. Bouilly (2) et le mémoire de Pauzat.

Les conclusions de M. Bouilly sont à peu près identiques à celles de Gérardin. Il admet, en arrière des muscles droits, une couche cellulaire très mince « se continuant à droite et à gauche avec le « fascia transversalis proprement dit dont elle n'est que la partie « médiane très affaiblie ». En outre il admet deux feuillets dépendant du fascia propria et passant l'un en avant, l'autre en arrière de la vessie. « C'est entre ces deux feuillets que la vessie exécute « ses mouvements d'ascension et de descente comme dans une espèce « de bourse séreuse. Ce tissu se prolonge en haut en accompagnant « les artères et l'ouraque jusqu'à la partie inférieure de la cicatrice « ombilicale » (p. 13).

Pauzat (3), arrive à une conception de la cavité de Retzius, dont l'exactitude a été à peu près complètement confirmée par tous ceux qui se sont occupés de la question après lui. Il fait jouer un rôle important au feuillet situé en arrière des muscles droits. « Le fascia « transversalis de Cooper, de Velpeau, ou feuillet symphysien de « Retzius, doit être considéré comme une barrière suffisante pour « qu'on ait à distinguer en avant de la vessie deux espaces, l'un « sous-musculaire et l'autre prévésical vrai » (p. 450).

En outre il admet, avec Retzius, que, des arcades de Douglas, se détache un second feuillet : mais au lieu de le faire passer en arrière

(1) Gérardin. Th. de Paris, 1879.
(2) Bouilly. Les tumeurs aiguës et chroniques de la cavité prévésicale. Paris, 1880.
(3) Pauzat. *Gaz. médicale*, 28 août 1880, n° 35, p. 449.

de la vessie pour aller s'identifier avec le fascia pelvis, il le fait passer en avant.

Cinq ans plus tard Leusser (1) arrive à des conclusions identiques. Il a constaté l'existence du feuillet postérieur de la gaine des muscles droits. « Dans toutes mes recherches, je l'ai trouvé, et il « m'a toujours fait l'impression d'une aponévrose assez résistante « dans sa partie supérieure » (p. 859). Il a vu un second feuillet en avant de la vessie. Il descend des replis de Douglas « situé « sous le péritoine et les artères ombilicales, oblitérées, masquant « l'ouraque et les artères épigastriques, vers la symphyse et le liga- « ment de Poupart. Sur ses parties latérales, après avoir formé le « fascia infundibuliformis pour le cordon, il se continue avec le « fascia iliaca, tandis que sa partie moyenne descend derrière la « symphyse et, tapissant les parois antérieures et latérales de la « vessie depuis son sommet, vient se confondre avec les aponé- « vroses de la prostate chez l'homme, et s'insérer chez la femme à « l'origine vésicale de l'urèthre » (p. 860). Par suite, il admet comme Pauzat que la cavité dite de Retzius doit être divisée en deux cavités, l'une antérieure située au-dessus de la symphyse en avant du fascia transversalis : la cavité suprapubienne ; l'autre située en avant de la vessie, cavité prévésicale proprement dite ou rétropubienne.

En 1888, M. Charpy (2) a repris cette étude ; il arrive à peu près à la même conclusion que Pauzat et Leusser. C'est toujours un premier feuillet situé derrière les muscles droits, un second passant en avant de la vessie. Aussi suis-je un peu étonné de lire (p. 197) : « Ainsi donc je n'admets aucun des trois schémas suivants qui ont « été figurés : ni celui de Retzius, ni celui de Castaneda et de Pau- « let, ni celui de Gérardin. »

M. Charpy a oublié d'indiquer le schéma de Pauzat et celui de Leusser qui est figuré dans un très beau dessin : cependant il cite ces deux auteurs dans le courant de son travail. Quoi qu'il en soit, si M. Charpy n'a pas modifié la conception fondamentale de la région vésicale, il est juste de dire qu'il a beaucoup mieux décrit le feuillet qui passe en avant de la vessie. Il a vu que ce feuillet remonte au delà des arcades de Douglas jusqu'à l'ombilic ; et après avoir suivi ce feuillet en haut et en avant il l'a suivi en bas et en arrière

(1) Leusser. *Arch. f. klinisch. Chirurg.*, t. XXXII, p. 851.
(2) Charpy. *Revue de chirurgie*, p. 119, p. 191, 1888.

(p. 130) : « C'est donc (le feuillet prévésical) un rideau triangulaire « appliqué contre la gaine postérieure du droit et, au contraire de « celle-ci, très mince en haut, plus résistant en bas au-devant de la « vessie. La pointe tronquée, élargie, se fixe à l'ombilic où elle est « continuée par le fascia de la veine ombilicale. La base, curviligne « comme le contour du bassin, repose sur l'aponévrose périnéale « supérieure et s'y soude presque partout. Sur les côtés, ce feuillet, « dépassant à peine les artères ombilicales, finit en s'accolant au « péritoine; puis suivant la courbe de ces artères, il descend jusqu'à « leurs gros vaisseaux d'origine, est arrêté par l'obturatrice et « l'hypogastrique, se replie en avant et vient se souder à l'apo- « névrose de l'obturateur interne. A un niveau moins inférieur, c'est « ce même feuillet qui, arrêté par l'épigastrique, se fixe solidement « au milieu de l'anneau crural par une cloison de champ qui sépare « le ganglion de la veine fémorale. »

En 1886, Roser (1) a publié un court article intitulé : « Der Mythus « vom cavum Retzii »; en voici les principaux passages : « Hyrtl « a eu un mot malheureux lorsqu'il a désigné le tissu conjonctif « compris entre la symphyse et la vessie sous le nom de cavité de « Retzius, c'était donner aux jeunes médecins une fausse idée d'une « cavité limitée qui n'existe pas..... Ni par mes recherches anato- « miques, ni au cours des opérations, ni par l'observation de la marche « des abcès, je n'ai pu trouver justifiée cette distinction d'une « cavité particulière. L'espace n'est pas limité en haut; on voit bien « des abcès de la région prévésicale s'ouvrir à l'ombilic. Il n'est pas « plus limité en dehors. »

Roser s'appuie surtout sur des faits pathologiques et à la suite de son court article, il donne trois observations intéressantes. Bien que son travail ne renferme pas de description anatomique précise, il a nettement indiqué que la cavité prévésicale se continue en haut jusqu'à l'ombilic. Pour ce qui est des limites externes, il y a long-temps qu'on n'admet plus que la cavité prévésicale soit herméti-quement close au niveau du bord externe des muscles droits, comme l'avait dit Retzius.

Avant de terminer cette étude historique déjà longue, bien que je me sois borné à citer les mémoires originaux, je tiens à faire remarquer qu'avant le premier travail de Retzius en 1854, Kohlrausch (2)

(1) ROSER. *Cent. f. Chirurg.*, 1886, n° 39, p. 657.
(2) KOHLRAUSCH. Zur Anatomie und Physiologie der Beckenorgane. Leipzig, 1854.

avait donné dans sa fameuse planche, tant de fois reproduite, une représentation des aponévroses de cette région presque absolument semblable à celles de Pauzat et de Leusser, qui sont de près de trente ans postérieures. Quant à la description de Kohlrausch, elle est un peu singulière, mais elle convient parfaitement à certains cas; j'y reviendrai plus tard.

Mes recherches personnelles ont porté sur 22 sujets (2 nouveau-nés, une petite fille de deux ans et demi, 4 femmes, 15 hommes). J'ai employé comme moyens d'études la dissection et divers modes d'injection dont je donnerai le résumé.

Gaine des muscles droits. — J'ai toujours vu la gaine des muscles droits se continuer jusqu'à la symphyse pubienne. Les arcades de Douglas n'ont pas l'importance qu'on leur a attribuée. Elles ne sont constantes, ni dans leur siège, ni dans leur forme, ni dans leur existence. Leur siège n'est pas fixe; généralement on les rencontre à 4 ou 5 cent. au-dessous de l'ombilic, mais elles peuvent être plus haut (3 cent. de l'ombilic) et notablement plus bas (8 ou 9 cent.). Dans ce cas, elles sont peu accusées. Leur disposition est variable quand elles sont bien développées, elles forment des arcs à concavité inférieure s'étendant de la ligne blanche au bord externe des muscles droits. Mais souvent, au lieu d'une arcade, on rencontre des tractus irréguliers; ceux-ci se prolongent quelquefois très loin de l'ombilic, très près de la symphyse, si bien que dans ce cas, la formation connue sous le nom d'arcade de Douglas n'existe pas à proprement parler. Que ces arcades existent ou n'existent pas, la gaine postérieure des muscles droits est toujours complète, elle descend jusqu'au pubis et s'y insère solidement. Cette gaine s'insère non pas en avant des pubis comme les muscles droits, mais bien en arrière, de telle sorte qu'il existe constamment au-dessus de la symphyse un espace qui, sur une coupe sagittale, a la forme d'un triangle.

La base est en bas et mesure la largeur même du bord supérieur du pubis. Son sommet est en haut. Sa paroi antérieure est formée par la face postérieure du muscle droit et de son tendon. Sa paroi postérieure est formée par le feuillet que je viens de décrire. Ce feuillet adhère au milieu, à la ligne blanche; en dehors, au bord externe des muscles droits. Il existe donc deux cavités suprapubiennes, l'une droite et l'autre gauche. Ces deux cavités sont fermées en dehors au niveau du bord externe des muscles droits. Les artères épigastriques, situées d'abord dans le tissu cellulaire sous-péritonéal, traversent le feuillet que je viens de décrire à 5 ou 6 centimètres au-dessus du pubis pour pénétrer dans la loge même des muscles droits.

J'ai démontré l'existence de cette loge, déjà décrite par Retzius, et la résistance de ses parois, en poussant des injections dans sa cavité. J'ai injecté de l'eau et des masses solidifiables : gélatine, suif, paraffine. J'ai vu la matière injectée former une saillie correspondant au muscle droit. Jamais elle n'a dépassé en dedans la ligne blanche, jamais elle n'a dépassé en dehors le bord externe du muscle. Le point faible de la gaine est juste au-dessus du pubis. C'est là qu'elle se rompt lorsqu'on pousse l'injection avec trop de vigueur. Mais on peut injecter une assez grande quantité de matière sans que la gaine se déchire ; on la voit alors se distendre et former une forte saillie, en dedans, au-dessus du pubis.

Quelle est la signification de ce feuillet qui s'insère au pubis ?

Faut-il l'appeler fascia transversa ou fascia transversalis ? Ce serait se mettre en contradiction avec les auteurs qui ont le plus étudié les parois de l'abdomen. En 1817, Cloquet (1) fait commencer le fascia transversalis au bord externe des muscles droits. « En dedans ce fascia provient du bord externe du tendon du « muscle droit de l'abdomen, qui s'amincit peu à peu pour se « confondre avec elle » (p. 25).

Blandin (2), Jarjavay (3), soutiennent la même idée. Cependant Velpeau (4), dans son édition de 1837, écrit que le muscle droit est séparé du péritoine par le fascia transversalis. Dans son édition de 1877, M. Richet arrête le fascia transversalis fibreux au bord externe des muscles droits. C'est seulement le fascia transversalis celluleux qui passerait en arrière des muscles droits. On voit quelle confusion règne à ce sujet. Aussi je pense qu'il est préférable d'appeler simplement cette toile cellulo-fibreuse, feuillet postérieur de la gaine des muscles droits, comme l'a fait M. Charpy.

Lorsque, disséquant d'avant en arrière, on effondre ce feuillet, on tombe, en arrière de lui, dans une cavité, qui ne contient qu'un tissu cellulaire très fin, très lâche et sans aucune résistance. Quelquefois même cette cavité renferme si peu de tissu cellulaire que ses

(1) Cloquet. Thèse de Paris, 1817.
(2) Blandin. Anat. des régions, 1834.
(3) Jarjavay. Traité d'anatomie chirurg., 1853.
(4) Velpeau. Anat. chirurgicale, 1837.

parois, au moins dans sa partie inférieure, sont lisses et polies comme celles d'une bourse séreuse. Cette cavité virtuelle remonte en haut jusqu'à l'ombilic; en bas elle descend derrière le pubis jusqu'aux ligaments antérieurs de la vessie. En ce point elle contient fréquemment un lobule graisseux qui est représenté dans la 2e planche de l'atlas de Berry-Hart (1). Sur les parties latérales, à droite et à gauche, cette cavité se continue en se recourbant entre la vessie qui est en dedans, la paroi osseuse du bassin doublé du muscle obturateur interne et de son aponévrose qui est en dehors, l'aponévrose pelvienne supérieure ou aponévrose du releveur de l'anus qui est en bas. Mais elle ne se prolonge pas jusqu'aux parties reculées du bassin; jamais elle ne va jusqu'au rectum. Lorsqu'on a introduit le doigt dans cette cavité et qu'on cherche à pénétrer en arrière, du côté du rectum, on est toujours arrêté par une résistance considérable, presque insurmontable au niveau du bord antérieur de l'échancrure sciatique; je dirai tout à l'heure la raison de ce fait.

Avant de décrire les particularités accidentelles de cette grande loge, je veux dire comment elle est limitée en arrière, ce qui est plus important. Sa paroi postérieure est formée par un feuillet facilement disséquable qui s'étend depuis l'ombilic jusqu'au bord antérieur des deux échancrures sciatiques. Ce feuillet s'insère en haut à la partie inférieure de la cicatrice ombilicale; il est tendu en avant de l'ouraque et des artères ombilicales, et il adhère solidement au péritoine en dehors de ces artères. Si l'on veut, les artères ombilicales ou les cordons fibreux qui les représentent sont compris dans l'angle dièdre formé par l'union du péritoine et du feuillet en question.

Ce feuillet, toujours tendu par l'ouraque qui est en arrière de lui, arrive au niveau du sommet de la vessie et passe en avant d'elle; il descend sur sa face antérieure pour venir s'insérer sur les ligaments antérieurs de la vessie. Sur les parties latérales, il se replie d'avant en arrière, et chez les fœtus et les enfants en bas âge dont la vessie s'étend jusqu'aux parois du bassin, il rencontre tout de suite les artères ombilicales et se jette immédiatement sur le péritoine.

Chez les adultes, il se met d'abord en contact avec le péritoine,

(1) Berry-Hart. Topographical and sectional anatomy of the female pelvis. Edinburg and London, 1885.

la vessie étant moins large, puis rencontre les artères ombilicales et s'insère sur le péritoine en dehors d'elles. Le feuillet, s'insérant toujours au péritoine en dehors des artères ombilicales, se continue avec elles jusqu'au bord antérieur de l'échancrure sciatique où nous le retrouverons tout à l'heure.

Voyons maintenant ce qu'ils devient sur les parties latérales et inférieures de la vessie. Là il descend jusqu'au plancher pelvien et vient s'insérer sur l'aponévrose pelvienne supérieure comme il s'insère en avant sur les ligaments antérieurs de la vessie. Il se continue en arrière de la vessie, le long de la cloison vésico-utérine jusqu'au col de l'utérus, se prolonge en bas jusqu'à l'aponévrose périnéale supérieure : puis il se porte, s'insérant toujours sur la même aponévrose pelvienne, c'est-à-dire sur l'aponévrose du releveur de l'anus, presque transversal, légèrement oblique d'avant en arrière et de dedans en dehors vers l'épine sciatique. Il s'insère ensuite en remontant le long du bord antérieur du trou sciatique sur l'aponévrose de l'obturateur. On voit donc que le bord inférieur de ce feuillet aponévrotique s'insère dans toute son étendue sur l'aponévrose pelvienne. Jarjavay et Henle avaient déjà vu ce fait ; ils l'ont exprimé sous une autre forme en disant l'un et l'autre que l'aponévrose périnéale supérieure se replie de bas en haut pour monter le long de la vessie, mais ils n'ont vu ni l'un ni l'autre la manière dont se termine en haut cette portion en quelque sorte réfléchie de l'aponévrose pelvienne.

D'après ce que j'ai dit, ce feuillet aponévrotique délimite en se fixant au péritoine une loge dans laquelle la vessie elle-même se trouve située. Cette loge existe bien réellement et sa cavité, purement virtuelle en dehors de la vessie chez les sujets maigres, devient réelle chez les sujets très gras. En effet, il s'y accumule de la graisse en quantité quelquefois considérable ; ce paquet graisseux s'étend depuis le sommet de la vessie jusqu'à l'ombilic dans le sens vertical, d'une artère ombilicale à l'autre dans le sens transversal. Il est limité, en avant par le feuillet en question, en arrière par le péritoine. Il représente en quelque sorte une injection naturelle de cette cavité virtuelle et il a absolument la même forme que les injections de gélatine qu'on peut faire dans cette cavité. C'est du reste une disposition que les chirurgiens ont dû souvent remarquer. Dans la laparotomie, sur les sujets gras on traverse la paroi abdominale tout entière, puis on tombe sur une lame lisse et brillante qu'on prend volontiers pour le péritoine. Ce n'est que l'aponévrose en question. On l'incise avec précaution et on tombe sur des lobules graisseux qui ont pu quelquefois en imposer pour de l'épiploon : c'est le paquet graisseux dont je viens de parler et ce n'est qu'après l'avoir traversé qu'on arrive enfin sur le péritoine. Ce paquet graisseux joue encore un autre rôle. C'est lui, je pense, qui, donnant plus de rigidité au péritoine, l'empêche de se plier entre la vessie et la paroi abdominale, lorsque la vessie se distend. C'est ainsi qu'on peut expliquer ce fait, constaté par Petersen, que le cul-de-sac péritonéal antérieur ou vésico-abdominal est généralement situé plus haut, plus loin du pubis, chez les sujets gras que chez les sujets maigres.

Si je viens de trouver une vérification du fait que j'avance, dans la chirurgie opératoire, j'y vais rencontrer maintenant une contradiction, mais simplement apparente. J'ai entendu dire à des chirurgiens : « Il n'y a pas de feuillet en avant de la vessie, car une fois « la paroi abdominale traversée, on n'en rencontre jamais dans la « taille hypogastrique ». Cela est vrai, on ne rencontre pas de feuillet aponévrotique distinct entre les parois abdominales et la vessie elle-même. La raison en est fort simple : c'est que, à partir du sommet de la vessie, le feuillet que j'ai décrit fait partie constituante de la paroi vésicale elle-même. C'est lui qui donne à la vessie cet aspect lisse et brillant qu'on observe dans la taille haute et qui l'a fait comparer à une tête de fœtus. Il est absolument inséparable du muscle vésical et lorsque, par une dissection lente, habile, mais toute artificielle, on est parvenu à le séparer, on constate que toujours on a enlevé avec lui une partie des fibres musculaires de la vessie. En poussant une injection forcée près de l'ombilic, entre le péritoine et le feuillet aponévrotique, on peut arriver à faire pénétrer la masse injectée presque jusqu'à la base de la vessie, mais on constate alors que la couleur de la masse injectée se voit par transparence à travers la muqueuse vésicale, c'est-à-dire que l'injection, au lieu de soulever le feuillet aponévrotique, comme on aurait pu le croire, a pénétré dans l'épaisseur même du muscle jusque sous la muqueuse, ce dont on peut aisément se convaincre en faisant des coupes des préparations ainsi obtenues.

Quant aux vaisseaux qui vont à la vessie, ils lui arrivent tous en passant dans l'espace virtuel compris entre le péritoine et l'aponévrose, et dans certains cas où les artères ombilicales restent perméables jusqu'à une grande hauteur, on peut voir très nettement des branches vésicales cheminer dans cette cavité.

Faut-il admettre que la vessie se développe dans cette loge comme dans une espèce de bourse séreuse préparée pour la recevoir? En aucune façon. Le feuillet aponévrotique fait partie de la paroi de la vessie en avant; il en est de même du péritoine en arrière. Le péritoine qui revêt la face postérieure de la vessie est adhérent, il a la signification d'un péritoine viscéral; il n'est pas mobile sur la vessie; la vessie n'est pas mobile sur lui; il subit avec elle des mouvements d'ampliation et de retrait; il se distend et se rétracte comme elle. On peut le démontrer très simplement par l'expérience suivante: Sur la face postérieure de la vessie, on enlève un petit carré de péritoine et on marque d'un point de teinture le centre du carré de paroi vésicale dépourvue de séreuse. On distend ensuite la vessie en y injectant un liquide quelconque. Si la vessie est mobile sur le péritoine, le point marqué devra se rapprocher de l'un des bords de l'excision péritonéale. Or jamais cela n'arrive, la tache de teinture conserve toujours les mêmes rapports relatifs avec les bords de ce petit carré.

J'ai répété cette expérience quatre fois, j'ai toujours obtenu le même résultat: je puis donc dire que la vessie n'est pas mobile sur le péritoine. De même, en avant, le feuillet aponévrotique n'est pas mobile. On peut démontrer encore qu'il fait réellement partie de la paroi vésicale par l'observation de ce qui se passe dans les ruptures par distension de la vessie. Lorsqu'en effet il arrive, ce qui n'est pas très fréquent, que la vessie se déchire en avant, jamais on ne voit le liquide s'épancher sous le feuillet aponévrotique: toujours ce feuillet se déchire en même temps que la vessie elle-même. Cependant il peut arriver, dans certaines formes d'hématomes périvésicaux, que le sang s'accumule entre le péritoine et le feuillet aponévrotique.

Donc la vessie ne se développe pas dans cette espèce de cavité virtuelle qui est en quelque sorte constituée par ses parois mêmes, prolongées en dehors jusqu'aux artères ombilicales, en haut jusqu'à l'ombilic; c'est dans la cavité prévésicale qu'elle se développe; c'est cette cavité qui lui sert en quelque sorte de bourse séreuse. Dans quelques cas, je l'ai dit, les parois de cette cavité sont absolument lisses et parfois même on a absolument l'impression que le feuillet postérieur de la gaine des muscles droits se continue derrière le pubis, se réfléchit au niveau des ligaments antérieurs de la vessie. C'est là le schéma que Kohlrausch (1) a donné dans ses planches I et II en 1854; et il écrit (p. 36) : « Du point où le fascia « transversalis s'insère au bord postérieur de la symphyse pubienne, « part une mince membrane qui descend sur la face postérieure de « la symphyse : elle devient plus forte au niveau du ligament pubo-« prostatique médian, et passant sur le dos de ce ligament, se « replie en haut pour tapisser la face antérieure de la vessie et « regagne, en suivant l'ouraque, le fascia transversalis de la paroi « abdominale antérieure ». Cette description est parfaitement exacte, mais elle ne convient qu'à certains cas particuliers. Le plus souvent cette cavité prévésicale n'est pas libre dans toute son étendue : on trouve au niveau du bord supérieur de la symphyse pubienne une toile celluleuse horizontalement tendue de la face postérieure de la gaine du muscle droit à la paroi de la vessie. Quelquefois cette toile celluleuse se prolonge latéralement jusqu'au trou obturateur divisant ainsi la grande cavité prévésicale, circonscrivant derrière le pubis, devant la vessie, une véritable bourse séreuse à parois lisses. Il est possible que cette disposition particulière tienne à certaines habitudes vésicales (mictions fréquentes : ampliation fréquente et peu considérable de la vessie).

M. Charpy a décrit une lame fibreuse placée de champ, qui se porterait de la ligne blanche au feuillet qu'il appelle périvésical, et qui séparerait en deux moitiés latérales la grande cavité prévésicale; je n'ai jamais observé cette disposition.

Il me reste à parler maintenant des résultats fournis par les injections. J'ai d'abord employé l'eau, puis les matières solidifiables, pour pouvoir obtenir des coupes. Des trois substances que j'ai employées, gélatine, suif, paraffine, la gélatine est la meilleure, la paraffine la plus mauvaise. J'ai placé les canules de la manière suivante. Pour injecter la gaine des muscles droits, on traverse la partie forte de l'aponévrose à la hauteur de l'ombilic. Pour injecter la cavité prévésicale, on fait pénétrer la canule, soit au travers de la symphyse pubienne, soit au travers de la paroi abdominale. Pour injecter la gaine de la vessie, on insinue la canule dans une ouverture soigneusement faite au péritoine près de l'ombilic, entre l'ouraque et l'une des deux artères ombilicales. J'ai essayé quatre

(1) KOHLRAUSCH. *Zur Anat. und Physiol. der Beckenorgane.* Leipzig, 1854, p. 36.

fois d'injecter sur le même sujet les trois cavités, je n'y ai pas réussi ; mais j'ai pu les injecter séparément, et même en injecter deux sur le même sujet. J'ai déjà indiqué les résultats fournis par les injections de la gaine des muscles droits.

La cavité prévésicale s'injecte facilement, mais on n'obtient pas toujours des injections totales. Quand on injecte par en haut, l'injection s'arrête quelquefois au niveau du bord supérieur du pubis, en raison du petit feuillet que j'ai décrit. Dans un cas sur quatre, j'ai vu l'injection filer sur les parties latérales, arriver, en soulevant le péritoine, jusqu'à l'épine iliaque antérieure et supérieure, et passer en partie dans la fosse iliaque le long du psoas. Ce résultat est important, on voit quelquefois les phlegmons du ligament large suivre la même voie, mais en sens inverse.

Les injections faites immédiatement sous le péritoine sont également très démonstratives ; mais je dois dire que je n'ai jamais pu faire passer le liquide injecté sur les parties latérales de la vessie jusqu'à l'échancrure sciatique. En général, la matière injectée occupe seulement les espaces où la graisse s'accumule chez les sujets gras.

En somme, il existe réellement derrière les muscles droits un feuillet cellulo-fibreux qui descend jusqu'au pubis et s'y insère, ainsi que l'ont vu tous ceux qui se sont occupés de la question, depuis Retzius. Derrière ce feuillet cellulo-fibreux et derrière la symphyse, il existe une cavité virtuelle qui se prolonge sur les parties latérales jusqu'au niveau de l'échancrure sciatique. Cette cavité se prolonge en haut jusqu'à l'ombilic; sur les parties latérales, elle est mal limitée par des adhérences celluleuses lâches qui maintiennent le péritoine adhérent au niveau du canal inguinal, et le long du ligament rond chez la femme. Cette cavité est une sorte de bourse séreuse rudimentaire qui favorise les mouvements d'ampliation et de retrait de la vessie. Elle est limitée en arrière par un feuillet cellulo-fibreux spécial qui fait partie de la paroi vésicale elle-même, mais qui se prolonge bien au delà de ses limites en dehors, en arrière et en haut, limitant ainsi en arrière de lui, mais en avant du péritoine, une cavité virtuelle, une gaine trop grande qui contient la vessie, ses vaisseaux, les artères ombilicales et l'ouraque.

Quelle est la signification de ce feuillet que j'ai longuement décrit ? Quel nom faut-il lui donner ? On l'a appelé feuillet prévésical. Cette dénomination semble excellente lorsqu'on l'envisage schématiquement représenté sur une coupe sagittale, parce qu'alors on le voit passer en avant de la vessie pour aller se perdre sur les ligaments antérieurs de la vessie; mais elle n'a plus de sens lorsqu'on l'envisage sur une coupe horizontale, car on le voit alors se continuer en arrière de la vessie jusqu'au bord antérieur de l'échancrure sciatique. En outre, la dénomination de prévésicale n'est pas absolument exacte; ce feuillet est bien situé sur la paroi antérieure de la vessie; mais il n'est pas à proprement parler devant la vessie, puisqu'il fait partie de la paroi vésicale elle-même. Si l'on veut comprendre la signification de ce feuillet, il ne faut pas l'étudier sur l'adulte, où sa disposition semble incompréhensible. Il faut l'examiner chez l'enfant nouveau-né ou chez le fœtus à terme. On trouve alors la vessie énorme, remplissant le bassin en bas, et s'élevant en haut jusqu'à l'ombilic, touchant en dehors les deux artèrcs ombilicales qui longent son bord externe.

Par suite le feuillet en question déborde à peine la vessie; il englobe avec le péritoine, qui est en arrière, tout le système de l'allantoïde : la portion inférieure de l'allantoïde elle-même devenue vessie et les vaisseaux qui l'escortent. Plus tard, la vessie se rétractant de plus en plus, ou tout au moins restant en retard sur le développement des parties qui l'environnent, l'aponévrose subsiste, sous-tendue par l'ouraque, sous-tendue par les artères ombilicales, bien au delà des limites de la vessie diminuée. Je pense donc que c'est dans le développement de cette région, non pas le développement primitif de la période embryonnaire, mais le développement tardif de la fin de la période fœtale et de la petite enfance, qu'il faut chercher l'origine de cette aponévrose. En raison de ces connexions, on pourrait l'appeler *aponévrose ombilicale-vésicale*, nom qui m'a été suggéré par M. Farabeuf, et qui est certainement préférable à celui que j'avais imaginé.

Cette description d'ensemble étant donnée, je résume la question au point de vue des moyens de fixité de l'utérus. A ce point de vue, on peut considérer qu'il existe deux séries de feuillets fibreux, les uns à direction antéro-postérieure, les autres à direction transversale. Les lames antéro-postérieures sont au nombre de deux, l'une postérieure très résistante constituée par l'aponévrose sacro-recto-génitale, qui, prenant son point fixe sur le sacrum, s'insère en avant sur le rectum que je laisse de côté, et surtout sur l'utérus et le vagin. En avant, il existe de même une lame fibreuse qui s'étend du pubis au col de l'utérus et au vagin ; mais celle-ci ne doit pas être considérée comme une formation indépendante ; c'est un épaississement de l'aponévrose pelvienne supérieure, située au point où le feuillet ombilico-vésical vient se jeter sur elle. Cette lame est formée de trois parties : 1° en avant, par les ligaments antérieurs de la vessie, l'arcus tendineus fasciæ pelvis ; 2° de chaque côté de la vessie, par un épais tractus plus ou moins confondu avec l'aponévrose pelvienne ; 3° entre la vessie et l'utérus, par les ligaments vésico-utérins. Les ligaments vésico-utérins existent donc bien ; mais ce qu'il faut entendre par ce mot, ce n'est pas le repli péritonéal qui limite la cloison vésico-utérine, c'est la lame aponévrotique qui se continue avec celle qu'on trouve sur les parties latérales de la base de la vessie. Il serait plus juste de les appeler ligaments pubo-utérins, et plus juste encore de les appeler, avec M. Farabeuf, pubo-vésico-utéro-vaginaux, car la partie la plus résistante de ces ligaments m'a paru s'insérer plutôt sur le vagin que sur l'utérus. En somme, dans le sens antéro-postérieur, nous trouvons deux plans fibreux s'insérant en avant sur le pubis, en arrière sur le sacrum, au milieu sur l'utérus et le vagin, de telle façon que l'utérus et le vagin soutenus par ces cordages pourraient être grossièrement comparés aux réverbères qu'on suspendait par deux cordes entre deux poteaux.

Dans le sens transversal il existe de même deux lames, une droite et une gauche qui s'étendent du bord antérieur de la grande échancrure sciatique au col de l'utérus en s'insérant dans tout l'espace compris entre ces deux points d'attache à l'aponévrose périnéale supérieure. Ces deux lames ne sont que la partie postérieure de l'aponévrose ombilico-vésicale, qui, en ce point, ne présente plus la netteté d'un feuillet et devient fort irrégulière. Mécaniquement elles jouent le même rôle de suspension que le système des aponévroses antéro-postérieures. Mais il faut dire qu'elles sont beaucoup moins résistantes ; par suite, leur rôle doit être secondaire. Je ferai remarquer que la plupart de ces lames sont obliques. Les plus résistantes de toutes, les aponévroses sacro-recto-génitales et particulièrement leurs fibres les plus fortes, les fibres sacro-utéro-vaginales, celles qui se portent du disque compris entre la 2e ou la 3e ou entre la 3e et la 4e vertèbre sacrée, sont très obliques de haut en bas et d'avant en arrière. Il en résulte que lorsque ces ligaments seront distendus, le col de l'utérus devra se porter ou en arrière ou en haut. Ainsi, lorsque le rectum plein repousse sur les côtés ces aponévroses qui l'entourent, celles-ci, dont la courbure est alors augmentée, doivent tendre à rapprocher leurs deux points d'insertion, c'est-à-dire à attirer le col de l'utérus en arrière : mais comme le rectum distendu s'oppose au mouvement de l'utérus dans ce sens, il en résulte que celui-ci devra s'élever. Je pense que c'est là le mécanisme de l'élévation de l'utérus due à la réplétion de l'ampoule rectale. Toutefois je dois reconnaître que ces raisonnements mécaniques n'ont peut-être pas une valeur absolue, lorsqu'on les applique à ces sortes d'aponévroses qui, étant remplies de tissu musculaire lisse, ne sont pas complètement inextensibles.

J'ai écrit plusieurs fois déjà que ces lames aponévrotiques s'insèrent en même temps et sur l'utérus et sur le vagin. Je reviens sur ce sujet, parce que plusieurs auteurs ont considéré le vagin comme le principal moyen de fixité de l'utérus. Je ne pense pas que cette opinion soit acceptable. Le vagin, en tant que cylindre creux, ne saurait constituer pour l'utérus un moyen de fixité. La vérité me paraît être que les deux organes, utérus et vagin, sont en quelque sorte associés, et que ce sont les mêmes agents qui fixent à la fois l'un et l'autre. Au reste la fixation de l'utérus et du vagin n'est pas uniquement dévolue à ces appareils ligamenteux. Le releveur de l'anus joue un rôle capital, peut-être prépondérant, ainsi que M. Farabeuf l'a montré.

Je laisse de côté cette question, mais avant d'envisager le rôle de ces aponévroses dans la topographie du bassin, je rappelle, que le bord supérieur évasé de l'aponévrose sacro-génitale se continue avec le fascia iliaca, et que, appliquant l'hypogastrique et ses branches contre la paroi pelvienne, cette aponévrose se prolonge en dehors, le long et en arrière des artères ombilicales, en dedans, sur le col de l'utérus et la base de la vessie. Cette portion, en quelque sorte réfléchie de l'aponévrose sacro-recto-génitale, pourrait être considérée comme un prolongement du fascia iliaca qui accompagnerait l'hypogastrique jusque dans le petit bassin.

Peu importe la manière dont on l'envisage. Le fait important, c'est que cette toile recouvre en quelque sorte l'hypogastrique et surtout ses branches pelviennes, en les accompagnant jusqu'à leur terminaison ; ainsi se trouve justifiée la remarque de Jarjavay (1) : « les vaisseaux et nerfs ne percent pas les aponévroses du bassin, « mais en sont couverts, ainsi qu'il est facile de s'en rendre compte « en cherchant à ouvrir le ligament large par son bord externe ».

(1) JARJAVAY. *Traité d'anatomie chirurg.* Paris, 1854, t. II, p. 575.

Ligaments larges. — Pédicule vasculaire. — Système des vaisseaux utéro-ovariens. — Système de l'hypogastrique. — Il résulte de cette description, qu'il faut distinguer dans la partie latérale du petit bassin deux régions différentes :

1° Une région supérieure, spéciale à la femme, formée d'un repli du péritoine qui enveloppe la trompe et l'ovaire, contient leurs vaisseaux et représente le méso de l'artère utéro-ovarienne. C'est le ligament large.

2° Une région inférieure, qui existe également chez l'homme et chez la femme. Cette région inférieure est limitée en arrière par l'aponévrose sacro-recto-génitale, en avant par la partie postérieure et inférieure de l'aponévrose ombilico-vésicale, en haut par la convergence de ces deux feuillets, en bas par l'aponévrose périnéale supérieure.

En dehors, cette loge repose sur l'échancrure sciatique et est par conséquent ouverte sur la fesse. En dedans, elle vient aboutir au col de l'utérus, au dôme vaginal chez la femme, à la prostate chez l'homme ; à la vessie et au tissu cellulaire interposé entre ces divers organes dans les deux sexes. Cette loge contient les branches pelviennes, artérielles et veineuses de l'hypogastrique, des lymphatiques, des ganglions, des nerfs et l'uretère. Il est aisé de comprendre qu'elle communique avec la fesse, car à sa base elle contient l'hypogastrique elle-même, dont les branches extra-pelviennes sortent par l'échancrure sciatique. Mais cette communication n'est pas libre, car l'échancrure sciatique est en partie fermée par de gros trousseaux fibreux très résistants qui entourent les vaisseaux et les nerfs qui la traversent. En haut et en dehors, cette loge communique avec la fosse iliaque interne le long de l'hypogastrique.

En haut, en dehors et en avant, elle se prolonge en diverticule le long des vaisseaux et nerfs obturateurs.

Cette loge irrégulière correspond à ce que les gynécologistes allemands ont appelé le paramétrium ; elle représente vraisemblablement ce que M. le professeur Richet a décrit sous le nom d'espace pelvi-rectal supérieur. C'est ce qui a été communément appelé base du ligament large. Ces diverses dénominations me paraissent être insuffisantes ou mauvaises. Le mot « paramétrium », en rattachant cette région à la matrice toute seule, ne saurait être satisfaisant, puisque la région correspondante existe avec la même disposition chez l'homme. L'expression « d'espace pelvi-rectal supérieur » a l'inconvénient plus grave de forcer l'esprit à établir une comparaison entre cet espace et le creux ischio-rectal, et de le rattacher au rectum tout seul. Quant à l'expression commune de « base du ligament large », elle est mauvaise comme celle de paramétrium, parce qu'elle tend à faire croire que cet espace existe seulement chez la femme, et qu'elle ne marque pas suffisamment en quoi il diffère du ligament large. Cette loge aponévrotique représentant en somme la gaine des branches pelviennes de l'hypogastrique, la gaine des vaisseaux des organes profonds du petit bassin, je pense qu'on pourrait l'appeler *gaine vasculaire des organes du petit bassin* ou plus simplement *gaine hypogastrique*.

Il y a donc pour les organes du petit bassin deux pédicules vasculaires ; l'un formé par les vaisseaux utéro-ovariens, compris entre deux replis du péritoine, comme le sont les artères mésentériques, enfermé dans un méso qui constitue le ligament large à proprement parler ; l'autre formé par les branches pelviennes de l'hypogastrique, situé plus profondément, enfermé dans des aponévroses.

Ces deux pédicules vasculaires renferment des lymphatiques. Ceux du premier, les lymphatiques du fond de l'utérus, de la trompe et des ovaires, vont directement aux ganglions qui sont situés devant les apophyses transverses des vertèbres lombaires.

Ceux du second, les lymphatiques hypogastriques venus du col de l'utérus et du vagin (1), se rendent aux ganglions situés sur les parois de l'excavation pelvienne.

Ces deux groupes de lymphatiques peuvent s'enflammer séparément, donner naissance à deux variétés de phlegmons, différents par leur siège, différents par leurs symptômes, différents par leur évolution ; de telle sorte que la distinction des deux régions basée sur l'anatomie, se trouve également justifiée par la pathologie (2).

(1) POIRIER. *Lymphatiques des organes génitaux de la femme*. Paris, 1890.

(2) Je n'agiterai même pas la question de savoir s'il existe un ganglion le long du col de l'utérus. M. L. Championnière, qui a décrit ce ganglion, affirme toujours son existence. M. Poirier, au contraire, qui a fait sur ce sujet des recherches très étendues, le nie absolument. Il n'a trouvé autour du col que des lacis de lymphatiques sans ganglions. Je n'insiste pas sur cette question parce qu'au point de vue de la pathologie, que j'ai seule en vue ici, elle n'a aucune importance. Les lymphatiques existent, ils sont nombreux, personne ne le nie. Que les ganglions soient un peu plus ou un peu moins rapprochés de la paroi pelvienne ou du col de l'utérus, je ne crois pas que cela puisse avoir une influence notable sur le développement et la marche des phlegmons. Un fait plus important, bien montré par M. Poirier, c'est que les lymphatiques des deux tiers supérieurs du vagin se rendent aux ganglions hypogastriques et particulièrement à un ganglion bas situé près du rectum.

SALPINGITES ET OVARITES

SALPINGITES

§ I. — Anatomie pathologique.

Fréquence. — La fréquence des affections des trompes ne pouvait échapper à ceux qui ont fait de nombreuses autopsies. Aussi est-elle connue depuis longtemps des anatomo-pathologistes. Cruveilhier (1) l'avait constatée. « Rien n'est plus fréquent, dit-il, que l'hydropisie de la trompe. » Scanzoni, en 1858, affirme que ces affections accompagnent le plus souvent les maladies de l'utérus et du vagin. La même année, Tilt écrit, dans la seconde édition de son livre : « La fréquence des lésions inflammatoires des trompes de Fallope est beaucoup plus grande qu'on ne le croit. Cette fréquence est confirmée par Ashwell, Robert, Cruveilhier, Hooper ». Aran, Hennig, Seuvres, Siredey et bien d'autres étaient arrivés à la même conviction. Mais ces faits, malgré leur exactitude, sont restés lettre morte pour le clinicien, tant qu'on n'a pas eu de traitement spécial à opposer à ces affections salpingiennes. Depuis l'avènement des trompes à la chirurgie, la fréquence de leurs altérations autrefois méconnue a peut-être été exagérée.

Déterminer la fréquence absolue ou relative d'une maladie est toujours chose difficile. Pour les trompes, les difficultés s'augmentent de l'incertitude du diagnostic. Aussi est-ce surtout par l'examen des cadavres qu'on a cherché à résoudre la question. Sur 103 cas de catarrhe des voies génitales, Hennig (2) a trouvé 44 fois la muqueuse des trompes atteinte. A. H. N. Lewers (3) a examiné au hasard 100 cadavres de femmes à London-Hospital ; dix-sept présentaient des maladies des trompes, et il n'a compté que les cas très nets de pyo, hémato, ou hydrosalpingites. Mais dans la même

(1) Cruveilhier. *Anat. path. gén.*, t. II, p. 849.
(2) Hennig. *Krankheiten der Eileiter*. Stuttgart, 1876.
(3) Arthur H. N. Lewers. *Obst. Soc. of London*, 4 mai 1887.

séance de la Société obstétricale de Londres, Galabin déclarait qu'à Guy's Hospital sur 302 autopsies il n'avait trouvé que 26 cas de salpingites, 14 cas, soit 9 0/0, d'inflammation chronique sans distension, 12 cas avec collection intra-tubaire. L. Tait a exprimé l'idée que cette énorme différence entre les deux hôpitaux provenait de l'inégale répartition de la blennorrhagie. Je n'insiste pas sur ces chiffres, car ils ne me paraissent pas de nature à rendre grand service. Sur 1000 malades de sa policlinique, Martin en a trouvé 63, qui présentaient des lésions tubaires (1).

En somme, il est de toute évidence que les maladies des trompes sont très fréquentes. Le nombre des observations publiées, depuis qu'on traite ces affections par la laparotomie, ne laisse aucun doute sur ce sujet. Mais ce nombre est peut-être proportionnellement plus grand qu'il ne le deviendra par la suite. Lors de l'avènement brusque d'une maladie au traitement chirurgical, il se trouve tout naturellement qu'on a à diagnostiquer et à traiter les cas de cette maladie accumulés dans les deux ou trois générations coexistantes. Plus tard, le déblayage fait, il ne reste plus que le contingent apporté par chaque génération qui s'élève et la maladie paraît devenir plus rare ; le phénomène a été d'une saisissante netteté pour les kystes de l'ovaire. Il est probable qu'on observera quelque chose d'analogue pour les salpingites.

Au reste, ce qui présenterait un véritable intérêt, ce serait non pas de connaître la proportion des salpingites sur les femmes mortes, pas même de connaître cette proportion sur les femmes vivantes, mais bien de savoir la proportion des salpingites par rapport aux autres inflammations pelviennes. Sur 100 inflammations ou suppurations du bassin pendant la puerpéralité ou en dehors d'elle, combien y a-t-il de phlegmons, combien de pelvi-péritonites, combien de salpingites, voilà ce qui renseignerait sur la susceptibilité des organes pelviens, voilà ce qui pourrait rendre des services pour les diagnostics de probabilité, voilà ce qu'il faudrait savoir, et voilà ce que nous ne savons pas. Les opinions sont sur ce sujet extrêmement divisées : tandis que Coe soutient que les altérations des trompes sont des raretés, Gil Wylie (2) déclare que sur 5 abcès pelviens, 4 recon-

(1) Richard D'Onhoff (Thèse de Kiel, 1888) a examiné les cadavres de l'institut pathologique de Kiel. Il arrive à cette conclusion que les maladies de la trompe et particulièrement le catarrhe sont notablement plus rares que ne l'ont dit Hennig, Bandl, Winckel et Martin.

(2) Gil Wylie. *Med. News*, 27 mars 1886.

naissent pour cause une lésion des trompes ou des ovaires. Certains chirurgiens qui ont fait beaucoup de laparotomies pour des salpingites, prétendent n'avoir jamais rencontré un phlegmon. Ces incroyables divergences s'expliquent assez aisément. A côté des cas simples, où on reconnaît facilement une pyosalpingite d'un phlegmon du tissu cellulaire, il en est d'autres où la distinction devient à peu près impossible même lorsqu'on a les pièces en main. J'ai disséqué des pièces de ce genre, où malgré le soin le plus minutieux, il m'a été impossible de discerner s'il s'agissait d'une salpingite, d'un phlegmon ou d'une pelvi-péritonite. Beaucoup de chirurgiens américains se contentent alors de dire qu'il y a abcès pelvien, et c'est le plus sage. Mais d'autres, même quand ils n'ont vu les choses qu'au travers des incertitudes d'une laparotomie, tiennent à classer les cas d'une manière plus précise, et alors la question de doctrine arrive à primer la question de fait. Pour des lésions presque identiques, tel affirmera un phlegmon, tel autre une salpingite. En somme, nous sommes trop près de l'avènement chirurgical des salpingites, trop loin de l'apaisement des querelles, ou si l'on veut de la période scientifique, pour que cette question de la fréquence relative des salpingites puisse recevoir sa solution définitive.

Age. — On peut observer les salpingites presque à tous les âges. La plus jeune des malades dont j'aie relevé les observations avait 15 ans, la plus âgée 69. Mais aux deux extrémités de cette série, les cas sont très rares ; c'est entre 20 et 40 ans qu'ils sont de beaucoup le plus nombreux.

Sur 187 cas, Martin en a compté :

9 au-dessous de 20 ans ;
162 entre 20 et 40 ans ;
16 entre 40 et 50 ans.

Dans un relevé de 40 cas, fait à la clinique de Breisky pendant l'année scolaire 1888-89, A. v. Rosthorn (1) a noté les âges que voici : La plus jeune malade avait 19 ans, l'aînée en avait 40. Vingt malades, c'est-à-dire la moitié, avaient entre 23 et 28 ans.

Sur 162 malades, dont l'âge était exactement noté, j'ai trouvé les proportions suivantes :

(1) Alfons v. Rosthorn. *Archiv. f. Gynækolog.*, vol. XXXVII, 3e fasc., p. 388.

De 15 à 20 ans..	9
De 21 à 30 ans..	80
De 31 à 40 ans..	53
De 41 à 50 ans..	19
A 69 ans..	1

C'est, en somme, de 25 à 30 ans, qu'on trouve le plus grand nombre des salpingites. Elles sont encore assez fréquentes entre 31 et 40 ans. Et on en trouve un plus grand nombre après 40 ans, qu'avant 20 ans. Ces chiffres me paraissent avoir une certaine importance. Ils montrent qu'en général les salpingites ne sont pas une affection du début de la vie génitale. De ce fait seul, on peut tirer des conclusions au point de vue de l'étiologie et particulièrement au point de vue du rôle de la blennorrhagie. Cette maladie n'attend pas d'ordinaire si tard pour se développer.

UNILATÉRALITÉ. — BILATÉRALITÉ. — Dans les premières études publiées sur les salpingites, depuis qu'on les traite par la laparotomie, on a soutenu que ces affections étaient presque toujours bilatérales. C'était l'opinion de Bandl (1), de Monprofit (2), et de beaucoup d'autres. On a même pensé que les salpingites nettement infectieuses, comme celles qui sont d'origine blennorrhagique, ne pouvaient jamais être unilatérales, et le 4 février 1886, à la Société obstétricale de Philadelphie, de Baer a presque nié l'origine blennorrhagique d'une salpingite présentée par J. Price, parce qu'un seul côté était atteint.

Aujourd'hui l'accord n'est plus aussi unanime au sujet de la bilatéralité des affections tubaires. Tait (3) constate qu'il n'est pas très rare de rencontrer les lésions localisées à un seul côté, et cela surtout dans les cas de salpingites purulentes. Au congrès des naturalistes tenu à Berlin en 1886, Martin avait déjà publié une statistique, où le nombre des cas unilatéraux est très considérable. Voici ses chiffres : sur 287 malades,

91 fois les deux côtés sont pris ;
58 fois le côté droit est seul pris ;
138 fois le côté gauche est seul pris.

(1) BANDL. *Deutsche Chirurg.*, Lief. 50, p. 8.
(2) MONPROFIT. Thèse de Paris, 1888, p. 36.
(3) TAIT. *American J. of obst.*, 1887, p. 478, et A. MARTIN. *Traité clinique des maladies des femmes.* Traduct. française. Paris, 1889, p. 478.

On a objecté à cette statistique qu'elle était fondée sur l'examen clinique, qui est de sa nature imparfait, et que, peut-être, bien des trompes qui avaient paru saines présentaient déjà des altérations. Mais dans son Traité clinique des maladies des femmes, il a donné la statistique de ses opérations. « Vers la mi-février 1887, j'avais à mon actif soixante-dix-sept salpingotomies, dont quarante-cinq unilatérales et trente-deux doubles. » On voit que le nombre des cas unilatéraux est encore de beaucoup le plus considérable.

Parmi les observations que j'ai rassemblées, et dont le diagnostic a été confirmé soit par l'opération, soit par l'autopsie, il en est 210 où l'état des deux trompes est nettement indiqué. Voici comment elles se répartissent. Sur 210 observations :

128 fois les lésions étaient bilatérales ;
82 fois elles étaient unilatérales.
32 fois à gauche ;
30 fois à droite ;
19 fois le côté est indéterminé.

Le nombre des cas unilatéraux est encore assez considérable, mais cependant c'est bien loin de la proportion indiquée par Martin.

Cette question est complexe, et on ne la tranchera pas à coup de statistiques. Voici, je crois, ce qu'on peut dire de plus général sur elle. Ce sont les maladies de l'endomètre qui produisent secondairement les affections tubaires. Toute métrite infectieuse peut se propager aux trompes : mais l'infection ne gagnera ces dernières que dans certaines conditions, dont les facteurs sont d'une part, la virulence des agents infectieux, d'autre part, la résistance de la muqueuse tubaire. Ces deux facteurs varient naturellement dans d'énormes proportions ; mais en dehors des cas exceptionnels d'infection très violente, la virulence n'est pas telle que les trompes soient envahies d'emblée, et il faut sans doute une circonstance adjuvante pour que le conduit tubaire soit atteint. Cette circonstance nous échappe le plus souvent, mais ce peut être une béance anormale de l'orifice utéro-tubaire par suite d'une desquamation exagérée de l'épithélium, ce peut être une congestion plus intense, comme celle qui se produit du côté où un ovule se rompt, etc. Cette circonstance adjuvante peut n'agir que d'un seul côté, et alors la salpingite sera d'abord unilatérale. On ne voit pas pourquoi les salpingites seraient plus nécessairement bilatérales que les orchites d'origine uréthrale. Mais une salpingite unilatérale étant produite, la cause qui l'a engendrée, la métrite persiste, si même elle n'est pas aggravée secondairement par la salpingite; elle persiste, menaçant toujours la trompe du côté opposé et s'il survient du côté de cette trompe menacée, quelques modifications qui diminuent sa résistance, elle sera envahie. En somme, il me paraît très probable, que dans la majorité des cas, l'affection utérine se transmet d'abord à l'une des deux trompes ; et que la salpingite commence par être unilatérale. Mais si on laisse le tout évoluer sans traitement, tôt ou tard, dans un laps de temps variable, la seconde trompe est envahie et la salpingite devient bilatérale. Cette manière de voir est nettement confirmée par les faits. Dans certains cas où on a enlevé une seule trompe, l'autre étant saine, on a vu la trompe du côté opposé être envahie au bout de quelques semaines, de quelques mois ou de quelques années. D'autre part, dans la grande majorité des cas où les lésions étaient bilatérales, on a noté qu'elles étaient notablement moins avancées, et manifestement plus récentes d'un côté que de l'autre.

Avec cette manière de voir, toutes les divergences d'opinion s'expliquent d'une manière fort simple. Au début, les gynécologistes ont eu naturellement à soigner un grand nombre de cas anciens. L'affection utérine avait eu le temps de se propager aux deux trompes : on a considéré l'affection comme étant ordinairement bilatérale. Puis les moyens de diagnostic s'étant perfectionnés, on a diagnostiqué des cas moins avancés où l'affection était encore unilatérale. Tait et Martin, qui interviennent de bonne heure, ont rencontré beaucoup de cas unilatéraux. Si, dans ma statistique, ces derniers ne sont pas plus nombreux, c'est parce qu'elle renferme un grand nombre de cas anciens où les lésions n'ont été reconnues qu'à l'autopsie. En un mot, on rencontre d'autant plus de cas unilatéraux que le diagnostic est plus précoce.

L'affection débute-t-elle plus souvent par un côté que par l'autre ? Presque tous les auteurs qui ont écrit sur ce sujet, pensent que le côté gauche est le plus souvent atteint. Cependant pour M. Terrillon (1), ce serait le côté droit. Sur les 63 cas de salpingite unilatérale que j'ai rassemblés et où le côté malade est spécifié, 30 fois la lésion siégeait à droite, et 33 fois à gauche. Martin avait

(1) Terrillon. *Leçons de clinique*, p. 308.

noté une énorme prédominance du côté gauche, 138 contre 58. Je ne sais quelle peut être la cause d'une aussi grande divergence.

Forme et volume des trompes affectées de salpingite. — Le premier phénomène macroscopique, qui se manifeste dans une trompe malade, c'est son augmentation de volume. Je laisse de côté les salpingites catarrhales, et les salpingites interstitielles, dont je dirai quelques mots à propos de l'histologie, et je m'occupe seulement des cas où les orifices utérin et abdominal de la trompe étant partiellement ou complètement oblitérés, il existe une collection intra-tubaire ; peu importe, au point de vue de la forme et du volume, que la collection soit formée par un liquide séreux, hématique ou purulent.

En général, le volume des salpingites n'est pas considérable. Même dans les cas anciens, qui deviennent de plus en plus rares, on peut dire qu'il est exceptionnel que la tumeur dépasse le volume d'une grosse orange. La quantité de liquide varie de quelques gouttes à deux ou trois cents grammes. Habituellement on en trouve de 30 à 100 grammes.

Les anciens auteurs ont publié des observations de salpingite où les tumeurs auraient atteint un volume véritablement énorme. Nicolas Tulpius (1) en cite une : John Baptista Bianchi (2) parle d'une hydropisie de la trompe pesant 80 livres; Johannes Munnicks (3), en aurait vu une qui pesait 112 livres. De Haen (4) rapporte une autre observation où la tumeur, moins volumineuse, pesait 23 livres, et contenait 18 livres de liquide. Cette observation est tout à fait incroyable. Il s'agissait d'une campagnarde de 30 ans, non mariée, de bonne renommée, qui avait une énorme tumeur dans l'hypochondre gauche, et qui succomba « suffoquée par éruption du pus dans la trachée ». De Haen ne fit pas l'autopsie lui-même ; les pièces lui furent envoyées par Collin. « Toutes les parties étant mises en place, il parut évident que c'était la trompe de Fallope gauche, qui formait la tumeur. De cette tumeur nous enlevâmes 18 livres de liquide purulent blanc. »

Il est difficile d'ajouter foi à cette observation. Les autres ne

(1) Nicolas Tulpius. Observationes medicæ Lib. IV, observat. 45.
(2) J. Bapt. Bianchi. De generatione, p. 187.
(3) Joh. Munnicks. In *Bibliotheca anatomica*, t. I, p. 624.
(4) De Haen. *Ratio medendi*, 1764, t. III, Pars sexta, caput II, p. 26.

valent peut-être pas mieux ; et on peut dire avec Poisson (1) : « Il faut tenir en suspicion les abcès très volumineux et se demander si dans beaucoup de cas, il ne s'agissait pas de kystes suppurés de l'ovaire ou de pelvipéritonite ». Je suis assez enclin à penser qu'il s'agissait plutôt dans ces cas de kystes tubo-ovariens.

La plus volumineuse salpingite dont l'authenticité soit incontestable a été observée par Stemann. La tumeur contenait deux litres de liquide. Il s'agissait d'une salpingite tuberculeuse. Vient ensuite le cas de L. Championnière (obs. 11).

Ce chirurgien avait retiré par la ponction 1200 grammes de pus. Lors de l'opération, il a pu constater que l'ovaire du côté correspondant était parfaitement intact. Le fait ne laisse donc rien à désirer. La plus grosse trompe dont Lawson Tait ait donné la description ne contenait que sept cents grammes de liquide.

En général, on admet que ce sont les hématosalpingites qui forment les tumeurs les plus volumineuses. Mais il y a de nombreuses exceptions, et dans le cas de M. Championnière, le contenu était purulent.

La forme des salpingites est extrêmement variable, mais on peut en distinguer deux grandes variétés : 1° dans l'une la trompe se dilate régulièrement de manière à prendre la forme d'une saucisse ou d'une poire ; 2° dans l'autre elle se distend irrégulièrement, plus en certains points qu'en d'autres, de telle sorte qu'elle présente des saillies séparées par des dépressions, d'où une forme annelée.

Dans l'une et l'autre forme, la dilatation porte principalement ou même exclusivement sur les deux tiers externes du conduit, sur sa partie ampullaire, qui est normalement d'un calibre plus considérable. Il est exceptionnel de trouver la partie interne aussi dilatée que la partie externe, et absolument rare de la trouver seule dilatée comme cela est arrivé à M. Pozzi (obs. 56).

1° *Trompe régulièrement dilatée.* — Dans les cas les plus simples, la disposition est la suivante. Le tiers interne a son volume à peu près normal. La dilatation commence à l'union du tiers interne avec le tiers moyen, et augmente progressivement de manière à atteindre son maximum au niveau de l'orifice abdominal oblitéré ou adhérent à l'ovaire. Lorsque l'augmentation progressive de volume est peu considérable, la tumeur a la forme d'une saucisse.

(1) POISSON. *Encycloped. internat.*, t. VII, p. 59.

Elle prend au contraire la forme d'une poire ou d'une massue lorsque l'extrémité externe est beaucoup plus grosse que l'interne. Ce sont les cas les plus simples, mais il arrive assez souvent que la trompe même régulièrement dilatée, présente un aspect irrégulier. C'est lorsqu'au lieu d'être transversalement étendue de la corne utérine à la paroi pelvienne, elle est fixée dans une position anormale par des adhérences qui la coudent. Dans ce cas il est facile de constater qu'il s'agit d'une dilatation régulière, car dès que les adhérences sont détruites, la trompe reprend la forme d'une saucisse ou d'une massue.

2° *Trompe irrégulièrement dilatée.* — Dans ces cas, on trouve la trompe contournée sur elle-même ; elle présente des séries de rétrécissements, entre lesquels font saillie des bosselures plus ou moins volumineuses. Lorsque ces dernières sont peu considérables, la tumeur présente l'aspect d'un chapelet. Lorsqu'elles sont très grosses, la trompe ressemble au cæcum. Dans l'intérieur, on trouve la disposition correspondante, une série d'ampoules dont la plus volumineuse occupe d'ordinaire la partie externe et qui communiquent par des passages rétrécis. Dans certains cas même, les rétrécissements peuvent aller jusqu'à l'oblitération, il existe alors dans chaque trompe une série de petits kystes purulents complètement séparés les uns des autres. Les observations de Notta (1) et de Féré (2) sont des exemples de cette disposition.

Pourquoi certaines trompes se distendent-elles d'une façon régulière, tandis que d'autres se distendent d'une façon irrégulière ? Cette différence dans le mode de distension, est-elle le résultat de causes secondaires, contingentes, accessoires, ou bien au contraire la conséquence d'une disposition particulière spéciale à certaines trompes ? Telle trompe si elle est envahie par l'inflammation se distendra-elle fatalement suivant un mode déterminé ?

Freund (3) a soutenu cette dernière opinion en 1888. Mais jusqu'à lui on avait expliqué le mode de dilatation par des conditions mécaniques. Ziegler (4) et Farre (5) ont fait jouer un rôle prépondérant à la quantité de liquide. Pour le premier, la trompe reste irrégulière tant qu'elle contient peu de liquide, mais si ce dernier augmente,

(1) Notta. *Bullet. de la Soc. anatom.*, 1848, p. 174.
(2) Féré. *Bullet. de la Soc. anatom.*, 5 nov. 1875, p. 656.
(3) Freund. *Samml. klinisch. Vortraege*, n° 323.
(4) Ziegler. *Lehrbuch der spez. path. Anatomie*, 1887, 5e édit., p. 846.
(5) Farre. *The Cyclopedia of Anatomie and Physiol.*, vol. V, p. 619.

la forme se régularise. L'opinion du second est diamétralement opposée. La trompe, d'abord régulièrement distendue, ne devient irrégulière que sous la pression d'un excès de liquide. Cette dernière opinion, assez généralement acceptée, peut être rapprochée de celle de Schrœder (1). Pour lui, la trompe qui se distend est obligée de se contourner, parce que le mésosalpinx devient trop court et trop étroit pour la contenir. On peut, du reste, donner d'autres explications de la distension irrégulière. Des adhérences, des néomembranes peuvent se former en certains points, et empêcher la trompe de se dilater, là où elles existent. Enfin l'inflammation peut amener en certains points de la paroi tubaire des altérations qui diminuent sa résistance, et qui amènent non seulement des distensions partielles exagérées, mais même des ruptures. Cette cause de la dilatation irrégulière me paraît être réelle; c'est peut-être la plus fréquente. Il se produirait dans la paroi de la trompe des modifications qu'on peut comparer à celles dont la vaginale est le siège dans les vieilles hydrocèles et qui peuvent, elles aussi, déterminer des ruptures.

Freund soutient au contraire que le mode de dilatation dépend de l'état antérieur de la trompe. Pour lui, toute trompe complètement développée doit se distendre régulièrement, toute trompe qui a subi un arrêt de développement doit se distendre d'une manière irrégulière.

Voici le résumé de la théorie qu'il a exposée dans son mémoire. Dès que les deux conduits de Muller se sont réunis pour former l'utérus, les trompes présentent une torsion en spirale, qui commence à la corne utérine. Cette torsion augmente et atteint son maximum vers la fin de la 32e semaine de la vie intra-utérine. Alors on trouve habituellement six tours et demi de spirale, rarement sept tours et demi. Ces divers tours ne sont pas également marqués. Il peut arriver, lorsque la torsion est trop forte, que la lumière de la trompe soit complètement oblitérée entre deux tours même pendant la vie fœtale. Ce fait avait été déjà vu par Rokitansky. A partir de la 32e semaine, la torsion en spirale tend à diminuer, surtout du côté interne, si bien que chez les nouveau-nés les spirales de la partie interne sont à peine visibles, tandis que celles de la partie externe sont nettement marquées. Pendant la vie

(1) SCHROEDER. P. 47.

extra-utérine, l'évolution continue. A mesure que la trompe s'allonge, elle se régularise; le dernier tour de spirale qui persiste est le plus externe. Au moment de la puberté l'évolution est terminée. La trompe présente alors une forme régulièrement conique : son canal est devenu perméable d'un bout à l'autre, et elle peut jouer son rôle de conduit. Le redressement normal, qui se produit de la naissance à la puberté, peut s'arrêter à un moment quelconque de son évolution. Les arrêts de développement qui se produisent entre la naissance et la puberté seraient très fréquents et très marqués. Il est assez rare que la trompe garde l'aspect qu'elle présente chez les nouveau-nés. Le plus souvent on trouve l'extrémité utérine de la trompe complètement redressée, seule la partie externe présente encore un, deux, trois, rarement quatre tours de spire. Cet arrêt de développement est souvent plus accentué d'un côté que de l'autre; Freund l'a même quelquefois rencontré d'un seul côté. Il est tout à fait exceptionnel que le tour de spire le plus interne, celui qui confine à l'utérus et qui empiète même sur la partie intra-utérine de la trompe persiste. Cependant le fait a été constaté par Klob (1).

Si l'inflammation envahit une trompe incomplètement développée, et si cette inflammation détermine la formation d'une collection séreuse, hématique ou purulente, les parties les plus larges se dilatent davantage, et la tumeur prend une forme caractéristique. Dans le plus grand nombre des cas, la trompe paraît notablement allongée; elle décrit un demi-cercle en passant derrière l'ovaire pour pénétrer dans le cul-de-sac de Douglas. La partie interne dont les parois sont toujours épaissies et le calibre rétréci est rectiligne. La partie externe présente une série de bosselures séparées par des points rétrécis. Le volume de ces bosselures augmente de dedans en dehors; la plus considérable est la plus voisine de l'extrémité abdominale. Il arrive quelquefois que les bosselures, complètement séparées les unes des autres, forment des kystes distincts. Au contraire lorsque la trompe est normalement développée, sous l'influence d'un épanchement, il se forme un sac unique, régulier, de forme ovoïde, capable d'acquérir des dimensions considérables.

Telle est la très intéressante théorie de Freund.

Les faits qu'il expose sont indiscutables. J'ai vu et étudié ses pré-

(1) Klob. *Path. Anat. der weiblichen sexual Organe*, 1864.

parations : elles sont parfaitement démonstratives ; et il faut reconnaître avec lui que les arrêts de développement des trompes existent, et qu'une trompe incomplètement développée se distend d'une manière irrégulière lorsqu'elle devient le siège d'un épanchement. Mais ce qu'il faudrait savoir, ce qui est important, surtout pour apprécier les indications opératoires que Freund a voulu tirer de sa théorie, c'est si seul l'arrêt de développement peut produire la dilatation irrégulière, ou bien si les circonstances accessoires dont j'ai parlé ne peuvent pas avoir à peu près les mêmes résultats.

La question est difficile à trancher. Cependant il faut avouer que les explications que j'ai mentionnées permettent facilement de comprendre la forme irrégulière de certaines salpingites et sont pleinement satisfaisantes. La trompe se distend, le mésosalpinx qui ne la suit pas dans son développement pathologique devient trop court et l'oblige à se contourner. Le conduit tubaire se coude ; au niveau des angles de coudures, les deux parois amenées au contact se soudent par des adhérences ; et ce point coudé et renforcé par l'adossement et l'union de deux parois ne peut plus se dilater. Du côté opposé à l'angle de coudure, il se forme une voussure. Si l'inflammation altère la paroi en ce point, diminue sa résistance, la voussure va s'accroître, et l'aspect de la trompe devient tout à fait irrégulier. Sans doute alors l'irrégularité sera complète, tandis que dans les cas d'arrêt de développement elle revêt un certain type, celui que j'ai indiqué d'après Freund. Mais est-il toujours facile ou seulement possible de reconnaître, même pièces en main, si la distension irrégulière s'est faite ou non suivant un certain type ?

En outre, il n'est pas rare de rencontrer d'un côté une trompe très irrégulière, tandis que celle du côté opposé est parfaitement ovoïde. Il faudrait admettre que l'arrêt de développement a porté sur un seul côté : Freund dit bien que cela se rencontre, mais c'est fort rare.

Enfin, et c'est là surtout ce qui est important, d'après Freund l'arrêt de développement des trompes aurait toujours un retentissement sur le reste de l'organisme, et se manifesterait par un ensemble de signes, sur lesquels je reviendrai à propos des indications thérapeutiques, et qu'on peut caractériser par le mot infantilisme. Or il n'est pas douteux qu'on rencontre fréquemment des femmes très bien développées, ne présentant aucun des signes de l'infantilisme, dont les trompes malades présentent des rétrécissements et des bosselures alternatives.

En somme, les faits qui ont été signalés par Freund existent incontestablement. Les trompes arrêtées dans leur développement sont prédisposées à se distendre d'une manière irrégulière et spéciale. Mais en dehors des cas d'arrêt de développement, certaines circonstances accidentelles peuvent conduire à un résultat analogue.

POSITION DES TROMPES AFFECTÉES DE SALPINGITES. — Les trompes sont mobiles, elles peuvent être surprises par l'inflammation et rapidement immobilisées par des adhérences en un point quelconque de leur champ d'excursion physiologique. Nous ne savons rien des mouvements de la trompe, mais nous savons qu'ils sont possibles, et c'en est assez pour le sujet en question. Les trompes affectées de salpingites peuvent donc occuper des positions très variables ; on peut les trouver en arrière, sur les côtés, au-dessus ou en avant de l'utérus. Mais il s'en faut de beaucoup que ces diverses positions soient également fréquentes.

L'extrémité externe d'une trompe normale décrit une légère courbure à concavité postérieure qui la fait passer derrière l'ovaire. La région ampullaire est donc en rapport avec le feuillet postérieur du ligament large, en quelque sorte suspendue au-dessus de la fossette rétro-ovarienne ou du cul-de-sac de Douglas. C'est là sa position normale. Envahie par l'inflammation, alourdie par un épanchement, elle tend à tomber dans le cul-de-sac de Douglas derrière l'utérus, et c'est là qu'on la trouve le plus souvent. On peut donc poser en règle générale que les trompes malades sont situées derrière l'utérus. Les autres situations qu'elles peuvent occuper sont exceptionnelles.

Par ordre de fréquence, c'est la situation latérale qui vient ensuite. Le pavillon reste à sa place habituelle ; la portion ampullaire adhère à la lame postérieure des ligaments larges. Il est nécessaire de préciser les rapports avec les ligaments. Certains auteurs pensent que la trompe peut, en se distendant, écarter l'une de l'autre les deux lames des ligaments larges et pénétrer dans l'épaisseur de ces ligaments. « Le premier résultat de l'augmentation de volume de la trompe, dit Monprofit (1), est de supprimer le mésosalpinx ; ce méso étant supprimé, la trompe se trouve ramenée sur le bord supérieur du ligament large, et elle entre en contact intime avec le tissu cellulaire situé entre les deux lames du ligament. Il arrive que des sal

(1) MONPROFIT. Thèse de Paris, 1888, p. 33.

pingites se développent uniquement dans ce sens, et dédoublent absolument le ligament large. » L'explication donnée par Monprofit serait facile à comprendre si la trompe était située au-dessus du ligament large : mais il s'en faut de beaucoup qu'il en soit ainsi. On dit bien que la trompe occupe le bord supérieur du ligament large, mais cela n'est vrai que pour les pièces tendues. A l'état normal, la trompe, je l'ai déjà dit, décrit une courbe qui l'amène en arrière de l'ovaire, et la partie externe de l'aileron moyen qui la contient est repliée d'avant en arrière de manière à former avec le plan du ligament large un angle aigu. Dans ces conditions on ne voit pas comment la partie externe, seule dilatée d'ordinaire, pourrait, en se distendant, redresser ce pli angulaire, pour arriver à se mettre en rapport avec le bord supérieur du ligament large. Il faut ajouter que la trompe est plus longue que le ligament, si bien que même en dédoublant son méso-salpinx, la partie externe, siège ordinaire du mal, je le répète, n'arriverait pas à pénétrer dans le ligament. Au contraire, dans les cas exceptionnels où le tiers interne de la trompe se distend, il est parfaitement possible que la tumeur pénètre en les écartant entre les deux lames du ligament large. Cela arrive dans les cas de grossesse tubaire (1), et cela est arrivé dans certains cas de salpingites, occupant le tiers utérin de la trompe. Rien n'est plus propre à montrer la différence qui existe à ce point de vue entre le tiers interne et les deux tiers externes qu'une observation de Quetsch (obs. 204). Dans ce cas la trompe présentait sur toute sa longueur une série de dilatations en chapelet. Les dilatations qui occupaient la partie interne réunies en une seule masse étaient entre les lames du ligament large, tandis que le segment externe, le plus dilaté, était situé en dehors du ligament et avait été pris pour un kyste de l'ovaire.

En somme il me semble que l'envahissement du ligament large, possible quand la tumeur occupe le tiers interne de la trompe, est à peu près impossible dans les cas ordinaires, c'est-à-dire lorsque c'est la portion ampullaire qui est dilatée. Dans les pièces assez nombreuses que j'ai disséquées, je n'ai jamais constaté cet envahissement du ligament large, bien que certaines de ces pièces m'aient été données comme présentant cette disposition.

Cependant la pénétration des trompes dans les ligaments larges a été notée assez souvent par de très habiles observateurs. Dans

(1) Voir une observat. très probante de J. Eastman. *Am. J. of obst.*, septembre 1887.

plusieurs observations, il est expressément spécifié qu'il fallut inciser soit le feuillet antérieur, soit le feuillet postérieur du ligament pour extirper la trompe qui avait pénétré dans son épaisseur. Je me garderai bien de nier ces faits ; cependant je dois faire remarquer qu'ils ont été observés au cours de la laparotomie, c'est-à-dire dans des conditions où l'examen est nécessairement gêné, rapide et par suite incomplet. Peut-être, dans de telles conditions, est-on mal placé pour éviter les causes d'erreur ; or il y en a précisément une à éviter. Il peut se produire la série des phénomènes suivants, qui a été bien indiquée par G. Wylie à propos d'un cas de Nilsen, où la trompe paraissait justement recouverte d'un feuillet péritonéal normal (1).

La trompe augmentée de volume, tombe derrière le ligament large. Le mésosalpinx se roule sur elle et paraît la recouvrir. Puis, quelques adhérences se forment qui vont du mésosalpinx au fond de la fossette rétro-ovarienne en passant derrière la trompe. Les adhérences s'organisent, et prennent si bien l'aspect d'un feuillet péritonéal, qu'au premier abord la trompe paraît être comprise entre les deux feuillets du ligament large. Mais si on dissèque une pièce de ce genre, après avoir déchiré le feuillet néoformé qui est situé en arrière, et relevé la trompe, on retrouve la véritable lame postérieure du ligament large qui n'est pas toujours très altéré. D'autres fois au contraire cette lame est en partie détruite, la trompe ulcérée verse son contenu dans l'épaisseur du ligament large, et il se forme un abcès anfractueux dont la cavité est formée en partie par la trompe, en partie par le tissu cellulaire du bassin (2).

Avant de passer aux autres positions que peuvent occuper ces trompes malades, je dois signaler qu'on les trouve quelquefois transversalement étendues de la corne utérine au détroit supérieur du bassin. Elles ne sont plus derrière le ligament large, mais au-dessus de lui. C'est là une disposition très exceptionnelle. Je ne suis pas éloigné de croire que dans ces cas-là, la trompe, avant d'être malade pour son propre compte, est fixée par des adhérences qui ont pour origine une lésion d'un organe voisin, le cæcum ou l'S iliaque. En effet, dans les autopsies on trouve quelquefois la trompe saine adhérente du côté droit au cæcum ou à l'appendice vermiforme, du côté gauche à l'S iliaque.

(1) *Obs. Soc. of New-York*, 18 octobre 1887. *Am. J. of obst.*, 1887, p. 1279.
(2) Monprofit admet également ce mécanisme.

On rencontre quelquefois les trompes au-dessus de l'utérus. C'est là une disposition très singulière dont la raison m'échappe, mais qui est incontestable. Imlach (1) l'a constatée. « Quelquefois, dit-il, les trompes sont attachées au sommet de l'utérus. » Virchow la signale également : « Quelquefois la trompe se replie par-dessus l'utérus (2). » J'ai moi-même disséqué une pièce fort curieuse. Les deux trompes dilatées dans leur partie externe de manière à atteindre le volume d'une grosse mandarine, étaient toutes deux repliées en sens inverse par-dessus l'utérus. Elle se croisaient si bien que l'extrémité externe de la trompe gauche était située à droite, et celle de la trompe droite à gauche. Cette disposition est certainement la plus exceptionnelle de toutes.

Il est un peu moins rare de rencontrer les trompes en avant. Cette situation a été indiquée par tous les auteurs qui se sont occupés de la question. Les trompes contractent alors des adhérences avec la vessie. Elles peuvent même en contracter avec la paroi abdominale sans être très volumineuses. M. Terrillon a récemment insisté sur ces faits (3).

Adhérences et lésions de voisinage. — Les adhérences dans les cas de salpingites sont d'une extrême fréquence, mais elles ne sont pas constantes. Elles peuvent manquer totalement non seulement dans les cas d'hydrosalpingite, mais même dans les cas de pyosalpingites. Seuvre (4) avait déjà signalé ces faits. Des trompes pleines de pus entraînées par leur propre poids, tombent en arrière de l'utérus, dans le cul-de-sac de Douglas, sans qu'il se développe de péritonite, et elles peuvent y rester sans contracter d'adhérences. C'est là un fait curieux, réel, mais très rare.

Le plus souvent il existe des adhérences étendues et intimes surtout dans les cas de salpingites suppurées que j'ai spécialement en vue. Je laisse de côté les adhérences de la trompe avec l'ovaire dont je m'occuperai en traitant du mode d'oblitération du pavillon, et je ne parlerai ici que des adhérences de la tumeur salpingo-ovarienne avec les organes voisins.

(1) Imlach. *Liverpool med. chir. Journal*, 1886, p. 188.
(2) Virchow. *Path. des tum.*, t. I, p. 258. Trad. française.
(3) Terrillon. *Soc. anatomiq.*, février 1889, p. 77, et *Archiv. de tocologie*, mars 1889, p. 170.
(4) Seuvre. Thèse de Paris, 1874, p. 40. — Bardet les signale également. Thèse de Paris, 1883, p. 15.

Les plus fréquentes, et cela résulte de la position habituelle des trompes malades, sont celles qui se font en avant avec la face postérieure de l'utérus et des ligaments larges, en arrière avec le rectum. Les adhérences avec la vessie sont beaucoup plus rares. En dehors, la trompe peut adhérer au pourtour du détroit supérieur, au péritoine qui recouvre la bifurcation de l'artère iliaque primitive. Toutes ces adhérences ont un caractère particulier, elles sont presque toujours extrêmement serrées et souvent très vasculaires. On ne trouve pas là de ces adhérences membraneuses lâches qu'on puisse couper entre deux ligatures. C'est d'ordinaire une union intime, presque une fusion de la paroi salpingienne avec les organes voisins. On comprend qu'il est fort difficile de triompher de ces adhérences, et qu'il arrive parfois, pendant qu'on cherche à les rompre, qu'on déchire soit la trompe elle-même, soit l'organe auquel elle adhère.

Ces adhérences ne sont pas les seules. On trouve assez souvent l'extrémité inférieure de l'épiploon accolée à la tumeur salpingienne, et quelquefois, mais plus rarement, les anses d'intestin grêle. Enfin des adhérences assez fréquentes sont celles qui se font à droite avec l'appendice vermiforme (voy. les obs. 166-170) ou même avec le cæcum, à gauche avec l'S iliaque. J'ai déjà dit que ces adhérences pouvaient être antérieures à la salpingite. Les adhérences avec l'appendice vermiforme sont d'ordinaire si intimes, qu'il est difficile d'en triompher, et le mieux est de réséquer ce diverticule inutile et dangereux. Au contraire l'union avec l'S iliaque, se fait souvent d'une manière tout à fait indirecte par l'intermédiaire des franges épiploïques. Il est alors facile de les sectionner.

Avant d'abandonner les adhérences, je tiens à signaler d'une manière toute spéciale leur extrême irrégularité. On peut rencontrer des adhérences tout à fait intimes, alors que dans le point voisin, il n'en existe pas de trace. J'ai disséqué une pièce très intéressante à ce sujet. La trompe droite prolabée dans le cul-de-sac de Douglas était si adhérente à la face postérieure de l'utérus et à la face antérieure du rectum, qu'il paraissait impossible de la libérer. Mais ces adhérences très intimes n'occupaient qu'une bande étroite, et je fus fort surpris, après avoir disséqué cette bande, de constater que le reste de la tumeur était parfaitement libre. Il n'y avait aucune adhérence entre la face inférieure de la trompe et le fond du cul-de-sac de Douglas, qui présentait l'aspect brillant d'un feuillet péritonéal normal.

L'état du péritoine autour des salpingites est extrêmement variable. Dans certains cas, je l'ai dit, il n'y a pas d'adhérences, c'est-à-dire que le péritoine reste sain. Le plus souvent le péritoine s'enflamme par propagation, et des adhérences intimes se constituent. Mais ce n'est pas la seule altération que puisse présenter cette membrane. Parfois le péritoine s'enflamme, il se forme autour des salpingites des fausses membranes, des adhérences irrégulières qui englobent l'utérus et ses annexes. Entre ces fausses membranes, se produisent de petites loges qui se trouvent remplies de sérosité. Il s'agit en somme de péritonite séreuse partielle. Enfin le péritoine peut être plus fortement enflammé : il se produit alors des poches purulentes intra-péritonéales au milieu desquelles baignent les trompes. La pelvi-péritonite a pris le pas sur la salpingite.

État des orifices de la trompe. — Les deux orifices, utérin et abdominal peuvent être perméables. Le fait a été souvent constaté dans des cas de salpingites catarrhales, et même dans des cas de salpingites purulentes. Mais alors le pus est versé directement dans la cavité abdominale, et il ne tarde pas à se développer une péritonite grave. Aussi c'est surtout dans les cas d'infection puerpérale qu'on a observé la perméabilité des deux orifices tubaires.

a) **Orifice abdominal**. — Habituellement l'orifice abdominal se ferme assez vite ; et son oblitération est en somme plus fréquente que celle de l'ostium uterinum. Pour 35 cas d'oblitération de l'orifice abdominal, Albers n'en a trouvé que 9 de l'orifice utérin. Le mécanisme qui assure la fermeture du pavillon est très variable.

Tantôt on trouve sur la partie culminante d'un kyste tubaire une sorte d'ombilic fermé, entouré de franges raccourcies, qui divergent autour de lui comme les rayons d'une étoile. Force est bien d'admettre que dans ces cas, l'oblitération s'est faite par adhérence et fusion de la face muqueuse des franges du pavillon. Cela est assez singulier, car en général, dans les salpingites, la muqueuse n'est détruite que tardivement.

Dans d'autres cas, l'adhérence se produit entre les faces externes, séreuses des franges repliées en dedans. Lorsqu'on examine le kyste tubaire, on trouve parfois une sorte de petite dépression qui indique le siège qu'occupait le pavillon, mais dans d'autres cas, on ne trouve rien qui rappelle sa place ancienne.

Dans ces deux cas, c'est le pavillon lui-même qui se ferme et le kyste qui résulte de son oblitération est exclusivement intra-tubaire.

Il n'en est pas toujours ainsi. Quelquefois le pavillon ne se ferme pas ; l'inflammation se propage au péritoine, et il se forme des adhérences qui circonscrivent une poche de volume variable en communication avec la trompe. La collection est alors en même temps intra-tubaire et intra-péritonéale.

Dans d'autre cas, plus fréquents, c'est l'ovaire lui-même qui semble fermer le pavillon. Bernutz (1) en a publié un exemple très remarquable. L'ovaire adhérait directement à la trompe. Quelquefois on trouve entre les deux organes des fausses membranes, qui forment une sorte de canal intermédiaire habituellement très court.

On sait que l'ovaire peut être le siège de suppuration en même temps que la trompe. Lorsque les deux organes sont réunis par des adhérences, il peut arriver que les deux collections entrent en communication. Il se forme un kyste purulent tubo-ovarien. On a beaucoup discuté sur le mode de formation de ces kystes. Adolphe Richard pensait qu'au moment de la menstruation, la trompe normalement appliquée sur l'ovaire y contractait des adhérences. On a objecté, que d'après cette théorie les franges devraient être au dehors du kyste, tandis qu'on les trouve à l'intérieur. Il est exact qu'on trouve ordinairement les franges dans le kyste, mais ce n'est pas constant. Blasius a publié un fait où elles étaient en dehors. Aussi je ne crois pas qu'on puisse rejeter absolument la théorie si rationnelle d'A. Richard. Sans doute elle n'explique pas tous les cas, mais pour quelques-uns elle est très satisfaisante.

Veit pense qu'il se produit simultanément un catarrhe de la trompe et d'un folliculle de Graaf. Ces deux abcès isolément produits entrent secondairement en communication. Cette explication est très plausible pour le cas très intéressant à propos duquel Veit l'avait édifié. Le pyosalpinx et l'abcès de l'ovaire communiquaient par un orifice de la dimension d'une tête d'épingle.

Shroeder a donné une théorie qui diffère bien peu de la précédente. Cette théorie, H. Burnier (2) l'a défendue dans deux mémoires successifs basés sur trois faits personnels et onze rassemblés dans

(1) BERNUTZ. P. 273.

(2) BURNIER. Ueber Tubo-ovarialcysten. *Zeitsch. f. Geburtsh. und Gynæk.*, vol. V, 2e fasc., et Zwei neue Falle von Tubo-ovarialcysten. *Zeitsch. f. Geburtsh. und Gynæk.*, vol. VI, 1er fasc.

la littérature. Voici cette théorie : l'orifice abdominal de la trompe s'oblitère ; la trompe, en se dilatant, vient se mettre au contact de l'ovaire. Un follicule de Graaf devient kyste et s'ouvre dans le kyste salpingien. Cette théorie ne diffère de la précédente que par le rôle particulier attribué au follicule de Graaf. H. Burnier pense qu'elle est capable d'expliquer même les cas où les franges sont en dehors du kyste. A propos des deux derniers cas qu'il a observés et qui étaient en voie d'évolution, il dit : « Les kystes tubaires plus minces se seraient rompus les premiers, et les franges se seraient trouvées appliquées sur la paroi externe des kystes ovariens ». Cela est pour le moins douteux.

Quoi qu'il en soit de ce dernier point, toutes ces théories sont vraies, et répondent à des cas particuliers. Mais je me demande si les choses ne se passent pas quelquefois d'autre façon. Lorsque le pavillon de la trompe est oblitéré par l'ovaire, et que le contenu de la trompe est purulent, ne peut-il pas arriver qu'au contact du pus, il se produise une véritable ulcération, puis une caverne purulente de l'ovaire ?

b) **Orifice utérin.** — L'état de l'orifice utérin a une importance capitale au point de vue de l'évolution et du pronostic des salpingites. Il peut rester ouvert même dans les cas, où l'orifice abdominal est fermé. On a affaire dans ce cas à ce que Froriep (1) a appelé l'hydrops tubæ apertæ. Tant que l'orifice est facilement perméable, le kyste tubaire ne peut pas acquérir un grand volume. A plus forte raison lorsque l'orifice est élargi, comme cela paraît être arrivé quelquefois. Scanzoni rapporte en effet qu'il a trouvé chez une vieille femme une trompe, qui avait le volume d'un œuf de poule, communiquant avec la cavité utérine par un canal long d'un pouce et demi et large de 6 lignes. Mais en général ce n'est pas ainsi que les choses se passent. L'ostium uterinum n'est pas constamment béant. Dès que l'inflammation envahit la trompe, la tuméfaction de la muqueuse obstrue cet orifice étroit ; mais il est obstrué seulement, non oblitéré ; et à un moment quelconque, soit parce que la pression augmente dans la trompe, soit parce qu'une partie de la muqueuse se nécrose, l'orifice se désobstrue et livre passage au liquide ; l'hydrops tubæ profluens est constitué (2). Il est très rare

(1) Froriep. *Pathol. anat. Abbildungen aus der Kœnigl-Charité Heilansltalt zu Berlin.* Weimar, 1836.

(2) Blasius (1834) a employé l'expression *hydrops ovari profluens* pour les cas où la poche salpingienne communique avec l'ovaire.

que l'écoulement du liquide se fasse d'une manière continue. P. Franck rapporte l'histoire d'une femme qui pendant six mois aurait rendu tous les jours au moins une livre de liquide venant de la trompe gauche. A l'autopsie on trouva encore dans cette trompe 31 livres de liquide. Le fait est bien étrange. S'il est exact, on peut affirmer que, lorsque l'écoulement a commencé, la tumeur avait déjà un volume considérable. D'ordinaire l'écoulement se fait d'une manière intermittente, et même à des échéances assez longues. Cet écoulement peut être constitué par de la sérosité, du sang, ou du pus; il existe donc dans toutes les formes de salpingites; ou, si l'on veut, l'orifice utéro-tubaire peut être perméable aussi bien dans les salpingites séreuses, que dans les salpingites hématiques ou purulentes.

J'ai dit déjà que Froriep avait donné le nom d'*hydrops tubœ apertœ* aux cas où l'ostium uterinum est perméable pour les distinguer de ceux où il est fermé, qu'il appelait *hydrops tubœ occlusœ.* Cette distinction est importante en clinique; mais il faudrait bien connaître au point de vue anatomo-pathologique ce qu'on range dans le groupe des hydrops tubœ occlusœ. N'y a-t-il pas là un bon nombre de cas, qui ne diffèrent guère de ceux où le liquide s'écoule par l'utérus, c'est-à-dire des cas où l'imperméabilité de l'ostium n'est due qu'au boursouflement de la muqueuse? Dans nombre de faits, où l'écoulement du liquide par l'utérus ne se prodnit pas, il en est ainsi. Il n'y a pas d'oblitération de la partie interne de la trompe. On trouve parfois la portion interne transformée en une sorte de cordon fibreux, dans lequel on ne reconnaît plus la structure de la trompe; mais c'est la grande exception. Le plus souvent c'est la tuméfaction de la muqueuse qui oblitère l'orifice, tuméfaction à laquelle vient s'ajouter, si l'on en croit Chiari et Schauta (1), un épaississement de la musculeuse, qui se manifeste sous forme de petits noyaux. Cette obstruction peut être très complète et, bien qu'il n'y ait pas oblitération véritable, il est souvent impossible d'arriver à faire passer par l'orifice obstrué un liquide injecté même sous une forte pression. Par suite il n'est pas probable qu'une augmentation de la tension intra-tubaire puisse forcer l'obstacle; mais il suffit d'une desquamation ou d'une nécrose locale de la muqueuse pour le détruire.

(1) SCHAUTA. *Archiv. f. Gynæk.*, 1888, vol. 33, p. 26.

Classification. — Nomenclature. — Les classifications des salpingites sont nombreuses mais peu variées. Deux principes de classification ont seulement été employés, d'une part la nature de l'agent infectieux, d'autre part les lésions macroscopiques ou microscopiques. Il est vrai qu'on les a combinés.

Sænger a proposé une classification exclusivement basée sur la nature de l'agent infectieux, et dans une lettre adressée à la Société gynécologique de Chicago (1), il a défendu lui-même sa classification contre les attaques de Lawson Tait.

Voici cette classification :

Groupe I. — Formes de salpingites produites par des microbes spécifiques connus.

1° Salpingite blennorrhagique ;

2° Salpingite tuberculeuse ;

3° Salpingite actinomycotique.

Groupe II. — Formes de salpingites produites par des microbes identiques à ceux qui produisent l'infection septique.

Salpingite septique.

Groupe III. — Formes de salpingites infectieuses produites par des microbes spécifiques, mais inconnus.

Salpingite syphilitique.

Cette classification est très séduisante, mais elle me semble difficile à accepter. Les classifications étiologiques donnent toujours une grande satisfaction à l'esprit, et on a pu espérer un moment qu'elles seraient le dernier mot de la nosologie. Mais pour qu'elles aient un véritable intérêt, il faudrait qu'à une étiologie déterminée correspondît fatalement une lésion déterminée avec des symptômes spéciaux et une évolution caractérisique : il faudrait que la nature de la maladie dépendît de son étiologie. Or, s'il en est ainsi pour la tuberculose, pour l'actinomycose, pour la syphilis qui engendrent des lésions typiques, en est-il de même pour la blennorrhagie par exemple ? Je ne le pense pas. Si on a pu croire qu'un microbe déterminé engendrait fatalement une lésion déterminée, on sait aujourd'hui que cette conception est fausse. Il faut tenir compte non seulement de la nature des micro-organismes, mais encore de leur nombre, mais encore et surtout de leur virulence ; il faut tenir compte enfin de la résistance de chaque tissu, et, pour les mêmes tissus, de

(1) 17 décembre 1886. Etiology, Pathology and Classification of Salpingitis.

la résistance individuelle. La maladie n'est que la résultante de tous ces facteurs et cette résultante peut être singulièrement variable, puisque c'est le même agent infectieux, qui, suivant son degré de virulence, engendre et les infections puerpérales presque foudroyantes et les érysipèles les plus bénins. Je crois donc que Sænger a attaché trop d'importance à la nature des agents infectieux. En outre, il est un peu singulier de prendre notre ignorance pour base de classification, et c'est ce qu'il a fait, puisque son troisième groupe est uniquement destiné aux infections spécifiques dont l'agent est inconnu ; sans insister sur ce point, je ferai à sa classification un autre reproche plus important, c'est qu'elle méconnaît les cas où l'infection est mixte, c'est-à-dire où plusieurs agents pathogènes entrent en jeu. Il est certain, et j'y reviendrai en traitant de l'étiologie, que dans la plupart des cas de blennorrhagie, il se produit des infections secondaires et que des microbes autres que le gonocoque de Neisser contribuent autant que lui à la production des lésions. Ou placer dans la classification de Sænger, ces cas mixtes, qui sont peut-être les plus fréquents ?

MM. Cornil et Terrillon (1) s'appuyant sur l'histologie décrivent cinq espèces de salpingites :

1° Salpingite catarrhale végétante ;

2° Salpingite purulente ;

3° Salpingite hémorrhagique ;

4° Salpingite blennorrhagique ;

5° Salpingite tuberculeuse.

Ce sont là plutôt des variétés que des espèces : et on peut voir dans la description de MM. Cornil et Terrillon qu'il est bien difficile de saisir des différences histologiques notables entre certaines de ces variétés.

La classification de Monprofit se rapproche beaucoup de la précédente. Il distingue les formes suivantes :

1° Salpingite catarrhale végétante ;

2° Salpingite interstitielle ou pachy-salpingite ;

3° Abcès de la trompe (salpingite suppurée, pyosalpingite), comprenant la salpingite tuberculeuse ou abcès froid de la trompe ;

4° Hydrosalpingite ;

5° Hématome de la trompe.

(1) Cornil et Terrillon. *Archiv. de physiol.*, 15 nov. 1887, p. 529.

On peut lui faire la même critique qu'à la précédente. Elle paraît vouloir établir des distinctions tranchées entre des variétés qui s'enchaînent ou qui peuvent se succéder. Il est certain par exemple que la salpingite interstitielle n'est que la conséquence de la salpingite catarrhale, et que la salpingite hémorrhagique ou la purulente succèdent souvent au catarrhe de la trompe.

En réalité on voit d'habitude des lésions d'abord catarrhales de la muqueuse tubaire (*endosalpingite*), qui entraînent parfois des modifications de la paroi capable de devenir prédominantes (salpingite pariétale ou interstitielle), qui peuvent déterminer une sécrétion séreuse (*hydrosalpingite*) hématique (*hématosalpingite*), ou bien aboutir à la purulence, (*pyosalpingite*). Mais dans les cas d'infections graves, la pyosalpingite peut s'établir d'emblée, d'où la nécessité de reconnaître deux espèces principales :

1° La salpingite catarrhale, avec toutes ses variétés ;

2° La salpingite purulente, qui peut être primitive ou secondaire.

Dans ces deux grandes formes, l'oblitération partielle ou totale de l'un ou des deux orifices de la trompe se produit souvent. Cette oblitération détermine des modifications profondes dans la marche de la maladie. C'est alors seulement que se forment de véritables kystes par rétention du liquide sécrété, épanché ou produit. Le kyste est dans ce cas le fait capital, il caractérise cette variété des salpingites catarrhales séreuses, des salpingites catarrhales hémorrhagiques, des salpingites purulentes. On peut avec les auteurs étrangers les désigner par le suffixe *salpinx*, opposé à *salpingite*, qui désigne les inflammations sans formation de tumeur kystique ; et on a alors les dénominations de *hydrosalpinx*, *hématosalpinx*, *pyosalpinx*, opposées à celles d'hydrosalpingite, hématosalpingite, pyosalpingite. La nomenclature est ainsi correcte.

Quelques auteurs ont employé les mots d'abcès de la trompe et d'hématome de la trompe comme synonymes de pyosalpinx ou d'hématosalpinx. C'est là une véritable faute de langage. Le mot abcès désigne la formation d'une collection purulente enkystée dans le tissu cellulaire ou dans un parenchyme, mais nullement dans une cavité préexistante. Abcès de la trompe signifie collection de pus développée dans l'épaisseur de la paroi tubaire. L'erreur vaut la peine d'être signalée, car ces abcès de la trompe existent réellement ; mais ils sont très différents des salpingites vraies ou endosalpingites, et il sont rares. C'est pour cela que je ne leur donne pas place ici, me réservant d'en parler seulement à propos de l'étiologie. De même le mot hématome veut dire épanchement de sang dans le tissu cellulaire. Il est opposé à hématocèle, qui signifie épanchement dans une cavité. C'est pour cela qu'on oppose l'hématome des bourses à l'hématocèle vaginale ; c'est pour cela qu'on a proposé de réserver le nom d'hématocèle péri-utérine aux collections qui ont pour siège le péritoine, et d'appeler hématomes (non pas hématocèles) les épanchements qui se font dans le tissu cellulaire du bassin.

La classification précédente n'est pas suffisante. Il y a des espèces de salpingites différentes des autres par leur étiologie, par leur nature, par leur pronostic auxquelles il faut donner place ; l'une est fréquente, c'est la salpingite tuberculeuse. Les autres n'ont guère qu'un intérêt de curiosité, ce sont les salpingites actinomycotiques et syphilitiques. On ne peut cependant les éliminer d'une classification. Ainsi on est conduit à admettre cinq grandes espèces de salpingites :

1° La salpingite catarrhale;
2° La salpingite purulente ;
3° La salpingite tuberculeuse ;
4° La salpingite actinomycotique ;
5° La salpingite syphilitique.

Avec les variétés qui dépendent, 1° de la localisation particulière des lésions, *salpingite interstitielle* ; 2° de la nature de l'épanchement, séreux, hématique, ou purulent ; 3° de l'oblitération des orifices de la trompe (kystes tubaires, hydro-hémato-pyosalpinx), on peut constituer le tableau suivant :

I. — SALPINGITE CATARRHALE.
- 1° Salpingite catarrhale simple.
- 2° Salpingite catarrhale séreuse { hydrosalpingite. / hydrosalpinx.
- 3° Salpingite hémorrhagique { hématosalpingite. / hématosalpinx.
- 4° Salpingite interstitielle.

II. — SALPINGITE PURULENTE { pyosalpingite. / pyosalpinx.

III. — SALPINGITE TUBERCULEUSE.

IV. — SALPINGITE ACTINOMYCOTIQUE.

V. — SALPINGITE SYPHILITIQUE.

ÉTUDE HISTOLOGIQUE

a. — **Salpingites catarrhales et purulentes.** — Les lésions histologiques qu'on rencontre dans les deux premières formes de salpingite, la catarrhale et la purulente, sont assez semblables pour qu'on puisse les étudier simultanément. Ces lésions débutent par la muqueuse et c'est là qu'elles sont le plus accentuées. A l'œil nu on constate que la muqueuse est fortement tuméfiée ; dans les cas où la trompe n'est pas dilatée, la tuméfaction de la tumeur va jusqu'à remplir presque complètement son calibre. Son aspect diffère notablement suivant les cas. Tantôt la muqueuse est d'un rouge vif, ou bien très foncé, parsemée d'ecchymoses, qui peuvent pénétrer profondément dans la paroi. Dans d'autres cas au contraire, elle est pâle, blanche, comme décolorée. La lésion caractéristique, qui s'établit vite et qu'on retrouve dans toutes les variétés de salpingite, c'est la formation ou peut-être seulement l'exagération des plis de la muqueuse, qui, sur une coupe, prennent l'aspect de végétations irrégulières.

Ce qui rend difficile l'interprétation des lésions histologiques, c'est que la structure de la trompe normale n'est pas parfaitement connue. Y-a-t-il des glandes dans la paroi tubaire ? voilà le point litigieux. Hennig a admis l'existence de ces glandes, et dans des recherches plus récentes, faites en collaboration avec Paladini et communiquées en 1887 au congrès de Pavie, Coluni (1) est arrivé à conclure que la muqueuse, en s'enfonçant dans les couches sous-jacentes, donne lieu à de véritables formations glandulaires. Cependant Henle a toujours nié l'existence des glandes dans la trompe. C'est l'opinion à laquelle sont arrivés après des recherches personnelles, A. Martin, son élève Orthmann, Veit et Frommel. A. Martin (2) nie absolument l'existence des glandes. Mais y-a-t-il des villosités vraies ou de simples plis ? là-dessus il ne se prononce pas. Veit (3) nie l'existence des villosités. Pour lui c'est la coupe des plis qui donne l'apparence de villosités. Cette explication, qui est je crois la bonne, est également admise par Frommel (4). Ce

(1) Coluni. *Nouv. archiv. d'obst. et de gyn.*, 1888, p. 62.

(2) A. Martin. Gesellsch. f. Geburt. und Gynæk. zu Berlin. *Cent. f. Gynæk.*, 1886, p. 347.

(3) Veit. *Eod. loc.*

(4) Frommel. Beitrag zur Histologie der Eileiter. Erste Versamml. der deutschen Gesellsch. für Gynæk. in Munchen, 17-19 juin 1886. *Cent. f. Gyn.*, 1886, p. 441.

dernier a trouvé sur l'embryon humain une disposition qui existe chez les singes et les chauves-souris, c'est la présence de quatre plis principaux, qui donnent à la coupe l'apparence d'une étoile. A côté et sur ces plis principaux, il s'en développe de secondaires, qui donnent à la figure une grande irrégularité, et qui peuvent très bien faire croire à l'existence de glandes.

Étant donnée l'incertitude de nos connaissances, et l'irrégularité de la disposition de ces plis, on comprend qu'il est bien difficile de dire si, dans les cas de salpingite, il y a production de végétations sur la muqueuse ou simple hypertrophie des plis préexistants. Quoi qu'il en soit, il est certain que l'hypertrophie existe, et que les plis, anciens ou nouveaux, prennent sur des coupes l'aspect de végétations : « Celles-ci, dit M. Cornil (1), sont innombrables et revêtent les formes les plus variées. Certaines assez petites se terminent bientôt par une extrémité libre assez renflée. D'autres présentent des végétations secondaires sur leurs parois. Il en est qui forment comme une grappe de végétations groupées, libres à leur sommet, ayant une base commune. Certaines sont devenues plus épaisses que leurs voisines et sont un peu œdématiées. Les plus grandes végétations s'avancent jusqu'au milieu du calibre de la trompe qu'elles peuvent même dépasser. On compte sur les grandes végétations, jusqu'à quinze et vingt végétations secondaires, papillaires, plus ou moins longues et épaisses elles-mêmes qui s'écartent dans diverses directions. La partie centrale de ces grandes végétations est assez épaisse. Elle est formée de tissus fibreux et de vaisseaux sanguins, artérioles, capillaires et veinules. Leur sommet donne quelquefois naissance à un vériable bouquet de végétations. Au point où plusieurs de ces excroissances partent d'un centre commun, on voit souvent la coupe transversale d'un vaisseau assez volumineux. La charpente de toutes les excroissances implantées sur la paroi de la trompe ou sur des bourgeons principaux est toujours constituée par des faisceaux de tissu conjonctif servant de soutien à des vaisseaux capillaires. »

L'épaississement des plis de la muqueuse existe toujours, mais son degré est variable. Il est plus accentué dans les salpingites purulentes que dans les salpingites catarrhales. C'est dans un cas d'hématosalpinx que M. Cornil a trouvé les plus petites végéta-

(1) CORNIL et TERRILLON. *Archiv. de phys.*, 1887, p. 538.

tions. Mais la poche était très tendue ; elles avaient peut-être été mécaniquement aplaties.

L'hypertrophie des plis de la muqueuse peut persister après la guérison des salpingites et donner lieu à la formation de petites tumeurs, qui ressemblent à des papillomes. Schroeder avait considéré ces productions comme malignes. Pour Doran (1) elles sont consécutives aux salpingites chroniques et d'origine inflammatoire. Chez la première malade qu'il a opérée, il n'y avait pas de récidive au bout de 7 ans.

L'épaississement des plis de la muqueuse est dû en partie à une sorte d'œdème inflammatoire, en partie à une abondante infiltration de leur tissu conjonctif par des cellules rondes embryonnaires. Cette infiltration de cellules embryonnaires ne s'arrête pas toujours à la muqueuse, elle peut envahir toute l'épaisseur de la paroi tubaire et ainsi se constitue la salpingite interstitielle. On trouve alors la paroi épaissie, comme œdémateuse et, au microscope, on voit entre les faisceaux de fibres musculaires des amas de cellules rondes très vivement colorées par les réactifs et parfois de petites hémorrhagies interstitielles. Ces lésions peuvent évoluer de différentes façons. Quelquefois les micro-organismes pénétrant dans la profondeur, la diapédèse devient plus active, et il se forme dans l'épaisseur même de la paroi de petits kystes purulents. Il ne faut pas confondre ces petits kystes consécutifs aux endo-salpingites suppurées avec les véritables abcès qui ont une origine lymphatique et qui peuvent se développer sans qu'il y ait en même temps endosalpingite. Je reviendrai sur ces faits à propos de l'étiologie des salpingites. Je n'ai pas cru devoir leur donner une place ici en raison de leur rareté.

Le plus souvent les amas de cellules embryonnaires accumulées dans l'épaisseur de la trompe ne subissent pas la suppuration. Il se forme à leurs dépens du tissu fibreux, et la paroi tubaire épaissie devient dure et difficile à couper. Ce tissu conjonctif étrangle en quelque sorte les fibres musculaires qui s'atrophient et disparaissent. Sur la coupe, au microscope, on ne voit plus que de rares fibres irrégulières, étouffées au milieu du tissu conjonctif, qui forme à lui seul presque toute la paroi devenue fibreuse.

Cette évolution est, je crois, la plus fréquente, mais elle n'est pas constante. Parfois, la tunique musculaire loin de s'atrophier, s'hyper-

(1) Doran. *Transact. of the patholog. Soc. of London*, 1880 et 1887, vol. 28, p. 229.

trophie. Kaltenbach (1), le premier, a attiré l'attention sur ces faits en 1885 au Congrès de Strasbourg. Dans le cas qu'il a observé l'hypertrophie musculaire était considérable, la trompe avait des parois plus épaisses que le doigt. Il s'agissait d'une vieille salpingite blennorrhagique. Pour lui cette altération est très tardive. Voici l'explication qu'il en donne. Dans les cas où les orifices tubaires ne s'oblitèrent pas, et où il ne se forme pas de pyosalpinx, après la mort des gonocoques et le tarissement de la suppuration, il peut se produire un rétrécissement du conduit tubaire. La trompe, par suite de ce rétrécissement, est obligée, pour se vider de ses sécrétions, de se contracter avec énergie, et ce travail exagéré détermine une augmentation de la musculature (*Arbeits hypertrophie*). Ce serait donc en quelque sorte un mode de guérison ; guérison bien fâcheuse, car la contraction du muscle hypertrophié détermine des crises de coliques assez douloureuses pour nécessiter l'ablation.

Cette hypertrophie a été depuis constatée un certain nombre de fois. Veit (2) en a signalé un cas. Léopold (3) l'a rencontré trois fois. A. Martin (4) l'a observée aussi, mais jamais à un degré aussi accentué que dans le cas de Kaltenbach.

Je reviens maintenant aux végétations dont j'ai indiqué la forme et la structure, pour étudier leurs modifications ultérieures. Les plis de la muqueuse qui sont au contact les uns des autres, contractent souvent des adhérences réciproques ; ces adhérences peuvent se faire de telle façon qu'elles circonscrivent de petites loges, ou de petites cavités, qui sur une coupe ont la forme d'un cercle plus ou moins irrégulier, tapissé en dedans d'une couche d'épithélium vivant et rempli de cellules desquamées. Ces petites cavités sont quelquefois en très grand nombre, la coupe en est comme criblée. C'est à cette variété qu'on a donné le nom de salpingite folliculaire. Parfois on trouve de petites cavités de ce genre jusque dans la paroi même de la trompe et elles n'ont pas toujours de revêtement épithélial : il est possible qu'elles reconnaissent alors une autre origine jusqu'à présent inconnue.

Les adhérences des plis, les uns aux autres, sont souvent très

(1) KALTENBACH. *Cent. f. Gynæk.*, 1885, n° 43, et *Berlin. klinische Wochensch.*, 1885, p. 798.

(2) VEIT. *Soc. obst. et gyn. de Berlin*, 10 décembre 1886.

(3) LÉOPOLD. *Gyn. Gesellsch. zu Dresden.*, 7 octobre 1886 ; *Cent. für Gynæk.*, 1886, p. 787.

(4) MARTIN. *Loc cit.*, p. 464.

étendues ; elles peuvent se faire entre des plis nés des deux faces du canal tubaire ; il en résulte que la lumière de ce canal est presque complètement oblitérée. Il n'est plus représenté sur les coupes que par des fentes étoilées d'une irrégularité extrême. Enfin à un degré plus avancé, l'oblitération devient complète en certains endroits. Entre les points oblitérés, qui peuvent être au nombre de trois ou quatre, la trompe se dilate, et la tumeur est alors formée d'une série de petits kystes isolés. Il est probable que l'oblitération peut être complète sur toute l'étendue de la trompe depuis l'utérus jusqu'au pavillon. Mais je ne connais pas de fait où cette disposition ai été nettement observée.

Il est fort curieux que dans les salpingites catarrhales, et même dans les salpingites purulentes d'un degré très avancé, l'épithélium persiste. Sans doute il a disparu aux endroits où les plis de la muqueuse ont contracté des adhérences, mais là où ces plis sont libres ils sont revêtus d'un épithélium à peine modifié. Ses cellules sont cylindriques et pourvues en majeure partie de cils vibratiles. Orthmann a constaté dans la salpingite catarrhale, que les cellules sont un peu aplaties ; Cornil n'a trouvé cet aplatissement que dans les salpingites suppurées.

Toutefois si l'épithélium est souvent conservé, même dans les pyosalpinx, il n'en est pas toujours ainsi. Il arrive, dans des cas où sans doute la virulence est plus grande, que l'épithélium tombe sans se reproduire. Après avoir perdu leur revêtement épithélial, les plis de la muqueuse disparaissent comme rongés. Le processus ulcéreux ne s'arrête pas toujours à la muqueuse. Préparé par l'infiltration embryonnaire de la paroi, et l'altération des vaisseaux, il peut pénétrer profondément et même perforer la trompe. Si l'ulcère siège du côté du péritoine, et qu'il n'y ait pas d'adhérences, ce pus est versé dans la séreuse. C'est ce qui est arrivé dans un cas de Depauer(1). A l'autopsie d'une femme, qui souffrait depuis plusieurs années de poussées intermittentes de péritonite, et qui succomba à une péritonite aiguë, on trouva les deux trompes grosses comme un œuf d'oie, dont l'une présentait une perforation ulcéreuse de la dimension d'une pièce de un franc. Bode (2) a observé un autre cas de ce genre. La perforation était oblitérée par une adhérence épiploïque. Lorsque le

(1) Depauer. *Monatsch. f. Geburtsh.*, 1866.
(2) Bode. Obs. 7.

processus ulcéreux siège au niveau d'une adhérence, il envahit l'organe adhérent et ainsi se font les ouvertures spontanées.

Le contenu des kystes tubaires est tantôt un liquide séro-muqueux, tantôt du sang ou du pus. Dans les hydrosalpinx, on trouve un liquide légèrement filant, jaunâtre ou blanchâtre, transparent ou louche et à peine translucide. Il présente la réaction alcaline ou bien la réaction amphotère, c'est-à-dire qu''il rougit le papier de tournesol bleu et bleuit le rouge. Hennig y a trouvé de l'indican. Le nombre des éléments figurés que le microscope y décèle est très variable. Ce sont principalement des cellules épithéliales plus ou moins altérées, avec quelques globules sanguins blancs et rouges.

Le sang se présente dans les hématosalpinx sous différents aspects. Tantôt c'est un liquide rougeâtre sans caillots, tantôt c'est une masse d'un rouge sombre, noirâtre, entièrement solide. Entre ces deux extrêmes on peut trouver tous les intermédiaires. Lorsque le contenu est tout entier liquide, il s'agit d'une hémorrhagie ou peut-être seulement d'une diapédèse abondante dans un hydrosalpinx. C'est en somme une hydro-hématocèle de la trompe. Dans plusieurs cas examinés par M. Cornil (1) le contenu consistait simplement en globules rouges. Les végétations de la muqueuse présentaient du pigment sanguin infiltré dans leur tissu conjonctif. Cette infiltration montre que le sang épanché dans la trompe subit d'importantes modifications. Jusqu'où peuvent-elles aller ? Le liquide peut-il se décolorer complètement. Nous ne le savons pas. Mais on peut supposer que ces modifications n'ont pas grande importance ; car lorsqu'une hémorrhagie s'est produite dans une trompe malade, il y a bien des chances pour qu'il s'en produise d'autres, et en raison de ces hémorrhagies récidivantes les modifications ne peuvent être durables.

Le pus a ordinairement l'apparence de celui qu'on est convenu de qualifier de bonne nature. Mais entre le liquide séro-muqueux et le liquide franchement purulent on trouve tous les intermédiaires, les pyosalpingites étant souvent consécutives aux hydro-salpingites. Un fait très particulier c'est que ce pus n'a presque jamais d'odeur. Je n'en ai jamais observé qui répandît l'odeur infecte si fréquente dans les collections qui se développent au voisinage du tube digestif, et le fait n'est que bien rarement noté dans les observations. La

(1) CORNIL et TERRILLON. *Loc. cit.*, p. 547.

consistance du pus est extrêmement variable : tantôt très liquide, il est d'autres fois aussi épais qu'une bouillie. On y trouve au microscope des globules de pus, quelques globules rouges altérés, et surtout des cellules épithéliales en grande quantité. Dans un cas de M. Cornil (1), le liquide plutôt puriforme que vraiment purulent, « était en presque totalité composé de cellules cylindriques détachées. Celles-ci avaient subi la dégénérescence muqueuse, mais souvent aussi elles étaient détachées en fragments composés de plusieurs cellules en palissade avec leurs cils vibratiles et leurs noyaux, le tout très bien conservé ».

Les éléments du pus peuvent-ils se transformer pour être résorbés, de telle façon que la collection redevienne transparente et séreuse. Veit ne croit pas à cette transformation (2). Elle paraît cependant singulièrement probable. En effet on trouve parfois dans les vieilles salpingites un liquide blanchâtre, mais très fluide et translucide, qui n'est ni du pus, ni de la sérosité ; comme l'histoire clinique montre que l'affection a eu autrefois une période bruyante très aiguë, et qu'elle est devenue depuis longtemps chronique, on ne peut admettre qu'il s'agisse d'une collection en voie de suppuration, et on est conduit à penser qu'il s'agit au contraire de pus en voie de transformation. Comme on sait d'autre part que dans ces vieilles salpingites, on ne trouve plus aucun agent pathogène, que ce sont en quelque sorte plutôt des reliquats d'affections anciennes que des maladies proprement dites, cette conclusion tend à s'imposer à l'esprit.

Dans d'autres cas, c'est le contraire qui arrive. Les parties liquides sont résorbées, et il ne reste plus qu'une bouillie épaisse, une matière caséeuse. Lawson Tait va jusqu'à prétendre, que les salpingites tuberculeuses n'existent pas, et que la matière caséeuse qu'on trouve parfois dans les trompes, n'est jamais que du pus tranformé. Il pense même que parfois on ne trouve plus comme reste d'anciens abcès que des concrétions calcaires (3). Il s'agit peut-être dans ces cas de salpingites tuberculeuses évoluant à la façon de certaines tuberculoses ganglionnaires.

b) **Salpingite tuberculeuse.** — Les lésions tuberculeuses des trompes ne sont pas rares, ainsi que l'ont montré les recherches d'Aran, Bernutz, Siredey, Brouardel. Comme toutes les tuberculoses lo-

(1) CORNIL. *Loc. cit.*, p. 549.
(2) VEIT. Ueber Perimetritis. *Samml. klin. Vorträge*, n° 274, 1886.
(3) TAIT. P. 100.

cales, elles peuvent se manifester dans deux conditions très différentes, soit au cours de tuberculose pulmonaire ou générale, soit à l'état de lésions isolées. Je m'occuperai surtout de ces derniers cas, ou de ceux dans lesquels la lésion tubaire a, par sa gravité, le pas sur les autres. De tous les organes génitaux de la femme, ce sont les trompes qui sont le plus souvent envahies. Sur 72 observations de tuberculose génitale, Vermeil (1) compte 64 lésions des trompes ; 19 fois elles coïncidaient avec des lésions de l'utérus ; 55 fois elles étaient isolées ou bien l'ovaire était simultanément atteint. Ce dernier, qui a été considéré comme le siège le plus habituel de la tuberculose génitale, ne vient qu'au second rang : il reste même de bien loin en arrière des trompes, ainsi que cela résulte des recherches de Spœth et de celles de M. Cornil. Spœth (2) donne les chiffres suivants. Sur 119 cas de tuberculose génitale, les trompes étaient atteintes 103 fois, soit 86,5 0/0 ; 29 fois la tuberculose était limitée aux trompes ; 66 fois elle intéressait en même temps les trompes et l'utérus ; 5 fois elle intéressait les mêmes organes plus les ovaires. Ceux-ci étaient atteints en tout seulement 15 fois, dont 4 fois seuls ; 3 fois avec les trompes ; 3 fois avec l'utérus ; 5 fois avec les trompes et l'utérus. Ces chiffres sont très démonstratifs, et montrent clairement la prédominance des lésions tubaires.

D'après Daurios (3), la tuberculose miliaire aiguë n'a jamais été contractée au niveau des trompes.

Dans les salpingites tuberculeuses chroniques, les lésions macroscopiques sont très semblables à celles des pyosalpinx. La trompe dilatée, surtout ou même exclusivement dans sa partie externe, présente des sillons et des bosselures irrégulières. Son volume peut être considérable. Dans un cas de Stemann (4) la trompe droite mesurait 23 centimètres et pesait sans l'ovaire 647 grammes. Dans un autre du même auteur, la trompe gauche, seule malade, mesurait en longueur 24 centimètres et contenait environ deux litres de liquide.

Quand il n'y a pas simultanément de péritonite tuberculeuse, la surface péritonéale de la trompe ne présente pas de granulations ; mais parfois on voit, au travers de la séreuse, la couleur jaune des

(1) Vermeil. Thèse de Paris, 1880.
(2) Spœth. Thèse de Strabourg, 1885.
(3) Daurios. Thèse de Paris, 1889.
(4) Stemann. *Beiträge zu Kenntniss der Salpingitis tuberculosa und gonorrhoica.* Thèse de Kiel, 1888.

masses caséeuses de la paroi ; c'est le seul signe qui puisse révéler ou faire soupçonner la nature tuberculeuse de l'affection.

Le contenu peut varier. Habituellement il est jaune blanchâtre, épais ; il ne présente aucun élément figuré, et renferme beaucoup de cholestérine et de matières grasses. Mais au début de l'affection, il peut être formé par du liquide séreux ou séro-muqueux. Il est dû dans ce cas à une sécrétion anormale de la muqueuse, qui s'est produite sous l'influence des tubercules, et à laquelle les produits tuberculeux ne sont pas encore venus se mêler.

Les modifications de la muqueuse, que j'ai décrites à propos des salpingites catarrhales et purulentes, se rencontrent au même degré dans la salpingite tuberculeuse. Ce mode de réaction de la muqueuse se produit d'une manière constante quelle que soit la cause de l'irritation. On trouve le même épaississement des plis, les mêmes végétations ; les adhérences des plis entre eux se produisent également entraînant la production de ces petits kystes tapissés d'épithélium qu'on trouve en si grand nombre dans la salpingite folliculaire. Toutes ces altérations sont d'ordre vulgaire et ne présentent rien de caractéristique.

C'est dans la muqueuse que la tuberculose débute, et c'est là par suite qu'on trouve les lésions les plus avancées. Stemann a très minutieusement étudié le processus dans un cas où la dégénérescence caséeuse n'avait pas commencé. Dans ce cas la tuberculose se manifestait sous deux formes : des nodules circonscrits et une infiltration tuberculeuse. Les nodules, qui siègent dans le stroma des plis de la muqueuse, sont formés de cellules semblables à celles du stroma, entre lesquelles ont voit quelques cellules épithélioïdes et des cellules géantes à noyaux multiples. A sa périphérie, le nodule est comme circonscrit par une rangée de leucocytes. Dans d'autres points il n'existe pas de noyaux circonscrits, mais une infiltration de cellules rondes, et par places des cellules géantes. La musculeuse est hypertrophiée, et dans ses interstices, on trouve de nombreuses cellules embryonnaires. Enfin on trouve de petits noyaux inflammatoires jusque sous la séreuse. A cette période, l'épithélium est à peu près intact ; cependant, d'après Stemann, on trouverait de petites desquamations correspondant aux points où les altérations sont le plus avancées.

Tous ces foyers tuberculeux subissent la dégénérescence habituelle. Les noyaux des cellules ne se laissent pas colorer, la masse devient jaunâtre, le tissu se fendille, toute trace de structure disparaît, et la masse caséeuse se vide dans l'intérieur de la trompe. Telle est l'évolution des lésions tuberculeuses.

Les bacilles sont en général peu nombreux, excepté, d'après Stemann, dans les cas où la tuberculose de la trompe survient chez des tuberculeux avérés et suit une marche rapide. Beaucoup d'auteurs qui les ont cherchés n'ont pas pu déceler leur présence. Munster et Orthmann (1) en ont trouvé dans les noyaux caséeux du péritoine, mais ils n'ont pu en voir ni dans la muqueuse, ni dans le pus. Stemann en a trouvé dans trois pièces sur quatre. Dans un cas ils étaient très nombreux ; la pièce avait été recueillie sur une jeune fille de 15 ans, morte à la suite d'une résection du genou pour arthrite tuberculeuse et qui présentait des lésions pulmonaires avancées. Dans les deux autres cas, où il s'agissait de tuberculose primitive des trompes, ils étaient au contraire très peu nombreux. Les cultures faites avec le pus sur l'agar-agar et la gélatine n'ont rien donné. Sur les préparations colorées avec la fuchsine, le bleu de méthyle ou par la méthode de Gram, on ne put trouver aucun bacille. Au contraire les préparations faites d'après la méthode d'Ehrlich ou de Niëlsen laissaient reconnaître des bacilles dans la proportion de une sur trois. Stemann a pu constater leur présence dans la paroi tubaire, et cela non seulement dans les noyaux caséifiés ou dans les cellules géantes, mais encore à l'état libre dans les parties de la muqueuse infiltrées de cellules rondes.

c) **Salpingites actinomycotique et syphilitique.** — Je serai bref sur ces deux formes de salpingites dont l'intérêt est médiocre, car jusqu'à présent on ne connaît qu'un cas de la première et deux de la seconde.

Dans le cas d'actinomycose qui a été observé par Zemann (2), la trompe était dilatée et remplie de pus et de masses d'actinomycètes. Les parois étaient très épaissies. L'infection s'était faite soit par le vagin, soit par l'intestin qui était très adhérent à la tumeur.

Bouchard et Lépine (3) ont publié le premier cas connu de salpingite syphilitique. Depuis, Boldt en a publié un second (obs. 8). Dans le cas de Bouchard et Lépine, les deux trompes tuméfiées avaient la dimension du doigt et contenaient trois gommes du volume d'une

(1) Munster et Orthmann. *Archiv. f. Gynæk.*, 1886, vol. XXIX, 1er fasc.

(2) Adolph Zemann. Ueber die Actinomycose des Bauchfells und der Baucheingeweide beim Meuschen. *Medicin Jarhbücher der K. K. Gesellsch. der Aerzte, in Wien.*, 1883, p. 477. Cas 4.

(3) Bouchard et Lépine. *Gaz. méd. de Paris*, 1866, n° 41.

noisette. Les lésions n'avaient rien de spécial et étaient en tout semblables à celles de même nature qu'on trouve dans les autres organes. Les salpingites syphilitiques ne sont peut-être pas aussi rares que pourrait le faire croire cette pénurie de faits publiés. Gil Wylie (1), qui ne connaissait pas l'observation de Bouchard et Lépine et qui n'avait jamais observé de syphilis des trompes, déclare cependant qu'elle doit exister et à l'appui de son dire il appelle l'attention sur ce fait que les endométrites chez les femmes syphilitiques sont très persistantes.

Évolution des lésions. — Il est difficile de dire dans quel point de la trompe débutent les salpingites, parce qu'on n'a pas occasion de constater les lésions initiales. Ou bien si cette occasion se présente, c'est qu'il s'agit d'infections très aiguës ayant entraîné la mort par péritonite. On trouve alors les trompes quelquefois à peine altérées, quelquefois pleines de pus d'un bout à l'autre. Mais cela ne nous apprend rien pour les cas ordinaires.

L'opinion paraît s'être accréditée, que la partie interne des trompes n'est pas ordinairement malade, et ce fait, qu'il aurait au moins fallu démontrer, est devenu un argument puissant dans les discussions sur la pathogénie des salpingites. Quelles lésions veut-on trouver dans la partie interne des trompes ? On a eu surtout en vue les hydro ou les pyosalpinx. Le phénomène qui frappe le plus c'est la dilatation, et on s'est étonné de la trouver ordinairement limitée à la région ampullaire. La partie interne peut être dilatée, je l'ai dit déjà, j'ai cité des faits à l'appui ; toutefois, je m'empresse de le reconnaître, c'est l'exception. Mais cela est-il bien surprenant ? Cette partie interne de la trompe est celle dont le calibre est le plus étroit, et dont la paroi est la plus épaisse. Faut-il s'étonner qu'elle résiste davantage à la dilatation ? Du reste cette dilatation n'a rien de caractéristique, ni de nécessaire ; une trompe peut être malade sans être distendue. Cette question secondaire de la dilatation étant mise à part, qu'est-ce qui caractérise histologiquement les salpingites catarrhales et même purulentes jusque dans une période avancée ? C'est l'augmentation du volume et peut-être du nombre des plis de la muqueuse avec leur infiltration par des cellules embryonnaires. Or cette augmentation et cette infiltration des plis de

(1) Gil Wylie. Diseases of the Fallopian tubes. *The medical Record*, 24 janvier et 17 février 1885.

la muqueuse existe-t-elle ou n'existe-t-elle pas ? Dans beaucoup de descriptions des lésions macroscopiques, on trouve mentionnée l'intégrité de la portion interne. Mais ces documents sont sans valeur : les lésions en question, dont l'importance est de premier ordre, ne sont pas de celles qu'on voit à l'œil nu. Or je ne sache pas qu'on ait jamais cherché au microscope les altérations de la muqueuse dans la partie interne sans les rencontrer. Toutes les fois au contraire que cette partie interne a été microscopiquement étudiée, on l'a trouvée altérée. Stemann (1) a fait des coupes de la partie utérine d'une trompe tout près de son insertion. Il s'agissait d'une salpingite blennorrhagique datant de cinq semaines. Voici ce qu'il a trouvé. « Les plis de la muqueuse sont si extraordinairement tuméfiés, et remplis d'une si grande quantité de leucocytes, que presque partout la structure du stroma est masquée. Les différentes couches de la musculeuse sont épaissies et parsemées d'amas de cellules rondes. » Chiari a également constaté la présence fréquente sur les parties internes de la trompe de petites nodosités nettement circonscrites, du volume d'un pois ou d'une noisette. Schauta (2) a minutieusement étudié ces petites nodosités. Voici le résumé de la description qu'il en donne : « On voit, sur une coupe transversale, le canal entouré d'une muqueuse lisse ou bien plus ou moins tuméfiée. La musculaire de la muqueuse est peu modifiée. Au contraire la musculeuse de la trompe très épaissie par hypertrophie ou hyperplasie, prend la principale part à la formatian de ces noyaux. On trouve enfermées dans ces masses musculaires de petites cavités du volume d'une lentille, qui présentent un revêtement muqueux identique à celui du canal de la trompe, et sont formées par les plis de la muqueuse. Il ne s'agit donc pas d'une tumeur, mais bien d'une hyperplasie inflammatoire. Le canal tubaire est le plus souvent rétréci, quelquefois élargi par la suppuration et la destruction de la muqueuse. Ces noyaux sont dus à la propagation de l'inflammation de l'utérus à la trompe. Ils se forment au niveau de l'isthme parce que c'est le point le plus rétréci. La lumière du canal ne peut contenir la muqueuse hypertrophiée. Celle-ci repousse la musculeuse, qui s'hypertrophie à son tour. » Schauta a soutenu que ces petites nodosités se formaient de très bonne heure et qu'elles avaient par suite une importance capitale pour le diagnostic précoce des salpingites.

(1) STEMANN. Th. de Kiel, 1888, p. 34.
(2) SCHAUTA. *Archiv. f. Gynæk.*, 1882, vol. 33, p. 26.

Je laisse de côté ce point particulier pour ne retenir que le fait indiscutable de l'altération manifeste de la partie interne des trompes.

En somme, si on a affirmé que la partie interne de la trompe est ordinairement saine, c'est parce qu'on l'a insuffisamment examinée et on peut conclure, je crois, que dans la grande majorité des salpingites, la partie interne de la trompe présente les lésions caractéristiques de la maladie.

La trompe étant envahie par l'inflammation, les lésions peuvent évoluer de diverses façons. Parfois les deux orifices restent ouverts. Si les agents infectieux sont très virulents, le péritoine est rapidement envahi, et la péritonite prend le pas sur la salpingite. Ou bien, il se déclare une péritonite généralisée rapidement mortelle ; ou bien des adhérences se forment, et on voit évoluer une pelvi-péritonite à poche unique ou multiple. Mais on trouve parfois dans les autopsies des trompes manifestement altérées, sans que le péritoine présente de lésions. Ou bien la trompe est atrophiée, rétractée, comme ratatinée ; ou bien au contraire, sa paroi est épaissie, elle est en même temps durcie, rigide, comme ligneuse. On serait tenté d'admettre qu'il existe une salpingite atrophiante et une salpingite hypertrophiante. Mais la nature de ces lésions est inconnue, et leur interprétation est singulièrement difficile, pour les cas que j'ai en vue et où les deux orifices restent perméables sans que le péritoine soit intéressé. Comme il s'agit là de lésions qu'on trouve accidentellement dans les autopsies, on est porté à croire que les adhérences péritonéales ont existé, et qu'elles se sont résorbées ; mais c'est pure hypothèse.

Dans la grande majorité des cas, l'orifice abdominal s'oblitère par l'un des mécanismes que j'ai décrits. Si l'orifice utérin reste perméable, les produits sécrétés par la trompe s'écoulent par l'utérus d'une manière constante, et il ne se forme pas de tumeur à proprement parler. Cependant, même dans ces cas, l'hypertrophie de la paroi tubaire peut être suffisante pour qu'on la reconnaisse à l'examen clinique. Cette variété mérite d'être connue, car elle détermine parfois des douleurs assez vives pour nécessiter l'intervention chirurgicale. C'est une *salpingite profluente à écoulement continu*. Le liquide peut être purulent, mais c'est la grande exception ; il est d'ordinaire séreux ou séro-muqueux ; c'est-à-dire que cette variété de salpingite profluente est le plus souvent catarrhale.

Cette variété est exceptionnelle, et ce n'est pas ainsi que les choses se passent d'ordinaire, même dans les formes qu'on a appelées hydrops tubœ apertœ ou hydrops tubœ profluens. Dans ces formes, l'orifice utérin n'est pas oblitéré, mais il est bouché, ainsi que je l'ai déjà expliqué, par l'hypertrophie des plis de la muqueuse. Derrière l'obstacle, le liquide séreux ou purulent s'accumule : il peut former une tumeur considérable, et ce n'est qu'accidentellement, soit parce que la pression s'élève trop dans la poche distendue, soit parce que la muqueuse se desquame, que l'obstacle est forcé ou détruit et que le liquide s'écoule brusquement et abondamment. Dans ce cas, l'écoulement, au lieu d'être continu comme dans la variété précédente, est au contraire intermittent.

Mais il arrive plus souvent que l'orifice utéro-tubaire bien que n'étant pas oblitéré, est cependant bouché de telle sorte que le liquide ne s'écoule jamais et il se produit alors un kyste tubaire, un hydrosalpinx, si le liquide est séreux et c'est peut-être le cas le plus fréquent. L'hydrosalpinx ainsi formé peut persister indéfiniment, ou bien, au contraire, subir diverses modifications. L'une des plus fréquentes est due aux hémorrhagies, qui se font dans l'intérieur du kyste. On comprend que dans cet organe, qui est normalement le siège de congestions périodiques, qui donne peut-être un certain écoulement sanguin à chaque menstruation, ainsi que le soutient Lawson Tait, dont les altérations pathologiques consistent principalement en une hypertrophie des plis vasculaires de la muqueuse, on comprend, dis-je, que les hémorrhagies doivent facilement se produire. Ainsi se forment les hématosalpinx. Les salpingites à contenu hématique ne constituent donc pas une variété spéciale. Elles doivent, à mon avis, rentrer, au moins au point de vue anatomo-pathologique, dans le groupe des salpingites catarrhales, dont elles ne représentent qu'un mode d'évolution. La nature du contenu qui est tantôt de la sérosité à peine colorée en rouge, tantôt du sang presque pur, me paraît fournir un solide point d'appui à cette manière de voir.

Dans d'autres cas, le contenu séreux peut devenir purulent, et il se forme un hydrosalpinx secondaire. Il n'est pas douteux que la suppuration puisse s'établir d'emblée dans les trompes. Mais est-elle plus souvent primitive que secondaire ? Les faits ne permettent pas de le dire. Le pyosalpinx une fois constitué peut persister pendant fort longtemps. J'ai déjà indiqué de quelles transformations le pus est susceptible. J'arrive maintenant à l'étude des ouvertures spontanées.

Les salpingites peuvent s'ouvrir dans le péritoine, dans le tissu cellulaire du bassin, dans les viscères creux, ou enfin, mais bien plus rarement, à la paroi abdominale.

Les ruptures des salpingites dans le péritoine ne sont pas extrêmement rares. J'en ai relevé trente cas. Quel est dans ces cas, le mécanisme de la rupture? On paraît avoir assez communément admis que la trompe, surdistendue par l'accumulation de liquide dans son intérieur, éclate à la manière d'un ballon trop rempli. Cette explication ne me paraît pas satisfaisante. Il est bien vrai que, sur le cadavre, la trompe saine ne se laisse pas distendre et qu'elle se rompt sous l'influence des injections poussées dans son intérieur sans dépasser le volume d'un crayon. Cette rupture se produit assez aisément lorsqu'on injecte un liquide chaud, gélatine ou suif, qui altère la paroi; au contraire lorsqu'on injecte de l'eau froide, il faut un effort assez considérable pour amener la rupture, et celle-ci se produit toujours en bas, là où la trompe n'est pas revêtue de péritoine, de telle sorte le liquide injecté s'épanche entre les deux lames du mésosalpinx.

Mais ces faits ne sont d'aucun secours pour expliquer les ruptures pathologiques qui se font dans le péritoine, d'abord parce que jamais les ruptures expérimentales ne se font du côté de la séreuse, ensuite et surtout parce que l'accumulation de liquide qui se produit dans une trompe sous l'influence de la maladie n'est en rien comparable à celle qu'on produit par une injection brutale. Dans les cas de salpingite, les modifications de la paroi sont les premières en date, et le liquide n'est que le produit de cette paroi altérée; l'épanchement et la transformation de la paroi marchent d'un pas égal, et on ne conçoit guère comment la tension du contenu pourrait arriver à faire éclater le contenant, dont il n'est que le produit. Ce contenu ne peut être que du sang, de la sérosité ou du pus. Le sang est d'ordinaire versé par de petits vaisseaux presque capillaires ; mais supposons qu'il vienne d'une artériole assez volumineuse, il ne pourra jamais dépasser ni même atteindre la pression qu'on trouve dans les grosses artères, 12 à 15 centimètres de mercure, et cette pression est insuffisante pour amener l'éclatement de la trompe; à plus forte raison en sera-t-il de même pour la sérosité et le pus. On pourrait être tenté de croire que, si la pression du liquide épanché n'est pas suffisante pour produire l'éclatement, les contractions de la trompe pourraient momentanément l'élever assez pour produire ce résultat.

Mais il ne faut pas oublier que l'augmentation des fibres musculaires n'a été constatée que dans des cas exceptionnels, que jamais on ne l'a signalée dans les salpingites terminées par la rupture, jamais même dans les salpingites un peu volumineuses, qui sont seules exposées à se rompre. On pourrait encore penser que si l'augmentation de pression est insuffisante pour produire la rupture de la trompe, elle serait cependant capable d'amener le décollement des franges du pavillon mal réunies. Mais il est tout à fait exceptionnel que la solution de continuité se trouve au niveau du pavillon. Sur 30 cas où le siège de l'ouverture est spécifié, cinq fois seulement elle occupait le pavillon, et sur ces cinq faits, deux fois il s'agissait de salpingites très aiguës (obs. 237-239) où l'oblitération n'avait même pas eu le temps de se produire, et pour les trois autres (obs. 254, 255, 256) les renseignements ne sont pas suffisants. On n'a donc pas le droit de faire jouer au décollement des franges du pavillon un rôle important. Dans les salpingites anciennes qui sont surtout sujettes à se rompre, le pavillon oblitéré par des adhérences devient le point le plus résistant et c'est ailleurs que se produit la rupture.

Du reste, la difficulté de comprendre comment la tension pourrait atteindre un degré suffisant pour amener la rupture, n'est pas le seul argument qu'on puisse opposer à cette théorie. En voici un autre dont l'importance est capitale. C'est que les salpingites peuvent se rompre dans le péritoine même lorsqu'elles communiquent avec l'utérus, même lorsqu'elles se sont déjà spontanément ouvertes. Les observations 231 et 246 en sont des preuves : et il est bien évident que dans ces cas on ne peut faire jouer aucun rôle à l'augmentation de la pression.

Par quels mécanismes se produisent donc les ruptures des salpingites dans le péritoine ? Il y en a deux, qui peuvent s'associer l'un à l'autre. Ce sont les altérations de la paroi et les adhérences. Les altérations de la paroi consistent soit en ulcératious véritables, comme cela a été très nettement constaté dans deux cas déjà cités plus haut, soit en troubles trophiques, qui amènent un amincissement et un affaiblissement local sans qu'il y ait d'ulcération à proprement parler. Ces amincissements de la paroi sont fréquents dans les grosses salpingites. Tous les chirurgiens les ont constatés. Ce sont eux qui font dire : il était temps d'opérer, la rupture était imminente. Les adhérences agissent en exerçant sur la paroi tubaire de véritables tractions, soit parce qu'elles se rétractent, soit parce que les organes, auxquels elles unissent la trompe, subissent des mouvements physiologiques ou communiqués. Le rôle des adhérences a été indiqué par Kaltenbach (1) pour les grossesses extra-utérines. Il s'est montré particulièrement net dans un cas de Mermann (obs. 268). Sur une femme de 47 ans, on pratique l'abaissement de l'utérus avec une pince de Museux. De violentes douleurs éclatent immédiatement, et la femme meurt de péritonite deux jours après. A l'autopsie, on trouve une perforation de la trompe droite, qui était fixée à la paroi postérieure du bassin par des adhérences anciennes. Cette trompe entraînée d'un côté par l'utérus, retenue de l'autre par les adhérences, n'avait pas résisté à ces deux forces adverses et s'était déchirée entre leur point d'application.

« Le pus des salpingites peut se répandre dans le tissu cellulaire sous-péritonéal des ligaments larges et migrer à grande distance, » écrivait Tilt (2). Lorsque les salpingites ont contracté des adhérences avec la face postérieure des ligaments larges, par le mécanisme que j'ai déjà indiqué, leur paroi peut s'ulcérer; la lame postérieure des ligaments est détruite; l'inflammation et le pus envahissent leur tissu cellulaire. Il en résulte un véritable phlegmon par diffusion du ligament large, et le pus migre dans diverses directions qu'on trouvera indiquées au chapitre où nous traiterons des phlegmons. Il peut alors venir se faire jour à l'extérieur en un point quelconque de la paroi abdominale. Mais c'est par une voie très indirecte. Au contraire il est fort rare que les salpingites s'ouvrent directement à la paroi abdominale. Cela est facile à comprendre, puisqu'il est très rare que les trompes soient en rapport avec cette paroi. Aussi n'observe-t-on guère ce mode d'ouverture, qui est signalé par M. Terrillon (3), que dans les salpingites très volumineuses, ou bien lorsque des tumeurs, coexistant avec des salpingites, soulèvent ces dernières.

Les ouvertures dans la vessie sont un peu moins rares, tout en étant encore exceptionnelles. M. Terrillon cite un fait de ce genre (4). On en trouvera dans les observations un bel exemple qui est de Reverdin (obs. 271). J'en ai moi-même observé un cas.

(1) Kaltenbach. Zur Pathogenese der Tubenruptur bei Graviditas extra-uterina. *Zeitsch. f. Geburtsh. und Gynæk.*, XVI, 2.

(2) Tilt. *On diseases of Women and Ovarian inflammation.* London, 1853, 2e édit., p. 232.

(3) Terrillon. *Leçons de clinique chirurgicale*, 1889, p. 305.

(4) Terrillon. *Loc. cit*, p. 305.

C'est surtout avec le rectum que les salpingites ont des rapports intimes, et c'est surtout dans ce viscère qu'elles ont tendance à s'ouvrir spontanément. On en trouvera dans les observations six exemples vérifiés à l'autopsie ou lors de l'opération (obs. 216 à 221).

Mais toutes les salpingites n'ont pas tendance à s'ouvrir spontanément. Il en est qui restent enkystées et persistent en quelque sorte indéfiniment. Dans beaucoup de cas, les agents pathogènes disparaissent, l'inflammation s'éteint progressivement et il reste une sorte de kyste dont le contenu peut subir les diverses transformation que j'ai déjà indiquées. Quelques-uns de ces kystes finissent peut-être par guérir, mais il y en a bien davantage qui passent à l'état chronique, présentant à des intervalles plus ou moins éloignés des retours inflammatoires et faisant des femmes qui les portent de véritables infirmes. Il se produit dans ces vieilles salpingites chroniques des modifications de la paroi qui ne sont pas sans importance. Celle-ci s'épaissit, se durcit, devient rigide, inflexible, incapable de s'appliquer à elle-même après l'évacuation du contenu, si bien que l'extirpation seule est capable d'amener la guérison.

Salpingites compliquées de tumeurs. — En terminant ce paragraphe d'anatomie pathologique, il me reste à signaler que les salpingites peuvent exister avec d'autres tumeurs pelviennes. On en a trouvé avec des kystes de l'ovaire, des kystes du ligament large, et des fibro-myômes. Peut-être la tumeur a-t-elle une certaine influence sur le développement de la salpingite, car il est signalé dans quelques observations que la trompe correspondant à la tumeur était plus volumineuse que celle du côté opposé.

Les rapports des salpingites avec les tumeurs sont extrêmement variables et voici ce que les rares observations, que j'ai recueillies, permettent de dire de plus général.

Lorsqu'il s'agit de fibro-myômes, la trompe peut être refoulée soit en avant, soit en arrière, mais généralement elle est soulevée par la tumeur et se présente la première quand on fait la laparotomie (1) (obs. 273). Elle est également soulevée lorsqu'il s'agit de kystes para-ovariens ou de kystes ovariens inclus dans le ligament large : mais alors elle contourne souvent la tumeur, sa partie interne étant située en avant et sa partie externe ou ampullaire plus

(1) Veit a publié deux cas de salpingites spontanément ouvertes au dehors où des tumeurs avaient rapproché la trompe de la paroi abdominale. *Cent.f. Gynæk.*, 1889, p. 148.

ou moins en arrière. Ces rapports étaient très nets dans une observation de Trélat publiée par Lyot (obs. 275). La trompe, presque confondue avec le kyste, occupait d'abord sa paroi antérieure, puis, cheminant dans sa paroi postérieure, elle allait s'ouvrir dans le rectum par un large orifice admettant l'extrémité du petit doigt.

Au contraire, lorsqu'il s'agit de kyste ordinaire de l'ovaire, la salpingite est surtout en rapport avec la base de la tumeur.

Dans tous ces cas, la trompe, étant en quelque sorte élongée par la tumeur, ne présente jamais de bosselures : elle a toujours la forme d'un boudin régulier, ainsi que Cruveilhier l'avait déjà remarqué.

§ II. — Pathogénie.

Parmi les variétés de salpingites que j'ai admises, il en est trois dont la pathogénie est tout à fait spéciale, ce sont les salpingites tuberculeuses, les syphilitiques et les actinomycotiques. Dans les salpingites tuberculeuses primitives, le bacille est amené sans doute par le sang : les salpingites syphilitiques ne sont qu'une manifestation locale d'une maladie générale. Dans le seul cas de salpingite actinomycotique qui ait été observé jusqu'à présent, on n'a pas pu déterminer si les actinomycètes avaient pénétré par l'intestin adhérent ou bien par le canal génital.

Ces trois variétés rares ou exceptionnelles étant mises de côté, on peut dire que toutes les salpingites ont pour origine une endométrite. Sans doute à la suite d'une péritonite purulente, due par exemple à une perforation intestinale, la trompe peut être infectée par son pavillon : il peut arriver aussi qu'un abcès de l'ovaire s'ouvre dans une trompe devenue adhérente (1); il est possible encore qu'une pérityphlite se propage à la trompe droite, comme Sænger dit l'avoir observé (2). Mais ce sont là de si rares exceptions qu'elles n'infirment en rien la règle précédente, et on peut dire que les métrites sont la condition, sinon nécessaire, du moins habituelle des salpingites, ou, si l'on veut : ce sont les métrites qui engendrent les salpingites.

Cette notion étiologique étant posée, toute la question de pathogénie

(1) Imlach dit : « les trompes de Fallope peuvent être infectées par l'ovaire ou par l'utérus. » *Liverpool med. chir. Journ.*, janv. 1886, p. 184.

(2) Sænger. *Am. J. of obst.*, 1887, p. 326.

se borne à ceci : Quelle voie les agents pathogènes suivent-ils pour pénétrer de l'utérus dans les trompes? Est-ce la voie muqueuse? Est-ce la voie lymphatique? Ces deux théories ont été soutenues : l'une qui admet que les agents pathogènes s'étendent de proche en proche, le long du canal muqueux par l'orifice utéro-tubaire ; l'autre qui soutient que les mêmes agents inflammatoires sont transportés par les lymphatiques. La première théorie est universellement acceptée; la seconde est défendue par M. Lucas-Championnière. Ce dernier chirurgien a fort malmené la théorie de la propagation directe de muqueuse à muqueuse, et il l'a qualifiée d'enfantine (1).

Dans une discussion très serrée, M. Quenu a victorieusement réfuté M. Lucas-Championnière, et je n'ai guère qu'à reproduire ses arguments.

Je n'insisterai pas sur les rapports des lymphatiques de la trompe avec ceux de l'utérus. M. Poirier a constaté qu'ils n'avaient que peu d'anastomoses les uns avec les autres. Mais je ne crois pas qu'on doive attribuer en pathologie une grande valeur aux notions anatomiques de cet ordre ; car il est certain que les anastomoses lymphatiques sont en réalité bien plus nombreuses que celles qu'on montre sur les pièces les mieux réussies. Je n'insiste pas non plus sur ce fait que l'inflammation des lymphatiques devrait suivre un trajet récurrent, car les lymphangites rétrogrades existent.

L'argument capital, le voici : « On devrait, s'il s'agissait de suppurations périlymphangitiques, trouver des abcès dans l'aileron moyen, ou dans l'épaisseur de la paroi salpingienne, de même que, dans les lymphangites des muqueuses ou de la peau, on trouve de petits abcès autour des troncules lymphatiques sous le derme ou dans son épaisseur » (2). Qu'on ne croie pas que ce soit là une supposition gratuite. Ces petits abcès pariétaux d'origine lymphatique existent parfaitement, j'en ai relevé trois remarquables exemples. Dans un cas de Bardet (obs. 318) il existait des cordons lymphatiques sous le péritoine et de petits abcès dans l'épaisseur des parois tubaires. La femme était morte d'accidents puerpéraux. De même dans une observation de Seuvre (obs. 256) il y avait, à l'origine de chaque trompe, un petit abcès du volume d'un haricot qui semblait comprimer le conduit. Ces petits abcès peuvent même s'ouvrir dans la

(1) *Bullet. et mém. de la Soc. de chir.*, 1888, p. 929.
(2) Quenu. *Bull. et mém. de la Soc. de chir.*, 1888, p. 955.

trompe et déterminer de véritables salpingites. Un autre fait de Seuvre le prouve. « Les trompes incisées, on voit que les abcès kystiques...... sont situés sur le trajet des trompes dont ils déforment et rétrécissent le conduit. Ils ont un aspect anfractueux. Chacun d'eux communique avec la trompe correspondante par de petits pertuis. Leur contenu est du pus crémeux. »

On voit, par ces exemples, ce qui se passe lorsque la propagation se fait par la voie lymphatique. Or est-ce là ce qu'on constate dans les cas ordinaires ? En aucune façon. Les salpingites ordinaires sont d'abord des endosalpingites et non des salpingites pariétales. La muqueuse est la première malade. Le pus occupe la cavité de la trompe, non sa paroi. Et comme l'épithélium reste longtemps intact, on ne peut admettre que le pus ait pénétré par effraction dans la lumière du conduit.

En somme, les quelques faits de propagation par les voies lymphatiques, en nous éclairant sur ce qui se passe alors, montrent nettement, que, dans les cas ordinaires, c'est par une autre voie que l'inflammation gagne les trompes : et cette autre voie ne saurait être que la voie muqueuse.

Qu'a donc de si extraordinaire cette théorie de la propagation de l'inflammation par continuité de tissu pour qu'on se refuse à l'admettre ? N'est-ce pas une doctrine fondamentale de pathologie générale. « Ne voyons-nous pas d'une façon indéniable, dit Monprofit (1), tous les conduits muqueux s'enflammer avec la plus grande facilité lorsque les cavités muqueuses dans lesquelles ils viennent s'ouvrir sont elles-mêmes malades ? » Tout le monde admet les inflammations des voies lacrymales consécutives aux lésions nasales, les pyélites et les urétérites consécutives aux cystites, les otites moyennes dues à une inflammation de l'arrière-gorge propagée le long de la trompe d'Eustache. Pourquoi repousser pour les trompes un processus qu'on admet pour tous les autres organes où des conditions identiques se trouvent réalisées ? Quel argument décisif peut-on opposer à la transmission des inflammations utérines par l'orifice utéro-tubaire ?

Un seul. C'est que la partie interne de la trompe est saine. « Sur la trompe, dit M. Lucas-Championnière, même lors des accidents puerpéraux graves, on ne trouve la lésion que du côté du pavillon, mais point vers l'ostium uterinum. Nous retrouverons plus

(1) Monprofit. Th. de Paris, 1888, p. 38.

tard la même disposition dans la plupart des trompes que j'ai enlevées. J'ai montré que le voisinage de l'utérus était sain ; une seule fois j'ai trouvé cette partie un peu dilatée » (1).

Si cette partie interne était réellement saine, serait-ce là un argument péremptoire ? Ne pourrait-on admettre qu'elle a livré passage à des agents pathogènes qui ne l'ont pas altérée ? Ne voit-on pas souvent, dans les épididymites d'origine uréthrale, la déférentite être si légère qu'elle passe inaperçue, si fugace qu'elle a déjà disparu alors que les lésions épididymaires sont en pleine évolution ? Cependant qui n'accepte aujourd'hui que l'inflammation se propage par le canal déférent. Et cet argument qui ne serait pas décisif s'il était basé sur un fait exact, n'a pas même ce dernier avantage, car, ainsi que je l'ai dit précédemment, les lésions de la partie interne de la trompe existent d'ordinaire, et il suffit de les chercher au microscope pour les constater.

Ainsi tombe le seul argument qu'on ait invoqué contre la théorie de la propagation de muqueuse à muqueuse, qui a pour elle l'appui de la pathologie générale. On peut donc conclure avec la presque totalité des gynécologues que les salpingites sont engendrées par la propagation de l'inflammation de l'endomètre le long du canal muqueux utéro-tubaire.

Je n'ai parlé jusqu'ici que de la migration des agents pathogènes, il reste à discuter une autre question d'importance secondaire, c'est celle de savoir si le pus en nature peut pénétrer de l'utérus dans les trompes. Graily-Hewitt (2) dans une discussion de la Société obstétricale de Londres a déclaré qu'il considérait cette pénétration comme très probable.

C'est surtout au point de vue des injections intra-utérines que cette question a été étudiée. Hennig (3) fait remarquer que la pénétration des liquides de l'utérus dans les trompes est un fait physiologique, puisqu'on trouve le sperme dans le conduit tubaire très peu de temps après le coït. Par quel mécanisme se fait cette pénétration ? Est-ce par la capillarité comme le prétend Coste ? Est-ce par suite de contractions qui produiraient une sorte d'aspiration, comme le soutiennent Bischoff et Colin ? Cela est difficile à dire et je n'y insiste pas, car il est possible qu'au moment du coït, il se

(1) Lucas-Championnière. *Bull. et mém. de la Soc. de chir.*, 1888, p. 931.
(2) Graily-Hewitt. *Trans. of the obst. Soc. of London*, 1885, p. 164.
(3) Hennig. *Die Krankheiten der Eileiter*, etc., Stuttgart, 1876.

produise dans le canal génital des phénomènes physiologiques particuliers qui ne sont pas réalisés dans d'autres circonstances.

Ce qui a surtout frappé les médecins, ce sont les douleurs très vives, syncopales, qui ont été parfois déterminées par des injections intra-utérines et même seulement vaginales. Tout d'abord, il faut dire que ces faits sont d'une extrême rareté. Nombre d'injections ont été faites dans l'utérus sans qu'il en soit résulté le moindre inconvénient. Bandl (1) dit en avoir fait des centaines sans dilater le col, et il n'a observé aucun accident. En outre il faut être très prudent dans l'interprétation de ces crises de douleurs. Elles ne sont pas toujours la preuve de la pénétration du liquide dans les trompes, puisqu'on peut les observer après l'emploi de topiques secs. Et même dans les cas où la crise se termine par la mort, on n'a pas le droit de conclure, sans autopsie sérieuse, au reflux du liquide, puisque Næggerath (2) a observé un cas de mort à la suite d'un simple badigeonnage de la cavité utérine. Ces réserves faites, il faut reconnaître que la pénétration dans les trompes et jusque dans le péritoine de liquides injectés dans l'utérus a été réellement observée. Dans un cas d'Haselberg (3), il s'agissait de chlorure de zinc. Dans un autre cas de Ernst Späth (4), on avait injecté une solution d'acétate de plomb. La femme mourut de péritonite en 74 heures. A l'autopsie on trouva sur l'intestin grêle des dépôts d'un gris noir, qui étaient formés de sulfure de plomb.

Hourmann (5) et Klemm (6) ont entrepris des recherches expérimentales sur ce sujet. Voici les conclusions de ce dernier : « 1° Si on lie solidement dans le col de l'utérus un tube qui l'oblitère complètement et que par ce tube on injecte une grande quantité de liquide avec une force plus considérable qu'il n'est nécessaire pour le conduit auditif, dans beaucoup de cas une partie du liquide pénètre par les trompes dans le péritoine, et une autre passe par les vaisseaux dans le corps de l'utérus ; 2° si on injecte comme ci-dessus, mais avec une force moindre, le liquide ne pénètre que très rarement à 2 ou 3 millimètres dans la portion utérine de la trompe ; il pénètre plus souvent dans les vaisseaux ; 3° si on pousse l'injection douce-

(1) BANDL. *Deutsche Chirurgie*. Liefer. 59, p. 5.

(2) NÆGGERATH. Contribution to midwifery. New-York, 1850, et *Monatsschrift. f. Geburtskunde*, 19, p. 316.

(3) HASELBERG. *Monatsschrift. f. Geburtskunde*, 34, p. 162.

(4) E. SPÆTH. Cité par BANDL, *Loc. cit.*, p. 4.

(5) HOURMANN. *Recherches sur les injections dans la cavité de l'utérus.*

(6) KLEMM. Ueber die Gefahr. der Uterus-injectionen. Th. de Leipzig, 1863.

ment par un tube qui ne remplit pas complètement le canal cervical, le liquide ne pénètre ni dans la trompe ni dans les vaisseaux de l'utérus. »

Je crois qu'en s'appuyant d'une part sur ces expériences, d'autre part sur la rareté des faits bien constatés de reflux dans les trompes des liquides injectés sur le vivant, on peut conclure qu'en dehors des cas d'atrésie du vagin ou de l'utérus, qui sont d'un tout autre ordre, la pénétration directe du pus ou du sang de la cavité utérine dans la cavité tubaire est tout à fait exceptionnelle, et qu'elle ne joue qu'un rôle insignifiant ou nul dans la pathogénie des salpingites.

§ III. — **Étiologie.**

Dans ce chapitre consacré aux salpingites vulgaires catarrhales et purulentes, j'étudierai deux ordres de faits très différents : d'abord l'infection dans sa nature, puis les conditions qui la favorisent.

La possibilité de l'extension de la blennorrhagie aux organes génitaux internes de la femme était connue depuis longtemps. Ricord croyait que c'était l'ovaire qui était surtout frappé. Mercier a publié le premier fait bien observé de salpingite blennorrhagique. La malade était morte de fièvre typhoïde en pleine évolution blennorrhagique. Tardieu a publié une observation du même genre. Bernutz a soigneusement étudié les pelvi-péritonites blennorrhagiques. Malgré cela, la grande majorité des gynécologistes avaient une tendance marquée à considérer la blennorrhagie comme une affection insignifiante, restant le plus souvent localisée à la vulve et au vagin. C'est Nœggerath (1) qui a particulièrement attiré l'attention sur la fréquence et la gravité de la blennorrhagie féminine. Il a soutenu qu'à New-York sur 1,000 hommes mariés, 800 au moins avaient eu la blennorrhagie ; que 90 0/0 n'étaient pas guéris et avaient gardé la maladie, qui bien que devenue latente était encore contagieuse, et que, par suite, presque toutes les femmes qui se mariaient étaient infectées. Depuis, cette théorie de la blennorrhagie universelle a fait fortune. On admet généralement aujourd'hui, que les blennorrhagies chroniques latentes peuvent être contagieuses, et que les cas d'infection sont très fréquents. Sans aller toutefois aussi loin que

(1) NŒGGERATH. Die latente Gonorrhoe im weiblich. GESCHLECHT. Bonn, 1872.

Nœggerath, beaucoup de gynécologistes admettent que la majorité des maladies infectieuses des organes génitaux internes de la femme sont de nature blennorrhagique. Sænger, l'un des plus ardents partisans de cette doctrine, déclarait en 1886 au congrès de Magdebourg que les affections de nature blennorrhagique représentaient un neuvième des cas de sa pratique.

D'autres gynécologistes, en minorité peut-être, pensent qu'on a fait la place trop grande à la blennorrhagie, que beaucoup de salpingites reconnaissent pour cause des infections vulgaires consécutives ou non aux accidents puerpéraux : et la question qui se pose aujourd'hui est la suivante : la blennorrhagie ou plus exactement le gonocoque de Neisser est-il la cause habituelle des salpingites ? Quelle est la part qui revient aux microbes de l'infection traumatique vulgaire, streptocoque ou staphylocoque blanc ou doré ?

La question paraît facile à trancher. Les salpingites étant consécutives aux métrites, il semble qu'il doive suffire de préciser la cause et la nature des métrites, pour savoir celle des salpingites. Mais il n'en est rien. D'abord nous ne savons pas quelle est la proportion des métrites blennorrhagiques par rapport aux autres, et puis n'est-il pas possible que certains microbes aient une affinité spéciale pour les trompes ?

Le véritable moyen de trancher la question serait de déterminer dans un grand nombre de cas, la nature des micro-organismes contenus dans le pus des salpingites. Par malheur ce moyen nous manque ; dans les salpingites déjà anciennes, celles qu'on opère, on ne trouve plus de microbes. Soit que les conditions nouvelles produites par eux ne permettent plus leur existence, soit qu'ils sécrètent un poison toxique pour eux-mêmes, ils disparaissent. Ce n'est que dans des cas très exceptionnels qu'on a pu déceler leur existence. Le premier en date est celui de Nœggerath (1). Malheureusement dans ce cas la nature des micro-organismes n'a pas été exactement déterminée. On en a trouvé deux espèces très analogues, mais non identiques au gonocoque de Neisser. C'est Westermark (2) qui le premier a trouvé des gonocoques dans le pus d'une salpingite. Le second fait probant est celui d'Orthmann (3). Ses recherches

(1) Nœggerath. *Am. J. of obst.*, octobre 1885.
(2) Westermark. *Hygiea*, janvier 1886. Voir observation 192.
(3) Orthmann. *Berlin. klin. Wochensch.*, 4 avril 1887, n° 14, p. 236, et *Zeit. f. Geb. und Gyn.*, vol. 14, 1887, p. 264. Voir observat. 50.

ont porté sur dix malades de la clinique d'A. Martin. Il n'a trouvé de gonocoques que chez une seule et encore d'un seul côté. Ces gonocoques existaient dans le pus, mais non dans la paroi. Depuis, Ceppi (obs. 513) a trouvé des gonocoques dans le pus d'une pelvi-péritonite; Stemann (obs. 98) a constaté nettement leur existence dans une salpingite. Dans ce dernier cas, de même que dans celui d'Orthmann, les gonocoques existaient presqu'exclusivement d'un seul côté et du côté dont les lésions étaient les moins avancées, et probablement les moins anciennes. Clinton Cushing en a trouvé chez une même malade dans les deux trompes (obs. 17). Enfin Heller (1) a pu colorer une fois le gonocoque. Il est fort remarquable que le gonocoque de Neisser est presque le seul qu'on ait trouvé dans les trompes. Sur six cas où on a trouvé des micro-organismes, il figure six fois, et le septième est douteux. Bien que le gonocoque de Neisser soit très difficile à reconnaître; bien qu'on puisse confondre avec lui le staphylococcus aureus, le staphylococcus albus et un autre diplocoque blanc jaunâtre découvert par Bumm, les observations précédentes ont été faites avec trop de soin et par des microbiologistes trop expérimentés pour qu'on ait le droit de les mettre en doute. Mais ces faits sont réellement trop peu nombreux pour qu'on en puisse tirer une conclusion ferme.

On a cherché à éclairer la question par l'analyse des conditions dans lesquelles se développent les salpingites. Certains gynécologistes, frappés de voir qu'un grand nombre de ces affections survenaient chez des femmes qui avaient eu des enfants ou qui avaient fait des fausses couches, ont été conduits à penser que beaucoup devaient reconnaître pour cause l'infection puerpérale vulgaire. Buhl et E. Martin ont soutenu cette opinion. A. Martin (2) l'accepte, et d'autres gynécologistes également.

En 1887, M. Price (3) remarque que la plupart de ses malades sont en robuste santé; que ce sont généralement des femmes, qui ont eu un enfant, mais un seul, et dont l'accouchement a été suivi d'accidents pelviens. La même année M. Bouilly (4) élève des doutes sur la fréquence de l'origine blennorrhagique. « Cette étiologie, dit-il, me paraît plus rare que ne semble le croire mon collègue Pozzi,

(1) HELLER. 3e cong. de la Société allem. de gynécologie. Fribourg, 1889.
(2) A. MARTIN. *Traité cliniq. des mal. des femmes.* Trad. franç. Paris, 1889, p. 460.
(3) PRICE. *Am. Journ. of osbt.*, 1887, p. 186.
(4) BOUILLY. *Soc. de chir.*, 1er octobre 1887, p. 552.

et qu'on ne l'a dit à l'étranger. Les accidents du côté des trompes me paraissent surtout succéder à des formes atténuées de septicémie puerpérale, survenant après des accouchements à terme ou des avortements. Toutes les femmes que j'ai opérées sauf une avaient eu des grossesses arrivées à terme ou des avortements, et c'est après ces couches qu'elles faisaient débuter leurs accidents douloureux du côté du bas-ventre. » De même Munde (1) déclare que son expérience ne lui permet pas d'accepter les vues extrêmes de Nœggerath et qu'il ne croit pas que la blennorrhagie soit la principale source des inflammations des annexes et de la stérilité chez la femme.

La proportion des femmes atteintes de salpingites, qui ont eu des grossesses terminées par des accouchements ou des avortements, et qui font remonter leur maladie aux accidents post-puerpéraux est en effet considérable. Parmi les faits que j'ai rassemblés, il y a 103 observations où il est spécifié que les femmes ont eu ou n'ont pas eu d'enfants. Voici comment ils se répartissent :

37 femmes n'ont pas eu de grossesse ;

36 ont eu une grossesse (accouchement ou avortement) ;

30 ont eu plusieurs grossesses (2 à 19).

Deux tiers environ des malades ont eu des accouchements ou des avortements.

Alf. v. Rosthorn (2), qui a publié la statistique de la clinique de Chrobak donne les chiffres suivants. Sur 40 malades qui ont subi l'extirpation des annexes :

12 n'avaient jamais eu de grossesse ;

20 avaient eu un avortement ou un accouchement ;

8 en avaient eu plusieurs.

De ces faits, 14 pouvaient être rapportés à l'infection puerpérale ; 8 seulement étaient d'origine nettement blennorrhagique.

Le nombre des femmes qui ont eu des enfants est donc beaucoup plus considérable que celui des femmes stériles. Mais qu'en peut-on conclure au point de vue de la nature même des salpingites ? Absolument rien. En effet, il n'est pas douteux que des femmes stériles peuvent avoir des métrites infectieuses vulgaires à streptocoques ou à staphylocoques, non blennorrhagiques par conséquent. Et d'autre part les femmes qui ont eu des grossesses ne sont pas forcément indemnes de blennorrhagie. D'abord la blennorrhagie est souvent

(1) Munde. *Am. J. obst.*, 1888, p. 15 à 40, 136 à 155, p. 147.
(2) Alf. v. Rosthorn. *Archiv. f. Gynæk.*, vol. 36, 3 fasc., p. 337.

une cause d'avortement. En outre une blennorrhagie vaginale n'empêche pas toujours une grossesse d'arriver à terme, l'ophtalmie des nouveau-nés est là pour le prouver, et l'accouchement peut justement n'avoir d'autre rôle que d'ouvrir les organes génitaux internes à une blennorrhagie installée depuis longtemps dans le vagin. De sorte que les conditions étiologiques cliniquement appréciables ne peuvent pas nous renseigner avec exactitude sur la nature des salpingites.

Et même lorsqu'une blennorrhagie du vagin indiscutable coexiste avec une salpingite, est-on en droit de conclure à la nature blennorrhagique d'une affection tubaire ? En aucune façon. N'est-il pas à peu près démontré aujourd'hui que certaines affections qui viennent à l'occasion de la blennorrhagie, qu'on appelle blennorrhagiques, comme le rhumatisme par exemple, sont déterminées par des micro-organismes autres que le gonocoque. Il existe normalement dans le vagin des femmes saines des microbes en grand nombre. Winter (1) en a compté 27 espèces. Ces microbes sont dans un état de virulence atténuée, mais à l'occasion d'une blennorrhagie ils peuvent redevenir actifs : on sait en effet que la blennorrhagie en altérant les muqueuses ouvre presque toujours la porte à des infections secondaires. Bumm (2) qui admettait en 1887 que le rhumatisme blennorrhagique est dû à une de ces infections secondaires, prétendait que dans les trompes il n'y avait guère que la tuberculose qui pût se combiner à la blennorrhagie. Mais on ne voit pas pourquoi cette exception et depuis, en 1889, au congrès de Wurzburg, Gerheim (3) a soutenu que toutes les complications de la blennorrhagie (inflammations prostatiques, rhumatisme, péri et paramétrite, salpingite, etc.) sont toujours dues à des infections secondaires. Faut-il admettre cette doctrine exclusive et dire qu'il n'y a pas de salpingite blennorrhagique à proprement parler, que la blennorrhagie favorise seulement le développement de microbes pyogènes vulgaires. Cela serait sans doute exact pour les affections du tissu cellulaire, puisqu'on sait, depuis les travaux de Bumm, que les gonocoques ne vivent que sur les épithéliums cylindriques ou ceux qui leur ressemblent de très près, puisque Rinecker a expérimentalement démontré qu'injectés dans le tissu cellulaire, ils disparaissent sans laisser de traces. Mais pour les

(1) Winter. *Zeitch. f. Geb. und. Gynæk.*, XIV, 5.
(2) Bumm. *Arch. f. Gynæk.*, 1887, t. 31, p. 448.
(3) Gerheim. *Cent. f. Gynæk.*, 1889, p. 57.

trompes ce serait sans doute exagéré, puisqu'elles sont justement revêtues d'un épithélium cylindrique, et qu'on a trouvé dans des salpingites le gonocoque à l'état de pureté.

Du reste, il y a un fait d'anatomie pathologique, qui, sans avoir une valeur absolue, est cependant très en faveur de la nature blennorrhagique des salpingites, c'est l'intégrité habituelle de l'épithélium. En traitant de l'anatomie pathologique, j'ai insisté sur la persistance des cellules épithéliales et sur la rareté des lésions destructives même dans les affections tubaires très anciennes. Or on sait précisément que la blennorrhagie, par suite de l'affinité élective spéciale du gonocoque pour l'épithélium, ne produit guère que des lésions de surface. Mais cet argument n'est pas péremptoire, car il est probable que des microbes pyogènes vulgaires, streptocoques ou staphylocoques, dans un état de virulence atténuée pourraient produire les mêmes effets.

En somme les conclusions qu'on peut tirer de ce long débat, sont presque toutes négatives. Tout ce que nous savons exactement sur l'étiologie des salpingites ordinaires se borne à ceci :

1° Il existe des salpingites blennorrhagiques pures, puisqu'on y a trouvé le gonocoque de Neisser à l'état de pureté ;

2° Les salpingites ordinaires sont en général produites par des micro-organismes de virulence atténuée.

Quant à préciser soit le degré de fréquence des salpingites blennorrhagiques par rapport aux autres, soit leurs caractères anatomiques ou symptomatiques différentiels, cela est impossible dans l'état actuel de nos connaissances.

Si nous sommes peu renseignés sur la nature des salpingites qu se développent chez les femmes déflorées, nous le sommes peut-être moins encore sur celles qui surviennent parfois chez les vierges. On sait que les vaginites et les métrites ne sont pas très exceptionnelles chez les jeune filles. Giraldès (1) disait même qu'on les rencontrait assez souvent. Mais quelle leur est nature ? Une opinion assez en faveur, c'est que les vaginites de vierges sont de nature blennorrhagique. La contagion se ferait dans les familles ou dans les écoles, par les serviettes, les éponges, les bains. Il semble à peu près certain qu'on a observé des épidémies de vaginite blennorrhagique chez des jeunes filles et même chez des enfants.

(1) GIRALDÈS. Voir SEUVRE. Thèse de Paris, 1874, p. 47.

Johann C' Seri (1) dans une épidémie qu'il a étudiée a trouvé un coccus identique au gonocoque de Neisser. Mais dans une autre épidémie, E. Frænkel (2) croit avoir trouvé un microbe spécial. En somme nous ne savons pas si les vaginites des petites filles, avec les métrites et les salpingites qu'elles entraînent, sont causées par le gonocoque de Neisser, par les microbes pyogènes vulgaires, ou bien par un micro-organisme spécial. Du reste, les trois hypothèses peuvent être vraies à la fois.

Avant de passer à l'étude des conditions étiologiques qui peuvent favoriser l'infection des trompes, je veux dire quelques mots d'une variété de salpingites encore fort obscure, celles qui succèdent aux maladies générales infectieuses, fièvre typhoïde, scarlatine, variole, choléra. Tait croit à l'influence des fièvres éruptives sur les trompes, et pense qu'elles peuvent déterminer un arrêt de développement des organes génitaux internes : ultérieurement, les organes imparfaitement développés étant plus exposés à devenir malades, l'inflammation aurait plus de tendance à atteindre ces trompes. Il est bien difficile de préciser le rôle des fièvres éruptives sur le développement des trompes et quand on voit une salpingite survenir chez une jeune fille 10 ans après une fièvre typhoïde comme dans le cas de Sims (obs. 175), le rôle de cette fièvre typhoïde est bien obscur. Ce n'est pas du reste de ces cas-là que je veux parler. La question qui se pose est la suivante : Y a-t-il des salpingites critiques ? Les maladies générales infectieuses peuvent-elles produire des affections tubaires ? Les suppurations à la suite des scarlatines sont fréquentes. Les abcès musculaires, les périostites de la fièvre typhoïde sont bien connues aujourd'hui. Existe-t-il quelque chose d'analogue du côté des trompes ? On sait bien que les maladies infectieuses peuvent frapper l'ovaire ; certaines même le font avec une sorte de prédilection, comme les oreillons. Mais pour les trompes, on a peu de renseignements.

Eastmann (3) dit avoir vu plusieurs cas de salpingites qu'on pouvait rattacher à des scarlatines. Mon ami Walther a eu l'obligeance de me communiquer un fait fort remarquable, dans lequel les symp-

(1) Johann C'Seri. Zur Ætiologie der infectiosen Vulvo-vaginitis bei Kindern, *Wiener. med. Wochensch.*, 1885.

(2) Frænkel. Bericht ueber eine bei Kindern beobachteten Endemie infectioser Kolpitis. *Virchow's Archiv.*, février 1885.

(3) F. Eastmann. *Am. J. of obst.*, 1888, p. 916.

tômes de salpingite ont éclaté dans le décours d'une variole chez une femme, antérieurement très bien portante,

Malheureusement ces faits manquent de netteté. On peut toujours se demander si la maladie générale, en affaiblissant l'organisme, n'a pas tout simplement permis à une métrite antérieure vulgaire et méconnue de se propager aux trompes ; si même il ne s'agit pas simplement de salpingites anciennes latentes, qui sont devenues aiguës à l'occasion de l'affaiblissement général. En somme, s'il n'y a aucune raison de rejeter a priori l'existence des salpingites véritablement critiques, c'est-à-dire causées par le microbe même de la maladie générale, il faut reconnaître qu'il n'existe jusqu'à présent aucun fait démontrant indubitablement leur existence.

J'arrive maintenant à l'étude des circonstances qui peuvent favoriser la propagation de l'inflammation de l'utérus aux trompes. Dans leur ensemble elles sont mal connues. Le degré de virulence de l'infection, le degré de résistance des tissus jouent un rôle considérable. C'est là ce qui fait que certaines métrites peuvent durer des années sans dépasser l'utérus, tandis que d'autres envahissent d'emblée les trompes. Mais les degrés de virulence ou de résistance des tissus ne peuvent être exactement appréciés en clinique. C'est tout au plus si nous pouvons analyser quelques autres conditions bien plus grossières et sans doute de moindre importance.

Dans quelques cas, ce sont des manœuvres chirurgicales portant sur l'utérus, qui ont été l'occasion du développement de la salpingite. J'ai relevé cinq cas de ce genre. Dans le fait de Polk, c'est à la suite d'un cathétérisme utérin que la salpingite s'est développée. Il n'y avait pas de métrite antérieure, et Polk (obs. 225) qui pratiquait le cathétérisme pour vérifier la situation de l'utérus après une opération d'Alexander, pense qu'il a infecté sa malade parce que son hystéromètre était en partie dénickelé et par suite plus difficile à nettoyer. Dans les autres cas, il y avait un degré plus ou moins accentué de métrite, et il est difficile de dire si l'intervention chirurgicale a causé une nouvelle infection, ou bien si elle n'a fait que donner un coup de fouet à l'ancienne. Cette intervention a été une fois un cathétérisme (obs. 166) ; une fois une injection intra-utérine (obs. 224) ; une fois un curettage fait sans précautions antiseptiques (obs. 87). Enfin dans le cinquième cas, qui est de Picqué (1), la sal-

(1) Picqué. *Bullet. et mém. de la Soc. de chir.*, 5 décembre 1888, p. 936.

pingite a débuté à la suite de violentes manœuvres intra-utérines pratiquées pour réduire une rétroflexion adhérente. Les faits de cet ordre sont aujourd'hui fort rares, et il faut espérer qu'ils le deviendront plus encore, mais ils ont été bien plus fréquents. Il me suffira de rappeler les accidents terribles qui ont été autrefois déterminés par l'hystéromètre et qui en avaient fait proscrire l'emploi.

On sait combien la puerpéralité prédispose aux inflammations des lymphatiques pelviens en altérant la muqueuse de l'utérus. En est-il de même pour les trompes ? Ces organes présentent-ils au moment de la parturition quelque modification de structure, qui les rende plus accessibles aux agents infectieux ? Cela ne paraît pas être. A. Cuzzi (1) a eu l'occasion d'examiner deux trompes enlevées à la fin de la grossesse avec l'utérus par la méthode de Porro. Il a constaté au microscope que la paroi avait sa structure et son épaisseur normales, que l'épithélium vibratile était partout intact; en un mot qu'il n'existait aucune modification. Il est donc probable que les trompes ne présentent pendant la puerpéralité aucune susceptibilité spéciale.

Tait et Freund pensent (je l'ai déjà dit) que les trompes incomplètement développées sont particulièrement exposées à devenir malades. Ce serait surtout la rétention partielle des produits sécrétés par les trompes qui favoriserait l'infection.

De même l'écoulement incomplet des liquides sécrétés dans un utérus malade est peut-être la cause accidentelle la plus active de l'extension de la maladie aux trompes. Gil Wylie (2), puis Doléris (3) ont indiqué ce fait. Monprofit (4) l'étudie sous le nom de drainage défectueux de l'utérus. Une des causes les plus fréquentes, capables de gêner l'écoulement des produits de sécrétion de l'utérus, ce sont les déviations utérines et particulièrement les flexions. Au niveau de l'angle de coudure, la cavité est aplatie, et son calibre est d'autant diminué. Il en résulte que les liquides, excrétés ou sécrétés dans la cavité du corps, éprouvent une difficulté plus ou moins considérable à s'écouler vers le col. Toutefois cette question est fort complexe. La métrite qui engendre les salpingites joue un rôle dans la production de la déviation utérine, qui réagit secondairement sur elle, et d'autre part, les salpingites et les péritonites peuvent

(1) A. Cuzzi. *Il Morgagni*, juin 1887.
(2) Gil Wylie. *Medical record*, 24 janv. 1885.
(3) Doléris. *Nouv. archiv. d'obstét.*, 1887.
(4) Monprofit. Thèse 1888, p. 43.

aussi réagir sur l'utérus et l'entraîner en position vicieuse. L'influence réciproque de la métrite, des salpingites, de la déviation les unes sur les autres est singulièrement difficile à apprécier : et je ne sais pas si l'on est très autorisé à conclure avec Monprofit « que dans les cas de déviations anciennes d'utérus atteint de métrite chronique, les tubo-ovarites sont secondaires, et que dans les cas d'infection aiguë, la déviation utérine est au contraire consécutive aux lésions des annexes ».

Viennent ensuite, comme cause d'oblitération du canal utérin, les tumeurs de l'utérus lui-même : le cancer, qui agit surtout comme cause d'infection lorsqu'il est ulcéré, et les fibro-myômes qui rétrécissent et déforment la cavité de l'utérus, et dans certains cas l'orifice même des trompes.

OVARITES

Anatomie pathologique. Classification.

Les ovarites sont encore aujourd'hui très mal connues. Je n'étudierai pas toutes leurs formes avec les mêmes détails, car il en est, qui bien qu'assez fréquemment associées aux suppurations des organes génitaux internes, sont cependant de tout autre nature et ont peut-être plus de rapports avec les tumeurs qu'avec les inflammations.

Les ovarites peuvent, il me semble, être divisées en deux grandes classes; les unes nettement infectieuses se terminent souvent par suppuration ; leur expression la mieux caractérisée est l'abcès de l'ovaire; les autres, de nature inconnue, produisent des altérations de structure sans tendance à la formation du pus. On pourrait, faute de mieux, les appeler *ovarites simples* pour les opposer aux *ovarites infectieuses*.

Ovarites simples. — Les lésions semblent pouvoir débuter soit par l'élément noble de l'organe, le parenchyme, les follicules, soit par le tissu conjonctif interposé. De là, la distinction en *ovarites parenchymateuse* et *folliculaire*. Cette distinction n'est pas admise par tous les auteurs. Gallard (1) l'a repoussée: il admettait que tous les tissus de l'ovaire étaient frappés simultanément. Mais il avait surtout en vue les formes inflammatoires franches. Nagel (2) rejette également la distinction en ovarite folliculaire et ovarite interstitielle. Pour lui c'est par le tissu conjonctif que les lésions débutent: « l'ovarite interstitielle est le substratum de l'ovarite chronique », les lésions des follicules ne sont que secondaires. Au contraire pour Jacobi (3), c'est l'ovarite parenchymateuse qui est la forme typique. Il la considère comme absolument homologue de la métrite mens-

(1) Gallard. *France médicale*, 3 et 5 décembre 1885.

(2) Nagel. Beitrag zur Anatomie gesunder und kranker Ovarien. *Archiv. f. Gynæk.*, t. 31, p. 327, 1887.

(3) Jacobi. The ovarian complication of endometritis. *Am. Journ. of obst.*, 1886, p. 352.

truelle et ayant pour origine une subinvolution des tissus reproductifs. Il admet cependant que les lésions peuvent commencer dans la partie médullaire par extension de la maladie utérine le long des plexus utéro-ovariens. C'est surtout Slavjansky, qui a établi la division en ovarite interstitielle et ovarite parenchymateuse.

Dans l'ovarite interstitielle on trouve au début l'ovaire gros et comme œdémateux. La partie médullaire est congestionnée ; le tissu cellulaire est infiltré de sérosité ; les vaisseaux, dilatés et engorgés, sont entourés d'amas cellulaires qui infiltrent le stroma. Ils peuvent se rompre et il se forme alors de petites hémorrhagies interstitielles, sorte d'apoplexies de l'ovaire. Au début la couche corticale est intacte, les follicules ne sont pas altérés. Cette phase en quelque sorte aiguë peut être atténuée, ou même manquer complètement. Les lésions s'installent d'une façon tout à fait insidieuse. Le tissu conjonctif, augmenté par hyperplasie, tend à se rétracter. Les follicules, comme étranglés s'altèrent. Quelques-uns subissent peut-être la dilatation kystique: la plupart dégénèrent et l'affection, si elle ne s'arrête pas à l'un de ses stades pour rétrocéder ensuite, se termine par l'atrophie de l'organe, qui est en quelque sorte transformé en un noyau fibreux.

Dans l'ovarite parenchymateuse, au début, on ne constate à l'œil nu presque aucun changement. C'est tout au plus s'il existe un certain degré d'hyperhémie, dit Slavjansky. Au microscope, on trouve des lésions surtout accentuées dans la couche corticale. Les cellules épithéliales de l'ovisac sont en état de tuméfaction trouble. L'œuf d'abord intact s'altère ensuite. Dans les formes plus accentuées, tous les follicules sont pris ; la membrane granuleuse de chaque follicule est détruite. Le liquide du follicule, épaissi par les débris cellulaires, devient trouble et prend l'aspect du pus. Mais jamais dans ces cas Slavjansky n'a vu de pus véritable.

Quand les lésions sont arrivées à ce degré, le tissu cellulaire est toujours envahi. Il se produit des rétractions irrégulières qui déforment l'organe. En certains points des brides l'étranglent, tandis qu'à côté des follicules hypertrophiés et devenus kystiques forment des bosselures, qui atteignent le volume d'un pois ou d'une petite noisette. Le liquide de ces petits kystes est tantôt transparent et séreux, tantôt puriforme, tantôt hématique, car les apoplexies qui peuvent se produire dans le tissu cellulaire, sont peut-être plus fréquentes dans les follicules.

Est-ce cette ovarite parenchymateuse qui conduit à la formation connue sous le nom d'ovaire à petits kystes, et qui est caractérisée « par la dégénérescence microcystique des follicules avec prolifération et sclérose du stroma interfolliculaire, par l'épaississement néomembraneux de l'albuginée, la rétraction et l'atrophie du parenchyme, par des dilatations vasculaires et la formation de petits foyers hémorrhagiques (1) ? » Cela me paraît très vraisemblable. Dans ces cas l'ovaire peut atteindre la dimension d'une orange. Il a la forme d'une masse irrégulière, bosselée, sur laquelle on distingue les saillies transparentes et bleuâtres des kystes folliculaires.

Ovarites infectieuses. — Celles-ci doivent également être divisées en ovarites folliculaires et ovarites parenchymateuses.

L'ovarite infectieuse folliculaire reconnaît surtout pour cause les maladies infectieuses. C'est le follicule de Graaf qui est frappé d'abord, l'œuf lui-même ne s'altère qu'ensuite. L'évolution peut se faire suivant deux types différents. Dans certains cas, le follicule s'atrophie simplement et il ne reste à sa place qu'une petite cicatrice. La gravité de cette variété est cependant considérable, puisqu'elle entraîne une perte plus ou moins complète de la fonction. Dans d'autres cas, les follicules malades suppurent. « Sur la coupe (2) on aperçoit un semis cohérent de petits points abcédés. Ces collections purulentes miliaires sont séparées les unes des autres par du tissu interstitiel vivement congestionné. En certains points et notamment au-dessous de l'enveloppe ovarienne, on rencontre des abcès d'un volume plus considérable, résultant probablement de la fusion de deux ou plusieurs abcès miliaires. » Dans certains follicules qui ne sont pas encore abcédés, le microscope révèle les signes d'une inflammation commençante. Quelle est l'évolution ultérieure de cette ovarite folliculaire infectieuse ? Peut-elle guérir sans évacuation du pus ; on l'ignore. Les follicules suppurés peuvent-ils devenir confluents de manière à former les grands abcès de l'ovaire ? On ne le sait pas davantage.

Dans l'ovarite interstitielle infectieuse, les lésions débutent par le stroma dans la partie médullaire. Elles sont nettement de nature inflammatoire. Dans les formes graves d'infection puerpérale, l'o-

(1) A. Martin. *Traité clinique des maladies des femmes.* Traduct. française. Paris, 1889, p. 544. — Martin ajoute : « et à l'occasion de petits abcès ». Je crois que les abcès reconnaissent une autre origine, et ne font pas partie du même processus.

(2) Darolles. *Annales de gynécol.* t. VI, 1876, p. 423.

vaire est rapidement transformé en une bouillie puriforme où le sang se mélange au tissu cellulaire sphacélé. Dans les cas moins graves, au début, le tissu conjonctif est infiltré de cellules embryonnaires et de sérosité. Il peut exister plusieurs centres inflammatoires qui suppurent chacun pour leur compte. Dans un cas de Lieutaud (obs. 357) où l'ovaire avait le volume du poing, il existait ainsi plusieurs abcès séparés. Le plus souvent ces petits abcès s'ouvrent les uns dans les autres de manière à ne plus former qu'une seule cavité. L'ovaire est alors transformé en une coque pleine de pus. Il peut atteindre un volume assez considérable. Dans une observation de Cullingworth (obs. 352), il mesurait 12 centimètres dans sa plus grande circonférence, et 9 dans sa plus petite. On a même signalé des cas où la tumeur avait atteint un volume plus considérable, mais ils sont sujets à caution ; on peut toujours penser qu'il s'agissait de petits kystes suppurés.

Au point de vue des suppurations pelviennes, ce sont les abcès de l'ovaire qui présentent le plus d'intérêt, et il faut étudier leurs rapports et leur évolution.

Leurs rapports sont fort intéressants et très particuliers. J'ai longuement discuté la question de savoir si les trompes peuvent dédoubler les deux lames du ligament large et pénétrer dans leur épaisseur, et j'ai conclu pour la négative. Pour les abcès de l'ovaire, il n'y a pas d'hésitation possible. Ils ont une tendance toute spéciale à dédoubler le mésovaire et à s'insinuer dans l'épaisseur du ligament : souvent même ils l'infiltrent complètement de manière à donner absolument l'apparence d'un phlegmon. Il y a une connexion étroite entre les grands abcès de l'ovaire et les phlegmons, non seulement parce qu'ils peuvent amener de véritables phlegmons en se propageant au tissu cellulaire, mais encore parce qu'ils ont la même origine et qu'ils reconnaissent la même pathogénie que ces phlegmons. J'y reviendrai plus loin.

Dans les cas d'abcès, l'ovaire est généralement revêtu de fausses membranes superposées, mais elles ne sont pas toujours très épaisses. Le péritoine est quelquefois altéré et on trouve parfois au voisinage des abcès de petites collections séreuses enkystées par des adhérences. Mais d'une manière générale, il me semble que les altérations du péritoine sont moins habituelles dans les cas d'abcès de l'ovaire, lorsqu'ils existent seuls, que dans les cas de salpingite. De même les adhérences sont moins fréquentes. Celles qu'on rencontre le plus souvent, se font à droite avec le cæcum ou l'appendice vermiforme, à gauche avec l'S iliaque. Il suffit de se rappeler les rapports du ligament suspenseur de l'ovaire avec ces organes pour avoir l'explication de ces faits.

C'est sans doute en raison de la rareté des adhérences, et de la parcimonie de la réaction péritonéale que les abcès de l'ovaire ont une tendance toute spéciale à s'ouvrir dans le péritoine pour y déterminer des péritonites généralisées. Ce point me paraît ressortir très nettement des faits que j'ai collectés. J'ai relevé 48 faits d'abcès de l'ovaire, 48 faits dans lesquels les lésions de la trompe étaient nulles ou insignifiantes et celles de l'ovaire nettement prédominantes. Sur ces 48 faits, il y a un cas douteux, 6 trouvailles d'autopsie, 13 cas qui ont été opérés, il ne reste donc que 28 ovarites suppurées, qui ont pu librement évoluer. De ces 28, 20 se sont terminées par rupture dans le péritoine. Je ne veux pas dire que ces chiffres donnent la proportion exacte des ruptures intra-péritonéales des abcès de l'ovaire. Sans doute les cas d'ouverture dans le péritoine ont plus de chances d'être connus par l'autopsie et publiés que les autres. Cependant, sans avoir une précision qu'on ne peut exiger en pareille matière, ces chiffres montrent que les abcès de l'ovaire sont particulièrement exposés à s'ouvrir dans le péritoine.

Ce n'est pas seulement dans le péritoine que les abcès de l'ovaire s'ouvrent spontanément. Leur pus peut se faire jour soit directement à la paroi abdominale, soit dans les viscères creux du petit bassin. L'ouverture à la paroi abdominale est très exceptionnelle : je dirais même volontiers qu'elle est problématique pour les véritables abcès de l'ovaire. Dans le plus grand nombre des cas signalés, il s'agissait sans doute de kystes suppurés, ou bien d'abcès ayant envahi le ligament large et évolué comme des phlegmons. Le seul cas d'ouverture à la paroi de véritable abcès de l'ovaire que je puisse citer manque de netteté. Il a été communiqué par Czempin à la Société gynécologique de Berlin (obs. 338). La malade fut opérée par Martin. Un an avant l'opération un foyer purulent s'était ouvert à la partie inférieure droite du bas-ventre. Lors de l'opération, on trouva une adhérence de l'ovaire au point de la paroi abdominale où s'était faite l'ouverture. Les ovaires contenaient encore plusieurs petits abcès dont l'un paraissait s'être vidé.

Des ouvertures dans les viscères, celles qui se font dans le rectum sont les plus fréquentes. On en trouvera cinq exemples dans les observations (obs. 342 à 346). Ils peuvent également s'ouvrir dans l'S iliaque : ce qui n'a rien de surprenant en raison des adhérences fréquentes des ovaires enflammés avec cet organe (obs. 341). Les ouvertures dans le vagin sont plus rares. Je n'en ai trouvé que deux cas (obs. 339-340). Dans l'un des deux (obs. 340), l'abcès s'était ouvert simultanément dans le vagin et le rectum. Ces chiffres pourraient faire penser que les ouvertures dans le vagin sont tout à fait exceptionnelles. Je ne crois pas qu'il en soit ainsi. La rareté des observations précises vient probablement de ce que beaucoup de ces abcès ouverts dans le vagin guérissent et ne sont pas exactement diagnostiqués. Au contraire, l'évacuation par la vessie me paraît réellement exceptionnelle bien que certains auteurs la croient fréquente (1). Je pense qu'un abcès de l'ovaire ne peut guère s'ouvrir dans la vessie que lorsqu'il s'est compliqué de phlegmon du ligament large. Hors ce cas, l'ouverture d'un véritable abcès de l'ovaire dans la vessie me paraît à peu près impossible et je n'en ai pas rencontré d'exemple. J'ai déjà suffisamment parlé de l'ouverture des abcès de l'ovaire dans les trompes en étudiant le mode de formation des kystes tubo-ovariens.

A côté de ces abcès, qui ont une certaine tendance à s'ouvrir spontanément, il en est d'autres qui paraissent plus disposés à s'enkyster. La paroi s'épaissit de plus en plus par adjonction de fausses membranes, et peut-être par hyperplasie du tissu conjonctif. Cette forme a une certaine importance car la poche devenue rigide ne peut plus s'affaisser et ces abcès n'ont presqu'aucune chance de guérir par la simple ouverture.

C'est dans ce groupe des ovarites infectieuses, qu'il convient de ranger les ovarites syphilitiques et tuberculeuses.

Les ovarites syphilitiques sont fort mal connues. Je n'en ai relevé qu'un cas, encore est-il bien problématique (obs. 343). A l'autopsie d'une femme qui avait présenté plusieurs attaques de péritonite, on trouva, outre une pneumonie, des altérations syphilitiques du foie. L'ovaire droit était transformé en une poche fibreuse à surface interne tapissée de débris de matière caséiforme communiquant avec le rectum ; l'ovaire gauche en une masse de tissu fibreux. Lecourtois qui a présenté l'observation à la Société anatomique, se demande s'il ne s'agissait pas d'une gomme suppurée de l'ovaire droit et d'une gomme fibro-plastique de l'ovaire gauche.

(1) Voir MARTIN. *Traité clin. des mal. des femmes*. Trad. franc., p. 543.

La tuberculose des ovaires est moins exceptionnelle. Brouardel (1) et Vermeil (2) la considèrent comme très fréquente. Daurios (3), sur 72 observations de tuberculose génitale, compte 12 cas de lésions tuberculeuses des ovaires.

Il est très rare qu'on puisse surprendre les lésions tuberculeuses des ovaires à leur début. Mayor (4) a pu constater l'existence de granulations tuberculeuses. Vermeil (5) a vu de petits noyaux parenchymateux gros comme des pois. En général, comme le fait remarquer Brissaud (6), quand un foyer caséeux envahit l'ovaire, il se produit autour de lui une inflammation très vive, et rapidement l'ovaire est transformé en un kyste purulent, dans lequel ni l'œil nu, ni le microscope ne peuvent reconnaître l'origine tuberculeuse des lésions.

§ II. — Étiologie et pathogénie.

C'est surtout pour ces questions obscures d'étiologie et de pathogénie que la division, que j'ai essayé d'établir en ovarites simples et ovarites infectieuses, est importante.

Ovarites simples. — Les lésions que j'ai sommairement décrites pour les formes parenchymateuses et interstitielles, sont telles qu'on peut, sinon affirmer, du moins très rationnellement supposer qu'elles ne sont pas de nature infectieuse. Je pense qu'elles ont surtout une origine mécanique, et qu'elles sont déterminées par des troubles vasculaires.

Ces troubles vasculaires sont souvent amenés par des affections des autres organes génitaux internes, par la métrite et la salpingite, mais ils peuvent aussi être déterminés par des causes physiologiques, lorsque l'action de ces causes est répétée et exagérée. C'est ainsi qu'on peut faire intervenir les conditions de l'éducation des jeunes filles, trop longtemps assises dans des attitudes vicieuses. Tait attribue une grande importance à cet ordre de faits. On peut incriminer encore et surtout les grossesses rapprochées et répétées, les excitations sexuelles exagérées, et peut-être, comme le

(1) Brouardel. Th. de 1865.
(2) Vermeil. Th. de 1880.
(3) Daurios. Th. de 1889, p. 86.
(4) Mayor, cité par Daurios. Thèse de 1889, p. 87.
(5) Vermeil. Th. de 1880, p. 92.
(6) Brissaud. Étude sur les tuberculoses locales. *Arch. de méd.*, 1880, t. II, p. 129.

soutient Martin, la perversion des appétits sexuels. C'est dans ce sens qu'il faut accepter l'ovarite primitive qui a été étudiée par Dalché (1) et qui est également admise par Prochownick (2). Dans les faits qu'il a rapportés, Dalché cite plusieurs ovarites nettement infectieuses. Je crois que pour ces cas, son interprétation est vicieuse. Toutes les ovarites infectieuses sont secondaires à des maladies générales, ou à des affections utérines. Mais parmi les ovarites simples, il en est qui existent sans autres lésions concomitantes des organes génitaux et qui par suite doivent être considérées comme réellement primitives.

En outre de ces congestions actives qui sont dues soit aux métrites, soit aux causes physiologiques que j'ai énumérées, il en est qui sont plutôt passives ; ce sont celles qui sont dues au varicocèle du plexus utéro-ovarien (3) et aux tumeurs pelviennes. Parmi ces tumeurs, il faut compter les kystes du ligament large et surtout les fibro-myômes. Pour ces derniers, il est difficile de faire la part de la congestion active et de la congestion passive, car on sait qu'ils sont fréquemment le siège de fluxions considérables.

Enfin parmi les troubles mécaniques, capables d'engendrer des ovarites simples, je crois qu'il faut attacher une grande importance aux dépôts pseudo-membraneux qui encapsulent en quelque sorte l'ovaire à la suite des salpingites ou des péritonites localisées. Nagel (4) considère cette cause comme fréquente et Bulius (5) y a insisté à juste titre. Dans un ovaire ainsi enserré par des fausses ou des néomembranes, d'une part la circulation est fortement troublée, d'autre part l'évolution régulière des follicules est rendue impossible. Ces derniers ne peuvent pas se rompre; quoi d'étonnant alors à ce qu'ils deviennent kystiques ? Cette cause évidemment n'est pas la seule des ovarites folliculaires simples, mais je crois qu'elle est puissante et fréquente.

Je ne fais que mentionner parmi les causes de ces ovarites les empoisonnements métalliques, par le phosphore, l'arsenic et le mercure, qui sont indiqués par Slavjanski.

En résumé, je comprends ainsi la pathogénie des ovarites simples.

(1) Dalché de Desplanels. De l'ovarite. Th. de 1885.
(2) Prochownick. Beitrage zur Castrationfrage. *Arch. f. Gynæk.*, vol. XXIX, 2e fasc.
(3) Palmer Dudley. *N. Y. med. Journ.*, 1888, p. 179.
(4) Nagel. *Archiv. f. Gynæk.*, t. XXXI, p. 337, 1887.
(5) Bulius. Cong. de Fribourg en Brisgau, juin 1889.

Les congestions actives dues soit aux métrites ou aux salpingites, soit aux mauvaises conditions hygiéniques, ou aux excitations sexuelles exagérées, les congestions plutôt passives causées par les tumeurs ou par l'encapsulement de l'ovaire sont la cause du mal. L'ovarite, dès qu'elle a débuté, entretient à son tour l'état congestif et ainsi se trouve réalisé un cercle vicieux, qui de degré en degré peut conduire à la destruction complète de l'ovaire (1).

On peut se demander si de telles lésions méritent vraiment le nom d'ovarite, qui éveille l'idée d'une affection inflammatoire. Hegar s'est toujours refusé à qualifier la dégénérescence microcystique des follicules, l'état que Trélat a proposé d'appeler « ovaire à petits kystes » du nom d'ovarite chronique. Il est vrai que cette dernière forme en particulier rappelle singulièrement ce qui se passe dans certaines tumeurs et qu'on est tenté de la rapprocher de ces néoplasmes encore mal connus qu'on désigne généralement sous le nom de « maladies kystiques » (2).

Dans l'état actuel de nos connaissances, on n'est pas en droit d'établir un rapprochement complet entre l'ovaire à petits kystes et les maladies kystiques. On sait, depuis les travaux de Malassez, que la maladie kystique des maxillaires prend naissance non pas dans des organes complètement développés, mais bien dans des débris épithéliaux embryonnaires qui ont été pour ainsi dire inutilisés dans le développement. Pour la maladie kystique du testicule, le même fait est bien près d'être démontré, et on tend à admettre que ce sont également des débris épithéliaux restés entre les tubes séminifères qui sont l'origine du mal. Dans la mamelle, ce ne sont pas non plus des acini préexistants qui deviennent kystiques, puisque ces acini n'existent pas normalement en dehors de la lactation. Il y a donc d'abord néoformation d'organes de nature glandulaire, et la transformation kystique n'est que secondaire. Dans l'ovaire, on n'observe rien de pareil, puisque ce sont les follicules eux-mêmes qui deviennent kystiques.

Il est possible qu'il y ait eu erreur d'interprétation de la part des histologistes, et qu'on arrive à démontrer un jour que les kystes prennent naissance dans des débris des tubes de Pfluger et

(1) Conzette, dans une thèse récente (Contribution à l'étude des ovaires à petits kystes. Paris, 1890), arrive à des conclusions analogues.

(2) M. Pozzi a proposé d'appeler cette affection, maladie kystique de l'ovaire. (*Annales de gynécologie et d'obstétrique*, avril 1890, p. 254.)

non dans des follicules de de Graaf. Mais pour le moment cette démonstration n'est pas faite : c'est pourquoi je dis que dans l'état actuel de nos connaissances, on n'est pas autorisé à assimiler l'ovaire à petits kystes aux maladies kystiques.

Est-ce à dire que l'expression d'ovarite soit parfaitement exacte. Je ne le crois pas ; car les lésions, dans la forme interstitielle aussi bien que dans la forme parenchymateuse, n'ont aucun caractère inflammatoire. Si je l'ai employée, c'est à défaut de dénomination meilleure.

Ovarites infectieuses. — Au contraire des ovarites simples, qui peuvent être primitives, les ovarites infectieuses sont toujours secondaires. Deux grands ordres de cause les engendrent, ce sont les maladies générales, et les métrites. Les premières frappent surtout le follicule, les secondes surtout le tissu conjonctif médullaire.

Les ovarites folliculaires des maladies infectieuses sont mal connues et elles n'ont que peu d'intérêt au point de vue chirurgical. Scanzoni (1) avait déjà signalé chez une femme morte de pneumonie un cas d'abcès multiples dont le plus gros avait le volume d'une fève. En dehors de la pneumonie et du choléra, les fièvres éruptives paraissent fournir le plus fort contingent d'ovarites folliculaires. Lebedinski (2) les a particulièrement étudiées dans la scarlatine.

Les ovarites véritablement chirurgicales sont celles qui sont déterminées par les métrites ; ce sont les ovarites parenchymateuses suppurées qui forment les grands abcès de l'ovaire. La plupart des auteurs ont admis que ces ovarites suppurées étaient consécutives aux lésions tubaires. Je ne crois pas que cette manière de voir soit exacte. Ces abcès de l'ovaire occupent le centre de l'organe ; la cavité purulente est formée d'une poche souvent fort épaisse, constituée en partie par le tissu cortical de l'ovaire, en partie par les dépôts néomembraneux. Il est singulièrement difficile de comprendre comment les agents infectieux versés par le pavillon des trompes à la surface de l'ovaire pourraient, sans altérer les parties périphériques, pénétrer jusque dans sa partie médullaire pour y déterminer des abcès.

Faut-il admettre que les lymphatiques ovariens viennent s'ouvrir

(1) SCANZONI. P. 335.
(2) LEBEDINSKI. Ovarieu bei Scarlach. *Cent f. Ggyn.*, 1876, p. 110.

dans le péritoine et ont servi de chemin aux micro-organismes venus des trompes ? Beaucoup d'histologistes admettent que les lymphatiques s'ouvrent directement dans le péritoine. Mais si le fait est important au point de vue physiologique, il ne paraît pas avoir de grandes conséquences pathologiques. Je ne crois pas qu'on ait jamais vu de lymphangites ou des phlegmons pelviens directement engendrés par des péritonites. Et quand cela serait, il resterait toujours à expliquer comment ces abcès sont d'abord isolés du péritoine par une épaisseur considérable de tissus peu ou pas altérés, comment le péritoine est parfaitement indemne dans certains cas. Cet argument, bien que tout rationnel, n'en a pas moins une grande importance.

Les faits ne sont pas moins explicites. D'abord, lorsqu'il existe des lésions des trompes, celles-ci ne sont pas toujours de même nature que les lésions de l'ovaire. Comme le dit F. Imlach (1), « il ne faut pas croire que les ovaires hématocystiques se rencontrent toujours avec les hématosalpinx, les ovaires hydrocystiques avec les hydrosalpinx, et les ovaires pyocystiques avec les pyosalpinx : cela est fréquent, mais les exceptions sont nombreuses ». On peut en voir des exemples dans mes tableaux. Dans un fait de Schramm (obs. 330), l'ovaire renferme du pus, la trompe correspondante de la sérosité. Dans un autre fait de Rémy, on trouve du côté droit une apoplexie de l'ovaire en même temps qu'une pyosalpingite.

En outre, et c'est surtout l'argument capital, on peut rencontrer des ovarites suppurées avec des trompes parfaitement saines. Dans le cas de Semple (obs. 363) l'ovaire est seul malade. Dans le cas de Rémy déjà cité, du côté gauche, l'ovaire gros comme un petit œuf de poule est rempli de pus, la trompe correspondante n'est pas altérée. Je ne ferai que mentionner les observations 319, 333, 334, 339, etc., qu'on peut consulter plus loin. S'il est bien démontré que les abcès de l'ovaire peuvent exister sans lésions concomitantes des trompes, on ne peut pas raisonnablement supposer que les salpingites en soient la condition pathogénique nécessaire. Admettre avec Tait (2) que l'inflammation, pour aller s'abattre sur l'ovaire, peut traverser la trompe sans y laisser aucun indice de sa présence, est singulièrement hypothétique.

Quelle est donc la pathogénie des abcès de l'ovaire ? Du moment

(1) Imlach. *Liverpool Med. Chir. jour.*, 1886, p. 192.
(2) L. Tait. P. 132.

que l'infection ne se fait pas par la face libre péritonéale, il faut qu'elle se fasse par le bord adhérent, par le tissu conjonctif ; c'est-à-dire que la voie d'infection est représentée par les lymphatiques. Cette théorie, que M. Quénu indique dans la discussion de 1888 à la Société de chirurgie, me paraît clairement démontrée par les faits, où on trouve, en même temps qu'un abcès de l'ovaire, des lymphangites du ligament large. Dans le fait de Bourdon (obs. 348) on trouve du côté gauche l'abcès de l'ovaire et le phlegmon confondus, du côté droit plusieurs petits foyers purulents dans le ligament large et dans l'ovaire. Dans le cas de Kommerel (obs. 335), il existe simultanément un abcès de l'ovaire gauche, et des abcès lymphangitiques dans le ligament large du même côté.

En somme, je pense que les salpingites et les ovarites interstitielles infectieuses reconnaissent une seule et même étiologie, la métrite. Mais la pathogénie des deux affections est différente. Les salpingites sont produites par la propagation de l'inflammation le long du canal muqueux, les ovarites sont dues au transport par les voies lymphatiques des agents pathogènes. On trouve une preuve saisissante de cette dualité dans l'observation de Rémy (obs. 362) : du côté gauche l'ovaire est plein de pus et la trompe est saine, du côté droit il existe une pyosalpingite et l'ovaire renferme un petit caillot.

Au point de vue de l'étiologie j'ai déjà dit que c'est la métrite qui engendre l'ovarite ; dans quelques cas, comme pour les salpingites, l'infection a été produite par un traumatisme chirurgical. Dans le cas de Kommerel (obs 335) la lymphangite et l'ovarite se sont nettement produites après un curettage.

La question la plus intéressante serait de savoir quels sont les agents pathogènes qui déterminent les abcès de l'ovaire. Il est incontestable que ces abcès surviennent souvent dans le cours de la blennorrhagie. Ce fait est très anciennement connu, puisque Panaroli en avait déjà publié un exemple, et que Requin raconte avoir vu plusieurs fois l'ovarite survenir pendant la blennorrhagie (1). Mais la coïncidence de l'ovarite et de la blennorrhagie ne prouve peut-être pas qu'il y ait une ovarite réellement blennorrhagique. Comme il est démontré aujourd'hui, et j'ai déjà insisté sur ce point à propos des salpingites, que le gonocoque de Neisser ne vit que sur les épi-

(1) Voir Thèse de SATIS, Paris, 1847, p. 16.

théliums cylindriques et qu'injecté dans le tissu cellulaire, il disparaît sans laisser de traces, on ne peut admettre que l'ovarite interstitielle suppurée soit vraiment blennorrhagique. Comme tant d'autres complications de la blennorrhagie, elle est due à des infections secondaires : et s'il est vrai, comme l'a soutenu Widal, que la muqueuse utérine constitue une sorte de filtre électif, que le streptocoque pyogène la traverse seul (1), il faut admettre que le streptocoque est le micro-organisme pathogène des gros abcès de l'ovaire. Mais ce fait n'a pas encore été directement constaté.

En terminant ce chapitre d'étiologie et de pathogénie, je voudrais résumer les relations des ovarites avec les salpingites, en raison de l'importance de cette question au point de vue chirurgical.

La lésion de l'ovaire, qui coïncide le plus souvent avec la salpingite, est l'ovarite folliculaire simple dont le terme le plus élevé est la dégénérescence microcystique des follicules, ou ovaire à petits kystes. Cette forme d'ovarite, qui me paraît surtout résulter de troubles vasculaires et de troubles mécaniques dans l'évolution des follicules de de Graaf, peut être la conséquence de la salpingite. Ce sont les néomembranes qui se forment au voisinage du pavillon de la trompe qui encapsulent l'ovaire et produisent le double trouble dont je viens de parler. C'est par le même mécanisme que, dans certains cas exceptionnels, les lésions de l'appendice vermiforme engendrent des ovarites, comme l'a signalé Ziegler (2).

Les autres variétés d'ovarites et particulièrement les ovarites suppurées ne sont pas la conséquence des salpingites, mais comme les salpingites elles sont consécutives aux métrites. Si l'on veut, ce n'est pas la salpingite qui cause l'ovarite ; les deux affections, ovarite et salpingite, sont les effets d'une même cause, la métrite. En revanche il arrive peut-être, mais fort exceptionnellement, que des abcès de l'ovaire en s'ouvrant dans la trompe adhérente, mais saine, déterminent une salpingite.

(1) Voir le chapitre sur les phlegmons.
(2) ZIEGLER, cité par NAGEL. *Archiv. f. Gynæk.*, t. XXXI, p. 317, 1887.

Relations des salpingites et ovarites avec l'infection puerpérale.

Les relations des salpingites et des ovarites avec l'infection puerpérale sont mal connues, et les observations sont trop peu nombreuses pour que je puisse faire autre chose qu'une esquisse insuffisante du sujet en question. Cependant je ne puis me résoudre à le passer sous silence en raison de la grande importance qu'il ne peut manquer de prendre dans l'avenir.

Les relations des salpingites et des ovarites avec l'infection puerpérale sont d'ordres divers et on peut les classer sous trois chefs.

Dans un premier groupe, je rangerai les faits de péritonite suppurée où la propagation de l'infection s'est faite de l'utérus au péritoine par les trompes. On en trouvera un bel exemple dans l'observation 370. On vit à l'autopsie d'une femme, qui succomba trois jours après son accouchement, le pus suinter des trompes dans le péritoine. Ces cas sont peut-être les plus fréquents.

Dans le second groupe, je place les salpingites anciennes, qui continuent à évoluer après l'accouchement et qui donnent lieu à des symptômes identiques à ceux qui se rencontrent dans certaines formes d'infections puerpérales. Voici comment les choses se passent : une femme atteinte d'une salpingite ou d'une ovarite unilatérale, devient enceinte. Après l'accouchement ou l'avortement, soit qu'une nouvelle infection se produise, soit que l'affaiblissement général permette tout simplement à l'inflammation de se réchauffer, l'affection ancienne, jusqu'alors à peu près latente, entre dans une phase aiguë et se manifeste par des symptômes généraux de septicémie ou de pyohémie.

Le cas de Baldy (obs. 367) en est un bel exemple. Une femme qui avait eu des accidents lors de ses premières couches, est prise trois jours après son second accouchement de frissons, avec élévation de température et ballonnement de l'abdomen. Un mois après, elle est en pleine septicémie et on entreprend la laparotomie comme dernière chance de salut. On trouve et on enlève une énorme salpingite du côté gauche. Les annexes du côté droit parfaitement saines sont laissées en place. La malade a guéri. Dans un autre cas de Sænger (obs. 374) on trouva à l'autopsie d'une femme morte de pyohémie 12 jours après son quatrième accouchement, une salpingite chronique, avec un abcès de l'ovaire, et d'anciens foyers inflammatoires dans le ligament large.

Il arrive peut-être aussi, dans certains cas, que la salpingite est déterminée par l'accouchement lui-même. Des adhérences rapides se produisent entre les franges du pavillon, le péritoine est protégé, et c'est une salpingite suppurée de nouvelle formation qui donne lieu aux symptômes de fièvre puerpérale. Chez quatre femmes, qu'on avait considérées comme atteintes de fièvre puerpérale ordinaire et qui ont succombé à Queen Charlotte Lying-in-hospital, Grigg (1) n'a rien trouvé d'autre à l'autopsie, que des salpingites. Siredey (2), sur 29 autopsies de femmes qui avaient succombé à des accidents puerpéraux, a trouvé 22 fois les trompes dilatées, pleines de pus et les ovaires purulents. Mais je n'ai pas assez de détails sur ces cas pour affirmer qu'une salpingite récente produite par l'accouchement puisse immédiatement évoluer sans péritonite et se manifester par les symptômes d'une infection puerpérale. Quoi qu'il en soit de ce dernier point, il est certain, les observations que j'ai précédemment citées le démontrent, qu'une salpingite ancienne, réchauffée à l'occasion d'un accouchement, peut produire, sans autres lésions, des symptômes identiques à ceux de l'infection puerpérale. L'importance pratique de ce fait est extrême, puisqu'il montre qu'on peut par une laparotomie sauver des femmes qui, sans cette opération, seraient vouées à la mort. Lorsqu'on les cherchera, on trouvera peut-être ces cas plus nombreux qu'on ne pense. On peut même espérer que lorsqu'une antisepsie efficace présidera à tous les accouchements, les salpingites ou ovarites antérieures à la grossesse resteront les seules causes d'infection puerpérale.

Enfin, dans le troisième groupe, il s'agit comme dans le premier de péritonites purulentes, mais ces péritonites sont déterminées par l'ouverture de salpingites ou ovarites anciennes. Ces cas ne sont pas très rares. J'en ai relevé 8 exemples, qu'on trouvera dans les tableaux (obs. 368, 369, 371, 373, 375, 376, 377, 378). Pratiquement ils sont moins importants que les précédents, car lorsque la péritonite purulente est déclarée, les chances de l'intervention sont singulièrement réduites. Toutefois, ils enseignent que si on entreprend la laparotomie dans ces conditions, le lavage du péritoine ne suffit pas, il faut encore enlever les trompes, si on ne veut pas aller au-devant d'un échec certain.

(1) Voir J.-M. Baldy. *Obs. Soc. of Philadelphia*, 7 avril 1887. *Am. J. of Obst.*, 1887, p. 867.
(2) Siredey. Thèse de Paris, 1860, p. 20.

SYMPTOMES DES SALPINGO-OVARITES

Certains auteurs, Guérin (1), Lavie (2), admettent deux formes de salpingites, l'une aiguë, l'autre chronique.

Les salpingites aiguës sont d'une extrême rareté. En dehors des 4 faits de Grigg précédemment cités, où à l'autopsie de femmes mortes d'infection puerpérale, on n'a trouvé aucune autre lésion que celles de la trompe, je ne connais pas de fait probant où une salpingite ait par elle-même rapidement menacé l'existence. Ce qui est aigu, ce sont les crises de périsalpingites qui troublent l'évolution des affections tubaires ou qui en marquent le début, mais il est bien rare que ce soient les salpingites elles-mêmes.

Sur les 391 observations que j'ai rassemblées, je compte seulement 5 cas, qui puissent être qualifiés d'aigus. L'un est de Tait (obs. 132). L'auteur dit avoir enlevé chez la femme d'un médecin un énorme pyosalpinx sur le point de se rompre, qui n'existait pas depuis plus de 12 à 15 jours. La malade n'avait ressenti aucune douleur pelvienne. Il est vraiment permis de se demander si la salpingite n'existait pas avant ces 12 ou 15 jours. Dans un autre cas de Bigelow (obs. 188), chez une femme qui avait un enfant de 9 ans, surviennent tout d'un coup des douleurs pelviennes avec élévation de température. Au bout de 15 jours, la fièvre tombe, mais les douleurs persistent. Trois semaines après ce début, Bigelow enlève une tumeur salpingienne qui s'élevait à un travers de main de l'ombilic. Une salpingite peut-elle en si peu de temps acquérir un pareil volume ? N'est-il pas bien probable que la maladie existait avant cette crise ? En tout cas, lorsque l'opération a été faite, la fièvre était tombée et l'affection était déjà entrée dans une période chronique. On peut faire les mêmes réserves pour l'observation 210. Dans le cas 98, Stemann paraît bien avoir assisté au début d'une salpingite blennorrhagique. L'opération a été faite cinq semaines après ce début. Rien ne prouve que l'affection n'eût pas pris dans la suite une marche chronique. Il reste une observation, de Lorrain (obs. 247), qui est fort intéressante. Une femme succombe trois semaines après le premier coït avec une vaginite, une uréthrite et des douleurs abdominales. A

(1) GUÉRIN. *Leçons cliniq. sur les malad. des organes génit. int. de la femme*, p. 424
(2) LAVIE. Th. de Paris, 1888.

l'autopsie, on trouve une métrite suppurée, et, dans les trompes, du pus dont une partie s'est écoulée dans le péritoine. Sans doute il y a bien là une salpingite aiguë ; mais le fait capital, c'est la péritonite, et la trompe n'a guère fait que livrer passage à l'infection.

En somme, les salpingites tout à fait aiguës, qui arrivent rapidement, sans pelvi-péritonite, par elles-mêmes, à menacer l'existence sont fort rares. Ce qu'on voit souvent, ce sont des salpingites à début aigu, qui évoluent ensuite d'une manière chronique ; ce sont des crises aiguës dans le cours de salpingites chroniques. Si on opère ces salpingites dans une de ces périodes d'acuité, on est tenté de les qualifier d'aiguës. Mais cette dénomination n'est pas tout à fait exacte ; aussi, je n'adopterai pas la division en formes aiguës et formes chroniques, et je décrirai d'un seul coup les symptômes des salpingites en général.

DÉBUT. — Le début des salpingites est extrêmement variable. Dans un grand nombre de cas, il est caractérisé par des symptômes aigus. A la suite d'un accouchement, au cours d'une blennorrhagie, les femmes sont prises brusquement de douleurs abdominales vives, avec de la fièvre, des nausées et des vomissements. D'ordinaire ce début est moins dramatique que celui de la péritonite ; la douleur est moins vive, le pouls moins rapide, l'abattement moins prononcé. Mais dans certains cas, les symptômes sont véritablement ceux d'une pelvi-péritonite. La durée de cette crise aiguë est fort variable. Tantôt la fièvre tombe au bout de 8 à 15 jours, tantôt elle dure un mois ou davantage. Mais il est très rare, s'il ne s'agit pas de pelvi-péritonite véritable, que les malades succombent dans cette période. Tôt ou tard, l'amélioration se produit ; la fièvre tombe lentement, l'état général se relève. Les malades essayent de reprendre leur vie habituelle, mais les douleurs persistent ou reviennent par intervalles ; les femmes se plaignent du ventre, sont à chaque instant arrêtées dans leurs travaux ; la phase chronique a commencé et peut durer des années.

D'autres fois le début est tout à fait insidieux. Les douleurs de la métrite s'étendent aux parties latérales du bassin, sans avoir une grande intensité, sans que la santé générale s'altère. D'emblée l'affection est entrée dans la phase chronique.

Il arrive même, mais cela est exceptionnel, que les symptômes pelviens font presque complètement défaut. Les malades n'éprouvent aucune douleur ; c'est leur santé générale qui s'altère, ou bien par hasard, elles découvrent la tumeur.

Dans la période d'état, les salpingites se révèlent par un certain nombre de symptômes et de signes, que je vais successivement étudier.

Douleurs. — Les douleurs spontanées, dans les salpingites, ont surtout pour siège le bassin. Les malades les localisent au-dessus de l'arcade de Fallope, sur la limite de l'hypogastre et de la fosse iliaque, dans la région ovarienne. Cette douleur est donc nettement latérale. Elle peut, du reste, occuper les deux côtés. De là elle s'irradie dans diverses directions, vers la région lombaire, vers le siège, ou le long de la face interne de la cuisse.

Les douleurs lombaires sont très fréquentes. Les malades se plaignent de leurs reins. Au lit, elles éprouvent le besoin de les avoir un peu soutenus. Debout, elles en souffrent davantage. Quelques-unes se tiennent un peu courbées. Ces douleurs lombaires existent dans toutes les affections pelviennes et sont de peu d'intérêt.

Les irradiations douloureuses du côté du siège ont peut-être plus d'importance. Sans être tout à fait spéciales, elles sont plus fréquentes dans les maladies des annexes que dans toutes les autres affections du bassin. Tantôt elles se localisent dans la région du sacrum ou de l'articulation sacro-iliaque (obs. 55 et 204) ; tantôt elles ont leur maximum plus en dehors, du côté de la hanche. Enfin, elles peuvent avoir pour siège la région du coccyx (obs. 207). La douleur coccygienne est parfois très aiguë, elle est une source de tourments continuels pour les malades et devient presque prédominante. Il est vraisemblable que la majorité, même la totalité, des soi-disant coccydinies sont symptomatiques de lésions des annexes.

Les irradiations vers la cuisse ne sont pas très fréquentes. Sur 93 cas, où le siège des douleurs est spécifié, elles sont notées 7 fois. Dans ces 7 cas, il existait une tumeur, qui avait le volume d'une mandarine dans l'observation 183, et qui était bien plus considérable dans les autres (obs, 76, 93, 156, 204, 222, 223). Ces douleurs sont donc probablement dues à des compressions, et je dirais volontiers qu'elles sont plutôt liées à la tumeur qu'à la salpingite elle-même.

La modalité des douleurs est extrêmement variable : souvent intermittentes, elles sont quelquefois continues. Tantôt c'est une simple pesanteur, un point, comme disent les malades, tantôt elles donnent une sensation très pénible de battements. Enfin parfois elles présentent un caractère d'acuité extrême, en dehors même des crises aiguës et fébriles. Ces cas sont assez rares, mais ils existent et on pourrait presque dire qu'il y a une *forme douloureuse* de salpingites. On voit parfois des femmes qui ont l'apparence de la santé, qui sont grasses, roses, florissantes, chez lesquelles l'état général n'est nullement atteint, mais qui souffrent d'une manière constante et si vive qu'elles réclament elles-mêmes l'opération. Ce sont des élancements, des douleurs de torsion, de déchirures, qui ont leur siège dans le bassin et s'irradient dans toutes les directions. Des troubles nerveux de toutes sortes peuvent survenir. Les malades sont dans un état d'anxiété, d'agitation incessante, d'angoisse autant physique que morale, qui s'observe surtout lorsque les ovaires sont pris. Des douleurs dans les membres, des névralgies intercostales, des névralgies cardiaques viennent augmenter leurs souffrances. La santé s'altère. Les réflexes dans le système vaso-moteur amènent vers la face des poussées congestives fort pénibles, qui s'accompagnent parfois d'étourdissements. Des symptômes plus graves, de ceux qu'on qualifie d'hystériques, peuvent survenir : vomissements incoercibles, perte de la voix, et même attaques caractérisées.

Les diverses fonctions physiologiques des organes pelviens ont souvent une influence sur les douleurs. Quelquefois la miction est douloureuse, mais c'est exceptionnel. Sur 98 observations, ce fait n'est signalé que 3 fois. Les douleurs de la miction n'existent sans doute que lorsque l'inflammation a envahi le péritoine, ou bien lorsque les trompes se trouvent anormalement en avant. Dans un cas, on a observé une paralysie de la vessie (obs. 12).

La défécation est très fréquemment douloureuse en raison des efforts qu'elle nécessite, et aussi parce que le bol fécal exerce une pression sur la tumeur. Quelquefois la compression du rectum est très accentuée (obs. 140) et détermine une constipation opiniâtre (obs. 204). Ces phénomènes de constipation deviennent parfois tout à fait prédominants. Janeway (obs. 244) a vu une malade qui ne se plaignait pas d'autre chose. Tait (1) rapporte que sur 26 cas, il y avait 7 fois de la constipation, et que deux fois on a fait le diagnostic d'obstruction intestinale. Mais on rencontre aussi, plus souvent

(1) TAIT. *Malad. des ovaires*, p. 237.

peut-être, des phénomènes tout à fait inverses. Au lieu de la constipation, c'est la diarrhée qui prédomine. Et même, comme dans toutes les affections inflammatoires du bassin, le rectum peut devenir malade pour son propre compte, en dehors des cas d'ouvertures spontanées. Une inflammation légère amène la production et l'expulsion de masses blanchâtres, membraniformes : c'est la rectite glaireuse de Nonat.

Le coït est presque toujours douloureux, souvent même impossible : mais c'est surtout la menstruation qui a sur les douleurs une influence capitale. Chez la grande majorité des malades, les douleurs augmentent au moment des règles. Beaucoup, qui ne souffrent que peu ou pas dans l'intervalle des périodes menstruelles, sont obligées à ce moment de prendre le lit. Tantôt les douleurs persistent pendant toute la durée de la période ; tantôt, mais c'est plus rare, elles disparaissent dès que l'écoulement commence (obs. 77). Enfin, il faut dire que, dans certains cas, les règles n'ont aucune influence sur les douleurs.

Ces dernières, même lorsqu'elles sont très sourdes, peuvent toujours être provoquées par l'examen. Les salpingites sont douloureuses à la palpation. Ce petit fait a une grande importance pour le diagnostic. Je reviendrai sur l'examen par le toucher et par le palper. Je rappellerai seulement ici l'observation faite par Gallard. C'est parfois lorsque la main, qui a déprimé l'abdomen, se relève que la douleur paraît. C'est une sorte de douleur en retour. On observe ce phénomène surtout lorsqu'on ne fait qu'une palpation superficielle, et que la main n'a pas déprimé la paroi jusqu'au contact de la tumeur elle-même. La douleur est probablement due au déplacement des anses intestinales. Ce signe n'a du reste pas grande valeur.

Il existe dans les salpingites, une variété spéciale de douleurs, qui a été signalée par Kaltenbach et qui est connue sous le nom de *coliques salpingiennes*. Léopold (1) leur attribue une certaine importance au point de vue du diagnostic. Monprofit les a soigneusement étudiées. C'est le caractère de ces douleurs, qui leur a valu leur nom : les malades les comparent à des coliques, mais plutôt à des coliques utérines qu'à des coliques intestinales. Elles sont intermittentes, atteignent un degré d'acuité très vive et « cessent,

(1) Léopold. *Cent. f. Gynæk.*, 1886, p. 25.

dit Monprofit (1), après l'évacuation d'un produit de nature variable, dont la présence dans la cavité de la trompe semble être la cause initiale du phénomène douloureux ». Cette conception est séduisante, mais un peu théorique. D'abord dans la majorité des cas, les écoulements vaginaux se font sans être précédés de douleurs spéciales. (obs. 37, 39, 80, 114, 148, 174, 193). Dans l'observation 139, où l'écoulement était précédé de douleurs, celle-ci duraient plusieurs jours et n'avaient pas le caractère de coliques. En outre, dans les observations que j'ai relevées, les douleurs à forme de coliques sont signalées trois fois, et, dans aucun de ces cas, il n'est fait mention d'écoulement spécial. Dans l'idée de Monprofit, les douleurs seraient dues à une contracture de la musculeuse de la trompe. Mais nous savons que le plus souvent, la couche musculaire est notablement altérée et même partiellement détruite. L'hypertrophie n'existe que dans des formes spéciales, très exceptionnelles, et surtout, si l'on en croit Kaltenbach, qui a décrit cette hypertrophie, dans des salpingites guéries. Et puis, ces douleurs que les malades comparent à celles de l'accouchement, on les rencontre dans des maladies utérines, sans participation des trompes, dans les fibromes par exemple ; il suffit parfois, dans des cas de métrite, d'une injection intra-utérine, d'une tentative de dilatation pour les déterminer. En somme, les douleurs à forme de coliques existent incontestablement chez les femmes atteintes de salpingite. Mais elles sont très exceptionnelles et, en outre, il n'est pas certain qu'elles aient la trompe pour origine. Rien ne prouve qu'elles ne prennent pas naissance dans l'utérus. C'est pourquoi je ne crois pas devoir attribuer grande importance aux douleurs dites coliques salpingiennes.

J'ai, jusqu'ici, étudié le siège, la nature, les modifications de la douleur, je dois signaler, maintenant, qu'il y a des cas où les douleurs font totalement défaut. S'il y a une *forme douloureuse* de la salpingite, il y a aussi une *forme indolente*. Dans les cas de Fraipont (obs. 31) les douleurs étaient si peu vives, qu'on a diagnostiqué un kyste de l'ovaire. Le même diagnostic a été porté dans l'observation 181, où il n'y a pas eu la moindre douleur. De même, dans un cas de Tait (obs. 132), il n'y avait que des symptômes généraux. Il est fort remarquable que dans ces trois cas, il s'agissait de pyosalpinx volumineux. C'est pour cela que Tait a prétendu que les

(1) Monprofit. Thèse de Paris, 1888, p. 59.

salpingites, dont l'expression symptomatique est la moins accentuée, présentent le maximum de gravité. Il est certain que des salpingites graves peuvent évoluer sans déterminer la moindre douleur et ce sont surtout les pyosalpinx volumineux, qui présentent ce caractère négatif. Je ne connais aucune explication de ces faits; mais ils existent et ont une grande importance au point de vue clinique.

MENSTRUATION. — La menstruation est presque toujours troublée chez les femmes qui ont des lésions des trompes. Souvent les troubles menstruels précèdent l'apparition de la salpingite. Ils sont alors sous la dépendance de la métrite, qui elle-même engendre la salpingite. Aussi est-il fort difficile de déterminer dans ces cas, la part qui revient à la métrite, à la salpingite ou à l'ovarite.

Quoi qu'il en soit, les troubles menstruels sont extrêmement fréquents, mais Hausamman (1) a tort de prétendre qu'ils sont constants. Sur 68 observations dans lesquelles l'état de la menstruation est spécifié, je trouve 5 cas où les règles étaient restées régulières et indolentes (obs. 10, 13, 136, 181, 204). D'un autre côté, Quetsch (2) est tombé dans une erreur inverse, mais aussi complète en disant que les anomalies de la menstruation n'existent pas dans les pyosalpinx. Ces anomalies peuvent manquer, je viens de le dire, mais c'est la très grande exception, quelle que soit la variété de la salpingite.

Les modifications menstruelles sont très variables. On peut, pour la commodité de la description, en distinguer quatres types.

1° *Type dysménorrhéique.* — Les règles restent régulières, mais deviennent douloureuses : 14 cas sur 68.

2° *Type aménorrhéique.* — Les règles deviennent irrégulières et diminuent de nombre et de quantité : 6 cas sur 68. Trois fois l'aménorrhée a été totale; les règles n'ont pas reparu depuis le début de la maladie (obs. 70, 109, 192).

3° *Type ménorrhagique.* — Les règles augmentent de durée et d'abondance : 14 cas.

4° *Type métrorrhagique.* — Il survient en dehors des règles, qui sont souvent elles-mêmes augmentées, de pertes plus ou moins considérables : 29 cas.

(1) HAUSAMMAN, cité par BANDL, p. 17.
(2) QUETSCH. *Cent. f. Gynæk.*, 1884, p. 18.

Les chiffres donnés par V. Rosthorn (1) dans une statistique récente correspondent à peu près aux miens. Sur 40 malades, 18 ont présenté des ménorrhagies ou des métrorrhagies graves. L'aménorrhée n'a été observée qu'une seule fois.

La division que je viens d'indiquer n'a d'avantages que pour la description. Il faut bien se garder de croire que la perturbation des règles reste la même pendant toute l'évolution de la maladie. Bien au contraire, il se produit des modifications fréquentes. Les règles, d'abord rares et irrégulières, peuvent dans la suite devenir profuses (obs. 142). On voit des malades qui n'ont eu qu'une seule métrorrhagie lorsqu'on les opère, et qui vraisemblablement, en auraient eu d'autres dans la suite.

En somme, chez la majorité des malades, les pertes sont augmentées. Les règles deviennent plus abondantes, plus longues ; elles durent parfois 15 jours (obs. 71). S'il survient des écoulements dans l'intervalle, les femmes, toujours dans le sang, comme elles disent, ne savent plus reconnaître leurs périodes menstruelles. Parfois les pertes sont assez abondantes pour prendre l'importance d'une complication (obs. 82-202). Dans l'observation 131, les ménorrhagies graves avaient conduit la malade à un état d'anémie extrême.

J'ai déjà parlé de l'influence des règles sur les douleurs, je n'y reviens pas.

Les troubles menstruels sont-ils un signe précoce ? Il est bien difficile de répondre à cette question. En effet, un certain nombre de femmes ont des troubles de la menstruation avant d'avoir le moindre symptôme de salpingite. Chez d'autres, les règles restent d'abord régulières, et ce n'est qu'au bout d'un temps assez long qu'elles deviennent plus abondantes, ou bien qu'apparaît tout à coup une métrorrhagie que rien ne faisait prévoir (obs. 78). Oliver (2) dit que les ménorrhagies apparaissent rarement avant la constitution de la tumeur. Cela est vrai pour beaucoup de cas : aussi je ne crois pas qu'on puisse, en général, considérer les troubles menstruels comme un signe de début. Du reste, leur caractère n'est pas assez précis, pour qu'ils aient une valeur diagnostique.

Écoulement du contenu des salpingites par les voies naturelles. — C'est là un symptôme sur lequel nous sommes bien loin

(1) Alfons. V. Rosthorn. *Archiv. f. Gynæk.*, vol. XXXVII, p. 390, 1890.
(2) J. Oliver. *Brit. med. Journ.*, 9 janvier 1885.

d'être suffisamment renseignés. J'ai déjà parlé, à propos de l'anatomie pathologique, des salpingites profluentes. Il en existe des cas très nets, et même, si l'on songe que l'orifice utérin de la trompe n'est presque jamais oblitéré, que le plus souvent il n'est que bouché par des amas épithéliaux ou par les plis de la muqueuse hypertrophiée, on est conduit à se demander si l'évacuation des salpingites par l'utérus n'est pas plus fréquente qu'on ne le croit. L'un des cas les plus anciens de salpingite profluente est celui de P. Frank. Il raconte qu'il se forma chez une femme, à la suite d'un coup violent sur l'hypogastre, une tumeur volumineuse qui déterminait de vives douleurs. A chaque période menstruelle, il s'écoulait une abondante quantité de liquide aqueux, clair. Les règles ayant cessé, il s'écoula encore chaque jour, pendant six mois environ, une livre du même liquide aqueux. La femme étant morte, on trouva 31 livres de liquide dans la trompe gauche. Scanzoni a trouvé chez une femme de soixante ans, une trompe kystique, qui contenait une sérosité sanguinolente et qui communiquait avec l'utérus par un canal large de 6 lignes. Klob, qui a trouvé la même disposition chez une vieille femme, est enclin à penser que, lorsque les règles semblent se rétablir chez des femmes d'un âge avancé après une longue interruption, cette prétendue menstruation tardive est due à l'évacuation par l'utérus du contenu d'une salpingite hémorrhagique. Il en aurait été ainsi, dans le cas de Heyfelder, où, chez une religieuse de 78 ans, 26 ans après la ménopause, la menstruation sembla se rétablir (1).

Je suis bien loin de vouloir me prononcer sur l'origine des écoulements sanguins qui surviennent chez les vieilles femmes. S'il est certain qu'ils peuvent avoir d'autres origines que les salpingites, il paraît bien probable que les salpingites peuvent leur donner naissance. Ces cas sont du reste exceptionnels, et il est plus intéressant d'étudier l'évacuation des collections salpingiennes chez les femmes jeunes, dans les cas ordinaires.

La première question qui se pose, c'est de savoir si le liquide, dont on constate l'écoulement par l'utérus et le vagin, vient réellement des trompes. La plupart des femmes atteintes de salpingites ayant de la métrite, on peut se demander s'il ne s'agit pas d'une augmentation de la leucorrhée habituelle. On sait en effet que, dans

(1) Tous ces faits sont tirés du livre de BANDL. Die Krankheiten der Tuben, der Ligamente, etc., *Deutsche Chirurgie*. Lief. 59, p. 16, 1885.

certains cas, la quantité de la sécrétion utérine peut atteindre des proportions énormes. Il suffit de rappeler ce qu'on observe dans les myômes hydrorrhéiques. Malgré cela, quand on voit se produire chez une femme atteinte de salpingite un écoulement brusque, qui diffère par sa nature et sa quantité de la leucorrhée habituelle, il me semble qu'on peut légitimement supposer que le liquide vient des trompes; ainsi chez une malade de Janvrin (obs. 37) qui, à trois reprises différentes, eut des écoulements de pus par le vagin, chaque fois trois jours avant ses règles; ainsi dans un cas de Tait (obs. 114) où la quantité de l'écoulement est appréciée à une demi-tasse à thé; ainsi dans un cas de Terrillon (obs. 134) et un autre de Van der Veer (obs. 148). La présomption se change en certitude lorsqu'on constate à la suite de ces écoulements une diminution ou une disparition complète de la tumeur, comme dans un des cas de Bouilly (obs. 93), dans les trois faits de Monprofit (1) et à plus forte raison lorsque la pression exercée sur la tumeur salpingienne amène une augmentation de l'écoulement. Ce fait a été constaté trois fois à ma connaissance. L'une des observations (80) n'est pas très nette; et dans une autre (obs. 174) Routier dit seulement: Il me semblait accélérer l'écoulement lorsque je pressais sur le flanc droit ou quand la malade toussait. Mais le fait de Pryor est très précis (obs. 71).

En somme la pyométrorrhée d'origine tubaire existe incontestablement. Peut-être même est-elle assez fréquente. Si on a pu croire que ces écoulements n'étaient que de la leucorrhée, il me semble tout aussi légitime de supposer que la leucorrhée a pu en masquer un grand nombre.

J'arrive maintenant à l'examen manuel des malades.

Par la palpation seule, on ne recueille pas d'ordinaire de renseignements très importants. C'est l'examen combiné, le toucher vaginal associé à la palpation abdominale, qui dans toutes les affections pelviennes fournit les données importantes, qui doivent conduire au diagnostic. Cependant le palper peut permettre de reconnaître d'une manière presque constante l'existence de la douleur au point que j'ai précisé et quelquefois la présence d'une tumeur. Dans certains cas, la tumeur est volumineuse, elle s'élève jusqu'à l'ombilic, on la sent tout de suite et même elle déforme assez l'abdomen pour être reconnue par la vue. C'est la grande exception. Le plus souvent il faut la chercher.

(1) MONPROFIT. Thèse de 1888, obs. XIV et XVI, p. 189 et suiv.

Chez beaucoup de femmes, à paroi abdominale mince et souple, on peut arriver à la sentir par la palpation seule. Mais pour cela, il ne faut pas porter la main au-dessus du pubis et de l'arcade de Fallope. C'est plus haut, à mi-chemin entre l'épine iliaque et l'ombilic, plutôt plus près de l'ombilic, qu'il faut déprimer l'abdomen progressivement, très lentement pour ne pas éveiller trop tôt la douleur, qui amènerait une brusque contraction de défense et empêcherait tout examen. On arrive ainsi à sentir le promontoire en arrière, sur les côtés le contour du détroit supérieur, la saillie du psoas, et c'est d'ordinaire entre ces deux reliefs, qu'on sent la tumeur oblongue et plus ou moins transversale. Dans les cas exceptionnels où les trompes sont placées au-dessus de l'utérus, on les sent facilement, de même lorsqu'elles sont en avant, au contact de la paroi abdominale. C'est dans ces cas que les affections salpingiennes peuvent présenter le symptôme connu sous le nom de plastron ; ce point spécial mérite d'être étudié.

Du plastron. — M. Terrillon (1) dans un mémoire où il se propose de démontrer « que la théorie fausse du phlegmon du ligament large, et celle encore plus controversée de l'adéno-phlegmon de cette même région, non seulement doivent être abandonnées, mais sont une cause d'erreur dans l'interprétation de certains symptômes », soutient que le plastron, considéré à tort comme appartenant aux phlegmons, est au contraire un signe de salpingite. « En résumé, dit-il (2), les faits observés sans parti pris et dus aux hasards de la chirurgie abdominale montrent que le plastron abdominal est l'indice ordinaire d'une disposition spéciale des annexes de l'utérus enflammées, lesquelles viennent se mettre en contact plus ou moins direct avec la paroi abdominale. »

Voyons les observations sur lesquelles est basée cette opinion. Je m'occuperai surtout de celles où la trompe contenait du pus : ce sont les seules qui figurent dans mes observations.

Dans l'une (obs. 140) « il s'agissait, dit l'auteur, d'un cas type, dans lequel on pouvait diagnostiquer d'après les anciennes idées un abcès du ligament large ». A l'opération, on trouve l'épiploon uni à la paroi abdominale par quelques tractus lâches et au-dessous de lui, la trompe couchée en travers. Dans l'observation 214, l'au-

(1) Terrillon. *Archiv. de tocolog.*, mars 1889, p. 17.
(2) Terrillon. P. 181.

teur a de même constaté l'existence du plastron et pas plus que dans le cas précédent la tumeur n'était adhérente à la paroi. « Ici donc, dit l'observateur, ce plastron abdominal était dû à la présence de la trompe remplie de pus, simplement appliquée contre la paroi abdominale, à laquelle elle n'était unie que par des adhérences très rares et molles. » De même dans l'observation 174, Routier dit : « Je sentis une résistance dans le flanc droit, le fameux plastron des auteurs. » Dans la description de l'opération il n'est pas question d'adhérences. En somme dans certains cas, où on a cru sentir le plastron, il s'agissait de salpingites, qui venaient au contact de la paroi abdominale, mais sans lui adhérer. Les tumeurs étaient situées au-dessus du pubis ; mais toute tuméfaction qu'on trouve en cette région, n'a pas pour cela les caractères du plastron.

Qu'est-ce donc que le plastron ? C'est une tumeur inflammatoire, qui a pour caractère essentiel, d'être dans l'épaisseur même de la paroi abdominale et d'adhérer intimement au pubis et à l'extrémité interne de l'arcade de Fallope. En outre, étant inflammatoire, elle a des contours mal limités et comme diffus. Les salpingites, qui étaient simplement en contact avec la paroi abdominale, pouvaient-elles présenter ces caractères ? Ces tumeurs, qui n'étaient même pas adhérentes à la paroi, pouvaient-elles simuler une tumeur intra-pariétale ? Ces tumeurs non adhérentes pouvaient-elles faire corps avec le pubis ? J'ai peine à croire qu'on n'ait pas pu sentir dans ces cas, entre le pubis et la tumeur, un sillon de démarcation, qui à lui seul eût été suffisant pour exclure l'idée de plastron. Il me semble qu'il y a eu là une erreur d'interprétation, soit des signes de ces salpingites, soit du sens du mot plastron. S'il est possible que certaines tumeurs adhérentes, comme les deux premières dont parle M. Terrillon dans son mémoire, prêtent à confusion, il n'en est pas moins vrai que le plastron véritable est un symptôme des phlegmons pelviens et non des salpingites.

Toucher. — Le toucher fournit des renseignements importants dans les cas de salpingites pures. L'introduction du doigt convenablement faite n'est ordinairement pas douloureuse. On arrive sur l'utérus, on reconnaît le col qui peut être déplacé. Il est le plus souvent refoulé en avant, quelquefois collé au pubis. Je n'insiste pas sur ces déplacements ; le volume et la situation des tumeurs en donne facilement l'explication. Le col reconnu, on cherche à mouvoir l'utérus. Sa mobilité est parfois supprimée, presque toujours elle est diminuée, et les efforts qu'on fait pour la mettre en jeu déterminent des douleurs. On passe à l'exploration des culs-de-sac. A moins de tumeurs volumineuses, ils ne sont pas déformés. Non seulement ils ne sont pas déformés, mais dans les cas ordinaires, ils ne sont pas altérés, et c'est là un fait capital. La muqueuse est souple, elle glisse sur les couches profondes. Les parois du vagin ne sont ni rétractées, ni durcies ; on sent tout de suite que le vagin et les tissus qui sont directement en contact avec lui ne sont pas malades.

On enfonce le doigt un peu davantage et quelquefois on arrive facilement sur la tumeur. Mais souvent aussi on ne peut l'atteindre ; elle est trop haute. Même en introduisant deux doigts, on n'arrive qu'à l'effleurer ; elle fuit, et on ne peut apprécier ses caractères. Il faut alors avoir recours à la palpation et au toucher combinés.

Le toucher rectal associé ou non à la palpation rend quelquefois plus de service que le toucher vaginal.

Examen combiné. — La main placée sur l'abdomen un peu haut, entre l'ombilic et l'épine iliaque antérieure, abaisse la tumeur au contact du doigt vaginal ; elle la soutient et l'immobilise pour permettre à ce dernier d'apprécier tous les détails de sa forme, de sa consistance et de ses connexions.

Quelquefois cette tumeur est mobile, signe important, qui facilite singulièrement le diagnostic. La mobilité complète n'est pas très fréquente ; mais souvent, malgré des adhérences même étendues, on sent que la tumeur n'est pas absolument fixe ; on perçoit une sorte de mobilité obscure dont l'importance est encore très grande.

Les autres signes fournis par l'examen combiné diffèrent suivant la situation qu'occupent les annexes.

Lorsque la trompe est en situation latérale, on sent une tumeur, souvent régulière dans ces cas, qui commence par une petite extrémité au niveau de la corne de l'utérus et qui se termine en dehors sur les confins du détroit supérieur par une extrémité renflée. Quelquefois c'est une sorte de cordon, gros comme le petit doigt ; on ne peut le sentir que chez les femmes dont la paroi abdominale est très mince et très souple. Dans d'autres cas, c'est une tumeur qui atteint ou dépasse le volume d'une orange, et qui remplit toute une moitié du bassin, de l'utérus à la paroi pelvienne. Lorsque la tumeur est petite, presque toujours elle s'est formée aux dépens de la portion ampullaire de la trompe, par suite elle est située en dehors. Il faut alors chercher à suivre la trompe depuis la tumeur jusqu'à la corne utérine ; c'est d'une importance capitale. Quelquefois on trouve sur cette partie interne, au voisinage de l'utérus, un petit noyau gros comme un pois ou une noisette. J'ai déjà insisté sur l'anatomie pathologique de ces petits noyaux, qui ont été étudiés par Chiari et Schauta. Ils prouvent qu'il existe une salpingite. Lorsque la tumeur est volumineuse, on ne peut pas sentir la portion interne de la trompe ; mais on a alors un autre signe capital, c'est la présence du sillon. Entre la tumeur et l'utérus, on sent une dépression, un angle dièdre rentrant, dû à ce que les deux surfaces convexes de la tumeur et de l'utérus ne pouvant s'accommoder restent plus ou moins tangentes l'une à l'autre. Ce sillon a une grande valeur diagnostique.

Quand la trompe est tombée dans le cul-de-sac de Douglas, on trouve le plus souvent une tumeur noueuse, irrégulière, avec des dépressions et des bosselures. Cette tumeur n'est pas franchement postérieure, comme celle de la pelvi-péritonite vraie. Ce n'est pas juste derrière le col qu'on la trouve. Elle est située derrière le bord de l'utérus et s'étend sur les parties latérales où on peut la suivre. Elle est, si j'ose le dire, rétro-latérale. Il importe de bien analyser cette situation. C'est un signe de grande valeur. Il arrive assez souvent que les deux trompes sont en arrière. Si elles ne sont pas très volumineuses, on sent immédiatement derrière l'utérus, entre les deux tumeurs rétro-latérales, un vide qui correspond à la partie de l'espace de Douglas qui n'est pas occupée. Si les trompes sont volumineuses, elles peuvent arriver au contact l'une de l'autre ; mais alors on sent, lorsqu'il n'y a pas d'adhérences étendues, au lieu d'une tumeur régulière, comme celle de la pelvi-péritonite, une dépression profonde, qui indique que la tumeur est formée de deux parties accolées. Lorsqu'elle est en arrière, il est rare, quel que soit son volume, qu'on puisse suivre l'extrémité interne de la trompe jusqu'à la corne utérine. Mais alors on trouve le sillon, dont je ne saurais trop dire l'importance. C'est surtout lorsque les annexes sont en arrière que le toucher rectal est utile. Il ne faut pas hésiter à y recourir.

Quand la tumeur est située en avant ou au-dessus de l'utérus, les symptômes sont moins précis. Mais ce sont toujours les trois mêmes signes cardinaux qu'il faut rechercher, la mobilité de la tumeur, sa continuité avec la partie interne de la trompe, le sillon. Ils sont alors difficiles à constater, mais ces cas-là ont moins d'importance en raison de leur caractère exceptionnel.

Quelle que soit la situation de la trompe, on peut parfois sentir l'ovaire. On le trouve sous la forme d'un petit corps ovoïde, partiellement mobile, dont la compression par le doigt détermine une sensation pénible, analogue à la douleur testiculaire. Mais le plus souvent il est uni à la trompe par des adhérences, et, devenu méconnaissable, il ne forme plus qu'une des bosselures de la tumeur. Les signes physiques des abcès de l'ovaire sont fort analogues à ceux des salpingites, et le plus souvent il est impossible de distinguer ces deux affections.

J'ai jusqu'ici étudié la forme et les connexions des salpingites, il reste à parler de leur consistance. Les petites tumeurs du volume du pouce ou d'une noix sont ordinairement fermes, presque dures. Les très grosses sont presque toujours nettement fluctuantes. On peut percevoir la fluctuation, soit avec les deux mains placées sur l'abdomen, soit par l'examen combiné. La consistance des tumeurs moyennes, du volume d'une mandarine, d'une pomme, est très variable. Habituellement elles sont trop tendues pour être fluctuantes; elles donnent à un doigt exercé cette sensation spéciale de rénitence, qui fait soupçonner la présence du liquide. Quelquefois on peut sentir une fluctuation assez nette avec deux doigts introduits dans le vagin, ou percevoir avec un seul doigt le choc en retour du liquide rapidement déplacé. Par contre, dans d'autres cas, la paroi de la poche est trop épaisse pour qu'on puisse percevoir aucun signe qui révèle l'existence du liquide.

Je n'ai envisagé jusqu'à présent que les cas simples où la salpingite existe seule. Les symptômes sont alors assez précis, mais il n'en est pas de même lorsque des poussées successives de périsalpingite ont déterminé des adhérences étendues ; lorsque le tissu cellulaire est œdématié, infiltré, épaissi. Ces altérations de voisinage modifient certains symptômes et empêchent de constater les autres : elles modifient la mobilité de la tumeur qu'elles diminuent ou suppriment ; elles modifient l'état du vagin, qui perd sa souplesse : et, au travers de ce vagin rigide et sensible, il devient impossible d'analyser la forme et les connexions de la tumeur. Dans ces conditions le diagnostic est singulièrement difficile.

Marche. — Durée. — Terminaison. — J'ai déjà dit qu'on peut distinguer deux formes de début. Tantôt la maladie commence brusquement par des phénomènes aigus, tantôt elle s'installe insidieusement et passe presque complètement inaperçue dans ses premières phases. Les malades sont traitées d'une manière anodine pour une métrite et souvent ce n'est qu'au bout de plusieurs années qu'elles se décident à se laisser examiner.

A quel moment la tumeur se constitue-t-elle ? Il est impossible de le dire. Du reste, ce n'est presque jamais la tumeur elle-même qui décide les malades à consulter le chirurgien. Souvent ce sont les troubles menstruels graves ; plus souvent peut-être encore les douleurs irradiées.

L'époque de l'intervention par rapport au début de la maladie est extrêmement variable. Quarante-cinq cas où la date du début est approximativement indiquée se répartissent de la manière suivante :

Moins d'un mois après le début	3
— de 2 mois	3
— de 6 mois	4
— d'un an	3
Un an	4
2 ans	4
3 ans	8
4 ans	2
5 ans	3
6 ans	1
7 ans	3
8 ans	1
9 ans	2
10 ans	4

Les cas très récents, sur lesquels je me suis déjà expliqué, sont sujets à caution. Les autres montrent combien est variable le laps de temps qui sépare l'opération du début des accidents. Il varie de quelques mois à 10 ans. Il y a même des cas plus anciens. Depuis que j'ai rassemblé mes observations, von Rosthorn (1) en a publié qui dataient de 12 ans. Toutefois le plus grand nombre des

(1) Rosthorn. *Loc. cit.*

malades ont été opérées entre le 6ᵉ mois et la quatrième année, 23 sur 45. Dans la statistique de V. Rosthorn, on voit que la plupart des malades ont été opérées entre la première et la seconde année. Peut-être dans l'avenir la date de l'opération se rapprochera-t-elle encore de celle du début.

L'évolution de la maladie a dans son ensemble un caractère essentiellement chronique. Les douleurs et les troubles de la menstruation en constituent le substratum symptomatique.

D'ordinaire la santé générale résiste longtemps. La plupart des malades qui viennent consulter, ont les apparences de la santé; beaucoup sont grasses et fraîches, mais elles souffrent. Tantôt c'est une douleur profonde sourde, sans aucun caractère d'acuité, mais qui devient insupportable par sa continuité et sa persistance. Tantôt la douleur est plus vive, surtout au moment des règles. Certaines malades sont tout à fait incapables de travailler. Quelques-unes sont torturées par des douleurs atroces.

La marche de l'affection est souvent accélérée par des crises aiguës dont on retrouve l'histoire dans le passé de presque toutes les malades. Le début de ces crises a quelquefois une extrême brusquerie. A l'occasion d'un mouvement, d'un effort, et même sans cause apparente, les malades ressentent tout à coup une douleur d'une grande acuité. Elles sont obligées de prendre le lit. Pendant quelques jours l'abdomen reste très douloureux ; l'appétit est perdu, il y a quelquefois des nausées et des vomissements, presque toujours de la constipation. Mais la fièvre n'est pas d'ordinaire très intense. Parfois ces crises sont beaucoup plus longues, beaucoup plus graves ; elles peuvent même se terminer par la mort. A quoi sont dues ces crises ? Leur origine est je crois très variable. Dans certains cas, il est probable que quelques gouttes du contenu de la trompe ont filtré à travers les franges du pavillon mal agglutinées, et ont déterminé une poussée aiguë de périsalpingite. Tait pense même que des hydrosalpinx peuvent se vider ainsi dans le péritoine sans déterminer autre chose qu'une péritonite locale. Dans d'autres cas, l'inflammation se propage de la trompe au péritoine par contiguïté. Enfin ces crises aiguës peuvent être déterminées par des hémorrhagies intra-tubaires. On peut alors constater, si on avait examiné la tumeur auparavant, qu'elle a augmenté de volume. Il n'est pas rare que les hématosalpinx procèdent ainsi par à-coups. Ce sont ces crises, ces récidives, comme on disait, qui formaient le caractère essentiel de la pelvi-péritonite dans l'ancienne nomenclature. Elles sont presque toujours liées à des affections tubaires, et tant au point de vue étiologique, qu'au point de vue des indications thérapeutiques, il me semble préférable de les rattacher directement aux salpingites et de les appeler périsalpingites. A la suite de ces crises aiguës, les malades se rétablissent peu à peu, mais souvent les douleurs restent augmentées et l'état d'infirmité s'accentue. Parfois les crises se répètent à de brefs intervalles, la santé générale s'altère, les troubles gastriques surviennent avec de l'amaigrissement, l'anémie produite par les métrorrhagies s'augmente d'autant. C'est alors qu'on voit les malheureuses aux muqueuses décolorées, au teint plombé, aux yeux cernés, dont le visage exprime la douleur et l'angoisse incessante, tomber dans un état nerveux insupportable, et finir par une véritable cachexie.

Ces faits ne sont pas fréquents, et la maladie se termine souvent d'autre façon lorsqu'on l'abandonne à elle-même. Tantôt un pyosalpinx s'ouvre dans le péritoine et détermine une péritonite généralisée rapidement mortelle. Tantôt il se forme des fistules qui permettent à la collection de s'évacuer dans le rectum, dans la vessie, dans le vagin. J'ai étudié tous ces faits à propos de l'anatomie pathologique, et pour l'évolution des collections ouvertes je renvoie au chapitre du traitement.

Parfois le travail ulcératif ne va pas jusqu'à la formation d'une fistule ; mais la suppuration envahit le tissu cellulaire. Il se forme alors de vastes clapiers où se confondent des collections salpingiennes, des collections intra-péritonéales, des collections sous-péritonéales: énormes lésions qui entraînent inévitablement la mort si l'on n'intervient pas d'une manière énergique.

Il est un autre mode de terminaison sur lequel je dois insister. Dans la période chronique, les salpingites mêmes suppurées, ne donnent habituellement pas de fièvre. Le pus, comme séquestré, n'infecte pas l'organisme. Mais dans certains cas, en dehors de toute poussée de péritonite, surviennent des accidents de septicémie ou même de pyohémie. Je n'ai trouvé qu'une observation de pyohémie consécutive à une salpingite (obs. 380). Les accidents septicémiques sont plus fréquents. Quelquefois ils prennent une marche très aiguë, se traduisant par des symptômes typhoïdes avec une fièvre intense (obs. 198 et 379). Plus habituellement, on observe une forme très chronique, caractérisée par des élévations vespérales de la température avec petits frissons, par des sueurs nocturnes et un amaigrissement progressif. Il faut bien distinguer les accidents septicémiques des poussées de périsalpingite et de pelvi-péritonite. Dans les deux cas, il y a de la fièvre, mais dans la péritonite localisée, la douleur est très vive; elle est au contraire très obtuse dans les cas de septicémie. La distinction entre ces deux états si différents est très importante, car si l'élévation de température due à la pelvipéritonite peut dans une certaine mesure engager le chirurgien à temporiser, au contraire celle qui est due aux accidents d'infection septique doit le conduire à une intervention rapide.

PELVI-PÉRITONITE

Les inflammations du péritoine pelvien sont extrêmement fréquentes. Il n'est personne, qui, en faisant des autopsies, n'ait été frappé du grand nombre d'adhérences qu'on rencontre autour de l'utérus ou des annexes. Winckel est peut-être au-dessous de la vérité lorsqu'il dit qu'on les rencontre sur 33 0/0 des cadavres. Kemarski (1) donne la proportion de 42 0/0, Aran celle de 55 0/0, et West celle de 70 0/0.

Si on laisse de côté les accidents de typhlite ou de pérityphlite, on peut dire que les inflammations du péritoine pelvien sont toujours consécutives à des lésions des organes génitaux internes. Il est peu de salpingites ou d'abcès de l'ovaire qui évoluent jusqu'à leur terme sans entraîner des altérations plus ou moins graves de la séreuse. De même les métrites, plus souvent peut-être qu'on le pense, amènent des inflammations sourdes du péritoine, qui se terminent par la formation d'adhérences. Dans tous ces cas, l'inflammation du péritoine, secondaire par son origine, l'est aussi par son importance immédiate. Dans la suite, elle peut devenir la source de complications graves, justement parce qu'elle produit des adhérences persistantes, mais momentanément c'est la maladie primitive, qui restent sur le devant de la scène. L'ovarite, la salpingite, ou la métrite restent le phénomène capital; la périovarite, la périsalpingite, la périmétrite ne viennent qu'en seconde ligne. On peut bien dire que dans ces cas, il y a de la pelvi-péritonite puisque le péritoine pelvien est enflammé ; mais cette dénomination a des inconvénients et elle prête à confusion. Il y aurait avantage je crois à adopter les noms de *périsalpingites*, *périovarite*, *périmétrite*, pour désigner ces formes d'inflammations sourdes ou subaiguës, qui se font par continuité des tissus, qui entraînent la formation d'adhérences et souvent la production de petites collections séreuses enkystées, mais qui ne suppurent guère et qui restent au second plan par rapport à la maladie primitive : tandis qu'on réserverait le nom

(1) KEMARSKI. *Wratch*, 1886, p. 401.

de pelvi-péritonite pour les formes graves, caractérisées par un épanchement rapide, dans lesquelles la lésion péritonéale, à la fois plus étendue et plus intense, prend le pas sur l'affection qui l'a causée et réclame un traitement spécial.

Je sais bien que le mot périmétrite a souvent été employé dans le sens de pelvi-péritonite, mais cette dénomination est d'autant plus vicieuse que ce n'est probablement pas l'utérus qui est la cause la plus fréquente de cette dernière affection. Je crois que le langage chirurgical gagnerait en clarté et en précision, si on se servait de mots particuliers pour désigner des affections différentes par leur anatomie pathologique, par leurs symptômes et par leur traitement. Du reste les mots périovarite, périsalpingite sont d'un usage courant. Seul le mot de périmétrite perdrait en extension et gagnerait en précision. Il cesserait d'être synonyme du mot pelvi-péritonite qui serait réservé aux collections intra-péritonéales enkystées du bassin. Cette nomenclature n'a rien de nouveau ; elle est employée par un certain nombre de chirurgiens et par quelques auteurs allemands.

A propos des salpingites et des ovarites, j'ai étudié les lésions concomitantes du péritoine, les adhérences qui unissent les trompes aux organes voisins, les petites collections séreuses qui se trouvent autour d'elles ; j'ai étudié les encapsulements de l'ovaire par les périovarites et leur influence sur l'évolution des follicules. Quant à la périmétrite, malgré sa fréquence, malgré son importance au point de vue de l'avenir des malades, je n'en ferai pas une étude détaillée, parce qu'elle ne rentre pas dans le sujet de ce travail. Je me contente de rappeler que les adhérences qu'elle détermine siègent presqu'exclusivement en arrière, et qu'elles entraînent l'utérus en position vicieuse. Les adhérences péritonéales produites par la périmétrite sont peut-être la cause la plus fréquente des rétroversions et des rétroflexions. Elles amènent aussi des inflexions latérales de l'organe, ou bien encore déterminent des torsions autour de l'axe longitudinal. Quant aux adhérences de la face antérieure elles peuvent produire des antéflexions et des antéversions. Heitzmann (1) en rapporte un bel exemple. Mais elles sont très rares et constituent de véritables exceptions.

J'arrive à la description de la pelvi-péritonite, prise dans le sens que j'ai essayé de préciser.

(1) HEITZMANN. *Die Entzundung des Beckenbauchfells beim Weibe*, 1883, p. 19.

§ I. — Anatomie pathologique.

Au point de vue anatomo-pathologique, il est nécessaire de distinguer les cas dans lesquels l'infection envahit un péritoine sain, de ceux où la cavité pelvienne, antérieurement malade, est déjà le siège d'adhérences consécutives à des périovarites, des périsalpingites ou des périmétrites. Dans le premier cas, l'épanchement occupe presque toujours, sinon toujours la cavité de Douglas et revêt une forme en quelque sorte typique. Dans le second cas, au contraire, la cavité de Douglas étant plus ou moins cloisonnée ou même oblitérée, l'épanchement occupe des sièges variables, et la tumeur prend une forme très irrégulière, qui rend le diagnostic fort difficile.

Je m'occuperai surtout du premier genre de cas, des pelvi-péritonites typiques. Naturellement le processus inflammatoire revêt dans les deux formes le même caractère et je le décrirai une fois pour toutes.

Au début, j'ai eu fréquemment l'occasion d'observer ces faits dans des péritonites expérimentales, il se produit en quelques heures, deux altérations macroscopiques à peu près simultanées. Les vaisseaux se dilatent et le péritoine perd son aspect brillant. Les artères battent avec énergie, et les veines sont distendues par du sang presque rouge. En même temps la séreuse est devenue blanchâtre, et présente un aspect opalin. Ce ne sont pas les dépôts pseudo-membraneux qui lui donnent cet aspect, mais bien les altérations cellulaires. Si on pratique un examen histologique, on voit que les cellules endothéliales ont presque complètement disparu ; c'est à peine si on arrive à colorer un noyau de place en place. Les nitratations donnent des résultats importants ; l'argent au lieu de se déposer en lignes minces, forme de larges dépôts à contours irréguliers, qui marquent les endroits dépourvus de revêtement cellulaire. Rapidement l'aspect change. Les néoformations vasculaires sont très promptes. Le péritoine déjà épaissi prend l'apparence d'une masse charnue, rougeâtre, et on y trouve fréquemment de petites ecchymoses, qui ont souvent une couleur rouge aussi intense que celle du sang artériel. Puis deux nouveaux phénomènes apparaissent, la formation des pseudo-membranes, et l'épanchement. Dans les infections très virulentes tout cela se produit très vite. En moins de 12 heures, l'épanchement peut être déjà considérable. Tous les cliniciens ont remarqué avec quelle promptitude la tumeur se forme dans les pelvi-péritonites ; mais cependant on n'a point noté une telle rapidité. En général, c'est du deuxième au troisième jour qu'on constate la tumeur, et il y a même des cas, où elle ne se révèle que beaucoup plus tard, au septième jour, dans une observation de Bernutz (1).

La contradiction entre les données de l'anatomie pathologique et celles de la clinique n'est qu'apparente. D'abord il est possible que dans les infections moins violentes les lésions marchent moins vite : il y a sans doute une relation constante, mais mal connue, entre la virulence de l'infection d'une part et d'autre part la rapidité et le degré des altérations anatomiques. Mais, quand bien même l'épanchement se ferait avec une extrême rapidité, il est bien clair qu'il ne peut pas se révéler d'emblée par des symptômes cliniquement appréciables. En effet il n'est pas assez abondant pour donner lieu à des signes comparables à ceux d'une ascite ; et d'un autre côté, tant qu'il est libre, on ne peut pas percevoir son existence par le toucher vaginal. Il fuit sous le doigt, parce qu'il n'est pas enkysté. C'est alors qu'interviennent les adhérences, qui le limitent, et c'est seulement lorsqu'elles se forment que se constitue la tumeur perceptible au doigt.

Lorsque la pelvi-péritonite envahit un bassin qui ne présentait que peu ou pas de lésions antérieures, l'épanchement se fait, d'une manière à peu près constante, en arrière de l'utérus dans la cavité de Douglas. Tous les auteurs ont remarqué ce siège presque exclusif de l'épanchement, et ils ont cru en trouver l'explication dans ce fait, que le cul-de-sac de Douglas est là partie la plus déclive de la cavité péritonéale. Cette raison toute mécanique a certainement sa valeur ; mais je ne crois pas qu'elle ait une importance capitale, ni surtout qu'elle soit la seule. En effet, il est bien vrai que la cavité de Douglas est la partie la plus déclive du péritoine : mais il n'existe aucune disposition qui permette aux liquides, excrétés dans les autres régions, de gagner ce point déclive. Bien loin de là, il est tout à fait séparée de certaines autres parties du péritoine : et il est hors de doute par exemple, qu'un épanchement qui se produirait sur la face antérieure de l'utérus, serait arrêté par les ligaments larges et ne pourrait en aucune façon gagner le cul-de-sac postérieur, à

(1) BERNUTZ. *Confer. cliniques sur les maladies des femmes*, 1888, p. 265.

moins qu'il fût assez abondant pour passer par-dessus les ligaments larges. Il faut donc chercher autre part l'explication du siège presque constant des collections de la pelvi-péritonite dans le cul-de-sac de Douglas.

Le siège de l'épanchement en arrière, me paraît tenir à ce que c'est cette partie du péritoine qui est primitivement malade. Mais pourquoi est-elle si souvent prise à l'exclusion des autres? L'infection se fait souvent par les trompes dont le pavillon est normalement en arrière des ligaments larges, c'est là une raison. Mais il y en a évidemment d'autres. En effet dans les cas de périmétrite sèche, même lorsque les trompes sont saines, c'est encore la face postérieure de l'utérus, qui est le plus souvent atteinte. J'ai déjà rappelé la fréquence des adhérences entre la face postérieure de l'utérus et le rectum, et la rareté de celles, qui se font entre sa face antérieure et la vessie. L'explication de ce siège électif nous manque; peut-être la trouvera-t-on dans une disposition particulière des lymphatiques.

L'épanchement constitué, il se produit rapidement des adhérences, qui le circonscrivent. Ces adhérences forment comme un pont, qui partant de la face postérieure de l'utérus, se porte en arrière vers le rectum et le sacrum, et convertit le cul-de-sac de Douglas en une cavité close. Le liquide, dont la quantité augmente sans cesse pendant que les adhérences se forment, acquiert une certaine pression, il déforme le cul-de-sac postérieur du vagin et se révèle par des signes facilement appréciables.

Très souvent les adhérences partent du sommet de l'utérus et des ligaments larges. On trouve les anses intestinales réunies par des fausses membranes qui se portent de ces organes vers la région du sacrum. Fréquemment l'S iliaque est incluse dans ce paquet, elle adhère même quelquefois au fond de l'utérus. Toute la région rétro-utérine et rétro-ligamenteuse est isolée du reste du péritoine, et constitue une loge fermée dans laquelle se trouve l'ovaire et l'infundibulum de la trompe. C'est là ce qu'on a appelé pyocèle rétro-utérine ou encore abcès rétro-utérin. Ces cas sont fréquents. Mais il est exceptionnel que la collection s'élève au-dessus du fond de l'utérus. Cela arrive cependant. On trouve parfois un pont d'adhérences allant de la symphyse à la paroi postérieure du bassin, sorte de diaphragme, qui isole toute la partie inférieure de la cavité péritonéale. Quelquefois même la tumeur s'élève bien plus haut, elle peut atteindre et même dépasser l'ombilic. Elle présente alors la forme d'un ovoïde : son grand axe est vertical, et elle ne s'étend pas toujours très loin sur les côtés ; les fosses iliaques sont à peine envahies. La paroi supérieure de la poche est formée par des adhérences irrégulières, dans lesquelles on trouve des débris du grand épiploon, et qui unissent les anses intestinales entre elles. L'épiploon joue peut-être un rôle important dans la formation de ces grandes poches. Dans les cas récents, on le trouve parfois limitant en haut la collection et tapissant les anses intestinales. Il semble qu'il ait été soulevé par l'épanchement en flottant à sa surface, et on peut supposer qu'il a contribué à empêcher l'inflammation de gagner tout le péritoine.

La poche est constituée : avant d'étudier la nature de l'épanchement et ses modifications, je vais indiquer brièvement ce qui se passe lorsque le péritoine est déjà altéré par des accidents antérieurs de périsalpingite, de péri-ovarite et de périmétrite. Dans ces cas il n'y a plus rien de régulier. Les adhérences anciennes ont déjà plus ou moins cloisonné ou oblitéré le bassin ; l'épanchement n'est plus libre ; il se collecte entre les adhérences anciennes. C'est alors qu'on trouve des collections, qui, au lieu d'occuper franchement le cul-de-sac de Douglas, sont plus ou moins latérales, en rapport avec la face postérieure des ligaments larges, avec les trompes, avec les ovaires, et dont l'irrégularité est telle qu'elle échappe à toute description générale. C'est peut-être aussi dans ces cas, lorsque le cul-de-sac de Douglas est oblitéré, que les collections se forment en avant, entre l'utérus et la vessie. Mais je ne suis pas en mesure de l'affirmer. Dans deux cas d'Andral et de Bourdon (obs. 462 et 463) les collections qui s'étaient ouvertes dans le péritoine, siégeaient entre l'utérus et la vessie. Il s'agissait d'accidents puerpéraux : les observations ne mentionnent pas d'altérations du cul-de-sac de Douglas.

J'arrive à l'étude de l'épanchement. Celui du début qui se produit rapidement, en quelques heures, est séreux. Il est jaunâtre, plus ou moins coloré en rouge par le sang, mais transparent et nullement opaque comme l'est le pus. Peut-il rester en cet état sans passer à la purulence ? Cela est hors de doute. Griffith (1) a attiré l'attention sur ces pelvi-péritonites séreuses. Armand Routh (2) en a rapporté un bel exemple. Je ne sais pas si ces collections séreuses

(1) Griffith (W. S. H.). *St. Bartholom. hosp. Report.*, 1882, p. 291.
(2) A. Routh. *Am. J. of med. sciences*, 1886, p. 868.

peuvent s'ouvrir spontanément dans les viscères à la manière des collections purulentes, ainsi que Griffith le prétend ; mais leur existence est incontestable et elles me paraissent avoir une grande importance. Je crois qu'elles constituent la majorité de ces tumeurs inflammatoires, qu'on observe assez souvent, et qui après s'être développées vite avec des symptômes fort alarmants, disparaissent en quelques jours.

Souvent la collection d'abord séreuse, subit la transformation purulente. Dans les péritonites expérimentales on voit sur la paroi de la poche, au niveau des adhérences, de petits dépôts de pus épais presque concret ; puis, la diapédèse se faisant plus active, le liquide se trouble, devient opaque, blanchâtre, et prend nettement l'aspect du pus. Assez souvent les minces vaisseaux des néomembranes versent du sang et la collection peut être assez colorée pour faire croire à l'existence d'une hématocèle suppurée.

Que devient le pus une fois formé ? Il peut être résorbé surtout lorsqu'il n'est pas en quantité considérable. Klob et Heitzmann (1) ont insisté sur ces faits. Les éléments du pus subissent la régression graisseuse : la collection se transforme en une sorte de bouillie et est peu à peu résorbée. Mais cette résorption ne se fait qu'avec une extrême lenteur. Pour qu'elle soit complète il faut des mois, peut-être des années ; et tant qu'elle n'est pas achevée, l'inflammation peut se réchauffer et ramener de nouveaux accidents. Aussi, bien que cette résorption soit possible, il n'y faut pas compter en clinique, et l'espérance de la voir survenir ne doit jamais arrêter la main du chirurgien.

Le plus souvent le pus tend à se faire jour au dehors. La paroi de la poche s'ulcère ; le processus ulcératif envahit les organes adhérents et les perfore. Dans un cas de Griffith (obs. 459) on a surpris sur le fait le mécanisme des évacuations spontanées. Le pus n'était pas encore évacué, mais trois ulcérations avaient déjà perforé la poche, et entamé le col de l'utérus, le rectum et le vagin. Il peut se produire des ulcérations multiples dans le même viscère. Il existait 4 ou 5 perforations rectales dans l'observation 497, trois cæcales dans l'observation 487.

D'après les faits que j'ai rassemblés, les ouvertures spontanées dans l'intestin sont les plus fréquentes. J'en compte 19, qui se répartissent de la manière suivante :

(1) Heitzmann. *Die Entzünd. des Beckenbauchfells beim Weibe*, 1883, p. 28.

13 dans le rectum seul ;
2 dans le rectum et le vagin ;
1 dans le rectum et la vessie ;
2 dans le cæcum ;
1 dans l'S iliaque et dans l'intestin grêle.

Je dois signaler que parfois la collection ne s'ouvre dans le rectum qu'après avoir envoyé des fusées purulentes, qui dissèquent les différentes tuniques de ce viscère sur une étendue considérable.

Par ordre de fréquence, ce sont les ouvertures spontanées dans le péritoine qui viennent ensuite. J'en ai relevé huit cas, dont on trouvera les observations dans les pièces justificatives (obs. 462 à 469). Ce chiffre n'indique sans doute pas la proportion réelle des pelvi-péritonites qui se terminent par rupture intra-péritonéale. Les cas de ce genre, j'ai déjà eu l'occasion de le dire, sont, en raison de leur gravité, plus souvent vérifiés par l'autopsie et ont plus de chance d'être publiés que les autres.

Viennent ensuite les ouvertures spontanées dans le vagin au nombre de 6, qui se répartissent ainsi :

3 ouvertures dans le vagin seul ;
2 ouvertures simultanées dans le vagin et le rectum ;
1 ouverture simultanée dans le vagin et la vessie.

Les ouvertures à la paroi abdominale sont en nombre égal (6). Mais je dois dire que sur ces six cas, deux ont guéri (obs. 470, 471) et sont par suite sujets à caution ; il en est ainsi d'un grand nombre d'autres faits que j'ai pour cette raison volontairement laissés de côté. Je ne crois pas que les ouvertures spontanées des pelvi-péritonites à la paroi abdominale soient aussi fréquentes que le pourrait faire croire la thèse de Segond Féréol (1) : mais leur existence est bien établie par un certain nombre d'autopsies démonstratives. Elles ne sont peut-être pas très rares et il est probable qu'un certain nombre des prétendus phlegmons de la paroi abdominale ne sont que des pelvi-péritonites. Avant de s'ouvrir, les pelvi-péritonites déterminent parfois des altérations diverses de la paroi elle-même. Le pus chemine au loin entre les différents plans de cette paroi qui sont comme disséqués : on en trouvera un exemple dans l'obs. 464.

(1) SEGOND FÉRÉOL. De la perforat. de la paroi abdominale antérieure dans les pelvi-périt. Th. de Paris, 1859, n° 93.

C'est souvent au voisinage de l'ombilic que se fait la perforation. Dans l'observation de Puech (obs. 467), elle était à 5 cent. au-dessous ; dans celle de Mauguet de la Motte (obs. 472) à 4 doigts au-dessous ; dans celle de Vaussuy, près de l'ombilic. Mais je ne connais pas une seule observation qui prouve que les pelvi-péritonites vraies puissent s'ouvrir par l'ombilic lui-même (1).

Enfin en dernier lieu viennent les ouvertures dans l'utérus. Bernutz n'en connaissait pas d'exemple et était bien près de les nier. Elles existent cependant. J'ai déjà rappelé le cas de Griffith (obs. 450) où on a surpris à l'autopsie une ulcération qui avait déjà entamé le col de l'utérus. Sans parler de l'observation clinique rapportée par Boivin et Dugès (obs. 496) qui n'est rien moins que probante, j'arrive au cas qui a été observé par Heitzmann (2). Il s'agissait d'accidents consécutifs à un avortement. On voit sur la pièce, reproduite dans un beau dessin, la perforation qui siège sur la paroi postérieure du col. Heitzmann pense même que ce genre d'ouverture spontanée n'est pas très rare, mais il n'en rapporte pas d'autre exemple.

Il ne faut pas croire que l'ouverture spontanée soit toujours un gage de guérison. Il arrive souvent que les accidents continuent ; je ne fais ici que l'indiquer, on trouvera des renseignements plus étendus sur le pronostic au chapitre du traitement.

A côté de ces abcès qui ont tendance à se faire jour au dehors, il en est d'autres qui au contraire s'encapsulent. Des néomembranes de plus en plus nombreuses se forment sur la paroi interne de la poche : en outre l'inflammation se propage au travers du péritoine jusqu'au tissu cellulaire sous-péritonéal, qui s'œdématie d'abord, puis s'indure, et se transforme en une sorte de couenne fibro-lardacée très résistante. La poche devient rigide, comme ligneuse. La tumeur ainsi formée est parfois si dure qu'elle peut en imposer pour une exostose du sacrum (voir obs. 499). Cette évolution se produit dans les abcès de toute dimension. Je crois qu'elle est plus fréquente dans les petits. Bernutz (3) signale ces formes, où la suppuration très limitée donne lieu à des abcès enkystés qui peuvent persister pendant fort longtemps comme des corps étrangers. Mais elle se produit aussi dans les cas de collections très volumineuses

(1) Naturellement il n'est pas question ici de la péritonite généralisée des enfants.
(2) Heitzmann. *Loc. cit.*, p. 24.
(3) Bernutz. *Loc. cit.*, p. 361.

qui montent jusqu'au voisinage de l'ombilic. Quand on ouvre par la paroi abdominale une collection vaste mais récente, on voit, à sa partie supérieure, les anses intestinales, souvent tapissées par l'épiploon, réunies les unes aux autres par des fausses membranes minces et souples. A mesure que la collection se vide, les anses intestinales, encore partiellement mobiles les unes sur les autres grâce à la souplesse ou à l'élasticité de ces fausses membranes, s'abaissent progressivement. La cavité se réduit d'autant ; elle peut même être supprimée par la juxtaposition de ses parois : elle se trouve par suite dans d'excellentes conditions pour guérir. Au contraire si la paroi a subi l'évolution dont je parle, à la partie supérieure, on ne distingue plus ni l'épiploon, ni les anses intestinales, on trouve une membrane fibreuse, épaisse, résistante, qui soutient tout ce paquet intestinal, et l'empêche de s'abaisser. Les parois inflexibles ne peuvent se rapprocher les unes des autres ; la cavité conserve des dimensions considérables ; et comme on ne peut aller gratter la paroi supérieure dans laquelle la curette tranchante rencontrerait et blesserait les anses intestinales en grand nombre, ces cas deviennent à peu près incurables. Ces faits ont une grande importance : ils montrent combien il est nécessaire dans certains cas de savoir se décider rapidement à l'intervention (1).

Toutes les pelvi-péritonites laissent à leur suite des adhérences étendues, et c'est là ce qui fait leur extrême gravité. Même guéries, elles sont encore la source de troubles de toute sorte. Sans compter les douleurs, qui peuvent persister indéfiniment, elles ont presque toujours pour conséquences de rendre les femmes stériles. Les ovaires, les trompes englobées dans des adhérences ne peuvent reprendre leurs fonctions, et c'est là ce qui rend le pronostic éloigné des pelvi-péritonites, si différent de celui des phlegmons.

En terminant ce chapitre d'anatomie pathologique, je dois signaler qu'on peut rencontrer des inflammations du tissu cellulaire sous-péritonéal, en même temps que des pelvi-péritonites, soit parce que l'infection a envahi simultanément les lymphatiques et le péritoine, comme cela arrive à la suite des accouchements, soit parce que l'inflammation péritonéale s'est propagée secondairement au tissu cellulaire. Il se produit alors d'effroyables lésions. On trouve d'énormes collections à la fois intra et extra-péritonéales, au milieu des-

(1) M. Reclus m'a communiqué oralement l'histoire fort intéressante d'un fait de ce genre.

quelles flottent des lambeaux de péritoine ulcéré ; le sacrum est parfois dénudé et altéré (comme dans l'obs. 457), et les lésions deviennent telles qu'on ne peut reconnaître ni leur origine, ni leur mode de formation.

§ II. — Étiologie et pathogénie.

Le péritoine peut être infecté soit par les organes digestifs, soit par les organes génitaux internes. Comme je laisse complètement de côté tout ce qui a trait au tube digestif, je pourrais dire d'un seul mot : les pelvi-péritonites reconnaissent pour cause les lésions infectieuses de l'utérus. Je ne crois pas en effet qu'il soit utile aujourd'hui de discuter longuement l'opinion qui a eu cours autrefois et qui attribuait la pelvi-péritonite aux troubles de la menstruation. Bernutz (1) admettait cette opinion : « Les pelvi-péritonites de l'état de vacuité, dit-il, reconnaissent très souvent pour cause un trouble de la menstruation. » Heitzmann (2) l'a défendue. « Les irrégularités de la menstruation, a-t-il écrit, sont au moins aussi souvent la cause que le résultat de la pelvi-péritonite. » Attribuer la pelvi-péritonite aux troubles de la menstruation, c'est prendre l'effet pour la cause. Ces troubles sont un symptôme, mais non la cause de l'inflammation péritonéale. Même s'il arrive que des ovarites engendrent des pelvi-péritonites, il n'est pas exact de dire que les troubles menstruels en sont la cause. La vérité est alors que la pelvi-péritonite et les troubles de la menstruation sont les effets d'une même cause.

L'étiologie est donc fort simple, mais il n'en est pas de même de la pathogénie. Lorsque l'utérus est malade, par quelle voie se fait l'infection du péritoine ?

Siredey a soutenu que la péritonite puerpérale est le plus souvent consécutive à une lymphangite, d'où le nom de lympho-péritonite qu'il lui a donné. On admet plus généralement que la propagation se fait par les trompes et qu'il s'agit de salpingo-péritonite.

Aujourd'hui la pénétration du streptocoque pyogène dans les lymphatiques du tissu cellulaire péri-utérin est parfaitement démontrée (3). Mais est-ce une raison pour admettre avec Spilmann et

(1) Bernutz. *Loc. cit.*, p. 300.
(2) Heitzmann. *Loc. cit.*, p. 66.
(3) Voir pour ce sujet la thèse de Widal (1889) et notre chapitre des phlegmons.

Ganzinotti (1), avec Widal que le péritoine s'infecte par cette voie. « Quand une péritonite suppurée éclate, dit Widal (2), et que l'on ne trouve de pus en aucun point de l'utérus, la propagation de l'agent pathogène par les lymphatiques reste toujours à incriminer. » Sans doute, étant données les connexions des séreuses avec les lymphatiques, on peut admettre que les micro-organismes ayant pénétré dans ces derniers, infectent le péritoine : mais rien ne le démontre. Il y a même un fait qui semble contraire à cette supposition, c'est que souvent dans les cas de phlegmons, le péritoine ne présente que des lésions nulles ou insignifiantes. D'autre part, même lorsque les trompes paraissent saines, il faut toujours se demander si elles n'ont pas livré passage aux micro-organismes, qui les auraient traversées sans les altérer ; d'autant plus que lorsqu'il existe une péritonite purulente, les trompes qui baignent dans le pus, ne sont jamais parfaitement saines. En somme l'infection du péritoine par les lymphatiques, bien que vraisemblable, n'est pas démontrée.

Quant à la propagation par les trompes, on peut souvent la constater de visu avec la plus grande netteté. On voit le pavillon béant d'une trompe pleine de pus s'aboucher directement dans la collection purulente. D'autres fois, c'est la rupture d'un pyosalpinx ou d'un abcès de l'ovaire, qui détermine une pelvi-péritonite, lorsqu'il existe des adhérences pour empêcher l'inflammation de se généraliser à toute la séreuse.

Les conditions qui favorisent le développement des pelvi-péritonites sont à peu près les mêmes que pour les autres inflammations pelviennes : c'est souvent l'accouchement ou l'avortement. Heitzmann (3) estime que les avortements du quatrième mois sont suivis d'accidents plus souvent que les autres. Je n'ai pas de documents pour trancher cette question. Quelquefois c'est un traumatisme intra-utérin qui détermine l'apparition de la pelvi-péritonite. Heitzmann (4) cite un cas d'Engelmann où une pelvi-péritonite mortelle se développa à la suite d'un curettage. Très souvent on voit l'affection débuter au moment des règles, surtout à la suite d'un refroidissement.

Nous ne sommes pas très renseignés sur la nature des agents pathogènes, qui déterminent les pelvi-péritonites. Widal a trouvé

(1) Ceppi. *Revue de la Suisse Romande*, t. VII, p. 291, 1887.
(2) Widal. Th. de Paris, 1889, p. 31.
(3) Heitzmann. *Loc. cit.*, p. 84.
(4) P. 78.

le streptocoque pyogène dans des péritonites purulentes généralisées. Je ne sache pas qu'on l'ait rencontré dans les péritonites circonscrites. Sinclair (1) pense que le pus blennorrhagique versé dans le péritoine produit constamment une inflammation circonscrite qui enkyste le pus. Il ne déterminerait jamais de péritonites généralisées parce que le gonocoque ne trouve pas dans le péritoine un milieu favorable à son développement. Ceppi (2) a trouvé une fois le gonocoque dans le pus d'une pelvi-péritonite.

Pour Veit (3) la périmétrite blennorrhagique est une affection essentiellement chronique, qui débute insidieusement et qui, après une longue évolution interrompue parfois par des poussées aiguës, finit par conduire les malades à un véritable état de cachexie, la cachexie blennorrhagique. Mais il paraît bien probable d'après sa description qu'il s'agissait, dans les cas qu'il a en vue, de salpingite avec des poussées de périsalpingite.

Bernutz a surtout décrit la forme aiguë, grave de la pelvi-péritonite blennorrhagique. Mais nous ne savons pas du tout si dans ces cas, c'est le gonocoque qui détermine la pelvi-péritonite ou bien s'il ne s'agit pas d'infection secondaire, comme dans le fait de Loven (4) où, chez une petite fille de cinq ans morte de péritonite, à la suite de blennorrhagie, on trouva dans le péritoine des cocci en chaînettes.

En somme, on ne sait à peu près rien encore sur la nature des agents pathogènes qui déterminent les pelvi-péritonites. Si on croyait Schrœder, on pourrait même dire qu'on ne sait pas si les agents pathogènes sont nécessaires. Schrœder soutient en effet qu'il existe une forme de péritonite capable de se généraliser, qui n'est pas infectieuse, et que rien ne distingue anatomiquement de la péritonite infectieuse. Cette opinion paraît bien difficile à admettre.

(1) SINCLAIR. *Gonorrhoeal Infection in Women*. London, 1888.
(2) CEPPI. *Rev. de la Suisse Romande*, t. VII, p. 291, 1887.
(3) VEIT. Ueber Perimetritis. *Samml. klinisch. Vorträg von* R. VON VOLKMANN. n° 274, 1886.
(4) LOVEN. *Hygica*, 1886, t. XLVIII, p. 605. *Schmidt's Jahrbücher*, 1887, t. CCXIV, p. 39.

§ III. — Symptômes et marche de la pelvi-péritonite.

La pelvi-péritonite débute d'une manière foudroyante.

Je rappelle encore une fois que je comprends seulement, sous la dénomination de pelvi-péritonite, l'affection aiguë caractérisée par un rapide épanchement rétro-utérin; réservant le nom de périmétrite, de périsalpingite ou de péri-ovarite, aux inflammations chroniques ou localisées, qui n'ont pas la valeur nosographique d'une maladie spéciale, et qui, tant au point de vue de l'étiologie qu'à celui des symptômes et du traitement, doivent être directement rattachées aux ovarites ou aux salpingites qui les engendrent.

Ce qui rend dramatique le début de la pelvi-péritonite, c'est la soudaineté et la violence de la douleur, en même temps que la sidération qui anéantit les malades. A la suite d'un accouchement, au cours d'une métrite ou d'une blennorrhagie, quelquefois après un ou deux jours de malaise, souvent sans prodrome, les malades ressentent tout à coup une douleur, d'une extrême violence, qui, en peu de temps, atteint son paroxysme : tout de suite la prostration est extrême. C'est presque le même début que celui de la péritonite généralisée, et dans bien des cas, on se demande si l'inflammation se localisera ou se généralisera.

La douleur siège dans le bassin, l'hypogastre. Il est rare qu'au début elle présente des irradiations lointaines. Le moindre mouvement l'exaspère. Tout ce qui accroît la pression abdominale, les inspirations profondes, les accès de toux l'augmentent. Les malades se tiennent dans leur lit, pliées, courbées en deux, avec les jambes fléchies. Lè poids des draps, des couvertures leur est insupportable. On comprend que la défécation soit impossible et la miction extrêmement pénible. Il faut ajouter que les malades sont souvent tourmentées par un ténesme vésical que rien ne parvient à soulager.

Les nausées sont habituelles, et il survient presque toujours quelques vomissements. Mais ceux-ci sont moins fréquents que dans la péritonite généralisée et ils prennent rarement le caractère porracé.

Au milieu de cette tourmente, la température ne s'élève pas énormément. Elle atteint rarement 39°, et souvent ne dépasse pas 38°,5; mais le pouls devient excessivement fréquent, petit, irrégulier. Il y a une véritable discordance entre la température et l'état du pouls.

Chez des malades aussi violemment frappées, l'examen local est à peu près impossible. La simple apposition de la main sur la paroi abdominale augmente leurs douleurs. L'introduction du doigt dans le vagin, même très prudemment faite, leur arrache des cris; et il n'y a vraiment pas lieu de leur imposer cette torture, car au début le toucher n'apprend rien. J'ai insisté sur ce fait à propos de l'anatomie pathologique : dans les premiers jours, l'épanchement n'est pas enkysté, il ne donne pas lieu à des signes cliniques appréciables, la tumeur n'est pas constituée.

Ce n'est que du troisième au quatrième jour, quelquefois plus tard, au septième jour, je l'ai dit, que la tumeur se forme par la production des adhérences. Déjà à ce moment la violence des symptômes a notablement diminué : la douleur est moins vive, elle s'exaspère moins facilement, elle est plus localisée. L'examen est à la fois plus facile et plus instructif : on peut alors pratiquer le toucher. Le vagin est encore douloureux, mais plus au même degré; il est chaud, et on y sent souvent des battements artériels intenses. Ces battements, sur lesquels Nonat a tant insisté, n'ont aucune importance. On peut les rencontrer dans toutes les affections inflammatoires du bassin.

Le doigt reconnaît immédiatement derrière l'utérus, une tuméfaction qui soulève le cul-de-sac vaginal postérieur, et descend souvent un peu plus bas que le col. Cette tumeur est régulière, au début elle est comme pâteuse, difficile à bien sentir. Mais elle ne tarde pas à prendre une consistance plus ferme, parce que le liquide augmente et atteint une certaine tension dans la poche déjà fermée par des adhérences. C'est alors qu'on peut l'étudier complètement. On constate qu'elle est nettement rétro-utérine, franchement postérieure, qu'elle déprime le cul-de sac vaginal, qu'elle est régulièrement arrondie. On a fort justement comparé sa forme à celle de la grosse extrémité d'un œuf. Entre cette tumeur et le col utérin, on sent un sillon, sorte d'angle dont le bord antérieur est formé par la lèvre supérieure du col, et le bord postérieur par la face antérieure de la tumeur. On peut y introduire l'extrémité du doigt.

Lorsque l'épanchement est très abondant, il refoule en avant les ligaments larges, et la tumeur prend la forme d'un fer à cheval dont la concavité tournée en avant encadre l'utérus.

La consistance de cette tumeur varie suivant son ancienneté. Au début elle est molle, pâteuse, bientôt elle devient ferme et élastique. On y sent facilement la fluctuation, soit avec deux doigts introduits dans le vagin, soit avec un seul qui déprime la tumeur d'un petit coup sec et reçoit ensuite le choc en retour du liquide, qui tend à reprendre sa place. Plus tard, la tumeur devient plus ferme, rénitente, la fluctuation est alors difficile à sentir. Plus tard encore, la consistance peut augmenter ; j'y reviendrai en étudiant les terminaisons.

Cette tumeur rétro-utérine repousse l'utérus en avant. La matrice est en antéposition, quelquefois collée à la symphyse lorsque l'épanchement est abondant. Au début, l'utérus est encore mobile ; il garde sa mobilité tant que la tumeur n'est pas constituée. Mais le moindre mouvement qu'on lui imprime détermine des douleurs intolérables. Au contraire dès que la tumeur est nette, il y a des adhérences, l'utérus est immobilisé. La tumeur est fixe ; l'utérus l'est avec elle ; rien n'est mobile.

Le toucher rectal fournit des renseignements précieux : malheureusement, il détermine de vives douleurs. Très vite, le doigt arrive sur la tumeur, il est comme arrêté. En effet le rectum est aplati d'avant en arrière. Il faut en quelque sorte contourner l'extrémité inférieure de la tumeur, et on n'arrive presque jamais à la dépasser par en haut.

La palpation dans les cas de pelvi-péritonite ne donne que des renseignements négatifs. Le ballonnement de l'abdomen la rend très difficile et elle détermine des douleurs telles, qu'il est impossible de la faire d'une manière convenable. Souvent on n'arrive pas à sentir la tumeur. Si on peut la sentir, on constate qu'elle est loin de la paroi abdominale, loin du pubis. « Cet éloignement de la tumeur péritonéale, dit Bernutz (1), est très important à signaler, parce que le siège intra-cavitaire de ces tumeurs est un des éléments de diagnostic différentiel du phlegmon des ligaments larges, qui tendent, au contraire par leurs progrès, à envahir, et le plus souvent envahissent le tissu cellulaire de la fosse iliaque. » Donc dans la majorité des cas, on ne sent que confusément la tumeur au travers de la paroi abdominale. Mais il y a des cas où la collection trop abondante, passe au-dessus de l'utérus, et arrive au contact de la

(1) BERNUTZ. *Conf. cliniq. sur les malad. des femmes*, 1888, p. 339.

paroi. Alors les signes changent ; mais d'ordinaire ce n'est qu'au bout d'un temps assez long qu'on peut les constater avec netteté. La partie inférieure de l'abdomen est tendue, rigide. Elle est mate et la ligne de matité en haut est horizontale, souvent irrégulière, la poche l'étant elle-même au hasard des adhérences. La matité ne s'arrête pas brusquement ; entre la zone tympanique et la zone mate, il existe une zone submate, ou plutôt une zone dans laquelle on trouve à côté de points sonores d'autres qui ne le sont pas. C'est la région de la paroi supérieure de la collection, formée d'anses intestinales agglutinées par des adhérences. Lorsque la poche s'élève haut, on peut facilement sentir la fluctuation au travers de la paroi. Je rappelle que ces cas sont fort exceptionnels.

La tumeur est formée ; elle occupe le plus souvent la région rétro-utérine sans la dépasser ; que va-t-elle devenir ? Rien n'est plus variable que l'évolution de ces collections intra-péritonéales.

Souvent des tumeurs grosses comme le poing, qu'on a vues se former en quelques jours avec ce cortège symptomatique effrayant, disparaissent avec une extrême rapidité. Il s'agit alors de pelvi-péritonites séreuses. La fièvre tombe, l'état général s'améliore, les douleurs spontanées s'éteignent, les douleurs provoquées sont moins vives, la tumeur diminue de jour en jour et finalement disparaît. On pourrait croire que tout est fini, mais il s'en faut de beaucoup ; il reste des adhérences, qui vont évoluer, entraîner l'utérus en position vicieuse, comprimer les trompes, les ovaires. Souvent, l'infection s'est faite par les trompes. Les lésions de ces dernières vont continuer à évoluer ; des récidives successives paraîtront à des intervalles plus ou moins éloignés, jusqu'à ce que l'on constate l'existence d'une véritable salpingite. Martin (1) admet cependant qu'à la suite d'une pelvi-péritonite, la guérison peut être totale. « Lorsque, dit-il, l'absorption est complète, l'utérus peut recouvrer sa mobilité ; les annexes également, délivrées de toute compression, peuvent revenir à l'état normal : autrement dit, les organes pelviens peuvent se retrouver en leur état primitif, par conséquent la guérison être réelle. » D'après lui, les résultats les plus favorables ont été obtenus précisément dans les cas où l'exsudation avait été abondante. Ces cas de guérison intégrale sont rares ; lorsqu'une femme a eu une pelvi-péritonite, il y a bien des

(1) MARTIN. *Traité cliniq. des malad. des femmes.* Trad. franç., H. VARNIER, 1889, p. 515.

chances pour qu'elle souffre de ses reliquats pendant des années.

Mais il s'en faut de beaucoup que cette terminaison heureuse, la résorption, soit constante ; dans bien des cas, l'épanchement suppure. L'amélioration légère qui se produit presque toujours vers le quatrième jour ne s'accentue pas. Il semble que l'affection reste stationnaire pendant quelque temps. Souvent il y a comme une période d'hésitation : on se demande si l'épanchement va se résorber ou suppurer. La durée de cette période intermédiaire est très variable ; quelquefois elle manque presque complètement, la marche est très rapide, la purulence s'établit presque d'emblée et en peu de temps le pus se fait jour dans le rectum. Bernutz rapporte un cas (obs. 480) où l'évacuation rectale se serait produite dès le quatrième jour. C'est bien rapide, et le cas est sujet à caution ; on peut voir dans l'observation que la malade souffrait bien avant le prétendu début de la pelvi-péritonite et il est probable qu'il s'agissait d'une salpingite ancienne. (Je rappelle encore une fois que la plus grande partie de la description que Bernutz (1) consacre à la « pelvi-péritonite », se rapporte manifestement aux accidents de périsalpingite). Quoi qu'il en soit de ce cas douteux, il est certain que dans les pelvi-péritonites vraies l'évacuation peut se faire très rapidement. Mais dans d'autres cas, la période intermédiaire dure 8, 10, 15 jours, pendant lesquels il est impossible de se prononcer sur l'évolution ultérieure du mal. Les symptômes sont atténués mais non supprimés ; la température n'est pas très élevée, mais elle reste manifestement fébrile, autour de 38°. Les douleurs devenues plus sourdes, persistent cependant. Et surtout l'état général ne se relève pas. Les malades ont de l'insomnie, de l'inappétence. Elles s'amaigrissent, la physionomie s'altère. Puis, tôt ou tard, on voit la fièvre changer de type, elle devient rémittente ; le matin, la température est normale, le soir, elle s'élève à 38°,5, 39° ; elle peut atteindre 40°. Il se produit en même temps quelques petits frissons, ou plutôt des frissonnements. La nuit, les malades sont agitées ; elles se plaignent de transpirations. Ce sont là des phénomènes septicémiques. Il y a du pus.

Si on suit l'évolution de la tumeur, on constate qu'elle augmente : elle déprime de plus en plus la voûte vaginale : elle fait dans le cul-de-sac postérieur du vagin une saillie plus considérable. Le doigt la rencontre avant même d'arriver sur le col. Dans les pre-

(1) BERNUTZ. *Conf. cliniq.*, 1888.

miers temps la tumeur est très franchement fluctuante, ultérieurement elle le devient encore davantage, si elle tend à s'ouvrir spontanément dans le vagin. Quelquefois, la voûte vaginale est déjà détruite; il ne reste plus que la muqueuse : on sent que le doigt n'est plus séparé de la collection que par une mince membrane, et il arrive même qu'en déprimant cette muqueuse on puisse très nettement sentir le trou produit par ulcération dans les tissus sous-jacents. C'est une sensation analogue à celle qu'éprouve le doigt introduit dans l'anneau inguinal. Puis la perforation se produit, parfois à l'occasion d'un toucher même très prudent, ou bien de l'application du spéculum. Il se fait alors un très petit orifice, presque punctiforme, et on peut voir avec le spéculum le liquide s'écouler en jet. Si on n'intervient pas, l'orifice s'agrandit dans les jours suivants par sphacèle de ses bords. La guérison peut survenir, l'ouverture spontanée dans le vagin étant la moins défavorable de toutes. Mais si c'est la moins défavorable, ce n'est pas la plus fréquente. Les pelvi-péritonites ont plus de tendance à s'ouvrir dans le rectum (1). On peut alors constater la même série de phénomènes. Mais il semble que la muqueuse rectale résiste plus au travail ulcératif que la muqueuse vaginale. La tunique celluleuse du rectum étant assez lâche, la suppuration peut l'envahir, la décoller : il se produit des sortes de fusées purulentes dans l'épaisseur même du rectum. Et à la suite de l'ouverture, qui souvent est peu favorable à l'écoulement du pus et par suite à la guérison, il survient parfois des lésions graves de la muqueuse rectale, pour lesquelles je renvoie au chapitre du traitement des abcès spontanément ouverts.

Les altérations du rectum se produisent non seulement quand la collection s'ouvre de ce côté, mais aussi par simple propagation de l'inflammation, ou bien encore par suite de la gêne circulatoire due à la présence de la tumeur. C'est alors qu'on voit survenir une diarrhée séreuse avec expulsion de débris épithéliaux membraniformes : c'est la rectite glaireuse qu'on peut observer dans toutes les affections inflammatoires du bassin.

Les ouvertures spontanées se font encore dans la vessie, dans l'utérus, à la paroi abdominale. Elles peuvent se faire dans le péritoine par suite de la destruction des adhérences, et déterminer des péritonites généralisées rapidement mortelles.

(1) Voir *Anatomie pathologique*

Mais à côté de ces pelvi-péritonites, qui tendent à se faire jour au dehors, il en est d'autres qui ont une tendance inverse. La collection persiste indéfiniment sans s'ouvrir. Klob, je l'ai déjà dit, pense que les collections peuvent être totalement résorbées. Mais cette résorption, si elle est possible, est très lente. Tant qu'il reste du pus, l'inflammation peut se réchauffer. On observe parfois à chaque recrudescence de l'inflammation, une augmentation de la tumeur. Il est assez difficile de comprendre comment les poches limitées par des adhérences peuvent s'accroître. Dans certains cas, la paroi formée par ces adhérences est véritablement forcée : il se forme une seconde collection, située au milieu des anses intestinales, qui communique avec la première par un petit orifice entre deux adhérences. Les micro-organismes peuvent même traverser les adhérences et déterminer la formation de poches secondaires indépendantes de la première ; c'est alors qu'on trouve des séries de collections purulentes séparées les unes des autres, qui sont fort embarrassantes pour le traitement.

Dans d'autres cas, la collection primitive ne s'étend pas, il ne se forme pas de collections secondaires : le pus tend à s'enkyster ; la paroi s'épaissit de plus en plus, devient dure, d'une résistance presque pierreuse. Dans un cas, Bernutz crut avoir affaire à un fibrome (obs. 479). Dans un autre de M. Pozzi, on se demanda s'il ne s'agissait pas d'une exostose du sacrum. Ces collections purulentes enkystées peuvent persister pendant des années : et si même elles arrivent à s'ouvrir spontanément, elles ont bien peu de chances de guérir en raison de l'épaisseur et de la résistance de leurs parois.

Les petits foyers enkystés ne déterminent d'ordinaire aucun symptôme septicémique. Mais en revanche ils causent des douleurs très vives. Ce sont des cas fort embarrassants en clinique. On trouve chez des femmes qui ont eu une inflammation pelvienne aiguë, des mois, une année ou même davantage auparavant, des petites tumeurs qui ne présentent aucun signe de suppuration. On est presque inévitablement conduit à penser à des fibromes, d'autant plus que les tumeurs en ont la forme et la consistance.

Au contraire lorsqu'elles sont ouvertes, les phénomènes de septicémie chronique paraissent tôt ou tard : les petits frissonnements du soir, les élévations de température vespérale, les sueurs nocturnes, l'amaigrissement. Les reins s'altèrent, de l'albumine apparaît dans l'urine; les troubles gastriques s'aggravent; à l'inappétence s'ajoutent des vomissements; des métrorrhagies irrégulières augmentent l'anémie, et les malades s'éteignent lentement, si quelque complication ne vient pas mettre un terme à cette longue agonie.

En terminant, je dois signaler que dans certains cas assez rares, les pelvi-péritonites donnent lieu à des symptômes d'obstruction intestinale et déterminent de véritables étranglements internes. Je ne parle pas de la compression du rectum par la tumeur, qui est une cause de constipation, mais non d'étranglement; je ne parle pas non plus des étranglements qui peuvent survenir après la guérison de la maladie; mais de ceux qui surviennent pendant l'évolution même de la pelvi-péritonite. Griffith a observé un fait de ce genre (obs. 459). La malade succomba trois semaines après le début de la maladie avec des symptômes d'obstruction intestinale. A l'autopsie on constata que les adhérences avaient déterminé à la jonction du rectum et de l'S iliaque, une coudure qui produisait une obstruction complète. Dans un autre cas (obs. 492) la maladie durait depuis un an. C'est dans ce cas que la tumeur était devenue si dure qu'on avait pensé à une exostose du sacrum. Cette tumeur était ouverte dans le rectum, et malgré sa dureté ce n'était pas elle qui causait l'obstruction. On constata à l'autopsie que cette dernière était due à des fausses membranes, qui étranglaient complètement l'S iliaque.

HÉMATOCÈLES ET TUMEURS SUPPURÉES

Je m'occuperai seulement des hématocèles, des kystes ovariques ou para-ovariens et des kystes dermoïdes, laissant de côté les kystes hydatiques, qui sont de rares exceptions, et les fibro-myômes, qui même lorsqu'ils présentent des accidents gangreneux gardent toujours leurs caractéres de fibro-myômes et doivent être traités comme tels. Encore serai-je très bref sur cette question. L'intérêt principal des hématocèles et des tumeurs pelviennes ne réside pas dans leur suppuration, et d'un autre côté je ne puis faire ici l'histoire complète de ces affections.

HÉMATOCÈLES

On admet aujourd'hui que les hémorrhagies pelviennes peuvent se faire soit dans la cavité du péritoine, soit dans le tissu cellulaire sous-péritonéal, de là deux variétés de tumeurs sanguines : 1° les collections intra-péritonéales ou hématocèles proprement dites, qui occupent dans l'immense majorité des cas le cul-de-sac de Douglas et sont par conséquent rétro-utérines ; 2° les collections extra-péritonéales, auxquelles un certain nombre de gynécologistes étrangers donnent le nom d'hématomes. C'est cette dénomination que j'adopterai. En effet les collections sanguines qui ont pour siège le tissu cellulaire portent en pathologie générale le nom d'hématomes, la dénomination d'hématocèle étant réservée aux collections qui se font dans les cavités préexistantes.

Les causes de la suppuration des hématomes sont extrêmement obscures. L'infection se fait-elle par les vaisseaux sanguins ou par les vaisseaux lymphatiques, on ne le sait pas plus pour les hématomes sous-péritonéaux que pour ceux des autres régions. Du reste la suppuration paraît être très rare dans cette forme.

Dans les hématocèles, la cause de la suppuration n'est pas non plus exactement connue ; mais il est plus facile de se l'imaginer.

En effet la grande majorité des hématocèles sont consécutives à des pelvi-péritonites ou à des salpingites. Ces affections étant de nature infectieuse, on comprend facilement que les hématocèles qu'elles engendrent soient exposées à suppurer.

Le pus une fois formé, le foyer d'hématocèle ressemble singulièrement à celui d'une pelvi-péritonite suppurée ordinaire. Dans quelques cas peu fréquents, les accidents septicémiques emportent les malades, avant que le pus ne se soit fait jour au dehors.

Le plus souvent il se fait des ouvertures spontanées. Comme le dit Schrœder, elles ont le plus souvent l'intestin pour siège. Dans les quelques faits que j'ai rassemblés, la perforation puis l'évacuation s'est faite trois fois dans le rectum, une fois dans le cæcum. Voisin rapporte 5 cas d'évacuation rectale. Courty en compte 13 cas sur 52. L'expulsion par le vagin est plus rare. — Courty en compte 7 sur 52. Voisin 3 sur 27. Elle est d'un meilleur pronostic. Les 10 malades dont Courty et Voisin rapportent les histoires ont toutes guéri.

L'ouverture dans la vessie est bien plus rare. On en comprend facilement la raison : c'est que les hématocèles, qui sont plus fréquentes et qui surtout suppurent plus souvent que les hématomes, occupant d'ordinaire le cul-de-sac de Douglas, n'ont aucun rapport avec la vessie. Je ne connais qu'un cas d'ouverture spontanée dans la vessie, c'est celui de Martin-Magron et Soulié (1). La tumeur était énorme et s'était ouverte en même temps dans la vessie et à la paroi abdominale.

Enfin les hématocèles suppurées peuvent se rompre dans le péritoine et déterminer des péritonites générales. Des 10 cas rapportés par Courty et Voisin, tous se sont terminés par la mort.

Pour le pronostic de ces ouvertures spontanées, je renvoie au chapitre du traitement des abcès déjà ouverts.

KYSTES DE L'OVAIRE

Il est impossible d'indiquer d'une manière générale la fréquence de la suppuration des kystes de l'ovaire, car on a souvent confondu les kystes suppurés avec les abcès.

La suppuration des grands kystes est rare, surtout aujourd'hui,

(1) Martin-Magron et Soulié. *Gaz. des hôpit.*, 1861, p. 53.

car la plupart des inflammations suppuratives ont été le résultat d'inoculations directes produites par des ponctions. Dans un cas fort exceptionnel de Ruge, le kyste qui s'opposait à la sortie du fœtus fut incisé au cours de l'accouchement. C'est à la suite de cette incision qu'il a suppuré. La torsion du pédicule peut déterminer des accidents gangreneux. Mais en dehors des cas de torsion du pédicule, des inoculations directes produites par des ponctions et incisions, l'inflammation et la suppuration peuvent envahir un kyste de l'ovaire. Il est alors bien difficile de déterminer le mécanisme de ces accidents. Peut-être dans certains cas, est-ce une salpingite qui a été la cause de l'infection du kyste. On a trouvé en effet dans le cas de Goodell (obs. 411) une pyosalpingite et un kyste suppuré. Mais cependant cela est douteux car on rencontre plus fréquemment des pyosalpingites avec des kystes qui ne sont nullement suppurés. Quelquefois on a trouvé, en même temps qu'un kyste suppuré, des abcès du tissu cellulaire. Dans un cas de Page (obs. 402) l'abcès était situé dans le tissu cellulaire rétro-cæcal. On peut supposer que la suppuration du kyste a été déterminée par celle du tissu cellulaire; mais il est également possible que l'inflammation du tissu cellulaire ait été consécutive à celle du kyste, qui était ouvert dans le cæcum.

Peut-être l'infection peut-elle venir de l'intestin lorsqu'il existe des adhérences. Mais elle se fait certainement aussi par le pédicule, car il est des cas où on ne trouve que peu ou pas d'adhérences.

La paroi du kyste résiste assez longtemps à l'inflammation. Le péritoine est protégé et il ne se forme pas d'adhérences. Aussi, lorsqu'on intervient assez vite, peut-on rencontrer des kystes qui, bien que suppurés, sont très faciles à enlever. Quand on laisse l'évolution continuer librement, il arrive parfois que la paroi s'ulcère sans qu'il se soit formé d'adhérences. Le pus est alors versé dans la cavité abdominale et détermine une péritonite mortelle (obs. 404). Le plus souvent des adhérences s'établissent et le pus se fait jour soit vers le rectum, soit vers la vessie, plus rarement vers le vagin. Le kyste peut encore s'ouvrir dans le cæcum ou l'intestin grêle (obs. 399) et même à la paroi abdominale (obs. 398). Enfin des accidents septicémiques peuvent entraîner la mort avant même que des ouvertures spontanées aient eu le temps de se produire. Aronson (1) en rapporte un exemple.

(1) Aronson. Th. de Zurich. *Cent. f. Gynæk.*, 1883, p. 541.

La suppuration s'annonce par des symptômes qui ressemblent à ceux de la péritonite, mais qui sont moins accentués, d'après Tait (1). L'expression symptomatique est quelquefois très effacée. Ce sont surtout des signes de septicémie légère. On observe souvent, d'après Aronson, l'incongruence qui a été signalée par Horwitz entre le nombre des pulsations et l'élévation de la température.

Keith est le premier qui ait opéré les kystes ovariques suppurés. Sa première opération remonte à 1865 et fut couronnée de succès. En 1875 (2) il avait fait 10 opérations dont 8 heureuses. Aujourd'hui tout le monde admet que, dès qu'on a reconnu la suppuration dans un kyste ovarien ou para-ovarien, l'intervention s'impose et qu'elle doit être aussi rapide que possible. Tait (3), Hunter, Ward, Munde, Skene (4), se sont prononcés dans ce sens. En se hâtant, on a plus de chance de trouver le kyste encore libre d'adhérences. Dans les quelques faits que j'ai rassemblés, 12 ont été traités. Trois incisés après la production d'adhérences ont tous guéri : 9 fois la laparotomie a été faite avec 6 succès et 3 morts.

KYSTES DERMOIDES

Les cas de suppuration des kystes dermoïdes sont plus fréquents que ceux des kystes non dermoïdes de l'ovaire. Ils sont peut-être même plus fréquents qu'on ne le croit, car il est possible, comme le pensent Hermann (5) et Barnes (6), que certains abcès pelviens aient pour origine des kystes dermoïdes sans qu'on s'en doute. En effet ces kystes sont en connexion intime avec le tissu cellulaire pelvien, et leur inflammation reconnaît souvent pour causes celles-là mêmes qui président au développement des abcès. Sur 40 cas de kystes dermoïdes suppurés, 8 fois l'inflammation a été consécutive à l'accouchement, 5 fois à des ponctions, et deux de ces dernières avaient été faites pour diminuer la tumeur qui faisait obstacle au passage du fœtus. Dans les autres cas, la cause de la suppuration n'est pas signalée. Il est probable qu'il s'agissait de métrite. On

(1) Tait. *Malad. des ovaires*, p. 393.
(2) Keith. *Edinb. med. Journ.*, 1875, p. 673.
(3) Tait. P. 393.
(4) Skene. *Am. Journ. of obst.*, 1878, p. 758.
(5) Hermann. *Trans. obst. Soc. of London*, 1885, p. 254.
(6) Barnes. *St-Georg. Hosp. rep.*, vol. VIII, p. 74.

peut supposer que les tissus lymphoïdes qui ont été observés dans les kystes dermoïdes, communiquent avec les lymphatiques du tissu cellulaire pelvien et que l'infection se fait par cette voie.

Les kystes dermoïdes suppurés peuvent entraîner la mort par septicémie sans s'ouvrir au dehors. Pour Hermann cette terminaison serait la plus fréquente.

L'ouverture spontanée n'est cependant pas rare; et d'après les faits que j'ai relevés, c'est dans la vessie qu'elle se produirait le plus souvent. Sur 32 kystes spontanément ouverts, 16 se sont fait jour par cette voie. Outre les accidents ordinaires, consécutifs à l'ouverture spontanée des abcès dans la vessie, accidents qu'on trouvera décrits dans le chapitre des phlegmons, il s'en produit là de très particuliers, dus à ce que les kystes dermoïdes contiennent des corps solides d'un certain volume, qui passent difficilement par l'urèthre et qui deviennent le centre de formation de calculs ; telles sont surtout les dents. A ce propos, il faut remarquer avec Hermann (1) qu'il est bien rare qu'un kyste dermoïde ne contienne qu'un seul corps étranger capable de devenir le noyau d'un calcul. Si c'est par exemple une dent qui a déterminé la formation du calcul, il est bien probable qu'il y en a d'autres qui pourront avoir le même effet. D'où cette conséquence que si on se contente d'enlever le calcul, la récidive est très probable. Il faut donc intervenir plus énergiquement.

Un kyste de petit volume, Hermann insiste sur ce point, peut faire saillie dans un viscère, y devenir polypoïde et être facilement expulsé ou extrait par le chirurgien. Il existe en effet un cas de kyste dermoïde expulsé par la vessie (2), mais un seul à ma connaissance.

Après les ouvertures spontanées dans la vessie, celles qui se font dans l'intestin, le vagin et le péritoine viennent à peu près sur le même plan au point de vue de la fréquence. Je compte six kystes spontanément ouverts dans le rectum ou le gros intestin. L'un d'eux s'était simultanément ouvert dans le vagin (obs. 418). Hermann disait : « Je ne connais pas de cas de kystes dermoïdes pelviens ouverts haut dans l'intestin ». Je n'en ai pas non plus trouvé d'exemples. Les ouvertures dans le vagin sont au nombre de cinq. Ce sont celles dont le pronostic est le plus favorable.

Quatre fois, les kystes dermoïdes suppurés se sont ouverts dans

(1) Hermann. *Loc. cit.*, p. 979.
(2) Gluge. *Schmidt's Jarhbuch*, vol. 149, p. 175.

le péritoine. Une malade est morte sans traitement (obs. 412). Deux ont succombé malgré l'intervention (obs. 435, 436). Schramm a sauvé la quatrième malade en faisant une laparotomie précoce et un lavage à l'acide salicylique.

Enfin les kystes dermoïdes peuvent s'ouvrir spontanément à la paroi abdominale. J'en ai relevé trois exemples.

Hermann déclare que les kystes dermoïdes suppurés, spontanément ouverts dans les cavités muqueuses, peuvent guérir complètement. « Je crois, dit-il (1), qu'il est important d'attirer l'attention sur ce point, parce qu'il semble de croyance commune qu'un kyste dermoïde suppuré ne doit jamais guérir tant qu'un morceau de tissu dermoïde reste dans la paroi de la cavité suppurante. » Sans doute, la suppuration peut détruire tout le tissu dermoïde et amener ainsi la guérison; mais je ne crois pas qu'il y ait avantage à attirer l'attention sur cette possibilité. Ce n'est qu'au prix de suppurations prolongées que la guérison peut se produire; et en réalité elle se produit rarement; de sorte qu'il vaut mieux intervenir qu'attendre cette guérison problématique. Du reste, je renvoie pour le pronostic de ces cas, au chapitre du traitement des abcès pelviens déjà ouverts.

(1) HERMANN. *Loc. cit.*, p. 26.

SUPPURATION DU TISSU CELLULAIRE. — LYMPHANGITES. — ADÉNITES. — PHLEGMONS

Anatomie pathologique.

Dans l'étude anatomique qu'on a pu lire au début de ce travail, j'ai cherché à montrer qu'il existe dans le tissu cellulaire du bassin deux régions distinctes caractérisées par le passage de vaisseaux d'origines différentes : 1° la région du ligament large, traversée par l'artère utéro-ovarienne, traversée par les lymphatiques du fond de l'utérus, de la trompe et de l'ovaire ; 2° la région du pédicule hypogastrique, traversée par les branches intra-pelviennes de l'iliaque interne, par les lymphatiques du col et de la portion supérieure du vagin. Je voudrais montrer maintenant que chacune de ces deux régions, parfois simultanément atteintes, peut être le siège de suppurations ; qu'il existe, par conséquent, dans le bassin deux variétés de phlegmons : 1° les phlegmons du ligament large, qui sont rares, mais incontestables ; 2° les phlegmons du pédicule vasculaire, qui sont fréquents.

Auparavant je dois indiquer que je laisserai de côté l'infection puerpérale proprement dite. Cette infection, remarquablement étudiée par Fernand Widal (1), revêt des formes très diverses. Dans certains cas, il y a des lymphangites, des phlébites, des suppurations diffuses ; mais dans d'autres, il n'y a pas de formation de pus. En tout cas, l'état général prime l'état local, et la thérapeutique ne peut guère prétendre qu'à une chose, obtenir l'asepsie de l'utérus. En somme, l'infection revêt plutôt les caractères d'une maladie générale que ceux d'une maladie locale. C'est pour cette raison que je laisse ces cas de côté.

Les deux variétés que je viens de signaler, les phlegmons du ligament large et les phlegmons du pédicule hypogastrique, ont été

(1) FERNAND WIDAL. *Étude sur l'infection puerpérale*. Th. de Paris, 1889.

entrevues par la plupart des gynécologistes. C'est cette duplicité réelle dans la forme des inflammations du tissu cellulaire pelvien qui est la cause et l'explication de la discussion récente de l'Académie. M. Guérin, ayant observé une des variétés du phlegmon de la gaine, à laquelle il a donné le nom de phlegmon juxta-pubien, a nié l'existence du phlegmon du ligament large, tandis que d'autres, qui avaient constaté dans des autopsies, l'existence du phlegmon du ligament large, ont nié toute autre forme de suppuration du tissu cellulaire pelvien. Les deux variétés existent ; et si les phlegmons de la gaine hypogastrique, qui sont les plus fréquents, ont été méconnus par la plupart des auteurs français, il n'en a pas été de même à l'étranger. C'est pour eux que Virchow a proposé le nom de *paramétrite*. En France, on a considéré le mot de paramétrite, comme synonyme de phlegmon du ligament large. C'est une erreur, contre laquelle Virchow avait cependant mis en garde. Au mot de paramétrite, correspondait le mot de *paramétrium*, qui n'avait qu'une valeur anatomique : il désignait le tissu cellulaire péri-utérin, le tissu cellulaire de la base des ligaments larges, comme on disait, le tissu cellulaire de cette région qu'on peut désigner sous le nom de gaine hypogastrique.

On voit par le sens de ce mot anatomique, *paramétrium*, celui que devait avoir le mot pathologique, *paramétrite*. Mais le sens de ce dernier mot a été singulièrement élargi. Duncan (1), à qui tant d'auteurs en ont attribué l'invention, n'a fait que le défigurer en l'appliquant indistinctement aux inflammations de tout le tissu cellulaire du bassin, et Walter S. A. Griffith (2) a été bien plus loin encore, puisqu'il désigne tous les prolongements que les inflammations du petit bassin peuvent envoyer dans les régions voisines, sous le nom de paramétrite, ce qui le conduit à admettre une paramétrite inguinale, une paramétrite transverse (ou en rapport avec le muscle transverse), une paramétrite du psoas. On ne voit pas pourquoi, lancé dans cette voie, il n'a pas admis une paramétrite fessière, une paramétrite crurale, une paramétrite lombaire, etc.

Ces excès ont fait perdre au mot paramétrite toute espèce de sens précis. C'est sans doute pour cela qu'Otto Spiegelberg (3) a tenté de lui en substituer un autre. Dans son mémoire des « *Sammlung*

(1) MATTHEWS DUNCAN. *Pract. treat. on perimetritis and parametritis*. Edinburg, 1869.

(2) WALTER S. A. GRIFFITH. *Saint-Bartholomew's Hosp. Rep.*, 1880, t. XVI, p. 285.

(3) OTTO SPIEGELBERG. *Samml. klin. Vorträge*, n° 71, p. 532.

klinischer Vorträge » il propose d'appeler le tissu conjonctif qui entoure la partie inférieure de l'utérus et les culs-de-sac vaginaux : « tissu paramétrane » ; ce mot n'a pas été adopté ; aucun des nombreux auteurs que j'ai lus ne le prononce. J'emploierai les expressions « phlegmons de la gaine hypogastrique et phlegmons du ligament large » qui me paraissent plus précises.

Mégrat (1), dans sa thèse, distingue « deux formes primitives, « ou plutôt deux points de départ des phlegmons pelviens consécu- « tifs aux couches ; ceux qui se développent dans l'épaisseur des « ligaments larges et ceux qui prennent naissance autour de la « matrice » (phlegmons péri-utérins).

Beaucoup d'auteurs ont saisi les différences cliniques qui distinguent ces deux variétés d'abcès. A. Richard (2) dit : « La tumeur « est, tantôt facile à limiter sur l'un des côtés de l'hypogastre, tantôt « vague, et échappant à la main pour plonger dans le bassin », et parlant du toucher vaginal, il ajoute que dans certains cas la tumeur « remplit un des culs-de-sac » tandis que dans d'autres, elle est « située plus haut, et comme au bout du doigt ».

Hervieux (3) indique les mêmes différences, bien qu'avec moins de netteté, mais il a vu que « les parties latérales de l'utérus, sur- « tout dans la portion qui avoisine le col, sont pour ainsi dire le « quartier général de l'infiltration purulente ».

Lallement (4), dans sa thèse, étudie les lymphatiques des ligaments larges, et ayant admis trois groupes de ganglions, il écrit dans sa cinquième conclusion : « A ces trois groupes de ganglions, « correspondent trois variétés de phlegmons péri-utérins : 1° phleg- « mon de la base du ligament large ; 2° phlegmon de la paroi abdo- « minale ; 3° phlegmon de la fosse iliaque. »

De Sinéty (5) a fait une tentative du même ordre ; il propose : « de ranger les inflammations qui se développent au voisinage de « l'utérus, en trois groupes principaux : l'inflammation du péritoine « ou pelvi-péritonite ; l'inflammation ou phlegmon du ligament « large ; l'inflammation circum-utérine proprement dite ». On voit que c'est la même distinction qui avait été établie en 1867 par Mégrat, et M. de Sinéty la fait presque dans les mêmes termes ; mais ce

(1) Mégrat. Th. de Strasbourg, 1867.
(2) Richard. *Pratique journalière de la Chirurgie*. Paris, 1868, p. 310.
(3) Hervieux. *Traité clinique et pratique des maladies puerpérales*. Paris, 1870, p. 522.
(4) Lallement. Th. de Paris, 1881.
(5) De Sinéty. *Progrès médical*, 1882, p. 595 et 611.

dernier ne décrit que les formes absolument bénignes et fugaces, qu'il compare très exactement aux fluxions d'origine dentaire, et ne dit rien des inflammations graves qui se terminent par suppuration. Dans le livre de Bandl (1) nous retrouvons notée la distinction symptomatique; suivant les circonstances, la tumeur est plus facile à percevoir par la palpation abdominale ou par le toucher vaginal.

En 1887, Schrœder (2) indique très succinctement la localisation anatomique : « La tumeur peut envahir tout le ligament large, y « compris le méso-salpinx et le méso-ovaire ; mais elle peut aussi se « limiter à la base du ligament large en laissant libre la partie su- « périeure. »

La même année, M. Duplay (3) décrit séparément le phlegmon du ligament large et le phlegmon péri-utérin.

La meilleure étude sur ce sujet est celle qu'a faite M. Charpy (4) en 1886 ; j'ai déjà cité la partie anatomique de son travail. Au point de vue pathologique, il admet deux variétés d'abcès : des abcès sous-péritonéaux ; des abcès intra-aponévrotiques. Il donne peu de détails sur les abcès intra-aponévrotiques, mais il étudie très minutieusement les abcès, qu'il appelle du ligament large ; il décrit très soigneusement leurs prolongements, sur lesquels je reviendrai. Mais toute sa description, qui est remarquablement précise, me paraît s'appliquer aux phlegmons profonds, aux phlegmons de la gaine, et comme il indique que dans ces phlegmons du ligament large, l'aileron supérieur a été trouvé souvent intact, je me demande s'il n'a pas confondu les deux variétés.

On voit, d'après cet aperçu historique, que les phlegmons de la gaine hypogastrique ont été indiqués par un assez grand nombre d'auteurs.

Pour démontrer la réalité de leur existence, et leur localisation anatomique exacte, il me suffira de donner la description des pièces que j'ai présentées à la Société anatomique (5) en avril 1888 et que j'avais recueillies sur une femme morte environ trois semaines après l'accouchement.

(1) Bandl. Die Krankheiten der Tuben, der ligamente. *Deutsche Chirurgie*, t. 59, p. 125.

(2) Schrœder. *Krankh. der weiblich. Geschlechtsorgane*, 1887.

(3) Follin et Duplay. *Pathologie externe*.

(4) Charpy. *Lyon médical*, 1886, t. 53, p. 337 et 381.

(5) Delbet. *Soc. anatomique*, avril 1888, p. 479.

Le péritoine ne présente aucune altération. L'utérus volumineux, en subinvolution, remonte au détroit supérieur. Sa cavité mesure douze centimètres en longueur; elle contient une petite quantité de muco-pus, mais pas traces de débris placentaires. Sur la coupe de la paroi, on voit un grand nombre de canaux veineux béants, d'où suinte le sang. Les ligaments larges ont leur aspect ordinaire; ils sont translucides, et on ne distingue dans leur épaisseur que des veines volumineuses, qui se continuent avec les plexus utéro-ovariens. J'incise soigneusement toutes ces veines; elles contiennent du sang liquide ou coagulé, mais pas une goutte de pus. Les trompes ont leur calibre normal, leur aileron est parfaitement translucide. Les ovaires sont volumineux, leur grand axe mesure cinq centimètres et demi; ils sont larges de 25 millimètres et épais de 20 millimètres. On ne distingue pas de corps jaunes de la grossesse; sur une coupe, le tissu ovarien paraît normal. Les veines du bulbe sont très dilatées, mais l'aileron postérieur ne présente aucune altération.

Le cul-de-sac péritonéal vésico-utérin descend à un centimètre au-dessous de l'orifice interne du col, la cloison vésico-utérine mesure 35 millimètres dans le sens vertical. Le cul-de-sac postérieur recto-utérin descend au-dessous de l'utérus et se prolonge de deux centimètres sur le vagin.

Sur cette pièce le péritoine, les ligaments larges sont tout à fait normaux et cependant il existe à droite et à gauche un gros abcès. Les deux collections purulentes, situées au-dessous des ligaments larges, sont symétriquement placées de chaque côté de l'utérus. Du côté gauche, la cavité, qui renferme environ cent grammes de pus, est traversée par des brides épaisses. En avant, elle s'avance vers la vessie en passant en dehors de la cloison vésico-utérine ; en arrrière, elle se prolonge le long de l'uretère, en dehors des ligaments utéro-sacrés, de telle sorte que la paroi interne de la poche est formée d'avant en arrière par la cloison vésico-utérine, par l'utérus, et enfin par les ligaments qui se portent du sacrum sur le rectum, l'utérus et le vagin. L'uretère, placé dans la paroi interne de l'abcès, est refoulé du côté du col utérin. En dehors, l'abcès vient jusqu'à la paroi pelvienne au niveau de l'échancrure sciatique; en avant, il est très nettement limité par une sorte d'aponévrose qui s'étend obliquement d'avant en arrière, des faces latérales de la vessie au bord antérieur de l'échancrure sciatique; en haut et en dehors, la collection se prolonge le long de la paroi pelvienne jusque sur le bord interne du psoas. Mais la fosse iliaque n'est pas envahie, et le ligament large est parfaitement indemne, ainsi que je l'ai dit. En arrière et en haut, on voit l'artère hypogastrique pénétrer dans la paroi postérieure de l'abcès.

Du côté droit, la cavité purulente est un peu plus vaste, mais elle occupe une situation identique. Elle est comprise entre l'utérus en dedans, la paroi pelvienne en dehors, les ligaments utéro-sacrés en arrière, la vessie et le vagin en avant. En bas, elle repose sur le rectum en dedans et le plancher pelvien en dehors. En explorant avec le doigt la cavité ouverte, on lui reconnaît trois prolongements : un postéro-inférieur qui se dirige vers le rectum, deux antérieurs, l'un supérieur vers la vessie, l'autre inférieur vers le vagin. Le prolongement vésical n'est plus séparé de la cavité de la vessie que par une très mince paroi ; et il est vraisemblable que si cet abcès avait pu continuer son évolution, il se serait spontanément ouvert dans la vessie.

Comme du côté opposé, la cavité purulente est traversée par des brides épaisses. Ces brides sont formées par des vaisseaux artériels et veineux. On peut suivre ces artères par la dissection : on les voit très nettement sur la coupe des brides. Celles-ci étant sectionnées, je pousse une injection dans l'artère hypogastrique, le liquide sort en jet par toutes les surfaces de section. Ce sont donc les branches viscérales de l'iliaque interne qui traversent la poche. Toutes cependant ne sont pas libres dans son intérieur ; l'artère utérine dessine seulement une saillie dans la paroi supérieure de l'abcès.

L'uretère n'occupe pas la même situation que du côté gauche. Au lieu d'être refoulé contre l'utérus, il est repoussé en dehors, contre la paroi pelvienne. Une distance de trois centimètres le sépare de l'utérus.

On voit par cette observation, en quelque sorte typique, combien la localisation du phlegmon est exacte. Il est tout entier compris dans le pédicule vasculaire. En arrière et en dedans, il n'a pas forcé la forte aponévrose sacro-génitale, si bien que le cul-de-sac de Douglas est resté tout à fait intact. En dehors, remontant sur la face interne du psoas, il tend à gagner la fosse iliaque profonde, mais il ne l'a pas encore envahie ; en avant, il n'a pas envahi non plus la loge prévésicale. En dedans, il adhère au col de l'utérus, laissant le corps absolument libre, et il envoie deux prolongements; un antérieur, du côté de la vessie, en rapport avec la cloison vésico-utérine, le long des vaisseaux vésicaux inférieurs ; un autre, plus bas, du côté du vagin, le long des vaisseaux vaginaux. Ce sont ces prolongements que M. Charpy a décrits comme appartenant aux phlegmons du ligament large proprement dit, et qui me paraissent au contraire être tout à fait caractéristiques des phlegmons du pédicule vasculaire. En effet, ces suppurations, développées au milieu des vaisseaux, ont tendance à les suivre ; elles s'insinuent avec eux sous l'aponévrose, le long de la vessie, le long du vagin, et on peut leur reconnaître deux prolongements internes : l'un supérieur ou vésical, l'autre inférieur ou vaginal. Ces deux prolongements sont d'ailleurs souvent confondus en un seul. En arrière, la gaine hypogastrique se prolonge jusqu'aux parties latérales du sacrum en passant sur le côté du rectum. Les phlegmons de cette gaine affectent donc des rapports intimes avec tous les viscères creux du petit bassin. Par suite, ils doivent avoir une tendance toute particulière à s'ouvrir dans le vagin, le rectum ou la vessie. Nous verrons plus tard, en étudiant leur marche, qu'il en est réellement ainsi.

En dehors et en haut, ils peuvent remonter le long des vaisseaux hypogastriques et envahir la fosse iliaque. Voici une observation de Mégrat, où cette extension du phlegmon a été tres nettement indiquée. Je laisse à l'autopsie sa rédaction un peu singulière, parce qu'elle a l'avantage de bien faire voir ce que je veux montrer, c'est-à-dire que c'est le long des vaisseaux que fuse le pus.

Mégrat. Th. de Strasbourg, 1867. Obs. V, p. 17. — W..., Marie, 31 ans. Entre à la Maternité le 20 février 1860, le 18e jour de sa 4e couche. Les premiers jours après l'accouchement, douleurs vives au-dessus de l'aine gauche, qui se dissipent au bout de quelques jours. Le 13e jour, œdème du membre inférieur. Le 22e jour, la malade ayant eu plusieurs frissons, on constata un empâtement profond au-dessus de l'aine gauche et à l'hypogastre. Mort le 27e jour. Infection purulente. (Pas de renseignements sur le toucher vaginal.)

Autopsie. — Pas de péritonite. A droite, infiltration du tissu cellulaire de la fosse iliaque. A gauche, les annexes sont enfoncées dans le petit bassin. La veine iliaque présente des traces extérieures de pus, et, en suivant ces traces, on arrive dans un foyer purulent qui s'enfonce dans le bassin le long de l'uretère jusqu'au bas-fond de la vessie et du vagin. Ce foyer a les caractères d'un phlegmon diffus siégeant dans le tissu cellulaire pelvien sous le ligament large et ayant remonté jusque sur la veine iliaque.

Le pus, une fois arrivé dans la gaine des vaisseaux iliaques, peut les suivre en s'étalant plus ou moins dans la fosse iliaque interne, passer sous l'arcade de Fallope, descendre dans le triangle de Scarpa. Il forme alors un prolongement crural, qu'on pourrait appeler crural antérieur, pour le distinguer des prolongements qui se font en dedans par le trou obturateur, en arrière par le trou sciatique.

Voici un bel exemple de ce prolongement crural antérieur :

BERNUTZ. *Conf. cliniques*, Paris, 1888, p. 315, obs. VI. — M..., Louise, 21 ans, accouchée le 3 avril. Sept jours après l'accouchement, douleurs vives dans le membre inférieur gauche. Le 13 avril 1859, elle entre à la Pitié, salle Notre-Dame, n° 61. Fièvre, facies anxieux, inappétence, diarrhée ; douleurs dans la fosse iliaque gauche, irradiées dans les deux membres, paroi abdominale souple; phlébite des deux veines crurales, œdème des membres inférieurs ; culs-de-sac vaginaux souples. Rétraction du membre inférieur gauche. Les jours suivants, à cause de l'œdème, on ne peut explorer la région hypogastrique gauche. Diarrhée. La palpation ou le toucher, ni les deux modes d'exploration combinés ne font constater de tuméfaction iliaque. Empâtement de la région sacrée. — 16 mai. Issue de pus par deux petites ouvertures placées au niveau de la partie supérieure du sacrum. Mort dans la soirée.

Autopsie. — Péritoine sain. La fosse iliaque gauche offre un volume plus considérable qu'à l'état normal ; elle est le siège d'une fluctuation manifeste jusqu'à l'extrémité inférieure du triangle de Scarpa. Le foyer purulent sous-jacent à l'aponévrose iliaque se continue jusqu'au petit trochanter qui est mis à nu. Pus infiltré dans les fibres du muscle iliaque. Le foyer est limité par la saillie formée par le rebord du détroit supérieur, excepté dans un point où le doigt pénètre dans un pertuis assez direct et arrive jusqu'à l'échancrure sciatique par laquelle le pus a fusé et est venu, en passant entre le nerf et le rebord osseux, former un énorme foyer. Ligaments larges absolument sains ainsi que les ovaires et les trompes. Utérus en antéflexion. Sa cavité contient une sanie purulente. Caillot oblitérant les deux veines crurales.

En arrière, en dehors et en bas, le foyer de ces suppurations correspond à l'échancrure sciatique ou plus exactement à la partie supérieure du trou sciatique. Ce trou livre passage à des vaisseaux et à des nerfs extra-pelviens qui ont la même origine que les vaisseaux et nerfs intra-pelviens. On comprend que le pus puisse sortir du bassin par cette voie pour envoyer un prolongement dans la fesse. Voici un exemple de ce prolongement fessier :

BUCH. *Charité Annalen*, 1877, p. 379, obs. XII. — A. H..., 35 ans ; fièvre typhoïde et règles douloureuses. Premier accouchement le 1er septembre 1874, au forceps. Déchirure légère du périnée. Au 6e jour, début de la fièvre, qui, jusqu'au 18e jour, s'élève tous les soirs à 40°. Au 50e jour, la malade se plaint de violentes douleurs dans la cuisse gauche; au 63e jour, point douloureux à la fesse gauche. Le toucher permet de reconnaître une énorme infiltration du « parametrium » gauche. Il se développe un abcès à la fesse gauche; on l'ouvre le 84e jour; il renferme du pus fétide. Il se développe en outre un abcès à la partie inférieure de la cuisse, un autre au mollet et la malade succombe le 10 février 1875, 162 jours après l'accouchement.

Autopsie. — Paramétrite et phlegmon fessier à gauche. En outre, lésions d'infection purulente.

A priori, on peut supposer que cette migration du pus ne doit pas être extrêmement fréquente. En effet, le trou sciatique n'est pas largement béant, il est comblé par des trousseaux fibreux dans lesquels les vaisseaux se creusent des sortes de canaux. Il faudra donc des lésions déjà considérables pour que le pus puisse passer par là.

En avant, le pus peut glisser le long des vaisseaux obturateurs pour gagner le canal sous-pubien comme dans deux faits rapportés, l'un par Bernutz (1), l'autre par Mégrat, mais il est très rare qu'il suive cette voie. Lorsque l'abcès tend à évoluer de ce côté, ou lorsqu'il s'y développe primitivement, ce qui est possible, puisqu'il peut y avoir des ganglions, sinon au niveau même du trou sous-pubien, du moins le long des vaisseaux obturateurs, le pus pénètre dans la loge prévésicale et vient se mettre au contact immédiat du pubis. Il peut envahir la loge tout entière et cela, de différentes façons. Parfois il s'élève jusqu'à l'ombilic, au voisinage duquel il peut se faire jour. Quelquefois, le phlegmon, après avoir envahi la loge prévésicale, envoie un prolongement externe qui file le long de l'arcade de Fallope et peut s'étendre jusqu'à l'épine iliaque antérieure et supérieure, et cela, derrière la paroi abdominale, en laissant la fosse iliaque partiellement ou complètement libre. J'ai pu reproduire cette forme artificiellement, par des injections de gélatine.

Enfin, dans certains cas, rares à la vérité, le pus, une fois arrivé dans la cavité prévésicale, passe du côté opposé, de droite à gauche par exemple, et même gagne par ce chemin la fosse iliaque de l'autre côté, comme dans le cas suivant rapporté par Bérard :

BÉRARD. *Soc. anatomique*, 1834, p. 186. — X... Après un accouchement est prise de douleurs hypogastriques et meurt rapidement. *Autopsie:* Abcès commençant à la partie postérieure du flanc gauche, entre le côlon et la paroi de l'abdomen ; cet abcès s'était propagé dans la région hypogastrique en passant entre la fosse iliaque et l'intestin, toujours situé hors du péritoine. Une induration du tissu cellulaire du bassin lui avait fermé l'accès de cette cavité au-

(1) BERNUTZ. *Conf. cliniques*, 1888.

devant de la vessie, mais le pus s'était frayé un passage vers la fosse iliaque droite en décollant le péritoine de la région hypogastrique. De la région iliaque, il était remonté sur la ligne médiane jusqu'au niveau de l'ombilic; là, il s'était frayé un passage au-dessous de la peau qu'il avait décollée dans tout le pourtour de la cicatrice ombilicale, au niveau de laquelle la peau avait conservé son adhérence aux tissus subjacents. Le trajet de cet abcès décrivait une courbe à concavité supérieure, et s'élevait dans le flanc droit à une hauteur égale à celle qu'il avait atteinte dans la portion postérieure du flanc gauche. Dans cette dernière région, l'abcès communiquait avec le côlon descendant. Le muscle iliaque était parfaitement sain.

Telles sont les diverses migrations que peut suivre le pus né dans le pédicule hypogastrique. Du côté des viscères, nous trouvons trois prolongements :

Prolongement rectal;

Prolongement vésical;

Prolongement vaginal.

Par ces prolongements, le phlegmon peut s'ouvrir dans le vagin, dans le rectum ou dans la vessie; ces faits sont de connaissance vulgaire; mais ils peuvent aussi s'ouvrir dans l'utérus, ce qui est moins connu. Bennet a même nié ce mode d'ouverture.

On trouvera dans nos observations 686 à 694, six faits où l'ouverture du foyer purulent dans la matrice a été constatée à l'autopsie. Depaul (1) dit en avoir observé un autre cas.

Ces trois prolongements que peuvent présenter des abcès, même de petites dimensions, sont intra-pelviens. En dehors du petit bassin, les phlegmons peuvent présenter les prolongements suivants :

1° Prolongement abdominal antérieur. L'inflammation envahit la paroi abdominale donnant lieu au complexus symptomatique qui est connu en clinique sous le nom de plastron. C'est, je crois, cette forme que Griffith a proposé d'appeler paramétrite transverse.

2° Prolongement crural antérieur. Le pus, après avoir envahi la fosse iliaque, passe en suivant les vaisseaux sous l'arcade crurale. Plus rarement, il occupe la gaine du psoas.

3° Prolongement crural interne, qui se fait par le trou obturateur.

4° Prolongement fessier. Le pus sort du bassin par l'échancrure sciatique.

5° Il me reste à ajouter que le pus peut passer au travers de l'aponévrose périnéale supérieure, au travers du muscle releveur de l'a-

(1) DEPAUL. *Soc. de chirurgie*, 1866, p. 307.

nus, pénétrer par cette voie dans la fosse ischio-rectale et venir se faire jour au voisinage de l'anus. On a alors une variété particulière de fistules anales : celles qui ont été décrites par M. Richet (1) et par M. Pozzi (2), les fistules dites de l'espace pelvi-rectal supérieur. Les faits de cet ordre paraissent plus rares chez la femme que chez l'homme ; cependant en voici un exemple :

A. Guérin. *Leçons cliniques sur les maladies des organes génitaux internes de la femme*, 1878, p. 277. — X..., 33 ans, présentait une tumeur abdominale ouverte près de l'anus, qu'il eût été bien difficile de rapporter à une maladie autre qu'à un phlegmon du ligament large. L'ouverture, placée à deux centimètres de l'anus sur la fesse droite, laissait s'écouler une certaine quantité de pus. En l'examinant, je reconnus un trajet fistuleux qui, passant entre le rectum et le vagin, s'enfonçait à 20 centimètres de profondeur et aboutissait à une tumeur globuleuse du volume du poing qui siégeait à peu près à égale distance de l'ombilic et du ligament large du côté gauche. Le doigt indicateur placé dans le vagin reconnaissait la présence de la sonde au-dessous de la paroi vaginale et en avant du rectum ; on constatait facilement que l'instrument explorateur, arrivé du côté gauche par un trajet oblique, longeait la paroi correspondante du vagin et le bord gauche de la partie inférieure de l'utérus. Le cul-de-sac vaginal de ce côté était induré et ne pouvait pas être déprimé par le doigt avec lequel on cherchait vainement à suivre la sonde dans son parcours ultérieur. La malade n'avait pas eu d'enfants. L'abcès s'était formé sans qu'elle eût ressenti une vive douleur ; quand cette femme entra à l'Hôtel-Dieu, les matières fécales et les gaz ne sortaient jamais par l'orifice de la fistule. Des injections d'alcool et de teinture d'iode furent vainement pratiquées ; la malade dut quitter l'hôpital sans être guérie, après y avoir passé plusieurs mois.

M. Alphonse Guérin a nié l'existence des phlegmons du ligament large pour leur substituer l'adéno-phlegmon juxta-pubien, l'adéno-lymphite péri-utérine. Il a fait sur ce sujet une leçon qui a été publiée d'abord en 1876 (3) dans la *Gazette hebdomadaire* puis en 1878 dans ses Leçons cliniques. Enfin il est revenu sur ce sujet en 1887 dans une discussion de l'Académie de médecine.

Voici l'observation sur laquelle M. Guérin a édifié sa théorie. Je donne le résumé de la partie clinique :

A. Guérin. *Leçons cliniques*, p. 287. — X..., 18 ans, réglée à douze ans. Avortement probablement provoqué au 4e mois, le 17 novembre. Extraction du placenta le 19. Le 23, la malade fit une promenade et eut des rapports sexuels répétés. Elle est prise d'un frisson intense avec fièvre, etc...

(1) Richet. *Anat. chirurgicale.*
(2) Pozzi. Th. Paris.
(3) A. Guérin. *Gazette hebdomadaire*, mai 1876, p. 311.

M. Landrieux diagnostique : phlegmon du ligament large. Le 6 décembre, la malade se plaignait d'une vive douleur dans le ventre, se prolongeant dans la cuisse gauche, mais ne s'irradiant pas du côté des reins. La paroi abdominale était si résistante, sans être soulevée par les intestins distendus, que la palpation était presque impossible. On pouvait cependant constater à gauche, au-dessus du ligament de Poupart, une tuméfaction très appréciable. En pratiquant le toucher vaginal, je reconnus que le cul-de-sac gauche du vagin était effacé par une tumeur faisant saillie dans le conduit et se prolongeant en avant vers le pubis, contre lequel elle était collée, au point qu'il était impossible de lui imprimer le moindre mouvement. C'était en vain que l'on cherchait à passer le doigt indicateur entre la tumeur et le pubis. La présence de cette tumeur dans le cul-de-sac vaginal faisait que la paroi du vagin se dirigeait transversalement près du museau de tanche, au lieu de se rendre à sa base. Le cul-de-sac postérieur du vagin était complètement libre; l'utérus n'était guère plus gros qu'à l'état normal. Du côté de la paroi gauche du vagin, la tumeur que j'ai indiquée donnait à cette partie une consistance dure qui contrastait avec la mollesse du reste du conduit. Cette consistance existait dans une hauteur de deux centimètres et demi environ, à partir du point où la paroi vaginale se réfléchissait de dedans en dehors pour se porter vers le méat du museau de tanche. Elle rappelait d'une manière saisissante ce qui a été décrit sous le nom de plastron vaginal. Cette induration se prolongeait en avant du col jusqu'au milieu du cul-de-sac antérieur, où elle avait une forme aplatie d'avant en arrière. La malade succomba le 14 décembre. *Autopsie* : « L'abdomen ayant été ouvert, nous vîmes avec le plus grand « étonnement que les ligaments larges des deux côtés étaient parfaitement « sains. L'utérus avait un volume un peu plus gros qu'à l'état normal. Un « pareil résultat me surprit, d'autant plus que la tumeur observée pendant « la vie était absolument celle que nous décrivons avec les gynécologistes « les plus expérimentés comme dénotant l'existence d'un phlegmon du liga- « ment large. Eh bien! Messieurs, ce n'est ni une pelvi-péritonite, ni une « ovarite, ni une inflammation de la trompe, ni un phlegmon du ligament « large, puisque le double repli de ce ligament avait l'épaisseur et la trans- « parence qu'il présente à l'état normal. Il s'agit dans ce cas d'une adéno- « lymphite qui, chez notre malade, s'est développée sous l'influence de la « septicémie. Quand, en effet, j'ai décollé le péritoine qui tapisse la fosse obtu- « ratrice et la face postérieure du pubis, je sentis qu'en dehors du vagin, il y « avait une masse épaisse, indurée, qui avait été le siège d'une inflammation. « La consistance de ces tissus rappelait celle d'un poumon hépatisé. J'y fis « une large incision et j'aperçus un corps rougeâtre du volume d'un haricot. « Tout d'abord, je ne fus pas frappé par la ressemblance de ce corps avec « un ganglion enflammé; ce ne fut qu'une heure plus tard que, cherchant « à interpréter ce que je venais de voir, je me dis que ce ne pouvait être « autre chose... Je sais bien qu'il faudra démontrer qu'il y a des vaisseaux « lymphatiques qui, provenant de l'utérus, se dirigent vers l'anneau inguinal. « C'est une démonstration à faire, et, de ce qu'elle n'est pas faite, on n'est « pas en droit de nier l'existence de ces vaisseaux. »

Il y a là deux choses : d'abord l'origine lymphatique des inflammations du tissu cellulaire pelvien ; cela, nous l'admettons parfaitement aujourd'hui; reste la question bien plus importante du siège de la tumeur. Ce qui a frappé M. Guérin, c'est qu'ayant constaté les signes attribués au phlegmon du ligament large, il a trouvé le ligament large parfaitement sain. Mais quel était le siège exact du phlegmon qu'il a observé ? Par malheur, ce siège n'est pas suffisamment indiqué, ainsi qu'on a pu s'en rendre compte. Mais un peu plus loin (p. 296), M. Guérin nous donne quelques autres détails qui sont précieux, bien qu'encore insuffisants. « Si, dit-il, on n'admet pas l'existence de l'adéno-lymphite, il ne restera plus comme explication de la tumeur que je vous ai décrite, que la cellulite du tissu conjonctif placé sur les parties latérales du vagin faisant une tumeur allant du voisinage du col jusqu'auprès de l'anneau inguinal interne, au-dessous du feuillet du péritoine qui tapisse le bassin de ce côté. » M. Guérin ne nous dit pas jusqu'où cette tumeur s'étendait en arrière, et cela est regrettable ; mais enfin, nous savons que, partant du col de l'utérus, elle traversait la fosse obturatrice et remontait du côté de l'anneau inguinal interne. Puisque M. Guérin nous dit que les ligaments larges étaient parfaitement sains, il ne peut s'agir d'une inflammation de l'aileron du ligament rond ; aussi, il me semble hors de doute qu'il s'agissait d'un phlegmon de la gaine hypogastrique.

En somme si M. Guérin a été trop loin en niant l'existence des phlegmons du ligament large, du moins il a eu le mérite de voir qu'il y avait dans le petit bassin des phlegmons autres que ceux du ligament large.

Avant d'abandonner le pédicule hypogastrique, je dois signaler que les phlegmons de cette région peuvent être de très petite dimension. Il en est qui se limitent au voisinage du col utérin sans atteindre les parois de l'enceinte pelvienne ; d'autres, au contraire, plus périphériques, sont accolés à ces parois, mais n'atteignent pas en dedans le col utérin. Freund (1) signale ces deux variétés, qui n'ont du reste que peu d'intérêt.

Phlegmons du ligament large. — Les phlegmons du ligament large sont beaucoup plus rares que ceux du pédicule hypogastrique. Ils se développent dans l'épaisseur même du ligament proprement dit, entre les deux lames du péritoine, dans le domaine des vaisseaux utéro-ovariens. On a prétendu que ces phlegmons ne

(1) FREUND. *Gynækol. Klinik.*, p. 229.

pouvaient pas exister, parce que les deux lames du péritoine étaient trop adhérentes et parce qu'il n'y avait pour ainsi dire pas de tissu cellulaire entre elles. Il est vrai que le tissu cellulaire est peu abondant, mais il est très lâche, et par suite bien préparé, comme celui des bourses, comme celui des paupières, pour devenir le siège de collections considérables. Il suffit d'y faire des injections pour s'en rendre compte.

Du reste, il est bien inutile de discuter théoriquement cette question. Il n'y a pas à se demander si les phlegmons du ligament large peuvent ou ne peuvent pas exister, mais seulement à voir s'ils existent. Or, il y a des faits suivis d'autopsie qui sont d'une authenticité absolument incontestable. J'en ai moi-même observé un, qui s'était développé en dehors de l'état puerpéral. Il est donc hors de doute que les phlegmons du ligament large existent.

Dans le cas que j'ai observé, dont les pièces ont été présentées à la Société anatomique, toutes les branches pelviennes de l'hypogastrique étaient refoulées en bas ; le phlegmon était resté loin du vagin ; le pédicule vasculaire n'était pas envahi. Ce fait prouve que le ligament large peut être pris isolément sans qu'il y ait en même temps de phlegmon du pédicule hypogastrique.

Quels sont les rapports de ces phlegmons ? En dedans, ils reposent sur le bord de l'utérus en le refoulant plus ou moins du côté opposé. Ils peuvent même soulever le péritoine sur les faces antérieures et postérieures de l'organe, mais seulement au voisinage immédiat des bords, sans jamais s'insinuer vraiment ni en avant, ni en arrière.

En haut, je pense, quoi qu'on en ait dit, qu'ils doivent le plus souvent dédoubler les ailerons de la trompe et de l'ovaire. C'est là ce qui me paraît résulter du cas que j'ai vu et des observations que j'ai lues. Cependant, si l'on en juge par les injections, ces deux ailerons offrent une certaine résistance à la distension, car le plus souvent la masse injectée ne pénètre que tardivement dans leur épaisseur. En voici un exemple :

Injection. — Femme (30 ans environ). Injection d'eau colorée en rouge faite avec l'appareil à lymphatiques. La canule est piquée derrière et au-dessous de l'ovaire. Le liquide passe dans la fosse iliaque en suivant le ligament ovaro-pelvien, puis dans l'aileron de l'ovaire qui se dédouble complètement.

Il n'en est pas toujours ainsi.

Voici une expérience où ces ailerons sont restés intacts :

Femme D... (40 ans environ). Injection de gélatine jaune. La canule est placée entre le ligament rond et la trompe, à un centimètre du bord droit de l'utérus. Résultat : L'utérus, qui est petit, est refoulé tout à fait à gauche. La masse injectée forme, dans l'épaisseur du ligament, une tumeur du volume d'une grosse orange, dont la partie antérieure vient au contact de la paroi postérieure de la vessie. L'injection a un peu décollé le péritoine de la face antérieure de l'utérus et elle a soulevé légèrement celui qui recouvre la cloison vésico-utérine, mais sans pénétrer dans l'épaisseur de cette cloison. En bas, elle est restée à une distance considérable du plancher pelvien. En dehors et en haut, elle a envoyé deux petits prolongements dans la fosse iliaque interne : l'un, qui suit le ligament rond ; l'autre, qui file par le ligament infundibulo-pelvien, le long des vaisseaux ovariens. L'aileron moyen est dédoublé et l'injection a pénétré jusqu'à la trompe, mais seulement dans sa partie antérieure rectiligne. Sa partie contournée ampullaire n'a aucun rapport avec la masse injectée. L'aileron de l'ovaire n'a pas été dédoublé ; l'injection n'a pas pénétré dans son épaisseur, bien qu'elle ait rempli le ligament infundibulo-pelvien pour gagner la fosse iliaque.

On voit que dans ce cas l'aileron de l'ovaire n'a pas été dédoublé.

Dans une autre expérience, j'ai injecté, comme dans la première, de l'eau colorée, avec l'appareil à lymphatiques, par conséquent sous une faible pression (une colonne d'eau de 1 mètre).

Petite fille de 3 ans. Injection d'eau colorée avec l'appareil à lymphatiques. Je pique la canule sur le bord latéral droit de l'utérus entre la trompe et le ligament rond. On voit d'abord le liquide glisser sous le péritoine jusqu'à la base du ligament large, puis il remplit tout le ligament jusqu'à la trompe. Il fuse alors en arrière et soulève le péritoine de la portion postérieure du bassin. Bientôt, tout le tissu cellulaire sous-péritonéal étant rempli de liquide, le péritoine est soulevé jusqu'à la hauteur du détroit supérieur et les ligaments larges sont complètement dédoublés. C'est alors seulement que le liquide fuse le long du ligament suspenseur de l'ovaire pour pénétrer dans la fosse iliaque.

Ces résultats ne sont pas absolument conformes à ceux que Kœnig (1) a obtenus. Il est vrai que cet auteur a employé pour ses recherches des femmes mortes d'affections non puerpérales, mais peu de temps après l'accouchement. Il a fait, soit des insufflations, soit des injections d'eau. Voici les conclusions de ses recherches :

1° Une collection, se développant dans le tissu conjonctif des ligaments larges au voisinage de la trompe et de l'ovaire, s'étend

(1) Kœnig. *Archiv. f. Heilk.*, 1862, t. V, p. 481.

d'abord le long du psoas iliaque et c'est seulement ensuite qu'elle descend dans le petit bassin.

2° Les collections, qui se développent d'abord dans le tissu conjonctif, sur les parties latérales et antérieures de l'isthme de l'utérus, remplissent le tissu cellulaire du petit bassin le long des parties les plus basses de l'utérus et de la vessie et s'étendent ensuite en suivant le ligament rond, vers le ligament de Poupart au-dessous de l'anneau inguinal. De là elles gagnent en dehors et en arrière la fosse iliaque.

3° Les abcès, qui se développent dans la partie postérieure de la base des ligaments larges, remplissent d'abord les parties latérales et postérieure du bassin et suivent le trajet décrit plus haut (voir 1°).

4° Dans les périodes tardives du développement, toutes les formes se ressemblent, car les diverses parties du péritoine sont également soulevées.

5° Lorsque le pus se dirige vers le ligament de Poupart, même en petité quantité, il soulève le péritoine et le détache si bien du ligament qu'une incision faite à environ un travers de doigt et demi au-dessus de ce ligament passe encore au-dessous du péritoine.

Il est certain que les injections de Kœnig ont plus de valeur que les miennes ; elles sont mieux faites au moins pour expliquer ce qui se passe dans les cas puerpéraux, puisqu'il a pu se procurer des cadavres de femmes qui venaient d'accoucher.

Schlesinger a fait ses injections sur des cadavres de femmes qui n'avaient jamais eu d'enfants, ou qui avaient succombé en dehors de la puerpéralité. Il a employé de la gélatine colorée. Charpy a fait des recherches du même genre. Fenger (1) a employé le lait. Son but était du reste un peu différent. Il n'a pas cherché à étudier la marche des inflammations, mais seulement à produire des tumeurs, pour voir dans quelles conditions il était le plus facile de les amener et de les suturer à la paroi abdominale antérieure.

Je veux encore donner le résultat assez singulier d'une injection que j'ai faite chez une femme d'environ 40 ans.

Femme C... (40 ans environ). Injection d'eau avec l'appareil à lymphatiques. La canule est piquée entre la trompe et le ligament rond à 2 centim. du bord droit de l'utérus. L'injection soulève le feuillet antérieur du ligament large

(1) Fenger. *The obstet. Gaz. Cincinnati*, 1886, p. 174.

dans la portion qui est située au-dessous du ligament rond. Le liquide s'insinue ensuite entre l'utérus et la vessie en soulevant le cul-de-sac vésico-utérin, passe du côté gauche et commence à soulever le ligament large du côté opposé. Du côté droit l'injection commence à remonter dans la fosse iliaque droite en suivant le ligament rond.

C'est la seule fois que j'aie vu le liquide passer d'un côté à l'autre.

On voit que ces injections ne sont pas très concordantes dans leur ensemble et il n'est guère possible, à mon avis, d'en tirer des conclusions sous forme de lois, comme Kœnig avait cru pouvoir le faire. Mais cependant elles ont permis de reproduire artificiellement presque toutes les formes de phlegmon qu'on peut rencontrer.

Voyons maintenant avec l'aide de ces injections, mais surtout avec l'aide des faits, quels sont les prolongements des phlegmons des ligaments larges.

C'est vers la fosse iliaque qu'ils ont incontestablement le plus de tendance à s'étendre, et ils peuvent le faire par deux voies différentes. D'abord, ils peuvent passer le long des vaisseaux utéro-ovariens, le long du ligament suspenseur de l'ovaire; ils abordent alors la fosse iliaque par sa partie postérieure où ils forment des tumeurs plus ou moins arrondies, plus ou moins volumineuses, mais tout à fait indépendantes de la paroi abdominale.

Ces phlegmons, arrivés dans la fosse iliaque, dans le tissu cellulaire sous-péritonéal de cette région, peuvent évoluer encore dans deux sens différents :

1° Les uns remontent sous le péritoine vers la région lombaire jusqu'au rein et même jusqu'au diaphragme. En voici un exemple :

Husson et Dance. *Répert. de Breschet*, 1829, t. IV, p. 95. — X..., fausse couche de 7 mois. Rupture du cordon près du placenta, qui se trouve comme enkysté ; cependant on parvient à l'extraire quelque temps après (5 jours). Coliques, fièvre : les lochies se suspendent. 7e jour, tension douloureuse de l'abdomen, gonflement dans les fosses iliaques, surtout à gauche. Quelques jours après, on remarque une tuméfaction considérable de la fosse iliaque gauche. Au 29e jour, écoulement par le vagin d'un liquide purulent. Mort 3 mois après le début de l'affection. *Autopsie :* Pas de péritonite. Dans la fosse iliaque gauche, foyer à moitié rempli de pus verdâtre et fétide, limité en haut par l'extrémité du psoas et du rein gauche, s'étendant en bas jusque dans le petit bassin dans les ligaments larges, formé en arrière par les muscles psoas et iliaque dont les fibres étaient comme disséquées par la suppuration. A cinq lignes au-dessus de l'extrémité inférieure du col de l'utérus, on voit une ouverture arrondie et noirâtre de 3 lignes de diamètre. Il est probable que cette inflammation a commencé dans le tissu cellulaire du bassin, dans celui qui se trouve interposé entre les ligaments larges.

2° Les autres descendent vers la paroi abdominale, soulevant le péritoine au niveau du ligament de Fallope et viennent se mettre directement en rapport avec la paroi abdominale. Généralement ils abordent la paroi abdominale antérieure dans sa partie externe, non loin de l'épine iliaque antérieure et supérieure, différant en cela d'une dernière variété qui nous reste à étudier, ceux qui suivent l'aileron antérieur du ligament large, le ligament rond. Ceux-ci viennent faire saillie à la paroi abdominale, bien plus près de la ligne médiane que les précédents. Ils ont été signalés par Dupuytren (1) et décrits plus tard par Bennett, puis par Gubler. Quelquefois lorsque le pus migre le long du ligament rond, il peut traverser avec lui le canal inguinal et venir former une tumeur à son orifice externe. En voici trois exemples :

Edmund Andrews. *The Obstet. Gazette.* Cincinnati, avril 1886, p. 181. — Abcès formé plusieurs années avant, à la suite d'un accouchement difficile. Le pus s'écoulait partie par le rectum, partie par une fistule située à mi-chemin entre la symphyse et l'ombilic. La malade avait subi deux interventions chirurgicales et ne voulait plus en entendre parler. Elle finit par succomber d'épuisement. *Autopsie* : La fistule abdominale, après avoir traversé les ligaments, s'inclinait en bas et à droite jusqu'à l'orifice externe du canal inguinal du côté droit ; elle pénétrait dans le canal inguinal et suivait le ligament rond dans le bassin. La cavité de l'abcès, qui n'était pas considérable, se prolongeait jusque derrière le rectum dans la concavité du sacrum. Il contenait un peu de pus et de matière fécale. Cette poche aurait bien pu être ouverte d'en bas en suivant la face postérieure du rectum. Mais on ne voit pas comment on aurait pu l'atteindre par la laparotomie.

Gubler. *Union médicale*, 1850, p. 549. — G..., 29 ans, cuisinière, entre le 9 juillet 1846 à la Charité, dans le service de Velpeau, salle Ste-Catherine, n° 7. Jamais de maladie grave. Un seul accouchement à terme il y a un mois. A la suite, douleur et tumeur dans l'aine droite. A l'examen on découvre une bosselure formant relief dans la région pelvienne qui correspond à l'orifice inférieur du canal inguinal. La tumeur mate et fluctuante se prolonge dans la direction du canal inguinal, formant une saillie oblongue, elle s'élargit dans l'abdomen ; on la sent plonger dans le petit bassin. Incision de 2 ou 3 centimètres de longueur parallèle à l'arcade crurale, le 11 juillet. Issue de pus phlegmoneux. Sort guérie le 18 juillet.

Gubler. *Union médicale*, 1850, p. 552. — L..., Émilie, 23 ans, entre le 31 décembre 1846 dans le service de Trousseau, à Necker. Primipare récemment accouchée, rien de particulier dans sa couche. Douleurs dans le côté gauche

(1) Montault. *Journal hebdomadaire*, 1834, p. 413.

du bas-ventre, d'abord sourdes, puis très aiguës. Tumeur arrondie correspondant à la région de l'ovaire gauche. Rien du côté du vagin. La tumeur intra-pelvienne se développe lentement et gagne la paroi abdominale antérieure empiétant sur la fosse iliaque. La tuméfaction atteint le ligament de Poupart au point où il s'insère au pubis. Fluctuation, incision; issue de pus. Mort. *Autopsie :* Utérus incliné à gauche. En incisant le foyer ouvert à l'extérieur pendant la vie, on s'assure qu'il est en communication avec le ventre et situé entre les deux piliers aponévrotiqnes de l'anneau inguinal externe. Par cet orifice on pénètre dans le canal inguinal que parcourt un cordon noirâtre à l'extérieur, disséqué dans presque toute son étendue et constitué par le ligament rond et les vaisseaux. La cavité du canal contient, comme le foyer extérieur, une petite quantité de pus verdâtre mal lié. Les bords inférieurs des muscles petit oblique et transverse, qui limitent en haut le canal inguinal, sont aussi disséqués sur une petite étendue, même au delà de l'orifice interne, vers l'épine iliaque antéro-supérieure. Le trajet fistuleux franchit l'orifice interne du canal inguinal, parvenu dans l'aileron du ligament large, il se rétrécit, enfin aboutit à l'ovaire au niveau d'un point gris, ulcéré au centre, ramolli sur ses bords, lequel correspond à un kyste purulent de la grosseur d'une noisette. Deux autres kystes purulents dans l'ovaire. Ovaire adhérent à la trompe. Le péritoine qui enveloppe toutes ces parties n'est pas doublé d'une couche de pseudo-membranes; mais le tissu cellulaire qui le double est plus épais que celui du côté sain.

Ces faits de prolongement à travers le canal inguinal sont rares ; mais ils sont intéressants en ce que jamais on n'a pu les reproduire expérimentalement par des injections. Il en est de même du reste des prolongements lombaires qu'on ne peut reproduire que difficilement et incomplètement. Ces faits sont importants, car ils montrent que, si les conditions mécaniques qu'on peut réaliser par les injections jouent un rôle dans la migration des phlegmons, cependant elles ne sont pas tout. A côté de ces conditions mécaniques, il faut compter en première ligne le rôle des lymphatiques.

Il me semble incontestable que le prolongement le long du ligament rond à travers le canal inguinal se fait par les lymphatiques qui suivent ce trajet. (Ces lymphatiques, qui avaient été vus par Mascagni, ont été retrouvés par M. Poirier. Je citerai plus loin une observation personnelle, qui démontre leur existence et leur rôle.) De même je suis enclin à penser que dans le cas où l'abcès envoie un diverticule dans la région lombaire, cela peut tenir à ce que les ganglions de cette région ont suppuré. On sait du reste que, dans les cas de lymphangite puerpérale, on a pu suivre les lymphatiques, gorgés de pus, jusqu'aux ganglions lombaires, eux-mêmes envahis par la suppuration.

Les deux variétés d'abcès étant ainsi grossièrement localisées au point de vue topographique, je dois décrire leurs rapports avec plus de soin. Les phlegmons du ligament large proprement dit ayant pris naissance au-dessus du pédicule vasculaire, refoulent en bas ou en dehors tous les organes qui sont compris dans ce pédicule.

L'uretère, étant collé contre le bassin dans la première partie de son trajet intra-pelvien, reste dans la paroi externe de l'abcès ; il est à peine déplacé, mais il est parfois fortement comprimé, soit parce qu'il est pris entre l'abcès et la paroi pelvienne, soit parce qu'il est enserré dans la paroi même de l'abcès. Cette compression peut déterminer des troubles du côté des reins.

Dans la seconde partie de son trajet intra-pelvien, il est déplacé, soit en avant, soit en arrière, mais il est abaissé, refoulé du côté du vagin. Il en est de même des vaisseaux. Au point de vue pratique on peut résumer ainsi ces rapports :

Les phlegmons du ligament large proprement dit restent éloignés du cul-de-sac vaginal. Ils en sont séparés par des tissus tassés d'une épaisseur de 15 à 20 millimètres ; dans cette épaisse cloison, on rencontre des vaisseaux abondants assez volumineux et quelquefois l'uretère. Au contraire, les phlegmons qui se développent dans le pédicule vasculaire sont situés au milieu même des branches pelviennes de l'hypogastrique. Dans l'abcès que j'ai décrit, on voyait de nombreuses travées s'étendant plus ou moins obliquement de la paroi supérieure à la paroi inférieure de la cavité purulente. Chacune de ces travées contenait une ou plusieurs branches artérielles. Je me suis assuré de ce fait en poussant une injection dans l'artère hypogastrique ; après avoir sectionné ces colonnes, on voyait jaillir le liquide coloré par toutes les surfaces de section.

En outre, j'ai pu suivre par la dissection un certain nombre de ces branches et constater que l'artère utérine occupait la paroi supérieure de l'abcès, faisant un léger relief dans sa cavité. Quant aux uretères, ils n'occupaient pas une situation identique des deux côtés. L'un repoussé en dehors était à plus de trois centimètres de l'utérus, et il passait ensuite sur la paroi antérieure de l'abcès pour gagner la vessie, si bien qu'il n'avait aucun rapport immédiat avec le cul-de-sac vaginal correspondant. Dans l'autre abcès, l'uretère était rapproché du col de l'utérus. Il se rendait à la vessie en passant le long de la cloison vésico-utérine sans contracter de rapports intimes avec le cul-de-sac vaginal.

Il semble donc que les abcès de ce genre puissent déplacer l'uretère de deux façons différentes, les uns le refoulant en dedans, les autres, en dehors. Ni dans l'un ni dans l'autre de ces deux cas, les uretères ne contractent de rapports immédiats avec le vagin, et ils ne courent aucun risque quand on incise dans le fond du cul-de-sac latéral. Très différents des phlegmons du ligament large, les phlegmons de la gaine hypogastrique sont donc tout près du vagin, directement en rapport avec lui ; ils peuvent même envahir sa paroi, car ils n'en sont séparés que par une mince couche de tissus, dans laquelle on ne rencontre aucun organe important.

Phlegmons puerpéraux secondaires de la fosse iliaque. — A la suite des accouchements et des avortements, la fosse iliaque peut-elle devenir le siège d'abcès, sans que le petit bassin soit envahi par la suppuration? Je laisse tout à fait de côté la question litigieuse des myosites ou des hématomes suppurés consécutifs aux ruptures du psoas. Je veux seulement chercher si une infection, à porte d'entrée utérine, peut déterminer un phlegmon iliaque, sans altérer le tissu cellulaire du petit bassin. On est tenté de le croire, quand on voit que Grisolle a confondu les phlegmons de la fosse iliaque avec ceux du ligament large. Cependant je n'ai pas trouvé un seul fait où on ait constaté anatomiquement l'intégrité du tissu conjonctif du petit bassin en même temps qu'un phlegmon iliaque. Toutes les fois qu'il s'est développé des phlegmons d'origine génitale dans la fosse iliaque, le tissu cellulaire du petit bassin présentait des altérations.

Mais il se produit parfois un phénomène assez singulier. « Les « phlegmons de la fosse iliaque, dit Olshausen (1), ne se développent jamais d'emblée à la suite de l'accouchement; ils sont toujours dus à une extension des phlegmons du ligament large. Si « on voit les malades un peu tard, le processus peut s'être éteint « dans les ligaments larges et l'exsudat s'être résorbé alors qu'il « existe encore une tumeur dans la fosse iliaque. »

Bandl (2) affirme aussi qu'un abcès du ligament large peut se propager à la fosse iliaque, puis guérir dans sa partie intra-ligamenteuse pendant que se développe sa partie iliaque.

Cette opinion, qui peut sembler singulière, est parfaitement d'accord avec les faits. Voici deux observations qui en démontrent

(1) Olshausen. *Samml. klin. Vorträge*, n° 28, p. 254, 1871.
(2) Bandl. *Deutsche Chirurgie*, 51. Lief., 1886.

rigoureusement l'exactitude. L'une de ces observations est de Trousseau (1) :

TROUSSEAU. *Clinique médicale de l'Hôtel-Dieu*, p. 773. — F..., 35 ans, accouche le 30 août 1861. Depuis, douleurs abdominales. Entre à l'Hôtel-Dieu le 5 octobre 1861. On constate alors un phlegmon du ligament large droit, puis envahissement de la fosse iliaque. Ouverture de l'abcès du ligament large dans la vessie. Au milieu de novembre, on constate une tumeur vers le ligament de Fallope, fluctuante, que l'on incise. Mort le 13 décembre. *Autopsie :* Abcès de la fosse iliaque sous-aponévrotique au milieu duquel baignent le psoas, les vaisseaux iliaques et le nerf crural. Au-dessous de l'arcade crurale, cet abcès avait deux prolongements, l'un suivant le psoas jusqu'au petit trochanter, l'autre suivant le nerf crural. Le premier avait pénétré dans l'articulation coxo-fémorale. La symphyse sacro-iliaque était pleine de pus. L'abcès du ligament large, qu'on supposait avoir été le point de départ de toutes ces lésions, n'offre plus de communication directe avec l'abcès iliaque. Les feuillets du ligament large sont très épaissis et l'utérus accolé à la paroi droite du petit bassin par la rétraction des tissus malades. Lorsqu'on ouvre la vessie, on constate l'existence d'une fistule vésicale communiquant encore avec l'ancien foyer du ligament large. L'utérus, le vagin, le rectum examinés avec soin, ne montrent aucune communication de l'abcès avec leurs cavités.

La démonstration est complète, puisqu'on a trouvé la fistule vésicale communiquant encore avec la partie de l'abcès qui s'était guérie.

L'autre observation est de Guichard-Choisity. On y surprend le processus en voie d'évolution.

GUICHARD-CHOISITY. Th. de Paris, 1868, p. 41. — T..., Clémentine, 19 ans, entre le 21 mai 1862 à l'hôpital de la Conception de Marseille, dans le service de M. Melchior Robert. Bonne santé antérieure. Réglée à 13 ans 1/2, bien réglée depuis. Suppression des règles il y a 3 semaines à la suite d'une chute dans l'eau. Depuis, douleurs abdominales. A son entrée à l'hôpital, on sent dans le cul-de-sac droit une induration. Utérus en position normale, mais immobile. Le 11 juin, ouverture spontanée dans le vagin. Mort le 19 juin. *Autopsie :* A l'examen des organes du petit bassin, on trouve dans le ligament large un foyer presque aussi gros qu'un œuf de poule, vide de pus, communiquant avec l'ouverture située dans le cul-de-sac vaginal droit. Abcès de la fosse iliaque droite rempli de pus, relié au foyer du ligament large par du tissu cellulaire induré et infiltré de sérosité dans laquelle on remarque quelques globules de pus.

Phlegmons rétro-utérins. — Nonat (2) avait imaginé le phleg-

(1) Elle a d'abord été publiée dans la *Gazette hebdomadaire*, t. IX, p. 82, puis dans les cliniques de Trousseau, t. III, p. 773. Frarier l'a reproduite dans sa thèse et enfin Hervieux dans son *Traité clinique et pratique des maladies puerpérales*, 1870, p. 558. Mais au travers de toutes ces pérégrinations, l'observation avait perdu le nom de son auteur.

(2) NONAT. *Maladies de l'utérus et de ses annexes*. Paris, 1874 (2e édit.).

mon rétro-utérin, et après Valleix (1), Gallard s'en était fait le défenseur. Je crois qu'avec lui Otto Spiegelberg est seul à en faire une variété spéciale. La question est fort simple, y a-t-il derrière le col de l'utérus, entre sa face postérieure et le péritoine, du tissu cellulaire capable de s'enflammer et de donner naissance à une tumeur phlegmoneuse ?

Gallard (2) dit, avoir pu, sur une femme morte tuberculeuse dans un état de maigreur extrême, démontrer par la dissection, l'existence du tissu cellulaire rétro-utérin. Personnellement, je n'ai jamais pu le voir. On trouve presque toujours à la partie postérieure du col, au niveau de l'orifice interne, une saillie formée par l'insertion des ligaments utéro-sacrés. Mais cette saillie n'est pas formée par du tissu cellulaire. Le péritoine adhère là peut-être un peu moins que vers le fond de l'utérus, mais cependant d'une manière très intime. J'ai essayé d'injecter ce prétendu tissu cellulaire, comme j'ai injecté celui des ligaments larges, mais je n'ai jamais pu réussir à produire autre chose qu'une petite boule grosse comme un pois.

Voyons maintenant les faits cliniques.

M. Gallard a présenté à l'Académie de médecine une pièce qu'il considère comme un type de phlegmon rétro-utérin. La relation de ce fait a été publiée, à la fois, dans les Bulletins de l'Académie de médecine et dans l'Union médicale. Ni l'une ni l'autre des deux relations n'étant suffisante, je suis obligé de puiser dans les deux les passages principaux.

GALLARD. *Académie de médecine*, 1872, t. I, p. 181, et *Union médicale*, 1872, t. I, p. 182. — Phlegmon ouvert spontanément dans le vagin. Guérison. La malade reprend son métier de prostituée, mais peu de temps après se déclare une péritonite à laquelle elle succombe. Gallard présente les pièces à l'Académie. « Utérus dévié à gauche et en avant, repoussé qu'il était par une tumeur qui occupait le cul-de-sac latéral droit et se prolongeait en arrière du col, l'enchatonnant en quelque sorte pour se terminer en s'effilant au niveau du cul-de-sac latéral gauche. » *Autopsie* : On voyait en arrière de l'utérus une poche purulente interposée entre la matrice et le rectum contourné latéralement par la trompe considérablement tuméfiée et épaissie. Elle contenait du pus. Les ovaires purent être trouvés à la coupe. En séparant le rectum du vagin, je suis tombé dans un foyer purulent dans lequel j'ai pénétré sans avoir sectionné le péritoine et qui était bien celui qui avait été formé par la suppuration du phlegmon. Un petit pertuis faisait communiquer le foyer avec le cul-de-sac postérieur du vagin. Il y avait en outre une poche purulente de pelvi-péritonite en arrière de l'utérus.

(1) VALLEIX. *Union médicale*, 20 octobre 1853.
(2) GALLARD. *Acad. de médecine*, 1872 ; *Union médicale*, 1872, p. 182.

M. Bernutz (1) a excellemment fait la critique de cette observation. Il fait d'abord remarquer que l'abcès était situé entre le vagin et le rectum, qu'il était par conséquent rétro-vaginal et non rétro-utérin.

« L'abcès rétro-vaginal, dit-il (page 557), et nullement rétro-utérin, d'après la thèse même de M. Gallard, qui existait chez la malade, communiquait au niveau du col utérin avec un autre abcès qui se prolongeait sur le côté gauche en soulevant le péritoine, c'est-à-dire, avec un abcès qui, d'après les données de l'anatomie, occupait à n'en pas douter le tissu cellulaire de la partie inférieure du ligament large gauche. » Bernutz conclut qu'il s'agissait tout simplement d'un phlegmon du ligament large avec prolongement vaginal.

Voilà donc ce que valait cette pièce célèbre à laquelle Gallard attachait tant d'importance et qui était en effet la seule autopsie d'un soi-disant phlegmon rétro-utérin.

Du reste les élèves de Gallard ont défendu le phlegmon rétro-utérin avec un parti pris évident. En 1874, Boissarie (2) a publié des « notes et réflexions sur quelques cas de phlegmon péri-utérin ». Il donne 4 observations. L'une de ces observations, la première (p. 10), est intitulée : « Abcès rétro-utérin ouvert dans le rectum et le vagin ».

Je rapporterai plus loin cette observation intéressante à d'autres points de vue, mais je veux citer ici le court passage où sont indiqués les signes fournis par le toucher : « Dans le cul-de-sac gauche on sent la tumeur qui semble remplir ce côté » et plus loin : « Par le toucher rectal on trouve une tumeur dure située à gauche ».

On voit que dans ce prétendu phlegmon rétro-utérin, il n'y avait pas de tumeur rétro-utérine. Cela me dispense d'une analyse plus minutieuse.

Gaillard Thomas, qui n'admet qu'avec peine l'existence du phlegmon rétro-utérin, déclare qu'il n'en connaît que deux exemples, le fait de Demarquay (3) et celui de Simon. Je pense que si Gaillard Thomas avait étudié ces deux observations avec plus de soin, sa conviction n'aurait pas été entraînée. L'observation de Demarquay a été publiée à propos de la présentation d'un instrument destiné à

(1) Bernutz. *Conf. cliniques*, 1888, p. 550.
(2) Boissarie. *Ann. de gynécol.*, 1874, t. II, p. 9.
(3) Demarquay. *Gaz. des hôpitaux*, février 1887, n° 17, p. 66.

faire en même temps une ponction et une incision par le vagin. Le fait est très complexe : il y avait une tumeur dans le cul-de-sac postérieur ; mais avant que je connusse cette remarque de Gaillard Thomas, il m'avait paru si vraisemblable qu'il ne s'agissait pas d'une suppuration du tissu cellulaire, que j'avais éliminé cette observation.

Quant au fait de Simon (1), il est beaucoup plus simple. La tumeur était située en avant de l'utérus. C'était un abcès anté-utérin ; j'en donnerai un résumé en traitant de l'étiologie, car ce fait est plus intéressant à ce point de vue.

En 1885, au 58e congrès des naturalistes allemands, Nieberdnig (2) est revenu sur ce sujet. Mais dans la discussion Frommel et Freund ont très nettement déclaré que, dans le cas communiqué par Nieberdnig, il s'agissait de lésions intra-péritonéales et non de paramétrite.

Il n'y a donc pas un fait probant en faveur du phlegmon rétro-utérin, et je me crois autorisé à nier son existence. Au point de vue pratique, ce fait a une importance considérable, car il en découle tout naturellement cette conséquence, c'est que, quand nous rencontrons une tumeur franchement placée derrière l'utérus, nous n'avons pas le droit de diagnostiquer un phlegmon. Je dis nettement placée en arrière, car il est incontestable que les phlegmons de la gaine peuvent envoyer un très petit prolongement sur les bords de la partie postérieure de l'utérus. Mais dans ce cas la tumeur est principalement latérale.

Phlegmons anté-utérins. — Les phlegmons de la gaine et ceux du ligament large peuvent se prolonger plus ou moins en avant de l'utérus, entre l'utérus et la vessie. Il paraît même que des abcès peuvent se développer primitivement dans la cloison vésico-utérine et y acquérir une certaine grosseur.

Otto Spiegelberg a fait remarquer que ces phlegmons anté-cervicaux abaissent souvent le cul-de-sac vaginal antérieur, mais en général ils se développent surtout en haut, trouvant moins de résistance de ce côté. Ils refoulent le péritoine et forment des tumeurs perceptibles par le palper abdominal et d'un diagnostic fort difficile.

(1) SIMON. *Soc. anatom.*, 1858, p. 281.
(2) NIEBERDNIG. *Arch. f. Gyn.*, 1885-86, t. 27, p. 309.

État du péritoine autour des phlegmons suppurés du tissu cellulaire du petit bassin. — Le péritoine est-il toujours malade au voisinage des phlegmons pelviens ? Le péritoine peut-il rester sain ou au moins ne présenter que des lésions insignifiantes ? C'est là une question d'une très haute importance, car si l'on admet que le péritoine est toujours envahi à l'égal du tissu cellulaire, il n'y a pas lieu de faire un chapitre de pathologie sur les phlegmons. Il faut admettre la confusion inévitable des affections du péritoine et du tissu sous-péritonéal et accepter la phlegmasie péri-utérine. C'est retomber dans la confusion de Nonat ; c'est retomber dans la période obscure qui a précédé le premier mémoire de Bernutz et Goupil (1).

Aujourd'hui la distinction des pelvi-péritonites et des abcès du tissu cellulaire n'est pas aussi nette qu'on pourrait le croire ; et bien des auteurs admettent encore que les deux affections coexistent, sinon toujours, du moins souvent.

En 1867, Pansh (2) décrit en même temps la péri et la paramétrite. Il pense que les autopsies ne sont pas encore assez nombreuses pour fixer la science sur ce sujet.

Barns (3), en 1885, écrit : « Habituellement l'inflammation du tissu conjonctif du ligament large est compliquée de péritonite pelvienne ».

En 1888, Halbert (4) déclare que : « la cellulite pelvienne est généralement, on peut dire toujours, compliquée de péritonite ».

On voit que la lumière est loin d'être faite sur cette question. Je suis à même de prouver par des faits que le péritoine peut, au voisinage d'un abcès du tissu cellulaire, rester complètement ou presque complètement sain.

D'abord, dans les phlegmons de la gaine vasculaire, le péritoine n'est pour ainsi dire pas menacé. Il n'est pas même injecté. Il avait son aspect normal dans le fait que j'ai observé et que j'ai montré à la Société anatomique. Dans l'observation de M. Guérin, il était de même absolument intact. Voilà donc deux autopsies, et celle que j'ai faite en vaut deux à elle seule puisqu'il y avait un abcès de chaque côté. On conviendra que ces trois faits ont une certaine force de démonstration, d'abord en raison de leur extrême précision,

(1) Bernutz et Goupil. *Arch. gén. de méd.*, 1857, 6, p. 285-419.
(2) Pansh. *Krankheit. des Weiblich. Geschlecht.* Erlangen, 1867.
(3) Barns. *Obs. med. and Surg.* London, 1885, t. II, p. 427.
(4) Halbert. *Medical Times.* Philadelphie, 2 avril 1888, p. 305.

ensuite en raison de la rareté des autopsies des phlegmons de cette région.

Il est certain que les phlegmons du ligament large proprement dit menacent davantage le péritoine puisqu'ils sont situés immédiatement au-dessous de cette membrane. Cependant il y a des faits qui démontrent que l'inflammation ne se propage pas toujours à la séreuse. Voici une observation de Charpy, dans laquelle il est spécifié que le péritoine était parfaitement sain.

Charpy. *Lyon médical*, 1886, t. 53, p. 337. — X..., 24 ans. Fausse couche de 5 mois 1/2. Reprend son travail 8 jours après, mais vers le 15e jour, douleurs dans la fosse iliaque et métrorrhagies. Entre à l'Hôtel-Dieu de Lyon. *Autopsie* : « Je trouvai un abcès contenant environ un demi-litre de pus bien lié ; le pus était situé entre les feuillets du ligament large qu'il avait écartés ; il pointait en bas vers le vagin, en haut vers l'arcade crurale. Le péritoine était intact, sans épaississement et à peine injecté. La cavité de l'abcès était formée dans quelques points par le péritoine seul et non induré, dans d'autres par l'utérus, dans d'autres enfin par un tissu blanc, inégal, assez dur et épais, envoyant quelques brides qui cloisonnaient la cavité. Les productions, comme calleuses, se trouvaient surtout à la partie inférieure de l'abcès, soit appliqué contre la paroi du bassin, soit dans le cul-de-sac vaginal. L'ovaire et la trompe étaient normaux. Rien aux veines de l'utérus et du petit bassin. La veine iliaque droite passait au milieu de l'abcès et était englobée dans du tissu calleux ; au-dessous du point comprimé, elle ne renfermait qu'un peu de sang liquide ; au-dessus, un caillot blanc et fibrineux, ramifié dans les veines collatérales, occupait la terminaison de la veine iliaque, la veine cave et la plus grande partie de l'oreillette droite. »

L'intégrité du péritoine a été également constatée dans les faits suivants :

Kœnig. *Archiv. f. Heilkunde*, 1862, p. 513. — M. Freudenstein, 23 ans. 1er accouchement le 23 décembre 1861. Douleur et fièvre à la suite. Le 28 janvier, tumeur dans l'hypogastre, flexion de la cuisse gauche. Le 14 avril, femme très amaigrie. Fièvre, douleurs très vives dans l'hypogastre et dans la cuisse. Cuisse fléchie. Grande lèvre gauche œdématiée. Le pli de l'aine soulevé par des ganglions enflammés. A la palpation, tumeur dure qui commence à la symphyse et s'étend à un travers de main au-dessus du ligament de Poupart. Par le vagin, on ne constate rien d'autre qu'une grande fixité de l'utérus. 21 avril. Sous le chloroforme à 1/2 pouce au-dessus du ligament de Poupart et à 1 pouce 1/2 de l'épine iliaque, incision qui donne une grande quantité de pus jaune épais. Amélioration jusqu'au milieu de mai. Le pus avait cessé de couler ; mais on constate un prolongement du côté de la fosse iliaque. En même temps, petit abcès en dedans du couturier, L'ancienne fistule se remet à donner. La fièvre augmente. Douleur dans la hanche. Albuminurie. Épanchement pleural. Mort le 21 janvier. *Autopsie* : «Péritoine sain, mais adhérences étendues de l'épiploon dans le petit bassin. L'utérus est attiré à gauche par le ligament large raccourci et épaissi. Le ligament large du côté droit est sain. Le péritoine et les parois de l'abcès étant incisés, on arrive au milieu de la fosse iliaque dans une petite cavité contenant quelques gouttes de pus. De cette cavité partent des conduits fistuleux. L'un de ces conduits très étroit se dirige vers la base du ligament large, un autre monte en arrière vers le carré des lombes. Là il existe une petite surface osseuse dépourvue de périoste. Ce conduit communique avec la fistule lombaire. Un troisième trajet se dirige vers l'incision qui a été faite au-dessus du ligament de Poupart. Un quatrième passe au-dessus de ce ligament et se divise en deux; l'un suit les vaisseaux, l'autre, le dernier, communique avec l'articulation coxo-fémorale qui est très altérée. Le ligament large gauche est transformé en tissu cicatriciel. La trompe ne présente rien de particulier. L'ovaire est très ratatiné. »

Henrot. *Bull. Soc. méd. de Reims*, 1874, p. 123. — X..., 32 ans, entre le 29 avril à l'Hôtel-Dieu de Reims à la suite d'une couche faite le même mois. Femme rachitique. Accouchée déjà 5 fois au forceps. Après l'accouchement, perte de sang. Le 18 avril, frisson. Entre à l'hôpital avec tous les symptômes de péritonite. Mort le 5 mai. *Autopsie* : « Gangrène du col de l'utérus. Abcès dans l'aileron antérieur du ligament large avec fusée purulente à droite dans la gaine des vaisseaux de la cuisse. Ovaire et trompe intacts. »

Béhier. *Cliniques*. Paris, 1862. Obs. XXIII, p. 672. — M..., Louise, 21 ans. Accouchée le 8 juin 1857. Le 10 juillet, un peu de douleur dans la fosse iliaque. Le 16 juillet, dans la fosse iliaque gauche, on trouve une tumeur située très superficiellement dans la direction de l'arcade crurale ayant 5 centimètres de longueur sur 2 de largeur. Le 6 août, la douleur de la fosse iliaque augmente par la pression. Inflammation au niveau du pubis. Le 8 octobre, mort dans le marasme. *Autopsie :* Pas de péritonite : utérus fort petit et marbré de lignes noires. A gauche cette coloration est beaucoup plus forte et occupe tout le ligament large. Lorsqu'on incise sur ce point, on ouvre un foyer qui ne renferme que du pus jaunâtre très aqueux et très mal lié. Cette collection qui commence sur les parties latérales droites de l'utérus, au niveau du col, se continue le long du ligament large jusqu'à son insertion sur le muscle psoas gauche dans l'épaisseur duquel existe une partie du foyer; le reste s'étend dans toute la fosse iliaque gauche. Le foyer en avant s'étend jusque sous l'arcade crurale.

On trouvera dans les pièces justificatives 13 autres observations où le péritoine a été trouvé à l'autopsie absolument sain. A côté de ces cas, il en est d'autres où le péritoine n'est pas absolument indemne, mais où il ne présente que des lésions de peu d'importance et même négligeables. Ce sont d'abord de simples péritonites adhésives : le plus souvent, c'est l'épiploon qui se trouve adhérent, mais ce sont aussi fréquemment les anses intestinales. Il est une autre forme de lésion du péritoine, qui me paraît exister assez fréquemment autour des abcès pelviens, ce sont de petites collections séreuses enkystées. Il se forme autour du phlegmon des adhérences en forme de ponts qui s'étendent du ligament large à l'ovaire, à la trompe, à l'utérus, et dans ces petites cavités ainsi constituées, il se produit de petites ascites enkystées. Souvent l'une de ces cavités est circonscrite par la trompe enroulée d'avant en arrière et devenue adhérente à la face postérieure de l'utérus. Une cavité de ce genre existait sur l'une de mes pièces et j'en ai déjà donné la description.

Voici une observation inédite, recueillie par M. Hartmann, dans laquelle on a pu constater, au cours de la laparotomie, l'existence de ces petites collections séreuses.

Abcès pelvien ouvert dans le rectum. Laparotomie.— La nommée X..., âgée de 27 ans, couturière, entrée le 20 août 1888 à l'hôpital Bichat. Réglée à 17 ans pour la première fois. Mariée presque immédiatement après (17 ans 3 mois). Règles irrégulières et rares jusqu'à l'âge de vingt ans. A 18 ans, un enfant mort-né à 7 mois. A 21 ans, 2e enfant à terme. Pendant la grossesse, apparition d'une hernie inguinale droite, qui a guéri au bout de deux ans de port d'un bandage. Depuis cet accouchement, les règles se sont régularisées; elles viennent tous les mois, durent 3 ou 4 jours, sans douleurs, sans caillot. La malade n'avait jamais eu de douleurs abdominales, les suites de couche n'avaient rien présenté de spécial, lorsqu'il y a 18 mois, 2 ou 3 jours après la fin des règles, qui étaient venues à leur époque habituelle et avaient présenté leur durée normale, elle fut prise brusquement de douleurs abdominales vives, de vomissements, de frissons. On la mit immédiatement au lit, où on la réchauffa à l'aide de briques chaudes, etc. Le médecin appelé dit constater l'existence d'une tumeur dans la partie inférieure droite du ventre. Pendant un mois, la malade reste chez elle, se plaignant de douleurs qui revenaient de temps à autre, partant des reins et s'irradiant dans le ventre, surtout dans sa partie la plus inférieure et aussi dans les deux fosses iliaques. A diverses reprises, elle eut des vomissements, mais jamais de ballonnements du ventre. Au bout de ce mois, ne constatant aucun changement, elle entra à l'hôpital Cochin, dans le service de M. Dujardin-Beaumetz. Pendant 2 mois 1/2, elle garde le repos, prenant du lait, des tisanes et des pilules. Une légère amélioration se produisit dans son état; elle sortit de l'hôpital. Les règles, qui, pendant les premiers mois de l'affection, n'étaient venues que deux fois, présentèrent alors une abondance anormale, bien que sans caillot, et une durée plus grande (8 jours en moyenne); de plus, chaque menstruation était accompagnée de douleurs surtout vives à la fin et après les règles. Ces douleurs, que la malade compare à des tortillements occupant le bas-ventre et les reins, rappelaient un peu les douleurs de l'accouchement sans cependant leur être identiques. Elles duraient 4 ou 5 jours et obligeaient la malade à se coucher sur le ventre avec des linges chauds, ce qui la soulageait un peu. Il y a un an, elle alla consulter à Necker, où l'on trouva une tumeur et où on lui conseilla d'entrer à l'hôpital le lendemain. La malade, qui était partie consulter en proie à une crise douloureuse, se trouvant mieux le lendemain, resta chez elle. L'hiver se passa relativement assez bien et le travail à la machine à coudre fut possible. Il y a 5 ou 6 semaines, deux jours après la fin des règles qui étaient venues à leur époque habituelle, mais étaient apparues d'une façon brusque et avaient disparu au bout de 3 jours avec la même brusquerie, après avoir coulé beaucoup plus abondamment que d'habitude, elle fut reprise de frissons, de malaise, d'inappétence, puis de diarrhée et de vomissements. La langue était très sale, la bouche amère; elle se purgea, puis ne trouvant aucune amélioration dans son état, elle se décida à entrer dans le service de M. Lacombe, 8 jours après le début de ces nouveaux accidents. Elle y était depuis 6 à 7 jours, lorsqu'on remarqua la présence de pus dans les garde-robes; quelquefois même il arriva que les garde-robes étaient exclusivement composées de pus. Cet écoulement a actuellement beaucoup diminué; mais il y a encore de temps à autre du pus dans les selles. De plus, depuis 15 jours à 3 semaines, les mictions sont un peu plus fréquentes (3 à 4 par nuit) et la douleur qui les suit n'est pas rapportée au méat. C'est une douleur profonde que la malade compare à la sensation d'un poids tombant dans le fond de l'hypogastre. Le 26 août, la malade passe dans le service de M. Terrier, suppléé par M. Quenu. État actuel: Au palper, on constate l'existence dans le bas-ventre d'une tuméfaction un peu plus développée à droite qu'à gauche, qu'on explore mal à cause de l'épaisseur de la paroi abdominale, qui est très grosse. Cette tuméfaction occupe l'hypogastre qu'elle déborde un peu à gauche, notablement à droite, où elle va jusque dans la fosse iliaque et remonte jusqu'à deux travers de doigt au-dessous de l'ombilic. Elle est mate, arrondie, ferme, sans cependant être très dure, sans fluctuation. Elle est très peu mobile. On la délimite facilement en haut, mais en bas elle se perd dans l'excavation pelvienne. Au toucher vaginal, le col est en situation normale, son orifice est entr'ouvert et admet l'extrémité du doigt. Il est à peu près immobile; on peut le porter un peu en arrière, mais on ne peut le déplacer en avant et les mouvements de latéralité sont à peu près nuls. Le cul-de-sac antérieur est libre. Dans le cul-de-sac postérieur, dont la profondeur est diminuée, on trouve une tuméfaction dure qui se confond avec une induration du cul-de-sac latéral droit peu diminué de profondeur. Cette zone indurée descend dans l'épaisseur de la partie droite de la cloison recto-vaginale, se dirigeant obliquement en bas et en dedans et atteignant la ligne médiane dans sa partie terminale. A gauche il n'y a pas d'induration dans la cloison, mais le cul-de-sac latéral est en grande partie effacé par une tuméfaction dure qui se continue dans la direction du ligament large de ce côté. Au toucher rectal, on trouve sur la partie antéro-latérale droite du rectum une saillie de la muqueuse dont on dépasse les limites et qui latéralement file vers les parois de l'excavation. En combinant le toucher vaginal avec le toucher rectal, on constate de la façon la plus nette l'existence d'une tuméfaction indurée, douloureuse, qui descend de la partie droite de l'excavation dans la cloison recto-vaginale, atteignant et même dépassant la ligne médiane de cette cloison qu'elle semble avoir décollée. La malade est pâle, sans appétit, vomit une bonne partie de ce qu'elle prend; elle a de la diarrhée. La température, quelquefois normale, monte le plus souvent le soir entre 38° et 39°. Amaigrissement; toutefois, la malade n'a pas le teint terreux bien qu'elle soit très pâle et anémiée. Le 15 septembre. Laparotomie. La paroi abdominale est très épaisse, très grasse. Le grand épiploon descend jusqu'au niveau du pubis auquel il adhère intimement ainsi qu'aux organes du petit bassin. On le trouve avec le doigt et on le coupe entre deux ligatures enchaînées. On tombe alors sur une tuméfaction constituée par des anses intestinales adhérentes. On cherche à les écarter pour pénétrer dans le petit bassin et l'on ouvre ainsi une série de loges constituées par des adhérences diverses, entre l'intestin, les organes génitaux, les parois de l'excavation pelvienne. Ces loges sont remplies d'un liquide séro-sanguinolent. On arrive ainsi à libérer toute la moitié gauche de l'excavation pelvienne, sans cependant distinguer les annexes qui sont refoulées en avant dans un magma d'adhérences. L'utérus est volumineux et il semble, ainsi que les annexes du côté gauche, refoulé à gauche et en avant contre les parois de l'excavation pelvienne. On se met alors à la recherche des annexes du côté droit et dans ces manœuvres on déchire une poche pleine d'un liquide purulent grisâtre qui s'étend très loin en bas et en arriere, presque sur la ligne médiane, très près du périnée : on ne voit pas les annexes de ce côté. Un gros drain est placé dans cette poche qu'on a épongée soigneusement. Le drain sort par l'angle inférieur de la plaie abdominale qui est suturée. 12 octobre. La malade n'a pas encore quitté l'hôpital (1).

Il en est de même dans l'observation de Fenger, dont voici le résumé :

Christian Fenger. *Annales of Surgery*, mai 1885, p. 393. — J... J..., 29 ans, se présente le 26 novembre 1884. Réglée à 15 ans. Mariée à 19. Un enfant un an après. Obligée de garder le lit pendant 6 mois. Deuxième accouchement 2 ans 1/2 après le premier. Elle nourrit et reste bien portante pendant 2 ans. Alors elle commence à souffrir de douleurs dans la région de l'aine gauche. En juin 1884, forte prostration après une fatigue. Neuf semaines après, elle est obligée de prendre le lit. Douleurs dans l'aine gauche, fièvre. En septembre, écoulement de pus par le rectum. L'écoulement persiste, mais va en diminuant pendant 2 mois. Pas de fièvre, mais douleurs de temps en temps. Dans la partie inférieure de l'abdomen, on trouve une tumeur qui commence à la symphyse et qui s'étend à un pouce au-dessous de l'ombilic. Elle s'étend plus à gauche qu'à droite. Par le vagin, on trouve l'utérus immobile, repoussé à droite et en avant. Dans le ligament large gauche et dans le cul-de-sac postérieur, tumeur dure non fluctuante. Par l'exploration bimanuelle, on constate que l'utérus est absolument uni à la tumeur. Diagnostic : Abcès postérieur dans le ligament large gauche ouvert dans le rectum. Laparotomie le 3 décembre. Incision sur la ligne blanche. La tumeur est partout recouverte du péritoine. A gauche, elle est adhérente à l'S iliaque. A droite, il existe un kyste d'un pouce et demi de diamètre à parois transparentes. Recherche du pus avec la seringue hypodermique. Aspiration de 20 onces de pus fétide. Incision de la paroi de l'abcès. Légère hémorrhagie des parois internes de l'abcès, qui cesse après l'application d'une solution de chlorure de zinc à 10 0/0. Le petit kyste fut vidé ; il contenait environ deux onces de liquide séreux clair. Suture de la paroi du kyste à l'incision abdominale. Deux drains. Le reste de la plaie abdominale est complètement suturé. Pansement antiseptique. Durée de l'opération, 2 heures 1/2. Le 7, cystite. Le 14, la malade rentre chez elle. Il reste une petite fistule qui se ferme le 1er février.

Dans une observation de Roughton, c'est à l'autopsie qu'on a constaté la présence de ces petits kystes séreux intra-péritonéaux.

(1) Pendant que ce travail était sous presse, mon ami Hartmann a bien voulu me communiquer quelques renseignements complémentaires. Cette malade a fini par succomber, et on a constaté, à l'autopsie, qu'il s'agissait bien d'un phlegmon du ligament large.

F. W. ROUGHTON. *St-Bartholemew's hospit. rep.*, t. XXI, 1885, p. 173. — A.W..., 25 ans, mariée il y a un an. Pas de grossesse. Réglée à 15 ans. Fièvre typhoïde en août 1884. Le 14 mars 1885, subitement, douleurs dans le bas-ventre. 25 mai. L'abdomen est sensible au niveau de l'hypogastre et de la fosse iliaque gauche. On sent des irrégularités dans cette région. Toucher. Col repoussé en arrière; en avant de lui masse dure, douloureuse, un peu mobile. 9 juin. Albuminurie. La tumeur fait saillie au-dessus du ligament de Poupart. Le 1er juillet, on constate la présence d'un abcès du foie qui est ponctionné puis incisé. Le 15, mort. *Autopsie* : Utérus normal, autour de lui, mais surtout en avant et à gauche, masse inflammatoire composée, partie par un phlegmon du tissu cellulaire, partie par de petites collections séreuses, enfermées dans des adhérences péritonéales. L'ovaire droit contient environ deux drachmes de pus. Le foie contenait trois énormes abcès.

Ces faits sont fort importants. Ils démontrent qu'à côté des phlegmons, même très graves, même très étendus, même très anciens, le péritoine peut être absolument sain ou ne présenter que d'insignifiantes lésions de voisinage. Ils prouvent que les phlegmons existent indépendamment de toute autre lésion pelvienne et qu'ils méritent une étude spéciale.

Anatomie pathologique de l'abcès. — Il me reste maintenant à étudier la formation de la poche purulente, la constitution de ses parois et son mode de guérison.

Je passerai rapidement sur les premiers stades de l'évolution, ceux qui précèdent la formation du pus, parce qu'ils n'ont qu'un intérêt général et qu'ils n'ont pas directement trait à mon sujet. Du reste ces premiers stades ont été surtout étudiés dans les cas de fièvre puerpérale rapidement terminés par la mort. C'est dans ces cas que Virchow (1) a vu l'inflammation s'étendre de proche en proche avec une vitesse prodigieuse. Il compare le processus de ces paramétrites diffuses à celui de l'érysipèle. Cette comparaison inspirée par la clinique a trouvé une éclatante confirmation dans les études bactériologiques, puisqu'on sait aujourd'hui que c'est le même microbe qui, à différents degrés de virulence, produit l'érysipèle et l'infection puerpérale (2). Je ne m'occupe pas des cas de ce genre,

(1) *Virchow's Archiv.*, 1862, t. XXIII, p. 415.

(2) Les expériences de Grawitz et de Bary qui semblaient démontrer que les injections d'ammoniaque, de nitrate d'argent, de térébenthine produisaient des abcès dont le pus ne contenait aucun micro-organisme paraissent infirmées par les expériences contradictoires de Alfons-Nathan (*Arch.f. klin. Chir.*, vol. XXXVII, 1er fasc., p. 875). Ce dernier a montré que si les cultures de Grawitz et de Bary étaient restées stériles, c'est parce que les vapeurs des substances injectées empêchaient les microbes de se développer. En faisant des cultures plates, il a toujours obtenu des résultats positifs.

ils entraînent fatalement la mort et n'arrivent presque jamais à la période de suppuration collectée. Ce ne sont pas des cas chirurgicaux, et du reste ils sont aujourd'hui d'une excessive rareté.

A côté de ces cas d'infection suraiguë, il en est d'autres où la suppuration se fait encore d'une manière extrêmement rapide, en quelques jours. Ce sont en quelque sorte des cas mixtes où il y a bien suppuration, mais où le pus reste infiltré et où la mort survient avant qu'il ne se soit collecté en abcès.

Dans les cas qui nous intéressent, on observe au début une sorte d'œdème. Les mailles du tissu conjonctif sont écartées, gorgées de liquide transparent d'un jaune brun un peu plus foncé que celui qu'on trouve dans le cas d'œdème simple. Le liquide est épais, il ne coule pas à la coupe; c'est une sorte de masse gélatineuse plutôt qu'un liquide. Au microscope, on trouve dans tout cela une grande quantité de petites cellules infiltrées. A cette période, la suppura- n'est pas fatale; tout cet exsudat peut se résorber et le phlegmon guérir sans suppurer, mais s'il guérit, ce n'est pas sans laisser de traces. Il se forme une espèce de tissu de cicatrice qui n'est pas sans importance pour l'avenir. Lorsque le phlegmon doit suppurer, on voit ces masses changer d'aspect. Elles deviennent troubles, opaques, blanchâtres, non pas dans toute leur étendue; ordinairement ce sont de petits foyers isolés qui prennent ainsi l'aspect de pus, d'après ce qu'on a pu constater dans les autopsies de femmes mortes avant la période d'abcès confirmé. Peu à peu les petits foyers purulents se réunissent les uns aux autres, la cavité se trouve constituée avec ses parois et son contenu. Le contenu est le plus souvent formé de pus crémeux, bien lié, de pus dit louable. Mais il n'en est pas toujours ainsi. Quelquefois ce pus est grumeleux, chargé de flocons blanchâtres et au lieu de l'odeur fade du pus de bonne nature il présente une odeur infecte. Il est curieux que ces caractères du pus ne soient pas plus fréquents dans cette région. Dans un très grand nombre d'observations, il est spécifié que le pus était de bonne nature, sans odeur. De sorte que, bien que ces abcès soient situés au voisinage du tube digestif, l'altération du pus ne paraît pas y être aussi fréquente que dans les abcès situés par exemple au voisinage de la bouche ou du pharynx. Dans quelques cas assez rares et qui ont souvent donné lieu à des difficultés de diagnostic considérables, on a trouvé le pus mêlé de gaz. Je parle naturellement des abcès non ouverts. On a beaucoup discuté sur le mode de production des gaz dans ces abcès. M. Besnier s'en est occupé à propos d'un cas très remarquable d'énorme abcès sous-péritonéal développé chez un jeune homme. La question est de savoir si ces gaz se développent dans l'abcès par altération du pus ou s'ils viennent du tube digestif par exosmose. M. Besnier l'a tranchée dans ce dernier sens et Olshausen est du même avis. C'est là une question de pathologie générale à laquelle je ne veux pas m'attarder; mais je tenais à indiquer la présence possible de gaz dans ces abcès en raison des symptômes et des difficultés spéciales de diagnostic auxquels ils peuvent donner lieu. Je n'ai pas besoin de dire que lorsque des abcès se sont ouverts dans le rectum ou dans la vessie, le pus peut être mêlé de matières fécales ou d'urine. On a prétendu là, comme pour le cæcum, que l'orifice pouvait être disposé de façon à empêcher la pénétration des matières fécales ou de l'urine. Dans certains cas, ce serait la longueur, les sinuosités du trajet fistuleux, dans d'autres, une sorte d'appareil valvulaire, qui empêcheraient cette pénétration. Ces heureuses dispositions doivent être quelquefois réalisées si on en juge par la rapidité avec laquelle ont guéri certains abcès ouverts dans le rectum ou la vessie; mais la démonstration anatomique de leur existence n'a jamais été réellement faite, que je sache. On n'a jamais montré sur une pièce pathologique qu'un liquide injecté dans l'abcès passait par exemple dans le rectum, tandis que le même liquide injecté dans le rectum ne passait pas dans l'abcès. Je n'ai même pas lu une seule autopsie d'abcès ouvert dans le rectum où l'on ait spécifié que la cavité de l'abcès ne contenait pas de matières fécales. Si, comme je le disais, la rapidité avec laquelle ont guéri quelques abcès ouverts dans le rectum tend à prouver que ces dispositions favorables peuvent exister quelquefois, il me paraît incontestable qu'on en a exagéré la fréquence.

J'arrive maintenant à la cavité elle-même. Il serait important de savoir, au point de vue de l'intervention, si ces abcès sont d'ordinaire formés d'une seule cavité pouvant être facilement, complètement évacuée et nettoyée par un seul orifice, ou bien s'ils sont au contraire anfractueux, diverticulaires; s'ils présentent des arrière-fonds où le pus pourrait séjourner. Malheureusement, j'ai peu de documents sur ce sujet.

Dans un cas de Dudley, on a trouvé à l'autopsie un second abcès qui avait probablement déterminé la mort. La relation de ce fait a été communiquée à la Société gynécologique de Chicago le 19 avril 1885. Mais il est difficile de savoir si le second abcès communiquait ou non avec le premier. Voici la traduction exacte des quelques lignes d'observation qui ont été publiées dans le *Chicago Medical Journal and Exam.* en juin 1885, p. 509.

Il s'agissait d'un abcès du ligament large gauche ouvert dans le vagin. L'ouverture fut dilatée et un double tube à drainage placé. La femme alla bien pour un temps, mais après quelques hauts et bas elle mourut à la fin de l'année.

A l'autopsie tout le pus dans la cavité pelvienne fut trouvé bien drainé, mais une petite cavité qui contenait environ trois onces de pus horriblement fétide fut trouvée au-dessus de la symphyse, attachée à la paroi abdominale antérieure. L'opération de Lawson Tait aurait, selon toute probabilité, sauvé la vie.

Dans un cas de Gallard, un foyer compris dans la « base du ligament large » communiquait avec un autre petit foyer situé entre le vagin et le rectum. Lorsqu'une salpingite se rompt dans le ligament large, il doit en résulter forcément un abcès multiloculaire. Enfin, dans le cas que j'ai observé, le phlegmon du ligament large s'était ouvert dans le cul-de-sac de Douglas, déjà isolé du reste de la grande cavité séreuse par une pelvi-péritonite ancienne. C'est là un cas d'un autre ordre.

En somme, il existe bien réellement des abcès multiloculaires qui présentent des diverticules où le pus peut échapper à l'action du drainage, mais je pense que ces cas sont des exceptions.

Il faut distinguer deux variétés : dans les gros phlegmons des ligaments larges qui ont envahi la fosse iliaque, qui sont venus se mettre au contact de la paroi abdominale antérieure, généralement, il n'y a qu'une seule grande cavité facile à vider. Il ne faut pas croire en effet que la communication du foyer iliaque et du foyer intra-ligamenteux se fasse par un passage rétréci, par une espèce de goulot, et que l'abcès dans son ensemble ait la forme d'une gourde ou d'un bissac. Bien loin de là. D'ordinaire, le péritoine des ligaments larges est tellement soulevé qu'il peut venir se mettre en contact avec la paroi abdominale antérieure, par soulèvement d'avant en arrière. Il se continue alors directement avec le péritoine de la fosse iliaque et l'abcès logé dessous ne forme qu'une seule et grande poche.

Au contraire, les phlegmons de la gaine ont plus de tendance à rester cloisonnés. Le pus se forme par foyers séparés au milieu des branches artérielles, veineuses, nerveuses, et les foyers peuvent rester indépendants. En tout cas, il reste sinon des cloisons, du moins des colonnes qui traversent la cavité et sur lesquelles je reviendrai en traitant des rapports de ces abcès avec les artères.

Comment sont formées les parois de ces abcès ? Quand on les regarde par la face interne, après avoir ouvert l'abcès, on les voit d'un gris blanchâtre, formées de feuillets, de lamelles, de filaments irréguliers, tomenteux, qui flottent dans la cavité si on la remplit d'eau. Les 5 abcès que j'ai disséqués étaient ainsi faits ; tous irréguliers ; aucun d'eux n'avait de parois lisses. Dans certains cas la paroi est couverte de fongosités qui flottent dans l'abcès. Ces fongosités étaient si abondantes dans une observation de Fenger, que ce chirurgien crut avoir affaire à une tumeur maligne. Il est vrai que dans ce cas on a trouvé des granulations tuberculeuses. Je citerai plus loin cette observation. Quand on coupe la paroi, on la trouve épaisse, résistante, formée de tissus blanchâtres, durs, d'apparence cicatricielle. Cependant cette paroi, si épaisse qu'elle soit, s'ulcère pour donner lieu aux ouvertures spontanées, mais on soupçonne que ces ouvertures spontanées ne doivent se faire que tardivement.

Wernich (1) pense qu'il n'en est pas toujours ainsi. « A côté des abcès qui s'encapsulent, il en est qui s'étendent avec rapidité. Ces abcès n'ont pas de parois épaisses et ils guérissent rapidement après l'ouverture. » Ces abcès à parois souples existent incontestablement. Ouverts, ils guérissent avec une extrême rapidité, même lorsqu'ils sont volumineux.

Par contre, il en est d'autres dont la paroi est extraordinairement épaisse. C'est à peine s'il y a un abcès, tant la cavité est petite ; il n'y a en quelque sorte que des parois dont l'épaisseur peut atteindre deux centimètres et même davantage. Au centre on trouve quelques gouttes de pus, et ces quelques gouttes sont cause de tout le mal. On comprend à quelles difficultés cliniques peuvent donner lieu des abcès de cette sorte, puisqu'on ne peut jamais avoir que des présomptions sur l'existence de la suppuration et qu'on peut faire des ponctions et des incisions sans rencontrer le pus.

Byford (2) a étudié histologiquement les parois de ces abcès. Il

(1) Wernich. *Beit. zur Geburtsh. und Gynæk.*, 1872, p. 413.
(2) Byford. *New-York Med. Rec.*, 1883, t. II, p. 337.

est arrivé à ce résultat que la partie interne contient peu de vaisseaux et qu'on peut la gratter sans crainte. Ceci a trait au mode de traitement que ce chirurgien préconise. J'y reviendrai plus tard.

En tout cas, si le grattage ne présente pas de danger de par la vascularisation de la paroi, il me paraît ne présenter qu'une sécurité trompeuse, en raison des rapports que ces abcès présentent avec les gros troncs sanguins de la région. Dans les deux phlegmons de la gaine que j'ai observés, la cavité de l'abcès était traversée par des colonnes qui contenaient des vaisseaux artériels importants : les branches vésicales et vaginales de l'hypogastrique. En outre l'artère utérine faisait relief sur la paroi supérieure de l'abcès et n'était séparée de la cavité que par une épaisseur de tissus insignifiante. Lorsque l'abcès s'est propagé à la fosse iliaque, il contracte des rapports intimes avec les vaisseaux iliaques. Il est des cas où on a trouvé ces vaisseaux baignant dans le pus; j'en ai déjà cité un exemple qui est de Bernutz ; et même dans un cas, l'artère iliaque a été ulcérée.

HUBBARD. *Boston médical Surg.*, juin 1888, p. 395. — A. W..., 34 ans, femme mariée. Fausses couches, soignée pour névralgie de la hanche par un homœopathe, deux mois avant de venir me voir. Vue pour la première fois le 11 novembre 1887 ; douleur dans la hanche gauche et les parties inférieures de l'abdomen. Pouls : 120; Température : 103 Fahr. Pas de traumatisme ni de fausses couches dans les antécédents. Examen : Volumineuse tumeur dans la région inguinale gauche, au-dessus du ligament de Poupart, avec une fluctuation obscure. Le vagin était induré et baigné de pus crémeux venant de la tumeur par un trajet fistuleux. Cataplasme, quinine et fer; même traitement, une semaine. Cessation des douleurs, mais la tumeur augmente de volume 27 novembre. Ponction ; 3 onces de pus épais, jaune. Amélioration jusqu'au 18 octobre, époque où la fistule vaginale se ferme, puis les douleurs reparaissent. 18 décembre. Ponction ; 16 onces de pus fétide. 19 décembre. Douleurs à l'hypogastre, anorexie, grande faiblesse. 22 décembre. Éthérisation ; incision au-dessus du ligament de Poupart, sur la fluctuation. L'abcès était sous-péritonéal. Ponction avec le bistouri; j'élargis l'ouverture avec le doigt, issue de pus et de sang veineux. Compresses, bandage serré appliqué immédiatement. Frisson d'une heure; pouls imperceptible, nuit assez bonne. Le lendemain, pansement, lavage, drainage. Le 14e jour, hémorrhagie venant de l'iliaque externe. Compression, pas de ligature. Le lendemain, mort d'épuisement. Pas d'autopsie.

Toutefois, ces ulcérations vasculaires sont rares là comme ailleurs. On a beaucoup étudié le mécanisme de l'ulcération des vaisseaux dans les abcès. Je me suis souvent demandé pourquoi on n'étudiait pas plutôt les causes de leur résistance qui seule me semble réellement extraordinaire.

Quoi qu'il en soit, je n'ai trouvé qu'un autre fait de ce genre. C'est une ulcération de l'artère utérine. Malheureusement le fait a été publié dans un journal que je n'ai pu me procurer (*Fishburn med. and Surg. Rep.* Philadelphie, 1872, p. 254).

D'après ce que j'ai vu, les uretères ne me semblent pas menacés par le grattage des abcès, mais ils peuvent être comprimés par la tumeur et même ils peuvent être enserrés dans le tissu fibreux qui se développe autour des phlegmons.

Les cas de ce genre ne sont pas très rares, et tous les auteurs (1) qui se sont occupés des pyélites ont signalé les phlegmons pelviens comme étant une de leurs causes. En dehors de ces cas qui sont plus ou moins subaigus, la compression de l'uretère par le phlegmon amène quelquefois un obstacle invincible à l'excrétion de l'urine. Lorsque le phlegmon est double ou bilatéral, la suppression de l'élimination urinaire peut amener des accidents mortels. Freund en rapporte un bel exemple dans sa « Gynæcologische Klinik (p. 234) ». « F., 19 ans. Accouchement au forceps. Énorme phlegmon bilatéral. Au dixième jour, cessation de l'élimination de l'urine. Hydronéphrose colossale. La malade refuse la ponction et meurt d'urémie. »

Lorsque les abcès guérissent après avoir suppuré, ils laissent des lésions irréparables qui peuvent amener des déplacements permanents de l'utérus. West (2), ayant eu l'occasion de faire l'autopsie d'une femme qui avait succombé quatorze mois après la guérison d'un phlegmon du ligament large, a pu constater l'état des parties. Voici la description qu'il en donne : « Les replis du ligament large, depuis la partie supérieure du vagin jusqu'au pédicule de l'ovaire, contenaient une masse de tissu cellulaire dense, presque cartilagineux, criant sous le couteau, composé de faisceaux blanchâtres s'entre-croisant dans toutes les directions et contenant dans ses mailles de la graisse solide et jaune. Cette masse adhérait étroitement à tout le côté gauche de l'utérus dont le tissu n'était nullement lésé ».

(1) Dickinson. — Julius Schmidt. Congr. de Cologne, 1888, *Cent. f. Chir.*, 1888, nº 48, p. 887.

(2) West. *Leçons sur les maladies des femmes*, p. 487.

§ II. — Pathogénie.

On admet très généralement aujourd'hui que la suppuration ne peut se produire que sous l'influence de micro-organismes qui pénètrent dans les tissus par effraction. Si la démonstration scientifique de ce fait n'est pas absolument complète, elle est bien près de l'être. Certains expérimentateurs ont pu déterminer la production de pus dans lequel les examens les plus minutieux n'ont révélé la présence d'aucun microbe, mais c'était dans des conditions très spéciales, qui ne sont jamais réalisées dans les régions dont nous nous occupons. J'admets donc, comme vérité démontrée, que les suppurations du tissu cellulaire du petit bassin se produisent sous l'influence de germes pathogènes. Par où ceux-ci pénètrent-ils ? Évidemment, par les parties altérées du canal génital, c'est-à-dire par l'utérus, peut-être par les trompes. Toute la question de pathogénie se borne à ceci : Par quelle voie les microbes pyogènes sont-ils transportés de l'utérus, des trompes, du vagin, dans le tissu cellulaire du bassin ?

Deux opinions sont en présence : pour les uns, ce sont les veines ; pour les autres, ce sont les lymphatiques, qui transportent les germes pyogènes, ou, si l'on veut, qui sont le chemin du pus, car ces questions ont été discutées bien avant qu'on connût les microbes. En 1828, Dance (1) donne une observation de phlébite utérine.

En 1868, Thierry (2), dans sa thèse sur les maladies puerpérales observées à l'hôpital St-Louis, rapporte un nombre considérable de phlébites du ligament large.

Dans une thèse faite sous l'inspiration de Bernutz, Paris (3), en 1866, admet la phlébite comme cause unique des phlegmons du ligament large. Il en est de même de Frarier (4), qui écrit à la page 20 de sa thèse : « Il est naturel de considérer la phlébite puerpérale « comme étant la cause habituelle du développement des phleg- « mons des ligaments larges ». Ces deux thèses représentaient alors l'opinion de Bernutz, opinion qui s'est du reste modifiée, car, dans

(1) DANCE. *Archives gén. de médecine*, 1828, p. 473.
(2) THIERRY. Th. de Paris, 1868.
(3) PARIS. Th. de Paris, 1866.
(4) FRARIER. Th. de Paris, 1866.

son dernier ouvrage, Bernutz (1) paraît admettre l'origine lymphatique.

M. Hervieux (2) écrit: « La cause prochaine du phlegmon du ligament large était restée jusqu'à ce jour enveloppée d'une grande « obscurité. Mes observations personnelles ont levé toute espèce de « doutes à cet égard. La phlébite des veines qui rampent dans « l'épaisseur du ligament large est la cause prochaine la mieux « démontrée des divers modes d'inflammation qu'il peut présenter ».

La même année, Courty (3) se range également du côté de la phlébite. A côté de ces auteurs, il en est d'autres qui avaient soutenu l'origine lymphatique. Boyer (4) décrit des dépôts lymphatiques et laiteux chez les femmes nouvellement accouchées.

Nonat (5) admet que la lymphangite est la cause de la métro-péritonite puerpérale.

Duplay (6) donne 7 observations de lymphangite utérine et en cite 36 autres.

Piotay (7), bien qu'hésitant, semble pencher plus volontiers vers l'origine lymphatique.

Voillemier (8) a trouvé deux fois du pus dans les lymphatiques, trois fois dans les veines.

Cherest (9) considère la lymphangite comme plus fréquente que la phlébite.

Noël Gueneau de Mussy (10) admet à la fois l'une et l'autre cause.

On voit que, jusqu'en 1870, la question était restée très incertaine, et Frarier, Hervieux, Courty tendaient à admettre la propagation de l'inflammation par les veines. Mais il faut remarquer qu'un très grand nombre de ces auteurs avaient observé des cas qui sont tout à fait en dehors de notre sujet. La plupart avaient étudié seulement ces accidents terribles à évolution rapide qu'on a rangés sous la dénomination de fièvre puerpérale. Ils les avaient étudiés, parce qu'ils étaient singulièrement fréquents à cette époque et surtout parce que la terminaison fatale était de règle.

(1) BERNUTZ. *Conf. cliniques sur les maladies des femmes.* Paris, 1888.
(2) HERVIEUX. *Traité clinique des maladies puerpérales.* Paris, 1870, p. 550.
(3) COURTY. *Traité pratique des maladies de l'utérus*, 2e éd., 1870, p. 597.
(4) BOYER. *Maladies chirurgicales*, 4e éd., t. VII, Paris, 1831, p. 526.
(5) NONAT. Th. de Paris, 1832, n° 98.
(6) DUPLAY. *Archives gén. de médecine*, 1835, t. II, p. 293.
(7) PIOTAY. Th. de Paris, 1837, n° 462.
(8) VOILLEMIER. *Cliniques chirurgicales.* Paris, 1862. (Faits observés en 1838.)
(9) CHEREST. Th. de Paris, 1841, n° 171.
(10) GUENEAU DE MUSSY. *Archives générales de médecine*, 1867, t. X, p. 129.

Les cas de phlegmon proprement dit sont très rares dans les observations de ces auteurs; ce qu'ils ont vu, ce sont, non pas des collections véritables, mais des infiltrations purulentes diffuses. Aussi n'avons-nous pas à tenir grand compte de ces faits.

Pour les cas de phlegmons où l'on croit avoir trouvé des phlébites, faut-il admettre ce que dit Auger (1) : « Si on fait intervenir si « souvent la phlébite dans l'étiologie de ce phlegmon, c'est qu'on « ne sait pas reconnaître les vaisseaux lymphatiques enflammés « dans le tissu utérin. La plupart des observations citées comme « des phlébites sont évidemment des lymphangites ».

Quoi qu'il en soit de cette dernière interprétation, envisageons la question au point de vue de la pathologie générale.

On sait qu'il existe des lymphatiques dans l'utérus, que ces lymphatiques traversent le bassin, divisés en deux groupes, l'un supérieur, l'autre inférieur, pour gagner des ganglions pelviens, lombaires et même inguinaux.

Chez les femmes dont l'utérus malade peut être considéré comme une plaie infectée, il se développe, dans les régions traversées par les lymphatiques, des tumeurs volumineuses. Parfois on sent dans ces tumeurs, reposant sur un fond œdémateux, des cordons noueux. Tantôt elles disparaissent comme elles sont venues, avec une certaine rapidité ; dans d'autres cas, au contraire, elles s'éternisent ; enfin elles peuvent marcher vers la suppuration.

Le développement de ces tumeurs s'accompagne de phénomènes généraux notables : fièvre, frissons, vomissements. Supposons qu'à la main ou au pied, à la suite d'une blessure, d'une plaie quelconque, il se développe des accidents généraux et locaux de même ordre, ne diagnostiquera-t-on pas lymphangite ? Ces faits me paraissent avoir un caractère d'évidence telle que je ne veux pas y insister.

En somme, on a observé et confondu deux ordres de faits complètement différents : d'une part, des cas d'infection puerpérale rapidement mortelle; de l'autre, des phlegmons proprement dits. Dans les uns, il y avait sans doute des phlébites en même temps que des lymphangites; dans les autres, il s'agit incontestablement de lymphangites.

C'est à M. Lucas-Championnière (2) que revient le mérite d'avoir

(1) Auger. Th. de Paris, 1876, p. 32.
(2) Lucas-Championnière. Th. Paris, 1870, et *Arch. de tocologie*, 1875, p. 449.

établi ce fait d'une manière indiscutable, en 1870, dans sa thèse inaugurale. Il y est revenu en 1875, et depuis, les publications se sont multipliées autour de la même idée. En 1876, A. Guérin (1) fait une leçon sur la lymphangite péri-utérine, et il revient sur cette question à plusieurs reprises : dans la *Gazette hebdomadaire*, puis dans ses leçons cliniques.

En 1876, Fioupe (2) étudie dans sa thèse les lymphatiques péri-utérins et leur rôle.

La même année, Auger reprend la question et conclut : « L'in- « flammation du tissu cellulaire pelvien reconnaît toujours pour « cause une inflammation des lymphatiques et des ganglions de la « région envahie », et propose de lui donner le nom de lymphadénite péri-utérine.

Dans ces dernières années, en 1886, ces idées paraissent avoir trouvé un contradicteur dans M. Charpy (3). Cet auteur pense qu'on a exagéré la fréquence de la lymphangite, qu'il peut y avoir phlébite et qu'il y a surtout inflammation par propagation directe.

Je ne crois pas utile de revenir sur la question de la phlébite.

Quant à l'inflammation par propagation directe, je pourrais dire qu'avec les idées actuelles sur la constitution du tissu cellulaire c'est encore une lymphangite. Sans me retrancher derrière ce faux-fuyant, je ferai remarquer que cette inflammation directe est bien rarement possible ; qu'observe-t-on dans le plus grand nombre des cas ? une inflammation de la muqueuse utérine d'une part ; de l'autre, un phlegmon de la gaine hypogastrique. Le tissu de l'utérus lui-même est sain ; il manque un chaînon pour la propagation directe. Il y a bien des cas où l'on trouve dans le muscle utérin des lacunes pleines de pus où l'utérus tout entier en paraît gorgé. Mais il s'agit alors de ces formes, que Virchow avait étudiées sous le nom de paramétrite diffuse, qui coïncident avec les accidents de fièvre puerpérale et qui diffèrent absolument des faits que je veux étudier.

L'existence de lymphangites dans les cas de phlegmon et même de phlegmon chronique a été constatée de visu. Voici une autopsie de Courty qui en fait foi :

COURTY. *Ann. de gynécologie*, 1881, t. I, p. 240. — « Je trouvai à la base du ligament large droit, à un centimètre à peine du bord de l'utérus, un gan-

(1) ALPH. GUÉRIN. *France médicale*, 1876, n° 1.
(2) FIOUPE. Th. Paris, 1876.
(3) CHARPY. *Lyon médical*, 1886, p. 337 et 381.

glion lymphatique de la grosseur d'une petite amande se continuant en dehors avec un tronc lymphatique qui présentait deux renflements et se jetait dans les lymphatiques aboutissant à un ganglion latéro-pelvien. »

Dans des laparotomies, dont je donnerai la relation plus tard, MM. Pozzi et Lucas-Championnière ont fait des constatations du même ordre et très précises.

J'ai moi-même rapporté à la Société anatomique (1888, p. 980) un exemple très frappant où le fait était en quelque sorte extériorisé. Il s'agissait d'une femme qui avait une métrite ancienne avec une rétroflexion adhérente. Elle avait constaté à chaque recrudescence de sa métrite un engorgement douloureux dans le pli de l'aine. Pendant le cours du traitement, à la suite des manœuvres de réduction intra-utérine, à diverses reprises sa métrite s'aggrava. La douleur dans le pli de l'aine reparut, et il fut facile de constater par l'examen direct, en même temps qu'un empâtement du tissu cellulaire pelvien, la présence d'un ganglion douloureux du volume d'une noisette dans le pli de l'aine du côté gauche. Il suffisait d'un écouvillonnage de la cavité utérine pour faire disparaître et l'empâtement et l'adénite. Ce fait a été rapporté, avec d'autres très intéressants, dans la thèse de Cantin (1).

En raison de ces constatations anatomiques, en raison de la pathologique générale, je pense qu'on doit admettre :

1° Que les phlébites, qui existent incontestablement dans certaines formes de suppurations diffuses et aussi dans la phlegmatia alba dolens, ne sont pas l'origine ordinaire des phlegmons ;

2° Que l'inflammation par propagation directe ne doit pas être considérée comme une cause habituelle de suppuration ;

3° Que les phlegmons du tissu cellulaire pelvien reconnaissent, pour la très grande majorité, une origine lymphatique.

J'ai tenté de démontrer ce fait par la voie expérimentale ; je n'y ai point réussi.

Mon plan était le suivant : Déterminer chez les animaux des salpingites et des métrites intenses, dans l'espoir d'obtenir des inflammations secondaires du tissu cellulaire. Comme il est impossible chez les chiennes de pénétrer dans l'utérus par le vagin, j'ai dû employer le manuel opératoire suivant :

Laparotomie médiane ; recherche des cornes utérines ; (on sait

(1) Cantin. Des lymphangites utérines non puerpérales. Th. de Paris, 1889.

que chez ces animaux l'utérus est bicorne, et que la trompe ne peut être séparée des cornes utérines). Les cornes utérines trouvées, j'ouvre l'une d'elles par une incision parallèle à son grand axe, je glisse dans la cavité de la corne utérine une petite curette spéciale, aussi loin que possible, jusque dans le corps de l'utérus lui-même. Je gratte légèrement de manière à faire saigner un peu la muqueuse. La curette retirée, je place dans la trompe la canule d'une seringue stérilisée et je la fixe par une ligature circulaire, puis j'injecte alors une culture virulente. Je retire la canule en serrant le fil de manière à fermer la corne utérine Je suture ensuite la petite incision faite à la corne utérine et je ferme le ventre d'après les procédés ordinaires.

Voici le résumé des expériences qui ont été faites à la Sorbonne dans le laboratoire de physiologie de M. Dastre. Malheureusement, elles n'ont donné jusqu'à présent aucun résultat.

Observation A. — Chienne gris blanc (nullipare).

26 juillet. Laparotomie. Incision de la corne utérine gauche, raclage de l'utérus. Injection de un centimètre cube de culture pure de streptococcus pyogenes aureus. Ligature de cette corne. Suture de l'incision ; réduction dans le ventre. Suture.

28 août. *Autopsie :* La cicatrice de l'incision de la corne utérine est à peine visible, pas d'adhérences. Péritoine, trompes et ovaires absolumnnt sains.

Observation B. — Chienne gris noire (ayant mis bas il y a un mois ; elle nourrit encore un petit).

27 juillet. Laparotomie. Incision de la corne gauche qui renferme une espèce de magma gris jaunâtre, mais il n'y a rien du côté du péritoine. Grattage du corps de l'utérus qui se déchire (suture de la déchirure au catgut). Injection de 1 centimètre cube de culture pure de streptococcus pyogenes aureus. Ligature de la corne, suture de la corne.

2 août. Éventration par rupture de la cicatrice abdominale. Réduction des intestins herniés, la suture est refaite.

3 août. Mort. *Autopsie :* Péritonite aiguë. Adhérences peu solides au niveau des sutures de la trompe. La trompe gauche est parfaitement infectée ; elle est au moins doublée de volume et contient un liquide jaune roussâtre. L'infection est limitée du côté de l'utérus sans l'envahir. Rien dans la mésosalpinx.

Observation C. — 3 août. Grande chienne à longs poils blanche à taches noires (multipare). Opérée comme précédemment. La curette pénètre difficilement dans l'utérus. Injection de 3 à 4 centimètres cubes de pyogenes aureus.

11 août. L'animal est sacrifié. *Autopsie :* Écoulement purulent par le vagin. Les deux trompes sont infectées, remplies de pus et dilatées ; leur muqueuse est épaissie.

Observation D. — Chienne jaune à poils ras (nullipare).

3 août. Même opération que la précédente.

11 août. *Autopsie :* Péritoine, trompes, ovaires et mésosalpinx parfaitement indemnes.

Observation E. — Chienne noire (nullipare).

3 août. Même opération que les deux précédentes.

11 août. *Autopsie :* Péritoine, trompes, ovaires et mésosalpinx parfaitement indemnes.

§ III. — **Étiologie.**

Les germes pathogènes se propagent donc par les lymphatiques pour gagner le tissu cellulaire des ligaments larges ou du pédicule vasculaire ; il nous faut voir maintenant où et comment ils pénètrent dans le système lymphatique.

Où ? Il est bien certain que c'est le plus souvent au niveau de l'utérus que se trouve la porte d'entrée ; par suite, les affections de l'utérus doivent tenir la place principale dans l'étiologie des suppurations du tissu cellulaire du bassin ; mais il faut chercher quelles sont les conditions utérines qui favorisent leur développement.

Il est incontestable que la première de toutes, celle qui agit le plus souvent, c'est l'accouchement ou l'avortement. La muqueuse utérine, à la suite de l'accouchement, peut être assimilée à une plaie ; il n'est donc pas étonnant que l'infection se produise alors.

Cette cause est même si souvent active qu'elle a été considérée comme la seule ; bien des auteurs ont nié toutes les autres. Nous verrons plus tard ce qu'il faut penser du phlegmon du ligament large en dehors de l'état puerpéral ; pour le moment, cherchons quelles sont les causes qui favorisent son développement à la suite de l'accouchement ou des avortements. Je ne veux pas parler de la cause immédiate qui est toujours la pénétration des germes pathogènes, mais des causes secondaires qui favorisent la pénétration de ces germes, ou encore leur développement.

Certains auteurs ont pensé que les phlegmons pelviens pouvaient se développer pendant la grossesse avant l'accouchement. Au dire de Kœnig (1), Meismer (2), Munschmeyer (3), Tilger-Rhein (4),

(1) Koenig. *Arch. f. Heilkunde*, 1862, p. 492.
(2) Meismer. *Leipzig. med. annal.*, B. VIII, H. 3, 1842.
(3) Munschmeyer. *Hufland's Journal*, 1839.
(4) Tilger-Rhein. *Westphal. Corresp. Blatt.*, 1844.

auraient observé des faits de ce genre. Mégrat (1) admet la possibilité du début de ces phlegmons avant l'accouchement; et, à l'appui de son opinion, il cite un cas de Putégnat. Mathews Duncan (2) croit aussi que les paramétrites peuvent débuter pendant la grossesse, mais ce sont des faits d'une extrême rareté; il n'en a vu qu'un cas.

Il est certain que ces faits sont rares, mais ils existent cependant. En voici un exemple très singulier. Il s'agit de deux phlegmons de la gaine vasculaire qui ont entraîné la mort chez une femme enceinte de 3 mois.

LONDE. *Soc. anatomique*, 1856, p. 169. — Malade entrée à Lourcine un mois auparavant pour accidents secondaires. Enceinte de 3 mois. Deux jours avant sa mort, elle se plaint de douleurs abdominales. Mort rapide. *Autopsie* : Deux foyers purulents, de la grosseur d'un œuf de poule, situés de chaque côté de l'utérus à l'union du col et du corps. L'un de ces foyers s'étend jusqu'à un demi-centimètre de la portion la plus élevée du vagin; celui de gauche, à l'aide d'adhérences dont l'origine paraît ancienne, envoie un prolongement sous les vaisseaux iliaques jusque dans le muscle psoas. Dans chacun de ces abcès, toute la portion de leur paroi interne, qui correspond aux parties latérales de l'utérus, est formée aux dépens du tissu même de l'organe. La cavité de l'utérus, les ovaires, les trompes, la portion la plus élevée des ligaments larges sont parfaitement sains.

On a beaucoup discuté pour savoir si les primipares étaient plus souvent affectées que les multipares, si le premier accouchement exposait davantage aux inflammations du tissu cellulaire. C'est une question difficile à trancher par les chiffres : les statistiques des divers auteurs conduisent à des résultats contradictoires, et il en est peu qui aient une valeur réelle. Il ne suffit pas d'établir que sur un certain nombre de phlegmons, plus de la moitié ont frappé des primipares. Les seules vraies statistiques seraient celles qui seraient faites dans les services d'accouchement, et où, au lieu de comparer brutalement le nombre des phlegmons chez les primipares au nombre des phlegmons chez les multipares, on rapporterait le nombre des suppurations au nombre des accouchements. Mais une statistique de ce genre serait sans doute impossible à faire, car il est peu fréquent que les femmes soient traitées de leur phlegmons dans les services où elles ont accouché. Le plus souvent elles quittent la Maternité dans un état plus ou moins satisfaisant, et c'est

(1) MÉGRAT. Th. de Strasbourg, 1867.
(2) DUNCAN. *Clinical lectures on diseases of Women* London., 1879, p. 68.

huit, dix, quinze jours et quelquefois beaucoup plus longtemps après qu'elles rentrent dans un autre service.

Piotay (1), Grisolle (2), Nélaton (3) ont soutenu l'influence de la primiparité. Lever (4), Marchal de Calvi (5) ont donné des chiffres. West (6), en unissant ses observations personnelles à celles de ces derniers auteurs et de Mac Clintock (7), arrive à un total de 112 cas. De ces 112 femmes, 36 étaient primipares.

Mac Clintock, sur 62 cas de cellulite pelvienne, en a vu 28 chez des primipares, bien que sur la totalité des accouchements faits à l'hôpital, ces primipares n'aient représenté que le tiers. Mégrat, sur 27 femmes atteintes d'inflammation pelvienne, a trouvé 9 primipares, 7 bipares, 11 multipares. Les diverses statistiques qui ont été faites à Berlin dans les services de Martin et de Schrœder, ne semblent pas très favorables à cette idée, que la primiparité constitue une prédisposition au développement des suppurations pelviennes. Schrœder, sur 82 cas, a bien rencontré 57 primipares et 25 multipares, mais Siedamgrotzky (8), sur 22 cas de phlegmons suppurés observés de 1862 à 1872 dans le service de la Charité de Berlin, a trouvé 13 primipares et 9 multipares. Sur 33 cas puerpéraux observés au même hôpital, dans les services de Martin et de Schrœder, de 1872 à 1878, Buch (9) a trouvé 15 primipares et 18 multipares.

D'après le même auteur, Winckel est arrivé à ce résultat, que 2,8 0/0 des femmes primipares sont atteintes, tandis que les multipares seraient frappées dans la proportion un peu plus forte de 3,65 0/0.

Sur 103 cas puerpéraux où le nombre des accouchements est indiqué, je trouve 48 primipares et 55 multipares, mais je répète que ces chiffres n'ont aucune valeur ; seule la statistique de Winckel est importante, parce que cet auteur a pris soin de rapporter le nombre des suppurations à celui des accouchements, et sans nous attarder davantage à cette question, qui ne mérite pas plus d'inté-

(1) Piotay. Th. de Paris, 1837.
(2) Grisolle. *Arch. gén. de médecine*, 1839, 3e série, t. 13, p. 137-393.
(3) Nélaton. *Pathologie externe*, t. V, p. 509.
(4) Lever. *Guy's hosp. Rep.*, 1849, p. 211.
(5) Marchal de Calvi. Th. Paris, 1844 (agrégation).
(6) West. Trad. Mauriac, Paris, 1870.
(7) Mac Clintock. *Clinical memor. diseases of Women*. Dublin, 1863, p. 3.
(8) Siedamgrotzky. Inaug. dissertat., Berlin, 1873.
(9) Buch. *Charité Annalen*, Berlin, 1877, t. V, p. 360.

rêt, je conclurai avec lui que les suppurations du tissu cellulaire sont un peu plus fréquentes chez les multipares que chez les primipares.

On a beaucoup discuté aussi pour savoir quel était le côté le plus fréquemment atteint. Les uns, avec Grisolle, ont soutenu la plus grande fréquence des phlegmons du côté gauche. D'autres, avec Dance, Thierry, Hervieux, ont pensé que le côté droit était plus souvent pris. Sans doute ces opinions étaient en rapport avec les faits observés par les auteurs. Je ne crois pas utile d'insister sur cette question. Absolument parlant, il est d'un intérêt bien médiocre de savoir si on observe un peu plus de phlegmons pelviens du côté gauche que du côté droit à la suite de l'accouchement. Il serait plus intéressant de savoir l'influence que peut avoir la nature de l'accouchement sur le développement où le siège de l'abcès. Par malheur, il est à peu près impossible d'arriver à quelque chose de certain sur ce sujet. J'en ai déjà dit les raisons, c'est que généralement le médecin ou le chirurgien qui soigne un phlegmon du ligament large ne sait pas comment s'est fait l'accouchement et la plupart de ceux qui l'ont su ne l'ont pas dit.

Buch (1) écrit dans son mémoire déjà cité : « Il ne faut pas « attacher trop d'importance aux causes traumatiques. Les opéra- « tions abdominales ont montré qu'on peut maltraiter toutes ces « régions, à la condition d'être antiseptique ».

Sans doute, il ne faut pas attacher trop d'importance aux causes traumatiques, mais il faut faire une distinction. Il est incontestable que les phlegmons du tissu cellulaire pelvien sont comme les autres, d'origine septique. Si les germes pyogènes ne pénètrent pas, il n'y aura pas de phlegmon ; mais il est des circonstances qui favoriseront leur pénétration. Si l'antisepsie est absolument parfaite, les circonstances traumatiques resteront sans effet. Mais si l'antisepsie pêche par quelques points (et il faut bien reconnaître qu'il en est encore souvent ainsi, de quelque précaution qu'on s'entoure) les traumatismes cessent d'être une quantité négligeable ; ils reprennent leurs droits et sont capables de favoriser grandement la pénétration des microbes, et après leur pénétration, leur développement, ainsi que l'ont irréfutablement démontré les expériences de Max Schuller et les dernières recherches de Chauveau (2), sur le bis-

(1) Buch. *Charité Annal.*, t. IV, p. 360.
(2) Chauveau. Congrès de Grenoble, 1865.

tournage. C'est dans ce sens qu'il faut tenir compte du traumatisme. Si par exemple, le tissu cellulaire du bassin est fortement contusionné par le passage de la tête, s'il s'est fait des ecchymoses, des petites hémorrhagies dans le tissu cellulaire, il est probable que la suppuration aura plus de tendance à se produire du côté où existeront les lésions. Peut-être même de petites hématocèles sous-péritonéales peuvent-elles devenir, en dehors de la puerpéralité, l'origine de phlegmons pelviens. C'est pour cela qu'il serait intéressant de savoir s'il y a quelque rapport entre la présentation du fœtus et le côté où se développe le phlegmon (1).

La déchirure du col de l'utérus doit aussi avoir une importance en facilitant la pénétration des germes. Gueneau de Mussy a fait jouer à cette déchirure un rôle prépondérant dans la production des phlegmons des ligaments larges.

Quelquefois les déchirures s'étendent jusqu'au tissu cellulaire, et alors le phlegmon n'est, en quelque sorte, qu'une plaie suppurante. Bartels a rapporté 6 cas de ce genre, et on en trouvera trois remarquables exemples dans la Gynækologische Klinik de Freund (2).

A côté de toutes ces questions secondaires, qui se rapportent à l'influence des conditions particulières de l'accouchement sur la production du phlegmon pelvien, il en est une bien autrement importante : c'est la question de savoir si les phlegmons peuvent se développer en dehors de la puerpéralité. C'est la question véritablement actuelle; car si l'on a toujours admis l'existence des suppurations du tissu cellulaire à la suite des accouchements, bien des auteurs ont nié la possibilité de ces suppurations en dehors de la puerpératité, et la tendance actuelle en France est au moins de la mettre en doute. Il est incontestable qu'aujourd'hui, lorsqu'on constate l'existence d'une tumeur développée au voisinage de l'utérus, quel que soit le caractère de cette tumeur, on hésite à diagnostiquer une inflammation du tissu cellulaire, si elle s'est développée en dehors de la puerpéralité.

En 1866, les élèves de Bernutz, Paris et Frarier nient absolument le phlegmon non puerpéral. Mais depuis, Bernutz est revenu

(1) Matthews Duncan a rapporté à la Société obstétricale de Londres deux cas d'abcès vaginaux chez des femmes récemment accouchées. Il attribue ces abcès à une lacération du tissu cellulaire sous-muqueux et à la suppuration de l'hématome, qui en avait été la conséquence.

(2) FREUND. *Gynæk. Klinik.*, p. 345.

sur cette idée, et dans son dernier traité (1888) il admet la suppuration sous-péritonéale en dehors de la puerpéralité.

En 1861, Bennet admettait la forme non puerpérale. « Dans la « forme non puerpérale, dit-il, le plus souvent l'affection est limitée « au tissu cellulaire des ligaments larges. »

Mac Clintock, en 1863, accepte également l'origine non puerpérale.

West (1864), sur une statistique de 59 cas, en compte 16 d'origine non puerpérale (irrégularité de la menstruation, 7 ; excès de coït, 1 ; ulcération et inflammation de l'utérus, 1 ; ancienne maladie utérine, 7).

Pour Graily Hewitt (1) (1872), la cellulite pelvienne peut aussi résulter d'opérations sur les organes génitaux (introduction d'une tente dans le col, et même ablation d'un condylome des lèvres).

Lucas-Championnière, dans sa thèse de 1870, avait déjà admis l'existence de la lymphangite en dehors de l'état puerpéral. Il ajoute en 1875 (2) : « Dans l'état de vacuité je n'ai pu observer la « purulence des lymphatiques, mais la symptomatologie me permet « d'affirmer la lymphangite. »

Beigel (3) (1875) a observé 61 cas d'inflammation des ligaments larges. Sur ces 61 cas, 23 étaient consécutifs à des accouchements, 11 à des avortements, 27 à des traumatismes non puerpéraux. (T. II, p. 86.)

Incisions du col	2
Ablations d'un polype à l'orifice externe	4
Ruptures du périnée	5
Injections intra-utérines	6
Ablations d'un condylome des lèvres	5
Cautérisation du col	1
Incision d'un abcès de la glande de Bartholin	1
Pessaires intra-utérins	3

Buch, qui a publié la statistique des services de Schrœder et de Martin, de 1872 à 1878, compte sur 38 cas, 5 non puerpéraux.

G. Mary (4) (1877) écrit : « Il existe des cas, en dehors de la parturition, où les lymphatiques et les ganglions qui proviennent « de l'utérus et du vagin, sont susceptibles de s'enflammer et de « donner lieu à des inflammations graves ».

(1) HEWITT. *The diseases of Women*, 1872, p. 481.
(2) LUCAS-CHAMPIONNIÈRE. *Arch. de tocologie*, 1875, vol. II, p. 458.
(3) BEIGEL. *Krankh. der weiblich Geschlecht.*, 1875.
(4) G. MARY. Étude sur une forme d'adéno-lymphite péri-utérine. Th. de Paris, 1877.

Martineau (1) écrivait en 1880 : « Depuis 2 ans, je professe que « la métrite aiguë, subaiguë ou chronique s'accompagne constam- « ment d'une inflammation des lymphatiques et des ganglions du « petit bassin ». Il est revenu sur ce sujet au congrès de Copenhague en 1884.

Freund (2), en 1885, écrit : « Toutes les formes de phlegmons « pelviens peuvent survenir à toutes les époques de la vie sexuelle « de la femme » ; et, plus loin : « chez la femme adulte et non gra- « vide, ils ne sont pas très rares ; mais ils sont surtout fréquents « et graves pendant la puerpéralité ».

Schrœder (3) (1887), tout en admettant l'origine non puerpérale la considère comme très rare.

Halbert (4) range dans l'étiologie, à côté des accouchements et des avortements, les opérations sur le périnée, le vagin et l'utérus, l'extension d'une maladie de l'utérus, des ovaires et des trompes, l'action du froid pendant les règles.

On voit que c'est faire bon marché d'un passé considérable que de nier l'existence des phlegmons du ligament large en dehors de la puerpéralité. C'est aussi, il me semble, faire bon marché des notions les mieux assises de la pathologie générale. On admet aujourd'hui que la plupart des métrites sont d'origine infectieuse, et M. Trélat a développé cette idée dans une leçon clinique en 1888.

M. Péraire lui a donné une confirmation expérimentale et clinique. Il formule ainsi la première conclusion de sa thèse (1889) : « Toutes les endométrites sont septiques ».

Cette origine septique de la plupart des métrites étant communément acceptée, comment peut-on se refuser à admettre que les accidents que nous voyons si souvent se développer autour des plaies, ne puissent se produire autour de l'utérus infecté ? Il y a, d'un côté, la plaie suppurante, de l'autre, le tissu cellulaire et les ganglions ; entre les deux, des lymphatiques si nombreux, si abondants, que nulle part ailleurs peut-être on n'en trouve davantage ; par suite de quelles dérogations à toutes les règles connues, les microbes s'arrêteraient-ils net à l'entrée de ces lymphatiques, alors que partout ailleurs ils y pénètrent avec une si désespérante facilité ?

(1) Martineau. *Union médicale*, 10 février 1880, p. 219, et *Arch. de tocologie*, 1884, p. 887.

(2) Freund. *Gynækologische Klinik*, 1885, p. 226.

(3) Schrœder. *Krankh. der weiblich. Geschlechsorgan.*, 1888, p. 395.

(4) Halbert. *Med. Times*. Philadelphia, 2 avril 1888, p. 395.

Si l'on dilate l'utérus avec une tente ou une éponge septique, si on incise le col avec des instruments sales, si on lance dans la cavité utérine une injection contaminée, il se développera donc toujours une péritonite et jamais un phlegmon. C'est comme si l'on disait qu'à la suite des uréthrites, il ne se développe jamais de bubon. L'orchite n'empêche pas l'adénite ; et, puisque j'en suis à cette comparaison, je ferai remarquer que les inflammations cellulaires du petit bassin, les suppurations du pédicule vasculaire existent aussi chez l'homme. C'est là, je pense, une preuve irréfutable que ces inflammations peuvent se développer en dehors de la puerpéralité.

En 1884, au congrès de Copenhague, Martineau (1) disait : « L'a-« déno-lymphite utérine est intimement liée à l'inflammation utérine. « La métrite aiguë ou chronique ne peut exister sans que le sys-« tème lymphatique utérin et péri-utérin participe à l'inflammation « du tissu utérin. L'adéno-lymphite utérine est l'origine des acci-« dents inflammatoires dits péri-utérins, tels que phlegmons du « ligament large, phlegmons péri-utérins, la périmétrite, la pelvi-« péritonite ».

Je suis très convaincu que les choses se passent en effet ainsi. Je pense que les ulcérations, les diverses altérations de la muqueuse ou du tissu utérin, peuvent servir de porte d'entrée aux micro-organismes pyogènes, aussi bien en dehors de l'accouchement qu'après lui. En effet, si les infections sont plus fréquentes après l'accouchement, ce n'est pas parce que la puerpéralité agit d'une manière mystérieuse et indéterminée (2), c'est simplement parce que l'accouchement réalise des conditions identiques à celles qui amènent les suppurations dans le reste de l'organisme : d'une part un traumatisme qui peut être septique, le traumatisme obstétrical ; d'autre part une plaie, la plaie placentaire. Si ces conditions se trouvent réalisées en dehors de l'accouchement, l'infection se produira tout aussi bien ; et l'on peut dire avec P. F. Munde (3) : « Il n'y a aucune

(1) MARTINEAU. *Arch. de tocologie*, 1884, p. 887.

(2) DŒDERLEIN (*Gesellschaft für Geburtshilfe zu Leipsig*, 16 janvier 1888) pense que l'état puerpéral favorise les infections, même celles qui n'ont pas l'utérus pour porte d'entrée. WIDAL (Th. 1889, p. 24) fait remarquer que cette opinion ne peut être généralisée. Il a observé une femme qui, atteinte d'une lymphangite à streptocoques des membres inférieurs, avorta au cours de cette lymphangite. « Le 3e jour après la fausse couche, époque où éclate en général l'infection puerpérale, tous les symptômes s'apaisèrent, la fièvre tomba et le 4e jour, la malade, apyrétique, était en voie de guérison complète. »

(3) P. F. MUNDE. Non puerperal pelvic lymphadenitis and lymphangitis. *Am. J. of obst.*, octobre 1883, p. 1011.

« raison pour qu'une impulsion inflammatoire ou une infection « septique ne se transmette pas aussi bien de l'intérieur de l'uté- « rus ou du vagin par les lymphatiques en dehors de la puerpéra- « lité que pendant la puerpéralité ».

Il faut donc reconnaître, avec l'appui des gynécologistes les plus expérimentés, avec l'appui de la pathologie générale, enfin avec l'appui des faits, qu'il existe des inflammations et des suppurations du tissu cellulaire pelvien, en dehors de la puerpéralité. Même il me paraît probable qu'on observera bientôt plus de phlegmons en dehors que pendant la puerpéralité. Aujourd'hui en effet, les accouchements sont entourés d'assez de soins antiseptiques, pour que toute infection soit évitée, tandis que bien des métrites resteront sans être soignées. J'ai dit que j'avais l'appui des faits. A ceux que j'ai déjà cités, je vais en ajouter d'autres. J'ai vu (1) à l'hôpital de la Charité une prostituée qui avait eu deux enfants, mais le dernier 4 ans avant les accidents que je vais rapporter. Elle avait une métrite grave et souffrait depuis 2 ans d'accidents rapportés à la pelvi-péritonite, mais qui ne l'empêchaient pas de se livrer à son métier de prostituée. C'est en décembre 1887 qu'éclatent les accidents graves, et la malade succombe le 1er mars. A l'autopsie, j'ai trouvé un phlegmon du ligament large ouvert dans le péritoine. Voici du reste la relation de ce fait :

Cora B..., âgée de 27 ans, était entrée à la salle Sainte-Catherine (lit n° 4) le 18 février 1888. Elle avait eu 2 grossesss, l'une à 19, l'autre à 23 ans. Elle eut, après son second accouchement, des accidents septiques, et a conservé depuis une métrite caractérisée surtout par des métrorrhagies. En 1885, elle eut une poussée de pelvi-péritonite. Sa santé se rétablit assez complètement; mais elle souffrait souvent de douleurs abdominales, avec irradiation dans les cuisses. Depuis le mois de décembre 1887, elle s'est fait soigner chez elle. Il y a 3 semaines, les douleurs devinrent très violentes, s'accompagnant de fièvre et de vomissements, et la malade est couchée depuis ce temps. Lors de son entrée à la Charité, elle est dans un état très misérable, pâle, émaciée, avec des élévations de température le soir et des sueurs nocturnes. A l'examen du ventre, on trouve par la palpation, du côté gauche, une tumeur volumineuse nettement fluctuante, qui vient jusqu'au contact de la paroi abdominale un peu en dessous et en dehors de l'ombilic. La partie inférieure de la fosse iliaque est libre, et il n'y a rien qui ressemble au plastron de Chomel. Du côté gauche, on sent une grosse masse dure, plus profondément située que celle du côté opposé, et dans laquelle on ne peut trouver de fluctuation. Par le toucher vaginal, on reconnaît que l'utérus est légèrement refoulé en avant et à droite. On sent dans le cul-de-sac gauche une tumeur volumineuse, dure,

(1) Delbet. *Soc. anatomique*, 1888, p. 475.

située assez haut. La muqueuse vaginale n'est pas œdémateuse, elle est parfaitement mobile sur la tumeur. Il est impossible de percevoir nettement la fluctuation. Derrière l'utérus, on sent une masse volumineuse, plus facile à apprécier par le rectum. Cette masse emplit la courbure sacrée, elle est rénitente, mais ne donne pas non plus une sensation nette de fluctuation. On pose le diagnostic : pelvi-péritonite. Le 21 février, M. le professeur Trélat aborde la tumeur par la voie abdominale. L'incision est faite au niveau de la partie saillante et fluctuante de la tumeur, un peu au-dessous et en dehors de l'ombilic, sur le muscle grand droit du côté gauche. La cavité abdominale étant ouverte, on reconnaît la tumeur ; celle-ci est ponctionnée, puis incisée. Ses parois sont suturées à la paroi abdominale. Évacuation, lavage et drainage. La malade succombe 6 jours après. A l'*autopsie*, on trouve une péritonite généralisée. La situation des organes du petit bassin est la suivante : L'utérus est repoussé en avant, couché sur la vessie à laquelle il adhère mollement. En arrière, il est adhérent aux anses de l'intestin grêle jusqu'à son fond, si bien qu'on ne voit aucune trace de cul-de-sac postérieur recto-utérin. Les tubes à drainage pénètrent dans une cavité qui s'étend jusque sur le bord gauche de l'utérus. On voit la trompe ramper au-dessus de la poche ; on ne distingue rien de plus, et à première vue, il n'est point aisé de se rendre compte de la situation exacte de la poche purulente. Mais on constate vite que l'utérus est faiblement adhérent à la vessie. Par de légères tractions, sans se servir du bistouri, on rompt aisément les adhérences molles qui unissent la face antérieure de l'utérus et des ligaments larges à la vessie, on les sépare sans peine, et l'on constitue ainsi, sans le moindre artifice, le cul-de-sac vésico-utérin. En arrière, les adhérences sont un peu plus résistantes ; mais elles se laissent facilement déchirer. Bientôt le cul-de-sac postérieur recto-utérin est reconstitué, le ligament large est isolé, et l'on constate que la collection purulente est logée entre ses deux feuillets. On voit alors la trompe gauche dans toute son étendue. Sa partie interne, rectiligne, suit le bord supérieur de la poche ; sa partie terminale flexueuse se replie sur la face postérieure de l'utérus, elle y adhère, mais elle reste complètement indépendante de la poche purulente. Si l'on fend la partie interne de la trompe transversalement suivant son grand axe, on constate que cette première partie a son calibre normal et n'est nullement altérée ; au-dessous de la trompe, en continuant la section, on rencontre quelques vaisseaux gorgés de sang ; puis, après avoir traversé une paroi lardacée qui n'a guère que 2 millimètres d'épaisseur, on tombe dans la cavité purulente. Les parois sont grisâtres, tomenteuses, mais il n'y a aucun tractus qui aille d'une paroi à une autre. Il existe en somme une véritable poche, limitée en arrière par le feuillet postérieur du ligament large, en avant par le feuillet antérieur, en dedans par le bord gauche de l'utérus, en dehors par la paroi du petit bassin, en haut par l'angle qu'occupe la partie interne de la trompe (la fosse iliaque n'est pas envahie). En bas la cavité purulente ne descend pas jusqu'au plancher pelvien ; elle en est séparée par une masse épaisse de tissu lardacé dans laquelle on trouve l'uretère et les branches de l'hypogastrique. Elle est séparée du vagin par une épaisseur de tissu de 15 millimètres ; il n'est pas étonnant qu'on n'ait pu sentir la fluctuation par cette voie.

Voici une observation de Bernutz, dans laquelle nous voyons les accidents débuter deux ans après une fausse couche (encore cette dernière est-elle problématique) et lorsque les accidents ont éclaté, la femme était très bien portante :

Bernutz. *Conf. cliniques*, p. 569. — R..., Alexandrine, 35 ans, entre à la Charité, salle St-Joseph, le 3 mai 1870. Il y a deux ans, affection utérine (peut-être à la suite d'une fausse couche) traitée par les cautérisations. Elle se croyait complètement guérie depuis un an, lorsqu'il y a trois mois, sans aucune cause, elle fut prise de douleurs lombaires très marquées auxquelles succèdent des vomissements. Femme profondément amaigrie. A la palpation le côté droit de l'abdomen paraît un peu plus volumineux que l'autre, mais si on ne combine pas à la palpation le toucher vaginal, on ne constate pas de tumeur ; il n'en est pas de même si on combine les deux modes d'exploration ; on trouve alors dans la fosse iliaque droite une tuméfaction parallèle au ligament de Fallope, obscurément fluctuante, qui cesse d'être perceptible lorsqu'on ne soulève plus avec le doigt la partie antérieure du cul-de-sac vaginal droit. Le col utérin est repoussé à gauche. Le cul-de-sac vaginal droit forme une bombure notable, surtout dans la partie antérieure. Cette tumeur, du volume d'un œuf de pigeon, accolée au bord droit de l'utérus qu'elle paraît avoir refoulé, paraissant adhérer en avant à la branche du pubis, est doublée inférieurement par la paroi vaginale qui en fait partie constituante. Il n'y a pas de rétraction de la cuisse sur le bassin. La malade peut également bien remuer les deux jambes. M. Bernutz conclut que la tumeur a pour siège le ligament large. Au bout de quelques jours les douleurs de la fosse iliaque augmentent. La tumeur grossit et devient fluctuante. La malade refuse de laisser faire une ponction vaginale. Les mictions deviennent douloureuses et le 15 juin on trouve dans l'urine une grande quantité de pus. Les évacuations cessent, à la fin de juillet. Alors la tumeur iliaque augmente, s'étend jusqu'à la ligne blanche en dedans, jusqu'à trois doigts au-dessous de l'ombilic en haut. La tumeur vaginale augmente également. Au mois d'août, la malade très affaiblie laisse faire la ponction vaginale. Ponction et drainage. Amélioration momentanée. La diarrhée et les vomissements recommencent. Le 4 octobre, la malade rend par le vagin un caillot sanguin gros comme un demi-placenta. Elle en meurt le soir. *Autopsie :* Au-dessous du rein droit, commence un vaste abcès recouvert par le tiers inférieur de ce rein. Cet abcès en descendant fournit une première fusée qui en sortant par l'échancrure sciatique se porte jusqu'au grand trochanter. Ensuite l'abcès descend en suivant le psoas jusqu'à la branche horizontale du pubis avec le périoste de laquelle le pus reste en contact. Il forme là un renflement sacciforme dont la partie antérieure en rapport avec la symphyse pubienne, vient poser par son sommet sur le ligament large gauche, repoussant assez fortement la vessie en arrière et en bas. Le péritoine, refoulé par cette partie de la collection purulente, est épaissi, blanchâtre, et il y a une adhérence intime du péritoine qui recouvre le sommet de cette ampoule avec le péritoine de l'aileron contenant la trompe gauche. La base de cette sorte d'ampoule, au-dessus de laquelle passait le ligament rond, adhère d'abord à toute la moitié droite de la vessie refoulée et ensuite au bord droit du col utérin, pour venir constituer une cavité conique ayant pour parois en dedans la moitié supérieure de la paroi latérale du vagin et en dehors le tissu cellulaire qui recouvre l'enceinte osseuse de l'excavation pelvienne. Cet abcès, manifestement extra-péritonéal à parois tomenteuses bien organisées et très épaisses contient un liquide sanguinolent absolument semblable à la perte qui a précipité la terminaison fatale. L'abcès a déterminé par contiguïté des adhérences entre la première portion du rectum et l'utérus, de sorte que l'extrémité du ligament large, la vessie, la poche purulente et le rectum formaient une tumeur complexe par les adhérences qui unissent ces diverses parties entr'elles et cet agrégat pathologique à l'angle gauche de l'utérus. La vessie rétractée adhérant à l'abcès par toute sa moitié droite offre auprès du trigone vésical à droite une communication avec l'abcès. Le vagin dont les parois sont épaisses, très denses dans toute la partie qui constitue la paroi de l'abcès offre à un centimètre de l'extrémité inférieure de celui-ci une ouverture résultant de la ponction faite pendant la vie. Col utérin replié à gauche, sain ; utérus en latéroflexion, le fond incliné vers l'abcès. Trompe droite perméable. Ovaire correspondant sain. Ovaire gauche, sain. Trompe gauche oblitérée. Le tissu érectile et le tissu du ligament large gauche étaient sains. La collection purulente avait pour siège le tissu cellulaire qui sépare le péritoine du fascia iliaca. Le ligament large était refoulé en arrière et isolable de l'abcès, il était accolé à la partie postérieure du phlegmon. C'était un abcès de la fosse iliaque interne sous-péritonéal.

La femme dont Delpech a publié l'observation n'avait jamais eu d'enfant. Elle a succombé à une péritonite consécutive à l'ouverture d'un phlegmon du ligament large dans le péritoine.

Delpech. *Gazette des hôpitaux*, 1871, p. 449. — J. F..., 40 ans, jamais d'enfant. Leucorrhées. Dernières règles du 15 au 18 août. Malade depuis le 26 août. Début par douleurs dans la fosse ilaque, accompagnées de frissons et de fièvre. Tisane, pilules, purgatif. Entre à l'hôpital le 12 septembre. Pas de troubles de la miction, ni de la défécation. En palpant la fosse iliaque droite, qui est douloureuse, on sent une tumeur globuleuse du volume d'un petit œuf. Par le toucher, on sent dans le cul-de-sac droit une résistance douloureuse. On diagnostique : phlegmon du ligament large du côté droit. Frictions, cataplasmes. Le 17 septembre, la malade est prise subitement d'une vive douleur dans le côté droit avec frissons, vomissements verts. La malade succombe le 29. *Autopsie* : Péritonite généralisée. Vessie et utérus indemnes. Du côté droit, le ligament large, la trompe, l'ovaire et l'oviducte forment une masse purulente et se confondent avec les épaississements péritonéaux qui tapissent le petit bassin. Du côté gauche, le ligament large porte sur sa face postérieure une tumeur très petite et ouverte, par laquelle le pus a dû s'écouler dans le péritoine. Le toucher n'avait pas révélé cette seconde tumeur. Conclusions : « Cette malade a donc succombé à un phlegmon du « ligament large qui a amené, en s'ouvrant dans la cavité péritonéale, une « péritonite d'abord circonscrite, puis généralisée. Les annexes de l'utérus du « côté droit avaient été tellement détruites par le pus, qu'il nous a été im- « possible de démêler celui qui avait été le premier atteint ».

L'observation de Mousten n'est pas moins nette ; les accidents ont commencé deux ans après un accouchement. L'abcès était ouvert à la fois dans le rectum et la vessie. Ce fait a reçu la sanction de la

Société anatomique, puisque la relation en a été publiée dans ses bulletins.

Mousten. *Soc. anatomique*, 1861, p. 275. — X..., 33 ans. Entre à l'Hôtel-Dieu le 29 juin 1861. Bonne santé habituellement, mais règles toujours douloureuses, quoique régulières. Accouchement régulier il y a deux ans. Il y a 5 semaines, peu de temps après la fin de ses règles, douleur dans la fosse iliaque gauche. On sent une tumeur dans la partie inférieure de la fosse iliaque gauche, qui est douloureuse. Par le toucher, on constate une tumeur assez volumineuse, rénitente, à gauche et un peu en avant du col. On fait le diagnostic : phlegmon du ligament large. Garde-robe purulente les 12 et 15 derniers jours. Mort le 18 juillet. *Autopsie :* Abcès du ligament large gauche, anfractueux, à surface interne fongueuse, grisâtre, communique avec la vessie par une petite ulcération qui occupe la partie inférieure de la paroi postérieure de la vessie. Il s'ouvre encore par deux ulcérations à la partie supérieure du rectum. Péritonite partielle du bassin. Ovaires enveloppés par des fausses membranes. L'abcès est nettement situé dans le ligament large entre l'utérus et la paroi pelvienne. Abcès métastatique dans les reins.

Le fait de Guérin a également une valeur considérable ; les pièces en ont été présentées à la Société de chirurgie. La suppuration était consécutive à une intervention chirurgicale.

Alph. Guérin. *Cliniques*, p. 347. — C..., Anne, 26 ans, entre le 6 novembre 1876 à l'Hôtel-Dieu, salle Sainte-Marie, lit 7. Accouchement normal à 22 ans. Depuis cette époque, elle n'a eu aucune maladie. Menstruation régulière. Début de la maladie il y a 3 semaines, fièvre, frissons, douleurs dans la cuisse droite et dans le ventre. Il y a 8 jours, à l'époque de ses règles, elle rendit par le vagin des matières glaireuses, verdâtres, filantes, qui coulaient dans son lit et souillaient ses draps. Elle remarque en même temps que la tumeur du ventre diminuait avec l'écoulement de ces matières. 7 novembre. Toucher vaginal. Col gros et déchiqueté. Dans le cul-de-sac latéral gauche empâtement, qui s'étend dans la région post-pubienne et que l'on peut délimiter par la main qui palpe l'abdomen. Elle a donc les signes locaux de l'adéno-lymphite utérine. 10 novembre. Selles diarrhéiques verdâtres. 13 novembre. Tumeur venant toujours vers le trou obturateur. Septicémie. La malade succombe le 26. *Autopsie* : L'épiploon adhère fortement sur une longueur de 3 centimètres au niveau de l'arcade crurale. Lui enlevé, on trouve l'intestin occupant le petit bassin du côté droit pendant qu'une tumeur verdâtre remplit le côté gauche. Trois anses intestinales, faisant partie d'un même segment plié sur lui-même adhèrent à la tumeur au niveau du mésentère. En les détachant avec précaution, on constate sur l'une d'elles une petite perforation qui met la tumeur en communication avec l'intestin et explique les selles diarrhéiques purulentes signalées pendant la vie. L'intestin relevé permet de voir les organes du petit bassin. L'utérus renferme du pus. Du côté gauche, il existe une ovarite et une salpingite. En outre, en examinant le petit bassin sans toucher le péritoine pariétal, on voit que du côté gauche il existe une tuméfaction vague, mal limitée, peu proéminente. On décolle le péritoine en partant de la fosse iliaque de haut en bas. En avant et immédiatement contre la vessie, on trouve une poche purulente limitée en avant par le muscle obturateur interne, en dedans par la vessie, en arrière par le péritoine. La séreuse est épaissie, adhérente à un tissu lardacé et friable. Au-dessous et en arrière on trouve un prolongement de cette poche qui se dirige en bas et en arrière jusqu'au sacrum ; ce sont les parois de cette poche que l'on sentait par le vagin. Ainsi il existe en dehors du péritoine une vaste suppuration dont la paroi interne contourne la vessie, le vagin, le rectum ; la paroi externe longe le muscle obturateur interne, la face interne de l'ischion, le pyramidal, le sacrum ; elle va jusqu'en arrière du rectum. Les parois sont formées d'un tissu lardacé qui double la séreuse dans une certaine étendue et qui paraît être la coque d'un ganglion. En haut sur le psoas, on trouve plusieurs ganglions lymphatiques volumineux dont les uns sont infiltrés de pus, et les autres durs. La poche va bien vers le trou obturateur.

La femme observée par Trousseau n'a jamais eu d'enfant.

X..., 27 ans. Bien réglée, mais leucorrhées. Douleur dans la fosse iliaque gauche, 5 à 6 jours après une cautérisation du col de l'utérus au fer rouge. Augmentation des douleurs, névralgie du crural, rétraction de la cuisse. Diagnostic : phlegmon profond de la gaine du psoas et de l'iliaque. L'empâtement devient sensible au-dessous du ligament de Fallope, et le pus fuse jusqu'au petit trochanter. Mort au bout de 5 semaines. *Autopsie :* Abcès du ligament large gauche. Traces de péritonite. Collection purulente ayant disséqué le psoas et l'iliaque et s'étendant depuis la région lombaire jusqu'au petit trochanter.

J'ajoute une observation de Guérin. Il y avait en même temps que le phlegmon une salpingite, mais les deux affections étaient indépendantes.

A. Guérin. *Bull. Soc. chirurgie,* 1866, p. 307. — Jeune femme chez laquelle on trouve dans le col une tumeur polypiforme Je l'opérai le 7 juin ; elle est morte peu de jours après avec tous les symptômes d'une péritonite généralisée. Je fus donc surpris de n'en pas trouver traces à l'autopsie. Je puis par contre vous montrer : 1° une infiltration de pus dans tout le tissu cellulaire du petit bassin ; 2° un abcès situé sous le cul-de-sac vésico-utérin. Le péritoine est parfaitement sain, l'abcès peu volumineux communique par une perforation du tissu de l'utérus avec la cavité du col.

Ces faits sont assez démonstratifs pour qu'il soit inutile d'en citer davantage. Cependant je veux rappeler encore une très intéressante observation de M. Chantemesse qui montre bien que lorsque les conditions qu'on rencontre dans la puerpéralité se trouvent réalisées en dehors d'elles, les résultats sont les mêmes. Il s'agit d'une femme qui, à la suite de manœuvres d'avortement, succomba à des phénomènes d'infection puerpérale. A l'autopsie, on constata que l'utérus n'était pas et n'avait pas été en état de gestation. La femme s'était crue enceinte sans l'être, et les manœuvres abortives avaient déterminé les mêmes accidents que si elle l'eût été.

L'existence des phlegmons pelviens non puerpéraux étant démontrée, il nous reste à chercher quelles sont les circonstances étiologiques qui président à leur développement.

La cause la plus fréquente me paraît être la métrite; mais ce fait est difficile à démontrer, car il y a en somme peu de temps que la métrite est bien connue et bien diagnostiquée et il me semble que certaines causes autrefois incriminées n'ont jamais dû agir que par l'intermédiaire de la métrite.

Fichet (1) pensait qu'une course à cheval pouvait déterminer un abcès du ligament large. Que les secousses réitérées d'un temps de trot puissent devenir la cause déterminante d'un phlegmon pelvien, cela est possible; mais qu'elles suffisent à elles seules pour le produire, cela n'est pas probable. Quant aux excès de coït, qui ont été incriminés si souvent, je suis bien loin de vouloir nier leur action, mais n'est-il pas très vraisemblable qu'ils agissent bien plus comme cause d'infection que par le traumatisme. Pour ce qui est des ulcérations du col, je n'en parle pas, pour cette double raison, que le plus souvent elles ne sont pas des ulcérations et qu'elles accompagnent des métrites qui à elles seules pourraient suffire. Mais à côté de ces ulcérations ordinaires du col, je place les néoplasmes ulcérés. Je ne pense pas que les épithéliomas ulcérés soient fréquemment l'origine des abcès du bassin, mais cela peut arriver: et voici une observation où cette étiologie est manifeste.

Bandl. *Deutsche Chirurgie.* Lief. 59, p. 137. — X..., 37 ans. Malade depuis 9 mois, meurt d'un carcinome de l'utérus, pendant le cours duquel il se forme un volumineux abcès du bassin. La moitié droite du ventre était très tendue, remplie par une tumeur dure, qui, s'étendant de la symphyse aux côtes, se portait à gauche jusqu'à l'ombilic. Cette tumeur était dure, douloureuse, immobile et mate. Le membre inférieur gauche était fléchi. *Autopsie :* A droite le péritoine est soulevé par une tumeur grosse comme une tête d'homme, fluctuante, qui a soulevé le cæcum. L'utérus et ses annexes, enveloppés de pseudo-membranes, sont repoussés à gauche et comme soulevés en dehors du bassin. Le ligament rond est tendu au-dessus de l'extrémité inférieure de la tumeur qui plonge dans le petit bassin. Le rein gauche est déplacé. A l'ouverture de la tumeur, il s'écoule d'abord un sérum floconneux, jaunâtre, puis gris jaune, ensuite du pus, et enfin une masse brune contenant des particules osseuses. La cavité plongeait dans le petit bassin et envoyait des prolongements vers l'orifice du bassin et vers l'échancrure scia-

(1) Fichet. Th. de Paris, 1841.

tique. Le fond de la cavité cotyloïde est percé, et la tête du fémur pénètre dans l'abcès.

Certains auteurs ont attribué un rôle considérable à l'action du froid pendant les règles. Dans un cas (obs. de Guichard-Choisity) cette action du froid fut énergique. Il s'agissait d'une chute dans l'eau. Je pense que cette cause est bien réelle ; elle a été signalée trop de fois pour qu'il soit possible de la nier. Mais quel est son mode d'action ? Personne aujourd'hui ne la considérerait comme suffisante. Il faut remarquer que si cette étiologie a été fréquemment indiquée pour les suppurations pelviennes, elle l'a été bien plus souvent encore pour les métrites. C'est peut-être dans ce fait que nous devons chercher l'explication de son mode d'action. Je pense que le premier effet du froid, dans les cas de ce genre, doit être de suspendre l'écoulement menstruel. L'arrêt ou plutôt la stagnation du sang, son altération dans le canal vaginal, favorisent le développement et la migration des micro-organismes qui vont produire successivement la métrite et le phlegmon.

A côté des métrites, il faut ranger les diverses opérations qui se pratiquent sur l'utérus. Celles qui portent sur la cavité me paraissent être les plus actives. Mais il est difficile de le savoir exactement. En effet, si on pénètre aujourd'hui si souvent dans la cavité utérine, si on agit si violemment sur elle, c'est avec le secours d'une antisepsie rigoureuse. Dans la période qui a précédé ces temps d'audace légitime, on vivait dans une terreur superstitieuse de la cavité de l'utérus. L'emploi du simple hystéromètre, d'un usage si courant aujourd'hui, était absolument proscrit. C'est l'expérience qui avait engendré cette saine terreur, et nous ne connaîtrons jamais bien les désastres d'autrefois. On sait cependant que le pessaire intra-utérin a entraîné des accidents graves, et Valleix lui-même a rapporté, malheureusement sans détails, trois faits personnels d'inflammations du tissu cellulaire consécutives à l'usage du redresseur intra-utérin.

Sur 14 cas de suppurations d'origine non puerpérale dont les causes sont signalées, il y en a 6 où il s'agissait de manœuvres intra-utérines. Telle est l'une des observations du service de Schrœder, publiée par Buch. Le phlegmon a été déterminé par un pessaire intra-utérin.

Buch. *Charité Annalen*, 1877, p. 377. — F. N..., 25 ans, un avortement sans accident. En janvier 1873, pessaire intra-utérin qui n'empêche pas les excès de coït. Douleurs violentes dans le bas-ventre; entre à l'hôpital le 6 février. Abdomen ballonné et douloureux. Tumeur fluctuante dans le cul-de-sac vaginal droit. Cette tumeur augmente et s'élève jusqu'à l'épine iliaque antérieure et supérieure du côté droit. Le 25 février, ouverture dans le cul-de-sac postérieur vaginal. La suppuration dure jusqu'au milieu de mars. Guérison.

L'observation de Smith est très démonstrative. Il y avait en même temps une salpingite, mais du côté opposé. Elle montre que l'inflammation peut suivre les deux voies simultanément, la voie muqueuse et la voie lymphatique.

SMITH. *Maryland med. Journ. Baltimore*, 1885, p. 151. — X..., 16 ans. Tentative d'avortement. La malade se croyait enceinte. Métrorrhagies. Douleurs dans le bas-ventre. Utérus normal et non sensible (pas de grossesse). Quelques jours après, amélioration. 19 avril, rechute, frissons et fièvre. On croit à une attaque de fièvre paludéenne, la malade ayant déjà eu des accidents semblables l'année précédente. Après une nouvelle amélioration, elle est prise brusquement de symptômes de péritonite et meurt 19 jours après le début des accidents. *Autopsie* : Péritonite généralisée, abcès du ligament large droit adhérant à l'intestin et présentant un point ulcéré. La trompe droite est normale, l'ovaire gros et œdémateux. La trompe gauche contient du pus et du mucus, l'ovaire gauche présente des cicatrices et des kystes folliculaires.

On trouvera les autres cas qui sont de Bennet, A. P. Clarke, Trousseau, Lombe Athill dans les observations. Mais il n'est pas nécessaire que l'intervention porte sur la cavité utérine elle-même; les amputations du col peuvent être suivies de phlegmons, ainsi que le montre l'observation suivante :

PARISH. *American J. of obst.*, 1878, p. 603. — Amputation de la portion intra-vaginale de l'utérus. Quelques jours après, formation d'un abcès. Quelques semaines au lit; puis la malade semble guérie, mais les douleurs de ventre recommencent et l'obligent à reprendre le lit. Examen difficile, utérus fixé. Antéflexion. Leucorrhée abondante. Le bassin est rempli par une masse dure, envahissant l'utérus vers les côtés et en arrière. Saillie en avant de la face postérieure du vagin, donnant la sensation d'une fluctuation obscure. Tumeur dure remontant à l'ombilic. On hésite entre un carcinome utérin ou une cellulite pelvienne. Mort 8 jours après. *Autopsie :* Abcès situé entre les replis du ligament large droit qui s'est ouvert dans l'espace rétro-utérin. Second abcès dans le ligament large gauche.

Des interventions même très bénignes ont pu devenir l'origine de phlegmons graves. J'ai déjà cité l'observation de M. A. Guérin, où la simple ablation d'un polype avait été cause d'une suppuration mortelle.

Cruveilhier (1) en a rapporté un autre du même genre : *Ligature d'un polype utérin. Abcès du ligament large consécutif. Mort.* L'observation est un peu brève, mais la grande autorité de Cruveilhier suffit à lui donner une valeur considérable.

Peut-être même n'est-il pas nécessaire que l'intervention porte sur l'utérus. Les lésions du vagin deviennent parfois l'origine de suppuration du tissu cellulaire pelvien. Le fait est facile à comprendre, car les lymphatiques du vagin se rendent, au moins en partie, dans les ganglions pelviens.

On a même incriminé des interventions chirurgicales portant sur la vulve. Leur effet est plus problématique. Beigel, dans une statistique déjà citée, rapporte deux faits de phlegmons des ligaments larges consécutifs, l'un à l'ablation d'un condylome des lèvres, l'autre à l'incision d'un abcès d'une glande de Bartholin.

Il me semble bien difficile d'admettre une relation de cause à effet entre les interventions et les phlegmons. Je pense qu'il faut interpréter ces faits d'autre façon. Les condylomes des lèvres se développent souvent chez des personnes suspectes ; quant aux abcès des glandes de Bartholin, ils sont fréquemment d'origine blennorrhagique. F. Schwartz (2) les considère même comme caractéristiques de la blennorrhagie. Aussi est-il naturel de penser que ces malades avaient en même temps de la métrite, et que c'est la métrite et non l'intervention chirurgicale qui a été la cause de la suppuration pelvienne.

De même, Beigel a cité 5 faits de phlegmons des ligaments larges développés à la suite de déchirures du périnée. Malheureusement, il ne donne pas de détails sur ces faits qui sont simplement cités dans une statistique. Il m'est donc impossible de les analyser. Il faudrait savoir si les déchirures étaient superficielles ou profondes. Si elles n'étaient pas très profondes, il me semble que les circonstances qui déterminent d'ordinaire la rupture du périnée sont bien plus propres à expliquer les phlegmons des ligaments larges que ces déchirures elles-mêmes.

Je laisse maintenant de côté les parties inférieures du canal génital pour revenir aux plus élevées.

Les suppurations des trompes, qui sont si fréquentes, peuvent-elles déterminer secondairement des phlegmons du ligament large ?

(1) CRUVEILHIER. *Anat. path.*, t. IV, p. 472.
(2) SCHWARTZ. Die gonorrhoiche infect. beim Weib. *Saml. Klinisch. Vorträge*, n° 279.

La chose pourrait se produire de deux façons : 1° par propagation de l'inflammation de la trompe aux lymphatiques qui en viennent; 2° par rupture du conduit tubaire.

Je pense que les deux phénomènes peuvent se produire. On ne voit pas pourquoi les lymphatiques de la trompe ne s'enflammeraient pas comme ceux de l'utérus, et pourquoi, une fois enflammés, ils ne donneraient pas lieu à des abcès. Bernutz et Frarier ont admis ce mécanisme. Mais il faut bien reconnaître qu'il est rarement en cause.

Pour ce qui est des ruptures de la trompe, je ne fais que rappeler ce que j'ai dit, en traitant des salpingites. Ces ruptures sont presque toujours, sinon toujours, produites soit par la traction des adhérences, soit par des ulcérations. Les adhérences ne doivent guère amener de déchirures que dans leur voisinage, c'est-à-dire du côté du péritoine, mais il est certain que les ulcérations peuvent se faire du côté du tissu cellulaire et déterminer des phlegmons par une diffusion des ligaments larges.

Christian Fenger a publié, en mai 1885, dans les *Annals of Surgery*, une observation qui me paraît se rapporter à un cas de ce genre. On a trouvé, à l'autopsie, une cavité purulente comprise dans l'épaisseur du ligament large et communiquant avec la trompe par un petit orifice. Un dessin montre la disposition des parties. Voici cette observation :

Christian Fenger. *Annals of Surgery*, mai 1885, p. 401, obs. II. — Margaret Robinson, 38 ans, entre à Cook Country hôpital le 12 septembre 1884. Réglée à 15 ans. Règles abondantes et douloureuses. Mariée en 1872. Jamais d'enfant ni de fausse couche. Commencement de l'affection actuelle en 1883 par des douleurs dans la région supra-pubienne. Elle reste au lit pendant plusieurs semaines et est soulagée par un écoulement de pus par le rectum. Cet écoulement continue à se faire d'une manière intermittente. Pendant la dernière année, la malade est devenue plus faible. Œdème des malléoles. Douleurs dans l'hypogastre. Rectite. Toucher : Utérus immobile, repoussé en avant et à droite. Dans le ligament large gauche, tumeur dure, confondue avec l'utérus et légèrement sensible. Dans la région supra-pubienne, tumeur dure, large de 3 pouces, s'étendant à mi-chemin entre la symphyse et l'ombilic. Par le rectum, on trouve la tumeur en arrière et à gauche de l'utérus. On soupçonne le siège de l'ouverture rectale. Il est élevé. Diagnostic : Abcès du ligament large gauche. Laparotomie : le 16 septembre. Incision sur la ligne blanche. L'abdomen ouvert, la tumeur se présente ; elle est rouge, lisse, recouverte par le péritoine. Son côté gauche est uni à l'S iliaque. Recherche du pus avec une seringue hypodermique. Incision, pus fétide, drainage abdomino-vaginal. Légère hémorrhagie venant des parois du sac qui sont recouvertes de granulations. Grattage partiel. Cautérisation au chlorure de zinc.

Les parois de l'abcès sont suturées à la partie inférieure de la plaie abdominale. Élévation de température. Le 17, réouverture de la plaie. 3 ou 4 onces de sérum dans la fosse iliaque droite. Toilette du péritoine. Drainage. Mort le 25. *Autopsie* : Pas de péritonite. Dégénérescence amyloïde des viscères. Abcès du ligament large gauche recouvert d'un feuillet péritonéal lisse. Le sommet de l'abcès est à la hauteur du fond de l'utérus. Il s'étend en arrière sur le côté gauche du rectum avec lequel il communique par un trajet qui admet une plume d'oie. Cet abcès est situé entre le ligament rond et la trompe qui est repliée en arrière contre la face postérieure de l'utérus et court dans la paroi de l'abcès. Une fine sonde introduite dans la cavité de la trompe pénètre dans l'abcès. A droite de l'utérus, tumeur dure, unie à l'utérus, recouverte par le péritoine, formée d'un tissu rouge brun, dans lequel passe la trompe qui n'est pas dilatée et communique avec le rectum par la même ouverture que celle qui va dans l'abcès du côté gauche. Les deux abcès communiquent. La paroi de l'abcès n'adhère pas en arrière à l'utérus.

L'observation de Pioger est peut-être plus concluante.

Pioger. *Soc. anat.*, 1878, p. 325. — X..., 36 ans. Depuis un mois, douleurs dans la fosse iliaque gauche qui est occupée par une tumeur. Toucher douloureux. Cul-de-sac latéral gauche occupé par une seconde tumeur indépendante de la précédente. L'utérus est mobile. Deux mois après, ponction. Le liquide se reforme. Empâtement général de toute la fosse iliaque. Mort. *Autopsie :* Péritonite. La trompe gauche épaissie s'ouvre dans une poche purulente située dans la partie supérieure du ligament large. Troisième foyer à la base du ligament large. C'est ce dernier qui était sensible dans le cul-de-sac vaginal pendant la vie.

Dans d'autres cas, on a cru pouvoir rattacher le phlegmon à une ovarite suppurée. Je ne sais pas jusqu'à quel point on est en droit de considérer dans ces cas le phlegmon comme étant engendré par l'ovarite. Il est plus rationnel d'admettre que les deux affections, l'ovarite et le phlegmon, sont toutes deux et au même titre d'origine lymphatique (1). Je renvoie pour plus de détails sur cette question aux chapitres des ovarites infectieuses.

Ayant étudié les voies par où l'infection peut se faire, vagin, utérus, trompes, il me faut étudier maintenant la nature de l'infection.

Les agents de l'infection sont bien certainement les micro-organismes, et je crois qu'il faut admettre avec Bumm (2) que même les engorgements fluxionnaires du tissu conjonctif pelvien, qui se terminent rapidement par résorption, sont d'origine microbienne.

(1) Je rappelle qu'à la suite des salpingotomies, des suppurations peuvent se développer dans le ligament large pédiculisé.

(2) Bumm. Ueber die Ætiologie der Parametritis. *Cent. f. Gyn.*, 1889, p. 469.

Mais quels sont les microbes en cause ? A ce point de vue, il faut distinguer deux variétés de cas, ceux où le phlegmon succède à une déchirure du col ou du vagin, et ceux où l'infection se fait par la muqueuse utérine. Lorsque le tissu conjonctif pelvien est ouvert à la suite d'une déchirure d'un point quelconque du canal génital, il existe en somme une plaie vulgaire et tous les microbes pyogènes peuvent s'y développer et produire la suppuration. Mais il n'en est pas de même lorsque le canal génital n'est pas rompu et que l'infection se fait par la muqueuse utérine. On trouve dans un utérus infecté un très grand nombre de micro-organismes. Quels sont ceux qui déterminent les phlegmons ? Depuis Nœggerath on admet qu'un grand nombre de métrites sont d'origine blennorrhagique. Le gonocoque de Neisser peut-il déterminer des lymphangites ou des adénites suppurées ? On sait aujourd'hui que le gonocoque n'est pas pyogène et que d'autre part il ne peut vivre que sur certains épithéliums. Il ne pénètre donc ni dans les lymphatiques, ni dans le tissu conjonctif. Son rôle consiste, en altérant l'épithélium de la muqueuse utérine, à préparer le terrain aux infections secondaires. Et ce sont les microbes pyogènes, développés à la suite de cette infection secondaire, qui vont produire les lymphangites, les adénites et les phlegmons (1). Et même d'après Widal, seul le streptocoque pyogène serait capable de jouer ce rôle. Les micro-organismes qu'on trouve dans la cavité utérine sont nombreux et très virulents, mais, « de tous ces micro-organismes, le seul streptocoque pyogène parvient à infiltrer les parois utérines (2) ». M. Cornil (3) partage cette opinion : « J'insiste de nouveau, dit-il, sur ce fait bien intéressant, que dans l'immense majorité des cas de métrite puerpérale, la paroi utérine ne laisse passer, parmi les différents microbes qui peuvent se trouver à sa surface, que les streptocoques. C'est en quelque sorte un filtre qui n'est perméable que pour eux ». Il faudrait donc admettre que tous les abcès pelviens, dont l'origine est dans une maladie de l'endomètre, c'est-à-dire le plus grand nombre, ont pour agent microbien le streptocoque pyogène seul. Les variétés cliniques tiendraient d'une part au degré de virulence de ce microbe, d'autre part au degré de résistance des tissus.

(1) Bumm. Ueber gonorrhoische mischinfectionen beim Weibe. *Arch. f. Gyn.*, 1887, t. 31, p. 448.
(2) Widal. Th. de 1889, p. 23.
(3) Cornil. Fièvre puerpérale et métrite puerpérale. *Journal des connaissances médicales*, 1889, p. 403.

Mais n'existe-t-il pas en outre des inflammations véritablement spécifiques du tissu cellulaire pelvien ? Je laisse de côté la syphilis. Les bubons primaires, qui ont été signalés, ne suppurent pas. Quant aux adénites gommeuses, je n'en connais pas d'exemple. Je laisse également de côté l'actinomycose, qui a été observée une fois dans une trompe par Zehman, mais jamais, je crois, dans le tissu cellulaire du bassin. J'arrive à la tuberculose. Les documents sur ce sujet sont bien pauvres.

Je n'ai trouvé que deux faits dans lesquels la présence des granulations ou des bacilles tuberculeux soit mentionnée. Malheureusement ces deux faits n'ont pas une valeur absolue. Dans l'un, qui est de Byford, le siège exact de la suppuration n'est pas nettement indiqué, et il s'agissait peut-être d'une pelvi-péritonite ou d'une salpingite. Voici ce fait :

Byford. *Chicago gynec. Soc.*, 18 décembre 1885. — X..., 25 ans. Mariée depuis 5 ans, pas d'enfant. Dysménorrhée à un très haut degré, petit utérus, antéflexion. Crayon et tampon améliorent la dysménorrhée. Quelques mois plus tard cellulite pelvienne. Tout le tissu cellulaire du bassin paraît pris. Dans la région iliaque gauche, on sent par l'abdomen de grosses tuméfactions. 6 semaines après le début, l'abcès s'ouvre par la paroi antérieure du rectum, à 2 pouces au-dessus de l'anus ; fièvre et signes de septicémie chronique. La malade accepte alors seulement l'opération. Dilatation de l'anus ; l'orifice est agrandi de 2 doigts. On peut alors explorer la cavité de l'abcès, qui s'étend transversalement derrière l'utérus et les ligaments larges. Il est rempli de granulations dans lesquelles on a trouvé le bacille tuberculeux. On les enlève avec le doigt. Nettoyage, drainage. La guérison était en bonne voie, quand la malade est prise de dysenterie et meurt. *Autopsie* : Le bassin est rempli par une masse solide qui a repoussé l'utérus en arrière jusqu'au sacrum, et qui englobe tous les organes du bassin. Les deux ligaments ronds sortent de la tumeur. Le ligament large droit est transformé en une masse épaisse. On ne peut trouver l'ovaire gauche. Le droit est adhérent à la vessie. Le ligament large droit forme une grosse masse plastique.

Dans l'autre fait, qui est de Fenger, on n'a pu, au cours de la laparotomie, reconnaître ni les trompes, ni les ovaires.

Ch. Fenger. *Ann. of Surgery*, mai 1885, p. 393. — X..., 27 ans. Mariée en 1879. 6 mois après attaque de cellulite pelvienne. L'utérus reste fixé. En juillet 1880, douleurs inguinales, vomissements et diarrhée. Bonne santé pendant 1881 et la première partie de 1882. A la fin de 1882, grandes douleurs abdominales suivies d'évacuation de pus par le rectum. On trouve dans l'abdomen une tumeur située un peu à droite de la ligne médiane, au-dessous de l'ombilic, très douloureuse à la pression. On diagnostique : cellulite pelvienne avec abcès pelvien ouvert dans le rectum. L'écoulement de pus par le rectum continue, mais d'une manière intermittente : fièvre et douleur plus vive quand il y a de la rétention. Pas de ballonnement abdominal. Dans la région suprapubienne, tumeur immobile, du volume du poing, s'étendant un peu plus du côté droit que du côté gauche ; l'utérus est immobilisé, le col est repoussé à gauche et complètement uni à une tumeur dure qui occupe la région du ligament large droit. Par le rectum, on sent la tumeur à droite et en arrière du col : on en peut trouver l'orifice. Diagnostic : Abcès péri-utérin du ligament large droit communiquant avec le rectum ; pas de fluctuation. L'auteur fait la laparotomie. Incision médiane. La cavité péritonéale ouverte, la tumeur se présente recouverte du péritoine. Les trompes et les ovaires ne peuvent être ni vus, ni sentis. Pas de fluctuation. Recherche du pus avec une seringue hypodermique. Incision sur l'aiguille. Après avoir traversé une couche épaisse de tissu conjonctif, le couteau arrive dans la cavité. Le doigt introduit dans la cavité sent une masse en choux-fleurs de tissu friable ; au milieu de cette masse il existe un canal qui conduit dans le rectum. L'incision étant élargie, on trouve une masse ressemblant à une tumeur sarcomateuse. Fenger, croyant avoir affaire à une tumeur maligne, gratte toute cette masse à la cuillère tranchante. La cavité est touchée au chlorure de zinc ; les parois sont suturées à la paroi abdominale. Drainage. L'opération a duré 2 heures 1/2. La paroi abdominale guérit sans suppuration, bien que les matières fécales sortent par l'ouverture. L'examen microscopique des masses extraites de la cavité démontre qu'il s'agissait de tubercules. On essaie alors de détruire toutes les masses tuberculeuses, qui restaient dans la paroi, avec la potasse caustique. Au bout de 15 jours, la cavité était nettoyée et commençait à se rétracter. Au bout de 6 semaines, la malade marche. Mais 3 mois après, la guérison n'était pas complète. Douleurs intestinales, diarrhée incoercible. Mort 16 mois après l'opération. Pas d'autopsie.

Malgré l'insuffisance de ces faits, je suis enclin à croire que les abcès froids du tissu cellulaire pelvien (1) existent, et même qu'ils ne sont pas très rares. Il serait bien extraordinaire qu'à la suite de la tuberculose de l'utérus, des trompes ou des ovaires, il ne se développât jamais de lymphangite ou d'adénite de même nature. Toutefois, il faut attendre les faits pour confirmer ou infirmer ces idées.

C'est dans cette classe des suppurations spécifiques qu'il faudrait ranger les abcès, dits critiques, c'est-à-dire ceux qui se développent dans le déclin des maladies infectieuses. Mais cette forme est rare si elle existe. Bernutz (2) a considéré l'observation de Simon comme un exemple d'abcès critique. « Cette observation, dit-il, établit que le tissu cellulaire des ligaments larges peut, aussi bien « que celui des fosses iliaques, devenir, sous l'influence de la « variole comme sous l'influence de la fièvre puerpérale, le siège « de collections purulentes, et que les abcès qui dans le dernier

(1) Je ne parle naturellement pas de ceux qui ont une origine osseuse.
(2) Bernutz. *Conf. cliniques*, 1888, p. 552.

« cas, méritent la qualification de métastatiques, doivent recevoir « celle de critiques dans le premier. »

Voici le fait :

Simon. *Soc. anat*, 1858, p. 234. —L..., Marie, 27 ans. Fièvre typhoïde il y a un an. Suppression subite des règles à la suite de l'immersion des mains dans l'eau froide en décembre 1857. Depuis, céphalalgies, douleurs. Entre à l'Hôtel-Dieu quelque temps après. Variole vers le milieu de février. Le 23 avril la variole est complètement guérie. Malgré cela la fièvre persiste; diarrhée et mort le 7 mai avec tous les symptômes de fièvre hectique. *Autopsie:* Abcès anté-utérin du volume d'une petite orange, aplati d'avant en arrière. Cet abcès se trouve compris entre la vessie et l'utérus. Il envoie dans le ligament large gauche un prolongement conique à base large de 2 cent. Ses limites sont en avant, le bas-fond de la vessie, du point où le péritoine se réfléchit de la vessie sur l'utérus jusqu'à près de 1 cent. au-dessous de l'ouverture des uretères sur la surface interne de la vessie; en arrière, toute la hauteur du col et le quart inférieur du corps de l'utérus; les trois quarts supérieurs de l'utérus, tapissés par le péritoine, débordent la limite supérieure de l'abcès de 4 cent.; celle-ci est formée par le péritoine qui se réfléchit de la vessie sur l'utérus un peu au-dessous du niveau où il se réfléchit de la vessie sur les ligaments ronds; en bas, la partie la plus reculée de la paroi antérieure du vagin vient limiter l'abcès dans une étendue de 2 cent. d'avant en arrière, et de 3 cent. 1/2 transversalement: sur les parties latérales, l'abcès se perd dans l'épaisseur des ligaments larges, à droite à peine à un demi-centimètre du bord correspondant de l'utérus, à gauche au contraire à plus de 2 cent. 1/2 de l'utérus. Aussi ce ligament est-il beaucoup plus épais et d'une consistance plus ferme que celui du côté droit. Cet abcès s'est ouvert dans le péritoine par sa partie supérieure, en enlevant la pièce anatomique 36 heures après la mort. Il n'y avait au voisinage aucune trace de péritonite récente. Une dissection attentive a permis d'isoler supérieurement le péritoine d'une membrane très peu résistante de 1 millim. d'épaisseur au voisinage du ligament large du côté droit. Si l'abcès avait été reconnu, il aurait fallu l'ouvrir par le vagin.

Ce fait n'est rien moins que probant. La malade voit ses règles se supprimer à la suite d'un refroidissement ; elle est prise de douleurs abdominales, et son état est suffisamment grave pour nécessiter son admission à l'Hôtel-Dieu, où on lui met un vésicatoire. C'est après tout cela qu'elle est prise de variole. Il me semble bien hardi de prétendre que ce phlegmon est le résultat de la maladie générale, alors qu'il avait commencé deux mois avant elle. En somme, il n'existe pas une observation publiée qui permette d'affirmer l'existence de phlegmons critiques du tissu cellulaire pelvien.

Il me reste maintenant à chercher s'il existe une relation entre la porte d'entrée, par laquelle l'infection s'est faite, et le siège de l'abcès. Les phlegmons du tissu cellulaire pelvien étant d'origine lymphatique, il suffit de se rappeler la disposition des vaisseaux blancs pour prévoir que les lésions du fond de l'utérus (métrite du corps, insertion placentaire, traumatisme intra-utérin) devront donner lieu aux phlegmons du ligament large proprement dit, tandis que les lésions du vagin ou du col de l'utérus (déchirures, interventions chirurgicales) amèneront des inflammations de la gaine hypogastrique. Malheureusement les causes d'infection sont souvent mêlées, et la démonstration de ce que je viens de dire ne peut pas être faite dans tous les cas. Mais j'ai déjà cité deux observations très probantes, l'une de Guérin (1), où une intervention sur le col a déterminé un phlegmon de la gaine, l'autre où un carcinome du col a été l'origine d'une suppuration de même siège. Il suffit de regarder la figure de Schlesinger, reproduite dans le livre de Bandl (p. 138), pour se convaincre que, dans ce cas, malgré l'énorme extension du phlegmon qui remontait jusqu'au diaphragme, le ligament large n'était pas envahi.

§ 4. — **Symptômes.**

Je laisse de côté les accidents septicémiques ou pyohémiques qui surviennent à la suite des couches et entraînent la mort avant que le pus ait le temps de se collecter. Je m'occupe seulement des formes où il y a production de véritables abcès.

Dans les phlegmons d'origine puerpérale, le début a lieu d'ordinaire peu de jours après l'accouchement, du 2e au 20e, dit Frarier. Dans les cas que j'ai réunis, la date du début est indiquée 95 fois ; 32 ont débuté dans les cinq premiers jours, 20 du 5e au 10e jour. Mais il en est 16 pour lesquels on indique seulement que le début a eu lieu quelques jours après les couches. Du 10e au 20e jour, je ne compte plus que 13 débuts, et du 20e au 30e seulement 8. Le plus grand nombre de ces phlegmons débutent donc dans les dix premiers jours qui suivent l'accouchement. A partir du 20e jour ils deviennent rares ; très rares à partir du 30e. J'en trouve 3 qui ont débuté six semaines, 2, trois mois, 1, cinq mois après la délivrance. Hervieux avait vu ces débuts tardifs et pensait qu'on les rencontrait plus fréquemment à la fin des épidémies. Olshausen les nie absolument : « Les malades viennent consulter quatre, six et même huit

(1) Voir pages 107-108.

« semaines après la délivrance, et elles affirment qu'elles ne sont « malades que depuis une semaine et même moins..... Ne croyez « pas, messieurs, avoir affaire, dans ces cas fréquents, à une inflam- « mation développée tardivement après la délivrance. Cette inflam- « mation a toujours débuté dans les cinq premiers jours après « l'accouchement, et l'accouchée répondra presque toujours, si vous « l'interrogez, qu'entre le 2e et le 5e jour, elle a eu un frisson, des « douleurs abdominales, qui ont disparu et ne l'ont pas empêchée « de se lever le 9e jour ».

Si la doctrine d'Olshausen est vraie, si tous les phlegmons pelviens commencent dans les cinq premiers jours qui suivent l'accouchement, il faut admettre que plus de la moitié de ces phlegmons ont un début insidieux ou chronique. Je pense que les choses se passent comme Olshausen l'a dit, dans un très grand nombre de cas. J'ai vu le récit qu'il indique répété dans beaucoup d'observations ; mais je ne vois aucune nécessité d'admettre qu'il ne peut pas en être autrement. Sans doute l'infection doit se faire d'autant plus facilement que l'accouchement est plus récent, parce que la muqueuse est plus altérée, parce que la plaie placentaire n'est pas réparée, parce que les déchirures ou les éraillures du col n'ont pas eu le temps de se cicatriser ; mais si l'infection peut se faire plus facilement dans les cinq premiers jours qui suivent l'accouchement, il ne s'ensuit pas qu'elle soit impossible un peu plus tard. Si l'état de la cavité utérine s'est amélioré au bout de cinq jours, il n'est pas parfait ; les lésions ne sont pas guéries ; la muqueuse n'est pas reproduite ; les déchirures du col ne sont pas cicatrisées ; et si la malade est exposée à une infection, cette infection pourra agir.

Je pense même qu'aujourd'hui l'infection a plus de chances de se produire après le 9e jour, et cela, pour les raisons suivantes : les accouchées, tant qu'elles restent à l'hôpital, sont soignées antiseptiquement ; rentrées chez elles (et l'on sait que le plus grand nombre quittent l'hôpital au 9e jour), souvent elles cessent de prendre les soins de simple propreté, et sont par cela même plus exposées. S'il est vrai que dans certains cas les accidents ont débuté très peu de jours après l'accouchement, puis se sont amendés pour reparaître ensuite ; dans d'autres, au contraire, il est parfaitement spécifié que le début a été plus tardif.

Olshausen a donc eu raison, d'attirer l'attention sur la grande fréquence du début dans les premiers jours qui suivent l'accouchement ; mais il a eu tort de nier la possibilité des débuts tardifs.

Deux phlegmons ont débuté 3 mois après l'accouchement ; ce sont les cas de : Erich (*Maryland clinical Soc.*, 1882, p. 9) et Chouppe *Soc. anatomique*, 1872, p. 316).

Un autre cinq mois ; c'est le cas de Lever (*Guy's hosp. Rep.*, 1849, p. 214).

On pourrait soutenir que le dernier au moins n'a pas de rapport avec l'accouchement ; cependant je l'ai rangé dans la catégorie des phlegmons puerpéraux. On admet en effet que la durée de la période puerpérale est en quelque sorte indéterminée. « Cette période « dite des suites de couches, est ordinairement de six semaines à « deux mois ; mais elle est quelquefois plus longue, elle peut être « de trois mois et même davantage » (1).

Je n'ai pas voulu entrer dans une discussion inutile. Il me suffisait d'établir la réalité du phlegmon d'origine non puerpérale ; peu m'importait d'augmenter le nombre de ces derniers, d'autant plus qu'il n'y a, à mon avis, aucune différence notable entre les phlegmons puerpéraux et ceux qui ne le sont pas. Fréquemment la métrite s'installe à la suite de l'accouchement ; et bien habile serait celui qui distinguerait le phlegmon déterminé par les lésions de la métrite, de celui qui a été engendré par les lésions puerpérales.

Le mode de début est très variable. J'y reviendrai à propos des formes symptomatiques des phlegmons pelviens. Je veux décrire pour le moment le phlegmon habituel, vulgaire, celui qui est de beaucoup le plus fréquent. L'invasion s'annonce par deux symptômes principaux : la fièvre et la douleur. Je ne saurais dire lequel des deux est le premier en date ; cela du reste est variable.

La douleur peut survenir brutalement avec une intensité extrême. Elle réveille les malades la nuit, subitement, sans que rien ait pu la faire prévoir. Dans d'autres cas, elle s'installe sournoisement augmentant peu à peu pour acquérir son maximum au bout de quelques heures ou de quelques jours. Enfin elle peut manquer complètement : je reviendrai plus tard sur ce point. Cette douleur, dans les formes types, est unilatérale. Les malades la rapportent à l'une des fosses iliaques et plus exactement à l'un des côtés de l'hypogastre. Elle est profonde, pongitive ; on l'a comparée à celle du panaris. Il est important de savoir que cette douleur diffère de celle de la péri-

(1) Tarnier et Chantreuil. *Accouchements*. Paris, 1882, p. 746.

tonite. Elle en diffère en ce qu'elle est plus profonde, moins aiguë, moins accablante. Elle n'est pas surexcitée par le simple attouchement de la paroi abdominale ; il faut pour l'augmenter une palpation déjà profonde. Je parle naturellement des cas où il n'y a pas participation du péritoine à l'inflammation.

La douleur est rarement localisée ; presque toujours, toujours peut-être, elle s'accompagne d'irradiations vers le membre inférieur. Kœnig a insisté sur ces irradiations : il avait constaté leur fréquence.

Les irradiations ont une certaine importance au point de vue du diagnostic, lorsqu'elles se manifestent dès le début. La péritonite ne les produit ni aussi vite, ni au même degré. Kœnig a constaté que le nerf cutané externe est de beaucoup le siège le plus fréquent de ces irradiations. Mais elles peuvent se faire encore, bien que plus rarement, le long du crural, de l'obturateur, et plus rarement encore le long du sciatique.

Ces douleurs s'accompagnent presque constamment d'une flexion de la jambe du côté atteint. On trouve alors les malades couchées sur le côté sain ; la jambe du côté douloureux fortement pliée et reposant sur l'autre qui est étendue. « La flexion de la jambe, a dit Hewitt, est pathognomonique de la cellulite. »

Les douleurs peuvent encore s'irradier du côté des lombes, et dans quelques cas, rares à la vérité, la miction est difficile et même impossible dès le début. Ce symptôme est plus fréquent dans la péritonite.

La fièvre est d'une intensité variable, il est de règle qu'elle dépasse 39°, et il n'est pas rare qu'elle atteigne 40°. Souvent il y a un frisson ; il faut savoir qu'il peut exister, mais il est sans importance.

Dans un grand nombre de cas, il se produit un ou deux vomissements, vomissements sans caractère et sans valeur diagnostique, comme on peut en observer au début de toutes les lymphangites. Il n'en serait pas de même si ces vomissements se répétaient, s'ils se faisaient sans nausées ; ils indiqueraient alors que l'inflammation porte surtout sur le péritoine.

Il est une autre source à laquelle on peut puiser des renseignements d'une valeur capitale et il ne faut pas manquer de le faire : c'est le pouls : il est accéléré, et souvent on peut compter jusqu'à 120, 130 pulsations ; mais ces pulsations sont nettes, bien frappées :

c'est le pouls des affections inflammatoires. Si la fréquence dépasse 140, 150 pulsations, à plus forte raison si elle atteint 160 ou 180, si les pulsations sont faibles, mal frappées et deviennent presque incomptables, il faut se méfier, il y a bien des chances pour que le péritoine soit pris.

Quant à l'aspect de la malade, il est variable. Généralement la figure est rouge, le teint plus ou moins animé. On ne voit pas cette pâleur, cet affaissement, cette immobilité absolue qui sont le propre de la péritonite.

Il est rare que cet ensemble symptomatique persiste avec la même acuité. Dans presque tous les cas, on voit, au bout de deux ou trois jours, les symptômes s'amender. La douleur devient moins vive, la fièvre moins intense, les vomissements cessent. Dans cette période d'état, il semble qu'il y ait une légère amélioration ; c'est une apparence absolument trompeuse, dont on ne peut rien déduire pour le pronostic de l'affection. La fièvre persiste, bien que l'élévation de la température soit moindre ; les douleurs, quoique moins intolérables, sont encore vives. Il y a de la constipation et très fréquemment dans cette période d'état un peu de ténesme vésical, et même dans certains cas, impossibilité absolue de la miction volontaire. Mais le ventre n'est ni tendu, ni ballonné, et je ne craindrai pas de le dire encore une fois, tant le fait a d'importance, la palpation superficielle reste à peu près sans influence sur l'acuité de la douleur.

A quelle époque apparaît la tumeur ? Dans la forme aiguë dont je m'occupe, son apparition est généralement rapide. « Les exsudats sont le plus souvent appréciables dans la deuxième ou seulement dans la troisième semaine, dit Olshausen » (1) ; mais il faut ajouter qu'il recommandait de ne pas pratiquer le toucher plus tôt, craignant que l'inflammation ne fût augmentée par les manœuvres. Il est certain que ces tumeurs sont cliniquement appréciables bien avant la troisième et même la deuxième semaine ; elles se développent avec une extrême rapidité. « Un ou deux jours après le « début de la fièvre et de la douleur, les exsudats situés dans le « tissu cellulaire peuvent être perçus par le palper abdominal et le « toucher vaginal comme des tumeurs plus ou moins volumineu- « ses » (2). A ce moment elles sont molles, pâteuses, n'ayant pas encore pris leur consistance caractéristique. On a rarement l'oc-

(1) OLSHAUSEN. *Para und Perimetritis.*
(2) BANDL. *Deutsche Chirurgie.* Lief. 59.

casion de les étudier dans cette période, et, le pourrait-on, il vaudrait encore mieux ne pas le faire, car cette exploration hâtive en pleine période d'acuité de la douleur est fort pénible pour la malade et ne présente aucun avantage.

C'est au bout de quatre ou cinq jours, quelquefois même plus tard, quand la tourmente du début s'est un peu apaisée, que la recherche des signes physiques peut être faite avec le plus de fruit. Il faut alors pratiquer le palper et le toucher avec le plus grand soin, car rien ne vaut les renseignements qu'ils donnent. Quelles que soient les présomptions nées des autres symptômes, ce sont les signes fournis par le palper et le toucher qui feront le diagnostic.

L'un des premiers que l'on constate, c'est le déplacement de l'utérus. Une tumeur volumineuse ne peut guère occuper le petit bassin sans que la matrice soit déplacée. Gueneau de Mussy (1) a écrit que l'utérus était entraîné du côté de la tumeur, et M. Hervieux (2) pense de même que « le déplacement consiste dans un « entraînement de l'organe en masse vers le côté malade ». M. Guérin a fait une critique de l'opinion de Gueneau de Mussy, opinion qu'aucun auteur n'a admise. Paris (3) avait dit dans sa thèse que le col était dévié du côté de la tumeur, tandis que le corps était repoussé du côté opposé. Je pense que ce genre de déplacement existe réellement.

Il faut distinguer deux variétés de déplacements : les primitifs, ceux que j'étudie en ce moment, et les secondaires, ceux qui se produisent tardivement après la guérison des abcès. Je reviendrai sur les derniers plus tard ; je ne m'occupe maintenant que des premiers. Les déplacements primitifs sont de plusieurs sortes. On peut distinguer des mouvements de translation de l'utérus en totalité : l'organe est repoussé en masse du côté opposé à la tumeur ; il est en latéroposition. C'est le déplacement qu'on observe dans les tumeurs volumineuses qui ont envahi le ligament large et la gaine vasculaire. Les deux autres déplacements sont des déplacements partiels. La tumeur repousse toujours la partie de l'utérus sur laquelle elle agit, et suivant qu'elle sera haute ou basse, elle agira sur le col ou sur le corps. Si le phlegmon occupe le ligament large exclusivement, il repoussera le corps du côté opposé et le

(1) Gueneau de Mussy. *Arch. gén. de médecine*, 1867, t. X, p. 129.
(2) Hervieux. *Traité des maladies des femmes*, 1876, p. 540.
(3) Paris. Th. Paris, 1866.

col, se déplaçant en sens inverse, paraîtra attiré du côté de la tumeur. C'est sans doute ce qui a donné lieu à l'erreur de Gueneau de Mussy. Si le phlegmon, au contraire, occupe le pédicule vasculaire, il repousse le col sans repousser le corps. Je n'attache pas à ces distinctions plus d'importance qu'elles n'en méritent. Je les ai exposées parce que je pense qu'elles peuvent trouver leur application dans les cas typiques et parce qu'elles expliquent la divergence des opinions sur ce sujet. Je passe maintenant aux caractères de la tumeur.

A. **Phlegmons de la gaine hypogastrique.** — On trouve le vagin chaud, œdémateux ; le doigt chemine difficilement, et très vite il détermine de la douleur. On rencontre la tumeur avant même de rencontrer le col, car cette tumeur dépasse notablement le cul-de-sac vaginal du côté où elle siège. Il faut incliner le doigt du côté opposé pour trouver le col de l'utérus dévié. L'utérus ne paraît pas toujours complètement immobilisé. Mais les moindres mouvements qu'on cherche à lui imprimer retentissent très douloureusement du côté de la tumeur. L'exploration de la tumeur elle-même est d'une importance capitale ; c'est là qu'on trouve les caractères pathognomoniques de cette variété de phlegmons. Il faut d'abord étudier les limites de cette tumeur :

En dedans, elle vient jusqu'à l'utérus ; mais cela ne suffit pas ; elle lui adhère, elle se fond avec lui. On la prendrait pour un prolongement de l'utérus lui-même, si elle avait la même consistance. Souvent, elle semble vouloir entourer le col ; elle envoie en avant de lui, dans la cloison vésico-utérine, un prolongement qui peut être considérable ; en arrière, elle forme un croissant toujours petit qui déborde à peine le bord de l'organe. Entre l'utérus et la tumeur, il n'y a pas de sillon. Il faut bien s'entendre. J'ai dit que la tumeur dépassait le cul-de-sac vaginal, c'est-à-dire qu'elle descend plus bas que l'insertion du vagin sur l'utérus ; bien évidemment, elle ne peut pas adhérer à la portion sous-vaginale du col, et par suite, il existera forcément un angle entre la partie basse de la tumeur et le col de l'utérus, mais on sent qu'au-dessus de cet angle, la tumeur se confond en quelque sorte avec l'utérus lui-même, et qu'il n'y a entre elle et le col aucun sillon véritable.

En dehors, la tumeur se prolonge jusqu'à la paroi pelvienne elle-même, et là aussi, elle est adhérente, fixée, collée, et si on cherche à la déplacer, on a la sensation d'une immobilité absolue. J'ai déjà dit que tout à fait au début, la tumeur était pâteuse, presque molle ; un peu plus tard, elle peut paraître bosselée, irrégulière ; mais le plus souvent, à cette période d'état, lorsqu'on l'examine, elle est lisse, ou ne présente que de petites irrégularités ; de plus, elle est dure. Enfin, et c'est là ce qui est le plus important, elle est immédiatement sous le doigt ; il n'y a pas à déprimer le vagin pour aller la chercher ; on la rencontre tout de suite ; elle se présente d'elle-même. On sent qu'elle est là tout près, que la paroi vaginale elle-même est au voisinage du foyer inflammatoire, elle est comme immobilisée, bientôt elle sera envahie.

Je n'ai pas dit jusqu'où la tumeur s'étend en avant et en arrière ; je ne l'ai pas dit, parce que cela est variable ; tantôt la tumeur s'étend surtout en arrière ; elle se prolonge dans ce sens jusqu'au sacrum, et en dehors, jusqu'au trou sciatique.

Dans les cas de ce genre, c'est l'exploration rectale qui donne les renseignements les plus précis.

Dans d'autres cas, la tumeur s'étend surtout en avant, et presque dès le début, on la trouve au contact du pubis, j'y reviendrai.

Par le palper, on ne sent rien ou à peu près rien. Sans doute, si on pratiquait une exploration bimanuelle complète sous le chloroforme, la main abdominale pourrait percevoir la tumeur et même analyser ses caractères. Mais lorsqu'on fait cette opération sur une femme qui souffre, les manœuvres ne peuvent être ni très complètes ni très longues, et le plus souvent la main abdominale ne pourra pas sentir la tumeur ; mais ce renseignement négatif a une valeur : il apprend que ce phlegmon ne siège pas dans le ligament large.

B. **Phlegmons du ligament large.** — En effet, c'est surtout par le palper abdominal que le phlegmon du ligament large est facilement accessible. La main arrive tout de suite sur lui, on le sent régulièrement ovoïde, transversalement étendu de l'utérus à la paroi pelvienne, dépassant en haut le plan du détroit supérieur et mordant presque toujours un peu sur la fosse iliaque. Par le toucher, au contraire, on ne l'atteint pas aussi facilement. Le vagin est encore chaud, mais il est souple ; le doigt introduit avec précaution n'augmente pas beaucoup la souffrance ; les culs-de-sac ne sont pas déformés et on ne sent pas tout de suite la tumeur : il faut déprimer légèrement le cul-de-sac pour arriver sur elle. On peut alors étudier ses caractères. On rencontre, comme dans le cas précédent, la même continuité avec l'utérus, la même adhérence à la paroi pelvienne, la même immobilité de l'ensemble. Mais le vagin, et cela résulte forcément de ce que j'ai déjà dit, glisse facilement sur la tumeur.

Je ne parle pas des artères qu'on trouve si soigueusement indiquées dans les observations de Nonat. C'est là un symptôme sans aucune importance. Cette forme de phlegmon, exclusivement limité au ligament, est, je l'ai déjà dit, fort rare.

Quand la tumeur occupé à la fois le ligament large et la gaine vasculaire, on rencontre à la fois les caractères des deux phlegmons : par le palper abdominal, les signes propres aux phlegmons du ligament large ; par le toucher, les signes propres aux phlegmons de la gaine.

La tumeur arrivée à l'état que je viens de décrire, peut se résorber ou suppurer. Il est impossible de savoir quelle est la fréquence comparée des résorptions et des suppurations. En général, les chirurgiens, qui sont appelés pour intervenir, considèrent la suppuration comme très fréquente ; les médecins, qui soignent les malades dès le début, la considèrent comme rare. Brown (1), sur 49 cas de phlegmons, n'en aurait observé que 3 suppurés. Cette proportion paraît bien faible ; je ne saurais dire si elle peut être acceptée comme moyenne générale. Mais il est incontestable que des poussées de lymphangite pelvienne à début orageux se comportent comme des sortes d'œdèmes fluxionnaires et disparaissent parfois très vite sans suppurer. Toutefois, il existe une cause d'erreur qui pourrait faire croire à la résorption, alors qu'en réalité elle n'a pas eu lieu. Il n'est pas aisé de savoir quand la suppuration se produit dans les phlegmons en question. Le pus peut se former sans qu'on s'en aperçoive et, une fois formé, il peut être évacué par le rectum et même par la vessie sans qu'on en soit averti. Si invraisemblables que ces faits paraissent, ils sont cependant possibles, et voici une observation qui en fait foi :

Kœnig. *Arch. f. Heilkunde*, 1862. — F. Sch., primipare. Abcès du sein, décembre 1859. Au commencement de janvier 1860, douleur dans la hanche gauche et symptômes dyspeptiques. Amaigrissement, fièvre. Le 25 janvier,

(1) Brown. *Am. J. of med. sciences*, 1872, p. 70.

on trouve au-dessus du ligament de Poupart une tumeur dure, mate, douloureuse, du volume d'un œuf de poule et vers le milieu de février je fus surpris de voir la malade très améliorée, marchant sans douleur et presque sans boiter. La tumeur était très diminuée. Je croyais à la résorption, lorsque je constatai que l'urine était chargée de pus. L'évacuation purulente continua jusqu'à la fin du mois. Guérison.

Mac Clintock, Barnes, admettent tous deux que la suppuration passe souvent inaperçue par suite de l'ouverture de l'abcès dans un viscère.

Quand la suppuration se produit-elle? A quelle époque le pus est-il collecté en foyer?

On admet généralement que la suppuration est tardive. Il est peut-être plus vrai de dire qu'on la reconnaît tardivement. Il serait intéressant de savoir à partir de quelle époque la suppuration est fatale et la résorption impossible. Dans les cas aigus que j'ai eus seuls en vue jusqu'à présent, lorsque la douleur et la fièvre ont duré pendant quatre semaines, on peut être assuré que la suppuration est fatale; c'est du moins l'opinion de Kœnig. Si la résolution paraît survenir au delà de ce délai, il est probable qu'une ouverture spontanée s'est faite dans un viscère et a passé inaperçue.

Ce qui nous renseigne d'abord sur la suppuration, ce sont les symptômes généraux. La température, qui s'était peu à peu abaissée, sans cependant devenir normale, recommence à monter. Il y a des élévations vespérales qui atteignent 38°,5, 39°, quelquefois davantage, tandis que le matin la température est au voisinage de la normale. Il se produit, en somme, des oscillations quotidiennes de 1°,5 à 2°,5 qui doivent toujours faire craindre la production du pus. En outre, apparaissent les sueurs nocturnes; c'est là un symptôme sur lequel les auteurs étrangers ont beaucoup insisté. Les Anglais et les Américains particulièrement paraissent y attacher une très grande importance. A côté de ces symptômes, on en voit paraître d'autres plus vagues, dont aucun n'a de signification précise, mais dont l'ensemble n'est pas sans valeur. L'appétit diminue et se perd; la face devient pâle, terreuse; la langue est sèche, dure; l'amaigrissement s'accentue; souvent il survient de la diarrhée. En même temps les douleurs sont devenues plus vives, ou bien elles se manifestent sous forme de battements dont les malades se plaignent amèrement.

L'ensemble de ces symptômes est presque suffisant pour faire admettre qu'il s'est formé du pus; mais les signes physiques sont bien loin de présenter la même netteté. Pendant longtemps, on peut avoir la presque certitude que la suppuration s'est produite, sans qu'il soit possible de sentir la fluctuation. On en comprend facilement la raison, si l'on se rappelle ce que j'ai dit de la paroi de ces abcès au chapitre de l'anatomie pathologique. Même dans les tumeurs très volumineuses, à prolongements multiples, que j'étudierai plus tard, la fluctuation peut se faire attendre longtemps, et lorsqu'elle se produit, elle reste souvent limitée à un très petit point.

Kœnig a indiqué un signe, qui permet de reconnaître la suppuration avant que la fluctuation soit perceptible. Voici ce qu'il dit à ce sujet : « Très souvent on peut trouver un symptôme d'une grande « importance pour le traitement : c'est l'apparition de petites « dépressions molles, douloureuses, qu'on peut sentir avec la pointe « du doigt. Ces dépressions sont dues au ramollissement des tissus « qui enveloppent l'abcès et on peut les appeler trous de tissus « (Gewebslücke). J'ai toujours vu ces trous de tissus dans les abcès « sous-péritonéaux et ils m'ont donné l'indication d'inciser ».

Ces espèces de petits godets dépressibles existent, et je crois que Kœnig n'a pas exagéré leur importance.

Lorsque le pus est collecté en foyer, il ne peut plus être résorbé et il faut qu'il soit expulsé de l'organisme. Si l'art n'intervient pas pour lui donner issue, il se fait jour par ulcération. La perforation peut se faire soit dans les organes creux du petit bassin, soit directement à la peau. D'après Olshausen, la perforation à la peau se fait dans la majorité des cas du 70e au 80e jour.

A moins que cette ouverture spontanée ne se fasse dans le péritoine, elle est toujours suivie d'un amendement notable de tous les symptômes; la douleur disparaît, la fièvre diminue, l'appétit renaît, et il y a une telle sensation de soulagement que les malades se croient déjà guéries. Dans un assez grand nombre de cas, la guérison survient en effet sans autre accident. Tous les auteurs ont été frappés de l'extrême rapidité avec laquelle certains abcès guérissent dès qu'ils sont ouverts. Kœnig a cru trouver une explication de ce fait dans la pression abdominale. Il pense que cette dernière agit à la manière d'un bandage compressif bien fait, qu'elle tend sans cesse à rapprocher les deux parois de la poche et qu'elle empêche le pus d'y séjourner. J'ai déjà parlé de ces abcès qui guérissent vite en traitant de l'anatomie pathologique. Ce sont ceux dont l'évolution a été rapide, dont le pus s'est rapidement collecté et qui ont des parois minces. Mais ce ne sont peut-être pas les plus fréquents, et il s'en faut de beaucoup que l'ouverture spontanée soit toujours suivie d'une guérison rapide. Je reviendrai, à propos du pronostic, sur les accidents qui peuvent suivre les ouvertures spontanées. Je vais étudier maintenant les ouvertures elles-mêmes, leur siège, leur fréquence et les symptômes dont elles s'accompagnent.

Les plus fréquentes de toutes sont celles qui se font dans le vagin et dans le rectum. Les ouvertures vaginales sont spéciales aux phlegmons qui occupent la gaine hypogastrique, et ce sont les plus communs. Sur 95 ouvertures spontanées, 30 se sont faites dans le vagin. Aussi est-il étonnant que Olshausen (1) ait déclaré que les ouvertures dans le vagin sont particulièrement rares en raison de l'épaisseur et de la résistance de ses parois.

Lorsqu'on pratique le toucher peu de temps avant que l'ouverture se fasse dans le vagin, on sent que la tumeur a envahi toute la paroi vaginale. On sent quelquefois, avant la fluctuation, les dépressions signalées par Kœnig. La muqueuse est moins mobile. Bientôt elle est soulevée sur une étendue limitée, il se forme une petite saillie où la fluctuation peut être perçue. L'ouverture se fait souvent sans aucune cause apparente, quelquefois à l'occasion d'un mouvement. Les malades en sont averties par une sensation de chaleur qui attire leur attention et bientôt elles constatent l'issue par la vulve d'une quantité de pus plus ou moins considérable. Cet écoulement peut persister un temps plus ou moins long, quelquefois il cesse pendant quelques jours pour recommencer plus tard. Je reviendrai sur tous ces faits.

L'ouverture spontanée dans le rectum est à peu près aussi fréquente que l'ouverture dans le vagin. Il y en a 28 cas dans mes observations. Presque tous les auteurs sont d'accord sur la grande fréquence des ouvertures spontanées dans le rectum ; et les chiffres qui ont été donnés coïncident avec les miens. Les statistiques de Buch et de Siedamgrotzky donnent 11 ouvertures dans le rectum pour 11 dans le vagin. En 1846, Joseph Bell avait déjà donné des chiffres du même genre : 12 ouvertures dans le vagin, 7 dans le rectum.

Quelquefois la malade ressent un brusque et violent besoin de

(1) Olshausen. *Loc. cit.*, p. 256.

défécation. Lorsqu'elle cherche à le satisfaire, elle constate qu'elle ne rend que du pus. Mais il n'en est pas toujours ainsi. L'ouverture peut se faire d'une manière tout à fait insidieuse et passer inaperçue. Il faut donc, dans tous ces cas de suppurations pelviennes, examiner soigneusement les selles, si l'on ne veut pas s'exposer à croire à une résorption qui n'a pas lieu.

Les ouvertures dans la vessie, sont un peu moins communes. J'en ai relevé 18 faits.

Enfin l'abcès peut s'ouvrir dans l'utérus. J'ai déjà étudié le siège de ces ouvertures, et, d'après ce que j'ai dit, il est extrêmement probable qu'elles se produisent uniquement au niveau du col, c'est-à-dire lorsque la gaine vasculaire est envahie primitivement ou secondairement. Mais ces ouvertures dans l'utérus sont rares. Je n'en ai relevé que 6 cas.

Avant de passer aux divers prolongements que ces abcès peuvent envoyer vers la peau, je dois indiquer la possibilité de leur ouverture dans le péritoine. Ces ouvertures sont heureusement fort rares. Je n'ai trouvé que quatre observations complètes, où la rupture dans le péritoine ait été nettement constatée. Mais presque tous les auteurs disent avoir vu des cas de ce genre, de sorte qu'ils ne sont peut-être pas aussi rares qu'ils le paraissent. Je ne parle pas des cas où des loges péritonéales circonscrites par des adhérences sont envahies par la suppuration, mais seulement de ceux où le pus est versé directement dans la grande cavité séreuse. Les accidents consécutifs à ces ouvertures peuvent évoluer de deux manières différentes. Dans certains cas, et ce sont sans doute les plus fréquents, il se développe une péritonite purulente rapidement mortelle. C'est ce qui s'est passé dans le cas de Bourdon, où la rupture de la poche paraît avoir été déterminée par une injection.

Bourdon. *Revue médicale*, 1841, p. 170.— F..., accouchée à la Maternité le 26 mars 1841. Le surlendemain, fièvre, diarrhée, sort le 8e jour. Frisson et nausées, vomissements, miction douloureuse. Entre le 3 avril à l'Hôtel-Dieu (salle de Récamier). Ventre ballonné, sensible, l'utérus dépasse le pubis de 3 centimètres. Rien dans les ligaments larges. 7 avril, utérus presque revenu à son volume normal, mais à gauche tumeur de la grosseur d'une pomme dans le ligament large, dure, régulière et douloureuse, difficile à atteindre par le toucher vaginal à cause de sa situation élevée. 26 mai. Incision hypogastrique, pus. Mort le 30 mai. Péritonite suraiguë à la suite d'une injection dans la poche de l'abcès. *Autopsie* : Péritonite généralisée. On trouve dans la partie supérieure du ligament large gauche la tumeur incisée pendant la vie. Elle a le volume d'une pomme. Elle répond : en dedans, au bord gauche de l'utérus ; en dehors, à la fosse iliaque gauche. La paroi inférieure est formée par la trompe et l'ovaire abaissés ; la paroi supérieure est doublée de fausses membranes, l'antérieure répond au côté gauche de l'hypogastre et on constate qu'elle a contracté des adhérences très épaisses et très solides avec la face postérieure de la paroi abdominale au niveau de l'eschare. Le foyer, en arrière, est appuyé sur le rectum avec lequel il a des adhérences partielles. Sur cette paroi postérieure on découvre une perforation à bords amincis, ulcérés, du diamètre de trois centimètres. L'utérus n'offre pas de lésions ; il en est de même des annexes du côté droit.

Dans d'autres cas, la mort se produit immédiatement après la rupture. Je ne sais pas si ces cas de mort subite, consécutifs aux ouvertures des phlegmons suppurés dans la cavité péritonéale, sont fréquents. Kœnig dit en avoir observé. J'en ai relevé deux cas : l'un de Gorrecchi (obs. 565) ; l'autre, de Perochaud (obs. 567).

La migration du pus en dehors du petit bassin est extrêmement fréquente. Dans le plus grand nombre des cas, peut-être, elle se fait vers la paroi abdominale antérieure. Le phlegmon peut venir se mettre au contact de cette paroi par plusieurs voies. Lorsqu'il a pour siège primitif la gaine vasculaire hypogastrique, il vient se coller directement contre le pubis. Il forme alors une tumeur située très près de la ligne médiane et qui peut s'étendre en dehors vers la fosse iliaque. Lorsque le phlegmon débute dans le ligament large, il peut arriver jusqu'à la paroi abdominale antérieure en suivant l'aileron du ligament rond.

Arrivé au niveau de l'orifice utérin du canal inguinal, il s'étale derrière l'arcade de Fallope, en remontant en dehors, vers l'épine iliaque antéro-supérieure et se rapprochant en dedans plus ou moins de la ligne médiane. Enfin, l'un ou l'autre de ces prolongements peut envahir la loge prévésicale et s'étendre plus ou moins haut du côté de l'ombilic.

Quelle que soit l'étendue des rapports de ces prolongements avec la paroi, ces tumeurs ont toujours les mêmes caractères. Leur siège et leur volume varient seuls.

Ce sont d'une manière générale les caractères des tumeurs inflammatoires sous-péritonéales. Elles sont sous-péritonéales, c'est-à-dire pariétales, c'est-à-dire adhérentes à la paroi elle-même ou plutôt faisant partie de cette paroi même. Elles tiennent au pubis et lui sont accolées sans aucun sillon intermédiaire. Elles sont inflammatoires, c'est-à-dire œdémateuses et diffuses. Tout vient de ces deux caractères fondamentaux. Quelquefois la paroi est soulevée, déformée et on peut constater la déformation à l'œil nu; mais c'est le toucher qui donne les vrais renseignements. Il permet de constater l'existence d'un gâteau dur, régulier à sa surface, lisse, dont les contours sont « flous » presque insaisissables. On ne passe pas brusquement de la résistance de la tumeur à la souplesse de la paroi normale; entre les deux, il y a une zone intermédiaire, qui donne au doigt la sensation d'un œdème dur. Lorsque, dépassant les limites de cette zone, on déprime fortement la paroi abdominale, on peut, si la douleur n'est pas trop forte, accrocher avec les doigts recourbés, le bord supérieur de la tumeur et s'assurer ainsi qu'elle est bien nettement pariétale. Vient-on à percuter, on constate que cette tumeur n'est pas mate, ou du moins qu'elle ne l'est pas dans toute son étendue. Sur des bords, elle est franchement sonore ; le son se voile un peu à mesure qu'on se rapproche de son centre, et s'il existe une zone de matité absolue, elle est extrêmement limitée. Cependant, dans quelques cas, on a signalé une matité complète. En voici un exemple :

Frarier. Th. de Paris, 1866, p. 68. — D..., Catherine, 24 ans, entre le 14 avril 1866, dans le service de Béhier, à la Charité, salle Ste-Eugénie, nº 21. Bonne santé antérieure, réglée à 16 ans, règles régulières. Le 15e jour après l'accouchement (30 avril) douleurs dans le bas-ventre, frissons, fièvre. Un mois après, on sent, en palpant le ventre, dans le côté gauche de l'hypogastre, une tumeur qui semble s'enfoncer profondément dans le bassin. Toucher. Empâtement dans le cul-de-sac latéral gauche : le col utérin est remonté assez haut. 20 juin, tuméfaction hypogastrique plus saillante à gauche qu'à droite, de la grosseur du poing. Le 26. Incision à trois travers de doigt au-dessus de la symphyse à gauche de la ligne blanche. Issue de pus. Le 30. « Le bas-ventre forme une légère saillie à sa partie médiane et gauche. Par « la palpation, tumeur superficielle en partie située dans l'épaisseur de la « paroi abdominale et s'enfonçant aussi dans la profondeur du petit bassin. « Plastron abdominal très dur, immobile, régulier, sans bosselure, matité « complète. On sentait la tumeur immédiatement au-dessus du ligament de « Fallope et de la symphyse du pubis ; impossible d'engager les doigts entre « elle et la branche horizontale du pubis. La tumeur remontait en haut jus- « qu'à trois travers de doigt de l'ombilic, à droite elle débordait la ligne « blanche. » Toucher. Col très haut, difficilement accessible, un peu en arrière et à gauche ; cul-de-sac droit un peu élargi, le gauche notablement rétréci. Mais on ne constate aucune tumeur dans le cul-de-sac gauche qui est seulement un peu moins souple. Sort guérie au mois de juillet.

Ces caractères sont ceux du plastron, sur lequel on a tant insisté depuis Chomel. Le plastron, c'est la tumeur que je viens de décrire, limitée à la partie interne de l'arcade de Fallope. Je crois qu'on a singulièrement exagéré son importance. On l'a considéré comme pathognomonique des phlegmons du ligament large, et cela n'est pas exact ; il peut exister dans les phlegmons de la gaine. En outre, et c'est là ce qui est important, ce plastron existe à peine dans la moitié des cas. On comprend qu'il ne peut exister que dans les cas où le phlegmon s'est prolongé jusqu'à la paroi abdominale. En somme, c'est le symptôme d'un des prolongements du phlegmon et non du phlegmon lui-même.

Lorsque l'ouverture doit se faire à la paroi, on voit la peau devenir œdémateuse, puis elle rougit, perd sa mobilité ; on sent qu'elle est envahie pour son compte, qu'elle fait partie de la paroi même de l'abcès. Enfin elle s'amincit, devient violacée, bleuâtre ; puis ulcérée par sa face profonde, elle se rompt. Le pus s'écoule, et son écoulement amène comme d'habitude un soulagement notable. L'orifice irrégulier, à bords amincis, décollés, peut s'agrandir par ulcération dans les jours qui suivent.

Dans d'autres cas, les prolongements des phlegmons se font, non plus directement à la paroi, mais vers la fosse iliaque. C'est une migration spéciale du pus, différente des précédentes. Elle se fait, je l'ai déjà dit, le long des vaisseaux utéro-ovariens, lorsque le phlegmon primitif occupe le ligament large ; le long de l'hypogastrique, lorsqu'il occupe la gaine.

Quand on peut la suivre dans toute son évolution, voici ce qu'on observe : par la palpation abdominale, on reconnaît que la tumeur se prolonge en dehors, déborde le détroit supérieur, franchit la saillie du psoas et arrive dans la fosse iliaque. Elle peut remplir déjà une partie de cette fosse sans avoir contracté la moindre adhérence avec la paroi abdominale. Cela est facile à sentir, la paroi abdominale est souple, sans empâtement ; lorsqu'on cherche à la déprimer immédiatement derrière l'arcade de Fallope, on ne sent aucune résistance et les doigts peuvent pénétrer dans un sillon limité en avant par le ligament de Poupart, en arrière par la tumeur elle-même. Il arrive même quelquefois que le sommet de ces tumeurs volumineuses vient toucher la paroi abdominale antérieure à une certaine distance au-dessus de l'arcade crurale. Le péritoine qui les recouvre peut contracter des adhérences avec celui de cette paroi. C'est ce qui était arrivé en partie dans l'observation personnelle que j'ai déjà rapportée. Bernutz a indiqué ce mécanisme et M. Hervieux a dit : « De deux choses l'une, ou le foyer purulent

« surgissant des profondeurs du bassin, se sera rapproché de la « peau et aura contracté des adhérences avec elle ; ou la suppu- « ration fusant sous le péritoine, le décolle et vient se faire jour à « travers la paroi abdominale, au-dessus du ligament de Fallope ». On voit combien les prolongements, qui se font vers la fosse iliaque, diffèrent de ceux qui se font directement vers la paroi abdominale antérieure. Mais, en général, les choses ne se passent pas ainsi, et le pus, après avoir gagné la fosse iliaque, pénètre sous le péritoine jusqu'à la paroi abdominale antérieure. Généralement il y arrive très en dehors, au voisinage de l'épine iliaque antéro-supérieure. Une fois qu'il s'est glissé sous le péritoine pariétal, il donne lieu aux symptômes objectifs que j'ai déjà décrits.

Lorsque le phlegmon, né dans la gaine vasculaire, a fusé le long de l'hypogastrique, il a une tendance marquée à suivre la gaine des vaisseaux iliaques externes et à passer avec eux sous l'arcade de Fallope pour venir former une tumeur fluctuante, au niveau du triangle de Scarpa. C'est le prolongement crural antérieur que j'ai déjà décrit. En voici un exemple :

Dupuytren, Husson et Dance. *Répertoire de Breschet*, t. IV, p. 98. — F..., 23 ans, entre à l'Hôtel-Dieu le 6 juillet 1819, accouchée 9 jours auparavant. Bientôt douleurs dans la profondeur du bassin, frisson et fièvre. Empâtement dans la fosse iliaque gauche. Quelques jours après, on sent dans la fosse iliaque une tuméfaction large, fluctuante, paraissant soulever l'arcade crurale, accompagnée d'œdème et de rétraction de la cuisse. Cinq jours après cet examen, on trouve du pus dans les urines. *Plus tard, on constate de la fluctuation en haut et en avant de la cuisse gauche.* Incision. Issue de pus. Guérison.

On en trouvera d'autres dans les observations.

Quelquefois la tumeur, qui constitue le prolongement crural antérieur, peut présenter des battements communiqués par l'artère crurale. Ce fait a été constaté par Montault (1).

Enfin, le pus peut envahir la gaine du psoas, et la suivre jusqu'au petit trochanter. C'est ce qui est arrivé dans les faits de Crusham, Griffith, Trousseau, Duncan ; et même, dans le cas de Crusham, le pus pénétra dans l'articulation coxo-fémorale. Cet accident peut se produire toutes les fois que le pus envahit la gaine du psoas ; il n'a rien de spécial aux suppurations pelviennes. Je n'y insiste pas.

Il me reste à dire, avant d'abandonner la paroi abdominale anté-

(1) Montault. *Journal hebdomadaire*, 1834, p. 413.

rieure, que le pus, après avoir suivi le ligament rond, peut traverser le canal inguinal et venir faire saillie sous la peau au niveau de son orifice externe.

Voici deux observations où le pus a suivi cette voie :

Lever. *Guy's hosp. Rep.*, 1844, p. 5. — M. P..., accouchée en novembre 1840. Le matin du 13e jour, frisson suivi de fièvre intense, douleurs, gêne dans la fosse iliaque gauche, pouls petit (120). Douleur à la pression à gauche et à la partie inférieure de l'abdomen. Rien du côté du vagin. Le 15e jour, reprise de douleurs, malgré sangsues, cataplasmes, on constata une induration considérable, s'étendant jusqu'à la symphyse du pubis. Au bout de quelques jours, fluctuation à l'insertion du ligament rond à gauche. Incision. Évacuation d'environ 6 onces de pus fétide. Pus pendant onze jours. Guérison.

Mathews Duncan. *Clinical lecture on diseases of Women.* London, 1879, p. 72.— S. S..., 25 ans, III pare, le dernier accouchement 3 semaines et 4 jours avant l'entrée à l'hôpital. Début une semaine après l'accouchement. A l'examen, on trouve une masse dure étendue au-dessus du ligament de Poupart, de l'épine iliaque au pubis, débordant la branche horizontale du pubis. Utérus mobile. Dans le cul-de-sac, douleur lombaire droite. Tumeur. Ouverture au-dessus du ligament de Poupart, au niveau de l'orifice externe du canal inguinal. Guérison.

Dans certains cas, le pus, après avoir franchi l'orifice externe du canal inguinal, peut décoller la peau et s'étaler sous elle dans une grande étendue. J'ai cité une observation de Gubler avec autopsie où les choses s'étaient passées de cette façon. Il est même arrivé que la collection purulente a pénétré, en les décollant, entre les muscles de la paroi. Il en était ainsi dans le cas de Wernich.

A. Wernich, p. 408. — X..., 35 ans, souffre depuis son premier accouchement qui remonte à 7 mois. Douleurs sourdes qui ne l'ont pas empêchée de faire son métier de repasseuse. Depuis quelques semaines, les douleurs sont devenues plus violentes et se sont étendues dans la région de l'ombilic. 2 février 1870. Utérus complètement immobilisé. Autour de l'utérus, aucune tumeur accessible. Mort le 6 février. *Autopsie :* Énorme abcès, ouvert dans l'S iliaque, qui a suivi le ligament rond et s'est étendu entre les muscles de la paroi abdominale antérieure.

On trouvera dans les observations d'autres faits d'Andrews, de Gaillard Thomas, où le pus a également traversé le canal inguinal.

En arrière, le pus, après avoir gagné la fosse iliaque, peut remonter vers les lombes ; il soulève le côlon, passe derrière les reins et peut s'élever jusqu'au diaphragme. Dans deux cas, l'abcès s'est ouvert spontanément à la région lombaire (observations de

Kœnig et de Olshausen). Voici un autre fait où l'abcès fut incisé dans cette région :

Munchmeyer. *Hufland's Journal der pract. heilkunde*, juin et juillet 1849 (cité dans Hervieux, p. 558). — M. S..., 27 ans. Accouchement au forceps. Pendant les premiers jours qui suivent la délivrance, elle éprouve les symptômes d'une fièvre de suppuration, douleurs vives dans la région lombaire, mouvements de la cuisse droite impossibles. Tuméfaction dans la fosse iliaque droite sans fluctuation. Dans le cours du quatrième septénaire, issue à travers le vagin d'une quantité considérable de pus fétide et de mauvaise nature ; la tumeur du côté droit s'affaisse un peu, mais la fièvre persiste, s'aggrave même et la malade dépérit. Munchmeyer propose de faire dans la région lombaire une contre-incision qui n'est acceptée que quand il y a des signes d'épuisement, de la toux, des aphtes dans la bouche et le pharynx et fétidité lochiale insupportable. La ponction est pratiquée à un pouce au-dessus de la crête iliaque, à 5 travers de doigt en dehors de l'épine dorsale. Une injection, poussée par la plaie, passe à travers le vagin. Guérison. Difficulté à mouvoir la cuisse droite.

Les prolongements lombaires passent souvent inaperçus, et cela n'est pas surprenant, car ils sont ordinairement secondaires à d'autres qui attirent l'attention d'une manière prédominante. Ce sont des prolongements qui demandent à être cherchés.

J'ai déjà dit que le pus pouvait sortir du bassin par le trou obturateur et par l'échancrure sciatique. Le passage du pus à travers le trou obturateur est d'une extrême rareté ; je n'ai trouvé que deux faits de ce genre ; encore sont-ils rapportés sans détails. L'un est de Haller (Desputationes Medicæ, p. 515, t. III), il est cité par Bernutz ; l'autre est de Mégrat ; il est cité dans sa thèse (Strasbourg, 1867) à la page 83. Le passage à travers le trou obturateur a été constaté à l'autopsie.

La migration à travers l'échancrure sciatique est bien plus fréquente (1) ; ce sont les phlegmons qui ont envahi la gaine primitivement ou secondairement, qui fusent par cette voie. Ils forment alors une tumeur qui vient faire saillie au-dessous du grand fessier, en arrière et en dedans du grand trochanter. C'est là que la tumeur a été reconnue dans le fait suivant :

Jos. Bell., London med. Gaz., 1845., t. XXXVI, p. 1416. — M. C..., accouche le 1er février 1843, 5e enfant, accouchement facile. Immédiatement après, elle se plaint de douleurs abdominales ; le lendemain, la douleur est surtout accentuée à la fosse iliaque. 27 février. Douleurs s'irradiant dans la cuisse et

(1) J'en ai relevé 15 observations.

dans l'articulation coxo-fémorale, la cuisse en demi-flexion. On trouve dans la fosse iliaque droite une tumeur circonscrite. Toucher. Tumeur entourant l'utérus en arrière, à droite et en avant, jusque derrière la symphyse pubienne. Du 27 février au 3 mars, on remarque une tuméfaction, qui va en augmentant, placée en arrière de l'articulation de la hanche. Cette tumeur devenue fluctuante est ponctionnée avec un trocart. Il sort du pus pendant très longtemps. Guérison.

Dans le cas de Buch, la fluctuation put être facilement sentie au même siège. La malade a succombé à la pyohémie, et l'autopsie fut faite (obs. 800).

Dans d'autres cas, le pus peut décoller le fessier dans une grande étendue, et il se forme une collection purulente considérable sous ce muscle. C'est là ce qui est arrivé dans une autre observation de Buch, où la collection s'étendait depuis l'épine iliaque postérieure et supérieure en haut à la tubérosité de l'ischion en bas (obs. 802).

Enfin l'abcès peut contourner la tubérosité de l'ischion, de telle sorte que l'os baigne complètement dans le pus, comme dans l'observation qui suit :

Buch. Charité Ann. Obs. IV, p. 370. — B. R... rachitique. Bassin rétréci. Deux grossesses antérieures, 3e grossesse en avril 1872. Accouchement provoqué le 13 décembre. Au 2e jour, frisson. Température 40°. Douleur dans l'abdomen qui est peu distendu. 24 jours après l'accouchement, tuméfaction douloureuse dans la région ombilicale. Au 30e jour, incision de cette tumeur devenue fluctuante. La température tombe, mais se relève le lendemain. Au 33e jour tuméfaction douloureuse au niveau de la tubérosité de l'ischion. On l'incise le 38e jour. Par l'orifice de l'abcès, on pénètre dans la profondeur, surtout du côté de la hanche gauche. En outre, apparaît une ulcération au niveau du trochanter du côté gauche. De là, on peut introduire le doigt du côté de la grande échancrure sciatique, et l'on pénètre dans une cavité purulente qui se prolonge dans le bassin de telle sorte que les os iliaques baignent dans le pus des deux côtés. Enfin, on découvre une fistule vésico-vaginale. L'état de la malade s'améliore, et elle sort guérie le 23 mars 1873, 11 mois après l'accouchement.

Il me reste à signaler un fait singulier : c'est que l'abcès peut s'ouvrir directement dans l'urèthre. Ce mode d'ouverture est difficile à comprendre, car l'urèthre, à son origine, est solidement préservé par l'aponévrose périnéale supérieure. Cependant ce genre d'ouverture existe réellement. En voici deux exemples ; bien qu'il n'y ait pas eu d'autopsie, les observations me paraissent très probantes :

Buch. *Charité Ann.* Obs. X, p. 378. — A. R..., 39 ans, 15 grossesses dont 3 avortements. Dernier accouchement le 2 septembre 1873. Broiement du fœtus trop gros. Trois semaines après, apparaît dans le pli de l'aine droite une tumeur qui s'ouvre spontanément le 2 octobre 1873, 5 octobre. Malade très affaiblie ; on voit, à 2 pouces 1/2 au-dessus de la symphyse, une ouverture large de 3 pouces. Avec le doigt, on pénètre dans une cavité qui s'étend à un pouce et demi en haut, et qui atteint le pubis en bas. Il s'écoule un liquide sentant fortement l'ammoniaque ; une solution de permanganate injectée dans l'abcès coule par l'urèthre. La malade succombe le 2 novembre 1873. Pas d'autopsie.

Lever. *Guy's hosp. Rep.*, 1849, p. 217. — X..., 28 ans, malade depuis 4 mois, c'est-à-dire une semaine après son accouchement. Le 6 décembre, écoulement par le vagin, douleur abdominale. Toucher. Le petit bassin semble envahi par une masse dure. Le 8 janvier, douleur inguinale, miction difficile. Le 18 février, pyurie. L'abcès s'était ouvert dans l'urèthre, car par le cathétérisme, on retirait toujours une urine claire. Guérison environ un mois et demi après.

J'ai décrit jusqu'à présent la forme aiguë des phlegmons pelviens, qui est la plus fréquente. Avant de passer à la description des formes anormales, je dois rappeler que les phlegmons peuvent être bilatéraux. C'est là un fait qu'il faut avoir présent à l'esprit. On est amené à pratiquer l'examen par les symptômes généraux ou subjectifs. Quand on rencontre une tumeur capable de les expliquer, on est tenté de s'arrêter sans pousser plus loin un examen qui est douloureux. C'est ainsi qu'une tumeur, même volumineuse, peut passer inaperçue.

Dans certains cas, il arrive que deux phlegmons se développent isolément de chaque côté. C'est ce qui s'était passé, dans l'une des observations personnelles que j'ai citées. Il paraît en avoir été de même dans l'observation suivante :

Lever. *Guy's hosp. Rep.*, 1844, p. 8 — M. D..., 26 ans. Bonne santé jusqu'à son accouchement, le 17 août, par les fers : enfant mort-né. Travail très prolongé. Quitte le lit 8 jours après. Trois semaines après, douleurs lombaires et hypogastriques violentes, qui durèrent 5 semaines, époque à laquelle elle vint à l'hôpital. Douleur extrême à la pression dans l'hypogastre, surtout au-dessus du ligament de Poupart, des deux côtés, où l'on peut sentir une induration considérable. Au toucher vaginal tumeur fluctuante à droite qui éclate sous la pression du doigt et donne issue à environ 2 onces de pus fétide. Quatre jours plus tard, un autre abcès se montra à la partie supérieure gauche du vagin et fut ouvert. Guérison rapide. Quitte l'hôpital le 22 novembre.

Dans d'autres cas, un phlegmon d'abord unilatéral se propage du côté opposé, soit en cheminant entre l'utérus et la vessie par la cloison vésico-utérine, soit en passant en avant de la vessie par la cavité prévésicale.

§ 5. — Formes.

A. **Phlegmons à début insidieux.** — Deux grands symptômes annoncent d'ordinaire le début des phlegmons pelviens ; la douleur et la fièvre. Ces deux symptômes peuvent manquer presque complètement. Parfois la douleur est si faible qu'elle se réduit à un peu de gêne. Quant à la fièvre, peut-être a-t-elle existé, peut-être y a-t-il eu une légère élévation de température ; mais personne ne l'a constatée, et les symptômes subjectifs ont été si peu accentués que la malade ne s'en est pas aperçue. Puis, au bout de quelques jours, les douleurs deviennent plus vives, la température s'élève, mais pas assez pour empêcher les malades de se livrer à leurs travaux ; elles peuvent lutter, tantôt travaillant, tantôt gardant le repos, pendant plusieurs semaines avant de venir se soumettre à un examen médical.

D'autres fois, les symptômes sont encore plus trompeurs ; les malades accusent seulement des douleurs névralgiques plus ou moins irradiées, revêtant souvent les apparences de ce que Valleix appelait névralgie iléo-lombaire.

Et même tous les symptômes locaux et de voisinage peuvent faire complètement défaut. Un mois, deux mois, trois mois après leur accouchement, ces malades viennent se plaindre de symptômes généraux. Elles trouvent que leurs forces sont lentes à revenir, elles n'ont pas d'appétit, elles dorment mal, elles maigrissent un peu. De temps en temps, surtout le soir, elles ont un sentiment de malaise qui dure quelques heures, et qui s'accompagne parfois de sensation de froid, de petits frissons. Chez ces femmes, on peut trouver des phlegmons déjà suppurés, si bien que, dans ces cas, ce n'est pas seulement le début qui a été insidieux, mais la maladie tout entière.

B. **Phlegmons insidieux.** — Je viens de dire que les symptômes généraux, dans les cas de ce genre, pouvaient se réduire à quelques malaises. Les symptômes locaux peuvent manquer complètement ; toutefois, dans le plus grand nombre de cas, ils existent, mais sous une forme tellement atténuée que ni la malade, ni le médecin, ne songent à leur attribuer les modifications de la santé générale. Ces symptômes, si légers qu'ils soient, doivent être recherchés avec le plus grand soin. Ce sont de véritables fils conducteurs, qui permettent de trouver la cause du mal. Ils consistent principalement en douleurs irradiées, à la cuisse, douleurs qui suivent le trajet des nerfs ; ce sont des névralgies, soit du crural, soit du nerf sciatique, soit, mais plus rarement, du nerf obturateur. Il faut se méfier de ces névralgies, surtout si elles surviennent à la suite d'un accouchement, ou d'une opération ayant porté sur l'utérus. Elles sont presque toujours symptomatiques d'une affection du tissu cellulaire pelvien. Ces névralgies s'accompagnent souvent d'une légère flexion de la cuisse sur le bassin, ou tout simplement d'une impossibilité de l'extension complète de la jambe. Il en résulte une légère boiterie, le tout sans que le psoas soit atteint par l'inflammation. Kœnig a beaucoup insisté sur ce symptôme ; il l'a observé plusieurs fois, et il lui attribue une importance capitale. Il conte l'histoire d'une malade qui vint le consulter uniquement pour des symptômes d'ordre général. Son attention fut attirée par une légère flexion de la cuisse et un semblant de boiterie. Guidé par ces indices, il reconnut l'existence d'un phlegmon suppuré. La femme était si peu malade qu'elle refusa de se soumettre à un traitement chirurgical. Voici d'ailleurs cette observation :

Kœnig. *Arch. f. Heilkunde*, 1862, p. 481. — (P. 491.) F. H... Mère de plusieurs enfants. Dernier accouchement en septembre. A la suite, fièvre et très légère douleur dans le rectum. Au bout de 6 semaines, elle se lève, mais elle continue à s'amaigrir et se plaint presque exclusivement de troubles digestifs. Seulement quelques légères douleurs dans l'hypogastre ; mais elle boitait. En décembre, Kœnig trouve à droite, au-dessus du ligament de Poupart, une tumeur grosse comme un œuf de poule. Par le toucher, on sent la tumeur du côté droit. La malade refuse l'incision, ne se considérant pas comme assez malade pour rester au lit. En janvier, les symptômes s'aggravent. Incision à la partie extrême du ligament de Poupart. Guérison rapide.

Dans l'observation suivante, après une période insidieuse, le phlegmon a pris de même une marche aiguë et a déterminé la mort. On a pu constater à l'autopsie que la trompe et les ovaires étaient sains.

Kœnig. *Arch. f. Heilkunde*, 1862, p. 510. — C. W..., 41 ans. Entre à l'hôpital le 13 février 1862. Dernier accouchement il y a 6 mois. Au bout de quelques jours, la malade se lève et marche, mais reste un peu faible. Deux mois après, légère blessure au pied. Œdème considérable du membre inférieur gauche.

La malade était variqueuse. L'œdème diminue, mais la cuisse reste fléchie. Quelques douleurs dans la région hypogastrique. Les douleurs disparaissent plusieurs fois, puis reviennent et augmentent. Au moment de l'entrée, grand amaigrissement. Élévation de température. Cuisse gauche fléchie. Violente douleur dans l'hypogastre avec irradiation dans la cuisse. Œdème considérable du membre inférieur et de la grande lèvre du côté gauche. Au-dessus du ligament de Poupart, tuméfaction qui s'étend de l'épine du pubis à l'épine iliaque antérieure et supérieure. Pas de point ramolli. Sonorité légèrement voilée. Par le vagin, on trouve toute la moitié gauche du bassin remplie par une tumeur ronde et dure. L'utérus paraît élevé. Même résultat par le toucher rectal. Les symptômes indiquent la suppuration. Incision au-dessous du ligament de Poupart, en dedans des couturiers, à un point devenu douloureux. On n'arrive pas sur le foyer purulent. Les symptômes s'aggravent. La malade refuse une autre intervention. Kœnig hésitait à inciser au-dessus du ligament de Fallope, ne sachant pas encore s'il y avait là danger de blesser le péritoine. L'œdème avait gagné l'autre membre. Dans les premiers jours de mars, Kœnig essaie, malgré l'œdème des grandes lèvres, d'inciser dans le vagin. Il coule un peu de pus, mais l'écoulement s'arrête très vite. 8 mai. Grand frisson. 14 mai. Embolie pulmonaire. Une chope de pus s'écoule par l'urèthre. L'écoulement par l'urèthre continue, mais eschare gangreneuse, affaiblissement. Mort le 30. *Autopsie*. (Je traduirai seulement ce qui a trait au petit bassin.) Tout le petit bassin et la moitié gauche du grand sont remplis par une tumeur qui est recouverte par le péritoine. Tous les organes du bassin sont refoulés à droite. Tout à fait en arrière et à droite se trouve le rectum. L'utérus est tourné sur son axe, de telle façon que l'ovaire droit est en avant. La vessie est tout entière refoulée à droite. Elle est remplie par une masse rougeâtre, gélatineuse qui se continue dans la cavité de l'abcès, au travers d'une ulcération située sur sa paroi gauche. Les parois de l'abcès sont épaisses de plusieurs lignes. Le psoas est très altéré. Dans la paroi antérieure du vagin, on trouve une petite fistule communiquant avec l'abcès. Aucune ouverture dans le rectum. L'ovaire gauche et la trompe sont infiltrés. L'utérus, de volume normal, présentait quelques ulcérations.

Enfin, il est des cas qui méritent presque le nom d'*abcès latent*. La femme que j'ai observée (1), n'avait ressenti aucune douleur abdominale, et comme je l'ai dit, les deux abcès n'ont été trouvés qu'à l'autopsie. Voici une observation de Bœckel (citée dans la thèse de Mégrat) qui semble se rapporter à un cas de ce genre. Mais la vérification anatomique n'a pas été faite.

Mégrat. *Th. de Strasbourg*, 1867, p. 86. — X..., domestique. A la suite de couches, douleurs dans le bas-ventre et le vagin accompagnées de fièvre. Ces douleurs disparaissent presque complètement ; elle reprit son travail et au bout de plusieurs semaines, en faisant un effort, elle sentit subitement un flot de liquide purulent lui sortir des parties génitales.

C. **Phlegmons chroniques.** — Il arrive parfois que l'abcès une fois

(1) Voir page 156.

constitué reste indéfiniment stationnaire ; au lieu de s'étendre et de sulcérer, il s'encapsule. Sa paroi s'épaissit, et l'ouverture spontanée n'a aucune tendance à se produire.

« Dans certains cas, dit Freund (1), il ne se produit aucune mi-
« gration du pus. Des abcès gros comme le poing peuvent rester
« pendant des mois sans se modifier en un point quelconque du
« tissu conjonctif du bassin. »

Combien de temps les choses peuvent-elles rester dans cet état ? Je l'ignore. W. H. Byford (2) dit avoir suivi 3 cas d'abcès chroniques pendant 23 ou 24 ans, et dans chacun des cas il a trouvé du sérum au lieu de pus. Une durée aussi longue est-elle possible ? Il faudrait, pour l'affirmer, avoir des autopsies complètes et très précises. En leur absence, il est impossible de ne pas conserver quelque doute sur le diagnostic.

D. **Lymphangites à poussées successives. Phlegmons rémittents.** — Ce sont les phlegmons que Gosselin avait appelés « phlegmons chroniques à redoublements ». Cette forme a été niée bien souvent. Bernutz et Goupil (3) ont prétendu que tous les faits qualifiés ainsi devaient être considérés comme des pelvi-péritonites.

Aujourd'hui on est tenté de les classer dans les salpingites. Ces formes existent réellement. Dans le cours des métrites, on voit souvent des poussées de douleurs et de fièvres qui s'accompagnent de la formation rapide de tumeurs parfois assez volumineuses, qu'on sent facilement par le palper ou par le toucher.

Ce sont là de simples lymphangites qui s'accompagnent d'un œdème fluxionnaire plus ou moins intense, et qui avortent rapidement.

Ces poussées peuvent se renouveler fréquemment. Je n'insiste pas sur ces faits qui ont été observés par tous les gynécologistes et que de Sinéty a fort justement comparés aux fluxions d'origine dentaire. Je veux parler seulement des cas où il se forme des tumeurs persistantes donnant lieu à des symptômes rémittents. Quelquefois les symptômes prennent cette marche seulement après que les tumeurs ont suppuré et se sont ouvertes. Voici une observation de ce genre ; elle est très intéressante. On y voit paraître, lorsque la

(1) Freund. *Gyn. Klinik.*, p. 225.
(2) Byford. *Gyn. Soc. of Chicago*, 19 mars, 1886. In *Am. J. of Obst.*, 1886, p. 747.
(3) Bernutz et Goupil. *Arch. gén. de médecine*, 1857, t. IX, p. 285 et 419.

tumeur se remplit, des symptômes de compression qui vont jusqu'à la paralysie complète du membre inférieur gauche. Les abcès se ferment et s'ouvrent alternativement pendant plusieurs années ; et cependant, au travers de tout cela, la santé générale reste satisfaisante. Il n'y a pas eu d'autopsie dans ce cas ; mais je ne crois pas qu'on puisse mettre en doute l'exactitude du diagnostic, si l'on veut prendre en considération les migrations du pus, et si l'on veut songer que la malade a eu, au milieu de tous ces accidents, deux grossesses qu'elle a menées à terme.

Boissarie. *Ann. de gyn.*, 1874, t. I, p. 9. — M..., âgée de 25 ans. Deuxième accouchement le 19 décembre 1868. La malade était levée le 9e jour, lorsqu'elle fut prise de douleurs vives dans le côté gauche avec irradiation dans la cuisse. Le 29 décembre, on sent un empâtement profond dans la fosse iliaque. La fièvre devient vive ; vésicatoire, frictions ; amélioration jusqu'au 7 janvier. A ce moment la fièvre reparaît ; il y a peu de douleurs ; on constate facilement une tumeur dans la fosse iliaque. Amélioration. Puis nouvelles poussées inflammatoires. 1er février. Par le toucher vaginal, on sent dans le cul-de-sac gauche du vagin la tumeur qui semble remplir le côté. Hoquet. Grande faiblesse. Le 4 février, issue de pus par le rectum. Amélioration notable. Par le toucher rectal, on trouve une tumeur dure située surtout à gauche. Le 16, engourdissement et vives douleurs dans la région lombaire. Œdème et paralysie de la jambe gauche. Au mois de mai le mouvement revient peu à peu dans les orteils. Règles le 23 mai. Seconde période menstruelle le 28 juin. L'insensibilité reparaît dans la jambe. On sent toujours une tumeur volumineuse faisant saillie dans le rectum. Plusieurs ponctions sont faites par le rectum dans la tumeur. Alternatives de poussées inflammatoires et d'issues de pus par le rectum. 3 janvier 1870, la tumeur se porte au-dessus de l'aine et fait saillie sous la peau. 12 mars, ouverture spontanée par le vagin. Les accidents de paralysie tendent à disparaître. Le 4 juin, la malade marche avec des béquilles. Bientôt la malade marche avec une seule canne. Le pied gauche reste gonflé ; il y a de la douleur dans la fosse iliaque. 7 avril 1871. La malade est enceinte de 6 mois. 7 juillet, accouchement à terme. Le 9, les douleurs se réveillent dans le flanc gauche. La jambe gauche se paralyse de nouveau. Le 25, un nouvel abcès s'ouvre dans le vagin. Le 1er août, la malade se lève. L'orifice de l'abcès qui est situé en arrière et à gauche du vagin s'ouvre et se ferme à plusieurs reprises. 1872. Nouvelle grossesse. 11 octobre. Accouchement à terme. Nouvel abcès qui s'ouvre dans le vagin le 19 octobre. Depuis l'abcès se reforme et s'ouvre spontanément tous les deux ou trois mois dans le vagin ; mais la malade a toutes les apparences de la santé.

L'autre cas de ce genre est de A. P. Clarke. L'auteur a diagnostiqué : cellulite pelvienne.

Aug. P. Clarke. *The Journal of the Amer. med. Assoc.*, 16 janvier 1886, p. 57. — M. G. F. S..., 30 ans, mariée depuis 5 ans, n'a jamais eu d'enfants vivants. Le 28 avril 1876, la malade se plaint de douleurs dans la région de la vessie et dans l'aine gauche. Le 30 avril, les douleurs s'irradient du côté de l'ombilic, du périnée et des membres inférieurs. L'examen vaginal ne révèle rien. Les 5, 6, 7 mai, douleurs intolérables, frissons et sueurs abondantes. On diagnostique : cellulite pelvienne avec formation probable d'un abcès. 16 mai. Issue de pus par le vagin. 10 juin. La malade peut se lever. 15 juillet. Tous les symptômes ont reparu. Jusqu'au 30, écoulement mucopurulent par le vagin. Nouvelle attaque du 30 mars au 16 mai 1877 ; nouvelle attaque en août ; nouvelle attaque en avril 1878. Le 6 mai, on découvre par le vagin un point fluctuant. Ponction et incision. Écoulement d'une grande quantité de pus. Guérison. La malade paraît avoir eu dans la suite d'autres attaques.

E. **Abcès sonores.** — J'ai déjà dit qu'il peut y avoir des gaz dans l'intérieur des phlegmons non ouverts, et qu'on admet généralement avec Besnier et Olshausen que ces gaz viennent de l'intestin par exosmose. J'ai relevé quatre cas d'abcès sonores ; je pourrais y ajouter l'observation très remarquable de M. Besnier : elle était en tout comparable à celles dont je vais parler. Cependant, je la laisse de côté parce qu'il s'agissait d'un jeune homme.

Tous ces phlegmons étaient volumineux et avaient de beaucoup dépassé les limites du petit bassin. Je crois que la présence de gaz n'a jamais été observée dans des abcès de petit volume. Dans l'une des observations que j'ai recueillies et qui est de Braun, la tumeur s'élevait au voisinage de l'ombilic. Il en était de même dans l'observation de Oscar Kulp et Max Jaquet dont voici le résumé :

Oscar Kulp et Max Jaquet. *Bericht über die gyn. Klin. zu Berlin. in Zeitschrift f. geb. und gyn.*, 1875, p. 183. — « 23 ans. 1er accouchement ; 6 jours après son entrée à la Charité de Berlin, douleurs dans la partie gauche du bas-ventre, fièvre. Paramétrite avec exsudat remontant presque jusqu'à l'ombilic. Augmentation des douleurs. 24 jours après l'accouchement, fluctuation dans l'aine gauche. Deux jours après incision. Issue de 800 grammes de pus infect mêlé de bulles de gaz. Pansement à l'acide phénique. Écoulement de pus jusqu'au 38e jour de l'accouchement. La malade sort 18 jours après.

Ce qui fait la caractéristique de ces abcès, c'est naturellement leur sonorité ; elle a pu donner lieu à de singulières erreurs de diagnostic. L'une des malades qui a été vue par G. Thomas, avait été longtemps soignée pour une hernie inguinale. J'ai déjà cité le fait, en voici la relation :

G. Thomas. *New-York med. Journal*, vol. XXX, p. 525. — La malade avait été traitée pendant 15 jours par un homœopathe pour une hernie inguinale gauche. G. Thomas constata une tumeur de nature évidemment phlegmoneuse plutôt que herniaire, quoique résonnante à la percussion. Quatre semaines avant, il s'était formé un abcès dans le ligament large gauche, qui s'était ouvert dans le rectum. L'écoulement continue par le rectum jusqu'à l'apparition subite de la soi-disant hernie inguinale. Cette tumeur fut ouverte, et il s'en échappa environ 3 onces de pus, en même temps qu'une grande quantité de gaz extrêmement fétide. Il n'y a jamais eu d'épanchement de matières fécales par la plaie, quoiqu'il y ait un échappement de gaz par l'ouverture à chaque fois que la malade sent le besoin de rendre des vents par l'anus.

Dans l'autre cas, qui est d'Andrews, on avait également pensé à une hernie anormale. Le pus avait fusé par l'échancrure ischiatique.

Edm. Andrews. *The obst. Gaz. Cincinnati*, avril 1886, p. 182. — Je fus appelé pour une hernie anormale près d'une malade qui rendait du pus par l'anus. Je trouvai à la région fessière une tumeur fluctuante mais sonore et qui donnait un bruit de succussion. J'ouvris avec précaution, et après avoir traversé le grand fessier, très atrophié, je pénétrai dans une cavité remplie de pus et de matières fécales. Cette cavité, qui pénétrait dans le bassin par l'échancrure sciatique, fut soigneusement nettoyée et lavée. Guérison rapide et complète.

On voit que ces erreurs de diagnostics ont été facilement redressées par les deux chirurgiens. Il suffira d'un examen complet et soigneux pour les éviter. La tumeur est sonore, mais non dans toute son étendue. La partie inférieure est mate, et le passage de la sonorité à la matité se fait brusquement suivant une ligne horizontale. Enfin cette tumeur sonore est fluctuante, et l'on peut y déterminer le bruit de succussion.

§ 6. — **Terminaisons.**

J'ai conduit l'étude des phlegmons jusqu'à leur ouverture spontanée. Il me reste maintenant à étudier les phénomènes consécutifs à ces ouvertures. Cette étude est importante. Elle nous permettra de poser un pronostic exact et nous fournira de précieux renseignements pour les indications thérapeutiques. A la suite de l'évacuation du pus, quel que soit le lieu où elle se fait, on observe d'ordinaire un amendement des symptômes. Mais cette amélioration ne dure pas toujours ; divers accidents souvent graves, quelquefois mortels, peuvent survenir. Je vais étudier ces diverses terminaisons en les rattachant au siège de l'ouverture spontanée. Avant d'entrer dans le détail de ces faits, je dois rappeler que la mort peut survenir par péritonite. J'ai déjà cité des faits de péritonite généralisée par perforation. Ils sont rares. On comprend que, le plus souvent, avant que la perforation ne se produise, des adhérences se sont formées qui protègent la grande cavité péritonéale. Une observation de Parish se rapporte à une perforation de ce genre, perforation dans une cavité circonscrite. L'observation personnelle dont j'ai donné le détail (1) est du même genre. Mais à côté de ces péritonites partielles ou générales, par perforation, il peut se produire des péritonites par propagation. Ces faits sont également fort rares et cela vient à l'appui de ce que j'ai dit au sujet de la résistance du péritoine. Je n'en ai trouvé que trois : l'un est de Bailey, il a été rapporté dans le *Philadelphia med. Times.*

BAILEY. *Philadelphia med. Times*, 1874, t. IV, p. 683. — X..., jeune femme accouchée depuis 12 jours. Rien de particulier dans l'accouchement, si ce n'est un travail prolongé. La malade s'était aussi plainte d'une douleur cuisante dans la région iliaque droite pendant ses couches. Morte 24 heures après. *Autopsie :* Péritonite intense ; les intestins étaient agglutinés et fixés par une couche épaisse de lymphe plastique. Il y avait une certaine quantité de pus épanché dans la cavité abdominale.

Une autre observation est de Thirault.

THIRAULT. Th. Paris, 1874, p. 16. — X..., 24 ans. Accouchée le 27 janvier 1873 à terme et facilement. Quelques jours après, refroidissement et fatigue. Entrée à Necker le 16 février. Induration considérable dans la fosse iliaque gauche, s'étendant jusqu'à l'utérus qu'elle englobe : « la sensation qu'elle donnait a « été comparée à celle que présenterait une planche de bois recouverte de parties molles ». La fosse iliaque droite paraît libre. 18 février. Fluctuation profonde de la tumeur. 3 mars. Incision parallèle à l'arcade crurale, mais malgré cette incision, l'induration est aussi considérable. Mort deux mois après son entrée à l'hôpital. *Autopsie :* « Péritonite. Tumeur inflammatoire énorme « englobant l'utérus, l'ovaire et la trompe gauches, effaçant le cul-de-sac pos- « térieur, s'étendant sur les côtés de la paroi abdominale antérieure et vers le « fond de la cavité pelvienne. L'abcès se trouve dans la région du ligament « large et extra-péritonéal, entouré de tissus indurés par des exsudats inflam- « matoires. On y arrive par un trajet sinueux qui longe la paroi abdominale « antérieure. Le tout est recouvert de productions pseudo-membraneuses plus « récentes, dues à la péritonite qui a emporté la malade ».

Dans le troisième fait, dont voici le résumé, il y avait peut-être eu perforation.

CHOUPE. *Soc. anatomique*, 1872, p. 316. — X..., 31 ans. Premier avortement

(1) Page 204.

il y a deux ans. Tumeur dans le côté droit, douleurs pendant plusieurs mois. Deuxième avortement il y a un mois. Depuis quelques jours, métrorrhagies et douleurs dans le bas-ventre. État actuel. Tumeur sur le côté gauche de l'utérus, dure, rénitente, s'étendant jusque dans la fosse iliaque gauche. Empâtement dans le cul-de-sac postérieur gauche. 16 juin. Frisson, vomissements, puis phénomènes de péritonite. Mort 2 jours après. *Autopsie :* Organes sains. Deux litres de pus dans le péritoine, nombreuses adhérences dans le petit bassin. En les arrachant, on déchire le ligament large gauche. Par cette déchirure, s'écoule un demi-verre de pus. Cavité du volume d'une petite pomme dans le ligament large gauche. A sa partie postérieure, petite cavité peut-être accidentelle.

Je parlerai d'abord des ouvertures vaginales qui, avec les ouvertures dans le rectum, se rencontrent le plus fréquemment. Sur 30 ouvertures spontanées qui se sont faites par cette voie, il y a eu 9 morts. J'élimine d'abord le cas de Lever (obs. 588), la malade ayant succombé à une tuberculose pulmonaire avancée. Dans un autre cas le drainage vaginal fait après l'ouverture spontanée n'a pas empêché la mort. C'est un cas de Dudley (obs. 575) ; il y avait un second abcès. Enfin dans un cas de Hubbard (obs. 581), on fit plusieurs ponctions et une incision au-dessus du ligament de Poupart. La malade est morte d'hémorrhagie à la suite d'une ulcération de l'iliaque externe. Ce sont là des cas particuliers que je laisse de côté. Il reste donc six morts.

Les malades qui ont guéri sans intervention avaient (sauf une obs. de Lever, n° 588) des abcès de médiocre volume, et 10 de ces abcès étaient restés localisés au petit bassin, sans envoyer de prolongements. Dans deux autres cas qui ont également guéri, il fallut faire une seconde incision au-dessus du ligament de Fallope. Deux fois (obs. de Piotay, n° 594, et obs. de Munde, n° 592) l'abcès est resté fistuleux.

La guérison la plus rapide s'est faite en 10 jours. Parmi les autres, la plupart ont demandé de 20 à 25 jours. Il en est qui n'ont été obtenues qu'au bout de six semaines.

Que peut-on conclure de ces faits ? Sans doute, je pourrais dire, avec beaucoup d'auteurs, que l'ouverture vaginale est généralement favorable ; mais cela ne servirait à rien. La véritable et importante conclusion, qui ressort de ce chiffre, c'est que l'ouverture vaginale s'est montrée favorable dans les cas où le phlegmon était resté localisé dans le petit bassin et bien probablement dans des cas de phlegmon de la gaine. Au contraire, l'ouverture vaginale, bien qu'elle ait pu amener la guérison d'un certain nombre de phlegmons ayant déjà envahi la fosse iliaque, s'est généralement montrée insuffisante dans les cas où la suppuration avait dépassé les limites du petit bassin, et même dans certains cas, il s'est fait d'autres ouvertures spontanées au-dessus de l'arcade crurale.

En voici un exemple :

Schweizer. Corresp. Blatt., 1855, p. 22, in *Schmidt's Jahrbüch.*, 1856. — Plusieurs accouchements. Quelques jours après le dernier, fièvre et douleurs dans la région hypogastrique. Peu de temps après, on constate l'existence d'une tumeur volumineuse, parallèle à la branche horizontale du pubis et s'étendant jusqu'au bord droit de l'utérus. La malade s'amaigrissait. De temps en temps, écoulement par le vagin et gonflement douloureux de tout le membre inférieur ; cet état persiste pendant six semaines avec faiblesse croissante. Il se fait 5 petites ouvertures au-dessus du ligament de Poupart, par lesquelles il s'écoula une énorme quantité de pus infect. En 10 jours, cicatrisation.

Dans d'autres cas (Lever (obs. 589), Protich), il fallut faire des incisions inguinales après l'ouverture spontanée dans le vagin. Voici le fait de Protich :

Protich. Th. Paris, 1850, p. 46. — D..., Malvina, 18 ans, entre à l'hôpital de Bon-Secours, service de Monneret, le 4 février 1850, à la Maternité. Le lendemain, douleurs abdominales. Elle entra à l'hôpital avec œdème considérable de la grande lèvre gauche. Constipation extrême (18 jours sans aller à la selle). 11 février. Douleurs dans la fosse iliaque droite. Empâtement dans cette région qui est douloureuse. Frisson, fièvre et nausées. Le 14. Toucher : Tumeur dans le cul-de-sac latéral droit. Abcès du ligament large. Le 15. Écoulement de pus par le vagin. Le 16. On sent toujours par le toucher une tumeur dans le cul-de-sac droit. 10 mars. Incision au-dessus de l'arcade de Fallope. Guérison.

Dans un autre fait de Guichard-Choisity (obs. 580), l'incision a été faite au-dessous de l'arcade crurale. Munchmeyer a dû faire une ponction lombaire (obs. 591) ; Thirault (1), deux ponctions à la fesse, et sa malade a succombé.

Je cite, en terminant, une singulière observation de Janvrin, où l'on voit un énorme abcès s'ouvrir successivement dans le vagin, le rectum et le duodénum. La malade a néanmoins guéri. Il est probable que, dans ce cas, le péritoine était également envahi.

Janvrin. *New-York med. J.*, 1873, t. XVII, p. 513. — Mss N..., 25 ans, mariée, mère de deux enfants. Tumeur dans la région iliaque droite depuis 5 semaines,

(1) Thirault. Th. de Paris, 1874, p. 29. (Ce cas n'est pas dans les pièces justificatives.)

douloureuse à la pression. Toucher : Rétroversion et latéroflexion gauche, cette dernière peu prononcée ; utérus fixé par des adhérences de cellulite pelvienne ancienne. A droite de l'utérus et remontant assez haut dans le petit bassin, comprenant le ligament large et le tissu cellulaire environnant, tumeur fluctuante, douloureuse à la pression et paraissant enveloppée par un sac. Je conclus à un abcès. Trois jours après, ouverture spontanée dans le vagin. Il s'écoule environ deux ou trois pintes de pus. Repos au lit environ 2 semaines, la malade parut guérir. Environ 10 semaines après, l'abcès se remplit et s'ouvrit dans le vagin encore une fois. Écoulement jusqu'en juin dernier ; il continua à s'emplir et à se vider environ tous les trois mois et à chaque fois dans le vagin excepté en septembre 1871 et en juin dernier où il s'ouvrit dans l'intestin. En septembre 1871, il était plus gros qu'il n'avait jamais été, remontait très haut dans la direction du foie. Pendant 3 semaines avant sa rupture, frissons et fièvre. Je crois que cette fois l'ouverture a eu lieu dans le duodénum, car la malade a vomi une assez grande quantité de pus en quelques heures. Elle en a rendu environ trois « quarts » par le rectum. Jamais signe de péritonite jusqu'en juin 1872. A cette époque, l'abcès était devenu immense, s'étendant en haut sur le bord inférieur du foie à travers la cavité abdominale, jusqu'à environ trois pouces à gauche de la ligne médiane. La pression sur le diaphragme était telle qu'elle gênait considérablement la respiration. L'état général était très mauvais. Le 10 de ce mois, c'est-à-dire après deux semaines de souffrance, le contenu de l'abcès se vida probablement dans le duodénum. Elle vomit un « quart » de pus et en rendit au moins un gallon par le rectum. Péritonite localisée au bord inférieur du foie. Pendant les deux jours suivants, encore environ un gallon de pus. Le 7e jour, l'évacuation du pus discontinua. La péritonite avait disparu et la malade entra en convalescence. Sa guérison paraît complète maintenant (1873).

Avec le vagin, le rectum est, de tous les viscères creux, celui où les phlegmons pelviens ont le plus de tendance à s'ouvrir. Ce mode de terminaison a été considéré comme le plus favorable. C'était l'opinion de Dupuytren, et après lui, bien des chirurgiens ont recommandé de favoriser les ouvertures rectales. Heureusement les moyens employés dans ce but n'avaient aucun effet. Grisolle (1) aussi a considéré l'ouverture dans le rectum comme une circonstance heureuse. « En général, les abcès qui se sont ouverts dans « le gros intestin sont ceux qui ont guéri le plus vite, car le pus « avait cessé de couler, terme moyen, vers le 9e jour. » Bennet pense de même que l'ouverture dans le rectum, bien qu'elle occasionne de la diarrhée, est une des plus favorables.

Sur 45 phlegmons ou abcès (2) qui se sont ouverts spontanément

(1) GRISOLLE. *Arch. gén. de médecine*, 1839, t. IV, p. 34, 137 et 293.

(2) Précédemment, quand il s'agissait de préciser la fréquence des ouvertures rectales des phlegmons, je n'ai compté que les cas où le diagnostic m'avait paru rigoureusement établi. Ici, où il s'agit surtout d'établir le pronostic des collections purulentes ouvertes dans le rectum, je compte à la fois les phlegmons proprement dits et les abcès de siège indéterminé. Telle est l'explication de la différence des chiffres.

dans le rectum, 35 n'ont subi aucun traitement actif. De ces 35 malades, 19 ont guéri, 10 sont restées dans un état stationnaire jusqu'au moment où l'observation a été publiée, 5 sont mortes, 1 a été perdue de vue. Quelques abcès se sont ouverts secondairement dans le vagin ou la vessie ; d'autres ont été incisés. On trouvera des renseignements sur ces derniers au chapitre du Traitement. Mais je veux insister surtout ici sur l'évolution des abcès spontanément ouverts dans le rectum et qui ne sont pas soumis à un traitement chirurgical. Il y en a un certain nombre qui guérissent facilement et rapidement ; je ne saurais dire quelle est leur proportion, car il est bien certain que la plupart de ces cas simples ne sont pas publiés. Mais il en est aussi qui ne guérissent pas, qui restent indéfiniment fistuleux, exposant les malades à des accidents de nature variable, accidents de rétention qui durent plusieurs mois dans une observation de Barth (obs. 601), qui amènent des ouvertures secondaires dans d'autres viscères, qui peuvent même entraîner la mort par septicémie chronique. Souvent l'abcès, qu'on croit guéri, récidive. Dans un cas de Bell (obs. 602), la rechute survient six mois après. Dans un cas de Bennet (obs. 603), la malade rend du pus pendant 18 mois ; puis trois ans après, un nouveau phlegmon se développe du même côté. Chez une malade de Boissarie (obs. 606), après une odyssée de plusieurs années, l'abcès finit par se créer une seconde ouverture dans le vagin. D'autres fois, le rectum sans cesse baigné par le pus s'enflamme à son tour. Les phénomènes de rectite deviennent si intenses que dans certains cas ils simulent un cancer (obs. 635, 636, 607).

Ces faits, que je ne veux pas multiplier davantage, suffisent à montrer que l'ouverture spontanée dans le rectum n'est pas aussi favorable qu'on l'a dit. Je montrerai, à propos du traitement, que beaucoup de ces abcès, malgré, je dirais volontiers en raison de leur ouverture dans le rectum, réclament impérieusement une intervention chirurgicale.

Sur les ouvertures spontanées dans la vessie, tout le monde est d'accord : elles constituent un grave danger. De 26 phlegmons ainsi spontanément ouverts, 14 ont nécessité des interventions actives, 12 n'ont pas été traités. De ces derniers, 5 ont guéri, 2 sont restés stationnaires, 3 ont entraîné la mort. Il y a 2 résultats inconnus. Un abcès ouvert dans la vessie est toujours dans de mauvaises conditions pour guérir : ou bien l'ouverture est petite et le pus s'écoule mal ; ou bien l'ouverture est grande et l'urine pénètre dans la poche purulente.

On a prétendu que l'urine ne pénétrait jamais dans la cavité de l'abcès ; Kœnig a dit que la pression abdominale agissant sur l'abcès empêchait l'urine d'y pénétrer. Cette explication ne prouve rien. Il est bien vrai que la pression abdominale doit agir aussi bien sur l'abcès que sur la vessie ; mais la miction ne se fait pas sous la seule influence de la pression abdominale ; le muscle vésical agit pour son propre compte et la pression intravésicale devient plus considérable que la pression intra-abdominale.

Si l'abcès ouvert dans la vessie est dans de mauvaises conditions pour guérir, il est dans de très bonnes conditions pour déterminer des accidents graves, tels que la cystite, l'uréthrite et la pyélite.

Les ouvertures spontanées dans l'utérus seraient les plus défavorables de toutes si l'on s'en rapportait aux chiffres. Les six cas qu'on trouvera dans les observations (obs. 689 à 694) se sont tous terminés par la mort. En réalité nous ne savons rien sur ce sujet. Les ouvertures spontanées dans l'utérus étaient presque inconnues et elles n'ont guère été constatées qu'à l'autopsie. Les rares cas où elles ont été diagnostiquées sont sujets à contestation. On peut supposer que, les perforations qui se font à travers le tissu utérin étant toujours de petites dimensions, l'écoulement se fera d'une manière insuffisante ; mais, je le répète, nous ne savons rien de certain à ce sujet.

15 abcès se sont ouverts spontanément à la paroi abdominale. Les résultats d'ensemble sont assez favorables, puisque 13 malades ont guéri, mais les guérisons n'ont pas toujours été rapides. S'il a suffi de 15 jours pour l'obtenir dans les cas de Buch et de Wernich (obs. 671 et 683), il a fallu 4 semaines dans un cas de Lever (obs. 677), 41 jours dans un autre (obs. 679), environ 4 mois dans un troisième (obs. 678) où l'abcès s'était créé une seconde ouverture dans le rectum. Dans un cas de Page (obs. 682) il se produisit une fistule pyostercorale qui nécessita une intervention. Chez une malade de Bernutz (obs. 668), il fallut faire une incision malgré l'ouverture spontanée. En somme, ces résultats sont médiocres. Il me semble qu'une incision faite en bon temps et en bon lieu est toujours préférable à l'ouverture spontanée, si favorable que puisse être cette dernière (1).

(1) Deux malades atteintes de phlegmons pelviens ont succombé à des abcès du foie (cas de Roughton et de West). Il s'agissait d'abcès volumineux et non d'abcès pyohé-

§ 7. — Conséquences éloignées.

Qu'arrive-t-il des phlegmons pelviens suppurés, lorsqu'ils guérissent, après s'être ouverts ? Ils laissent toujours des traces. J'ai déjà décrit l'état anatomique des parties, telles qu'on les rencontre dans des autopsies de femmes qui ont succombé tardivement. Ce qui reste, on peut le dire d'un mot : ce sont des cicatrices. Cliniquement, elles sont bien connues ; on les rencontre souvent : elles se manifestent sous forme de brides très saillantes, très dures, qui se portent de l'utérus à l'un des points de la paroi pelvienne. Ces cicatrices évoluent à la manière de toutes les cicatrices ; elles se rétractent, entraînent l'utérus et le mettent dans des positions plus ou moins vicieuses. Les phlegmons étant pour ainsi dire toujours latéraux, ce sont des déviations latérales qu'on observe. J'ai dit qu'au début, dans la période d'état, l'utérus était repoussé de diverses façons, du côté opposé au phlegmon. Après la guérison, lorsque la cicatrice commence à évoluer, c'est le contraire qui arrive ; l'utérus est attiré du côté où la suppuration a eu lieu, il est mis en latéro-position. Le col est généralement plus attiré que le corps, et il n'est pas rare de rencontrer la portion vaginale tellement accolée à la paroi pelvienne, qu'on ne peut insinuer le doigt entre les deux.

Il est très exceptionnel qu'à la suite des phlegmons, l'utérus soit coudé, fléchi, tordu sur son axe comme il arrive souvent à la suite des pelvi-péritonites. En somme, l'utérus paraît avoir moins à souffrir des phlegmons que des péritonites.

Voyons maintenant quelle est l'influence de ces cicatrices sur les organes voisins. Du côté du rectum, elles peuvent déterminer des troubles très variables, tantôt c'est une simple gêne de la défécation, mais quelquefois le rectum est entouré de brides cicatricielles qui peuvent déterminer des accidents allant jusqu'à l'obstruction complète ; ce sont sans doute des cas d'une extrême rareté. Je n'en ai rencontré que deux : le premier a été inséré par Bardenheuer dans les publications de l'hôpital de Cologne ; il ne rentre pas toutefois dans les cas que j'étudie, puisqu'il n'y a pas eu de suppuration dans le petit

miques. Je ne sais pas s'il y avait une relation entre ces abcès hépatiques et les phlegmons pelviens.

bassin, mais il est assez curieux pour que j'en donne la relation. « Il « s'agit d'une femme qui souffrait d'une paramétrite très violente, « très douloureuse, mais sans fièvre ; à la suite de la paramétrite ap- « parut une coprostase qui alla jusqu'à l'obstruction. Après l'éta- « blissement d'un anus artificiel, l'exsudat paramétritique diminua « de volume. Quelques mois après que l'anus artificiel eut été fermé « par la suture, la coprostase reparut et l'exsudat se remit à grossir. « Après la rupture de la cicatrice, et l'écoulement des matières par « l'anus artificiel, il survint de nouveau une amélioration notable. « Après une seconde tentative de fermeture, l'exsudat se remit à « augmenter et il se développa une périnéphrite suppurée (1). »

Les cicatrices que laissent les phlegmons après leur guérison ont-elles quelque influence sur les trompes ou sur les ovaires ? Freund a décrit sous le nom de paramétrite chronique atrophique une affection qui a justement pour résultat d'amener l'atrophie des organes pelviens, mais ce sont là des cas chroniques qui ne suppurent pas, et je ne suis pas en mesure de dire si cette atrophie peut survenir à la suite des phlegmons pelviens. Dans tous les cas, elle ne doit pas être fréquente, ni complète, car les femmes qui ont eu des phlegmons suppurés, même très considérables, même très étendus, peuvent encore devenir enceintes.

C'est là un fait de très haute importance et sur lequel j'insiste ; les femmes qui ont eu des phlegmons du tissu cellulaire ne sont pas fatalement stériles, et au point de vue pronostique, il me paraît y avoir une très grande différence entre les pelvi-péritonites et les salpingites d'une part, et les phlegmons d'autre part.

Les salpingites qui sont souvent doubles, les pelvi-péritonites suppurées qui produisent toujours des adhérences péritonéales étendues, entraînent presque fatalement la stérilité ; au contraire, les femmes qui ont eu des phlegmons peuvent concevoir et mener leur grossesse à terme. Sept des femmes dont j'ai relevé les observations ont eu un ou plusieurs enfants, après avoir eu des phlegmons suppurés.

Il me reste à rappeler que l'uretère est singulièrement menacé par les cicatrices du tissu cellulaire pelvien. J'ai déjà dit qu'il pouvait être tantôt refoulé, tantôt englobé dans la paroi de l'abcès. Lorsqu'il est englobé et que le tissu cellulaire vient à se rétracter,

(1) L'autre cas a été publié par KELSEY dans le *New-York med. J.*, 1867, t. II, p. 398, mais je n'ai pu m'en procurer la relation détaillée.

l'uretère est fatalement comprimé, et cette compression entraîne du côté du bassinet et du rein des accidents graves.

J'ai déjà signalé ces faits à propos de l'anatomie pathologique.

Les noyaux cicatriciels, dont je viens d'étudier les conséquences, peuvent se traduire par des symptômes fort pénibles et très tenaces, qui sont surtout d'ordre névralgique. Bernutz pense que ces douleurs névralgiques sont dues à de petites collections purulentes enkystées. « Nous disons seulement (1) qu'il nous a semblé, mais sans « que nous puissions le prouver péremptoirement, que les douleurs « hystéralgiques, intenses, réfractaires à toute médication, ou qui « du moins reparaissent d'une manière désespérante après tout « moyen qui les avait d'abord amendées, étaient liées à l'existence « de petites collections purulentes intra-pelviennes enkystées, sem- « blables à celles qui se trouvent décrites dans l'observation X. »

Il me semble que ces douleurs peuvent être causées par la compression des nerfs due à la rétraction des noyaux fibreux cicatriciels, même lorsque toute collection purulente a disparu.

(1) BERNUTZ. *Conf. cliniques*, p. 345.

DIAGNOSTIC DES SUPPURATIONS PELVIENNES

§ 1. — Diagnostic des suppurations en général.

Depuis une trentaine d'années l'art de diagnostiquer les affections abdominales a fait d'incroyables progrès. Mais si grands qu'ils soient, ces progrès ne sont pas tels, qu'ils mettent sûrement à l'abri de l'erreur. On ne peut même pas raisonnablement espérer, qu'on arrive jamais à ce résultat idéal. En effet dans ces affections, nous ne pouvons pas apprécier directement la lésion elle-même. C'est par des épiphénomènes auxquels on donne le nom de symptômes, ou de signes, douleur, tumeur, etc., que nous devons en juger. Aussi on peut dire que le diagnostic est à la merci des symptômes et des signes dont la modalité peut varier suivant une foule de circonstances. Certaines maladies revêtent les symptômes de ce qu'elles ne sont pas. C'est un déguisement; et il est parfois si réussi, que l'erreur est je ne dis pas facile, mais nécessaire. On fait le diagnostic d'après les symptômes et les signes ; si symptômes et signes sont trompeurs, force est de se tromper. A côté de ces cas, heureusement rares, il en est d'autres, où les symptômes sont contradictoires. C'est là que l'habileté peut briller. L'analyse minutieuse et sagace, dépiste les signes obscurs ou cachés, met sur le premier plan les faits véritablement importants, laissant de côté certains autres souvent plus frappants bien qu'inutiles, et appréciant la prééminence des symptômes, elle permet d'arriver au diagnostic.

En somme il est des cas où le diagnostic est simple, ou tout le monde doit le faire exact ; d'autres où il est difficile, et nécessite cet assemblage de science, de sagacité et d'habileté manuelle qui fait le bon clinicien ; d'autres encore où il est impossible.

Je commencerai par exposer les cas faciles, en les schématisant.

Auparavant, je dois dire quelques mots très brefs des précautions qu'il faut prendre avant d'examiner les malades, et de l'emploi du chloroforme. Lorsqu'il n'y a pas d'accidents pressants, lorsque la malade n'est pas dans un état général grave, surtout par conséquent dans les affections chroniques, il faut obtenir une évacuation aussi complète que possible de l'intestin, purgatif la veille, grand lavement le matin de l'examen. Cette simple précaution rend plus utile le toucher rectal, auquel il ne faut jamais manquer d'avoir recours dans les cas embarrassants ; elle met à l'abri de grossières erreurs, comme celle qui consiste à prendre pour une tumeur l'S iliaque chargé de matières fécales.

Le chloroforme a ses partisans et ses détracteurs. On lui reproche de faire courir inutilement des risques aux malades et de supprimer la douleur provoquée qui est un élément important de l'examen. Le premier grief ne me paraît pas avoir une très grande valeur. Le chloroforme, prudemment administré, entraîne bien peu d'accidents. Le danger existe, mais il est très minime, et je ne crois pas qu'on puisse mettre en balance les dangers du chloroforme avec les avantages qu'il présente, même au point de vue du diagnostic. On ne peut pas, chez une malade endormie, rechercher la douleur provoquée ; mais il n'en est pas moins vrai que tel diagnostic qui est impossible à faire sans chloroforme et avec la douleur, devient facile sous le chloroforme, malgré l'absence de la douleur. Du reste, on n'endort jamais une malade d'emblée pour l'examiner. C'est après des tentatives qui ont échoué, qu'on se résout à employer l'anesthésie, et on a pu d'avance se renseigner sur la sensibilité de la tumeur à la pression. En somme, le chloroforme a des indications. Chez les femmes dont la paroi abdominale est souple, qui ne réagissent pas trop vivement sous l'influence de la douleur, l'anesthésie est inutile. Chez celles, au contraire, dont la paroi rendue rigide par la ténacité musculaire ne se laisse pas déprimer, chez celles qui se contractent au moindre attouchement, il ne faut pas hésiter à recourir au chloroforme, ce grand justicier des diagnostics trompeurs, comme disait mon maître, M. Trélat, et à pousser l'anesthésie jusqu'à la résolution.

J'arrive maintenant à l'étude du diagnostic lui-même.

D'une manière générale, la présence ou l'absence d'antécédents pelviens a une importance extrême. C'est la première chose dont il faut s'enquérir.

I. — Je vais supposer d'abord qu'il s'agit d'une femme jeune, sans passé pelvien. C'est quelques jours après un accouchement, c'est dans le cours d'une blennorrhagie récente ou d'une métrite ancienne, mais qui n'a jamais franchi les limites de l'utérus, et il s'agit d'une maladie inflammatoire aiguë. Il est toujours facile d'avoir ces renseignements. L'interrogatoire renseigne sur les antécédents, la constatation des symptômes généraux permet de reconnaître la nature inflammatoire de l'affection. Ainsi, le diagnostic se trouve circonscrit dans des limites assez restreintes. L'absence de tout passé pelvien permet d'éliminer toutes les tumeurs enflammées ou suppurées. Et si on laisse de côté les cas tout à fait extraordinaires, les rares exceptions dont je parlerai plus loin, mais dont il faut toujours éloigner sa pensée en clinique, on peut dire qu'il s'agit presque sûrement d'une pelvi-péritonite, d'une hématocèle, d'un phlegmon, d'un hématome, ou bien encore, d'une salpingite aiguë. Je me suis expliqué sur les salpingites aiguës, j'ai montré que le plus souvent, il s'agit de salpingites à début aigu, et que les accidents qu'on constate alors sont surtout le fait de la propagation de l'inflammation à la séreuse, c'est-à-dire de la périsalpingite. De là il résulte que les affections qui sont à peu près les seules possibles dans les conditions que j'ai supposées, peuvent être rangées en deux groupes, les affections intra-péritonéales, comprenant les pelvi-péritonites, les hématocèles et les périsalpingites, les affections extra-péritonéales, comprenant les lymphangites, les phlegmons et les hématomes du tissu cellulaire.

Il est donc important, avant d'en arriver au toucher, qui seul peut fixer le diagnostic, de chercher à apprécier s'il s'agit ou non d'une affection péritonéale. Le mode de début ne peut guère fournir de renseignements péremptoires. Sans doute il y a des différences entre le début de ces diverses affections, mais ce sont surtout des différences de degré, qu'il est difficile d'apprécier. Parmi les symptômes, deux doivent particulièrement attirer l'attention : l'état de l'abdomen, l'état du pouls. Si l'abdomen est ballonné, si le moindre attouchement de la paroi augmente les douleurs, c'est le péritoine qui est malade. Au contraire si le ventre est souple, si la palpation ne réveille les douleurs que lorsque la paroi est déjà profondément déprimée, c'est que le péritoine n'est pas malade. Le pouls plein, bien battu, de médiocre fréquence, le pouls inflammatoire comme on dit, doit faire penser au phlegmon. Au contraire dans la pelvi-péritonite, comme dans la péritonite généralisée, le pouls devient petit, filiforme, irrégulier et surtout d'une extrême fréquence, tandis que la température reste à 38°,5, ou 39 au plus. Cette discordance entre l'état du pouls et l'élévation de la température a une grande valeur, elle doit immédiatement éveiller l'idée d'une affection du péritoine. Les autres symptômes sont moins importants. Cependant il y en a deux encore dont il faut tenir compte. Les vomissements tenaces sont en faveur de la pelvi-péritonite, les irradiations primitives des douleurs dans la cuisse, la flexion de celle-ci sont plutôt signes de phlegmons. Tout cela constitue des probabilités déjà très sérieuses dans les cas types dont je m'occupe pour le moment, mais c'est l'examen bimanuel qui va préciser le diagnostic.

Il ne faut pas oublier qu'il s'agit d'affections très douloureuses, que l'examen augmente les douleurs, qu'il y a cruauté à le prolonger. En outre les douleurs provoquées déterminent des contractions de défense qui rendent le toucher et le palper très difficiles. Il est donc matériellement impossible de faire un examen très minutieux. Aussi certains signes délicats dont l'importance est grande dans les cas chroniques peu douloureux ne peuvent être reconnus. Dire qu'il faut chercher la tension des ligaments utéro-sacrés, qu'il faut suivre la partie interne de la trompe jusqu'à la corne utérine, c'est donner des conseils parfaitement inapplicables. On ne peut apprécier de tels détails chez une femme qui pousse des cris dès qu'on introduit le doigt dans le vagin, qui contracte sa paroi abdominale dès qu'on la touche. Aussi ce qu'il faut alors ce sont des signes très simples d'une constatation facile et rapide.

Le doigt introduit dans le vagin a tout de suite à apprécier un symptôme important : c'est l'état de la paroi vaginale. Si le vagin est souple, il est très probable qu'il ne s'agit pas d'un phlegmon. Les phlegmons, les lymphangites siègent de préférence dans la gaine hypogastrique, ils empâtent tout de suite la paroi vaginale. Les phlegmons du ligament large proprement dit, n'ont pas cet effet ; mais ils sont très rares à l'état isolé, et je le répète, il ne faut pas penser aux exceptions.

Après avoir constaté l'état de la paroi vaginale, le doigt reconnaît la situation de l'utérus, le siège, la forme, et les connexions de la tumeur.

Une tumeur franchement postérieure qui déprime le cul-de-sac vaginal, et repousse l'utérus directement en avant n'est jamais un phlegmon, quelles que soient les conditions dans lesquelles elle s'est développée.

Si cette tumeur s'est développée rapidement avec des symptômes inflammatoires manifestes, si elle est régulière, rappelant par sa forme la grosse extrémité d'un œuf, ce ne peut être qu'une hématocèle ou une pelvi-péritonite. Ces deux affections ont le même siège, les signes physiques auxquels elles donnent lieu, se ressemblent jusqu'à l'identité ; on ne peut par ces signes les distinguer l'une de l'autre à moins qu'on ne sente la crépitation neigeuse des caillots, ce qui n'est pas fréquent. Il faut alors examiner les circonstances étiologiques et celles du début. D'abord les hématocèles sont rares, beaucoup plus que les pelvi-péritonites. Elles sont très exceptionnelles chez les femmes qui n'ont pas de passé pelvien. Ces deux faits fournissent en faveur de la pelvi-péritonite des présomptions, mais rien de plus. Le diagnostic ferme ne peut être posé que dans deux conditions. Lorsqu'on a constaté au début des signes d'anémie manifeste, il s'agit d'une hématocèle. Si à l'ensemble des symptômes dramatiques qu'on rencontre aussi bien dans les deux affections, il en manque un, la fièvre, c'est encore qu'il s'agit d'une hématocèle. Dans la pelvi-péritonite, la douleur et la fièvre paraissent presque simultanément. Dans les hématocèles, la fièvre n'apparaît quelquefois que deux ou trois jours après la grande crise douloureuse ; le début est apyrétique. Mais lorsque des principes septiques pénètrent dans le péritoine, en même temps que le sang, la réaction fébrile peut être aussi précoce que dans la pelvi-péritonite et alors le diagnostic est impossible. Cependant dans les conditions que j'ai supposées, chez des femmes qui n'ont pas de passé pelvien, toutes les probabilités sont en faveur de la pelvi-péritonite.

Une tumeur latérale, qui déprime et surtout empâte la paroi du vagin, qui adhère à l'utérus et se confond pour ainsi dire avec le col, qui adhère au pelvis, qui est absolument immobile, et dont la surface présente de petites irrégularités, est symptomatique d'un phlegmon (lymphangite, périlymphangite, adéno-phlegmon). Les trois signes cardinaux sont : 1° le siège nettement latéral ; 2° la continuité avec l'utérus sans sillon de séparation ; 3° l'immobilité. Dans les phlegmons du ligament large proprement dit, je le répète encore, l'empâtement de la paroi du vagin manque. Mais ce qui ne manque pas dans les phlegmons, c'est la continuité avec l'utérus, et l'immobilité.

Une tumeur rétro-latérale, haut située, à surface bosselée, séparée de l'utérus par un sillon manifeste, est presque toujours due, dans les conditions supposées, à une salpingite ou plutôt à une périsalpingite. Il est bien entendu que la paroi du vagin est exempte de toute altération.

Voilà les signes fondamentaux qui permettent d'asseoir le diagnostic lors du premier examen. Si ce diagnostic reste incertain, l'évolution ultérieure de la maladie l'éclaire, ou permet de le préciser. Au bout de quelques jours, la douleur étant moins vive, l'examen peut être plus complet, surtout la palpation. On peut alors apprécier un signe d'une certaine valeur qui est fondé sur le fait suivant: Les collections pelviennes présentent un contour régulier et net là où elles sont limitées par le péritoine pariétal; au contraire, elles sont irrégulières et mal circonscrites du côté où elles sont limitées par du tissu cellulaire ou des adhérences. Les conséquences de ce fait sont faciles à tirer ; les pelvi-péritonites, les hématocèles, qui sont limitées en bas par le cul-de-sac de Douglas, présentent de ce côté une surface nette, régulièrement arrondie. En haut, la limite formée par des anses intestinales, adhérentes les unes aux autres, est irrégulière, bosselée. Quelquefois même on peut sentir au-dessus de la poche la résistance confuse des anses adhérentes, dont les gaz produisent des gargouillements lorsqu'on les déplace. Dans les phlegmons on trouve la disposition inverse. En bas, la collection qui s'est faite dans le tissu cellulaire est mal limitée, un peu diffuse, sa surface présente de petites irrégularités ; en haut le péritoine soulevé donne à la main qui palpe, la sensation d'une tumeur lisse.

Lorsque les hématocèles suppurent, l'évolution ne fournit aucun signe, qui permette de les distinguer des pelvi-péritonites également suppurées. La distinction est du reste de peu d'importance. Il n'y a pour ainsi dire plus de différences entre les deux affections.

Au contraire, l'évolution de la maladie permet souvent de distinguer les phlegmons des pelvi-péritonites ou des salpingites. Les phlegmons s'étendent, il envoient des prolongements vers la fosse iliaque, vers la paroi abdominale, vers la cuisse, vers la fesse. Ces migrations du pus sont absolument caractéristiques, elles ne peuvent se produire que dans les phlegmons, elles permettent d'affirmer leur existence.

II. — Je suppose maintenant qu'il s'agit de poussées aiguës chez des femmes qui ont déjà un passé pelvien.

Les difficultés sont alors beaucoup plus considérables. Elles sont plus considérables pour deux raisons. D'abord, s'il s'agit d'affections inflammatoires, la lésion primitivement localisée a pu déterminer des adhérences ou bien se propager aux tissus voisins, ce qui rend à la fois les symptômes trompeurs et l'examen plus difficile. En outre, les femmes ayant un passé pelvien, il ne suffit plus de penser aux maladies à développement rapide, il faut encore dans le diagnostic par élimination, tenir compte de toutes les tumeurs proprement dites, fibromes, kystes de l'ovaire, kystes dermoïdes qui peuvent s'enflammer.

Dans ces conditions, poussée aiguë chez une malade qui a un passé pelvien, toutes les probabilités sont en faveur d'une affection péritonéale ou tubaire. Cependant, il ne faut pas exclure la possibilité d'une affection du tissu cellulaire. Il y a des femmes atteintes de métrites qui ont des poussées de lymphangites récidivantes dont l'histoire ressemble beaucoup à celle des salpingites. Ce sont toujours les mêmes signes qui serviront à établir le diagnostic de ces inflammations du tissu cellulaire : absence de ballonnement du ventre et de sensibilité à la palpation superficielle, empâtement œdémateux de la paroi du vagin, surface irrégulière comme noueuse de la tumeur, sa continuité avec l'utérus, son immobilité.

Quand la tumeur est franchement postérieure, il est fort difficile de dire s'il s'agit d'une pelvi-péritonite ou d'une hématocèle, et la possibilité d'un kyste de l'ovaire ou d'un fibrome vient encore compliquer la question. Un kyste de l'ovaire de petit volume peut tomber dans le cul-de-sac de Douglas, s'il s'enflamme, il contracte des adhérences et donne lieu à des symptômes absolument identiques à ceux des pelvi-péritonites et des hématocèles.

Le seul signe qui pourrait éclairer le diagnostic, c'est une certaine mobilité de la tumeur sur l'utérus. En cas de pelvi-péritonite, en cas d'hématocèles, dès que la tumeur est constituée, elle est intimement adhérente à l'utérus, et on ne trouve aucune mobilité de l'une sur l'autre. Au contraire, une tumeur tombée et enclavée dans le cul-de-sac de Douglas, peut conserver une certaine mobilité sur l'utérus. C'est ce signe qui permit à Martin (1) de porter le diagnostic dans un cas où une hémorrhagie s'était produite dans un kyste ovarique enclavé. Chez une femme robuste, multipare, il s'était développé six mois après le dernier accouchement, avec des signes instantanés d'anémie et d'irritation péritonéale, une tumeur qui remplissait et distendait toute la cavité de Douglas, qui occupait tout le bassin et refoulait la matrice en haut et en avant. « L'anémie prononcée de la malade, la formation brusque de la tumeur et

(1) MARTIN. *Traité cliniq. des malad. des femmes*. Trad. franç., VARNIER, p. 528.

sa consistance spéciale difficile à définir, enfin son immobilité absolue dans le petit bassin amenèrent le médecin de la famille à diagnostiquer une hématocèle. » Au bout de quelques mois, Martin fut consulté. « En ayant recours au chloroforme, je pus constater, après un palper assez pénible des parois abdominales chargées de graisse, une certaine mobilité de la tumeur par rapport à l'utérus. J'émis l'hypothèse qu'il ne s'agissait probablement pas d'une hématocèle, parce qu'on ne pouvait plus expliquer alors la mobilité de la tumeur par rapport à la matrice, qu'il était plus vraisemblalc que nous avions affaire à un néoplasme enclavé dans le petit bassin, en raison même de la forme arrondie de la tumeur et de sa distension élastique. » L'opération montra « qu'il s'agissait non d'un épanchement sanguin dans la cavité de Douglas, mais d'une grosse tumeur ovarique enclavée dans le petit bassin, et remplie de sang ».

Je laisse pour le moment de côté la très importante question des fibromes, j'y reviendrai à propos du diagnostic différentiel des affections chroniques.

Dans quelques cas, on peut soupçonner qu'il s'agit d'une hématocèle plutôt que d'une pelvi-péritonite ; mais alors ce sont les antécédents et non les signes qui éclairent la situation. La malade a un passé pelvien, elle a donc le droit d'avoir une hématocèle. Le début à l'occasion d'un traumatisme, d'un coup sur l'abdomen, d'une promenade dans une voiture mal suspendue, les signes d'anémie, l'absence de fièvre pendant les premiers jours, sont en faveur de l'hématocèle. L'apparition au moment des époques menstruelles peut aussi faire pencher en faveur de l'hématocèle, mais ce signe n'a que peu d'importance. Si deux ou trois mois avant le début, les règles ont cessé, s'il s'est manifesté quelques symptômes de grossesse, il y a tout lieu de supposer qu'il s'agit d'une hématocèle produite par la rupture d'une grossesse extra-utérine ; mais lorsqu'il existe des symptômes de grossesse il y a une autre cause d'erreur : on peut avoir affaire à un utérus gravide en rétroflexion. Le diagnostic est fort difficile à établir, et il est d'une importance capitale de le faire, car l'enclavement de l'utérus gravide rétrofléchi nécessite un traitement bien différent de celui qui convient aux hématocèles ou aux pelvi-péritonites. L'état du col n'a pas grande importance. Il est ramolli dans le cas de rétroflexion de l'utérus gravide, mais il l'est aussi lorsque l'hématocèle est due à la rupture d'une grossesse extra-utérine. La forme de la tumeur peut être absolument la même dans les trois cas (hématocèle, pelvi-péritonite, utérus gravide en rétroflexion). C'est cependant l'analyse minutieuse de cette tumeur qui devra conduire au diagnostic, surtout l'examen de sa partie supérieure, qui est lisse et régulière s'il s'agit d'une grossesse dans un utérus rétrofléchi, qui est au contraire plus ou moins irrégulière dans les cas d'hématocèles ou de pelvi-péritonite. En dehors de ces caractères de la tumeur il n'y a qu'un seul signe qui ait quelque valeur, c'est l'état de la vessie. Dans les cas d'enclavement de l'utérus rétrofléchi, il y a toujours de la rétention d'urine ; la vessie forme une tumeur volumineuse qu'on peut distinguer de celle qui est formée par l'utérus. Si la palpation ne suffit pas pour distinguer la vessie de l'utérus, le cathétérisme lèvera tous les doutes. Au contraire en cas d'hématocèle ou de pelvi-péritonite, la vessie loin d'être distendue est comprimée et aplatie.

Si on trouve une tumeur latérale, ou rétro-latérale, située haut, séparée de l'utérus par un sillon, sans participation de la paroi vaginale, il s'agit d'une périsalpingite. Là encore les deux signes cardinaux sont la présence du sillon et l'intégrité de la paroi du vagin. Mais c'est justement dans ces conditions qu'ils manquent le plus souvent. Les adhérences anciennes, l'œdème inflammatoire, font disparaître le sillon ; les troubles de la circulation, la propagation de l'inflammation, ont pu épaissir le tissu cellulaire. Lorsqu'il en est ainsi, il est impossible de faire un diagnostic précis. Si on retrouve dans le passé de la malade plusieurs poussées d'inflammation, des ménorrhagies, des métrorrhagies, des douleurs pelviennes avec des irradiations du côté du sacrum, en un mot toute l'odyssée des salpingites, il est singulièrement probable qu'il s'agit de périsalpingite. Les probabilités sont même suffisantes pour guider l'intervention, mais la certitude n'existe pas.

J'arrive maintenant aux cas franchement chroniques, en dehors de toute poussée inflammatoire. C'est dans ces conditions que le diagnostic peut être le plus facile ou le plus difficile suivant les cas. J'envisagerai successivement les diverses affections que j'ai étudiées dans ce travail.

§ 2. — Diagnostic des salpingites.

Une malade se présente, elle raconte qu'autrefois elle a eu une crise d'inflammation pelvienne, qui l'a obligée à garder le lit pendant une quinzaine de jours, depuis elle n'a pas cessé de souffrir; à diverses reprises elle a eu des crises plus ou moins atténuées rappelant la première; des troubles menstruels sont survenus, les douleurs augmentent. On pense toute de suite à une affection des annexes. Mais c'est seulement l'examen bimanuel qui peut permettre d'affirmer le diagnostic.

Les caractères fondamentaux sur lesquels il se base sont, lorsque la tumeur est petite et latérale, sa mobilité et sa continuité avec la corne utérine; lorsque la tumeur est grosse, le sillon de démarcation entre elle et l'utérus. Ce sont les seuls signes de valeur, et encore ils peuvent tromper.

On a considéré le bilatéralité des tumeurs, comme ayant une véritable valeur pour le diagnostic des affections salpingiennes. Je crois que c'est exagéré. Lorsqu'elle existe on peut en tenir compte, mais lorsqu'elle n'existe pas, ce n'est pas une raison pour rejeter l'existence d'une salpingite. J'ai montré à propos de l'anatomie pathologique, que les formes unilatérales sont fréquentes.

Il est un autre symptôme auquel on a attaché une grande importance, c'est l'écoulement de pus par l'utérus. Lorsqu'on trouve une tumeur pelvienne, et que l'on constate qu'en pressant sur cette tumeur on fait sortir du pus par le col, on est tenté de diagnostiquer salpingite sans pousser plus loin l'examen. Cette manière de faire n'est pas légitime. Sans doute les collections tubaires peuvent s'évacuer par l'utérus, mais ce ne sont pas les seules; les pelvi-péritonites, les phlegmons peuvent s'ouvrir dans le col utérin; j'ai rapporté 6 cas de ces derniers suivis d'autopsie. Par suite le seul fait qu'il existe une tumeur et que la pression exercée sur cette tumeur amène un écoulement de pus par l'utérus ne suffit pas à justifier le diagnostic de salpingite, car il est bien certain qu'une pelvi-péritonite ou un phlegmon ouvert dans le col donneront lieu au même symptôme. Pour qu'on ait le droit de diagnostiquer salpingite il faut encore que la tumeur ait les caractères des collections tubaires. En somme, ce sont seulement les caractères précis reconnus par l'examen bimanuel qui permettent de poser un diagnostic exact.

De toutes les affections pelviennes, ce sont, je crois, les fibromes qui donnent lieu au plus grand nombre d'erreurs de diagnostic. Ces fibromes, véritablement protéiques par la multiplicité de leurs formes, peuvent tout simuler, et c'est peut-être avec eux que les salpingites ont été le plus souvent confondues. L'erreur peut se faire dans les deux sens : tantôt on prend un fibrome pour une salpingite; tantôt une salpingite pour un fibrome. J'ai vu faire la première par un chirurgien expérimenté. Une femme souffrait depuis longtemps de métrorrhagies et de douleurs pelviennes. On l'examine : du côté gauche, on trouve une tumeur à surface irrégulière, arrondie dans son ensemble, manifestement reliée à l'utérus par un pédicule ; du côté droit existe une tumeur à peu près semblable. L'histoire de la malade, la bilatéralité de l'affection, la forme, le siège, les connexions des deux tumeurs, tout faisait penser à des salpingites. C'est ce diagnostic qui fut porté. A l'opération on a constaté qu'il s'agissait de deux fibromes sous-péritonéaux nés des cornes utérines.

Martin a rapporté à la Société gynécologique de Berlin, un exemple d'erreur inverse (1). Chez une femme, qui avait été opérée d'un fibrome par Langenbeck, survient au bout de quelque temps une tumeur dure. On croit à un second fibrome, il s'agissait d'une salpingite. Ces erreurs sont extrêmement fréquentes, et il est inutile d'en multiplier les exemples. Il est hors de doute que des fibromes sous-péritonéaux peuvent présenter la forme et les connexions des tumeurs tubaires, et que d'autre part des salpingites à contenu très tendu peuvent avoir la consistance de fibromes. Aussi, je me garderai bien de dire, que c'est par la consistance qu'on peut distinguer les deux affections. Il est bien évident que ce ne sont pas les salpingites nettement fluctuantes qu'on confond avec les fibromes.

Je ne dirai pas davantage que les métrorrhagies sont plus fréquentes et les inflammations et la leucorrhée plus rares dans les cas de fibromes (2). Ce sont là des différences symptomatiques très réelles, qui servent en général à distinguer les salpingites des fibromes, mais qui perdent toute leur valeur quand il s'agit de les appliquer à un cas particulier, spécial, où justement l'erreur est possible. Dans les cas de ce genre, il n'y a que trois symptômes qui puissent permettre d'éviter l'erreur : la fièvre, la déformation de

(1) BANDL. *Loc. cit.*, p. 22-23.
(2) HORROCHS. *Brit. med. J.*, 1886.

l'utérus, et la sensibilité à la pression; encore ne sont-ils infaillibles ni l'un ni l'autre. S'il y a de la fièvre en dehors de toute poussée inflammatoire, il faut tout de suite penser à une salpingite. L'élévation de température ne peut être due en effet qu'à des accidents septiques auxquels les fibromes ne donnent jamais lieu, à moins de poussées inflammatoires ou d'accidents gangreneux: mais ce symptôme manque souvent. Les salpingites catarrhales sont fréquemment apyrétiques, et la fièvre peut manquer complètement même dans les pyosalpinx. La déformation de l'utérus est un très bon signe lorsqu'il existe. Aussi ne doit-on jamais manquer de faire le cathétérisme utérin. Si on trouve le canal irrégulier, déformé, si on trouve l'utérus notablement agrandi, il faut se méfier des fibromes. La déformation a bien plus de valeur que la simple augmentation de la cavité utérine; car cette dernière peut être produite par une métrite parenchymateuse. Si la déformation de l'utérus est un bon signe, son absence est sans valeur, car il arrive qu'avec des fibromes sous-péritonéaux pédiculés, ceux-là justement qui simulent les salpingites, la cavité utérine ne présente aucune modification de forme. Le dernier signe, la sensibilité à la pression, est le meilleur des trois. Une salpingite est toujours douloureuse à une pression un peu forte ; tandis qu'un fibrome peut être complètement indolent. En règle générale une tumeur indolente à la pression n'est pas une salpingite. Malheureusement la réciproque n'est pas vraie, il y a des fibromes douloureux. Aussi lorsqu'il existe des phénomènes inflammatoires même très peu accentués, le phénomène douleur perd beaucoup de son importance, et il y a telles circonstances où l'erreur de diagnostic est à peu près inévitable.

Les kystes de l'ovaire sont une autre source d'erreur. Les salpingites peuvent en imposer pour des kystes ovariques dans deux conditions différentes. Les petites collections tubaires limitées à la région ampullaire peuvent être prises pour de petits kystes et d'autre part les gros pyosalpinx ressemblent parfois à s'y méprendre aux kystes de moyenne taille. Dans le premier cas, petites collections tubaires voisines du pavillon, il y a deux symptômes de valeur inégale, qui peuvent permettre d'éviter l'erreur. C'est la continuité de la tumeur avec la partie interne de la trompe et encore la sensibilité à la pression. La continuité avec la partie interne de la trompe est un bon signe. Mais il n'est pas infaillible, car un petit kyste peut contracter des adhérences avec la trompe. La sensibilité est plus facile à constater. Elle permet d'éliminer presque sûrement l'idée d'un kyste ovarique, car ces petits kystes ne s'accompagnent presque jamais d'accidents inflammatoires qui puissent les rendre douloureux à la pression. Du reste, l'erreur est rarement commise car les petits kystes ovariques passent le plus souvent inaperçus des malades elles-mêmes, et il est rare qu'on soit consulté à leur début. Mais il n'en est pas de même des kystes dermoïdes qui peuvent déterminer des douleurs vives, et qu'il est parfois presque impossible de distinguer des salpingites.

Ce sont surtout les pyosalpinx de grandes dimensions, qui peuvent simuler les kystes de l'ovaire. J'ai signalé en étudiant les symptômes, les pyosalpinx volumineux qui ne s'accompagnent d'aucune réaction péritonéale, qui ne déterminent presque aucune douleur. Dans deux cas (obs. 31, 181) on les a pris pour des kystes ovariques. S'il n'y a pas de phénomènes fébriles, l'erreur est difficile à éviter. Là encore la sensibilité à la pression est le seul signe qui puisse éveiller l'attention et mettre sur la voie de la salpingite. S'il s'agissait de kyste de l'ovaire suppuré, l'erreur serait encore plus facile, mais elle n'aurait pas d'inconvénients notables, le traitement devant être le même.

On peut confondre une salpingite avec une grossesse tubaire. Dans ce cas les signes objectifs de la tumeur sont absolument semblables à ceux des salpingites. Seul son accroissement rapide et régulièrement progressif pourrait éveiller l'attention. Mais ce qui permet surtout de faire le diagnostic, ce sont les symptômes généraux de la grossesse, l'augmentation de volume de l'utérus et quelquefois l'expulsion d'une caduque.

Enfin des adénites pelviennes subaiguës ou chroniques peuvent simuler une salpingite. M. Terrier en a rapporté un bel exemple à la Société de chirurgie (obs. 827). Dans ce cas la tumeur qui abaissait et effacait le cul-de-sac latéral gauche venait jusqu'au contact du bord correspondant de l'utérus auquel elle semblait adhérer. Ces cas sont rares ; en général les adénites pelviennes moins volumineuses sont situées plus en dehors en rapport avec la paroi pelvienne ; mais lorsqu'ils se présentent, il est singulièrement difficile de ne pas commettre l'erreur. Il n'existe aucun signe qui permette de fixer le diagnostic lorsque la tumeur formée par les ganglions prend la forme d'une tumeur salpingienne. Tout ce qu'on peut dire, c'est qu'il faut se méfier des tumeurs tout à fait latérales, qui sont très basses, qui dépriment le cul-de-sac vaginal. Les salpingites latérales sont élevées, loin du vagin, et lorsqu'elles dépriment les culs-de-sac vaginaux, c'est qu'elles sont tombées en arrière des ligaments larges ; alors la tumeur se prolonge un peu derrière l'utérus, elle n'est plus nettement latérale, mais rétro-latérale.

Je me contente de rappeler à titre de curiosité que dans un cas de Freund (1), un rein mobile tombé dans le petit bassin fut pris pour une salpingite.

J'ai jusqu'à présent étudié les signes qui peuvent permettre de distinguer les salpingites des autres affections pelviennes ; j'arrive maintenant au diagnostic des différentes variétés de salpingites. Les salpingites catarrhales simples, sans oblitération des orifices de la trompe et par suite sans tumeur proprement dite sont fort difficiles à reconnaître. Chez des femmes très maigres à paroi abdominale très souple, on peut arriver à sentir le cordon gros comme un crayon formé par la trompe hypertrophiée. Du reste dès qu'on sent la trompe par l'examen bimanuel, il est bien probable qu'elle est malade, car, quoi qu'en pense Martin, il me semble difficile qu'on puisse sentir une trompe absolument saine. C'est dans ces conditions que les nodosités de l'isthme qui ont été étudiées par Chiari et Schauta, peuvent rendre des services. Lorsqu'on les perçoit, on peut être assuré que la trompe est malade. Il n'est pas sûr que ce soit, comme le pensent ces auteurs, une lésion tout à fait initiale, qui permette de faire un diagnostic précoce (2), mais c'est un signe sûr qui peut exister alors que les autres signes objectifs font à peu près défaut.

Lorsqu'il y a un kyste tubaire, il faut se demander quel est son contenu. Ce peut être du sang, de la sérosité ou du pus. La présence du sang peut quelquefois être diagnostiquée, mais ce n'est presque jamais à un premier examen. Cependant lorsqu'une malade raconte qu'à diverses reprises, au moment des règles ou d'une perte, sa tumeur a brusquement et notablement augmenté de volume, il faut penser à un hématosalpinx. Mais le diagnostic ne peut être affirmé que quand on constate soi-même cette brusque augmentation de volume, car il faut vérifier que c'est bien la tumeur ellemême qui a grossi, et qu'il ne s'agit pas de formation d'adhérences

(1) *Cent. f. Gynæk.*, 1889.

(2) SCHAUTA. Ueber die diagnose der Fruhstadien Chronischer Salpingitis. *Archiv. Gynæk.*, vol. 33, p. 26.

ou d'œdème des tissus voisins, qu'on observe si souvent lors des poussées inflammatoires. Du reste, il n'y a pas un grand intérêt pratique à savoir si une trompe contient du sang ; ce qu'il faut chercher à reconnaître, c'est si la collection est purulente, je dirai volontiers si la collection est septique et virulente, car un liquide séreux qui n'a pas franchement l'apparence du pus, peut être septique, et par contre le pus des salpingites anciennes perd parfois toute sa virulence. Or, ce qui est important au point de vue du pronostic, c'est la virulence. Le cas où on est le mieux renseigné sur le contenu du kyste tubaire, c'est celui où il se vide de temps en temps par l'utérus, où la salpingite est profluente. J'ai déjà dit que l'écoulement de pus par l'utérus ne permettait pas d'affirmer l'existence d'une salpingite parce que les pelvi-péritonites et les phlegmons peuvent s'ouvrir dans la matrice ; mais lorsqu'on a diagnostiqué une salpingite, l'écoulement de pus venant de cette salpingite renseigne naturellement sur son contenu. Hors cette condition, il n'y a que la fièvre qui puisse permettre de reconnaître la nature virulente du contenu. J'ai déjà parlé des accidents septiques qui sont une indication formelle d'intervenir rapidement. Mais je rappelle encore que des pyosalpinx peuvent ne déterminer aucune élévation de température. Faut-il admettre que dans ces cas le pus a perdu sa virulence? Nous n'en avons pas le droit et pratiquement ce serait bien hasardeux. Il vaut mieux reconnaître que si l'existence de la fièvre est un bon signe, son absence ne nous permet de rien conclure. Faut-il donc avoir recours aux ponctions exploratrices pour reconnaître la nature du contenu des salpingites ? Quand il s'agit d'une collection intra-péritonéale, qui peut être septique, la ponction exploratrice, même dans les conditions d'asepsie parfaite, est extrêmement dangereuse, puisqu'elle expose à l'issue du liquide septique dans la cavité péritonéale. Aussi je crois qu'on n'est autorisé à pratiquer la ponction que si on est sûr de pouvoir pénétrer dans la tumeur par un point complètement adhérent, c'est-à-dire sans traverser le péritoine. Dans ces conditions, il vaudrait autant inciser tout de suite. C'est dire que je ne crois pas que les ponctions exploratrices puissent rendre des services dans le diagnostic des salpingites. Mais il faut avouer que les moyens dont nous disposons sont insuffisants pour reconnaître sûrement le contenu d'un kyste tubaire.

Les salpingites peuvent coexister avec diverses tumeurs abdominales et particulièrement avec les kystes ovariques et les fibromes. Est-il possible de reconnaître l'existence des deux affections ? D'une manière générale, je ne le pense pas. S'il s'agit d'un kyste ovarique, que peut-il arriver ? On trouve, comme dans un cas que j'ai observé dans le service de mon maître, M. Trélat, et qui a été publié par Lyot (obs. 275), chez une femme qui présente des accidents septiques manifestes, une tumeur abdominale nettement fluctuante. On pense tout naturellement que c'est cette tumeur fluctuante qui est la cause de la fièvre, et on ne va pas chercher plus loin. Si cette tumeur fluctuante était tout à fait indolente, quelques doutes pourraient peut-être surgir dans l'esprit et conduire à chercher d'un autre côté. Mais il y a bien peu de chances pour qu'on arrive à un diagnostic précis ; et on ne peut guère avoir que des présomptions. S'il s'agit d'un fibrome, on ne trouvera pas de fluctuation, mais on sera tenté d'attribuer la douleur, la fièvre à une poussée de péritonite. « Lorsqu'on trouve, dit Monprofit (1), sur une grosse tumeur fibreuse une zone douloureuse limitée, située dans la région antéro-latérale vers les angles de l'utérus, on doit craindre que les annexes ne soient prises. » Je crois qu'on serait plutôt porté à attribuer cette douleur à une péritonite locale, et qu'on ne peut guère avoir dans tous les cas que de très incertaines présomptions.

Est-il possible de reconnaître la nature d'une salpingite, c'est-à-dire l'espèce de micro-organisme qui la détermine ? Nos connaissances théoriques sur ce sujet sont trop bornées pour qu'on puisse les utiliser dans le domaine clinique. La seule espèce de salpingite qu'il serait important de pouvoir diagnostiquer, c'est la salpingite tuberculeuse. Malheureusement on ne peut guère soupçonner sa nature que dans les cas où il est le moins important de la connaître. En effet, ce qui fait penser à la nature tuberculeuse d'une salpingite, c'est la coexistence d'autres lésions de même ordre soit du côté des poumons, soit du côté du péritoine, soit du côté de l'utérus. Lorsqu'on trouve une salpingite chez une femme atteinte de tuberculose pulmonaire, on peut supposer que la salpingite est elle-même tuberculeuse ; mais il ne s'agit plus alors de tuberculose locale, et au point de vue du traitement, ces faits perdent beaucoup de leur importance. Il en est de même, bien qu'à un moindre degré, lorsque l'utérus présente des ulcérations tuberculeuses. Si au contraire le

(1) Monprofit. *Loc. cit.*, p. 70.

péritoine est seul atteint en même temps que la trompe, surtout s'il n'y a que quelques granulations tuberculeuses se traduisant par de l'ascite, l'intervention peut encore être efficace, car les cas déjà nombreux où la péritonite tuberculeuse ascitique a été traitée par la laparotomie permettent de considérer jusqu'à un certain point cette forme de tuberculose péritonéale, comme une tuberculose locale, et même comme une tuberculose très peu virulente dont la marche peut être enrayée par de simples modifications mécaniques, comme la diminution de pression qu'amène l'évacuation de l'ascite. Hors ces conditions, je ne crois pas qu'on puisse diagnostiquer la salpingite tuberculeuse. Lorsqu'elle est réellement primitive, elle ne présente aucun caractère différentiel, qui puisse permettre de la reconnaître. Les douleurs spasmodiques sur lesquelles insiste Daurios (1), après Hégar, sont sans valeur. On peut les rencontrer dans toutes les salpingites. Il n'y a qu'une condition dans laquelle le diagnostic serait possible, c'est si l'on pouvait constater la présence du bacille de Koch dans le pus évacué de la trompe par l'utérus.

Peut-on reconnaître les lésions de l'ovaire, et les distinguer de celles de la trompe ? Cela est rarement possible ? Quelquefois on sent très nettement à côté d'une tumeur qui a tous les caractères d'une salpingite un petit corps ovoïde, régulier, mobile, qui présente une sensibilité particulière à la pression, c'est-à-dire qu'on sent l'ovaire sain ou à peu près à côté de la salpingite ; on peut alors faire le diagnostic complet. Dans d'autres cas, on peut sentir fort nettement l'ovaire soit à sa place, soit en prolapsus, constater qu'il présente un volume anormal et une sensibilité pathologique ; il est alors facile de diagnostiquer une ovarite. Hors ces cas, il est impossible de distinguer sûrement une salpingite d'une ovarite, et même de reconnaître l'existence simultanée des deux affections. En effet l'ovaire entouré d'adhérences peut être absolument englobé dans la tumeur salpingienne, dont il ne constitue plus qu'une bosselure méconnaissable, et d'autre part un kyste tubaire limité à l'extrémité externe de la trompe peut absolument simuler un abcès de l'ovaire ; enfin les deux affections sont parfois absolument confondues au point de n'en faire qu'une, lorsqu'il existe par exemple un kyste tubo-ovarien. Je ne crois pas du reste qu'il soit fort important de préciser ce diagnostic : en effet les indications thérapeutiques sont

(1) Daurios. Th. de Paris, 1889, p. 103.

les mêmes dans les deux cas. D'autre part les manœuvres qu'on serait obligé de faire pour préciser le diagnostic ne sont pas toujours sans inconvénient. Elles peuvent déterminer la déchirure des adhérences, la rupture de la poche. Martin (1) en rapporte des exemples. Aussi ne saurait-on trop recommander les précautions et la douceur dans l'examen des tumeurs dont on soupçonne l'origine ovarique ou tubaire.

§ 3. — Diagnostic des pelvi-péritonites.

J'ai étudié plus haut le diagnostic des pelvi-péritonites dans leur stade aigu. C'est avec les hématocèles et quelquefois avec les kystes enflammés de l'ovaire qu'on est exposé à les confondre. Plus tard, ces difficultés du diagnostic se modifient suivant l'évolution du mal. Lorsque la collection suppure et que le pus se fait rapidement jour au dehors, le diagnostic est très facile. Mais lorsque le pus tend à s'enkyster, la coque s'épaissit et la tumeur acquiert une consistance si dure qu'elle n'éveille en rien l'idée d'une collection purulente. J'ai déjà dit qu'une de ces tumeurs en avait imposé pour une exostose du sacrum. Mais c'est surtout avec les déviations utérines et les fibromes qu'on est exposé à les confondre.

L'exsudat de la pelvi-péritonite siège presque constamment en arrière. S'il laisse une petite tumeur dure, régulière, lisse, on peut très bien la prendre pour le corps de l'utérus en rétroflexion. Cette erreur est généralement facile à éviter. Pour cela, il suffit de déterminer la situation exacte du corps de l'utérus. Souvent on y peut arriver par l'examen bimanuel. Quand pour une raison quelconque, cet examen ne donne pas des renseignements suffisants, il faut pratiquer le cathétérisme utérin. Si ce cathétérisme est possible, la direction de l'hystéromètre indique nettement la position du corps, s'il est impossible, on peut conserver quelques doutes ; cependant c'est le plus souvent la rétroflexion elle-même qui le rend impossible.

La confusion avec les fibromes est peut-être plus difficile à éviter. Les signes qui permettent de distinguer les fibromes, je les ai exposés à propos des salpingites, je ne fais que les rappeler : C'est la déformation ou l'agrandissement de la cavité utérine, qui est habi-

(1) MARTIN. *Tr. clin. d. mal. des femmes.* Trad. franç., p. 474.

tuel en cas de tumeurs fibreuses. C'est la sensibilité à la pression qui est au contraire exceptionnelle avec ces tumeurs ; ce signe perdrait toute sa valeur, si le fibrome était enflammé.

Quelquefois ce ne sont pas des collections purulentes qui restent, mais de simples adhérences. Elles peuvent également donner lieu à des erreurs. Il faut surtout se méfier de prendre pour une tumeur, une anse d'intestin grêle, ou l'S iliaque adhérent dans le cul-de-sac de Douglas et chargé de matières fécales. C'est une des raisons pour lesquelles il est si important dans les cas difficiles d'évacuer l'intestin avant de procéder aux recherches.

Je n'ai pas à m'occuper dans ce travail du diagnostic des adhérences, qui entraînent l'utérus en position vicieuse, et qui rendent si sérieux le pronostic éloigné des pelvi-péritonites guéries. Mais je veux signaler les formations singulières auxquelles peuvent donner lieu les reliquats de la pelvi-péritonite. Il arrive parfois que les adhérences des anses intestinales au péritoine pariétal se résorbent, tandis que les adhérences des anses entre elles persistent. Il en résulte que le paquet aggloméré devient mobile et constitue une sorte de tumeur d'un diagnostic fort difficile. Une de ces tumeurs a été prise pour un kyste de l'ovaire ; et c'est seulement au cours de la laparotomie qu'on a reconnu qu'il s'agissait d'un paquet d'anses intestinales réunies par des adhérences. Heureusement la malade a bien guéri (1). Ce qui permet en général de distinguer ces sortes de tumeurs, c'est que, comme celles de la péritonite tuberculeuse, elles sont partiellement sonores.

En terminant, je rappelle une règle de conduite, dont il ne faut jamais se départir. Lorsqu'on reconnaît dans le cul-de-sac de Douglas, les restes d'une pelvi-péritonite ancienne, il ne faut pas arrêter là son examen, on doit toujours aller explorer la région des annexes, pour voir s'il n'y a pas quelque lésion des trompes.

§ 4. — **Diagnostic des phlegmons et adénites.**

J'ai étudié au commencement de ce chapitre les signes qui permettent de distinguer les inflammations aiguës du tissu cellulaire de celles du péritoine et des trompes. Je rappelle que certains abcès

(1) *Gazette hebdomad.*, 1855, t. II, n° 30, p. 556. Traduction du *Philadelphia medical Examiner*.

sonores ont pu être pris pour des hernies et je renvoie pour cette question au paragraphe que j'ai consacré aux phlegmons qui contiennent des gaz. Je veux seulement attirer l'attention sur les phlegmons chroniques. Dans certains cas, ils conservent leur caractère de phlegmasie du tissu cellulaire ; ils restent adhérents à la paroi pelvienne, adhérents à l'utérus, il est assez facile de les diagnostiquer. La seule difficulté consiste à reconnaître l'état du péritoine ou des annexes au-dessus d'eux. Mais dans d'autres cas, ils perdent tous leurs caractères de phlegmons ; ils s'encapsulent, s'isolent, deviennent partiellement mobiles et peuvent donner lieu aux plus étranges erreurs de diagnostic. Dans un cas d'Erich (obs. 811) la tumeur avait le volume d'une tête d'enfant : elle était dure, ronde, mobile ; on la prit pour un fibrome. Au cours de la laparotomie, on s'aperçoit qu'elle contient du pus, et quelques jours après, on constate à l'autopsie qu'il s'agissait d'un abcès situé entre les deux lames du ligament large du côté gauche.

De même, les adénites dont j'ai déjà parlé à propos du diagnostic des salpingites, peuvent simuler, lorsqu'elles ne sont pas adhérentes à leur gangue celluleuse, soit des fibromes du col, soit des salpingites. Dans tous ces cas, qui sont heureusement exceptionnels, il n'y a aucune règle précise de diagnostic qui puisse sauver de l'erreur.

Lorsqu'il est possible de localiser ces tumeurs dures dans le tissu cellulaire sous-péritonéal et de reconnaître leur origine inflammatoire, la question qui se pose est la suivante :

S'agit-il seulement d'un noyau fibreux, sorte de cicatrice d'un abcès résorbé, ou bien au contraire d'un abcès contenant encore du pus ? C'est dans ces cas que tous les symptômes, hormis les douleurs, peuvent manquer. La consistance est celle du bois, il n'y a pas à chercher de fluctuation. La fièvre peut faire défaut, même si l'abcès est volumineux. « Il peut y avoir, dit Fenger, de larges abcès contenant plus d'une pinte de pus, sans fièvre, ni frisson, ni sueurs. J'ai vu deux cas de cette sorte. »

Est-il possible dans de telles conditions, d'arriver au diagnostic précis, par la seule étude des symptômes. Pas toujours, et cependant il est fort important de faire ce diagnostic, car les malades qui portent de semblables tumeurs sont de véritables infirmes. Voici la règle de conduite que conseille Fenger : « Quand on a des raisons de soupçonner l'existence du pus, le première chose est de faire une ponction exploratrice par le vagin. Mais une aiguille fine ne peut laisser passer le pus ; une grosse aiguille n'est pas sans inconvénient. La ponction exploratrice par l'abdomen est condamnée. En conséquence, lorsque la tumeur dépasse le pubis, je suis enclin à conseiller après l'échec de la ponction vaginale, la laparotomie exploratrice ».

Quand la tumeur est très rapprochée du vagin, je pense que la ponction exploratrice peut être tentée, car elle est sans danger. Mais si la tumeur est loin, s'il faut traverser une grande épaisseur de tissus pour l'atteindre, la ponction devient trop dangereuse ; il vaut mieux alors se contenter du diagnostic de probabilité et suivre les indications opératoires qui en découlent.

En terminant, je rappelle qu'il y a des cas, où le tissu cellulaire, les trompes, le péritoine sont pris simultanément ; qu'il y en a d'autres où, bien que les lésions soient anatomiquement moins complexes, il est impossible en clinique de les localiser avec exactitude. Dans de tels cas, il est parfois de bonne clinique de savoir reconnaître que le diagnostic précis ne peut être posé. Il faut alors se borner à deux choses : reconnaître l'existence du pus, ce qui peut se faire, soit d'après les signes locaux, soit d'après les symptômes généraux d'ordre septicémique, et faire la topographie exacte de la tumeur. Ce diagnostic incomplet, qu'on pourrait appeler diagnostic topographique, suffit à poser les indications du traitement.

TRAITEMENT DES SUPPURATIONS PELVIENNES

Le traitement actif des suppurations pelviennes est, parmi les récentes conquêtes de la chirurgie, l'une des plus importantes et des mieux assises. Là, comme sur bien d'autres points, la chirurgie opératoire a devancé les connaissances d'anatomie pathologique et permis ensuite de les acquérir. Mais l'anatomie pathologique, et par suite l'art du diagnostic, sont restés en retard, et l'on peut dire qu'aujourd'hui, en fait de suppurations pelviennes, nous avons plus de moyens d'action que de connaissances précises. De cette inégale progression de la science et de l'art, il résulte que ce qui nous manque surtout, c'est de savoir quand nous devons appliquer les moyens énergiques que nous avons à notre disposition ; ce qui nous manque, ce sont les indications thérapeutiques.

Si l'état de la question était plus avancé, il serait très simple d'écrire sur le traitement des suppurations du bassin. Chaque chapitre d'anatomie pathologique aurait pour pendant un chapitre de thérapeutique; mais suivre aujourd'hui ce plan, ce serait dire beaucoup de choses inutiles (à quoi bon formuler des règles de traitement pour des affections que nous ne savons pas diagnostiquer ?), et s'exposer à bien des répétitions.

Il m'a semblé qu'au point de vue du traitement, on pouvait diviser les suppurations pelviennes en deux grandes catégories ; les unes ont pour sièges des cavités préexistantes naturelles ou accidentelles ; elles ont pour caractères d'être intra-péritonéales, et de pouvoir être traitées souvent par une méthode radicale, l'extirpation ; ce sont les salpingites, les ovarites et les kystes ou tumeurs suppurées. Je les ai rangées dans un premier chapitre. Les autres se font au sein des tissus ; elles ont pour caractère d'être extra-péritonéales ou séparées de la grande cavité abdominale, et de ne pouvoir être extirpées. Ce sont les phlegmons, les pelvi-péritonites et les hématocèles suppurées ; j'en ai fait un second chapitre.

I. — SUPPURATIONS ENKYSTÉES DANS DES POCHES PRÉEXISTANTES NATURELLES OU ACCIDENTELLES

I. — Traitement des salpingites et ovarites suppurées.

A. — Indications du traitement des salpingites.

Quand une affection est complètement connue, au point de vue nosologique, dans sa nature, dans son évolution, dans ses terminaisons ; au point de vue clinique, dans ses symptômes qui permettent d'asseoir le diagnostic, l'indication thérapeutique est simple, parce qu'elle peut être causale. Elle résulte directement de la nature et du pronostic de la maladie, et lors même que nos moyens d'action sont insuffisants pour remplir cette indication, elle n'en persiste pas moins. Il en est ainsi par exemple pour les tumeurs malignes. Il faut les extirper, parce qu'il est dans leur nature d'être malignes, parce que leur pronostic est fatal et que l'extirpation est le seul moyen d'enrayer leur marche. L'indication est formelle, et nous la réalisons souvent, pour les tumeurs du sein, par exemple ; mais dans les régions mêmes où nous ne pouvons pas la réaliser, elle subsiste encore en tant qu'indication ; et c'est une des branches les plus intéressantes et les plus fécondes de la chirurgie moderne, que celle qui a pour but de rendre réalisables les indications formelles jusque-là irréalisées. Il me suffira de rappeler les progrès récemment faits dans le traitement des tumeurs malignes du cerveau, de l'intestin, de l'utérus.

Malheureusement, il est bien loin d'en être pour les salpingites comme pour les tumeurs malignes. D'une part, l'histoire des salpingites est encore trop incomplète pour que leur pronostic soit bien établi, d'autre part leur symptomatologie n'est pas suffisamment connue pour qu'on puisse toujours diagnostiquer leur nature. De cette double lacune, il résulte fatalement que l'indication thérapeutique ne peut pas être causale, et qu'elle est condamnée à rester symptomatique pour un certain nombre de cas au moins. C'est-à-dire que, lorsque le chirurgien enlève une trompe malade, ce n'est pas parce que son pronostic est grave, ce n'est pas parce qu'elle expose à un danger prochain ou éloigné, mais c'est le plus souvent parce qu'elle fait souffrir, et qu'elle fait souffrir depuis longtemps.

Tait, Schrœder et Rheinstœdter sont peut-être les seuls chirurgiens qui reconnaissent formellement la valeur absolue de l'indication causale. Pour eux, les salpingites doivent être opérées, parce qu'elles peuvent, en se rompant dans le péritoine, déterminer des péritonites mortelles, et que de ce fait leur pronostic est très grave. « Les pyosalpingites sont très dangereuses, écrit Tait (1) ; 50 0/0 des cas menacent la vie par rupture dans le péritoine. Les hydrosalpingites sont moins dangereuses, mais leur diagnostic différentiel est très difficile. » Et ailleurs : « Dans les salpingites aiguës (2), il faut opérer immédiatement, beaucoup de malades meurent à la première attaque aiguë. Dans les cas chroniques, il faut opérer dès que le diagnostic est fait. » Pour Schrœder (3) : « toutes les fois qu'on diagnostique une maladie des trompes, il faut faire la laparotomie ». L'opinion de Rheinstœdter (4) est un peu moins absolue, parce qu'il fait intervenir la question de volume. « Les salpingites, que leur contenu soit aqueux, sanguin ou purulent, dès qu'elles ont le volume d'un œuf de poule, doivent être opérées, en raison du danger de la rupture. »

Les autres chirurgiens, rejetant l'indication causale, n'admettent que l'indication symptomatique. Pour eux, les raisons d'opérer se réduisent à deux, les douleurs, et la persistance de ces douleurs malgré un traitement palliatif bien dirigé. Telle était l'opinion de Veit, en 1885. « Il n'est pas douteux pour moi, dit-il (5), qu'on doit laisser sans l'opérer une hydro ou une pyosalpingite, si elle ne cause aucune douleur. » La même année, au 59e congrès de Berlin, Kaltenbach (6) émettait une opinion analogue. Au même congrès, Gusserow (7) déclare que « l'indication d'extirper les trompes, dépend surtout de l'intensité des douleurs périmétritiques ». En 1888, Rufus B. Hall (8) pense que « l'opération est indiquée

(1) L. TAIT. *New-York med. J.*, 1884, 18 octobre, p. 421.
(2) TAIT. *Edinb. Med. J.*, mars 1886.
(3) SCHRŒDER. *Arch. f. Gyn.*, 1886, p. 328, t. 29.
(4) RHEINSTŒDTER. *Praktische Grundzuge der Gynækologie*. Berlin, 1886, p. 182.
(5) VEIT. *Samml. klin. Vorträge*, 1885, n° 274, p. 1999, 21.
(6) KALTENBACH. *Arch. f. Gyn.*, 1886, t. 29, p. 328.
(7) GUSSEROW. *Cent. f. Gyn.*, 1886, p. 738.
(8) RUFUS B. HALL. *Am. J. of obst.*, 1888, p. 1213.

dans tous les cas de salpingite persistante ayant résisté à tous les traitements. L'opération ne doit être entreprise qu'après douze ou dix-huit mois de traitement soigneux, et lorsque rien n'a pu fournir de soulagement ». Dans la récente discussion de la Société de chirurgie, on est arrivé à une conclusion fort analogue.

En somme, deux opinions diamétralement opposées sont en présence. Les uns, considérant que des salpingites ont un pronostic assez grave pour justifier une opération grave elle-même, déclarent que toute salpingite doit être enlevée, dès qu'elle est reconnue. Les autres, pensant que le pronostic de l'affection n'est pas encore suffisamment établi, admettent que c'est seulement la présence des accidents locaux persistants qui doit conduire à l'opération. Les conséquences de ces deux manières de voir sont extrêmement différentes. Pour les premiers, les symptômes fonctionnels, les symptômes locaux n'ont qu'une importance secondaire. Peu importe qu'une malade, atteinte de salpingite, souffre ou ne souffre pas ; il faut l'opérer, et l'opérer le plus rapidement possible, puisque c'est sa vie elle-même qui est en danger. De plus, toute temporisation, toute thérapeutique palliative doit être repoussée ; c'est vers l'opération radicale qu'il faut s'acheminer au plus vite, parce que la mort menace. Si même la cure radicale, l'extirpation ne soulage pas toujours de toutes les douleurs, il faut la pratiquer cependant, puisqu'elle sauve la vie. Tels sont, en quelques mots, les raisonnements et les conclusions de ceux qui acceptent, en fait de salpingite, l'indication causale. Bien différentes sont les conséquences de l'opinion opposée : la vie n'est pas grandement menacée, ce sont surtout les manifestations symptomatiques plus ou moins pénibles, plus ou moins persistantes, qui doivent guider le chirurgien. Par suite, il n'y a pas lieu de se hâter ; il faut, avant d'opérer, épuiser toute la série des traitements palliatifs ; et avant de se décider à l'extirpation, il faut avoir bien présent à l'esprit que cette opération ne supprime pas toujours toutes les douleurs, c'est-à-dire qu'elle peut manquer son but.

De quel côté est la vérité ? C'est là ce qu'il faut essayer de déterminer par l'examen des faits. La question capitale, celle dont la solution suffirait à trancher tout le débat, si elle était bien connue, c'est celle du pronostic des salpingites. Il faudrait savoir : 1° dans quelle proportion les salpingites menacent l'existence ; 2° si elles peuvent guérir spontanément ; 3° si cette guérison peut être assez complète pour permettre le rétablissement fonctionnel de l'organe.

Voyons d'abord ce que l'on sait du danger des salpingites, au point de vue de l'existence. Tait déclare que 50 p. 0/0 des salpingites menacent la vie par rupture dans le péritoine, et il appuie son dire sur un relevé de Kingston Fowler (1). Cet auteur a trouvé, en trois ans, à l'hôpital de Middlesex, quinze cas de pyosalpingites. De ces quinze pyosalpingites, huit ont entraîné la mort par péritonite, en versant leur contenu dans le péritoine. Cette maigre statistique ne saurait nous fixer d'une manière définitive sur le pronostic des salpingites. En outre, je ferai remarquer que le relevé de Kingston Fowler porte seulement sur les pyosalpingites. Tait s'appuie sur lui pour émettre une proposition qui, dans sa généralité, englobe toutes les variétés de salpingites ; or, il est bien certain que les hydro et les hématosalpingites ne comportent pas un pronostic aussi grave que les salpingites suppurées.

Voici les documents que j'ai rassemblés sur ce sujet, et qui ne portent que sur les pyosalpingites. Si on laisse de côté les cas d'ouverture spontanée dans l'intestin, dans la vessie ou dans le vagin, on peut dire que les salpingites ne mettent l'existence en danger que de deux façons différentes. Elles peuvent tuer par septicémie ; elles peuvent tuer par péritonite, que celle-ci reconnaisse pour cause la propagation de l'inflammation ou la rupture de la poche purulente. J'ai réuni dans ma statistique 391 cas de pyosalpingo-ovarites. De ces 391 pyosalpingo-ovarites, 77 ont entraîné la mort :

7 péritonites par propagation à la suite de salpingite ;
41 — par rupture de salpingite ;
26 — par rupture d'abcès de l'ovaire ;
3 cas de septicémie.

Ces chiffres semblent bien prouver que la proportion admise par Lawson Tait est exagérée, d'autant plus que ma statistique ne renferme que des cas de salpingo-ovarites suppurées. Mais il faut bien reconnaître qu'ils n'ont aucune valeur absolue. En effet, de ces 391 salpingo-ovarites, beaucoup ont été opérées, et nous ne savons pas ce qu'elles seraient devenues sans intervention. En outre, presque tous les cas de péritonite mortelle sont connus par l'autopsie, et publiés en raison de leur intérêt, tandis qu'il n'est pas douteux qu'un grand nombre de cas de salpingites guéries échappent à l'observation.

(1) TAIT. Lettre à Coe. *Am. J. of obst.*, 1886, p. 947.

Quant à la possibilité de la guérison des salpingites, soit d'une manière purement spontanée, soit à la suite d'un traitement palliatif, elle paraît incontestable ; et il est même probable que la guérison peut être assez complète pour permettre la conception. Martin (1) l'affirmait déjà en 1886. Doléris (2) l'affirmait encore en 1888 devant la Société de biologie.

En somme, il me semble que l'opinion de Tait et de Schrœder manque d'une base suffisante et qu'elle est beaucoup trop absolue. Il est impossible d'admettre, dans l'état actuel de nos connaissances, que toute salpingite diagnostiquée doit être aussitôt extirpée, et il faudrait au moins apporter à cette opinion absolue des réserves de deux ordres : il faudrait faire intervenir la question de volume et la question de nature. Si l'on opère simplement pour éviter la rupture dans le péritoine, la question de volume prend une importance considérable. En effet, je ne crois pas qu'on ait jamais vu une trompe du volume d'un crayon ou du petit doigt se rompre ; la raison d'opérer manquera donc dans tous les cas de ce genre, qui sont nombreux. Quant à la question de nature, elle est capitale ; car nous ne savons pas si les salpingites catarrhales, si les hydropisies de la trompe peuvent se terminer par rupture ; et nous ne savons pas non plus si le liquide est, dans ce cas, suffisamment virulent pour déterminer des accidents graves.

Meinert (3) admettait en 1886 qu'il est presque indifférent. Plusieurs chirurgiens ont observé, dans des cas de salpingites, des modifications de volume si considérables et si brusques, qu'elles pouvaient légitimement faire penser à des ruptures, et qui cependant n'étaient accompagnées que d'accidents insignifiants. Il faudrait donc borner l'indication d'extirper aux seuls cas de salpingites suppurées.

Certains chirurgiens trouvent même que cela encore est exagéré, parce qu'ils supposent que les salpingites purulentes elles-mêmes peuvent guérir spontanément. La guérison ne peut se faire, dans ces cas, que par deux mécanismes ; ou bien la collection se vide par l'utérus, ou bien le pus subit in situ des modifications qui le rendent inoffensif. Pour ce qui est de l'évacuation des collections purulentes de la trompe par l'utérus, elle est incontestable, j'y

(1) MARTIN. 59e Congrès de Berlin. *Arch. f. Gyn.*, 1888, t. 29, p. 328.
(2) DOLÉRIS. *Soc. de biologie*, 21 décembre 1888.
(3) MEINERT. *Arch. f. Gyn.*, 1886, vol. 29, p. 329.

reviendrai plus tard ; je me contente de dire qu'elle ne paraît pas être habituellement un gage de guérison. Quant aux modifications du pus, elles sont possibles. Dans certains cas, que j'ai cités ailleurs, il a été impossible de déceler, dans le pus des salpingites, la présence du moindre micro-organisme. En outre, on a quelquefois trouvé, soit dans les autopsies, soit dans les opérations, des trompes remplies d'un magma caséeux, blanchâtre, composé en majeure partie de cellules épithéliales ayant subi la nécrose de coagulation, magma qui n'est autre que du pus inspissé et devenu à peu près inoffensif. Ce sont ces faits qui ont permis à Granville Bantock (1) de dire « que la nature pouvait peut-être guérir les pyosalpingites, et qu'il s'était pris à douter de l'exactitude de sa conclusion que tôt ou tard une salpingite purulente doit nécessiter une opération ». Et Burten (2) a été plus loin que lui, en disant « que l'opération n'est pas justifiée dans les cas de pyosalpingite, lorsque la maladie est devenue « quiescent », lorsque la douleur et la fièvre ont diminué, lorsque le pus s'est inspissé ».

Si la guérison des pyosalpingites est possible (et par guérison, j'entends la cessation de tout danger et de toute douleur), elle est fort rare. On ne saurait établir aucune balance entre les chances de guérison et les dangers que font courir les salpingites suppurées; et je pense qu'on pourrait conclure avec Coe (3), avec J. Price et Kelly (4), avec Routier, avec Al. Rizkallah (5), avec bien d'autres sans doute, qu'il faut opérer et opérer le plus tôt possible toutes les pyosalpingites. Cette règle est bonne pour les cas où l'on peut faire le diagnostic ; mais, dans les autres cas, de quelle utilité peut-elle être ? Pour qu'elle ait une portée pratique considérable, il faudrait la faire suivre d'un procédé sûr de diagnostic, qui permît de distinguer infailliblement une salpingite purulente d'une autre. Comme nous ne possédons pas ce procédé sûr de diagnostic, déclarer tout court qu'il faut extirper les salpingites suppurées, c'est en partie passer à côté de la question ; car, en somme, le but de tout ce débat, c'est d'arriver à fournir au clinicien une sage règle de conduite qu'il puisse délibérément suivre, lorsqu'il se trouve en présence d'une affection salpingienne.

(1) Granville Bantock. *Am. J. of obst.*, 1887, p. 1045.
(2) J. E. Burten. Internat. med. Cong. *Am. J. of obst.*, 1887, p. 1093.
(3) Coe. *Am. J. of obst.*, 1886, p. 561.
(4) J. Price et Kelly. *Obst. Soc. of Philad.*, 4 mars, 1886 ; *Am. J. of obst.*, 1886, p. 620.
(5) Al. Rizkallah. Th. de Paris, 23 juillet 1889, n° 334.

Faut-il donc se laisser ramener à l'indication purement symptomatique? Pas d'une manière absolue. J'ai été conduit tout à l'heure à conclure que les chances de guérison des pyosalpingites sont trop problématiques pour autoriser la temporisation, que par contre les dangers qu'elles font courir sont suffisants pour justifier une opération, c'est-à-dire que dans ces cas, l'indication causale est formelle. Le précepte d'extirper toute salpingite suppurée est donc excellent en lui-même, ce qui le rend un peu illusoire, c'est l'impossibilité de reconnaître cliniquement toutes les pyosalpingites. Mais si on ne peut pas diagnostiquer toutes les pyosalpingites, on peut aisément en reconnaître un certain nombre; voyons ce qu'il faut faire dans ce cas.

Il y a deux circonstances dans lesquelles on peut établir en clinique le contenu purulent d'une trompe malade: c'est, 1° lorsqu'il y a pyométrorrhée; 2° lorsqu'il y a de la fièvre; voyons la conduite qu'il convient de tenir dans chacun de ces deux cas.

La pyométrorrhée est un signe certain de l'existence d'une pyosalpingite dans deux conditions que j'ai déjà indiquées et que je résume seulement : d'abord, lorsque l'écoulement purulent diffère, par sa quantité et par sa nature, de la leucorrhée habituelle; en outre, c'est le cas le plus rare, lorsque le chirurgien peut constater qu'en exerçant des pressions sur une tumeur qui a d'ailleurs les caractères d'une salpingite (1), il fait sourdre du pus par l'orifice vaginal du col. Quand l'une ou l'autre de ces deux circonstances se trouve réalisée, on peut être certain qu'il existe une salpingite purulente; faut-il en pratiquer l'extirpation ?

Si d'une manière générale, les pyosalpingites doivent être traitées par l'extirpation, il semble que les cas de ce genre échappent à la règle. On est tenté de croire qu'il n'y a rien à craindre, mais tout à espérer de pareilles salpingites; rien à craindre, puisque le danger de la rupture doit être conjuré par la possibilité de l'écoulement; tout à espérer, puisque le pus pouvant s'évacuer par l'utérus, elles paraissent dans de bonnes conditions pour guérir spontanément.

(1) Il faut que la tumeur ait les caractères d'une salpingite. En effet, il ne suffit pas de constater qu'une pression exercée sur une tumeur fait sourdre du pus par l'orifice vaginal du col utérin, pour affirmer qu'il existe une salpingite ; car il existe des faits bien observés de phlegmons ouverts dans le col de l'utérus, et il est bien certain qu'on pourrait, dans les cas de ce genre, déterminer l'écoulement d'un flot de pus hors de l'utérus, en pressant sur la tumeur.

Par malheur, les faits ne sont pas complètement d'accord avec ces idées à priori, si vraisemblables qu'elles soient. La communication avec l'utérus ne se fait ordinairement que par un orifice fort étroit. Cette espèce de drainage fonctionne mal. L'évacuation est insuffisante, et, dans ces conditions mauvaises, la guérison n'est pas chose fréquente (1). En effet, dans les 16 observations que j'ai rassemblées, où la communication avec l'utérus a été bien constatée, il n'y a pas un seul cas de guérison ; quatre malades ont été perdues de vue (2), les autres ont été opérées ou sont mortes. Quant à la bénignité relative des salpingites de cette sorte, elle est absolument illusoire. On est porté à croire qu'une salpingite, qui peut se vider dans l'utérus, ne doit pas se rompre. Mais cette manière de voir est basée sur une erreur. La cause de la rupture des salpingites (et je ne fais ici que le rappeler), n'est pas dans la surdistension de la paroi par le contenu ; rien ne prouve qu'une trompe puisse éclater sous l'influence de la pression du pus, comme un sac de caoutchouc dans lequel on insuffle trop d'air. Si la rupture se produit par ce mécanisme, c'est très exceptionnellement. D'ordinaire elle est due à l'une des deux causes suivantes : les ulcérations ou les adhérences ; les ulcérations de la paroi produisent une perforation ; les adhérences amènent une déchirure par traction. Ces deux mécanismes habituels des solutions de continuité de la paroi tubaire étant démontrés, on comprend que la communication avec l'utérus ne préserve en rien de cet accident ; et les faits montrent qu'il en est bien ainsi. Les seize cas de salpingites communiquant avec l'utérus, se répartissent de la manière suivante :

4 cas améliorés par la décharge purulente, mais non suivis :

- 3 faits de Monprofit (Thèse de 1888) ;
- 1 fait de Wylie.

6 cas opérés par l'extirpation :

- 1. — Pryor. Obs. 71 ;
- 2 et 3. — Routier. Obs. 80 et 174 ;

(1) Il est bien entendu qu'il ne s'agit ici que de formes purulentes et d'évacuation spontanée par l'utérus.

(2) Les observations des quatre malades perdues de vue ne figurent pas dans ce mémoire. Ce sont trois observations personnelles de Monprofit (obs. XIV, XV, XVI de sa thèse, Paris, 1888) et une observation de Wylie (*Am. J. of obst.*, février 1886, p. 155). Dans ce dernier cas, le liquide n'était pas franchement purulent.

4. — Tait. Obs. 114;
5. — Terrillon. Obs. 139;
6. — Terrillon (1);

1 cas accidentellement constaté dans une autopsie : Goupil (2).

5 cas terminés par péritonite mortelle à la suite de rupture :

Lewers. Obs. 246;
Ménétrier. Obs. 251;
Seuvre. Obs. 227;
Almagro. Obs. 231;
Siredey. Obs. 308;

Je pourrais ajouter deux cas de Siredey (obs. 306 et 309) où la rupture dans le péritoine s'est produite après ouverture spontanée dans le rectum, et qui contribuent à prouver que les salpingites déjà ouvertes peuvent parfaitement déterminer des péritonites mortelles.

En somme, le fait de se vider dans l'utérus ne paraît pas modifier notablement l'évolution des pyosalpingites. Les chances de guérison et les dangers de rupture restent les mêmes; aussi je pense que, lorsqu'il existe une tumeur salpingienne purulente, le fait de l'évacuation par l'utérus ne contre-indique nullement une intervention. Il faut agir et agir rapidement, parce que les dangers sont considérables. Reste à savoir quel est le genre d'intervention qui convient; c'est ce que nous chercherons à préciser plus tard.

Lorsqu'une salpingite détermine de la fièvre, en dehors de toute attaque de péritonite pelvienne, on peut être assuré que le liquide qu'elle renferme est septique et virulent. Il n'a pas toujours l'apparence du pus, il peut être plus ou moins clair ou plus ou moins épais, plus ou moins transparent ou plus ou moins foncé, franchement purulent ou seulement muco-purulent, peu importe, il est virulent, et au point de vue des indications opératoires, cela est tout un. Aussi lorsque existe le syndrome sur lequel Lawson Tait insiste tant, et qui se compose de trois symptômes : amaigrissement avec perte d'appétit, élévation vespérale de la température, sueurs nocturnes, l'indication est pressante, il faut intervenir et intervenir

(1) Ce dernier fait n'est pas cité dans ce mémoire. Il a été publié dans les « Leçons de clinique » (de Terrillon) à la page 303. C'est peut-être le même que le précédent.

(2) Goupil. *Soc. anat.*, 1865, p. 199. La malade avait succombé à une variole hémorrhagique.

rapidement; et dans ces conditions, c'est l'extirpation qui est formellement indiquée.

Mais à côté de ces salpingites purulentes, qui se manifestent par des symptômes clairs, il en est d'autres, à contenu également purulent, qui ne sont accompagnées d'aucun symptôme permettant de soupçonner la nature du contenu. Tait déclare qu'il se trompe une fois sur cinq sur la nature du liquide renfermé dans les salpingites. C'est une faible proportion d'erreur, car il y a en effet des cas où le diagnostic est absolument impossible. Certaines salpingites purulentes évoluent avec une indolence complète et sans amener la moindre élévation de température. Les faits de cet ordre ne sont pas extrêmement rares ; Fraipont (obs. 32) a rapporté l'un des plus remarquables. La tumeur avait le volume d'une tête d'enfant ; les symptômes subjectifs et généraux étaient si atténués, qu'il avait porté le diagnostic de kyste de l'ovaire. L'opération a montré qu'il s'agissait d'une salpingite à contenu purulent. Les douleurs peuvent absolument manquer, et le cas de Lawson Tait (1) en est le plus frappant exemple : « Il y a quelques semaines, dit-il, j'enlevai à la femme d'un confrère une pyosalpingite bilatérale sur le point de se rompre, ce qui aurait tué la malade avant une semaine, et pourtant elle n'avait jamais souffert, au point que j'eus toutes les peines du monde à faire accepter l'opération à son mari ». Tait a même été conduit à formuler cette idée d'apparence paradoxale, que ce sont les salpingites, dont l'expression symptomatique est la plus légère, qui sont les plus graves, et qui réclament le plus impérieusement l'extirpation.

On ne peut accepter cette formule, ce serait se laisser ramener à l'opinion que j'ai déjà rejetée, et qui veut que toute salpingite soit extirpée dès qu'elle est diagnostiquée. Mais il faut bien savoir que, parmi les salpingites, qui, en clinique, ne paraissent pas devoir être extirpées, il en est qui sont purulentes, qui sont graves, probablement incurables, et qu'en réalité il faudrait extirper au plus vite. Mais alors, ce n'est pas la thérapeutique qui est en faute, c'est le diagnostic, et c'est l'art de le faire qu'il faut chercher à perfectionner. Il ne faut pas s'endormir sur la formule actuelle, qui consiste à dire que toute salpingite purulente reconnue doit être énergiquement traitée dès le début, tandis que les autres formes de salpingites

(1) *Brit. med. J.*, 4 juin 1887.

doivent être d'abord attaquées par des moyens palliatifs. Excellente dans son principe, elle n'est pas suffisante dans ses applications, parce qu'il est aujourd'hui impossible de reconnaître sûrement par le diagnostic la nature des salpingites.

Freund a fait une tentative pour sortir de l'impasse où se trouve la gynécologie sur ce point particulier. Il a cherché à tirer des indications opératoires, non plus de la nature du liquide contenu dans les salpingites, mais de leur étiologie. J'ai déjà parlé du travail de Freund (1), je ne fais qu'en rappeler les principaux points. Il a établi un fait que Tait (2) avait déjà entrevu, c'est que l'arrêt de développement des trompes joue un rôle dans l'étiologie des salpingites. Le développement des trompes se compose de deux périodes, une première, intra-utérine, pendant laquelle elles se tordent en spirale, de telle façon que leur calibre présente une succession de points dilatés séparés par des isthmes rétrécis ; une seconde, qui va de la naissance à la puberté, pendant laquelle la trompe se redresse, la torsion disparaît ; il n'en reste d'autre trace qu'une légère courbure près du pavillon au niveau de l'ampoule. La trompe, ainsi complètement développée, est presque rectiligne et facilement perméable d'un bout à l'autre. Lorsqu'elle s'arrête dans son développement, elle reste contournée en spirale ; son canal, formé de petites cavités plus ou moins séparées les unes des autres, est mal perméable ; les sécrétions normales s'écoulent difficilement, elles ont une tendance à séjourner, elles peuvent s'altérer, devenir de véritables bouillons de culture tout préparés pour l'envahissement des microbes. C'est ainsi que l'arrêt de développement des trompes prédispose à la production des salpingites. La salpingite, une fois constituée dans ces trompes insuffisamment développées, va prendre cet aspect annelé qu'on observe souvent en clinique. Au lieu de se distendre d'une façon uniforme, de manière à constituer une tumeur régulière, ressemblant à une saucisse, une poire, une massue, elle va former une tumeur irrégulière, avec des saillies séparées par des

(1) W. A. Freund. *Samml. klin. Vorträge von R. von Volkmann*, 1888, n° 323.

(2) Tait. (*Brit. med. J.*, 16 avril 1887, p. 825.) Il déclare en 1887, qu'aux quatre classes de salpingites qu'il admettait (salpingites catarrhales, salpingites dues aux maladies exanthématiques, salpingites blennorrhagiques, salpingites puerpérales), il est disposé à en ajouter une cinquième, « parce qu'il a vu des cas où les maladies inflammatoires des annexes de l'utérus n'avaient pas d'autre cause que l'état infantile de l'utérus dû à un arrêt de développement » ; et dans son livre (*Traité des maladies des ovaires*, trad. franç., Paris, 1886) il dit (p. 78) : « Dans certains cas d'arrêt de développement des trompes, on les trouve fermées à leurs deux extrémités, et formant un kyste distendu par de la sérosité ».

dépressions. D'après Freund, les salpingites de cette variété (et c'est là ce qui est important au point de vue thérapeutique) sont incurables. L'évacuation par l'utérus, du liquide qu'elles contiennent est impossible ; elles réclament impérieusement l'extirpation d'emblée. Mais il faut pouvoir les reconnaître cliniquement. Pour ce faire, Freund indique deux moyens : l'examen local, l'examen général de la malade. L'examen local permet de constater la forme irrégulière, bosselée de la tumeur ; l'examen général révèle un ensemble de signes qui sont la preuve de l'arrêt de développement des trompes. Chez ces malades, l'ensemble de l'organisme a conservé un type infantile. La colonne vertébrale et le sacrum sont restés presque rectilignes ; le bassin peu incurvé est étroit. Les seins sont faiblement développés, le pénil peu saillant, les poils rares ; les grandes lèvres laissent apparaître entr'elles les nymphes et le clitoris, le vagin est court, l'utérus petit et légèrement antéfléchi. D'après Freund, quand on constate cet ensemble de signes chez une femme atteinte de salpingite ou de grossesse tubaire, il faut faire immédiatement la laparotomie. Je pense qu'on ne peut que souscrire à cette opinion de Freund. Chez de telles femmes, on peut enlever sans tarder les trompes malades. En effet, l'incurabilité est probable, bien que non démontrée, et en outre, dans ces conditions, la castration, même double, ne saurait avoir d'inconvénients notables. Mais je ne sais pas si cette règle est d'une grande importance pratique. Les cas de ce genre ne paraissent pas fréquents. Le plus souvent, on rencontre les salpingites chez des femmes parfaitement bien constituées ; je n'en ai pas vu une seule qui présentât l'ensemble des signes d'infantilisme signalé par Freund. Par contre, on voit souvent chez des femmes bien développées des tumeurs salpingiennes irrégulières, noueuses, bosselées. Ce seul fait, la forme de la tumeur, doit-il faire conclure à un arrêt de développement de la trompe, par suite à l'incurabilité de l'affection et conduire à la laparotomie immédiate ? Il me semble que ce serait aller bien loin.

En somme, malgré tous les efforts, on se trouve toujours ramené à une masse irréductible de faits, dans lesquels la conduite du chirurgien ne peut être dirigée que par les symptômes fonctionnels. Cette masse comprend des salpingites catarrhales, des hémato-salpingites et des pyo-salpingites, impossibles à diagnostiquer dans l'état actuel de nos connaissances. Ces cas sont peut-être les plus délicats de tous. C'est l'intensité des douleurs, et leur persistance malgré un traitement palliatif approprié, qui doit conduire à l'intervention radicale. Mais quel est ce traitement palliatif? Au bout de combien de temps peut-on considérer son impuissance comme avérée ? A quel moment faut-il pratiquer l'extirpation ? Ce sont là des questions singulièrement difficiles à résoudre. Le traitement palliatif doit se composer de deux facteurs : le repos et l'asepsie utérine. On peut et on doit y joindre les révulsifs, les douches vaginales (je reviendrai sur tous ces points) ; mais ce sont de simples adjuvants qui viennent aider l'action de ces deux puissants moyens, le repos et l'antisepsie utérine.

Pour l'instant, je voudrais chercher à déterminer à quel moment il convient de pratiquer l'extirpation. L'extrême difficulté de préciser ce moment vient de ce qu'on ne peut opérer avant d'être bien sûr que l'opération est indispensable, et qu'on s'expose en attendant trop, à augmenter les difficultés et les dangers de l'opération. Opérer trop tôt, c'est peut-être faire une opération inutile ; opérer trop tard, c'est courir le risque de rencontrer un cas inopérable. D'où le précepte formulé par M. Trélat (1), accepté par M. Routier, de n'opérer ni trop tôt, ni trop tard. Mais quel est ce laps de temps qui n'est ni trop long, ni trop court ? Est-ce douze ou dix-huit mois ? comme le disait M. Le Dentu (2). Sans doute, cela correspond à la moyenne des faits ; mais dans quelques cas, ce serait grandement s'exposer d'attendre aussi longtemps ; aussi je pense qu'il faut distinguer suivant les cas.

Lorsqu'on rencontre une petite tumeur, parfaitement mobile, on peut temporiser. Le petit volume et la parfaite mobilité ont une importance considérable. Le petit volume permet d'éliminer presque sûrement le danger de rupture ; la parfaite mobilité prouve l'absence d'adhérences et laisse place à l'espoir d'une guérison complète. Une extirpation trop rapide serait doublement condamnable, en raison de l'absence de danger sérieux et de la possibilité de la guérison. Dans ces conditions, on peut temporiser douze ou dix-huit mois, et même davantage, à la condition de suivre les malades de près, et d'être toujours préparé à obéir à la moindre menace. C'est sans doute en faisant allusion aux cas de ce genre que Addis Emmet (3) disait en 1887 : « Les deux tiers des cas qu'on a opérés jusqu'ici, ne seront

(1) Trélat. *Soc. de chirurgie*, discussion de 1888.
(2) Le Dentu. *B. et M. de la Société de chirurgie*, séance du 3 janvier 1889, p. 35.
(3) Addis Emmet. *Am. J. of obst.*, 1887, p. 1045.

pas opérés dans cinq ans par un chirurgien qui aura quelque souci de sa réputation ».

Par contre, si on a affaire à une tumeur volumineuse et adhérente, la temporisation devient bien plus hasardeuse ; il faut se décider plus vite à l'opération radicale. Dans certains cas, le volume de la tumeur et ses adhérences constituent peut-être une indication d'intervenir. Supposons qu'on se trouve en présence d'une tumeur du volume du poing, adhérente, et qui a déterminé, dans les deux ou trois derniers mois, deux ou trois attaques de péritonite. On ne trouve rien dans l'histoire de la malade, qui permette de penser que la tumeur se soit jamais vidée par l'utérus. Que faut-il faire ? Va-t-on temporiser, comme dans les cas précédents ? La temporisation est en elle-même dangereuse, car une tumeur de ce volume est exposée à se rompre ; elle est dangereuse encore, parce qu'elle permet aux adhérences récentes d'augmenter de nombre et de résistance, ce qui aggravera l'opération, lorsqu'on s'y décidera. A côté de ces inconvénients sérieux, quels avantages présente-t-elle ? Peut-on espérer voir une tumeur aussi volumineuse guérir sous l'influence du simple repos ? Cette espérance n'aurait guère de fondement. Il faudrait faire au moins l'asepsie utérine, peut-être le curettage ; mais ne serait-ce pas grandement s'exposer à déterminer la rupture de cette tumeur volumineuse et adhérente, en pratiquant des manœuvres violentes sur l'utérus ? Supposons même qu'on arrive à obtenir l'évacuation du contenu de cette tumeur par les voies naturelles, qu'on guérisse la salpingite, cela serait-il suffisant pour guérir la malade. Il est bien vraisemblable que cette trompe si altérée, resterait incapable de remplir ses fonctions, mais ce n'est pas à cela que je veux faire allusion. Je demande si ces adhérences étendues ne seraient pas capables de causer les mêmes douleurs que la salpingite elle-même. Cela est singulièrement probable, d'après ce que nous savons du rôle des adhérences dans la production des douleurs pelviennes. En somme, dans les cas de ce genre, la temporisation, presque complètement désarmée, serait très probablement sans effet utile ; elle exposerait à l'énorme danger de la rupture dans le péritoine et rendrait l'extirpation d'autant plus difficile et plus dangereuse qu'elle la retarderait davantage. Dans ces conditions, serait-il rationnel de s'attarder trop longtemps aux lenteurs d'une thérapeutique palliative ? je ne le pense pas. Il me semble au contraire que le chirurgien serait autorisé à agir dans un assez bref délai.

C'est sans doute en faisant allusion à la trop grande hâte qu'on a mise, dans bien des cas, à opérer des salpingites petites et mobiles, et à la trop grande lenteur qu'on a apportée à l'extirpation de tumeurs volumineuses et adhérentes, que Kaltenbach disait, au cinquante-neuvième congrès des médecins et naturalistes allemands (1) : « On opère bien des salpingites qui ne devraient pas être opérées : et celles qui devraient être opérées ne sont pas opérables ». On peut, je pense, éviter dans bien des cas le double écueil d'opérer inutilement ou de laisser à la salpingite le temps de devenir inopérable, en tirant des indications ou des contre-indications opératoires du volume de la tumeur, de la présence ou de l'absence d'adhérences.

Mais, entre les petites et les grosses salpingites, il y a les salpingites de volume moyen, peut-être les plus nombreuses, pour lesquelles l'embarras reste considérable. Il est même si grand qu'on peut se demander, s'il ne serait pas permis, dans les cas douteux, de recourir à la ponction exploratrice pour reconnaître la nature du contenu de la trompe, et savoir s'il convient de temporiser ou d'opérer. Simpson (2) avait recommandé la ponction par le vagin. Martin a rejeté absolument cette proposition. Il est sans doute des cas où la ponction doit être absolument proscrite, ce sont tous ceux où la tumeur n'est pas directement accessible par un point adhérent. Si l'aiguille doit traverser une partie de la cavité péritonéale pour arriver à la poche salpingienne, il n'y a pas à parler de ponction. Ce serait une véritable témérité que de s'exposer à laisser tomber dans le péritoine un liquide qui peut être très virulent. Je n'ai pas besoin de faire valoir les arguments qui ont été si souvent répétés contre la ponction exploratrice dans les cas de tumeur de l'abdomen. Mais, lorsqu'il s'agit d'une trompe adhérente à la paroi abdominale, ou, ce qui est bien plus fréquent, adhérente dans le cul-de-sac de Douglas, on ne voit guère quel inconvénient il pourrait y avoir à faire une ponction exploratrice dans de bonnes conditions antiseptiques. Comme cette ponction pourrait rendre au diagnostic de véritables services, je pense que, dans ces conditions, on serait autorisé à l'employer.

J'ai envisagé les indications opératoires de telle sorte qu'il me reste peu de chose à dire des contre-indications. Je laisse absolument

(1) Kaltenbach. *Arch. f. Gyn.*, 1886, t. 29, p. 328.
(2) Simpson. *Archiv. f. Gyn.*, 1884, t. 24, p. 305.

de côté les contre-indications tirées de la santé générale des malades; elles sont là ce qu'elles sont ailleurs, et ne méritent aucune considération spéciale. Mais je voudrais envisager les cas particuliers fort intéressants dans lesquels il existe un certain degré de péritonite plus ou moins généralisée. Je ne parle pas des péritonites aiguës ou suraiguës qui se développent à la suite de la rupture ou de la perforation des kystes tubaires purulents. Je consacrerai à ces faits un chapitre spécial. Je veux parler des cas où il se développe une péritonite par propagation. Ces péritonites, qui ne sont pas toujours limitées à l'enceinte pelvienne, qui envahissent fréquemment toute la cavité abdominale, ont d'ordinaire une marche subaiguë. Le syndrome clinique est bien connu de tous les gynécologues. Le début insidieux ne se fait remarquer que par un sentiment de malaise général, une augmentation dans l'intensité et l'étendue des douleurs. A la période d'état, la température n'est pas très élevée, le facies péritonéal est peu marqué. L'appétit est perdu, mais il n'y a que peu ou pas de vomissements; par contre, la constipation est très accentuée. Le ballonnement abdominal peut manquer; mais la palpation est si douloureuse qu'elle met obstacle à tout examen ; et les douleurs spontanées sont habituellement fort vives. Cet état de choses contre-indique-t-il l'opération ? Beaucoup de chirurgiens, le plus grand nombre, je crois, pensent qu'il est préférable d'attendre la fin de la crise. D'autres, avec Tait, considèrent que cette variété de péritonite est sans importance, et qu'il n'y a aucun inconvénient à opérer en pleine attaque.

Quels sont les arguments en faveur de l'une ou de l'autre idée ? Les partisans de l'abstention craignent surtout de voir l'opération aggravée du fait de la péritonite. Les partisans de l'intervention, considérant au contraire que le pronostic opératoire n'est pas notablement aggravé par l'inflammation péritonéale, se préoccupent surtout des conséquences ultérieures de cette inflammation. Tout d'abord, il y a toujours lieu de craindre que cette inflammation légère, ne change de caractère ; elle peut s'aggraver, entraîner des accidents sérieux, peut-être mortels. Mais en supposant qu'elle guérisse, elle va laisser des adhérences très étendues si l'inflammation l'est elle-même, non seulement autour des trompes, mais entre les différents viscères abdominaux, entre l'intestin et la paroi abdominale ; et ces adhérences aggraveront l'opération ultérieure, bien plus que ne le fait la péritonite elle-même. Il est difficile de juger ces deux argumentations adverses, parce que nous n'avons pas de faits suffisamment précis pour déterminer la valeur des arguments. La péritonite, de la variété ici en cause, aggrave-t-elle le pronostic d'une laparotomie ? On ne peut répondre à cette question par des chiffres, parce que, à côté de la péritonite, il y a bien d'autres conditions qui peuvent modifier le résultat d'une laparotomie. Toutefois, il est certain qu'on peut opérer dans ces conditions avec le plus brillant succès ; et il est peut-être permis de dire que la présence d'une péritonite adhésive ou séro-adhésive n'aggrave pas notablement le pronostic opératoire. Quant au danger de ce genre de péritonite, j'entends le danger immédiat pour l'existence, il est très minime. Je n'ai pu trouver que 7 cas de mort par péritonite à la suite de salpingite (sans rupture ni perforation). Encore faut-il dire que, parmi ces 7 cas, il y a deux salpingites aiguës, qui doivent être mises tout à fait en dehors de la question (obs. 224-225). Il reste donc seulement 5 faits (obs. 222, 223, 226, 227, 228). C'est assez dire que la terminaison mortelle est tout à fait exceptionnelle, et qu'on ne peut guère s'appuyer sur sa possibilité pour conclure à la nécessité de l'intervention. Quant à la formation d'adhérences, et d'adhérences étendues à la suite de ces péritonites, elle est incontestable ; et c'est là l'argument qui doit décider de la question. Mais la formation de ces adhérences doit-elle conduire à opérer en pleine attaque ? En aucune façon. Ces adhérences ne deviennent graves, au point de vue opératoire, que lorsqu'elles sont solides, lorsqu'elles sont organisées ; or, bien qu'on ne connaisse pas encore le temps exact qui est nécessaire à l'organisation de ces adhérences, on sait très bien qu'au bout d'une quinzaine de jours, elles sont encore molles et sans grande importance. Aussi je pense qu'il est préférable de laisser passer la période aiguë de la péritonite en la traitant comme il convient. Mais, dès que le calme est rétabli, il faut se presser d'intervenir, pour ne pas laisser aux adhérences le temps de s'organiser. Dans les cas où la péritonite se prolonge indéfiniment, où les attaques deviennent subintrantes, sans laisser presque aucune rémission dans leur intervalle, il y aurait plus d'inconvénient à attendre outre mesure qu'à opérer, et le chirurgien doit intervenir malgré la péritonite et à cause de sa durée.

Je rappelle que les élévations de température en l'absence de péritonite, élévations qui sont la preuve d'accidents septiques, réclament une intervention rapide.

Un point important qui reste à discuter, c'est celui de l'indication opératoire dans les salpingites tuberculeuses.

Il est démontré que les salpingites tuberculeuses peuvent être l'unique manifestation de cette maladie infectieuse, et à plus forte raison qu'elles peuvent exister chez des malades dont les autres manifestations sont tout à fait au début. Les salpingites tuberculeuses sont donc souvent des tuberculoses locales. D'autre part, les salpingites tuberculeuses s'accompagnent quelquefois de péritonite tuberculeuse. Mais des faits récents déjà nombreux prouvent que la tuberculose péritonéale peut être elle aussi rangée assez souvent dans le groupe des tuberculoses locales.

En somme, nous avons trois cas à envisager :

1° Les salpingites tuberculeuses chez des malades non tuberculeuses (tuberculose locale sans tuberculose générale) ;

2° Les salpingites tuberculeuses s'accompagnant de péritonite tuberculeuse ;

3° Les salpingites tuberculeuses chez des malades tuberculeuses.

Les salpingites tuberculeuses chez des malades non tuberculeuses ne sont, pour ainsi dire, jamais reconnues comme telles. Par suite, il serait absolument puérile de vouloir formuler pour elles des indications spéciales ; elles reconnaissent absolument les mêmes indications opératoires que les autres variétés de salpingites.

Quant aux salpingites tuberculeuses chez des malades nettement tuberculeuses, elles sont soumises aux règles qui doivent régir toutes les interventions chez les tuberculeux ; et ces règles ont été assez souvent discutées, et sont aujourd'hui assez connues pour qu'il soit inutile de les rappeler ici.

Il reste donc les cas de péritonites tuberculeuses s'accompagnant d'ascite. Or, les observations récentes, déjà nombreuses, ont prouvé que la laparotomie pouvait être considérée comme un traitement efficace de la péritonite tuberculeuse. Il y a des guérisons de dix ans, quatre ans et deux ans et demi, et un très grand nombre de plus récentes (1). Ainsi la péritonite tuberculeuse, loin d'être une contre-indication à l'intervention dans les cas de salpingites, me paraît être une indication de plus.

En somme, il n'y a d'autre contre-indication au traitement des

(1) Hofmokl. *Wiener med. Wochensch.*, 1887, nos 13, 16.

salpingites tuberculeuses que celles qui sont tirées des autres lésions tuberculeuses et de l'état général des malades.

Les résultats qu'on a obtenus confirment pleinement cette manière de voir.

J'ai relevé 32 cas de salpingites tuberculeuses traitées par la laparotomie. Les résultats se répartissent de le manière suivante :

25 guérisons ;
6 morts ;
1 résultat inconnu.

En retranchant le résultat inconnu, il reste 31 faits avec 6 morts, ce qui donne une mortalité de 19,35 0/0. Cette mortalité est assez considérable; mais il faut remarquer que la statistique comprend des faits déjà anciens, qu'en outre les chiffres ne sont pas considérables, et qu'il suffirait de peu de chose pour faire varier la proportion. Enfin, dans les 6 cas de mort, il y a une mort qui n'est survenue qu'au bout de deux mois (obs. 293), et une autre au vingt et unième jour (tubercules miliaires dans le péritoine, obs. 316). Ces deux cas ne devraient pas compter dans la mortalité opératoire. Voici les causes des autres morts :

Obs. 296. Péritonite ;
Obs. 301. Mort le lendemain, opération incomplète ;
Obs. 310. Abcès du bassin ; perforations intestinales multiples ;
Dans le 6e fait, la cause de la mort n'est pas spécifiée.

Mais ce qui importe surtout pour trancher la question de l'intervention dans les salpingites tuberculeuses, ce sont les résultats éloignés, les résultats définitifs. Voici les renseignements que j'ai pu recueillir à ce sujet :

Obs. 291. La malade a été revue bien portante 8 mois après l'opération.

Obs. 294. La malade a été revue bien portante 4 mois après l'opération.

Obs. 295. La malade a été revue bien portante 5 ans après l'opération.

Obs. 297. La malade, bien portante pendant 2 ans, a été prise d'accidents.

Obs. 298. Morte 3 ans après.

Obs. 299. Bonne santé 3 ans après.

Obs. 300. Souffrante, mais vit encore 8 ans après.

Obs. 312. Bonne santé 2 ans et demi après l'opération.

Obs. 313. Morte 9 mois après, hémorrhagie.

Obs. 317. Bon état, trois mois après.

En somme, la plus courte survie a été de 9 mois ; la plus longue a été de 8 ans, et la malade vivait encore lors des derniers renseignements.

Ces faits sont très encourageants.

Que faut-il faire dans les cas de péritonites aiguës, violentes, généralisées, de celles qui sont dues à la rupture ou à la perforation de la poche purulente ? Ces péritonites sont d'une extrême gravité (je parle naturellement des cas où le contenu de la trompe est septique). Les malades succombent souvent avec une rapidité extrême. Dans une discussion qui a eu lieu au congrès de Berlin, le 13 mai 1885 (1), Sonnenburg, Jacquet, Lœlein, Schrœder ont déjà distingué les cas de rupture dans le ventre de poches septiques, des cas de péritonites suppurées ordinaires. O. Witzel (2) est revenu sur ce point, et il distingue la péritonite générale suppurée de la septicémie péritonéale. Cette distinction me paraît absolument légitime. Ce qui fait la gravité de ces péritonites par rupture, c'est que le péritoine est brusquement surpris en pleine intégrité ; il est envahi par une collection septique, avant que les fausses membranes ne l'aient protégé, alors que toutes ses voies d'absorption sont largement ouvertes ; et c'est ce qui explique ces morts si rapides, qui ressemblent à des empoisonnements, et qui sont peut-être en effet de véritables empoisonnements par résorption de ptomaïnes.

Au point de vue de l'intervention, ces péritonites sont bien différentes de celles qui se développent par propagation. Ces dernières, je l'ai déjà dit, assombrissent très peu le pronostic opératoire ; tandis que pour les premières, tout effort est souvent inutile. En 1885, sur 6 laparotomies, Schrœder n'avait pas sauvé une seule malade.

Malgré cela, comme le pronostic de ces cas est absolument fatal, comme les chances d'obtenir la guérison par la laparotomie, bien que très faibles, sont cependant réelles, je crois qu'il faut intervenir sans hésiter et intervenir très rapidement, car les chances de

(1) *Arch. f. Geb. und Gyn.*, 1885, p. 444.
(2) O. WITZEL. *Deutsch. med. Wochensch.*, 1888, p. 812.

succès sont d'autant plus considérables que l'intervention est plus hâtive.

Sur cinq laparotomies pratiquées dans ces conditions, on a obtenu trois guérisons. Et dans les trois cas qui ont guéri, l'opération avait été faite très rapidement après la rupture.

L'ensemble de ces indications opératoires peut se résumer de la manière suivante :

1° Les salpingites diagnostiquées purulentes, soit en raison d'une pyométrorrhée, soit en raison de la fièvre, réclament une intervention immédiate.

2° Lorsque la nature de la salpingite est cliniquement indéterminée il ne faut entreprendre l'opération, si la tumeur est petite et mobile, qu'après avoir épuisé toutes les ressources de la médication palliative. Au contraire, si la tumeur est volumineuse et adhérente, il faut moins insister sur les moyens palliatifs et opérer plus rapidement.

3° Les salpingites, qui ont pour siège des trompes insuffisamment développées, ne comportent d'indications particulières que dans les cas exceptionnels où l'arrêt de développement a porté aussi sur les autres organes génitaux et sur le bassin.

4° La péritonite séro-adhésive développée par propagation, sans perforation ni rupture, n'est pas une contre-indication formelle à l'opération. Toutefois elle doit engager à la différer ; mais la crise terminée, il faut opérer sans retard.

5° Les péritonites par rupture ou perforation réclament impérieusement la laparotomie précoce.

6° Dans les cas de salpingites tuberculeuses, il n'y a pas d'autres contre-indications opératoires que celles qui sont tirées des autres lésions tuberculeuses, ou de l'état général de la malade. La péritonite tuberculeuse ne contre-indique pas l'opération.

B. — Indication du traitement des ovarites.

Je laisse ici tout à fait de côté les ovarites chroniques, les cirrhoses, les kystes folliculaires, pour m'occuper exclusivement des ovarites suppurées, des abcès de l'ovaire. Ces abcès de l'ovaire se rencontrent quelquefois en même temps que les salpingites ; mais ils peuvent exister sans ces dernières. J'ai essayé d'établir, dans une autre partie de ce travail, que les abcès de l'ovaire reconnaissent bien la même étiologie, mais non la même pathogénie que les salpingites. L'étiologie est la même, et c'est toujours dans les affections utérines, qu'il faut chercher la cause des deux maladies ; mais les vraies salpingites, les endosalpingites reconnaissent pour cause, le plus souvent sinon toujours, la propagation de l'inflammation par la voie muqueuse ; les ovarites (1) suppurées au contraire sont très probablement le résultat du transport d'éléments infectieux par la voie lymphatique. On comprend donc que les deux affections puissent être dans certains cas, concomitantes, puisqu'elles reconnaissent la même étiologie ; dans d'autres cas, isolées, puisque leur pathogénie est différente.

Ces abcès de l'ovaire ont une gravité toute spéciale, en raison de ce fait qu'ils sont particulièrement exposés à se rompre dans le péritoine. Il s'ensuit tout naturellement qu'ils réclament une thérapeutique énergique ; par malheur, la difficulté, c'est de les reconnaître. J'ai déjà dit tout ce que j'avais à dire au sujet du diagnostic, il ne me reste ici qu'une chose à ajouter : toutes les fois qu'on diagnostique un abcès de l'ovaire, l'intervention s'impose ; et ici, la nature de l'intervention ne saurait être discutée. L'organe est perdu, il faut l'extirper avec l'abcès qu'il contient. C'est donc la laparotomie qu'il faut faire. Et je pense que dans ces cas, il ne faut pas se borner à enlever l'ovaire ; la trompe correspondante n'a plus aucune espèce d'utilité (2). Si on peut l'enlever en même temps que l'ovaire sans aggraver ni compliquer l'opération, il faut le faire.

Tout récemment, Martin (3) a tenté de faire seulement l'ablation partielle des ovaires. Dans ses observations, il n'y a qu'un seul cas d'abcès circonscrit de l'ovaire. Les petits abcès circonscrits, qui n'occupent pas tout l'ovaire, se rencontrent quelquefois ; peu importe qu'ils aient ou non une origine folliculaire, leur existence est indéniable, et cela suffit pour qu'on s'en occupe au point de vue thérapeutique. Mais ces petits abcès circonscrits de l'ovaire sont rarement diagnostiqués. On les rencontre par hasard au cours des laparotomies entreprises dans un autre but. Que faut-il faire alors ?

(1) Il s'agit ici des ovarites vraies, et non des péri-ovarites, qui sont ordinairement consécutives aux affections salpingiennes.

(2) Léopold (de Leipzig) a bien montré que chez les lapines, la trompe d'un côté pouvait servir au passage des ovules venant de l'ovaire opposé ; mais je ne crois pas qu'il faille tenter d'utiliser ce fait curieux pour l'appliquer à la thérapeutique chirurgicale.

(3) Martin. *Berlin. klin. Wochensch.*, n° 13, avril 1889, p. 290.

Cela dépend absolument des cas. Si l'affection est unilatérale, et qu'on puisse laisser de l'autre côté les trompes et les ovaires, il n'y a pas à hésiter, il vaut mieux enlever l'ovaire malade complètement que de s'exposer à déchirer le petit abcès, dont le pus pourrait se répandre dans le péritoine. Tenter dans ce cas la résection partielle, ce serait s'exposer de la façon la plus inutile à un danger réel. D'autre part, si la trompe du côté de l'ovaire malade a dû être enlevée, à quoi bon laisser l'ovaire ? Le mieux est de l'enlever complètement. Il ne reste plus que les cas où l'on rencontrerait le concours fort exceptionnel des circonstances suivantes : L'ovaire et la trompe devraient être enlevés tous les deux d'un côté. Du côté opposé, la trompe serait parfaitement saine, et l'ovaire renfermerait un petit abcès circonscrit. Dans ces conditions, qui se rencontreront bien rarement, on serait, je crois, autorisé à tenter la résection partielle de l'ovaire, surtout s'il s'agissait d'une jeune femme désirant vivement avoir des enfants. Toutefois il ne faut pas oublier que cette tentative est extrêmement récente, et qu'elle n'a pas fait ses preuves. Si les dix faits où Martin a fait cette résection partielle pour des néoplasmes kystiques ou des kystes folliculaires, constituent un commencement de preuve, son cas unique d'abcès circonscrit ne peut suffire à nous édifier sur la question.

II. — Indications opératoires dans les cas de tumeurs suppurées.

Les tumeurs suppurées, au point de vue du traitement, peuvent être divisées en trois catégories :

1° Les fibro-myômes, dont la suppuration est rare, et que je laisserai absolument de côté, car ils ne me semblent pas rentrer dans la question ;

2° Les kystes dermoïdes et les kystes du ligament large, qui sont presque toujours sous-péritonéaux, et dont je m'occuperai en même temps que les abcès pelviens ;

3° Les kystes de l'ovaire, qui sont au contraire presque toujours extra-péritonéaux, et qui, en raison de ce caractère, méritent d'être rapprochés des salpingites et des ovarites.

Il est inutile de s'étendre longuement sur les indications opératoires dans les cas de kystes suppurés de l'ovaire ; ils réclament la laparotomie immédiate. C'est l'opinion de tous ceux qui se sont occupés de la question, Keith, Tait (1), Morris (2), Hunter, Waid, Munde, Skene (3) et d'autres encore.

Voici, d'après les faits que j'ai réunis, les résultats de la laparotomie dans les cas de kystes suppurés de l'ovaire :

16 cas, dont 13 traités ;
10 ovariotomies ont donné 7 guérisons et 3 morts ;
1 ovariotomie incomplète (suture du kyste à la paroi). Guérison;
2 incisions par la paroi abdominale (kyste adhérent). Guérison.

III. — Méthodes de traitement des salpingites.

Lorsque les salpingites, qui n'avaient guère qu'un intérêt d'anatomie pathologique, ont fait leur avènement dans l'ère chirurgicale, sous l'influence de Lawson Tait et d'Hégar, la laparotomie était déjà devenue une opération bénigne. Aussi, sans chercher autre chose, on s'est mis à extirper toutes les tumeurs salpingiennes. C'est seulement plus tard que les chirurgiens et les gynécologistes, effrayés d'une part par la fréquence des salpingites, frappés d'autre part de la superficialité des lésions que présentaient certaines trompes extirpées, se sont demandé si toutes les salpingites exigeaient vraiment l'extirpation, s'il n'y avait pas lieu d'essayer d'autres méthodes de traitement, s'il fallait toujours faire la laparotomie, et si, même dans les cas où l'on faisait la laparotomie, il fallait toujours la terminer par l'extirpation. On a pu, par des procédés autres que l'extirpation, obtenir des succès véritablement complets, c'est-à-dire qu'on a pu guérir non seulement les malades, mais les organes malades, et les tentatives dans ce sens ont été poussées plus loin. Cette réaction a commencé, il y a trois ans, en Amérique ; elle s'est peu à peu étendue, et la tendance conservatrice est aujourd'hui générale. Il en résulte que les méthodes de traitement sont aujourd'hui assez nombreuses, et qu'il importe de rechercher pour celles d'entre elles qui sont bonnes, à quels cas elles peuvent s'appliquer.

Je diviserai, pour les étudier, les méthodes de traitement des salpingites en deux grandes classes :

(1) TAIT. *Maladies des ovaires*, p. 293.
(2) MORRIS. *Encycl. internat. de chir.*, t. VI, p. 422.
(3) SKENE. *Am. J. of obst.*, 1878, p. 758.

1° Les méthodes indirectes, dans lesquelles on essaye d'obtenir la guérison, sans agir sur la trompe elle-même ;

2° Les méthodes directes, dans lesquelles on agit sur la trompe elle-même. Ces dernières comprennent de nombreuses variétés, et j'étudierai successivement :

A. — Le cathétérisme de la trompe ;
B. — La ponction simple ou suivie d'injections ;
C. — L'incision simple ;
D. — L'incision en deux temps de Wiedow ;
E. — La découverte de la tumeur par une des trois voies possibles :

a) Laparotomie vaginale ;
b) Laparotomie sacrée ;
c) Laparotomie abdominale.

Suivie ou non d'extirpation.

1°. — Méthodes indirectes.

Je n'ai pas l'intention de décrire ici tous les moyens indirects, repos, révulsifs, douches vaginales, massage, etc... qui ont été essayés pour guérir les salpingites ; je veux seulement étudier une méthode récente : le traitement des pyosalpingites par la dilatation forcée de l'utérus, suivie ou non du curettage et du drainage.

Comme il est aujourd'hui universellement admis que les salpingites sont engendrées par les métrites, l'idée s'est naturellement présentée à un grand nombre de chirurgiens d'agir sur les salpingites en traitant les métrites ; et aujourd'hui c'est une pratique courante que de faire l'asepsie de l'utérus chez les malades atteintes de salpingite, avant que de se décider à la laparotomie. Mais on procède ainsi surtout dans les cas de salpingite catarrhale, lorsque la tumeur est peu volumineuse, qu'elle contient peu de liquide, et qu'on pense que ce liquide n'est pas du pus. Dans ces cas, on espère agir sur la salpingite en supprimant sa cause, l'épine inflammatoire ; et l'on considère généralement que, dans les cas de pyosalpingite, les lésions sont trop avancées pour pouvoir être ainsi modifiées.

Au contraire, M. Valton propose une méthode vraiment toute différente. Il vise particulièrement les pyosalpingites, et dans deux mémoires (1) successifs, il recommande de les traiter par la dilatation forcée, le curettage et le drainage de l'utérus. Mais ce n'est pas, dans son idée, une action indirecte et obscure qui doit guérir la salpingite. Il prétend obtenir, et c'est la caractéristique de sa méthode, l'évacuation directe des collections salpingiennes par l'utérus.

Pour apprécier cette méthode, il faudrait donc avant tout savoir si la dilatation de l'utérus peut avoir une influence sur le diamètre du segment utérin des trompes. M. Valton l'affirme. « En (2) dilatant la matrice, on dilate l'orifice utérin de la trompe de Fallope. » Et il ajoute : « Ceci se démontre facilement : Que l'on prenne une boule creuse en caoutchouc, ayant la forme de la matrice, avec un orifice représentant l'orifice du col, et deux pertuis en haut représentant l'orifice des trompes ; qu'on y introduise une vessie vide en caoutchouc (un petit pessaire de Gariel, par exemple, ou un dilatateur hydrostatique de Barnes). A mesure que l'on gonfle la vessie, la boule en caoutchouc se dilate ; en même temps on voit les pertuis représentant l'entrée des trompes, s'agrandir ; il en est de même pour le trou simulant l'orifice du col. Il y a entre notre boule de caoutchouc et la matrice cette grande différence, c'est que la force expansive venant à cesser, les parois en caoutchouc reprennent leur forme primitive, tandis qu'il n'en est pas de même de l'utérus. »

Il me semble qu'il y a entre la boule de caoutchouc et l'utérus bien d'autres différences que celle que signale M. Valton ; et je dois avouer que cette petite expérience ne m'avait nullement convaincu.

Quant aux observations, elles m'avaient paru d'une interprétation difficile. Il y a 12 observations dans le premier mémoire ; mais 8 de ces observations ne se rapportent pas vraiment à la méthode en question ; il s'agit de pelvi-péritonite sans collection purulente, guérie par le curettage, mais sans évacuation de liquide par l'utérus. Il ne reste donc que 4 observations intéressantes ; ce sont les

(1) X. Valton. *Contribution à l'étude de la pelvi-péritonite. Son traitement par la dilatation forcée et le curettage de l'utérus.* Mémoire présenté à l'Académie royale de médecine de Belgique, le 30 juillet 1887, et publié dans les mémoires couronnés, t. 8, 1888. — Valton. *Du drainage de la cavité utérine en cas d'abcès pelviens.* Annales et Bulletins de la Société de médecine de Gand, 1888, p. 102. On voit qu'il n'est pas question dans ces titres de pyosalpingites ; mais si l'auteur emploie les expressions de pelvi-péritonites et d'abcès pelviens, ce paraît être uniquement pour se donner l'occasion d'exposer que toutes les suppurations pelviennes sont des pyosalpingites.

(2) Page 45 du premier mémoire.

observations V, VI, XI et XII. Or, qu'y trouvons-nous ? Dans l'observation V, M. Valton fait la dilatation de l'utérus le 11 mars ; le 15 mars, l'abcès s'ouvre dans le rectum ; et le 30 mars, « quinze (1) jours après qu'une partie du pus s'était ouvert passage par le rectum, un écoulement purulent abondant se produisit par l'utérus ». C'est donc seulement 19 jours après la dilatation que le pus se serait vidé par l'utérus ; il se serait vidé, bien qu'il y eût une ouverture ailleurs, et sans qu'on eût pris soin d'entretenir la dilatation de l'utérus ; du moins cela n'est pas spécifié dans l'observation. Dans l'observation VI, la dilatation et le curettage sont faits le 14 avril 1887 ; à la suite, la malade a des accès de fièvre graves, et c'est le 28 avril, 14 jours après l'opération, que « l'abcès s'ouvre par la matrice ». L'examen du vagin ne permit de constater aucune perforation. Dans l'observation XI, l'opération est pratiquée le 3 juillet. Comme la malade avait une fièvre intense, on fait des injections intra-utérines quotidiennes. Le 20 juillet, 17 jours après l'intervention, on constate la présence de pus abondant dans le vagin. « En déblayant le canal vaginal pour rechercher l'ouverture de l'abcès, nous fûmes tout surpris de constater que l'évacuation du pus se faisait par le canal utérin. » L'observation XII est encore plus singulière. L'opération est faite le 20 juin 1887. Le 5 juillet, on constate qu'il s'est formé une salpingite du côté droit, où il n'en existait pas avant l'opération. Le 6 juillet « ouverture de l'abcès dont le pus s'écoule par l'orifice utérin, 15 jours après l'opération ». Dans le second mémoire, il y a une cinquième observation, mais elle est si complexe que je la laisse de côté.

Ces quatre faits sont bien singuliers. La relation entre la dilatation de l'utérus et l'écoulement du pus n'apparaît pas nettement, puisque c'est seulement quatorze, quinze, dix-sept, dix-neuf jours après l'opération que cet écoulement commence. On peut conserver des doutes sur l'origine du pus, sur sa voie d'écoulement. Enfin il faut ajouter qu'aucune malade n'a été suivie assez longtemps pour qu'on puisse affirmer la guérison, puisque la première intervention date du mois de mars 1887, et que le mémoire a été présenté à l'Académie de médecine de Belgique le 30 juillet de la même année.

Doléris, qui a essayé la méthode de Valton, en a été satisfait. Il

(1) *Loc. cit.*, page 142.

l'a dit à diverses reprises (1). Dans son article du *Journal de médecine de Paris*, il écrit : « J'ai essayé et j'ai obtenu l'évacuation de collections intra-tubaires par la dilatation large et permanente de la cavité utérine, combinée au raclage et au drainage de cette cavité ». J'ai essayé de me rendre compte de l'influence que pouvait avoir la dilatation de l'utérus sur les orifices tubaires par des expériences cadavériques. Je sais bien qu'on peut dire que l'utérus mort ne se comporte pas comme l'utérus vivant ; mais il m'a semblé cependant qu'on pouvait, sinon trancher la question, du moins obtenir des renseignements utiles par les expériences cadavériques ; et qu'en tous cas, ces expériences valaient bien celle que M. Valton a réalisée avec un ballon de caoutchouc.

J'ai fait la dilatation avec des tiges de laminaire et je l'ai poussée jusqu'à ce que la cavité utérine pût admettre le petit doigt. Lorsque l'utérus était sain et les trompes saines, je n'ai pas remarqué la moindre modification du calibre de l'ostium uterinum sous l'influence de la dilatation. Mais cela est assez difficile à apprécier.

J'ai pu me procurer deux pièces de salpingites assez récentes et assez fraîches, et voici les résultats que j'ai obtenus. Dans le premier cas, il s'agissait d'une ancienne salpingite double ; les trompes avaient le volume du petit doigt ; leur orifice abdominal était entièrement oblitéré ; mais leur cavité ne contenait pour ainsi dire pas de liquide. Mon impression est qu'il s'agissait de salpingites guéries. J'ai fendu les deux trompes, j'y ai placé des canules et j'ai poussé des injections du pavillon vers l'utérus. Il me fut impossible de faire passer une seule goutte de liquide. Je fis la dilatation avec le laminaire, je la complétai avec un dilatateur à trois branches et j'essayai de nouveau l'injection ; du côté droit, la trompe se rompit et rien ne passa dans l'utérus ; du côté gauche au contraire, le liquide injecté sous une assez grande pression passa dans la cavité utérine.

Dans la seconde pièce que j'ai pu me procurer, il y avait deux tumeurs salpingiennes énormes, du côté droit une collection sanguine, du côté gauche une collection purulente. J'essayai en exerçant des pressions sur les tumeurs, de faire passer le liquide dans l'utérus. Rien ne passa ni d'un côté ni de l'autre.

Je fis la dilatation avec la laminaire, et le lendemain, l'uté-

(1) Doléris. *Soc. de biol.*, 21 déc. 1888. Bul. et mém. de la Soc. Obst. de Paris. *Journal de médecine de Paris*, nos 7 et 8, 1889.

rus étant dilaté, j'exerçai des pressions sur les tumeurs comme la veille. Du côté de l'hémato-salpingite, rien ne passa dans l'utérus; mais du côté gauche, le pus passa avec une assez grande facilité et vint sortir par le museau de tanche. J'ai conservé cette trompe, et quotidiennement pendant cinq jours j'ai renouvelé l'expérience pour voir si l'ostium uterinum ne subirait pas de modification; le pus a toujours coulé, et il m'a semblé que la même pression était nécessaire pour lui faire franchir l'isthme. Du côté droit, j'ai voulu voir si ce n'était pas la nature du contenu (sang) qui empêchait l'évacuation par l'utérus. J'ai fendu la trompe, je l'ai vidée et j'ai mis une canule dans sa cavité; j'ai alors poussé une injection d'eau; mais il me fut impossible d'en faire passer une seule goutte dans l'utérus.

Je sais bien que ces expériences sont passibles d'objections : on peut dire qu'il s'agit de cadavres et non de vivants : on peut dire que c'est la putréfaction qui a désobstrué les orifices tubaires et non la dilatation. Je n'ai rien de décisif à répondre à ces objections; mais je ne puis nier que j'aie été très surpris et très frappé par le résultat, pour moi tout à fait imprévu, de ces expériences. Comme elles viennent corroborer certains faits cliniques d'une interprétation difficile mais soigneusement observés; comme, d'un autre côté, l'anatomie pathologique nous a appris que même dans des cas de tumeurs salpingiennes volumineuses, l'obstruction de l'orifice utérin pouvait n'être produite que par la prolifération de l'épithélium sans adhérence des parois, c'est-à-dire que cet orifice pouvait être simplement bouché, je suis enclin à penser, sans en être encore bien sûr, que la dilatation, le curettage et le drainage de l'utérus peuvent favoriser l'évacuation des collections salpingiennes par les voies naturelles.

Mais cela n'est pas tout, il faudrait savoir si cette évacuation suffit à amener la guérison dans les cas de pyosalpingites. Or, de cela, nous n'en sommes pas sûr. J'ai trouvé plusieurs fois sur le cadavre des trompes du genre de celles dont j'ai parlé tout à l'heure; des trompes assez fortement dilatées, complètement oblitérées à leur orifice abdominal, mais ne contenant que peu ou pas de liquide. Il est bien probable qu'il s'agit là de salpingites anciennes guéries ou en voie de guérison; mais je ne sais pas si ces salpingites avaient été purulentes. En clinique, on a observé plusieurs fois des écoulements purulents se faisant par l'utérus et amenant une rémission immédiate et complète des symptômes. Puis les malades ont été perdues de vue. On suppose que si elles avaient été reprises de leurs anciens maux, elles seraient revenues consulter le médecin ou le chirurgien; on le suppose, mais on n'en est pas sûr. Quelques-unes ont été suivies, mais pas assez longtemps. On me parlait récemment d'une malade qui avait eu une évacuation purulente de ce genre il y a deux ans et qui est actuellement bien portante. Ce cas a une grande valeur, mais il en faudrait d'autres.

D'un autre côté, les faits prouvent que les salpingites, qui se vident dans l'utérus, peuvent parfaitement s'ouvrir ailleurs et particulièrement dans le péritoine, pour y déterminer des péritonites mortelles. J'ai déjà cité ces faits.

Enfin, on sait depuis longtemps (1) que les interventions sur l'utérus peuvent favoriser la rupture des trompes distendues. Le Teinturier a insisté dans sa thèse sur les dangers de ces interventions quand les annexes sont malades.

En outre, je dois ajouter que les trompes ne sont pas toujours seules malades, qu'assez fréquemment il existe aussi des lésions de l'ovaire ; on n'a pour s'en convaincre qu'à se reporter aux observations de Bouilly, de Cornillon, de Martin, de Penrose, de Pozzi, de Tait, de Terrillon, de Thomas, de Veit, de Bouveret, de Cerné, de Letulle, de Meunier, etc. Or, il est bien certain que lorsqu'il existe un abcès de l'ovaire, l'évacuation de la collection salpingienne ne suffira pas à guérir la malade.

Pris entre ces arguments opposés, il est bien difficile d'arriver à une solution rationnelle. Toutefois, je crois que dans les cas de salpingites qui se vident spontanément par l'utérus, on doit, avant de recourir à une autre intervention, chercher à obtenir l'asepsie de l'utérus.

Dans les cas de pyosalpingites fermées, lorsque la tumeur n'est ni trop volumineuse, ni trop adhérente, lorsqu'il n'y a pas de péril immédiat, on est autorisé, surtout s'il reste quelque doute sur la nature du contenu, à essayer la méthode de traitement par la voie intra-utérine.

Pour les autres cas, je ne puis me prononcer. Mais, toutes les fois qu'on fera la dilatation, le curettage et le drainage de l'utérus, dans le but de guérir une pyosalpingite, il faudra traiter l'utérus

(1) LE TEINTURIER. Thèse de Paris, 1872.

avec beaucoup de ménagement, et renoncer à l'abaissement qui pourrait déterminer la rupture de la trompe.

II. — Méthodes directes.

A. — CATHÉTÉRISME DE LA TROMPE

Avant de discuter la valeur de ce mode de traitement dans les maladies des trompes, il faudrait être fixé sur la possibilité du cathétérisme.

L'idée de faire le cathétérisme des trompes n'est pas récente. En 1849, Tyler Smith, et plus tard Frankenhauser avaient proposé de l'employer, le premier, comme traitement de la stérilité ; le second, comme traitement des salpingites.

Je n'ai pas besoin de dire que dans les conditions normales, l'ostium uterinum de la trompe ne peut pas être cathétérisé. Cependant on a publié un certain nombre de cas de cathétérisme, et il faut faire remarquer tout de suite que le plus grand nombre, sinon la totalité, sont des cas de cathétérismes accidentels et involontaires. Ce qu'il faut déterminer, c'est si, dans certaines conditions pathologiques ou artificiellement produites, le cathétérisme devient possible. Voyons d'abord les principaux cas qui ont été publiés.

Mathews Duncan (1) en a publié un cas en 1856, mais depuis il a fait paraître un mémoire sur ce sujet et j'y reviendrai tout à l'heure. Hildebrand (2), Pistor (3), Bischoff (4) en ont publié chacun un autre cas. (Dans le cas de Bischoff, l'autopsie a permis de constater que la sonde avait bien pénétré dans la trompe.) Biddert (5) a rapporté un cas où le cathétérisme a été précédé de la dilatation de l'utérus. En voici le résumé : Jeune femme stérile, règles douloureuses, antéflexion et rétrécissement du col. Dilatation progressive avec la laminaire. A la troisème séance, la sonde s'enfonce à gauche à une profondeur de 12 centimètres. Depuis, la malade ne souffre plus et elle a eu deux enfants. Duncan, dans le mémoire (6) auquel j'ai fait allusion, rapporte un cas suivi d'autopsie, comme celui de

(1) M. DUNCAN. *Edinb. med. J.*, juin 1856.
(2) HILDEBRAND. *Monatsch. f. Geburtskunde*, XXXI, p. 447, 1868.
(3) PISTOR. *Berlin. klin. Wochensch.*, 1870, n° 17.
(4) BISCHOFF. *Corresp. Blatt. f. schweiz. Aerzte*, 1872, n° 19.
(5) BIDDERT. *Berlin. klin. Wochensch.*, 1877, p. 602-618.
(6) DUNCAN. *Brit. med. J.*, 12 mars 1881.

Bischoff. Il constate, chez une femme à qui on devait faire l'ovariotomie, que la sonde utérine s'enfonçait du côté droit, bien au delà des limites de l'utérus. Quelques jours après, à l'autopsie, il reconnut que la trompe droite occupait le trajet suivi par la sonde, et que son extrémité utérine était suffisamment béante, pour laisser passer une petite sonde chirurgicale ordinaire. En outre, Duncan, pour démontrer la béance possible des trompes, s'appuie sur la forme des caillots, qui sont rejetés dans quelques cas de métrorrhagies. Ces caillots, qui sont de véritables moules de la cavité utérine, porteraient quelquefois à leurs angles supérieurs des prolongements entraînés des trompes. A. Gönner (1) a rapporté deux cas personnels de cathétérisme de la trompe. Voici ses deux observations :

1er cas. — F..., 25 ans. Endométrite fongueuse déciduale. Curettage de la matrice, trois mois après l'avortement. L'utérus mesurait 7 centimètres. Tout d'un coup, sans effort, la curette pénètre à 20 centim. en arrière et à gauche.

2e cas. — Quatre semaines après l'accouchement, l'utérus mesure 10 centim. Tout à coup, la sonde pénètre à 18 centim. du côté droit. Chez la même femme, sans être prévenue, Widmer a pénétré de même à 17 centim. 1/2.

Plus récemment, Wallace (2) a étudié la béance des trompes de Fallope comme une maladie, et il s'est proposé de montrer, par l'étude de plus de 50 cas, que cette béance existe invariablement à la suite d'accouchements. Il a constaté aussi que les trompes pouvaient être béantes dans les cas de kystes de l'ovaire, et il explique le fait par une simple hypertrophie de l'organe.

A. Martin (3) a nié presque tous les cas de cathétérisme des trompes, disant que ce n'était que des fausses routes. Il est possible qu'il en ait été plus d'une fois ainsi, cependant il est difficile de nier les cas où l'autopsie a permis de reconnaître que la trompe avait bien la direction que la sonde avait prise et qu'elle était perméable. Au lieu de nier ces faits, il vaut mieux les analyser. Or, nous voyons que dans deux cas, il s'agissait de kyste de l'ovaire (les cas de Bischoff et celui de Mat. Duncan). Dans deux autres cas, ceux de Gönner, il s'agissait d'utérus en subinvolution, et l'un de ces deux

(1) A. Gönner. *Arch. f. Gyn.*, 1887, vol. 30, p. 119.
(2) J. Wallace. *Brit. med. J.*, 23 février 1889.
(3) A. Martin. Congrès de Copenhague. *Arch. f. Gyn.*, 1884, p. 305.

derniers cas (le premier de Gönner, où on est censé avoir pénétré dans la trompe, non pas avec un simple cathéter, mais avec la curette elle-même), est véritablement si extraordinaire, qu'il est bien permis de supposer, avec Bischoff, qu'il y avait une grossesse interstitielle, et que c'est à la place même qu'avait occupée l'œuf, que la curette a pénétré. En somme, nous voyons là des trompes hypertrophiées autour des kystes de l'ovaire, des utérus en subinvolution, c'est-à-dire des cas très différents de ceux dont nous avons à nous occuper, et qui n'ont aucune importance au point de vue des salpingites.

Que faudrait-il savoir au point de vue de ces dernières ? Évidemment, il n'y a pas à s'occuper des salpingites fermées, de celles qui ne communiquent pas avec l'utérus ; seules, celles qui se vident par cette voie, présentent quelque intérêt au point de vue du cathétérisme. Or, il faudrait savoir si, dans les cas de trompes se vidant par l'utérus, l'orifice de communication est suffisamment large pour qu'on puisse le traverser avec une sonde laborieusement conduite à travers le canal vagino-utérin. Je n'ai trouvé aucun cas qui permette de le supposer ; dans les autopsies que j'ai déjà citées, on voit que l'orifice utérin de la trompe était perméable, qu'il admettait un fin stylet, une soie de sanglier. Mais dans aucun cas, je n'ai trouvé mention d'un vaste orifice suffisant pour admettre un cathéter. Il semble donc qu'au point de vue qui nous occupe, le cathétérisme de la trompe soit jugé par là même. Mais supposons qu'il soit pratiquable. On sait que la tumeur salpingienne occupe d'ordinaire, dans l'immense majorité des cas, la portion ampullaire externe de la trompe, tandis que le segment interne n'est que peu ou pas dilaté. Ira-t-on, avec une sonde, franchir ce segment interne, long parfois de 4, 5, et même 6 centimètres ? Ira-t-on suivre ce canal étroit, souvent irrégulier, sinueux, dont les parois peuvent être rendues friables par la maladie ? Il me semble que ce serait singulièrement s'exposer à déchirer les parois, et cela, pour un résultat bien problématique, car une trompe ainsi cathétérisée serait, en somme, dans la même situation qu'une trompe ponctionnée, et nous verrons que la ponction est un bien médiocre traitement des salpingites suppurées.

On peut donc dire qu'aujourd'hui le cathétérisme des trompes serait, de tous les modes de traitement des salpingites, le plus dangereux et le moins efficace, et je suis même tenté d'ajouter qu'il n'est pas probable qu'il acquière jamais dans l'avenir une valeur considérable.

B. — TRAITEMENT DES SALPINGITES PAR LA PONCTION

J'ai déjà dit, en parlant de l'emploi de la ponction aspiratrice pour préciser les diagnostics douteux, dans quels cas on avait le droit de ponctionner. La règle reste la même, qu'on emploie la ponction dans le but d'explorer ou dans le but de guérir ; on ne doit ponctionner que si le trocart peut pénétrer dans la tumeur par un point où elle adhère ; le trocart ne doit pas traverser la cavité péritonéale. On peut l'enfoncer, soit par les culs-de-sac vaginaux, soit par la paroi abdominale ; mais je pense qu'on n'est jamais autorisé à faire la ponction par le rectum. Je reviendrai plus tard sur la voie rectale à propos des phlegmons et abcès pelviens ; je la laisse pour ce moment de côté.

On peut dire qu'aujourd'hui nous ne savons rien de précis sur la valeur de la ponction dans le traitement des salpingites purulentes. Je n'ai trouvé que deux cas de ces salpingites traités par la ponction. Dans l'un (obs. 270), la ponction faite par le vagin a ramené quatre onces de pus, et la guérison s'en est suivie. On peut dire que le cas est douteux. Dans l'autre cas, qui est de A. Reverdin (obs. 271), la ponction également vaginale a été suivie d'une série d'accidents qui ont nécessité le débridement au bistouri de l'orifice de la ponction, une incision au-dessus du ligament de Fallope et finalement la laparotomie. Ces documents sont bien maigres (1). D'un autre côté, il est hors de doute que parmi les cas qui ont été publiés, en France, sous le titre de pelvi-péritonite, en Amérique, sous le titre de périmétrite, il y avait un grand nombre de salpingites, surtout parmi les plus anciens. Je n'aurai pas l'audace d'essayer de faire sur ces observations un diagnostic rétrospectif ; mais, comme plus loin, en m'occupant de ces cas d'abcès assez nombreux, dont le siège est cliniquement incertain, je montrerai que la ponction est un médiocre moyen de traitement, je pense que la conclusion peut aussi bien s'appliquer aux salpingites qu'aux autres variétés d'abcès englobés par ignorance sous la même rubrique.

Il semble bien improbable qu'une simple ponction puisse guérir une pyosalpingite. Le pus évacué, il reste derrière, la membrane qui l'a produit une première fois, et qui sans doute le reproduira

(1) J. MILNE CHAPMAN (*Edinb. med. J.*, sept. 1884, p. 204), dans un cas d'hydrosalpingite, a fait sans succès une série de ponctions aspiratrices ; finalement, il eut recours à la laparotomie.

encore. Il faudrait donc détruire cette membrane ; mais par quel procédé, lorsqu'on n'a, pour unique voie, que la petite lumière d'un trocart. Le seul moyen serait de faire une injection caustique ; mais ne serait-il pas singulièrement dangereux d'injecter un liquide caustique dans une poche peut-être mal fermée ? Laisser le trocart en place, ou y substituer un drain, serait encore un procédé bien chanceux. Toujours pour la même raison, le lavage de la poche ne pourrait pas être convenablement fait. En somme, la ponction me paraît être une mauvaise méthode de traitement des salpingites purulentes ; je ne crois pas qu'on doive jamais la choisir, mais elle peut être imposée dans les circonstances suivantes : Si une malade, atteinte d'une pyosalpingite volumineuse, refusait toute espèce d'autre intervention, si l'on avait la certitude que la tumeur salpingienne est adhérente au cul-de-sac vaginal, je pense qu'il vaudrait mieux ponctionner que de ne rien faire. En effet la ponction, en évacuant le liquide, permettra peut-être d'éviter la rupture de la poche dans le péritoine ; et d'un autre côté, si elle est faite dans des conditions d'asepsie satisfaisante, elle ne peut présenter aucun inconvénient notable. Sans doute elle ne guérira pas la malade, mais elle parera à un danger redoutable.

C. — INCISION SIMPLE

L'incision, comme traitement des pyosalpingites, n'est pas une méthode de choix, mais une méthode de nécessité. On la fait dans deux circonstances bien différentes l'une de l'autre. Le plus souvent, on la pratique comme la ponction, au travers de tissus adhérents, soit au niveau de la paroi abdominale, soit, et c'est bien plus fréquent, dans un des culs-de-sac du vagin. Quelquefois, on est obligé d'y recourir comme pis aller après avoir fait la laparotomie, lorsque l'extirpation est rendue impossible par l'étendue et la résistance des adhérences. Dans l'un et l'autre cas, c'est toujours l'ouverture de la poche purulente qui doit amener la guérison, et le mode d'action est le même. Mais la manière d'obtenir le même résultat est fort différente, et lorsqu'on fait la laparotomie, l'importance de cette dernière opération est si considérable qu'elle devient la note dominante. Si l'on ajoute que dans les cas d'incision transpéritonéale, on peut, après avoir ouvert la poche et avant de la suturer, en réséquer une partie plus ou moins considérable, on aura les raisons qui me déterminent à ne parler de ce procédé que dans le chapitre consacré aux laparotomies.

Quant à l'autre catégorie de faits, ceux où on pratique l'incision directe par la paroi vaginale ou abdominale adhérente à la tumeur, elle ne comprend guère que des cas qui se sont présentés trop tardivement à l'observation médicale. Le plus souvent l'incision n'a été qu'un moyen d'éviter une ouverture spontanée, et le diagnostic exact est resté impossible. On a incisé pour donner issue à la collection purulente, sans savoir au juste où elle siégeait. M. Laroyenne (1) emploie la ponction vaginale suivie d'incision comme méthode de choix dans les suppurations pelviennes. Il a fait faire sur ce sujet une thèse par un de ses élèves, M. Blanc. Cette thèse renferme 21 observations. Mais dans aucun cas, le diagnostic n'est précisé, et il est difficile de savoir s'il s'agissait de salpingites, de pelvi-péritonites ou de phlegmons. Pour ce qui est des salpingites, encore mobiles, peu adhérentes, l'incision simple ne peut être mise en balance avec l'extirpation. Je crois que l'incision par le vagin doit être considérée comme une méthode de nécessité et non comme une méthode de choix, dans le traitement des salpingites.

D. — INCISION EN DEUX TEMPS DE WIEDOW

Wiedow, le continuateur d'Hegar, a proposé, en 1885, d'appliquer au traitement des salpingites une méthode qui, pour les kystes du foie, a joui un moment de la faveur chirurgicale : l'incision en deux temps. Voici comment il a décrit l'opération (2) : « Par le vagin, on fait une incision sagittale du cul-de-sac de Douglas. On introduit un doigt par cette incision et on cherche si la tumeur est adhérente aux parois du bassin. Si on trouve la cavité péritonéale fermée par des adhérences, on incise la trompe. Si la cavité péritonéale est libre, on la tamponne avec de la gaze iodoformée ou sublimée, et on attend quelques jours ; puis on incise la tumeur salpingienne quand les adhérences se sont produites. Cette opération est indiquée dans les cas où la tumeur plonge dans le bassin et est immobilisée par des adhérences. Quand la tumeur est située devant le ligament large et s'étend plus ou moins haut du côté de la paroi antérieure du ventre,

(1) Laroyenne. *Lyon médical*, 1886, t. 31, p. 240.
(2) Wiedow. Zur operativer Behandlung des pyosalpinx. *Cent. f. Gyn.*, 1885, p. 145.

on fait de même en incisant à deux travers de doigt au-dessus du ligament de Poupart. Enfin on peut opérer à la fois par les deux voies ».

Je laisse de côté les cas où on trouve des adhérences généralisées, et où on incise immédiatement la tumeur, pour m'occuper seulement de l'incision en deux temps proprement dite, c'est-à-dire de celle où on ouvre le péritoine pour déterminer artificiellement des adhérences. Wiedow a bien indiqué qu'il recommandait cette opération seulement pour les cas où l'extirpation paraîtrait devoir être très difficile. Je ne m'occuperai que des cas complexes, car je suppose que personne ne voudrait, dans les cas ordinaires, employer l'incision en deux temps de préférence à la laparotomie.

On suppose donc que l'extirpation pourrait présenter de grandes difficultés; Wiedow indique les cas où la trompe est adhérente à la face postérieure des ligaments larges et ceux fort rares, comme il le dit lui-même, où elle se développe entre les deux feuillets de ces ligaments. L'extirpation pourra sans doute être très difficile, mais rien ne prouve qu'elle sera impossible ; et du moment que l'incision en deux temps est nécessaire, c'est qu'il existe au moins une partie de la tumeur qui est dépourvue d'adhérences, c'est-à-dire une partie par où on pourrait l'attaquer si on faisait la laparotomie. Si même l'extirpation est réellement impossible, on pourrait très probablement au moins, en réséquer une partie, c'est-à-dire diminuer l'étendue de la portion suppurante, et réduire le temps nécessaire à la cicatrisation. En employant ce procédé en deux temps, on renonce d'emblée, volontairement et sans renseignements suffisants, à la chance de pouvoir enlever la tumeur, à la possibilité d'en réséquer une partie; on renonce à ces avantages considérables et cela, presque sans compensation.

En effet, supposons qu'on ait été conduit à faire l'incision à la paroi abdominale. On a ouvert le péritoine, on voit la tumeur, et on la voit libre, sans adhérence dans la partie qui se présente. Au lieu d'essayer de l'extirper, on va, sans plus d'effort, tamponner la cavité péritonéale. On a tous les avantages entre les mains, la possibilité de voir la tumeur, de la palper, de l'explorer directement avec les doigts, et au lieu de profiter de tous ces avantages, on y renonce. En somme on a fait une laparotomie, puisqu'on a ouvert la cavité péritonéale, mais on n'a profité d'aucun des avantages que cette opération présente. Oserait-on, encore aujourd'hui, arguer du moindre danger de l'incision en deux temps ? Je ne pense pas que cet argument aurait une bien grande valeur, car il est bien suffisamment démontré que la laparotomie antiseptique n'est pas en elle-même une opération grave.

En résumé, je ne pense pas que l'incision en deux temps doive prendre rang dans le traitement des salpingites comme méthode de choix. Si on était conduit à l'employer, ce serait uniquement comme méthode de nécessité, et seulement dans les cas où l'insuffisance des aides et des conditions matérielles, ne permettrait pas de faire la laparotomie. Je suis bien convaincu que M. Wiedow lui-même est aujourd'hui de cet avis.

E. — VOIE TRANSPÉRITONÉALE. LAPAROTOMIES

Après avoir étudié successivement les diverses méthodes de traitement des salpingites, nous sommes amené à cette conclusion, qu'à moins de circonstances tout à fait exceptionnelles, c'est à l'ouverture du péritoine qu'il faut avoir recours dans les cas de salpingites suppurées. Seule, cette ouverture du péritoine permet d'examiner directement par la vue et par le toucher l'état des parties ; seule, elle permet d'apprécier le degré et l'étendue des lésions ; seule, par conséquent, elle permet d'agir en toute connaissance de cause, d'appliquer aux lésions elles-mêmes le traitement qui leur convient, et d'extirper les organes malades quand tout espoir de les guérir est perdu. C'est de toutes les méthodes la plus rationnelle, et c'est aussi la plus efficace.

On peut ouvrir la cavité péritonéale par différentes voies : soit par la paroi abdominale antérieure, soit par le vagin, soit encore par la région sacrée ou sacro-périnéale. Ces trois voies permettent de faire une brèche au péritoine et de pénétrer pour explorer ou pour agir dans la cavité de la séreuse. En somme, le résultat fondamental que l'on obtient est toujours le même : c'est l'ouverture du péritoine, seul le chemin diffère. En raison de cette communauté de but et de résultat, il me semble qu'on devrait donner le même nom générique à toutes ces opérations. En France, dans plusieurs pays étrangers également, le mot « laparotomie », en dépit de son étymologie, n'est plus employé que pour désigner l'ouverture de la cavité péritonéale. Que l'incision soit faite dans le flanc ou sur la ligne blanche, peu importe ; c'est une laparotomie si le péritoine est ouvert ; ce n'en est pas une, s'il n'est pas ouvert. L'entente est devenue si complète, le sens du mot est devenu si nettement précis, qu'on est autorisé, je pense, à appliquer le mot « laparotomie » à toutes les opérations où on se propose et où on réalise le but d'ouvrir d'abord et directement la grande cavité péritonéale pour agir sur les organes qui y sont contenus (1).

En employant dans ce sens le mot « laparotomie », je distinguerai trois variétés de laparotomies qu'il faut successivement étudier :

La laparotomie vaginale ;

La laparotomie sacro-périnéale ou postérieure ;

La laparotomie abdominale ou antérieure avec ses deux variétés médiane et latérale.

A. **Laparotomie vaginale** (2). — La première laparotomie vaginale paraît avoir été faite en 1859 par Atlee pour un kyste dermoïde non diagnostiqué, qui ne fut extirpé que dix jours plus tard.

Le 30 mars 1869, Robert Battey a extirpé par la voie vaginale un kyste de l'ovaire gros comme une orange. Depuis il a proposé d'extirper par la même voie les ovaires sains, et il a fait lui-même cette opération un grand nombre de fois.

Mais le véritable père de la méthode, c'est Gaillard Thomas, qui, en 1870, après avoir étudié l'opération sur le cadavre et l'avoir pratiquée une fois sur le vivant, en fixa les règles. Pendant quelques années, elle a joui d'une certaine faveur en Amérique. On l'employait alors pour enlever les kystes de l'ovaire et on semblait la considérer comme une vraie rivale de la laparotomie abdominale. Envisagée sous cette face, la question n'était pas soutenable, et il n'y a pas lieu de s'étonner que la voie vaginale ait été rapidement abandonnée, même par ses promoteurs. Dans ces dernières années, une certaine réaction s'est faite sous l'influence de Byford ; la laparotomie vaginale a joui d'un regain de faveur, elle a été pratiquée en Amérique par plusieurs chirurgiens, en France, par Bouilly, Terrillon, Picqué. Léopold (3) disait à la Société gynécologique de Dresde : « Pour ce qui est de la méthode opératoire par le vagin ou par l'abdomen, on

(1) Dans les kélotomies, on n'ouvre pas directement la grande cavité péritonéale, mais seulement un diverticule accidentel.

(2) Bonnecaze a soutenu devant la Faculté de Paris une thèse sur la « valeur et les indications de l'incision vaginale appliquée à l'ablation de certaines tumeurs de l'ovaire et de la trompe ». La thèse est fort intéressante et très soigneusement faite. Pour les raisons que je viens d'exposer brièvement, je n'accepte pas son titre. Il me semble que le mot d'incision vaginale, qui est de Byford, éveille inévitablement dans l'esprit l'idée d'une simple incision faite par le vagin sur un abcès ou une tumeur adhérente.

(3) Léopold. *Gyn. Gesell. zu Dresden*, 7 octobre 1886. *Cent. f. Gyn.*, 1886, p. 787.

ne peut encore se prononcer ». En somme, la question est à l'ordre du jour. Mais il faut dire tout de suite que personne aujourd'hui ne pense plus à faire de la laparotomie vaginale une rivale de la laparotomie abdominale, et qu'on réserve la première à certains cas spéciaux.

Voyons d'abord en quoi consiste l'opération. Je ne m'attarderai pas à exposer les procédés particuliers de chaque chirurgien ; certains de ces procédés, celui de Gaillard Thomas entre autres, ont été compliqués comme à plaisir. Je veux seulement indiquer les principaux temps de l'opération, avec celles des variantes qui ont un intérêt réel.

Après avoir aseptisé le vagin, on met la malade dans la position de la taille ; des écarteurs sont placés pour dilater le vagin ; le col de l'utérus apparaît, on le saisit avec une pince et on l'abaisse ou on le fixe. Prenant alors le bistouri, on incise couche par couche le cul-de-sac postérieur, et, arrivé sur le péritoine, on l'ouvre avec précaution comme dans toute laparotomie, soit avec la pointe du bistouri, soit avec les ciseaux. Le péritoine ouvert, on peut dire qu'il n'y a rien de particulier dans l'opération. De même que pour la laparotomie abdominale, certains chirurgiens suturent le péritoine à l'incision pariétale, soit pour arrêter l'hémorrhagie, soit pour éviter les meurtrissures et les décollements que pourrait subir cette paroi ; d'autres ne font pas cette suture ; cela est sans importance. Ensuite on laisse l'utérus revenir à sa place, on introduit deux doigts dans le péritoine, on va à la recherche des organes malades, on les libère, on les amène dans l'incision, et on les enlève après les avoir pédiculisés. Je glisse sur tous ces détails, ayant l'intention d'en parler à propos de la laparotomie abdominale ; mais je dois revenir sur la manière d'inciser le cul-de-sac vaginal. On peut faire l'incision dans deux directions différentes, verticalement ou transversalement. Byford faisait, je crois, l'incision verticale ; M. Bouilly l'a employée également. Picqué recommande de faire l'incision transversale. Il insiste sur ce fait que l'incision verticale s'écarte peu dans le sens transversal. Comme c'est généralement sur les parties latérales du bassin qu'on a à agir, l'incision transversale donne certainement plus de facilité dans ce sens, et de ce fait elle me paraît préférable. On pourrait même faire une incision en L couché.

Il faut voir maintenant quelles sont les contre-indications de l'opération ; quelles sont ses indications ; quels résultats elle a donnés ;

et si même dans les cas où ses partisans la considèrent comme indiquée, elle mérite la préférence sur les autres laparotomies.

Je commence par les contre-indications, car il y en a de formelles à cette manière d'opérer, et il importe de les éliminer d'abord, pour ne plus en être embarrassé dans la discussion sur la valeur de l'opération. Ce n'est pas discuter la valeur d'une opération que d'insister sur ses contre-indications.

Les contre-indications de la laparotomie vaginale sont de deux ordres différents. Elles peuvent venir de l'état du vagin, ou de la tumeur. Il faut, pour que la laparotomie vaginale soit possible, que le vagin soit largement dilaté ou dilatable. Cela est indispensable.

Dans un vagin étroit, et qui le reste malgré la traction des écarteurs, les manœuvres sont impossibles, l'opération n'est pas faisable. Donc, chez les vierges, chez les femmes qui n'ont pas eu d'enfant, ou qui, après en avoir eu, ont recouvré la fermeté et la contractilité de leur vagin, il faut renoncer à la laparotomie vaginale. Il faut y renoncer encore dans les cas où les tissus périvaginaux sont infiltrés, quand ils présentent des cicatrices, des vieux restes d'exsudats inflammatoires, toutes circonstances qui rendent la dilatation ou impossible ou dangereuse. Telles sont les contre-indications tirées de l'état du vagin, et elles sont formelles. Celles qui viennent de la tumeur sont de trois ordres : elles sont tirées de son volume, de son siège et de ses adhérences.

Le volume est une contre-indication, dès qu'il dépasse celui d'une mandarine ou d'une orange. S'il s'agit de tumeurs solides, on comprend qu'on ne puisse les faire passer par la boutonnière vaginale ; mais la contre-indication persiste même, s'il s'agit de tumeurs liquides, qu'on puisse ponctionner et réduire à rien. Elle subsiste parce que ces tumeurs ont toujours une partie de leur surface située haut, inaccessible aux regards ; or, si cette partie a contracté des adhérences avec l'épiploon, avec l'intestin, on ne peut détacher ces adhérences sous le contrôle de l'œil, et si elles venaient à saigner, on serait singulièrement embarrassé. Je sais bien qu'on a enlevé par le vagin des tumeurs énormes. Davis a extirpé par cette voie un kyste ovarique qui remontait jusqu'au-dessus de l'ombilic. Pour détruire les adhérences, il dut introduire la main tout entière suivie de l'avant-bras dans le péritoine au travers du vagin. Mais, bien que le succès ait couronné cette audacieuse entreprise, je ne crois pas que cela suffise à en justifier la témérité ni que cela encourage à l'imiter. Il faut donc, pour que la laparotomie vaginale soit permise, que la tumeur soit petite.

Il faut encore qu'elle soit postérieure ; il faut que ce soit une tumeur à développement pelvien, et non à développement abdominal. Il faut, en un mot, que cette tumeur occupe le cul-de-sac de Douglas.

Enfin, il faut qu'elle n'ait pas d'adhérences, et que l'utérus soit mobile.

De ces contre-indications qui sont formelles, se tirent les indications qui sont admises par les partisans de la méthode, mais qui, elles, sont discutables.

Je prends ces indications à peu près telles que les a formulées Bonnecaze dans sa thèse : l'ablation par la voie vaginale devient préférable à l'ablation par la voie abdominale, dans les cas où il s'agit de tumeurs petites, mobiles, peu adhérentes, où l'utérus est lui-même mobile, et le vagin large ou dilatable.

Voyons maintenant quels sont les avantages et les inconvénients de cette méthode, dans les cas où on la considère comme indiquée, et quels résultats elle a donnés.

Byford a donné une statistique qui comprend 49 cas ; Bonnecaze a réuni 24 observations ; mais, dans ces relevés, figurent des cas d'ovariotomie, de prolapsus de l'ovaire, ils ne peuvent nous servir de rien au point de vue des suppurations pelviennes.

J'ai trouvé 8 faits de laparotomie vaginale, pratiquée pour des suppurations du bassin : ce sont 5 cas de salpingites (obs. 383, 384, 386, 387, 388), 2 cas de kystes de l'ovaire suppurés (obs. 385, 389), 1 cas de kyste dermoïde également suppuré (obs. 382). Dans tous ces cas il s'agissait de petites tumeurs, et il est permis de réunir en un même groupe ces faits comparables. Les résultats se classent de la manière suivante :

1 résultat inconnu (obs. 384). Dudley présente les pièces d'une opération récente ;

1 mort (obs. 382), péritonite. Mort le sixième jour ; il s'agissait d'un kyste dermoïde qui s'était rompu lors de l'opération ;

1 résultat au moins fâcheux (obs. 383). Il fut impossible d'enlever complètement les trompes. Au bout de 3 semaines, un volumineux abcès se vidait par le rectum et par le vagin ;

5 guérisons (obs. 385, 386, 387, 388, 389) et encore dans un cas (obs. 387) la guérison fut interrompue par un volumineux abcès qu'il fallut inciser.

Ces résultats sont bien loin d'être encourageants ; mais le nombre des faits est vraiment trop peu considérable pour nous renseigner sur la valeur de l'opération, et au lieu de s'en remettre aux chiffres il est bien préférable d'analyser les avantages et les inconvénients imputés à la méthode en s'appuyant sur les faits.

Les partisans de la voie vaginale lui reconnaissent trois espèces d'avantages :

1° Elle met à l'abri de l'éventration ;

2° Elle permet d'éviter sûrement la vessie ;

3° Elle facilite le drainage.

Voyons la valeur réelle de ces avantages.

Que la laparotomie vaginale mette à l'abri de l'éventration ou hernie abdominale, cela n'est pas douteux ; mais il reste à savoir si cet avantage est vraiment considérable, et s'il n'est pas compensé par des inconvénients de même ordre. Pour apprécier la valeur de cet avantage, il faudrait être renseigné sur la fréquence et les accidents des éventrations consécutives aux laparotomies abdominales.

Or, si nous savons bien que la hernie, lorsqu'elle se produit, est un accident fâcheux, entraînant des troubles considérables, qu'elle peut atteindre un volume énorme, nous ne savons pas du tout quelle est sa fréquence. Wertheimer (1) a étudié la question sans nous fixer sur ce point. D'une manière générale, en France, on ne paraît pas s'être beaucoup préoccupé de la possibilité de cette hernie. Certains chirurgiens allemands, Hegar et Kaltenbach, Gusserow la croient fréquente. Les chirurgiens américains (cela ressort de plusieurs discussions de leurs sociétés savantes) paraissent la redouter à un degré extrême ; c'est même pour l'éviter, et uniquement dans ce but, qu'ils sont arrivés peu à peu à restreindre de plus en plus l'étendue de l'incision abdominale. Ils ont ainsi perdu la plupart des avantages de la laparotomie antérieure sans échapper sûrement au danger qu'ils voulaient fuir, car Hegar et Kaltenbach disent avoir vu « la hernie se produire lorsque la cicatrice était courte et solide ». Gill Wylie (2), dans un mémoire sur la hernie abdominale qu'il a lu à la Société obstétricale de New-York, rapporte que sur 67 laparotomies faites par lui en une année, 5 avaient pour but de remédier à des éventrations post-opératoires. Mais tout cela ne prouve rien. Les laparotomies ne se ressemblent pas. Il n'y

(1) Wertheimer. Éventration consécutive à la laparotomie. Th. de Paris, 1888.
(2) G. Wylie. Soc. obst. de New-York, 1887.

a aucune comparaison à faire, par exemple, entre les cas où l'on traite le pédicule par la méthode extrapéritonéale, et ceux où on le réduit, entre les cas où l'on draine et ceux où l'on ne draine pas. Pour nous renseigner, il faudrait une statistique considérable, comprenant des faits longtemps suivis. Ces faits devraient être rangés en catégories différentes, suivant la manière dont on aurait traité le pédicule, suivant qu'on aurait ou non usé du drainage, suivant qu'on aurait employé tel ou tel mode de suture. Comme il n'existe aucune statistique de ce genre, nous ne pouvons rien affirmer au sujet de l'éventration. On ne peut donc parler que d'après le sentiment de divers chirurgiens, et d'après ce qu'on a vu soi-même. Or, on peut dire, d'après ces documents, dont la valeur n'est pas absolue, mais qu'il faut bien utiliser faute de mieux, on peut dire que la hernie abdominale post-opératoire ne paraît pas très fréquente. Il semble qu'on puisse l'éviter dans la majorité des cas, en prenant des précautions appropriées, dont la principale est de porter un bandage bien fait. L'éventration, danger réel et incontestable, n'est cependant pas très à craindre, en raison de sa rareté. Elle ne paraît nullement être une raison décisive pour renoncer aux avantages de la laparotomie abdominale, et s'exposer aux inconvénients de la laparotomie vaginale. Que s'il était démontré ultérieurement que cette hernie est plus fréquente qu'on ne le croit aujourd'hui, avant d'abandonner la laparotomie abdominale, il vaudrait mieux chercher à la perfectionner. Les sutures par plan qu'ont adoptées plusieurs chirurgiens pareront peut-être aux dangers de l'éventration. Si elles ne suffisaient pas, on pourrait peut-être, au lieu de faire la laparotomie antérieure absolument médiane, la faire légèrement latérale ; on rencontrerait ainsi des tissus plus épais et plus aptes à la réunion.

En outre, avant de donner la préférence à la laparotomie vaginale sur la laparotomie abdominale, il faudrait encore être bien sûr que la première n'expose pas à des dangers de même ordre que la hernie ventrale. Byford a prétendu que la laparotomie vaginale détermine des adhérences qui fixent l'utérus en bonne position. « L'observation clinique démontre l'inanité de cette assertion, » dit Bonnecaze (1), et dans les trois observations de Picqué, qu'il rapporte, chez les trois malades revues après l'opération, on pouvait

(1) Bonnecaze. Th. de Paris, 1889, p. 43.

facilement attirer le col jusqu'à la vulve. Cela n'est pas surprenant ; et s'il y a quelque chose à craindre sous ce rapport de la part de la laparotomie vaginale, ce serait, non pas qu'elle détermine des adhérences de l'utérus, mais bien qu'elle relâche ses moyens de fixité. Je ne serais pas surpris qu'on constate dans la suite que ce genre de laparotomie expose au prolapsus de l'utérus, surtout dans les cas où l'on emploie l'incision transversale, qui expose à sectionner les puissants ligaments utéro-sacrés.

Le second avantage vanté de la laparotomie vaginale, c'est qu'elle permet d'éviter sûrement la blessure de la vessie. Le fait est incontestable, mais l'argument me paraît médiocre. En effet, dans les cas où la laparotomie vaginale est indiquée, il serait pour ainsi dire impossible de blesser la vessie en opérant par l'abdomen.

C'est pour la même raison qu'on ne peut admettre que la facilité du drainage soit un avantage. Nous ne sommes plus au temps où l'on considérait que toute plaie péritonéale devait être drainée. Le drainage est devenu l'exception ; on ne le fait que dans des cas particuliers ; il a des indications précises, et nous verrons ailleurs que les indications du drainage sont tirées de faits qui contre-indiquent absolument la voie vaginale.

Avant d'envisager les inconvénients, il me reste à dire un mot d'un avantage d'ordre secondaire de cette voie. On a prétendu qu'elle permettait d'opérer sans voir les intestins, pour ainsi dire en dehors d'eux. Si cela est vrai souvent, ce ne l'est pas toujours. Nous voyons en effet, dans l'observation de Wring (n° 389), que les anses intestinales sont venues se présenter dans la plaie opératoire.

J'arrive aux inconvénients. On a prétendu que, par la voie vaginale, l'antisepsie était impossible. Je passe sur celui-là, on sait aujourd'hui faire l'antisepsie du vagin. Quant aux autres, ils se résument tous en ceci : au lieu d'opérer à ciel ouvert, on opère au fond du vagin : cela est court, mais cela est grave. En effet, les conséquences sont nombreuses. Au fond du vagin, on ne peut pas voir en même temps qu'on agit. On peut voir l'ovaire, la trompe, la tumeur, lorsqu'on l'a attirée dans le vagin lui-même, je le sais ; mais avant, alors qu'on cherche la tumeur, qu'on la mobilise, qu'on la pédiculise, la main obstrue complètement le vagin, l'œil n'y peut voir. On dira qu'il en est souvent de même dans les laparotomies abdominales ; cela est vrai, mais dans ces dernières, quand on ne voit pas, c'est qu'on n'a pas besoin de voir ; dès qu'il est utile de contrôler par la vue le travail du doigt, on a bien vite fait d'agrandir l'incision. Or, cela est impossible par le vagin. Et si le pédicule saigne, si des adhérences saignent, quelle ressource a-t-on ? Je ne parle pas de ces adhérences étendues, qui contre-indiquent l'opération, mais de ces adhérences imprévues qu'on peut toujours rencontrer ; celles, par exemple, de l'épiploon qui ne sont guère diagnosticables. M. Bouilly (1) a rencontré un cas de ce genre. On est en train de pédiculer l'ovaire. « Pendant ce temps, il s'écoule une grande quantité de sang qui vient de la partie supérieure gauche, et que je crois fourni par l'épiploon détaché et déchiré de ses adhérences ovariennes. Des éponges montées étanchent le sang et sont maintenues en place, une injection à 50° est poussée dans les profondeurs. L'hémostase est définitive. » L'hémorrhagie s'est arrêtée ; mais si elle avait duré, le chirurgien était absolument désarmé. On ne pouvait guère espérer de pouvoir atteindre par le vagin l'épiploon peut-être rétracté. L'injection chaude est un médiocre moyen hémostatique ; et quant au tamponnement, qui donne de si merveilleux résultats pour les hémorrhagies en nappe, quand on a opéré par la voie antérieure, son action serait bien amoindrie dans les cas de laparotomie vaginale, pour cette double raison qu'on manquerait de point d'appui pour comprimer, et que le sang pourrait continuer à couler au-dessus des tampons.

En outre, l'étroitesse de la voie vaginale gêne les manœuvres. L'opération doit se faire avec une seule main. S'il survient quelque complication imprévue, ce qu'on peut faire est insuffisant. Et ne voyons-nous pas que Byford lui-même, un partisan de la voie vaginale, a dû laisser une opération inachevée. Il lui fut impossible d'enlever complètement les trompes (obs. 383).

En résumé, ce bilan n'est pas favorable à la laparotomie vaginale. D'un côté, nous trouvons des avantages problématiques, de l'autre, des inconvénients réels. Faut-il en conclure que la méthode doit être irrévocablement condamnée ? Ce serait aller bien loin. Dans les cas où il s'agit d'un simple prolapsus de l'ovaire, lorsqu'on sent à travers le vagin, l'ovaire mobile qui fuit sous le doigt, comme une bille dans l'eau, on peut sans inconvénient se laisser aller à la séduction de cette opération si simple. Mais dans les autres circonstances,

(1) Bouilly. In thèse de Vallin. Paris, 1887.

et particulièrement pour ce qui nous concerne, dans les cas de pyosalpingo-ovarites, je crois qu'il vaut toujours mieux avoir recours à la laparotomie abdominale ; et, en mettant à part les cas de prolapsus simple de l'ovaire, je conclurai avec M. Heydenreich (1) : « Même dans les circonstances relativement favorables, j'aurais recours à la laparotomie abdominale de préférence, pour ne pas m'exposer à être aux prises avec des complications non prévues, complications d'autant plus redoutables qu'elles se présenteraient dans une région plus difficilement accessible. »

B. **Laparotomie postérieure. (Voie sacro-coccygienne.)** — C'est pour agir sur le rectum qu'on a imaginé de passer par la partie postérieure du bassin. Il y a déjà longtemps, Kocher et Verneuil avaient proposé de réséquer le coccyx, lorsqu'on était gêné par ce petit os pour extirper des cancers de la partie inférieure du rectum. Mais cette résection n'avait, on peut dire, rien de commun avec la nouvelle opération, qui a été proposée par Kraske (2) en avril 1885 au XIVe congrès des chirurgiens allemands. Kraske résèque d'emblée, afin d'atteindre des tumeurs « placées trop bas pour la laparotomie, trop haut pour l'extirpation par l'anus », la partie inférieure et latérale gauche du sacrum, depuis le troisième trou sacré jusqu'à la corne. Bardenheuer a proposé de réséquer transversalement toute la partie inférieure du sacrum en passant au-dessous des troisièmes trous sacrés. Il est juste de dire que Kraske avait indiqué cette modification, et était décidé à l'employer lui-même pour des cas spéciaux, car je lis dans son mémoire (3) : « Dans les cas particulièrement difficiles, lorsque les adhérences de la tumeur sont très étendues, je n'aurais aucun remords de réséquer une étendue encore plus considérable du sacrum vers la droite, et d'ouvrir le canal sacré ». Il renvoie à une figure sur laquelle on peut voir que la résection qu'il se proposait de faire est fort semblable à celle de Bardenheuer.

Hochenegg (4) est le premier qui ait proposé d'employer la voie sacrée pour les opérations gynécologiques. Herzfeld (5), peu de temps après, a soutenu la même proposition. Les deux auteurs n'avaient en vue que l'extirpation de l'utérus ; et leurs deux mémoires,

(1) Heydenreich. *Semaine médicale*, 3 août 1889, p. 265.
(2) Kraske. *Arch. f. klin. Chir.*, vol. XXXIII, 3 f., p. 562, 1886.
(3) Kraske. *Loc. cit.*, p. 572.
(4) Hochenegg. *Wiener klin. Wochensch.*, 1888, n° 19.
(5) Herzfeld. *Allg. Wiener med. Zeitung.*, 1888, n° 34.

appuyés sur des recherches cadavériques, ne renferment aucune observation. L'année suivante, Hochenegg (1) publiait les deux premières observations d'application de la voie sacrée aux opérations gynécologiques faites sur le vivant. Dans l'un de ces cas, qui est de Gersuny, on avait fait une extirpation totale de l'utérus pour un cancer : dans l'autre, qui est de Hochenegg lui-même, il s'agit d'une amputation supra-vaginale pour une tumeur kystique du paramétrium. Mais déjà, à la clinique de Fribourg-en-Brisgau, Hegar et Wiedow (2) s'étaient servis de la voie sacrée pour extirper ou inciser des tumeurs salpingiennes dans deux cas qui n'ont été publiés qu'en mars 1889. En juin 1889, Czerny a enlevé par la même voie un carcinome primitif de l'ovaire ; et il est très probable que d'autres chirurgiens ont à la même époque ou depuis, pratiqué des opérations du même genre qui ne sont pas encore publiées. On voit en tout cas que la question est toute neuve et qu'il est impossible de porter aujourd'hui sur elle un jugement définitif.

Je vais d'abord dire en quoi consiste essentiellement la méthode et quelles sont les principales manières de faire l'opération.

La méthode consiste à ouvrir l'espace sacro-sciatique en désinsérant le grand fessier et les ligaments sacro-sciatiques, le sacro-épineux et le sacro-tubérositaire ; puis à agrandir l'espace ainsi créé en réséquant une portion du sacrum. C'est là sa caractéristique essentielle. Une fois la brèche créée, on peut agir soit sur les tissus sous-péritonéaux sans ouvrir le péritoine, soit sur les tumeurs intra-péritonéales, en ouvrant la séreuse. Dans le premier cas, on ne fait pas de laparotomie ; dans le second, on en fait une. En m'occupant des phlegmons et abcès pelviens, j'envisagerai plus tard les avantages et les inconvénients que la voie sacro-coccygienne présente pour ce genre d'affection. Ici, je n'envisagerai que la laparotomie par la voie sacro-coccygienne ; mais je décrirai une fois pour toutes les différentes manières de pratiquer les premiers temps de l'opération, c'est-à-dire la section de la peau et de l'os.

Voici d'abord l'opération de Kraske, la première en date (3) : il fait une incision verticale et médiane qui commence en haut à peu près à mi-hauteur du sacrum, et se prolonge en bas jusqu'à l'anus. Cette incision va en profondeur jusqu'à l'os. Il détache les inser-

(1) Hochenegg. *Wiener klin. Wochensch.*, 1889, n° 9.
(2) Wiedow. *Berlin. klin. Wochensch.*, 11 mars 1889, p. 202.
(3) Kraske. *Loc. cit.*, p. 566.

tions du fessier le long du bord gauche du sacrum, résèque le coccyx et sectionne au ras du sacrum les deux ligaments sacro-tubérositaire et sacro-épineux, c'est-à-dire le grand et le petit ligament sciatique. Puis avec la gouge et le maillet, il résèque l'extrémité inférieure de la partie gauche du sacrum, suivant une ligne qui passe horizontalement sous le troisième trou sacré et se recourbe en formant un arc à concavité gauche pour venir aboutir à la corne du sacrum. Les branches postérieures des nerfs sacrés sont sectionnées ; de même les branches antérieures des 4e et 5e paires ; seules les branches antérieures de la 3e paire sont soigneusement ménagées.

Telle est l'opération primitive. Bardenheuer, toujours en vue des cancers du rectum, a proposé de sectionner transversalement le sacrum. J'ai déjà dit que Kraske avait indiqué cette modification ; et comme nous retrouverons plus tard la même manière de sectionner le sacrum, en étudiant le procédé opératoire de William Lévy, je la laisse momentanément de côté.

A la clinique d'Hegar (1), où l'opération a été faite trois fois pour des cas gynécologiques, on a employé successivement deux procédés différents, le premier ne diffère pas notablement de celui de Kraske. Dans le second, au contraire, on s'est proposé pour la première fois de faire seulement une résection temporaire du sacrum, c'est-à-dire de conserver la portion d'os sectionnée et momentanément rabattue. Voici la description de l'opération, telle que Wiedow l'a donnée dans le cas II de son mémoire. On fait sur la face postérieure du sacrum une incision en Y qui commence à trois centimètres au-dessous et en dedans de l'épine iliaque postérieure et inférieure et finit à la pointe du coccyx. Le lambeau supérieur reste adhérent à la face postérieure du sacrum. Les muscles et les ligaments sont sectionnés sur le côté de l'os, le rectum est décollé de sa face antérieure ; puis le sacrum est sectionné avec la scie à chaîne suivant une ligne oblique dont l'extrémité droite correspond à l'espace compris entre le 3e et le 4e trou sacré, l'extrémité gauche à la corne sacrée. L'os ainsi sectionné est rabattu avec la peau ; et plus tard lorsque l'opération est terminée, on le remet en place.

Déjà W. Heineke (2) avait proposé pour les cas de cancer du rectum de faire la résection temporaire des os. William Lévy (3) a

(1) Wiedow. *Loc. cit.*
(2) W. Heineke. *Munschener med. Wochensch.*, 1888, n° 37.
(3) W. Levy. *Cent. f. Chir.*, 1889, n° 13, p. 218.

modifié avantageusement son procédé opératoire en ce qui concerne la section de la peau et de l'os. Le principal but de ce dernier est de conserver les insertions et par suite la solidité du plancher pelvien. Voici la description qu'il a donnée de son procédé après l'avoir étudié sur le cadavre, mais sans l'avoir appliqué sur le vivant : « Je fais une incision transversale et horizontale de 8 à 10 centimètres sur le sacrum à un travers de doigt au-dessus de la corne coccygienne. L'incision pénètre d'emblée jusqu'à l'os. Des deux extrémités de cette incision, j'en fais partir deux autres verticales, dirigées de haut en bas, qui intéressent la peau et toute l'épaisseur du grand fessier. Un crochet est placé dans l'une de ces incisions verticales pour l'attirer fortement en dehors ; on peut alors, en décollant le grand fessier, mettre à nu et inciser les ligaments sacro-tubérositaire et sacro-épineux, dans le sens de l'incision transversale. On fait de même du côté opposé. Ensuite on décolle le tissu conjonctif de la face antérieure du sacrum, et on sectionne l'os transversalement avec une pince. L'os sectionné reste adhérent à la peau, et il porte encore la majeure partie des insertions des ligaments sacro-sciatiques. En le saisissant avec un fort crochet, on le renverse en arrière et en bas ». L'opération achevée, on remet l'os en place et on le suture.

A l'exposé de ces procédés opératoires, je vais joindre le résultat de mes recherches cadavériques.

D'abord comme il n'est pas toujours aisé de reconnaître, non seulement avant l'incision de la peau, mais même lorsqu'on est plus avancé dans l'opération, la situation des trous sacrés, je vais indiquer quels sont leurs rapports habituels. Dans la position verticale, la corne du sacrum est située à peu près sur la même ligne horizontale que les épines sciatiques dont on peut reconnaître la situation par le toucher rectal ou vaginal. Le 4e trou sacré se trouve juste au niveau de l'angle que fait le sacrum en commençant brusquement à se rétrécir. Cet angle peut être facilement senti dans la plaie. Enfin, de la pointe du coccyx au bord inférieur du 3e trou sacré, limite supérieure des sections permises de l'os, il y a une distance de 6 centimètres à 6 centimètres et demi. Cette distance est mesurée, non pas en suivant le contour de l'os, mais en projection, c'est-à-dire en plaçant les deux pointes d'un compas d'épaisseur, l'une sur l'extrémité du coccyx, l'autre sur le bord inférieur du 3e trou sacré postérieur. Pratiquement, lorsque, sur le sujet vivant, ou sur le cadavre pourvu de ses parties molles, on applique l'une des pointes d'un compas d'épaisseur ou d'une règle d'ajusteur sur la pointe du coccyx, l'autre pointe, éloignée de 6 centimètres de la première, se trouve au-dessous du 3e trou sacré postérieur.

Au point de vue de l'opération, ce qui importe le plus, c'est d'avoir du jour, et pour avoir du jour, ce qui est le plus important, c'est la manière de sectionner l'os. Les résections latérales du sacrum, qui permettent d'agir facilement sur le rectum, ne donnent que peu de place quand il faut pénétrer plus loin dans la cavité péritonéale ; mais elles ont l'avantage de ne pas ouvrir le canal sacré. Encore pour éviter cette ouverture du canal sacré, faut-il faire l'incision verticale un peu latérale, ou si on la fait médiane, prendre soin de ne pas la poursuivre jusqu'à l'os ; car si on allait sur la ligne médiane jusqu'à l'os, on ouvrirait fatalement ce canal, qui, à ce niveau, est dépourvu en arrière de paroi osseuse.

La résection transversale donne beaucoup plus de jour ; mais elle ouvre forcément le canal sacré. Cet inconvénient est-il sérieux? Bardenheuer ne paraît pas le penser, puisqu'il n'en parle pas dans les dangers de son opération. Kraske, qui, ainsi que je l'ai dit, était déterminé dès son premier mémoire à réséquer transversalement au-dessous du 3e trou sacré, envisageait sans crainte l'ouverture du canal (1). « Le sac dure-mérien ne s'étend pas assez bas pour être blessé ; quant à la section du filum terminale, elle serait sans importance » ; et pour démontrer que l'ouverture du canal sacré peut être sans inconvénient, il cite un cas de Volkmann qui a réséqué avec succès une partie considérable du sacrum pour un sarcome myélogène. Il est donc vraisemblable que l'ouverture du canal sacré à ce niveau n'aurait pas grande importance ; toutefois, nous n'en serons bien sûr que lorsque les faits seront plus nombreux. Les résections latérales et transversales du début avaient toutes l'inconvénient énorme de détruire les insertions des ligaments sacro-sciatiques et du releveur de l'anus au coccyx. Il devait en résulter un affaiblissement notable du plancher pelvien par suite du relâchement du releveur, et peut-être des troubles dans la marche et dans la station, par suite de la destruction des principaux ligaments postérieurs du bassin. Kraske estimait que la cicatrice pouvait remplacer les ligaments sacro-sciatiques. Mais cela n'est pas démontré. Quant à l'affaiblissement du plancher pelvien, il n'a

(1) KRASKE. *Loc. cit.*, p. 572.

pas eu de grave conséquence dans un cas de Hochenegg, car la malade, après avoir subi la résection du rectum par la méthode de Kraske, est devenue enceinte et a normalement accouché (1) ; mais ce cas est unique. Aussi il me paraît hors de doute qu'il y aurait grand avantage à conserver toutes ces insertions. William Lévy (2) a trouvé un moyen très simple de faire, au lieu de réséquer le coccyx et de désinsérer les ligaments sacro-sciatiques de chaque côté du sacrum, il sectionne ces ligaments transversalement, et par suite, il n'en sectionne qu'une partie; l'os coupé, on peut, malgré les ligaments encore en place, faire basculer la partie sectionnée du sacrum de haut en bas et d'avant en arrière, et obtenir ainsi un jour suffisant. Je vais y revenir. Je veux auparavant déterminer le point où l'on doit sectionner le sacrum.

La nécessité d'avoir du jour réclame qu'on le sectionne le plus haut possible ; mais le danger de détruire des nerfs importants exige qu'on ne monte pas trop haut. Il s'agit donc de trouver un point qui donne assez de place, tout en ménageant les nerfs sacrés. Le point que Kraske a déterminé pour la résection latérale, convient parfaitement pour la résection transversale. C'est le bord inférieur du 3e trou sacré. Plus bas, on n'a pas assez de jour ; plus haut, on tomberait au milieu des fibres du pyramidal, ce qui serait gênant ; et l'on serait obligé de sacrifier les nerfs qui sortent par les troisièmes trous sacrés antérieurs, ce qui aurait sans doute des inconvénients notables, car ces nerfs sont volumineux. Au contraire, les nerfs qui sortent au-dessous du 3e trou sacré, sont si petits qu'on peut les couper sans rien craindre.

Quand on veut pénétrer profondément jusque dans la cavité péritonéale, et être libre d'y faire commodément les manœuvres nécessaires, le mieux, au point de vue opératoire, est de procéder de la manière suivante (c'est à peu près exactement ce que Lévy a recommandé) : A 6 centimètres au-dessus de la pointe du coccyx, 6 centimètres en projection, on fait une incision horizontale et transversale longue de 10 centimètres. De chaque extrémité de cette incision, on en fait partir une autre obliquement dirigée en bas et en dedans, qui vient se terminer entre l'anus et le coccyx, mais sans atteindre la ligne médiane. Les deux incisions latérales convergent donc vers le bas, mais sans se rencontrer. Ces deux incisions

(1) LIHOTZKY. Soc. Imp. de Vienne. In *Semaine méd.*, 21 nov. 1888, p. 448.
(2) W. LÉVY. *Loc. cit.*

doivent aller en profondeur jusqu'au grand fessier, et pas plus loin. Il est inutile pour le moment d'inciser les fibres musculaires. C'est dans l'incision horizontale qu'il faut travailler. Dans sa partie moyenne, on coupe jusqu'à l'os ; de chaque côté, on voit les fibres du grand fessier presque exactement parallèles à l'incision. Il suffit de passer entre ses faisceaux charnus pour arriver sur les ligaments sacro-sciatiques. On sectionne alors le ligament sacro-tubérositaire presque perpendiculairement à ses fibres, et le sacro-épineux parallèlement aux siennes. Ce dernier ligament n'est pour ainsi dire pas affaibli par cette section ; quant au premier, au sacro-tubérositaire, il est complètement sectionné si l'on pousse jusqu'à son bord externe. On peut se dispenser d'aller aussi loin dès le début, quitte à le faire plus tard si la place n'est pas suffisante. Lorsqu'on a fait à droite et à gauche la section des ligaments sciatiques, on a, de chaque côté du sacrum, une boutonnière transversale au travers de laquelle on peut facilement introduire l'index ou une rugine. Ce doigt, ou cet instrument, glisse alors sur la face antérieure du sacrum, décollant et repoussant en avant tout ce qu'il rencontre, de manière à dégager l'os sur sa face antérieure au niveau de l'incision transversale. Cela fait, il reste à sectionner l'os. On peut le faire, soit avec une pince coupante, soit avec une scie à chaîne, soit même avec une scie ordinaire, d'arrière en avant, à la condition de glisser d'abord devant le sacrum un instrument quelconque destiné à arrêter les échappées de la scie vers le bassin.

Le sacrum sectionné se laisse facilement rabattre d'avant en arrière. Bien que le grand fessier et les ligaments sacro-sciatiques ne soient pas désinsérés de ses bords latéraux, on peut écarter les deux surfaces de section de 5 centimètres, et cela est suffisant pour la majorité des cas. La brèche ouverte a les dimensions suivantes : dans le sens vertical, 5 centimètres ; dans le sens transversal, entre les deux épines sciatiques revêtues des parties molles, de 8 à 9 centimètres. Si dans des cas exceptionnels, cette large brèche n'était pas suffisante, on pourrait encore l'agrandir, dans le sens vertical, en désinsérant des bords du sacrum le ligament sacro-épineux, ce qui permettrait de renverser l'os davantage ; dans le sens transversal, en incisant dans la profondeur et transversalement au-dessus des épines sciatiques (1). On pourrait alors pénétrer jusqu'au fond des échan-

(1) Le prolongement des incisions transversales aurait l'inconvénient grave d'exposer à blesser les artères honteuses internes et ischiatiques.

crures sciatiques, ce qui donnerait un écartement transversal de 12 centim. environ. Ces deux manières de faire auraient des inconvénients réels ; il ne faudrait donc y avoir recours que sous la pression de la nécessité.

Le sacrum écarté, on a devant soi le rectum qu'il faut récliner ; il est généralement plus facile de le récliner à gauche. Cet intestin mis à l'abri, il faut pénétrer jusqu'au péritoine, à travers les fascia sous-péritonéaux. Il n'y a à ménager que les nerfs : en se tenant sur ou près de la ligne médiane, on ne peut pas rencontrer d'autres organes importants. Souvent, dès que le sacrum est renversé en arrière, on voit immédiatement les branches antérieures des troisièmes paires sacrées ; rien alors n'est plus facile que de les ménager. Mais on ne les voit pas toujours ; aussi, bien qu'on ne soit pas exposé là à de graves dangers, je pense qu'il vaut mieux ne pas user du bistouri. Il est plus simple et tout aussi commode d'effondrer les fascia avec le doigt, pendant qu'un tampon placé d'avance, ou un aide avec un doigt introduit dans le vagin, soutient l'utérus et le cul-de-sac postérieur. On arrive facilement ainsi sur le péritoine qu'on incise avec les précautions habituelles. La boutonnière péritonéale peut être faite, soit verticale, soit transversale, suivant ce que l'on prévoit pour la suite de l'intervention.

Lorsqu'on a terminé la partie intra-pelvienne de l'opération on relève le segment inférieur du sacrum, qui, pendant tout le temps de l'opération, a conservé la plupart de ses connexions vasculaires ; on coapte soigneusement les deux surfaces de section et l'on suture la peau. La suture osseuse paraît inutile. Les ligaments et les autres parties molles suffisent à maintenir l'os en place.

Dans les cas où l'on n'a pas besoin d'autant de place, on peut faire la résection latérale, sans ouvrir le canal sacré. Le meilleur mode opératoire me paraît être le suivant : On fait une incision en L renversée, dont la branche horizontale, toujours placée à 6 centimètres au-dessus de la pointe du coccyx, commence un peu en dehors de la ligne médiane et mesure 5 à 6 centimètres de long. La branche verticale descend en dehors de la ligne médiane, et dépasse un peu la pointe du coccyx. L'incision verticale pénètre jusqu'à l'os ; l'incision transversale est traitée comme dans la précédente opération. On décolle de même les tissus le long de la face antérieure du sacrum, et l'on sectionne l'os suivant deux traits, dont l'un transversal passe au-dessous du 3e trou sacré, et l'autre vertical reste en dehors de la ligne médiane.

A ma connaissance, la voie sacrée n'a été employée qu'une fois pour l'extirpation des tumeurs salpingiennes. Voici le fait qui a été publié par Wiedow (1).

F. W..., 30 ans, pas d'enfant. Réglée à 13 ans, scrofuleuse. Règles irrégulières. Depuis des années, douleurs au moment des époques. Leucorrhée. Maux de tête. Troubles de la miction. État actuel. Femme vigoureuse. Hymen déchiré. Petit utérus en antéflexion normale.

Derrière le ligament utéro-sacré, on trouve une tumeur formée de deux segments gros chacun comme une noix, reliée à l'utérus par un cordon épais, et solidement adhérente au ligament. Entre l'utérus et la paroi abdominale se trouve une autre tumeur peu mobile, du volume d'un œuf d'oie.

Opération : Incision comme dans le cas II (je viens de décrire cette opération). Le péritoine ouvert et fixé par deux points de suture, on attaque la grosse tumeur de droite. En raison de son volume et de la raideur des ligaments, particulièrement du ligament infundibulo-pelvien, il est difficile de la manier. Ce n'est qu'après avoir vidé le sac tubaire qu'on peut l'amener au dehors, le pédiculiser et l'enlever. Au-dessous du sac, on trouve une petite tumeur du volume d'une châtaigne, très adhérente au péritoine pariétal et à la face postérieure des ligaments larges : comme il aurait fallu une grande force pour l'enlever on la laisse. A gauche, les difficultés sont également considérables. La tumeur est plus petite, mais la trompe et l'ovaire sont très adhérents, les ligaments extraordinairement rigides, si bien qu'on ne peut enlever avec la trompe qu'une partie de l'ovaire. Un morceau de ce dernier est resté dans le pédicule. Pour faire la ligature de ce pédicule, on dut employer un fil élastique.

Après l'ablation de la tumeur, les pédicules (2) sont attirés par des fils de soie et fixés en dehors du péritoine dans l'angle de la plaie. Le péritoine est suturé ; la peau après adaptation de l'os est

(1) Wiedow. *Berlin. klin. Wochensch.*, 11 mars 1889, p. 202. Ce petit mémoire renferme 3 observations : une incision d'abcès, une extirpation de l'utérus, une extirpation de trompes. Je ne donne ici que le 3e cas (salpingotomie). Le premier cas (ouverture d'abcès) sera rapporté à sa place. Quant au second (hystérectomie), il n'a rien à faire dans ce travail.

(2) Viedow ne dit pas si c'est le pédicule utéro-ovarien ou le pédicule utérin qui a été fixé dans la plaie. Peut-être n'avait-on fait qu'un pédicule.

partiellement réunie, et la cavité qui reste est tamponnée avec de la gaze au chlorure de zinc.

Pas de fièvre, les trompes renfermaient une bouillie caséeuse, — l'examen bacillaire n'est pas achevé, — le sacrum est en bonne position; il est encore un peu mobile, mais environ 5 semaines après l'opération, il paraît déjà avoir repris.

Hegar et Wiedow ont été très satisfaits de la voie sacrée pour l'hystérectomie et l'ouverture des abcès, mais « pour la castration et la salpingotomie, ils ont été un peu déçus. L'opération fut très difficile »; mais ils ajoutent : « elle aurait peut-être été plus difficile encore par la laparotomie ; du reste on ne peut guère espérer une grande facilité pour des cas défavorables ».

L'observation de Wiedow est importante, au moins en ce qu'elle nous apprend que la résection temporaire du sacrum n'est pas illusoire, et que l'os peut reprendre.

Quant à la valeur de la laparotomie postérieure comparée à la laparotomie abdominale, nous manquons de faits pour l'apprécier. Elle nécessite plus de dégâts, mais elle donne plus de facilités. Il est impossible à ceux qui n'ont ni fait, ni vu faire cette opération, d'imaginer combien elle donne de jour. On arrive juste sur le foyer de l'opération. On a sous l'œil et sous le doigt les vaisseaux utéro-ovariens, les ligaments larges. Quand on les incise, on n'est pas obligé comme dans la laparotomie abdominale de les pédiculiser et de les lier en masse, on les sectionne pour ainsi dire à ciel ouvert, en mettant des pinces sur tous les points qui saignent. Ces avantages sont si considérables, que je ne pense pas qu'on doive condamner à priori cette voie opératoire. Il est impossible aujourd'hui de formuler ses indications dans les cas de salpingites; mais on peut dire qu'elle est digne d'être expérimentée.

Je reviendrai plus tard sur l'utilisation de la voie sacrée pour l'incision des abcès pelviens (sans laparotomie). Dans ce cas, elle me paraît avoir des indications formelles.

C. **Laparotomie antérieure ou abdominale.** — Après avoir successivement étudié les diverses manières de traiter les salpingites avec leurs indications et leurs contre-indications, je ne pourrais m'exposer qu'à d'inutiles redites en cherchant à spécifier de nouveau les indications de la laparotomie antérieure. Je me contente de dire que dans l'immense majorité des salpingites, lorsqu'un traitement est indiqué, et qu'on n'a rien obtenu par la voie intra-utérine, c'est à la laparotomie abdominale qu'il faut avoir recours.

Mais avant d'en arriver à la technique de cette opération, il faut étudier successivement plusieurs questions importantes.

Le péritoine ouvert, il y a bien des manières différentes de terminer l'opération. On peut, en se proposant pour but la thérapeutique vraiment idéale, c'est-à-dire la guérison de l'organe, tenter de remettre les trompes en état de servir, au lieu de les enlever. J'aurai donc à examiner d'abord les opérations conservatrices. Dans les cas où l'extirpation de la trompe est nécessaire, faut-il toujours enlever simultanément les ovaires? Enfin, dans les cas où l'on trouve les annexes malades d'un seul côté, faut-il enlever les trompes et les ovaires du côté opposé ? Voilà donc trois questions qui doivent être étudiées successivement :

1° Les opérations conservatrices ;

2° L'ablation simultanée des ovaires et des trompes ;

3° L'ablation unilatérale.

1° *Des opérations conservatrices.* — Le 27 décembre 1885, M. Terrillon (1) a obtenu un succès complet dans un cas de salpingite catarrhale, en déchirant les adhérences et mobilisant les trompes sans les enlever.

Plus récemment, des tentatives conservatrices réglées ont été faites en Amérique par Polk, qui depuis deux ans au moins, paraît préoccupé d'agir par la laparotomie, non pas pour enlever les trompes, mais pour les guérir et les conserver. Sa première communication sur ce sujet a été faite le 1er mars 1887 à la Société obstétricale de New-York (2). Il visait seulement les cas dans lesquels il existe une simple inflammation catarrhale des trompes avec des adhérences. Dans quatre cas de ce genre, il s'était borné à détacher les adhérences, à libérer les franges autant que possible, à remettre les trompes en place dans le bassin, après les avoir lavées. Wylie s'est élevé contre cette tentative. Les adhérences, dit-il, ne constituent pas la maladie, c'est l'organe adhérent qui est malade, il faut l'enlever, sinon, la cause persistant, les adhérences se reproduiront. Polk réplique en disant que les adhérences peuvent très bien être la cause principale des troubles fonctionnels, et qu'en tout cas, le

(1) TERRILLON. *Ann. de gyn.*, mai 1889, p. 349, obs. VI.
(2) POLK. *Am. J. of obst.*, 1887, p 422.

temps est venu de chercher quelque chose de mieux que la simple extirpation des organes.

Le 13 septembre de la même année, Polk revient sur ce sujet; il lit à la Société gynécologique américaine un mémoire intitulé « Are the tube and ovaries to be sacrificed in all cases of salpingitis? » Il soutient encore que dans certains cas les adhérences sont le plus puissant facteur des souffrances des malades, et il conseille de les rompre sans enlever ni les ovaires, ni les trompes. Pour écarter la reproduction de ces adhérences, il faudrait, après les avoir rompues, éloigner leurs deux extrémités. Si par exemple, l'utérus est en rétroversion, on fait l'opération d'Alexander, ou l'hystéropexie ; si l'ovaire est en prolapsus, on pratique l'opération d'Imlach, c'est-à-dire le raccourcissement du ligament infundibulo-pelvien.

Très peu de temps après (1), il pouvait déjà s'appuyer sur 8 observations personnelles pour soutenir ses idées.

L'année suivante, Munde (2) accepte la tentative de Polk pour les cas de salpingite catarrhale « où la trompe n'est ni élargie, ni dilatée, mais très hyperhémiée et contient quelques gouttes de pus ». Au lieu du simple lavage de Polk, il propose, pour compléter la désinfection, de pousser une injection avec une solution de sublimé à 1 p. 5000 du pavillon vers l'utérus.

Tout récemment, Martin (3) et Skutsch (4) ont poussé plus loin ces tentatives. Martin a publié 17 observations. Dans 10 d'entre elles il s'agit de résection partielle de l'ovaire, dont une pour un abcès circonscrit. Dans les 7 autres, il s'agit de malades chez qui il enleva les annexes d'un seul côté. Du côté opposé, il détacha les adhérences, libéra la trompe, rétablit son calibre en faisant au besoin un orifice artificiel. Puis il sutura, soit le pavillon naturel, soit l'orifice artificiellement créé, à l'ovaire, de manière à favoriser le passage de l'ovule. Toutes les malades ont guéri ; un certain nombre sont déjà devenues enceintes, et il n'y a pas eu de rechutes chez celles qui avaient été opérées pour lésions tubaires.

La tentative de Skutsch est absolument semblable. Dans un cas d'hydro-salpingite double, il opéra de la manière suivante : La laparotomie faite, et le diagnostic confirmé par une ponction explo-

(1) Polk. *Am. J. of obst.*, 1887, vol. XX, p. 1045.
(2) Munde. *Am. J. of obst.*, 1888, p. 15 à 40, 136 à 155.
(3) Martin. *Volkmann's sammlung klin. Vortræge*, 1889, n° 343.
(4) Skutsch. 3e congrès de la Soc. gyn. allemande. Fribourg, 12-14 juin 1889.

ratrice, il incisa l'extrémité ampullaire de la trompe, et évacua son contenu. Il réséqua un morceau ovalaire de toute l'épaisseur de la paroi tubaire, et sutura sur tout le pourtour de l'orifice ainsi obtenu la muqueuse au revêtement péritonéal. Un stylet introduit par cet orifice pénétrait facilement dans l'utérus. La même opération fut faite des deux côtés et la malade a bien guéri.

Voilà la courte histoire de ces tentatives récentes. Elles marquent une ère nouvelle dans le traitement des salpingites. Sont-elles applicables aux cas qui nous occupent particulièrement ici, c'est-à-dire aux suppurations? J'ai déjà dit ce que j'en pensais au sujet des abcès circonscrits des ovaires. Pour ce qui est des salpingites véritablement purulentes, il est bien peu probable qu'on obtienne jamais par des opérations partielles des résultats satisfaisants. Mais pour les autres formes de salpingites, et particulièrement pour les formes catarrhales, on peut dire que les résultats de ces tentatives conservatrices, sans être jusqu'à présent très démonstratifs, sont cependant assez satisfaisants pour autoriser pleinement à les poursuivre.

2° *De l'ablation simultanée des ovaires et des trompes.* — Quand c'est l'ovaire qui est malade, quand il est nécessaire de l'extirper tout entier, il est bien évident que la trompe, même saine, doit être extirpée en même temps. La trompe sans ovaire est un organe parfaitement inutile et qui peut devenir malade : on peut l'enlever sans aggraver en rien l'opération ; il n'est pas douteux qu'il faille le faire.

Mais quand c'est la trompe qui doit être enlevée, l'ovaire sain doit-il être enlevé en même temps? Précisons le cas : on a enlevé d'un côté la trompe et l'ovaire ; du côté opposé, la trompe est malade et doit être extirpée, l'ovaire est sain, faut-il l'extirper en même temps?

Dans un cas, Sænger (1) a enlevé les deux trompes sans enlever les ovaires. Il n'a pas dit pourquoi. Dans tous les autres cas qui sont venus à ma connaissance, si on a laissé tout ou partie de l'ovaire, c'est seulement parce qu'il était impossible de l'enlever. On peut donc dire que tous les chirurgiens sont partisans d'enlever les ovaires, même sains, lorsqu'il est nécessaire d'enlever les trompes. Quelques-uns, du reste, Gusserow (2), Hegar (3), Tait ont formulé nettement cette manière de voir.

(1) Sænger. Lettre à la Soc. gyn. de Chicago, 17 déc. 1886. *Am. J. of obst.*, 1887, p. 317.
(2) Gusserow. *Cent. f. Gyn.*, 1886, p. 738.
(3) Hegar. *Arch. f. Gyn.*, 1886, p. 331.

Pour trancher la question, il faudrait savoir quels avantages ou inconvénients il y a à enlever ou à laisser l'ovaire.

Dans le cas que j'ai supposé, l'ovaire restant serait, pour ainsi dire, un organe de luxe; il ne peut plus remplir son rôle propre, ou du moins s'il le remplit, c'est en pure perte, puisque les ovules qu'il produit ne peuvent plus être utilisés. Mais si on l'enlève, cela n'aura-t-il pas des inconvénients ? On a prétendu que la castration double, bilatérale, entraînait des inconvénients de deux ordres, des modifications dans les formes et l'apparence de la femme, des modifications de l'appétit sexuel. Tissier (1), dans sa thèse, a très remarquablement étudié ce sujet. Le cas ancien de Pott, où la castration fut suivie de modifications de l'habitus extérieure, de la voix, du volume des seins, est resté presque isolé. Aujourd'hui, en s'appuyant sur l'opinion de Kœberlé, de Hegar, de Spencer Wells, de Tait, on peut dire que la castration double, pratiquée chez une femme adulte, est rarement suivie de modifications physiques, et que l'appétit sexuel persiste presque toujours. C'est l'opinion de M. Lefort, c'est celle de M. Mathias Duval, et de bien d'autres sans doute. Il est inutile de tomber dans le côté anecdotique du sujet pour démontrer cette proposition.

En résumé, enlever l'ovaire dans ces conditions, n'a aucun inconvénient sérieux, puisque la fécondation est impossible, et que, d'autre part, la double castration n'a pas de suites fâcheuses. Le laisser n'a donc aucun avantage et cela peut avoir des inconvénients. En effet, cet ovaire, qui va probablement être entouré d'adhérences, est très exposé à devenir douloureux. C'est pourquoi il est préférable de l'enlever.

3° *De l'ablation unilatérale ou bilatérale des annexes de l'utérus.* — Lorsque, au cours d'une laparotomie faite pour enlever les annexes malades d'un côté, on constate que les annexes du côté opposé ne sont pas altérées, doit-on enlever ces annexes saines, en même temps que les annexes malades ? Faut-il extirper les deux trompes et les deux ovaires, ou bien faut-il enlever seulement les organes malades, et laisser en place ceux qui sont sains ? Telle est la question de l'ablation uni ou bilatérale.

On pourrait croire que la question de l'ablation bi ou unilatérale est hors de cause lorsqu'il s'agit de suppurations. On est tenté

(1) L. TISSIER. Thèse de Paris, 1885, p. 29 et suivantes.

d'admettre que les pyosalpingo-ovarites suppurées sont toujours ou presque toujours bilatérales; on est porté à croire que les deux côtés sont malades à des degrés différents, mais simultanément, et par suite, il semble oiseux de se demander s'il faut enlever les annexes des deux côtés. Mais croire à la bilatéralité constante des pyosalpingites, c'est faire, ainsi que je l'ai dit en traitant de l'anatomie pathologique, une véritable erreur de pathologie. Non seulement les pyosalpingites ne sont pas toujours bilatérales, mais de toutes les formes de salpingites, la suppurée est celle qui est le plus fréquemment unilatérale. Cela résulte de l'examen des faits. Tait le dit, et l'énorme étendue de son expérience personnelle lui donne sur les questions de ce genre une voix tout à fait prépondérante. « La pyosalpingite (1) est unilatérale relativement à l'hydrosalpingite, à peu près comme 7 à 4. L'hydrosalpingite est unilatérale relativement à l'hématosalpingite à peu près comme 4 est à 1. Je suis parfaitement convaincu de ce fait que l'hydrosalpingite est généralement symétrique ; mais j'ai été profondément étonné par cet autre fait curieux, qu'on peut rencontrer une grosse pyosalpingite intimement adhérente à l'ovaire correspondant et aux organes du même côté, avec un état d'intégrité parfaite des annexes de l'autre côté. » Dans une statistique que Tait a publiée sur les résultats de l'ablation unilatérale, statistique qui ne comprend nécessairement que les cas où les annexes n'étaient malades que d'un seul côté, on trouve sur 26 faits : 16 cas de suppuration (15 pyosalpingites et abcès de l'ovaire). Les 10 autres cas se répartissent de la manière suivante : 2 ovarites chroniques, 4 hydrosalpingites, 4 hématosalpingites. Ces chiffres sont d'autant plus remarquables que les hydro et hématosalpingites sont bien plus fréquentes que les pyosalpingites. En somme, les salpingo-ovarites suppurées sont plus souvent unilatérales, non seulement que chacune des autres formes de salpingo-ovarites, mais encore que toutes les autres formes de salpingo-ovarites prises en bloc. Par suite, la question de l'ablation bi ou unilatérale trouve sa place naturelle dans le traitement des suppurations des annexes.

Cette question a été peu discutée, et la bibliographie en est courte. En France, bien qu'on n'ait pas émis sur ce sujet d'opinion doctrinale, beaucoup de chirurgiens semblent admettre, par une sorte

(1) Tait. *Am. J. of obst.*, 1887, p. 478.

d'accord tacite, que, le ventre une fois ouvert, il faut en profiter pour enlever les annexes des deux côtés ; et si l'on trouve dans l'ovaire du côté sain le moindre petit kyste, on pratique, sans plus chercher, l'ablation bilatérale. A l'étranger, tous les chirurgiens qui ont émis une opinion sur ce sujet, se sont déclarés en principe partisans de l'extirpation bilatérale simultanée. Savage (1) défend la castration complète, parce que, dit-il, on trouve presque toujours les deux ovaires altérés. « Si on fait la laparotomie pour une inflammation des annexes, dit Van der Veer (2), il faut enlever ovaires et trompes des deux côtés. » Gordon (3) est partisan de l'ablation bilatérale. « Je ne crois pas prudent, dit-il, de laisser une trompe, quand l'autre est suffisamment malade pour réclamer l'ablation. » Pour Munde (4), « le plus sûr moyen d'obtenir une guérison complète est d'enlever les annexes des deux côtés aussi complètement que possible ». Il admet qu'on doit tenir compte de l'âge, de l'état social de la malade, de son désir et de la possibilité d'avoir des enfants. Ce qui est plus frappant, c'est que Tait (5), après avoir absolument respecté les annexes du côté sain, après avoir été partisan de l'ablation unilatérale, a complètement changé d'opinion. « Je suis douloureusement impressionné, dit-il, par la fréquence avec laquelle les opérations de cette sorte (unilatérale) se sont montrées absolument insuffisantes pour remplir leur but, et où la maladie est revenue du côté opposé et a nécessité une seconde intervention chirurgicale.... Je n'ai pas encore une base suffisante pour une conclusion absolue ; mais l'opinion que j'ai maintenant formée, c'est que si une malade est suffisamment atteinte pour justifier une laparotomie pour maladies inflammatoires des annexes de l'utérus, et qu'un seul côté soit trouvé affecté, l'opération, pour donner à la malade le bénéfice durable et complet que nous devons désirer pour toutes nos opérations, doit être bilatérale. » Comme Munde, mais avant lui, il admet que la malade doit avoir, sur ce sujet, voix délibérative. « Sur ce point, naturellement, le désir de la patiente doit être consulté. Si la malade, placée sous mes soins, réclamait que je n'enlève pas les annexes du côté opposé, si je les trouvais sains, je céderais à

(1) Savage. *Brit. med. J.*, 1887, p. 51.
(2) Van der Veer. *Am. J. of obst.*, 1887, p. 497.
(3) Gordon. *Am. J. of obst.*, 1887, p. 1269.
(4) Munde. *Am. J. of obst.*, 1888, p. 15 à 40 et 136 à 155.
(5) Tait. On the resultats of unilateral removal of the uterine appendages. *Am. J. of obst.*, 1887, p. 478.

sa décision ; mais je discuterais la question avec elle, et je lui conseillerais de ne pas s'exposer elle-même aux risques d'une seconde opération. »

Au point de vue rationnel, cette question délicate de l'ablation bi ou unilatérale peut être envisagée de façons diverses.

Lorsque l'abdomen est largement ouvert par une laparotomie médiane, on peut, cela est incontestable, après avoir extirpé les annexes du côté malade, enlever celles du côté sain sans aggraver l'opération. Les annexes saines, c'est-à-dire sans adhérences, sont pédiculisées et sectionnées en un tour de main, et les conditions pour la guérison opératoire ne sont en rien modifiées par ce complément d'opération. D'un autre côté, il est démontré par des faits que l'inflammation peut, après une opération unilatérale, gagner la trompe ou l'ovaire laissés en place, et y produire des lésions suffisantes pour nécessiter une seconde laparotomie. Aussi, en présence de ces deux faits, d'une part la possibilité de rendre l'opération radicale sans l'aggraver, d'autre part la menace d'une salpingo-ovarite ultérieurement développée dans les annexes laissées en place, on peut prétendre que le chirurgien n'a pas le droit d'exposer une femme aux dangers toujours réels, bien qu'amoindris, d'une seconde laparotomie, quand il a le pouvoir de la guérir radicalement par une seule opération. On peut dire que faire l'ablation unilatérale, c'est faire une opération incomplète, alors qu'on pourrait la compléter sans l'aggraver. Tel est le raisonnement de quelques chirurgiens qui semblent avoir une certaine tendance à considérer les trompes et les ovaires comme des organes nuisibles dont il est toujours bon de débarrasser une femme.

Mais s'agit-il bien là d'une question d'opération complète ou d'opération incomplète? Il faut songer que le complément d'opération doit porter sur un organe sain, que, par suite, ce complément devient une véritable mutilation, et prenant la question sous une autre face, ne pourrait-on pas dire : Le chirurgien n'a pas le droit d'enlever un organe sain, sous prétexte qu'il peut devenir malade ? Sans doute la méthode prophylactique est la meilleure des méthodes thérapeutiques ; mais c'est singulièrement outrepasser ses bornes que de détruire les organes pour les empêcher d'être malades. Il est aisé de voir où pourrait conduire une pareille tendance, si on l'admettait comme légitime.

A cela, les partisans de l'extirpation bilatérale d'emblée répondent que les annexes de l'utérus sont des organes d'importance secondaire, puisqu'ils ne sont pas utiles à la vie. Sans doute, les trompes et les ovaires ne sont pas utiles à la vie, mais il ne s'ensuit pas que ce soient des organes dont on puisse faire bon marché. S'ils sont inutiles à la vie de la femme, est-il bien démontré qu'ils soient inutiles à sa santé. N'a-t-on pas vu survenir à la suite de castrations complètes, des changements de caractère, des modifications de la voix, des engraissements. Bien qu'on puisse se demander s'il est légitime d'exposer une femme à ces inconvénients dans un but prophylactique, je ne veux pas insister sur ce point car ces faits sont fort rares. Mais s'il est vrai que les trompes et les ovaires sont inutiles à la vie de la femme, force est bien de reconnaître qu'ils sont indispensables à la vie de l'espèce, et en se plaçant à un point de vue élevé de morale sociale, on serait tenté de juger sévèrement le sacrifice de ces organes, lorsqu'il n'est pas absolument nécessaire.

Quant aux considérations auxquelles Tait, Munde et bien d'autres sans doute accordent une importance décisive, et qui paraissent si rationnelles, il faut les examiner de près. La question d'âge, en pratique, est tout à fait secondaire, puisque presque toutes, sinon toutes les salpingites se rencontrent à l'âge de la fécondité. Quant à l'état social, il est bien difficile de lui accorder une valeur décisive. En fait de célibat, on ne peut jamais jurer de rien. S'en remettre au désir exprimé par la malade d'avoir ou de ne pas avoir des enfants, ne serait-ce pas dans bien des cas s'exposer involontairement à se rapprocher de ces pratiques autrefois, dit-on, en faveur dans l'Inde, et dont le but n'était rien moins que thérapeutique.

Mais, et j'arrive là au nœud de la question, les partisans de l'ablation bilatérale disent : Les organes que nous voulons qu'on enlève, sont encore sains, il est vrai, mais ils sont sur le point de ne plus l'être, ils sont en imminence immédiate de maladie. Sains aujourd'hui, ils seront malades demain, presque fatalement malades. Comment ne pas profiter de l'occasion qui se présente, et qui jamais ne se retrouvera pour faire une opération qui deviendra nécessaire, et qui, devenue nécessaire, sera plus grave.

Pour répondre à cet argument, il faudrait savoir deux choses : 1° quel est le degré de probabilité de maladie pour les annexes que l'on trouve saines, lors de la première opération ; 2° s'il n'y a pas un autre moyen, que l'ablation, de les empêcher de devenir malades. Cherchons à déterminer ces deux points.

Voyons d'abord le premier. Dans quelle proportion les annexes, que l'on trouve saines au cours d'une laparotomie, faite pour enlever les annexes malades du côté opposé, ont-elles chance de devenir malades elles-mêmes ? Cette question ne peut être résolue que par l'examen des faits. Par malheur, les documents sur ce sujet ne sont pas très nombreux. La raison de cette pauvreté documentaire vient précisément de ce que beaucoup de chirurgiens ont considéré la question comme résolue d'avance en faveur de l'extirpation bilatérale, et que par suite, la plupart des trompes du côté sain ont été enlevées en même temps que les trompes du côté malade.

Tait (1) a publié tous ses cas d'ablation unilatérale opérés jusqu'au 9 décembre 1884, époque à laquelle il a complété sa première série de 1000 laparotomies. Cette statistique comprend 26 cas. Elle a été publiée en 1887 : toutes les opérées ont été suivies pendant au moins deux ans et demi. Voici l'analyse que l'auteur en donne :

« De ces 26 femmes, 4 seulement étaient célibataires, et 2 de ces dernières n'étaient pas vierges.

Des 22 femmes mariées, 9 seulement avaient eu des enfants avant l'opération. De ces 22 femmes, toutes, sans exception, autant que je puisse le savoir, ont continué leur vie conjugale après la première opération, mais trois seulement sont devenues enceintes.

Sur les 26 cas, une seconde opération a déjà été nécessitée par un cas d'hydrosalpingite, un cas d'hématosalpingite, un cas d'ovarite chronique. Parmi les femmes atteintes de pyosalpingites, cinq (2) sont mortes dans des circonstances telles qu'il est absolument certain que la trompe de l'autre côté est devenue malade, s'est rompue et a causé une péritonite aiguë. L'examen des 8 autres malades m'a prouvé qu'elles auraient besoin d'une autre opération. L'opération unilatérale a été 14 fois sur 26 une faute absolue ; elle n'a été couronnée de succès au point de vue fonctionnel que 3 fois sur 26. »

Telle est l'analyse que Lawson Tait a donnée lui-même de sa propre statistique. Je ne veux pas en faire la critique, parce que je reprendrai tout à l'heure les faits de Lawson Tait avec les autres ; mais je ne puis m'empêcher de remarquer que la dernière phrase

(1) TAIT. *Am. J. of obst.*, 1887, p. 478.

(2) Je dois faire remarquer qu'il n'y a dans la statistique de Tait que quatre cas de mort à la suite de l'ablation unilatérale. Ce sont les cas XII, XIII, XVII et XXIV. Il y a bien une cinquième mort dans ses observations, cas XIV, mais il ne s'agissait pas de l'ablation unilatérale. Il y avait une double pyosalpingite lors de l'opération. On ne put faire d'ablation ; et la malade est morte d'hecticité plusieurs mois après.

présente un fait exact sous un jour absolument fallacieux. Il est bien vrai que trois femmes seulement ont eu des enfants après avoir subi l'extirpation unilatérale ; mais il n'est pas juste de dire que l'opération n'a été couronnée de succès au point de vue fonctionnel que 3 fois sur 26. En effet, neuf femmes seulement avaient eu des enfants avant l'opération. Or, comme la salpingite est bien loin d'être la seule cause d'infécondité, on ne peut pas raisonnablement demander à la castration unilatérale de rendre fécondes les femmes qui ne l'étaient pas. Aussi le nombre des femmes qui ont eu des enfants après l'opération ne peut être rapporté logiquement qu'au nombre des femmes qui en avaient eu avant. Il faudrait donc dire que l'opération a été couronnée de succès au point de vue fonctionnel 3 fois sur 9, ce qui change singulièrement la proportion.

En comprenant les faits de Lawson Tait, j'ai réuni 40 cas d'ablation unilatérale des annexes. Parmi ces 40 cas, il en est 16 qui sont presque sans valeur au point de vue qui nous occupe, soit parce que les malades n'ont pas été suivies, soit parce que les opérations sont trop récentes.

Voici d'abord la relation abrégée de ces 16 cas, peu ou pas utilisables :

F. Imlach. *Lancet*, 1886, t. 2, p. 174. — Ablation de la trompe et de l'ovaire gauches. Guérison. La malade n'a pas été suivie.

Porter. *Med. News of Philadelphia*, t. XLI, 1885, p. 362. — Extirpation de l'ovaire et de la trompe gauches. Les annexes du côté droit non malades sont laissées en place. La malade n'a pas été suivie.

J. Price. *Amer. J. of obst.*, 1886, p. 505. — Pyosalpingite unilatérale. Pas de détails.

C. Quetsch. *Cent. f. Gyn.*, 1884, 10 mai, p. 289. — Pyosalpingite unilatérale.

L. Tait. *Am. J. of obst.*, 1887, p. 478. — Pyosalpingite unilatérale sur le point de se rompre ; extirpation.

L. Tait. *Am. J. of obst.*, 1887, p. 478. — Trompe et ovaire droits purulents. Ablation.

L. Tait. *Am. J. of obst.*, 1887, p. 478, cas II. — Troubles nerveux variés et singuliers. Ablation d'un ovaire prolabé et adhérent. Persistance des accidents. L'autre ovaire était sain au moment de l'opération. On ne sait ce qu'il est devenu depuis. Tait pense qu'il est malade et qu'il cause les désordres, mais il n'y a aucune preuve de ce fait.

L. Tait. *Am. J. of obst.*, 1887, p. 478, cas IV. — Hématosalpingite gauche. Ablation. La malade souffre toujours.

Je range ce fait parmi ceux qui n'ont aucune valeur démonstrative. En effet, comme les douleurs persistent quelquefois même après l'extirpation bilatérale, cette persistance des douleurs ne peut pas suffire à prouver que les annexes du côté opposé soient devenues malades depuis l'opération.

L. Tait. *Am. J. of obst.*, 1887, p. 478, cas V. — Hématosalpingite. Extirpation unilatérale. Pas suivie.

L. Tait. *Am. J. of obst.*, 1887, p. 478, cas VIII. — Hydrosalpingite droite blennorrhagique. Ablation. Guérison. Les règles restent douloureuses. Pas de toucher depuis l'opération.

L. Tait. *Am. J. of obst.*, 1887, p. 478, cas IX. — Pyosalpingite gauche. Ablation le 3 avril 1880. Depuis la malade est régulièrement réglée. Elle souffre au moment de ses règles. Pas d'examen.

L. Tait. *Am. J. of obst.*, 1887, p. 478, cas X. — Hydrosalpingite enlevée en pleine attaque de pelvi-péritonite. La malade souffre moins depuis. Pas de grossesse.

L. Tait. *Am. J. of obst.*, 1887, p. 478, cas XV. — Pyosalpingite droite. Ablation, le 17 août 1882, des annexes du côté droit. La malade n'a pas été suivie.

L. Tait. *Am. J. of obst.*, 1887, p. 478, cas XXV. — Laparotomie le 6 juillet 1884. Ablation de la trompe droite distendue par du pus et de l'ovaire correspondant. Guérie, mais perdue de vue.

Terrillon. *Annal. de gynécol.*, mai 1889, p. 348. — F..., 28 ans. Opérée le 10 décembre 1888. « Le cas est trop récent pour que je puisse savoir si j'ai agi sagement et si je n'aurais pas mieux fait d'enlever les deux annexes. »

Parmi les 24 cas qui restent, 15 peuvent être considérés comme contraires à l'ablation unilatérale. En voici le résumé :

A. Martin. *Cent. f. Gyn.*, 1886, p. 347. — 1re opération. Ablation de l'ovaire et de la trompe droits (pyosalpingite). — 2e opération. Ablation de l'ovaire et de la trompe gauches (hématosalpingite).

Péan. *Rev. médico-chir. des maladies des femmes*, 25 février 1889, p. 87. — Ablation de l'ovaire et de la trompe gauches pour un kyste pileux suppuré. Six mois après, ablation de l'ovaire droit kystique et de la trompe droite (hématosalpingite).

Tait. *Am. J. of obst.*, 1887, p. 478. — Ablation de l'ovaire et de la trompe gauches. Rechute. Ablation des annexes de l'autre côté.

Tait. *Am. J. of obst.*, 1887, p. 478, cas VI. — Hématosalpingite. Ablation en juillet 1884. La malade est guérie pour six mois. Hydrosalpingite de l'autre côté. Ablation le 16 octobre 1886. Guérison ; pas suivie depuis.

Tait. *Am. J. of obst.*, 1887, p. 479, cas VII. — Ablation des annexes gauches le 29 octobre 1884. En 1887, on trouve par le toucher une large masse sensible et légèrement fluctuante à droite de l'utérus.

Tait. *Am. J. of obst.*, 1887, p. 478, cas XI. — Hydrosalpingite gauche. Ablation le 8 mai 1884. La malade revient avec les mêmes symptômes en août 1885. Ablation de la trompe droite distendue par du pus. Guérison.

Tait. *Am. J. of obst.*, 1887, p. 478, cas XIII. — Mariée à 18 ans, 7 enfants, le plus vieux a 17 ans, le plus jeune 4 ans. Depuis le dernier accouchement, attaques graves d'inflammation du côté gauche. Plusieurs attaques de pelvi-péritonite. Je diagnostiquai : pyosalpingite du côté droit avec ruptures répétées. Opération le 7 octobre 1881. Ablation de la trompe droite qui contenait plusieurs onces de pus. Adhérences étendues. La trompe et l'ovaire gauches suffisamment sains ne furent pas enlevés. Guérison. La malade quitte l'hôpital le 6 février. Elle n'a pas eu d'enfant après l'opération. Elle est morte environ 3 ans après de pelvi-péritonite. Je suis convaincu que cette pelvi-péritonite a pris naissance dans une pyosalpingite du côté gauche.

Tait. *Am. J. of obst.*, 1887, p. 478, cas XVII. — Pyosalpingite droite. Ablation le 8 novembre 1882. La trompe et l'ovaire gauches paraissant sains ne furent pas enlevés. Je revis la malade en 1883 en parfaite santé. Elle est morte depuis de péritonite aiguë.

Tait. *Am. J. of obst.*, 1887, p. 478, cas XVIII. — Réglée à 15 ans, règles régulières et très douloureuses. Mariée à 24 ans ; 3 enfants, le plus jeune a 4 ans. Jamais en bonne santé depuis son mariage. Abcès pelvien en 1882. Menstruation profuse et très douloureuse. Je trouvai le contenu du bassin réuni en masse, si bien qu'il était impossible de faire un diagnostic. Laparotomie le 22 novembre. Je trouvai une pyosalpingite du côté droit. Ablation de la trompe et de l'ovaire correspondants. Très bien guérie le 10 décembre. Depuis, la femme est bien portante, mais on sent du côté gauche de l'utérus une large masse fixée, et bien qu'il n'y ait pas de symptômes, je suis sûr que la maladie a récidivé du côté gauche.

Tait. *Am. J. of obst.*, 1887, p. 478, cas XX. — Pyosalpingite droite enlevée le 26 juillet 1883. Depuis pyosalpingite gauche, qui s'est vidée une fois par l'utérus. On sent une large masse à gauche de l'utérus. La malade est presque décidée à une seconde opération.

Tait. *Am. J. of obst.*, 1887, p. 478, cas XXIII. — Pyosalpingite gauche. Ablation le 7 avril 1884. Nouvelle salpingite du côté droit, qui nécessitera probablement une seconde opération.

Tait. *Am. J. of obst.*, 1887, p. 478, cas XXIV. — Ablation d'une pyosalpingite gauche le 17 mars 1884. La malade a eu un autre abcès environ 4 mois après, et est morte en juillet de péritonite par rupture de cet abcès.

Tait. *Am. J. of obst.*, 1887, p. 478, cas XXVI. — Laparatomie le 12 octobre 1884. Pyosalpingite gauche. Ablation de la trompe et de l'ovaire gauches. Les annexes du côté droit étant parfaitement saines ne furent pas enlevées. La malade revient en février 1885 avec un grand nombre de ses anciens symptômes. Ce sont des circonstances extrinsèques qui ont empêché la seconde laparotomie. Depuis, la malade a été perdue de vue.

Tait. *Am. J. of obst.*, 1887, p. 478, cas XII. — Laparotomie le 28 mars 1881. La trompe très adhérente ne put être enlevée. Incision et drainage. La malade quitte l'hôpital le 29 avril avec sa plaie non fermée. Cette plaie ne se ferme pas et continue à sécréter une grande quantité de pus infect. Le 21 février, je rouvris l'abdomen. Je pus à cette seconde opération enlever le kyste suppurant. Environ un an après, je revis la malade et il était évident que la trompe était suppurée. Je ne pus décider la malade à une seconde opération, et elle mourut quelques semaines après dans de grandes souffrances, probablement de péritonite par rupture.

TAIT. *Am. J. of obst.*, 1887, p. 478, cas I. — Laparotomie le 14 août. Ablation de l'ovaire gauche qui contient une cavité purulente. Fausse couche 3 mois après. Immédiatement après, nouvelle grossesse ; fausse couche de 4 mois. Menstruation très irrégulière, métrorrhagies profuses. Anémie. Douleurs. On sent une masse sensible à droite de l'utérus. Je n'ai pas le plus léger doute que les annexes du côté droit sont malades et devront être enlevées dans le plus bref délai.

Van der Veer a publié dans l'*American Journal of obstetrics* (1), un cas d'ablation des annexes droites qui a dû être suivie quelques mois après de l'ablation des annexes gauches. Les deux opérations ont été faites par Tait. Or, comme l'article de Tait est de 1887, il est bien certain qu'il doit comprendre le cas publié par Van der Veer en 1885. C'est pour cela que je ne le compte pas une seconde fois.

Voici maintenant la relation de 9 cas d'ablation unilatérale qui ont été couronnés de succès.

RICHARD DOUGLAS. *Am. J. of obst.*, 1888, p. 368. — Ablation de la trompe et de l'ovaire gauches le 5 avril 1887. Douze mois après la malade est en excellente santé.

J. PRICE. *Am. J. of obst.*, 1887, p. 870. — Pyosalpingite droite enlevée il y a 6 mois. La femme est maintenant enceinte.

TAIT. *Am. J. of obst.*, 1887, p. 478, cas XVI. — Pyosalpingite gauche. Ablation le 15 octobre 1882. 31 janvier 1887. La malade n'a pas eu de symptômes pénibles. Elle va très bien depuis l'opération. Elle a eu deux enfants et en attend un autre à la fin de ce mois.

TRAIT. *Am. J. of obst.*, 1887, p. 478, cas XIX. — Ablation de la trompe et de l'ovaire gauches le 3 avril 1883. Les annexes du côté droit ne furent pas enlevées. La malade est maintenant réglée régulièrement sans douleurs ; elle a eu un enfant depuis l'opération.

TRAIT. *Am. J. of obst.*, 1887, p. 478, cas XXI. — Laparotomie le 29 août 1883. Ablation de la trompe droite distendue par du pus et de l'ovaire correspondant. Un enfant 18 mois après. Bonne santé.

TAIT. *Am. J. of obst.*, 1887, p. 478, cas XXII. — Laparotomie le 30 janvier 1884. Ablation de la trompe gauche suppurée. Les annexes droites en parfait état ne furent pas enlevées. La malade n'a jamais été réglée depuis l'opération; mais elle est en parfaite santé, malgré une vie pénible.

WESTERMARK. *Hygeia*, janvier 1886, vol. XLVIII. — Laparotomie le 24 mai 1885. Pyosalpingite gauche. Les annexes droites normales ne furent pas enlevées. Plus tard, l'endométrite fut guérie. 12 octobre. La malade va bien.

IMLACH. *Liverpool med. ch. J.*, 1886, p. 195. — « Deux malades à qui j'ai enlevé les trompes et les ovaires d'un seul côté sont maintenant enceintes. »

(1) VAN DER VEER. *Am. J. of obst.*, vol. XVIII, 1885, p. 673.

Examinons cet ensemble de faits. Je laisse de côté les 16 cas de la première série pour la raison que j'ai déjà dite ; ils sont sans valeur. J'ai rangé sous deux chefs les 24 faits qui restaient, les uns paraissant contraires, les autres paraissant favorables à l'ablation unilatérale. Mais il faut examiner les choses de plus près.

Sur les 24 malades dont l'histoire est suffisamment connue pour porter un enseignement au point de vue qui nous occupe, sept sont devenues enceintes (1). Ce chiffre bien qu'important, peut ne pas paraître très considérable, mais il faut songer qu'un grand nombre de ces malades n'avaient pas eu de grossesse avant l'opération ; et, ainsi que je l'ai déjà dit, on ne peut pas demander à la castration unilatérale de rendre les femmes fécondes. Ces sept malades ont eu dix grossesses. Deux (2) se sont terminées par des fausses couches ; quatre enfants (3) sont nés à terme et bien portants. Les quatre autres grossesses (4) n'étaient pas encore arrivées à terme lorsque l'observation a été publiée, mais rien ne pouvait faire prévoir qu'elles ne dussent pas y arriver.

Quatre femmes ont succombé, après l'ablation unilatérale, à des affections qui n'ont pas été précisément déterminées, mais qu'on peut légitimement attribuer à des altérations secondaires des annexes du côté opposé, trouvées saines lors de l'opération. On peut remarquer que le chiffre des naissances est au moins égal à celui des morts : 4 femmes ont succombé, mais 4 enfants sont nés, et 4 étaient sur le point de naître.

Sur les 24 cas, 15 secondes laparotomies auraient été nécessaires, au dire des auteurs, tous partisans de l'ablation bilatérale. La seconde opération n'a été faite que cinq (5) fois et les cinq fois avec succès. Pour les quatre malades qui ont succombé, il faut bien reconnaître que la seconde opération aurait été nécessaire. Mais pour les six autres, le diagnostic n'a été fait que cliniquement et nous ne savons pas si elles n'ont pas ultérieurement guéri sans opération.

En groupant ces résultats bruts, on trouve les chiffres suivants :

Neuf faits absolument contraires à l'ablation unilatérale :

4 morts ;

5 secondes opérations.

(1) Faits de J. Price ; Tait, cas I, XVI, XIX, XXI ; Imlach, 2 cas.
(2) Tait. Cas I.
(3) Tait. Cas XVI, 2 enfants ; cas XIX, 1 enfant ; cas XXI, 1 enfant.
(4) J. Price ; Tait ; cas XVI ; Imlach, 2 cas.
(5) Faits de A. Martin, de Péan, de Tait, cas III, VI, XVI.

Sept faits absolument favorables à l'ablation unilatérale :

7 femmes qui, ensemble, ont eu 10 grossesses.

Entre les deux se rangent :

Trois faits favorables : 3 femmes qui sont en parfaite santé, mais qui n'ont pas eu de grossesse.

Six faits défavorables : 6 femmes qui sont devenues malades, mais qui n'ont pas été opérées, et qui ont peut-être guéri.

Il me semble que ces résultats bruts ne sont pas tels, qu'on puisse, en s'appuyant sur eux seuls, condamner irrévocablement l'extirpation unilatérale. Ses succès sont assez nombreux et assez complets pour qu'on puisse légitimement la défendre. Et je tiens à faire remarquer que je pourrais me servir encore, pour plaider la cause de l'ablation unilatérale, des nombreux cas où l'extirpation ayant été impossible, on s'est borné à suturer la paroi salpingienne à la paroi abdominale. Il est bien évident que dans les cas de ce genre, on laisse en place les annexes du côté opposé, souvent peut-être des annexes déjà altérées, et cependant combien de malades ont parfaitement guéri ?

Mais ce n'est pas tout. Il faut chercher maintenant si ces résultats sont tels qu'ils pouvaient être, et s'il n'y a pas moyen de les améliorer.

Tout d'abord, il faut voir si l'affection, secondairement développée dans les annexes du côté qui était sain lors de l'opération, se rattache directement ou indirectement à la maladie qui a nécessité cette première opération. En effet, dans l'ablation bilatérale, l'extirpation des annexes du côté sain ne peut être légitime que si ces annexes sont immédiatement menacées, et menacées par la cause même qui a déterminé les altérations des annexes symétriques. Si la seconde salpingite ne fait pas partie du même cycle morbide que la première, si elle n'a avec celle-ci aucune communauté, ni étiologique, ni pathogénique, s'il s'agit d'une maladie tout à fait différente, l'ablation bilatérale n'est plus justifiée.

Or, dans un cas au moins, il s'est trouvé que la seconde opération a été nécessitée par une maladie absolument différente de la première, c'est le cas de Péan (1). En effet, la première opération a été faite pour un kyste dermoïde de l'ovaire. La seconde a été réclamée par une hématosalpingite compliquée d'un petit kyste de

(1) PÉAN. *Rev. méd. chir. des mal. des femmes*, 25 février 1889, p. 87.

l'ovaire. J'ai rangé ce fait parmi les cas d'ablation unilatérale, parce qu'en effet la première opération a été une ablation unilatérale ; je l'ai rangé parmi les cas défavorables à ce genre d'opération, parce qu'il a fallu faire une seconde intervention. Mais il faut bien reconnaître que ce fait ne prouve rien, parce que la seconde maladie a été tout à fait différente de la première. Je n'insiste pas, car je pense que personne n'oserait conseiller de faire la castration bilatérale, dans les cas où on intervient pour un kyste de l'ovaire.

Dans tous les autres cas, il s'agissait bien de salpingo-ovarites ; mais il importe de rechercher si la première et la seconde de ces salpingites reconnaissent bien pour cause la même métrite, si la première s'est développée immédiatement après la seconde, ou bien s'il ne s'est pas écoulé, entre la guérison de l'une et la production de l'autre, un laps de temps assez considérable, pour qu'on puisse considérer les deux affections comme indépendantes dans une certaine mesure et surtout pour laisser place à un autre mode d'intervention.

Voici ce que je trouve : une malade (cas VI de Tait) a été complètement guérie pendant 6 mois et la seconde opération n'est devenue nécessaire que 27 mois après la première ; une autre malade (cas VII de Tait) est restée longtemps en bonne santé, et ce n'est qu'au bout de trois ans, qu'on a constaté, par le toucher, la présence d'une masse à droite de l'utérus. Chez une troisième (cas XI de Tait) la seconde opération a été faite 15 mois après la première. Une quatrième (cas XIII de Tait) est morte de péritonite trois ans après la laparotomie. Une cinquième a été revue en parfaite santé un an après l'opération (cas XVII de Tait) ; elle est morte de péritonite au bout de deux ans. Une sixième (cas XXIV de Tait) a eu un abcès quatre mois après l'intervention : elle est morte plus tard. Une septième (cas XXVI de Tait) a été prise des premiers symptômes également au bout de 4 mois. Chez une huitième malade (cas XII de Tait) les symptômes d'envahissement du côté opposé n'ont débuté qu'un an après la laparotomie. Elle est morte quelques semaines après. Enfin une neuvième malade (cas I de Tait) a fait deux fausses couches avant d'être prise de sa seconde salpingite.

On voit que dans tous les cas dont nous avons des relations suffisamment détaillées, il s'est écoulé entre l'opération et le développement de la seconde salpingite un laps de temps toujours notable, le minimum a été de quatre mois ; quelquefois très considérable, le maximum a été de trois ans. Il est bien certain que dans le dernier cas cité, la seconde salpingite n'avait aucune relation étiologique avec la première. Entre la première et la seconde, la malade est devenue deux fois enceinte, et il est tout à fait rationnel de rattacher la seconde salpingite à une infection puerpérale contractée dans le deuxième avortement. Mais, je ne veux pas chercher plus longtemps à déterminer si la seconde salpingite reconnaît généralement pour cause la même métrite qui a engendré la première, et qui aurait continué à évoluer après la laparotomie, ou bien si elle a été engendrée par une seconde métrite, cela importe peu. Ce qui est important, c'est qu'il y a toujours un intervalle notable entre la première et la seconde ; et cela importe, parce que cet intervalle de plusieurs mois et même de plusieurs années peut être utilisé.

S'il y a une connaissance bien acquise en fait de suppurations pelviennes, c'est certainement celle-ci que toutes les salpingites, si l'on excepte la tuberculeuse et la syphilitique qui sont ici hors de question, reconnaissent pour cause les métrites. Que la propagation se fasse par les lymphatiques ou qu'elle se fasse de proche en proche par la voie muqueuse, ce fait est et reste incontestable et incontesté. C'est la métrite qui est la clef de la salpingite ; en guérissant l'une, on rend l'autre impossible ; l'avenir, le progrès, en fait de salpingite n'est pas dans le perfectionnement des méthodes chirurgicales, dans l'abaissement de la mortalité opératoire ; ce n'est pas en les guérissant, qu'on triomphera des salpingites, c'est en les empêchant de se produire. Et on les empêchera de se produire en supprimant leur cause, en coupant court à l'évolution de ces métrites que, pendant si longtemps, on a laissé s'épanouir en toute liberté sous les auspices du tampon vaginal. M. le professeur Trélat a formulé cet avenir thérapeutique en disant en manière de conclusion à la fin d'une clinique sur les diverses inflammations et suppurations pelviennes : « Soignez les métrites pour arrêter le développement de leurs nombreuses conséquences ».

Or d'un côté, nous savons pertinemment que, sans métrite il n'y a point de salpingite ; d'un autre côté, je viens de montrer que, lorsqu'au cours d'une laparotomie pour salpingite, on trouve les annexes d'un côté absolument normales, il s'écoule toujours un certain temps avant que ces annexes ne deviennent malades ; pourquoi ne pas mettre ce temps à profit, pour soigner la métrite ? Nous avons maintenant des moyens efficaces de soigner les métrites, nous savons les guérir, guérissons-les. Que serait-il advenu de toutes ces femmes dont j'ai cité l'histoire, de celles qui sont redevenues malades, de celles qui ont subi une seconde opération, de celles qui sont mortes, que serait-il advenu d'elles si, après la première laparotomie, on les avait soignées et guéries de leurs métrites. Nul ne peut le dire, mais il est bien légitime de supposer qu'elles auraient été définitivement débarrassées de leurs accidents pelviens.

Cela n'ayant pas été fait, on ne peut pas considérer comme tranchée la question de l'ablation unilatérale. Nous n'aurons d'arguments suffisants pour la juger en dernier ressort que lorsque de nouvelles observations nous auront appris ce que deviennent les femmes soignées et guéries de leurs métrites après l'ablation unilatérale. Mais il est déjà permis de prévoir que ces résultats seront pleinement satisfaisants.

Aujourd'hui nous pouvons conclure :

1° Les faits connus n'autorisent pas le chirurgien à enlever les annexes dont il constate l'intégrité de visu, même si les annexes du côté opposé sont très malades.

2° Lorsque dans ces conditions, le chirurgien laisse en place des annexes saines, il a pour devoir impérieux de soigner et de guérir la métrite, si cela n'a pas été fait avant l'opération.

Je n'ai jusqu'ici envisagé que les cas où les annexes étaient absolument saines. Il y a des cas nombreux où l'on trouve les annexes altérées, mais à un très léger degré : l'ovaire présente des petits kystes, la trompe est hyperhémiée ; que faut-il faire dans ces cas ? Il serait prématuré de se prononcer pour ou contre l'ablation ; et je ne puis que renvoyer pour ce sujet aux chapitres que j'ai consacrés à l'extirpation partielle des annexes de l'utérus.

TECHNIQUE DE LA LAPAROTOMIE ABDOMINALE

a) Préparation à l'opération. Du choix du moment. — Dans la préparation à l'opération, on doit avoir deux buts principaux : 1° faire disparaître les exsudats qui épaississent le tissu cellulaire souspéritonéal ; 2° aseptiser l'utérus. Ces deux choses ont une importance considérale. L'épaississement des ligaments larges peut gêner considérablement l'opération, car il rend difficile la mobilisation de la tumeur, sa pédiculisation ; il peut avoir un inconvénient plus grave ; la ligature faite sur ses tissus gorgés de lymphe est exposée à devenir insuffisante et à glisser lorsque ces tissus se dégorgeront. On peut éviter en partie ces inconvénients par un traitement approprié. Je ne veux pas m'appesantir sur la manière de l'appliquer, cela est de notion vulgaire ; je me contenterai de dire que ses éléments principaux sont : le repos au lit, les grandes douches vaginales chaudes, et les tampons à la glycérine. G. Wylie (1) a insisté sur la nécessité de ce traitement préopératoire.

Aseptiser l'utérus est non moins important. Lorsqu'on aura lié la trompe très près de la corne utérine, on ne sera séparé de la cavité de l'utérus que par un court canal, qui n'est pas toujours oblitéré. En disant que ce canal n'est pas toujours oblitéré, je ne veux pas faire allusion aux cas où la salpingite communique librement avec l'utérus, mais à ces cas où, bien que la tumeur salpingienne ne se soit jamais vidé dans l'utérus, on a pu constater, sous le microscope, que le canal persistait cependant. Il est comprimé, soit par suite de l'hypertrophie de la muqueuse, soit par la prolifération des cellules épithéliales ; mais il existe virtuellement. Dans les cas de ce genre, l'infection pourrait se faire par ce canal virtuel, surtout si la ligature venait à sectionner la trompe, comme cela est arrivé quelquefois. C'est pour éviter cet énorme danger, qu'il faut absolument faire l'asepsie de l'utérus, avant d'entreprendre la salpingotomie. Du reste, dans le plus grand nombre des cas, cette asepsie aura été obtenue, avant même que la salpingotomie ne soit décidée, si on essaye d'abord de guérir la salpingite par le traitement intra-utérin.

Pour opérer, on a coutume de choisir le moment qui suit la terminaison des règles, lorsque celles-ci sont restées régulières. Ce moment est, sans aucun doute, le meilleur, et quand on a le choix, il faut le préférer. Mais cela n'a pas une importance considérable, et, s'il y a nécessité, on peut, sans scrupule, opérer à tout autre moment.

b) *Opération. Incision abdominale.* — Je ne veux pas ici décrire le manuel opératoire de la laparotomie. Je me bornerai à envisager les points spéciaux aux salpingotomies.

La première question qui se pose est celle de la dimension que l'on doit donner à l'incision. Un très grand nombre de chirurgiens,

(1) G. Wylie. *New-York med. Rec.*, 24 janvier 1885.

surtout en Angleterre et en Amérique, font des incisions extrêmement petites, et cela, ainsi que je l'ai déjà dit, en faisant le parallèle de la laparotomie vaginale et de la laparotomie abdominale, surtout dans le but d'éviter les éventrations. Plusieurs chirurgiens font des incisions, qui n'admettent que deux doigts. Qu'on commence par là, cela est acceptable, puisqu'en effet, on a pu enlever des ovaires et des trompes de petit volume et sans adhérences, au travers de boutonnières de cette taille. Mais s'y tenir, ce serait perdre tous les avantages de cette voie opératoire. Si on commence par une petite incision, il faut, dès que la moindre difficulté survient, l'agrandir sans hésiter. Je pense qu'il y aurait beaucoup plus d'inconvénients à agir à l'aveugle qu'à augmenter l'incision de quelques centimètres.

c) *Épiploon.* — Le péritoine ouvert, suivant les règles habituelles, on rencontre presque toujours, lorsqu'il s'agit de salpingites, l'épiploon. Souvent cet épiploon est adhérent du côté du bassin. Comment faut-il le traiter? Dans un cas, Price (1) l'a perforé en deux endroits, et a opéré au travers de ces perforations. Cette manière de faire me semble dangereuse. En opérant au travers de boutonnières faites à l'épiploon, on s'expose à être gêné pendant toute l'opération, et à froisser, peut-être à déchirer les vaisseaux si fragiles de cet organe. Je pense donc qu'il vaut mieux relever l'épiploon en totalité de bas en haut. Lorsque les adhérences se font à des organes qu'on ne doit pas enlever, vessie, intestin, utérus, il faut s'efforcer de les décoller ; mais si elles se font à la trompe kystique et purulente, et si elles sont solides, il est plus prudent de ne pas essayer de les détacher. Dans un cas, on a pu constater que la paroi tubaire était tout entière perforée par une ulcération ; seul l'épiploon adhérent avait obturé l'orifice et empêché le contenu du kyste de se répandre dans le péritoine. Si l'on avait, dans ce cas, cherché à détacher l'épiploon de ses adhérences salpingiennes, on aurait sûrement rompu la tumeur. C'est pour ne pas s'exposer à ce danger qu'il est préférable de ne pas chercher à détacher l'épiploon. A quoi bon le détacher, puisque, le plus souvent, il faudrait ensuite réséquer ses parties adhérentes. Il est plus simple de sectionner l'épiploon entre deux ligatures, un peu au-dessus des points adhérents.

(1) J. Price. *Am. J. of obst.*, 1887, p. 535.

d) Mobilisation. — L'épiploon relevé, on va tout de suite à la recherche des trompes, guidé dans cette recherche par les symptômes antérieurement constatés. Si les trompes sont mobiles, sans aucune adhérence, l'opération est finie en un instant. Je ne m'occupe pas de ces cas-là.

Si la trompe est volumineuse et adhérente, une question se pose immédiatement : faut-il ou non la vider avant de commencer le travail de la mobilisation ? La poche tendue est peut-être un peu plus facile à libérer de ses adhérences ; mais, en la laissant pleine, on s'expose à la rompre. Or, cette rupture, forcément suivie de l'écoulement du liquide dans le péritoine, n'est pas indifférente, surtout si le liquide est du pus, et s'il est abondant. Je pense qu'il est préférable de se mettre à l'abri de cet accident, et de ponctionner la tumeur avant de la mobiliser, dans tous les cas où il y a lieu de craindre qu'elle ne se rompe.

La tumeur peut être unie, par ses adhérences, avec l'intestin, l'utérus, la vessie, le péritoine pariétal. Toutes ces adhérences sont faciles à détruire, lorsqu'elles sont longues, même si elles sont très fortes ; il est, dans ce cas, très aisé de les sectionner entre deux ligatures. Mais, habituellement, dans les salpingites, les adhérences sont extrêmement courtes. Seule l'S iliaque est quelquefois adhérente par ses franges épiploïques, faciles à réséquer. Pour tous ou presque tous les autres organes, les adhérences sont, au contraire, extrêmement courtes ; il y a une véritable union de la trompe avec les organes voisins, et c'est là ce qui fait la grande difficulté de la salpingectomie. Mais il faut bien savoir que ces adhérences sont extraordinairement irrégulières. Une trompe très adhérente à l'intestin grêle, à la face postérieure des ligaments larges, peut n'avoir aucune adhérence avec le fond du cul-de-sac de Douglas. Ces irrégularités dans la répartition des adhérences, ne sont pas rares, et il est bon de le savoir, afin de ne pas abandonner trop tôt la partie dans les cas difficiles.

Les adhérences intestinales portent, par ordre de fréquence, sur le rectum, l'S iliaque, l'intestin grêle, le cæcum et l'appendice vermiforme. Il n'y a rien de particulier à signaler sur la manière de détacher ces adhérences. Je dois cependant insister sur celles de l'appendice vermiforme, parce qu'elles sont presque spéciales aux salpingites. Meinert a vu, dans un cas, les adhérences qui s'étaient faites autour de l'appendice vermiforme, le serrer au point de le rompre ; il en est résulté une péritonite mortelle. Ce cas n'a pas d'intérêt opératoire. Des adhérences avec l'appendice ont été rencontrées au cours de l'opération, dans trois cas, à ma connaissance : l'un est de Leopold (obs. 166), l'autre de Price (obs. 170). Dans ces deux cas, on a fait le drainage du péritoine, et les malades ont guéri. Le troisième cas est de Routier (1). La malade, qui avait déjà de la péritonite, a succombé. Leopold et Price n'ont pas dit comment ils avaient traité l'appendice. Routier l'a réséqué, après l'avoir lié. Je pense que c'est la meilleure manière de faire, lorsque les adhérences sont difficiles à rompre. Les opérations, déjà assez nombreuses, qu'on a faites pour des appendiculites, ont appris qu'il suffisait de lier l'appendice pour le réséquer sans danger. Il est bon de toucher la muqueuse au thermocautère. Si l'appendice était altéré, il serait peut-être plus prudent de le suturer.

Lorsqu'il arrive qu'en détachant les adhérences, on rompt l'intestin, il va sans dire qu'il faut le suturer. Tait, si j'ai bien compris un article qu'il a publié dans le n° de mars 1886, de l'*Edinburg medical Journal*, se serait contenté après avoir déchiré le rectum, de placer un tube, et la malade aurait guéri, bien que les matières fécales aient passé par le tube, pendant plusieurs semaines. Malgré le résultat, cette manière de faire ne me paraît pas recommandable, et je pense qu'il faut au moins suturer la déchirure de l'intestin.

Les adhérences avec la vessie sont fort rares dans les cas de salpingites, et elles ne méritent pas de considérations spéciales. Celles qui se font avec le péritoine pariétal, sont souvent les plus intimes de toutes, et il peut être fort difficile de les détacher. Dans les cas où l'on ne peut triompher de ces adhérences, est-on autorisé à réséquer le péritoine pariétal, pour extirper les trompes ? Tait (2) dit l'avoir fait plusieurs fois, et s'en être bien trouvé. On pourrait, dans certains cas, imiter sa conduite, mais il faudrait alors s'efforcer de rapprocher et de suturer les deux lèvres de la brèche péritonéale ; car il ne faut pas oublier qu'une solution de continuité du péritoine pariétal ne se ferme que par des adhérences de l'intestin. Il faut prendre garde, quand on déchire le péritoine pariétal, de ne pas intéresser les vaisseaux, qui sont dessous. Ce malheur est

(1) ROUTIER. L'observation n'est pas publiée.

(2) TAIT. *Maladies des ovaires*. Trad. franç., p. 245. — A propos des kystes dermoïdes : « J'ai eu souvent à enlever dans les cas de kystes adhérents un très grand morceau du péritoine pariétal, et je l'ai fait sans que cela mît obstacle en aucune façon à la guérison des malades. »

arrivé à Routier, qui a ouvert une veine volumineuse, peut-être la veine iliaque. Il a triomphé de l'hémorrhagie, en tamponnant à la gaze iodoformée. La malade a heureusement guéri.

Parfois, les adhérences à la face postérieure du ligament large sont telles qu'on ne peut arriver à pédiculiser nettement la tumeur. Dans un cas de ce genre, Munde passa un fil à la base des ligaments larges, et enleva à l'aveugle tout ce qui était au-dessus du fil. C'est assurément là un pis-aller. Mais je crois qu'on peut y avoir recours sans grand danger. L'uretère ne court que peu de risques dans une manœuvre de ce genre.

Dans quelques observations, il est dit que les trompes s'étaient développées dans l'épaisseur des ligaments larges, en écartant leurs deux feuillets. Certaines formes très rares de salpingites, celles qui occupent le tiers interne de la trompe, peuvent évoluer de cette façon. Pour ce qui est des salpingites communes, de celles qui occupent la région de l'ampoule et du pavillon, je ne connais pas un seul fait probant qui démontre qu'elles puissent pénétrer entre les deux feuillets du ligament large. Je me suis expliqué longuement à ce sujet, dans une autre partie de ce mémoire. Mais s'il n'est pas prouvé que les salpingites vulgaires puissent écarter les deux feuillets du ligament large, pour se loger dans leur épaisseur, il est certain que les adhérences qui revêtent leur face postérieure, peuvent prendre l'aspect d'un feuillet péritonéal, et pratiquement, cela revient au même, car on est obligé de détacher ce néo-feuillet, pour mobiliser la tumeur.

e) *Pédiculisation.* — La tumeur mobilisée, il faut la pédiculiser. Les tumeurs salpingo-ovariennes ont deux pédicules : l'un externe ou utéro-ovarien, l'autre interne ou utérin. L'externe est généralement facile à former et facile à lier. Le fil enserre seulement le ligament ovaro-pelvien, qui comprend l'artère avec les veines utéro-ovariennes, et la partie externe du ligament large. Cependant, on peut être conduit à pédiculiser très près des vaisseaux iliaques, comme dans le cas de Terrier (obs. II, Th. de Monprofit), et il est alors nécessaire d'apporter la plus grande attention pour ne pas les blesser. Le pédicule interne présente souvent des difficultés plus considérables. Ce pédicule doit comprendre la trompe, l'anastomose de l'artère utérine avec l'artère utéro-ovarienne, et la portion interne du ligament large. Souvent, avant de lier le pédicule, on le prend dans une pince. Cette manœuvre peut être dangereuse ; parfois la trompe se rompt sous la pince, comme dans le cas de Price (obs. 198), et c'est alors que le pus se répand dans le péritoine. En tout cas, toutes les fois qu'on prend le pédicule dans une pince, il faut avoir soin de nouer le fil au-dessous de la pince, de manière à réséquer la partie qui a été pincée. Si l'on mettait le fil au-dessus de la pince, la paroi tubaire mâchée pourrait se rompre, et cette rupture qui, nous allons le voir bientôt, est quelquefois produite par le fil, peut suffire à déterminer une péritonite mortelle.

Il faut, autant que possible, rapprocher le pédicule interne de la corne de l'utérus, et cela, pour enlever toute la trompe. Il est dangereux d'en laisser un moignon, puisqu'il paraît prouvé que ce moignon peut devenir malade pour son compte. Van der Veer rapporte 2 cas de ce genre (obs. 147-148). Il est juste d'ajouter que les deux salpingites secondaires développées après la salpingotomie dans les restes de la trompe, ont été diagnostiquées, mais non constatées de visu.

f) Ligature du pédicule. — Le pédicule formé, il faut le lier. Il peut arriver que la ligature, si elle est par trop rapprochée de l'utérus, détermine une déchirure du tissu utérin. Monprofit rapporte un cas de ce genre. « Il nous souvient, dit-il (1), d'avoir vu un cas de mort par hémorrhagie, due à ce que la ligature d'un pédicule d'ovariotomie très près de l'utérus, avait déterminé une déchirure peu profonde dans le tissu de l'organe. Le pédicule resta parfaitement lié, mais la petite plaie donna lieu à une hémorrhagie mortelle. » Dans les cas de ce genre, il faut suturer la déchirure utérine. M. Terrier et d'autres l'ont fait avec succès.

Lorsque le pédicule est très large et très court, la ligature présente des difficultés considérables, parfois insurmontables. Dans un cas de pyosalpingite compliquée d'un petit kyste de l'ovaire, Hunter ne put arriver à lier un pédicule de ce genre. Il prit le parti de laisser, sur ce pédicule, deux longues pinces, dont les manches sortaient par l'extrémité inférieure de la plaie. La malade allait très bien lorsqu'il a présenté les pièces à la Société obstétricale de New-York, le 5 janvier 1886. Je ne sais pas ce qu'elle est devenue ensuite. Assurément, cette façon de laisser des pinces sur le pédicule est un pis-aller ; mais dans ces cas difficiles, peut-être vaudrait-il mieux y avoir recours que de vouloir absolument mettre un fil, qui pourrait couper ou ne pas tenir.

(1) MONPROFIT. *Loc. cit.*, p. 87.

Ces deux accidents arrivent quelquefois. J'ai relevé trois cas de déchirures du pédicule par le fil. L'un est de Terrier (obs. 136), les deux autres sont de Routier (obs. 76 et 172). Dans les trois cas, la déchirure s'est produite au moment même de la striction par le fil. On peut donc la constater dès sa production, et par suite, y remédier efficacement. Il ne faut pas manquer de le faire, surtout lorsque la déchirure porte sur le moignon de la trompe ; car si l'asepsie utérine n'est pas parfaite, si ce moignon est encore septique, la déchirure deviendra le chemin de l'infection péritonéale.

Le glissement du fil est peut-être un peu plus fréquent, et il n'est par moins grave, j'en ai relevé cinq cas. Si c'est la trompe qui glisse hors de l'anse du fil, il peut en résulter, comme je viens de le dire, une infection du péritoine ; c'est ce qui est arrivé dans deux cas de Leopold (obs. 40 et 41). Les deux malades sont mortes, l'une le cinquième jour, l'autre le sixième. Lorsque ce sont les vaisseaux qui échappent hors de la ligature, il en résulte naturellement une hémorrhagie. Dans ces conditions, deux malades sont mortes : l'une de Routier (obs. 172), l'autre de Dudley (1). La troisième n'a été sauvée que par une intervention héroïque (obs. 178). Quelques heures après la laparotomie, on réouvrit le ventre. Le péritoine était rempli de sang veineux, qui provenait du pédicule droit ; une partie des tissus avait glissé hors de la ligature. On fit une seconde ligature ; et comme il y avait encore un suintement léger provenant de la face postérieure de l'utérus, on plaça dans le fond du cul-de-sac de Douglas une éponge imbibée de perchlorure de fer. Nous retrouverons cette manœuvre à propos des accidents de la salpingotomie.

Pour éviter le glissement de la ligature, accident toujours très grave, il faut que l'un des fils au moins passe au travers du pédicule, et se trouve ainsi fixé par les tissus eux-mêmes. C'est là la condition nécessaire : il faut qu'un des fils soit passé au travers des tissus. Il y a divers procédés qui permettent de réaliser cette condition ; tous sont bons, à la condition qu'ils soient bien appliqués Le nœud du Staffordshire, employé par Tait, et généralement connu en France sous le nom de nœud de Lawson Tait, est excellent ; mais il faut savoir le faire. Dudley raconte, je viens de citer le fait, que la première fois qu'il a employé le Staffordshire knott,

(1) DUDLEY. Gyn. Soc. of Chicago. *Am J. of obst.*, 1888, p. 874.

il a perdu une malade d'hémorrhagie, parce qu'il ne savait pas le faire. Cet accident ne l'a pas découragé ; car aujourd'hui, il considère ce nœud comme le meilleur mode de ligature, et il est possible qu'il ait raison. La précaution capitale consiste à bien serrer les fils déjà mis en place, avant de faire le nœud définitif. Quelques chirurgiens, qui emploient le nœud du Staffordshire, ont l'habitude de jeter par-dessus une seconde ligature circulaire. Lorsque le nœud est bien fait, cette précaution est inutile ; mais si l'on a quelque doute sur sa solidité, il vaut bien mieux mettre ce second fil que de s'exposer à une hémorrhagie.

g) Section des annexes. — Le pédicule lié, il ne reste plus qu'à détacher la tumeur. On peut faire la section au bistouri, au ciseau ou au thermocautère. Zeiss, Leopold paraissent avoir l'habitude d'employer le thermocautère. Cet instrument a l'inconvénient d'être très lent. Quelque procédé de section qu'on emploie, il faut avoir la précaution de protéger complètement l'intestin, soit avec des éponges, comme le font presque tous les chirurgiens, soit avec de la gaze aseptisée à l'étuve, comme on le fait à la clinique de Fribourg. On ne doit voir que la tumeur, reposant sur un lit d'éponges ou de gaze, car la section du pédicule interne porte sur la trompe, et si la portion interne de cette trompe n'est pas complètement oblitérée, il s'écoulera un peu de pus.

La section faite, il faut, de toute nécessité, aseptiser le pédicule. Je viens de dire pourquoi : c'est que le pédicule interne comprend l'origine de la trompe, qui est septique. Beaucoup de chirurgiens se contentent de toucher le pédicule avec une éponge imbibée d'un liquide antiseptique, sublimé ou acide phénique, en solution forte. Cela est certainement suffisant, dans un très grand nombre de cas, puisqu'on a obtenu ainsi de très beaux succès. Cependant, je considère comme une bonne précaution de toucher au moins la surface de section de la trompe avec le thermocautère. On a objecté à cette pratique qu'elle exposait le chirurgien à se souiller les mains. Mais on peut charger un aide de manœuvrer le thermocautère. Si le chirurgien tient à le manœuvrer lui-même, rien n'est plus simple que d'envelopper le manche de l'instrument avec de la gaze aseptisée.

La tumeur enlevée, le pédicule aseptisé, l'opération est finie. Il ne reste plus, dans les cas simples, qu'à faire la toilette du péritoine, et à fermer l'abdomen. Je reviendrai sur la question de la toilette du péritoine. Quant à la question des sutures, je n'ai pas à m'en occuper ici, parce qu'elle n'a rien de spécial aux salpingotomies. Je me contenterai de dire que la tendance actuelle, aussi bien en France qu'à l'étranger, paraît être de renoncer aux sutures en masse pour les sutures étagées, portant succēssivement sur les différents plans de la paroi.

Accidents de la salpingectomie. — Ces accidents sont de deux ordres : ceux qui surviennent pendant l'opération : ceux dont l'apparition est plus tardive, et qui ne débutent que lorsque l'opération est terminée. Ils se divisent donc en accidents immédiats, et accidents secondaires. J'étudierai plus tard les accidents secondaires, en même temps que les suites et les résultats opératoires de la salpingotomie. Pour le moment, je n'envisagerai que les accidents immédiats.

Ces accidents immédiats sont de deux catégories différentes : les hémorrhagies, les ruptures. Celles-ci peuvent porter sur la trompe elle-même ou sur quelqu'un des organes adhérents.

a) Hémorrhagies. — Les hémorrhagies peuvent se faire, soit par des vaisseaux d'un certain calibre, soit par des capillaires. Les premières sont rares, en tant qu'accidents immédiats, puisqu'on lie ou pince toujours les pédicules avant de les sectionner. Cependant il arrive quelquefois qu'en détachant les adhérences du péritoine pariétal, on déchire de gros vaisseaux sous-jacents. Lorsque ce malheur arrive, il faut s'efforcer de lier le vaisseau, surtout si c'est une artère. Lorsqu'il s'agit d'une veine, l'observation de Routier, que j'ai déjà citée, montre que le tamponnement peut suffire ; toutefois, pour un gros vaisseau, la ligature est toujours préférable, si elle est possible.

Les plus fréquentes et les plus gênantes des hémorrhagies qui se produisent pendant la salpingotomie, sont les hémorrhagies capillaires, qui se font par les surfaces adhérentes. Dans ce cas, les ligatures sont impossibles : et, pour arrêter ces hémorrhagies, nous n'avons que des moyens indirects ; ils sont assez nombreux, mais pas toujours suffisants. Ce sont :

1° La compression ;

2° Les lavages chauds ;

3° Les liquides antihémostatiques ;

4° Le fer rouge ;

5° Le tamponnement.

La compression avec l'éponge est toujours le moyen qu'on emploie le premier. Comme ces hémorrhagies ont le plus souvent pour siège la cavité de Douglas, on bourre d'éponges le cul-de-sac postérieur du péritoine, on attend quelques minutes (1), et on retire les éponges avec précaution sans frotter. Ce moyen est simple, il n'a aucune espèce d'inconvénients, et il réussit souvent. C'est quand il échoue que les difficultés commencent.

Les lavages chauds de 45 à 50 degrés ont joui d'une assez grande vogue en France. Leur puissance hémostatique est douteuse, tout au moins très faible, je reviendrai sur ce point en traitant du lavage péritonéal.

En fait de liquides hémostatiques, l'eau vinaigrée, qui a été employée une fois, me paraît médiocre. C'est généralement au perchlorure de fer qu'on a eu recours. Tait le recommande, et l'emploie en solution (2). « Si l'hémorrhagie continue après la compression, on lave tout le bassin avec une solution faible de perchlorure de fer. » Zeiss (obs. 187), dans un cas où le thermocautère n'avait pas suffi, a fait de la compression avec un tampon imbibé de perchlorure de fer. La malade a guéri, mais après mille péripéties. Elle a eu une péritonite purulente circonscrite, et elle a éliminé des ligatures pendant des mois. Malgré l'autorité de Tait, c'est un moyen que je ne saurais recommander. Le perchlorure de fer n'a qu'une puissance hémostatique médiocre. En outre, il produit des caillots volumineux, caillots qu'on ne peut enlever, non seulement parce qu'ils sont très adhérents, mais encore parce qu'on s'exposerait, en les enlevant, à voir l'hémorrhagie se reproduire. Je ne serais pas étonné que, dans le cas de Zeiss, le perchlorure de fer ait été pour beaucoup dans les accidents prolongés que je viens de rappeler.

Le fer rouge me paraît être le procédé de choix auquel il faut avoir recours, en cas d'hémorrhagie capillaire, lorsque la compression avec les éponges a échoué. En 1884, Rokitansky (3) disait qu'on pouvait, sans inconvénients, arrêter les hémorrhagies avec le thermocautère. Tout le monde le sait aujourd'hui. Je n'ai pas besoin de dire comment on doit employer le thermocautère, quand on se propose l'hémostase pour but.

(1) 15 minutes, dit LAWSON TAIT. *Edinb. med. J.*, mars 1886.
(2) TAIT. *Edinb. med. J.*, mars 1886.
(3) ROKITANSKY. *Wiener med. Press.*, 1884, nos 25-30.

Quand ces deux moyens, la compression et le thermocautère, ont successivement échoué, ce qui arrive rarement, mais quelquefois, on est obligé d'avoir recours au tamponnement de la cavité pelvienne par la méthode de Mikulicz ou ses dérivés. Mais, dans certains cas, tous ces moyens peuvent être insuffisants. On peut alors avoir recours, en suivant l'exemple de M. Pozzi. à la suture en surjet. C'est un excellent moyen d'arrêter le sang, quand les tissus qui saignent sont assez solides pour supporter le fil. Tauffer, dans 3 cas, Routier, dans un cas, ont dû recourir à l'hystérectomie « comme moyen hémostatique de suprême ressource ».

b) Déchirure ou rupture de l'intestin ou de la vessie. — J'ai déjà dit que l'intestin déchiré au cours de l'opération, exigeait une suture. Quant aux déchirures de la vessie, je n'en connais pas d'exemple dans les cas de salpingites. A. Reverdin a fait une laparotomie pour une salpingite déjà ouverte dans la vessie : il a suturé l'orifice vésical à la paroi abdominale, et a guéri sa malade. Je reviendrai sur cette intéressante question à propos du traitement des abcès déjà ouverts.

c) Rupture de la trompe. — Lorsqu'on n'a pas eu la précaution de vider la trompe, avant de commencer le travail de mobilisation, la rupture entraîne l'épanchement de son contenu dans le péritoine. C'est en cela qu'elle a de l'importance. Il ne faudrait pas croire cependant qu'elle soit toujours fatale. Il s'en faut de beaucoup. Un grand nombre de malades guérissent parfaitement, malgré la rupture; si bien que certains chirurgiens sont arrivés à la considérer comme presque indifférente. Gusserow (1), sur 31 cas de pyosalpingites qu'il a traitées par la laparotomie, a eu 18 ruptures de sac. Le contenu de la trompe a pénétré dans l'abdomen. Cependant une seule malade est morte ; et encore, il n'est pas sûr, dit-il, que la mort ne puisse être imputée à une autre cause. Quatre malades de Meinert (2) ont guéri, malgré la rupture du sac tubaire pendant l'opération ; mais trois ont eu des accidents fébriles.

J'ai réuni 27 cas de pyosalpingites rompues au cours de l'opération. Les résultats se répartissent de la manière suivante :

27 cas : 19 guérisons, 6 morts, 2 résultats inconnus.

Si l'on retranche les deux résultats inconnus, il reste 25 cas, ce qui donne une mortalité de 24 p. 0/0.

(1) Gusserow. *Archiv. f. Gyn.*, vol. XXXII, fasc. 2, p. 165.
(2) Meinert. 59e congrès. *Cent. f. Gyn.*, 1886, p. 738.

Pour les cas de salpingites purulentes, qui ont été extirpées sans rupture, et qui sont, dans ma statistique, au nombre de 179, la mortalité n'a été que de 10,05 p. 0/0.

Il n'est donc pas juste de considérer la rupture de la trompe comme un incident sans importance. Mais je dois ajouter que si l'on sépare les cas de rupture où l'on a pris des précautions spéciales (lavage ou drainage, séparés ou associés), de ceux où aucune précaution n'est notée dans l'observation, on obtient des résultats fort différents.

Sur 19 cas où ces précautions sont spécifiées, il y a eu 15 guérisons, 2 morts et 2 résultats inconnus.

Au contraire, sur 8 cas où aucune précaution n'est notée, il y a eu 4 guérisons et 4 morts.

Les conséquences sautent aux yeux. On peut parer aux inconvénients qui résultent de la rupture de la trompe, en usant de moyens appropriés : lavage et drainage. J'y reviendrai à propos de ces deux sujets.

Suites de l'opération. Accidents secondaires. — Il s'est produit deux modifications récentes considérables dans le traitement post-opératoire des laparotomies graves. On tend à abandonner les bandages compressifs très serrés, et l'on renonce à l'usage de l'opium.

P. Muller (1) a formellement recommandé d'abandonner les bandages compressifs, pour éviter les adhérences. En Amérique, on y a généralement renoncé. Il en est de même en Allemagne, à la clinique de Fribourg, et peut-être ailleurs. En somme, il y a, dans ce sens, un mouvement très accentué, dont les causes ne sont pas faciles à donner, qui est le résultat de l'empirisme, mais qui, en raison même de sa généralité, mérite considération.

L'abandon de l'usage de l'opium est venu, je crois, d'Amérique en France. Byford (2) y attache une grande importance. Dans une discussion à la Société gynécologique de Chicago, il disait, l'an dernier : « Pour ce qui est du traitement post-opératoire, je crois qu'un des progrès récents les plus importants consiste dans l'emploi des laxatifs salins, au lieu d'opium ». Aujourd'hui, cette tendance, née en Amérique, patronnée par Tait (3), est à peu près

(1) P. MULLER. *Archiv. f. Gyn.*, Bd XXVIII. Heft 3.
(2) BYFORD. *Am. J. of obst.*, 1888, p. 882.
(3) TAIT. *Brit. med. J.*, 1886, p. 921.

générale. La raison en est fort simple. On avait soupçonné, depuis longtemps, qu'à la suite des étranglements herniaires ou internes, les matières fécales, arrêtées dans l'intestin, pouvaient subir des transformations, puis être résorbées. Dans ces derniers temps, on a remarqué que cette succession d'accidents, transformation, puis résorption des matières intestinales, se produisait dans tous les cas où leur cours était suspendu, quelle que fût d'ailleurs la cause de leur arrêt. Verchère (1) a récemment attiré l'attention sur les manifestations cliniques de cette résorption, en lui donnant le nom de septicémie intestino-péritonéale. Cette résorption et ses suites étant admises, il devenait tout indiqué de ne pas prolonger l'immobilisation de l'intestin, et même de provoquer l'évacuation des matières dangereuses. C'est ainsi qu'est née l'idée de remplacer l'opium par les laxatifs, et la plupart des chirurgiens paraissent s'être fort bien trouvés de cette substitution. Pour les cas ordinaires, ceux qui évoluent régulièrement et favorablement, la modification consiste tout simplement à administrer le premier purgatif, dès le deuxième ou le troisième jour, au lieu d'attendre le 4e ou le 5e, comme on le faisait autrefois. Mais c'est surtout pour les cas moins favorables que la modification est considérable et importante. Dès qu'apparaissent les symptômes de péritonite légère ou de septicémie intestino-péritonéale, caractérisés par un météorisme considérable presque sans douleur abdominale, la rétention des gaz et des matières, le tout sans grande élévation de température, bien loin de chercher à immobiliser l'intestin et de donner de l'opium, il faut immédiatement avoir recours aux laxatifs salins, et donner ensuite du naphtol, pour aseptiser l'intestin, autant que faire se peut.

a) *Péritonite*. — Lorsque les symptômes, au contraire, sont ceux d'une péritonite aiguë, c'est à une intervention plus hardie qu'on doit avoir recours. Il faut réouvrir le ventre sans tarder, et s'efforcer d'aseptiser le péritoine. S'il y a des fausses membranes, des couennes adhérentes à l'intestin, il faut, autant que possible, les détacher, puis faire le lavage du péritoine avec un liquide antiseptique. Routier (obs. 146) a fait cette réouverture du ventre deux jours après l'opération, il a pratiqué le lavage, mais seulement avec l'eau bouillie ; la malade, après avoir paru soulagée, a succombé. Dans un cas, Lusk a incisé et drainé par le vagin (obs. 167). La

(1) Verchère. De la septicémie intestino-péritonéale. *Revue de chir.*, juillet 1888, p. 559.

malade a guéri. Il est probable que la péritonite était circonscrite.

b) Hémorrhagies. — Les hémorrhagies secondaires, après la salpingite, peuvent tenir à deux causes : soit à ce que la ligature a glissé, soit à ce que des surfaces d'adhérences qui avaient paru hémostasiées, ont recommencé à saigner. Dans les deux cas, les symptômes sont les mêmes : ce sont ceux d'une hémorrhagie interne, je n'y insiste pas. Lorsqu'on a placé un tube, et que ce tube fonctionne bien, on voit le sang sourdre, et c'en est assez pour confirmer le diagnostic. Lorsque l'abdomen a été refermé, il faut toujours contrôler les symptômes généraux, par ceux que fournit le toucher vaginal. Dans les cas d'hémorrhagies, le sang se collecte dans le cul-de-sac de Douglas. On sent alors ce cul-de-sac abaissé, et il donne au doigt une sensation de mollesse très spéciale. Il ne faut pas s'attendre à trouver des sensations aussi nettes que celles que donne une hématocele vulgaire. Là, il n'y a pas de fluctuation, parce que le sang est libre dans la cavité péritonéale, au lieu d'être enkysté. Il faut donc faire l'examen très soigneusement, car c'est d'un diagnostic rapide que dépend la vie de la malade. Dès qu'on a reconnu l'hémorrhagie, il faut réouvrir le ventre. Le sang enlevé, on doit de suite aller à la recherche des pédicules. Si ce sont eux qui donnent du sang, rien n'est plus simple que de les lier mieux. Si l'hémorrhagie vient de surfaces d'adhérences, la difficulté est plus considérable. J'ai déjà dit à quels moyens on pouvait avoir recours dans ce cas, je n'y reviens pas.

Taylor a fait deux fois la réouverture du ventre dans des cas d'hémorrhagies (obs. 178 et 178 *bis*). Dans le premier cas, l'hémorrhagie avait une double source : d'une part, un pédicule mal lié ; de l'autre la face postérieure de l'utérus. Il a refait la ligature, comprimé la face postérieure de l'utérus avec des éponges trempées dans du perchlorure de fer, et mis un gros drain. La malade a parfaitement guéri. Dans le second cas, le sang venait d'un lambeau déchiré ; il plaça dans l'anfractuosité un morceau de perchlorure de fer solide, et fit le drainage. Le succès a été également complet.

De tous les cas où l'on peut être appelé à faire la réouverture du ventre, ceux d'hémorrhagie sont certainement les plus favorables.

c) Accidents d'origine intestinale. — Il y a là une classe d'accidents extrêmement complexes, sur lesquels la lumière n'est pas encore faite. Ils consistent en phénomènes d'obstruction intestinale, qui peuvent se terminer par la mort. Olshausen (1) a attiré l'attention sur ces faits. Voici la description et l'interprétation qu'il en donne. Les malades tombent en collapsus, quelques jours après l'opération. Elles présentent, des symptômes d'iléus, et succombent au bout de 5 à 10 jours. Il s'agirait de paralysie intestinale suivie de résorption de matières toxiques de l'intestin. La paralysie serait due aux troubles circulatoires. L'ouverture prolongée du ventre amènerait une hyperhémie veineuse, et cette dernière une extravasation dans les parois de l'intestin.

Dans cette première variété d'accidents, il y aurait donc paralysie de l'intestin sans péritonite (2). Dans la séance du 29 mai 1889, à la Société de chirurgie, M. Terrier a déclaré qu'il n'y croyait pas. J'ai déjà étudié, à propos de l'usage des laxatifs, la septicémie intestino-péritonéale. Les faits rapportés par Olshausen ressemblent singulièrement à ceux de Verchère. La cause immédiate de la mort est toujours la résorption de produits septiques ou toxiques au niveau de l'intestin. Le fait de la résorption de produits toxiques dans l'intestin, peut être considéré comme suffisamment démontré. Ce qui l'est moins, c'est la cause de la paralysie intestinale. S'agit-il, comme le pense Olshausen, d'exsudats produits par l'hyperhémie veineuse, qui déterminent une certaine raideur de la paroi ? Ou bien s'agit-il d'une inflammation légère du péritoine ? Cela est bien difficile à déterminer. Toujours est-il que cette inflammation est bien légère, puisqu'à l'autopsie, on n'en trouve pas de traces.

Si la paralysie intestinale peut exister sans ou presque sans inflammation du péritoine, elle peut aussi être produite par la péritonite. Il en a été ainsi dans le cas de Saenger (obs. 82), où, à la suite d'une salpingotomie, on a vu se développer, en même temps que des symptômes de pelvi-péritonite des accidents d'iléus.

L'obstruction peut être due à d'autres causes. A la suite d'une ovariotomie, une malade de Le Bec (3) est morte avec des accidents d'occlusion intestinale. A l'autopsie, on a trouvé un volvulus.

Enfin, dans une quatrième catégorie de faits, il s'agit d'étranglement interne proprement dit, dû à des adhérences ou à des brides

(1) Olshausen. Ueber eine besondere Todesursache nach Laparotomie. *Cent. f Gyn.*, 1888, p. 10.

(2) Il faudrait peut-être ranger dans cette classe les deux cas de « dilatation aiguë de l'estomac » qui ont été rapportés par J. B. Hunter (*Am. J. of obst.*, 1887, p. 1058) et par Helmuth (*Am. J. of obst.*. 1887, p. 1183).

(3) Le Bec. *Gaz. des hôpit.*, 27 juillet 1886.

néoformées. Niederbing (1) a publié 3 cas de ce genre, à la suite d'ovariotomies et d'hystérotomies. Dans le premier cas, il fit une laparotomie secondaire ; la malade a succombé. Tuttle (obs. 146) en a observé une autre après une salpingotomie. Les symptômes d'étranglement ont débuté 15 jours après l'opération. Il réouvrit le ventre, et trouva l'intestin grêle adhérent dans le fond du bassin ; en voulant le libérer, il le déchira. Une suture de Lembert combla la perforation, et la malade a parfaitement guéri.

On comprend que les étranglements dus à des adhérences puissent se manifester longtemps après l'opération. Dans un cas de M. Bouilly (2), c'est deux ans après une ovariotomie que l'étranglement dû à des brides péritonéales a déterminé la mort.

En somme, nous trouvons une série ascendante de phénomènes d'obstruction intestinale consécutifs aux laparotomies. Les derniers sont dus à des lésions anatomiques manifestes et faciles à constater, tandis que dans les premiers, on ne trouve rien. Faut-il admettre qu'ils relèvent tous de la même cause, l'inflammation du péritoine, qui agirait, tantôt directement en paralysant les fibres musculaires situées au-dessous ; tantôt indirectement, par l'intermédiaire des néomembranes ? Ou bien, au contraire, qu'ils sont d'ordre tout à fait différent ? Il est aujourd'hui impossible de le dire.

Quoi qu'il en soit, il est certain que les adhérences sont choses fâcheuses, et qu'il faut tout faire pour les éviter ; car, non seulement elles peuvent devenir l'agent d'étranglements, mais encore elles sont peut-être la principale cause de la persistance des douleurs, à la suite des salpingotomies. Ces adhérences sont extrêmement fréquentes à la suite des laparotomies. Presque tous les chirurgiens qui ont eu à faire deux laparotomies sur la même personne, en ont été frappés. Martin (3) l'a noté, Olshausen et Gusserow (4) également. Cependant, les adhérences ne sont pas fatales, puisque Tait (obs. 101 et 105), dans deux cas différents, a trouvé, lors de la seconde laparotomie, le pédicule de la première absolument libre d'adhérences. On peut donc les éviter. Que faut-il faire pour cela ? Les opinions les plus opposées ont été émises sur ce sujet. Kaltenbach (5) pense que la septicité est la seule cause de la formation des

(1) Niederbing. *Cent. f. Gyn.*, 1888, p. 183 et 427.
(2) Bouilly. *Soc. de chir.*, 6 janvier 1885.
(3) Martin. *Berlin klin. Wochensch.*, 1888, p. 693.
(4) Gusserow. *Arch. f. Gyn.*, vol. XXVIII, fasc. 3 (in Muller).
(5) Kaltenbach. *Arch. f. Gyn.*, vol. XXVIII. Heft 3.

adhérences, et que s'il s'en produit, c'est que les désinfectants employés sont insuffisants. Depuis qu'il emploie le sublimé, dit-il, il n'a plus d'adhérences. D'autres, au contraire, croient que les liquides antiseptiques peuvent être irritants, et conseillent d'injecter dans le péritoine des liquides neutres. P. Muller (1) pense qu'un des meilleurs moyens d'éviter les adhérences est de laver le péritoine avec une solution de chlorure de sodium à 7 p. 1000.

Les deux opinions ont du vrai. Il est incontestable que les accidents septiques déterminent de la péritonite, et par suite, des adhérences ; mais il est non moins certain que les solutions antiseptiques peuvent altérer l'épithélium, irriter la séreuse et déterminer de légères exsudations qui, en s'organisant, forment des adhérences. Krukenberg a constaté, dans des expériences sur les animaux, que les solutions fortes de sublimé produisent souvent des adhérences, tandis que les solutions faibles n'en produisent jamais. Il est inutile de prolonger cette discussion et de multiplier les exemples, car nous n'avons pas de moyen sûr d'éviter les adhérences. Tous les conseils qu'on peut donner à ce sujet se bornent à ceci : 1° ménager le péritoine autant que possible ; 2° ne pas employer de solutions irritantes et caustiques ; 3° il peut être bon de laver le péritoine avec la solution de sel à 1 p. 1000.

Toilette du péritoine. Lavage. — La toilette du péritoine est considérée comme un des temps importants de toute laparotomie. Seul, je crois, Martin soutient qu'il est tout à fait inutile de s'escrimer à retirer du cul-de-sac de Douglas les liquides qui ont pu y pénétrer. Je n'ai pas besoin de m'élever contre cette idée, puisque personne ne la partage. C'est peut-être à la suite des salpingotomies que la toilette du péritoine a le plus d'importance, puisqu'il a pu arriver qu'une quantité plus ou moins considérable de liquide septique se soit échappée dans la séreuse.

Il y a deux manières de faire la toilette du péritoine. On peut, avec des éponges montées, aller pomper les liquides collectés dans le cul-de-sac de Douglas ; ou bien, on peut faire passer dans le péritoine un courant d'eau aseptique, qui ira diluer, puis entraîner la sérosité, le sang, les caillots et le pus. Ce dernier procédé est de date plus récente ; mais il est déjà fort répandu. Tait (2) déclare, en 1886,

(1) P. Muller. *Loc. cit.*
(2) Tait. *Brit. med. J.*, 1886, p. 921.

que « le nettoyage du péritoine, au lieu de se faire avec des éponges, doit être fait avec des injections d'eau chaude largement pratiquées ». Wylie (1) fait toujours le lavage après les opérations pour pyosalpingites, et il emploie une solution faible de sublimé. En Allemagne, Baumgartner (2) est partisan du lavage depuis longtemps, et il se sert, pour dilater le cul-de-sac de Douglas, d'un instrument analogue au dilatateur des paupières, et dont l'utilité est contestable. En France, MM. Terrillon, Bouilly, Routier, emploient, l'un presque constamment, les autres souvent, le lavage du péritoine.

A côté des chirurgiens, chauds partisans du lavage péritonéal, il en est qui, le jugeant d'une part inutile, d'autre part compliqué, aiment mieux n'y pas recourir. M. Terrier est, je crois, de ce nombre. Enfin, il est certains chirurgiens, qui le considèrent comme dangereux, et lui font des reproches qu'il importe d'examiner avant de chercher ses indications.

On a reproché au lavage, et c'est le plus grave de tous les reproches, de déterminer des syncopes qui pourraient être mortelles. M. Polaillon (3) en a publié trois cas, dont l'un s'est terminé par la mort. Dans ce cas, la relation entre le lavage et la syncope n'apparaît pas nettement ; la chloroformisation avait été difficile, il y avait eu déjà plusieurs alertes. Et si l'on veut bien songer que, sur les animaux, les lavages faits entre les limites thermiques de 18 à 50 degrés, n'entraînent jamais aucune modification appréciable ni de la respiration, ni de la circulation (4), on sera bien tenté de conclure que, dans ce cas malheureux, il y a eu simple coïncidence entre le lavage et la syncope. En somme, on peut dire que le lavage n'expose à aucun accident de ce côté. Les autres reproches sont d'ordre tout à fait secondaire. Je n'en vois que deux. Le lavage, a-t-on dit, est une complication considérable. Cela est malheureusement vrai ; mais l'argument n'a pas grande valeur. L'antisepsie tout entière est une énorme complication. Une complication opératoire, si elle a de sérieux avantages, n'en est pas moins une amélioration ; si les conditions matérielles où l'on se trouve, ne permettent pas de la réaliser, il faut le regretter et s'efforcer de les améliorer. Le dernier reproche, c'est que le lavage

(1) Wylie. *Obst. Soc. of New-York*, 20 avril 1886.
(2) Baumgartner. *Arch. f. Gyn.*, 1878, t. XIII, p. 483.
(3) Polaillon. Acad. de méd. et *Journ. de méd.*, 28 octobre 1888, p. 467.
(4) Pierre Delbet. Recherches expérimentales sur le lavage du péritoine *Ann. de gyn. et d'obst.*, 1889.

augmente la durée des laparotomies. Or, comme il est certain que la durée des laparotomies est un des facteurs de leur gravité, ce reproche paraît grave. Mais il faut examiner les choses de plus près. Ce ne sont pas les secondes et les minutes qui aggravent le pronostic ; la durée n'agit pas par elle-même, et il importe de préciser quelles sont les causes prochaines de son influence néfaste. On pourrait dire que les laparotomies les plus difficiles sont justement les plus longues, et que si le pronostic est grave, cela tient bien plutôt au cas lui-même qu'à la durée de l'opération. Mais cela serait passer à côté de la question. Il s'agit de savoir pourquoi, dans des cas similaires, une opération rapidement exécutée a plus de chance de réussir qu'une opération lente. Cela peut tenir à trois causes. Le traumatisme que subit le péritoine est d'autant plus considérable que l'opération est plus longue. On introduit la main un plus grand nombre de fois dans le ventre ; on maintient plus longtemps les intestins avec des éponges ou des serviettes. Tous ces petits traumatismes peuvent diminuer la résistance des parties ; ils altèrent l'épithélium, entraînent une exsudation qui pourra devenir plus tard un bouillon de culture : voilà une des raisons. Pendant tout ce temps, l'intestin se refroidit : voilà une seconde raison. Enfin les dangers de l'infection par l'air sont d'autant plus considérables que le ventre reste plus longtemps ouvert : voilà la troisième. Or, de ces trois causes d'aggravation dues à la durée de la laparotomie, laquelle persiste pendant le lavage ? Le traumatisme est nul, les anses baignent dans l'eau. Du refroidissement, il ne saurait être question ; bien au contraire, le lavage fait dans de bonnes conditions ne peut que réchauffer les anses intestinales. Quant à l'infection par l'air, elle est impossible, tout le péritoine étant rempli d'un liquide, qui peut même être antiseptique.

En somme, je crois que le lavage n'est passible d'aucun reproche sérieux. Voyons maintenant s'il a des avantages réels.

Je n'ai nullement l'intention de faire le parallèle du lavage et de la toilette à l'éponge. Ce ne sont pas deux méthodes adverses. Il y a des cas, où l'on peut employer indifféremment l'une ou l'autre; il en est d'autres où il faut les associer.

Dans les cas ordinaires, lorsqu'il y a peu d'adhérences, lorsqu'il n'y a eu aucune rupture, et que le seul liquide épanché dans l'abdomen est du sang, il n'y a aucune espèce de raison de préférer l'une à l'autre de ces deux manières de faire. Les chirurgiens qui sont organisés pour le lavage, le font ; ceux qui ont l'habitude des éponges, les emploient. Ils obtiennent de pareils succès, et l'on ne trouverait pas un seul reproche fondé à faire aux uns plutôt qu'aux autres : car ce n'en est pas un que de dire que les éponges peuvent altérer la surface de l'intestin. Des éponges douces, maniées par une main habile, ne me paraissent pas si terribles.

Lorsqu'il existe, au moment de l'opération, un léger degré de péritonite, je parle de cette péritonite non purulente, développée par propagation, qui n'est pas rare, il me semble que le lavage est formellement indiqué.

Lorsque, au cours de l'opération, la trompe s'est rompue, et que son contenu septique s'est répandu dans l'abdomen, au milieu des anses intestinales, la toilette doit être faite à l'éponge, pour enlever le plus gros ; mais cette toilette à l'éponge me paraît absolument insuffisante, et il faut la faire suivre du lavage. Je crois même qu'il est prudent, dans les cas de ce genre, de ne pas attendre la fin de l'opération pour laver. Si c'est la trompe droite, par exemple, qui s'est rompue, et qu'il faille ensuite enlever la trompe gauche, on devrait laver avant d'attaquer cette dernière. Le temps joue ici certainement un rôle ; et l'on évitera plus sûrement l'infection en nettoyant le péritoine le plus tôt possible. On a déjà procédé de cette manière, et avec succès. Je sais bien qu'on a obtenu des succès, malgré la rupture d'une trompe purulente, sans avoir recours au lavage. Meinert (1) a guéri quatre malades dans ces conditions ; mais il avait saupoudré le péritoine d'iodoforme et drainé. Encore trois de ces malades ont-elles eu de la fièvre. J'ai déjà cité ma statistique, et l'on a pu voir que, dans les cas de rupture où l'on n'avait fait ni lavage ni drainage, la mortalité avait été très considérable, 4 sur 8.

Lorsque la libération des adhérences s'est accompagnée d'une hémorrhagie grave, ou bien lorsque l'opération a été de très longue durée, en un mot, toutes les fois qu'on a lieu de craindre un choc opératoire, le lavage est nettement indiqué. Gil Wylie (2) avait déjà constaté empiriquement que le lavage péritonéal diminuait le choc opératoire. Le fait doit être exact, et la raison en est fort simple. Lorsqu'on fait le lavage avec la solution de chlorure de sodium à 7 p. 100, l'absorption par le péritoine, est si considérable, que le résultat est comparable à une transfusion. On peut estimer la quantité

(1) MEINERT. *Cent. f. Gyn.*, 1886, p. 738.
(2) G. WYLIE. Obst. Soc. of New-York. *Am. J. of obst.*, 1887, p. 54.

absorbée chez l'homme au moins à 90 grammes (1). Le lavage est donc nettement indiqué dans ces conditions. Mais son but est alors très particulier : il ne s'agit plus de faire la toilette du péritoine, mais de diminuer le choc opératoire.

Enfin, lorsque le péritoine est infecté, soit qu'on opère en pleine péritonite purulente, soit que, en cas de salpingite tuberculeuse, on trouve sur la séreuse des granulations, il faut encore faire le lavage après avoir débarrassé le péritoine des substances qui le souillent. Mais alors, il faut faire le lavage avec des substances antiseptiques. Le biiodure de mercure en solution au vingt millième, ou le sublimé en solution au cinq millième, sont les deux substances qu'on peut employer, parce que ce sont les moins irritantes pour l'épithélium. Pour éviter les phénomènes d'intoxication qui pourraient se produire, il faut faire précéder le lavage avec la substance toxique, d'un lavage de 10 minutes de durée avec la solution salée à 7 p. 1000, et le faire suivre d'un troisième lavage avec la même solution, pour débarrasser le péritoine de l'excès de substance toxique (2).

Telles sont, à mon sens, les indications du lavage ; quant à sa technique, elle est trop connue pour qu'il soit utile d'en parler.

Il me reste à ajouter que les lavages à haute température ont été vantés comme moyen hémostatique. « Ce procédé, dit M. Routier (3), m'a peu satisfait, et me paraît bien au-dessous de sa réputation comme moyen hémostatique. » Cette conclusion est absolument conforme à celle qui résulte de l'expérience sur les animaux. Si j'ai conseillé d'employer le lavage, pour parer au choc qui peut résulter d'une hémorrhagie grave, je n'oserais pas conseiller de l'employer pour arrêter cette hémorrhagie. Je crois que ce serait perdre un temps précieux.

Drainage péritonéal. — Le drainage péritonéal a été l'objet d'études nombreuses. Parmi les anciennes, je me contenterai de citer les plus importantes, les deux mémoires de Bardenheuer : « Zur Frage der Drainirung der Peritonealhöhle », puis : « Die Drainirung der Peritonealhöhle », et le travail de A. Martin : « Die drainage bei peri-

(1) Pierre Delbet. *Loc. cit.*

(2) Lorsqu'on opère en pleine péritonite, il est bon après le lavage de saupoudrer le péritoine d'iodoforme ou mieux de salol. Des expériences récentes, encore inédites, m'ont permis de constater que ces poudres n'ont aucune action néfaste sur le péritoine et qu'elles peuvent rendre de grands services.

(3) Routier. *Rev. de chir.*, 10 avril 1889, p. 273.

tonealen operationen », paru dans les Sammlung Klinischer Vorträge de Volkmann. Le plus récent de ces travaux est de 1882. Les idées qu'on avait, il y a sept ans sur le drainage du péritoine, sont si différentes de celles d'aujourd'hui, qu'il est inutile de discuter ces études. A quoi bon, puisque les auteurs ont renoncé aux idées qu'ils défendaient alors ? Bardenheuer me disait récemment, au sujet de ses deux volumineux mémoires : « C'est de l'histoire ancienne ».

a) Mode d'action du drainage. — Avant de chercher quelles sont les indications actuelles du drainage du péritoine, je vais résumer rapidement le résultat d'expériences que j'ai entreprises pour préciser le mode de fonctionnement de ce genre de drainage.

Mon principal but était de rechercher si l'on pouvait drainer efficacement la cavité péritonéale elle-même.

Les premières expériences (1) ont été faites sur le cadavre, de la manière suivante : je remplis l'abdomen de liquide, soit au moyen d'un trocart, soit directement, après l'avoir largement ouvert. Je place ensuite un tube au-dessus du pubis. L'abdomen est fermé, de manière qu'il ne reste pas d'autre orifice que celui du tube. Ce tube était tantôt en verre, tantôt en caoutchouc perforé, ou non perforé latéralement. On exerce sur le ventre des pressions considérables, de manière à remplacer, et au delà, la pression abdominale absente. On est très surpris de voir que, dans ces conditions, rien, absolument rien, ne s'écoule par le tube. Si, tout en continuant à peser fortement sur l'abdomen, on soulève légèrement et rapidement le tube, on voit sortir un jet de liquide, qui s'élève quelquefois assez haut, mais qui s'arrête immédiatement. On peut ainsi soulever le tube plusieurs fois de la même façon, et l'on obtient toujours le même résultat. L'interprétation de ce phénomène imprévu est très facile à donner : les anses intestinales mobiles viennent se mettre au contact des orifices du tube et oblitérer leur lumière.

Il restait à savoir si les choses se passaient de même sur le vivant. Pour élucider cette question, j'ai fait sur des chiens des expériences dont je vais donner un très bref résumé. Tout d'abord, j'ai répété sur l'animal vivant les expériences que j'avais faites sur le cadavre, et j'ai obtenu le même résultat.

Cependant, il est bien certain que, lorsqu'on fait le drainage à la suite d'une laparotomie, on voit parfois sortir par le tube une quan-

(1) DELBET. Expériences et réflexions sur le drainage du péritoine. *Annales de gynécol. et d'obstét.*, 1889.

tité considérable de liquide. J'ai continué mes expériences pour me rendre compte de ce qui se passait.

Le 3 juin 1889, je draine le péritoine d'un chien avec un tube de verre. Le 5 juin, je fais une paracentèse avec un gros trocart, et j'injecte dans le péritoine 50 grammes de solution salée aseptique. Rien ne revient par le tube. J'injecte 50 autres grammes, rien ne revient d'abord ; mais l'animal fait un brusque mouvement, et tout à coup, le liquide passe par le tube. A partir de ce moment, à chaque nouvelle injection, le liquide revient par le tube de verre. L'animal est mis à mort. Autopsie immédiate. Le drain est complètement entouré de fausses membranes et d'anses intestinales adhérentes entre elles. Lors des mouvements, une adhérence s'est déchirée, et c'est là ce qui a permis au liquide de pénétrer dans le tube.

Voici une autre expérience :

Le 4 juin, je place dans le péritoine d'un chien un tube de caoutchouc. Le 6 juin, j'injecte par la canule d'un trocart 150 grammes de liquide dans la cavité abdominale ; rien ne revient par le tube. Autopsie immédiate. Le tube est complètement entouré par l'épiploon, mais il n'y a pas de fausses membranes.

En voici une troisième :

Le 5 juin, je draine l'abdomen d'une grosse chienne avec deux tubes, l'un en verre, l'autre en caoutchouc. Immédiatement j'injecte, par le tube en caoutchouc, 50 gr. de la solution salée, rien ne ressort. J'injecte 50 autres grammes, soit 100 gr. Le liquide revient par le tube en verre, mais rien ne revient par le tube en caoutchouc, bien que l'injection ait été poussée par ce dernier. J'injecte alors 100 gr. par le tube de verre. Le liquide revient par ce tube, mais rien ne passe par le tube en caoutchouc.

Le 7 juin, je fais une injection par le tube en caoutchouc, le liquide revient immédiatement, mais seulement par le tube de verre.

Dans la nuit du 7 au 8, le tube de verre donne écoulement à une quantité considérable de sérosité roussâtre.

Le 8. L'animal est tué. Autopsie. Je constate que les deux drains sont complètement séparés de la grande cavité abdominale par des adhérences complètes. Le drain en verre a bien fonctionné ; toutefois il drainait, non pas la grande cavité abdominale, mais seulement une petite cavité accidentelle formée autour de lui par des adhérences.

Voici une quatrième expérience :

Le 6 juin, je place deux tubes à drainage, l'un en verre, l'autre en caoutchouc. Le 7, j'injecte 100 gr. de solution salée par le tube en caoutchouc, rien ne revient. Le 8, l'animal est tué : les tubes sont enveloppés par l'épiploon, mais non oblitérés.

J'ai fait d'autres expériences, au nombre de huit, avec des tubes de verre, des tubes de caoutchouc et de la gaze iodoformée, pour savoir au bout de combien de temps les drains étaient séquestrés par des adhérences ; j'ai constaté qu'au bout de 48 heures, la séquestration était toujours complète, si ce n'est dans les cas où les tubes étaient entourés par l'épiploon.

Les résultats qui ressortent de ces expériences me paraissent extrêmement nets :

1° Il est à peu près impossible d'obtenir avec des tubes un drainage efficace de la cavité péritonéale. On peut l'obtenir momentanément par les drains capillaires : mèches de gaze iodoformée et de coton.

2° Il se produit presque toujours des adhérences très rapides autour des différents drains, même s'ils sont parfaitement aseptiques.

3° Le liquide qui s'écoule par les drains doit venir, dans la majorité des cas, de transsudations qui se font par les adhérences dans la petite cavité formée autour de ces drains.

Il est bien entendu que je laisse absolument de côté les cas où il existe une ascite abondante ; les choses peuvent alors se passer très différemment.

Ces expériences doivent-elles entraîner cette conclusion que le drainage est inutile ? En aucune façon ; mais en précisant sa façon d'agir, elles permettront peut-être de serrer de plus près ses indications. Il paraît probable que les bons effets du drainage peuvent être dus à ce que les drains déterminent rapidement des adhérences qui isolent les points d'où aurait pu venir l'infection. Mais cet heureux effet n'est obtenu qu'au prix d'adhérences à peu près certaine. Comme ces adhérences ont des inconvénients qui peuvent se manifester, ainsi que je l'ai déjà dit, nombre d'années après l'opération, il ne faut user du drainage que dans les cas où il paraît tout à fait indispensable.

Ces expériences montrent encore que, lorsqu'on fait le drainage, il faut se méfier de l'épiploon. Celui-ci, en s'enroulant autour du tube, peut le rendre complètement inutile. Ce danger n'est pas illusoire, le fait de Hunter le prouve. Ce chirurgien a présenté, le 17 novembre 1885, à la Société obstétricale de New-York, un tube de verre, dont le quart inférieur était obstrué par l'épiploon. Ce dernier, après avoir enveloppé le tube, avait pénétré dans son intérieur par les perforations bilatérales.

b) Reproches faits au drainage. — Ils sont assez nombreux, et je vais les étudier successivement.

1° Le drainage retarde la guérison. — Dans les cas où on laisse le drain 24 heures en place, et où l'on serre, lorsqu'on enlève un fil d'attente placé d'avance, le drainage ne retarde pas la guérison d'un seul jour. Si le drain reste longtemps en place, la cicatrisation définitive peut être notablement retardée, et c'est certainement un inconvénient, mais on peut dire que, dans ces cas-là, le drainage est inévitable.

2° Le drainage ne garantit pas l'écoulement des liquides contenus dans l'abdomen. — Ce reproche, qui a été formulé par Mikulicz (1), est absolument d'accord avec mes expériences. Je ne crois pas que les tubes seuls puissent garantir l'écoulement de liquides intrapéritonéaux. Mais le drainage capillaire, avec ou sans tube, est à l'abri de ce reproche.

3° Les tubes peuvent blesser et même perforer les viscères. — Dans les cas où il s'est produit, à la suite de laparotomies, des perforations tardives du rectum ou de l'intestin, on a volontiers incriminé le tube. Il est certain qu'un tube de verre ou de gutta-percha, un tube rigide en un mot, pourrait contusionner gravement un organe à peu près fixé, comme la partie inférieure du rectum. Mais on peut éviter cet accident. Très souvent, lorsqu'on veut drainer à la suite de la laparotomie, on introduit le tube dans le cul-de-sac de Douglas, on le fixe à la paroi abdominale, et les sutures terminées, on fait le pansement compressif. Que va-t-il arriver ? La paroi abdominale se déprime sous la pression du pansement, le tube devient trop long et va butter contre le rectum. Il suffit d'y penser pour éviter cet accident.

4° Le tube peut déterminer de la péritonite. — Il faut s'entendre sur ce reproche. Si l'on veut parler de la péritonite adhésive qui détermine la formation d'adhérences, le reproche est juste ; j'y reviendrai tout à l'heure. Mais certains chirurgiens paraissent

(1) Mikulicz. *Arch. f. klin. Chir.*, vol. XXVI, p. 111, 1881.

croire que le drain peut déterminer une péritonite grave, voire même mortelle. « Je ne puis m'empêcher de soupçonner, écrit Munde (1), que, dans un certain nombre de cas qui se sont terminés par la mort, le tube a agi comme un irritant direct, et que la péritonite, à laquelle mes malades ont succombé, et qui ne s'est pas développée avant la fin de la première semaine, pourrait bien ne pas être survenue, si j'avais fermé entièrement la cavité péritonéale. » Il y a là-dedans deux choses : l'idée que le drain puisse déterminer une péritonite grave, me paraît absolument erronée. Un drain aseptique n'entraîne pas d'inflammation sérieuse; je n'en ai jamais vu survenir sur les animaux. Mais quand Munde dit que sa malade ne serait pas morte, s'il n'avait pas employé de drainage, il est fort possible qu'il ait raison. En effet, il ne faut pas oublier que, mettre un tube, c'est en somme laisser l'abdomen ouvert ; et l'on peut dire que le drain est une porte ouverte aux agents septiques. On est exposé à la contamination à chaque pansement, et l'on est obligé d'en faire beaucoup, dans les cas où l'on emploie le drainage. Il est certain que ce danger peut être évité ; mais il est réel, et le reproche a, par suite, une certaine valeur.

5° Le drainage favorise la production de l'éventration. — Pour Wylie (2), c'est le principal reproche qu'on puisse faire au drainage. Sims, Joseph Price (3) n'admettent pas que ce reproche soit fondé. On ne se représente pas bien comment le drainage pourrait favoriser la production de la hernie ventrale ; à moins qu'on ne se serve de tubes absolument énormes. Toutefois, nous n'avons pas de renseignements suffisants pour nous prononcer sur ce sujet.

6° Le drain entraîne la production des adhérences. — J'ai déjà dit en résumant mes expériences, qu'un drain laissé 48 heures dans l'abdomen s'entourait presque toujours d'adhérences. Lœbker (4) a soutenu la même opinion. Il est difficile de savoir comme les choses se passent sur l'homme, car dans les cas fort rares où l'on a pu constater l'état des drains en place, c'était, soit au cours de laparotomies secondaires, soit pendant des autopsies, c'est-à-dire dans des cas où l'évolution n'avait pas été régulière. Dans la discussion de la Société obstétricale de New-York, dont je viens de parler

(1) MUNDE. *Am. J. of obst.*, 1888, p. 143.
(2) G. WYLIE. Obst. Soc. of New-York, 20 avril 1886. *Am. J. obst.*, 1886, p. 611.
(3) J. PRICE. *Am. J. of obst.*, 1888, p. 1069.
(4) KARL LŒBKER. *Arch. f. Gyn.*, t. XIV, p. 127.

(20 avril 1886), Wylie a soutenu que le tube s'entourait de lymphe plastique. Skène s'est élevé contre cette opinion de Wylie, en disant qu'il avait assisté à une autopsie, où le tube avait été trouvé absolument libre dans la cavité abdominale. Il n'a pas dit au bout de combien de temps la malade avait succombé. Coë et Munde lui ont objecté d'autres faits. Coë a fait plusieurs autopsies de malades chez lesquelles le tube à drainage était resté en place après la mort; et il ne peut se rappeler un seul cas dans lequel le trajet du tube n'aurait pas été complètement isolé de la cavité péritonéale par une paroi de lymphe organisée. En outre, il a noté que, même lorsque le tube est enlevé rapidement après l'opération, il reste à sa place un canal isolé, si bien que l'eau, mise dans le trajet y reste à un niveau constant, sans s'abaisser ni disparaître, comme cela arriverait s'il y avait une communication avec la cavité péritonéale. Munde, dans deux cas où il a été nécessaire de réouvrir l'abdomen trois jours après l'opération, a constaté que le tube était isolé de la cavité péritonéale. Toutes ces observations sont très concordantes; mais je laisse de côté, pour les raisons que j'ai déjà dites, celles qui ont été faites dans les autopsies ou dans les laparotomies secondaires, et je ne veux retenir que ce fait constaté par Coë sur le vivant, dans les cas où l'on enlève le tube de bonne heure. Je crois qu'on peut en conclure, d'accord avec l'expérimentation, que, lorsqu'on fait le drainage, les adhérences se produisent très rapidement et qu'elles sont inévitables dès que le drain reste en place plus de 48 heures (1).

Cela est, je l'ai déjà dit, un inconvénient très sérieux. Ce n'est pas une raison pour renoncer absolument au drainage, mais c'en est une, je crois, pour restreindre son emploi.

7° Le drainage peut déterminer des accidents réflexes du côté du tube digestif. — Dans un cas, Munde (2) a observé des vomissements, qu'il a cru pouvoir attribuer à l'irritation produite par le tube. Voici le fait : « Dans le cas 59 (hématome des 2 ovaires) des vomissements obstinés continuèrent pendant trois jours après l'opération, et paraissaient être excités par chaque déplacement du liquide dans le tube à drainage. L'ablation du tube, pendant qu'il y avait encore une abondante sécrétion de sérum sanguin, amena une

(1) Tait (*British gyn. Journ.*, août 1887) dit que lorsqu'on veut drainer la cavité péritonéale, il ne faut pas laisser le drain plus de 70 ou 80 heures.

(2) Munde. *Amer. J. of obst.*, 1888, p. 144.

cessation immédiate des vomissements, et la malade guérit rapidement. »

Ce cas est, à ma connaissance, le seul de son genre.

c) *Indications du drainage.* — Nous sommes déjà loin du temps où l'on pouvait soutenir que toute plaie péritonéale devait être drainée, et où l'on discutait pour savoir si le péritoine était capable ou non de résorber les liquides sécrétés à son niveau. On peut dire aujourd'hui, avec Sneguireff (1), avec Marcy (2), avec tous les chirurgiens, que dans les laparotomies ordinaires, le drainage est inutile, quand l'antisepsie est rigoureuse. Il s'agit donc de déterminer quand le drainage est indiqué.

Sur ce sujet, les opinions sont fort divergentes ; les uns emploient le drainage fréquemment, tandis que d'autres ne l'emploient que très exceptionnellement. Il me paraît, d'après ce que j'ai lu, qu'en Amérique, on y a recours bien plus souvent qu'en Europe ; et je crois que la raison de ce fait est que les petites incisions sont très en faveur dans le premier pays. Price (3) l'indique en substance : « Si l'incision est grande, la toilette du péritoine peut être faite avec soin, ce qui rend souvent le drainage inutile ; mais les grandes incisions exposent grandement aux hernies ». Les incisions qui ne permettent d'introduire dans l'abdomen que deux doigts, sont très en faveur en Amérique, elles rendent les manœuvres difficiles ; elles ne permettent pas de voir, de contrôler par l'œil les résultats de la toilette ; le chirurgien reste incertain sur l'état des parties profondes, il ferme l'abdomen sans bien savoir ce qu'il laisse dedans ; et, dans cette incertitude, il est souvent conduit à appliquer la maxime à laquelle Munde a obéi : « When in doubt drain (4) ». Agir de cette façon, c'est faire une trop large part au drainage. On ne doit pas l'employer ainsi à la légère, car il a de véritables inconvénients, et il est nécessaire de mieux préciser ses indications. Du reste, en Amérique même, certains chirurgiens pensent ainsi, et B. M. Emmet disait, le 6 avril 1886, à la Société obstétricale de New-York, qu'il fallait restreindre l'emploi du drainage, et qu'il lui trouvait plus d'inconvénients que d'avantages.

Wiedow (5) reconnaît au drainage trois indications, tirées : 1° de

(1) Sneguireff. IIe Congrès des médecins russes à Moscou, janvier 1887.
(2) H. O. Marcy. *Am. J. of obst.*, 1888, p. 1069.
(3) Price. Obst. Soc. of Philadelphia. *Am. J. of obst.*, 1886, p. 526.
(4) Munde. *Am. gyn. Society*, septembre 1887.
(5) Wiedow. *Berlin. klin. Wochensch.*, 1884, n° 39.

la durée de l'opération ; 2° de la présence de tissus altérés ; 3° de l'hémostase incomplète. Ce sont presque les mêmes indications que Hunter a formulées sous une autre forme. « Je tire les indications de l'étendue des adhérences, de l'hémorrhagie, de la rupture du kyste avec épanchement de son contenu dans la cavité. »

Étudions ces diverses indications :

1° Durée de l'opération. — Cette indication, reconnue par Wiedow, ne me paraît pas nette. Que le drainage soit souvent indiqué après les opérations de longue durée, cela est possible ; car, si l'opération est longue, c'est généralement qu'il y a des adhérences étendues. Mais ce sont alors les adhérences qui réclament le drainage, et non pas la durée elle-même de l'opération. J'ai déjà dit que cette durée pouvait devenir une indication du lavage, mais je ne pense pas qu'elle puisse être en elle-même une indication du drainage.

2° Étendue des adhérences. — La majorité des chirurgiens considèrent les adhérences quand elles sont très étendues, comme une indication nette du drainage. Beaucoup sont simplement guidés par cette idée que les surfaces déchirées doivent donner une exsudation considérable. Je ne pense pas que, lorsque l'hémostase est complète, l'exsudation séreuse réclame le drainage.

3° Hémorrhagies. — Mais il n'en est pas de même, lorsque l'hémostase est imparfaite. Si, malgré tous les efforts, il persiste un suintement sanguin, même léger, il faut recourir au drainage. Dans ce cas, il faudrait employer, non pas des tubes, mais, comme le conseille M. Pozzi, le drainage capillaire de Mikulicz, qui représente en somme un véritable tamponnement.

4° Rupture de la trompe. — M. Quénu (1) pense qu'en cas de rupture de la poche et d'épanchement de son contenu dans la cavité péritonéale, le drainage peut remplacer le lavage. En somme, cela veut dire que, dans ces cas, la toilette à l'éponge n'est pas suffisante, et qu'il faut y joindre le drainage. J'ai déjà dit que, dans les cas de ce genre le lavage me paraissait nettement indiqué. Je crois que dans bien des cas, il peut permettre un nettoyage suffisant pour que le drainage soit inutile. Mais je n'ose pas dire qu'il en soit ainsi toujours.

5° Persistance de tissus morbides. — Dans certains cas, l'ex-

(1) QUÉNU. *Soc. de chirurgie*, 8 mai 1889, p. 385.

tirpation totale des poches salpingiennes est impossible. Au niveau d'adhérences résistantes, la paroi tubaire se dédouble ; une partie de son épaisseur reste dans le fond du bassin ; quelquefois même on est conduit à provoquer cette espèce de dédoublement de la paroi tubaire, lorsque des adhérences trop intimes font craindre la rupture de l'intestin. Il reste alors dans l'abdomen des tissus suspectes, déjà altérés, peut-être septiques. La présence de ces tissus me paraît être une des indications les plus nettes de drainage.

6° Péritonite. — Sur ce point, tout le monde est d'accord : lorsqu'on opère en pleine péritonite, je parle de péritonite suppurée, il faut absolument faire le drainage.

d) *Par où faut-il drainer?* — Aujourd'hui, presque tout le monde est d'accord pour drainer par la paroi abdominale. Le drainage vaginal est presque complètement abandonné à la suite des laparotomies. Martin s'en sert encore, au dire des Américains, qui le lui reprochent cruellement. « Martin, dit J. Price (1), a une mortalité de 12 sur 72 cas. Je pense que le Dr Martin a besoin d'une plus grande expérience du drainage. Si vous voulez vous reporter à la mortalité de Bantock, je crois que vous penserez qu'il vaut mieux pratiquer le drainage de Bantock, de Tait et de Keith, que celui de Martin. » Je n'ai pas besoin de dire pourquoi le drainage abdominale est généralement préféré aujourd'hui. Les raisons de cette préférence ont été trop souvent répétées.

e) *Des différentes espèces de drains.* — Il y a deux variétés de drainage fondamentalement différentes l'une de l'autre : le drainage par les tubes simples ; le drainage capillaire avec ou sans tube.

Les variétés de drains qu'on a employés, sont très considérables ; et je ne m'arrêterai pas à les décrire, ni à dire quelles sont les préférences des divers chirurgiens. On a fait des drains en caoutchouc mou, en caoutchouc dur, en verre, etc. Les uns sont perforés latéralement, les autres ne le sont pas. Quelques-uns, comme celui de M. Sims, sont à double courant. Je me contenterai de dire, en m'appuyant sur les expériences que j'ai déjà relatées, que l'écoulement des liquides paraît se faire mieux par les tubes rigides que par les tubes souples ; et j'ajoute que les perforations latérales ne paraissent avoir aucun avantage, tandis qu'elles peuvent avoir l'inconvénient de laisser pénétrer l'épiploon.

(1) J. Price. *Am. J. of obst.*, 1888, p. 1073.

Mais le drainage capillaire me paraît, en général, devoir être préféré aux simples tubes. On peut le réaliser de deux manières différentes. Un premier procédé consiste à mettre des mèches de coton ou de gaze dans un tube de verre comme Hegar (1), de caoutchouc comme Wiedow (2), ou de métal comme Kehrer. Le second procédé consiste à mettre directement de la gaze aseptique dans le ventre, en employant un procédé quelconque pour permettre de la retirer facilement, soit le petit sac de Mikulicz, soit des lanières régulière ment pliées, comme a fait Routier.

Ces deux manières de réaliser le drainage capillaire, ne me paraissent pas avoir les mêmes indications. Quand il s'agit, par exemple, d'une péritonite purulente, c'est au drain rempli de mèches qu'il faut avoir recours ; on est plus sûr ainsi de pomper le liquide, et, d'autre part, le tube peut servir, le cas échéant, à faire des injections dans la cavité abdominale. Dans les cas, au contraire, où c'est la présence de tissus altérés ou d'une légère hémorrhagie qui nécessite le drainage, il vaut mieux employer le procédé de Mikulicz ou ses dérivés.

f) Des irrigations par le tube à drainage. — Dans la majorité des cas, ces irrigations me paraissent inutiles, et je crois qu'elles ne sont guère indiquées que dans les cas de péritonite purulente.

g) De l'ablation du drain. — Le moment où il faut enlever le drain est toujours difficile à saisir. Il faut s'efforcer de l'enlever le plus tôt possible, pour éviter la formation des adhérences. On se laisse généralement guider, pour le raccourcir ou le supprimer, par la quantité et la nature du liquide qui s'écoule. Quand on l'enlève, au bout de 24 ou de 48 heures, on peut l'enlever d'un seul coup ; mais quand on est obligé de le laisser plus longtemps en place, il faut prendre plus de précautions. En effet, les adhérences ont formé autour du tube un petit canal ; il existe une sorte de petite fistule, dans laquelle des accidents de rétention pourraient se produire. Pour les éviter, on est obligé de raccourcir le drain progressivement, avant de le supprimer.

(1) HEGAR. *Cent. f. Gyn.*, 1882, n° 7.
(2) WIEDOW. *Berl. klin. Woch.*, 1884, n° 39.

IV. — Traitement des salpingites dont l'extirpation est impossible.

Lorsque le ventre est ouvert, on trouve quelquefois des adhérences si étendues entre la trompe et les viscères ou le péritoine pariétal, que l'extirpation présenterait des difficultés sans nombre, ou serait même impossible. Divers procédés de traitement s'offrent alors au chirurgien. Ces procédés sont au nombre de quatre :

1° L'ouverture de la poche et son nettoyage suivi du drainage sans suture à la paroi ;

2° L'ouverture de la poche, suivie de la suture et de la réduction ;

3° La suture de la poche ouverte à la paroi abdominale ;

4° L'incision par le vagin, avec ou sans ouverture de la poche, du côté de l'abdomen.

De tous ces procédés, celui qui est employé de beaucoup le plus fréquemment, c'est la suture de la poche à la paroi abdominale. On peut dire que c'est le procédé de choix, et qu'il a donné d'excellents résultats. Sur neuf cas de pyosalpingites traitées par l'incision et la suture à la paroi, il y a eu une mort (obs. 210). Et l'on peut dire que, si d'autres méthodes ont été imaginées et employées, c'est parce que la suture à la paroi abdominale n'est pas toujours possible. En effet, elle n'est possible que lorsque la tumeur est assez volumineuse, et qu'elle peut être facilement amenée au contact des parois du ventre. Dans le cas où cela est impossible, que faut-il faire ? La première idée qui se présente, c'est d'ouvrir la poche et de la nettoyer, puis de la laisser dans le ventre, ouverte mais rendue aseptique. Ce procédé paraît singulièrement hardi : je ne connais pas d'observations publiées ; mais je sais qu'il a été employé un assez grand nombre de fois, et avc succès. C'est, en somme, un pis-aller. On peut être conduit à l'employer, par exemple, lorsque la poche salpingienne, très friable, s'est rompue sous les doigts, qu'on en a enlevé la majeure partie, et qu'il ne reste plus que des lambeaux trop adhérents pour pouvoir être arrachés. Alors, il faut soigneusement nettoyer toute la partie interne de cette membrane qui a été en contact avec le pus, la toucher au chlorure de zinc, et faire le drainage, de préférence le tamponnement à la gaze iodoformée, d'après la méthode de Mikulicz.

Quant au procédé qui consiste à ouvrir la poche, à la vider, à la nettoyer, à la suturer et à la réduire, il est très tentant, mais singulièrement aléatoire ; il a été employé, et avec succès, pour des hématocèles non suppurées ; mais je ne sache pas qu'on y ait jamais eu recours pour des pyosalpingites, et je crois qu'il serait imprudent de l'essayer. On n'est jamais sûr de bien aseptiser une cavité anfractueuse ; en outre, la paroi de la trompe, souvent très friable, serait très difficile à suturer, et enfin, il serait à craindre que ces tissus enflammés se réunissent mal. Pour toutes ces raisons, je pense qu'il serait imprudent, dans les cas de pyosalpingites, de vouloir suturer et réduire la poche.

Mais il y a vraiment lieu de se demander si, dans bien des cas, il ne vaudrait pas mieux renoncer aux tentatives d'extirpation par l'abdomen, et faire l'incision par le vagin. L'abdomen ouvert, on constate, je suppose, que la trompe est trop adhérente aux intestins pour pouvoir être extirpée, et, d'autre part, qu'elle est adhérente au cul-de-sac de Douglas sans interposition d'aucun organe important ; ne vaudrait-il pas mieux, dans ces conditions, refermer l'abdomen, et aller inciser la poche par le vagin. Leopold paraît accepter cette manière de faire. Dans un cas, il enleva la trompe et l'ovaire droits ; du côté gauche, ces deux organes étaient réunis en une masse du volume du poing très adhérente au fond du cul-de-sac de Douglas. L'extirpation paraissant impossible, il referma le ventre, décidé à inciser par le vagin, s'il y avait lieu. Mais il n'avait pas encore fait cette incision, lorsque l'observation a été publiée.

Si je pense que l'incision par le vagin serait peut-être préférable dans ces cas, ce n'est pas que je la considère comme moins grave, c'est parce qu'elle permettrait d'éviter la production d'adhérences nouvelles. En effet, la suture de la poche à la paroi abdominale entraîne forcément, et c'est son but, des adhérences avec cette paroi. Or, ces adhérences sont-elles sans inconvénient ? Nous ne le savons pas du tout ; mais on peut craindre qu'il se produise, autour de ces adhérences, des étranglements de l'intestin, et surtout que ces adhérences n'entraînent, au moins dans certains cas, des douleurs plus ou moins vives.

A côté de ces inconvénients, peut-être un peu problématiques, la suture à la paroi abdominale en présente d'autres, qui, à la vérité, ne seraient pas évités par l'incision vaginale. Dans certains cas, la cicatrisation ne se fait pas, et il reste une fistule, fistule qui peut même donner du sang au moment des règles, comme dans le cas de M. Terrillon (1). Ces fistules persistantes deviennent, pour les malades, une source d'ennuis incessants ; dans certains cas même, où la suppuration est abondante, elles finissent par menacer l'existence. Lorsque tous les moyens habituellement mis en usage pour tarir les fistules ont échoué, on peut être conduit à faire une seconde laparotomie, pour extirper tout le trajet fistuleux, c'est-à-dire ce qui reste de la poche suturée lors de la première observation. Tait (2) a fait avec succès une opération de ce genre.

V. — Résultats du traitement des salpingites par l'extirpation.

J'envisagerai successivement dans ce chapitre les résultats immédiats et les résultats éloignés de la salpingotomie.

A. Résultats immédiats. — Les statistiques qui permettent d'apprécier la mortalité opératoire à la suite de la salpingotomie sont déjà nombreuses ; mais toutes celles qui ont été publiées jusqu'à ce jour comprennent à la fois les diverses variétés de salpingites hématiques, catarrhales, purulentes, etc. Avant de donner les résultats de ma statistique, qui ne comprend que des cas de salpingites suppurées, je vais citer, par ordre de date, les résultats des principales statistiques publiées jusqu'ici.

En janvier 1886, Imlach (3) avait déjà enlevé 128 fois les annexes de l'utérus avec une mortalité de 6,2 0/0.

La même année, Meinert (4) publie 15 salpingotomies (7 pyosalpingites, 7 hydrosalpingites, 1 rupture de grossesse tubaire) avec 1 mort (tétanos).

La même année également, au congrès des Curieux de la nature, A. Martin (5) donne une statistique de 72 cas avec 12 morts.

En 1887, Kaltenbach (6) relate 8 opérations pour pyosalpingites avec 1 mort.

En 1887 aussi, Skene Keith (7) publie une série de 23 ablations des annexes, pratiquées en 6 mois sans une mort.

(1) Terrillon. *Leçons de clinique chirurgicale*, p. 358.
(2) Tait. *Am. J. of obst.*, 1887, p. 478. Cas XII.
(3) Imlach. *Liverpool med. J.*, janvier 1886, p. 184.
(4) Meinert. *Arch. f. Gyn.*, 1886, vol. XXIX, p. 329.
(5) A. Martin. *Zeitsch. f. Geb. und Gyn.*, 1886, vol. XIII, p. 298.
(6) Kaltenbach. *Prakt. Aerzt. Wetzlar*, 1888, p. 265, — 270.
(7) Skene Keith. *Edinb. med. J.*, 1887, p. 811, — 883.

Westermark (1) avait fait 10 extirpations de trompes avec 1 mort, et il a réuni 498 cas de salpingotomies, pratiquées par 8 opérateurs, avec 41 décès, soit une mortalité de 8 0/0.

Dans une importante thèse soutenue en 1887 à St-Pétersbourg, Oscar Schlesinger a réuni 272 cas de laparo-salpingotomies (salpingites et tumeurs de la trompe). Les résultats se répartissent de la manière suivante : 245 guérisons, 4 résultats négatifs, 1 guérison incomplète, 24 morts ; soit une mortalité de 8,75 0/0.

En 1888, dans son deuxième millier de laparotomies, Tait (2) donne les chiffres suivants : 263 cas d'ablation des annexes pour inflammation avec 9 morts, soit une mortalité de 3,42 0/0.

Dans la récente discussion de la Société de chirurgie, MM. L. Championnière (3), Quénu (4), Richelot (5), et Terrier ont apporté leurs statistiques personnelles. Les voici :

Lucas-Championnière.	21 extirpations des annexes. 1 mort.
Quénu........	5 laparotomies. 5 succès opératoires.
Richelot...........	6 laparotomies. 2 morts (tétanos).
Terrier.............	8 extirpations. 1 mort (dégénérescence du cœur).

Depuis la discussion de la Société de chirurgie, M. Terrillon a publié à l'Académie de médecine sa statistique personnelle de salpingo-ovarites ; elle comprend 50 laparotomies avec 2 décès.

Voici maintenant les résultats de ma statistique :

219 cas de salpingites traités par la laparotomie ont donné :

175 guérisons ;
26 morts ;
18 résultats inconnus.

Si on retranche ces 18 résultats inconnus, il reste 201 faits avec 26 morts, soit une mortalité de 14,86 0/0.

Au lieu de ces chiffres bruts, il vaut mieux grouper les faits d'après la nature de l'intervention. On obtient ainsi les résultats suivants :

179 cas de salpingites suppurées traités par l'extirpation, sans accident opératoire.

(1) WESTERMARK. *Nordisk medicinisk arkiv*. Stockholm, 1887, t. XIX, n° 27.
(2) TAIT. *Bulletin médical*, 1888, n° 89, 7 novembre.
(3) L. CHAMPIONNIÈRE. P. 933.
(4) QUÉNU. *Loc. cit.*, p. 958.
(5) RICHELOT. *Loc. cit.*, p. 966.

146 guérisons ;
18 morts ;
15 résultats inconnus.

Si on retranche les résultuts inconnus, il reste 164 faits avec 18 morts, soit une mortalité de 10,05 0/0.

Les causes de mort se classent de la manière suivante :

4 cas de collapsus (5e et 15e jour, obs. 150, 151, 152, 153).
1 cas de vomissements incoercibles suivis de rupture de la cicatrice (obs. 31).
1 cas de lésions cardiaques (obs. 60).
3 cas d'hémorrhagies (obs. 40, 156, 172).
1 cas de déchirure de la trompe par le fil (obs. 76).
6 cas de péritonite (obs. 74, 80, 98, 145, 168).
2 cas dans lesquels la cause de la mort n'est pas spécifiée ; une au 6e jour.

On voit que sur ces 18 morts, 6 au moins sont dues à des accidents septiques et 3 à des accidents de ligature ; cela permet d'espérer que la mortalité pourra s'abaisser encore.

Les résultats ont été notablement inférieurs dans les cas où les trompes ont été rompues au cours de l'opération.

27 cas de salpingites rompues pendant l'opération :

19 guérisons ;
6 morts ;
2 résultats inconnus.

Si on retranche les 2 résultats inconnus, il reste 25 cas avec 6 morts, soit une mortalité de 24 0/0.

En divisant les cas de salpingites rompues d'après la manière dont elles ont été traitées, on obtient le tableau suivant :

Salpingites rompues au cours de l'opération :

8	drainage..........	5 guérisons.	2 morts.	1 résultat inconnu.
5	lavage............	4 —	» —	1 —
6	lavage et drainage.	6 —	» —	» —
8	cas où aucune mesure spéciale n'est notée.	4 —	4 —	» —
27		19	6	2

J'ai déjà attiré l'attention sur ces résultats.

Salpingites traitées par la laparotomie suivie de suture à la paroi abdominale :

9 cas.... 1 mort (obs. 210).

Parmi les huit malades guéries, il y en a une qui conserve une petite fistule (obs. 215) et une qui souffre toujours (obs. 212).

Salpingites spontanément ouvertes dans le rectum :

6 cas.... dont 4 traités,

2 par l'extirpation ; 1 guérison (après fistule, obs. 217) ; 1 mort au 2e jour, péritonite (obs. 218) ;

1 par la suture à la paroi, guérison ;

1 opération indéterminée (guérison probable) ;

Salpingites traitées après rupture dans le ventre :

6 cas.

1 traité par incision dans le cul-de-sac postérieur, mort.

5 traités par la laparotomie, 3 guérisons (obs. 257, 258, 259), 2 morts (obs. 243 et 260).

Je ne reviens pas sur les résultats du traitement des salpingites tuberculeuses que j'ai déjà donnés dans le détail.

B. Résultats éloignés. — Comme il est démontré, par les chiffres que je viens de citer, que la mortalité opératoire de la salpingotomie n'est pas très élevée, ce qui nous importe le plus de connaître exactement, ce sont les résultats définitifs de cette opération. Il est bien certain qu'elle arrache nombre de malades à une mort certaine, qu'elle met beaucoup d'autres à l'abri d'accidents très graves ; mais rend-elle ces malades à la santé complète ? les délivre-t-elle définitivement des douleurs qu'elles éprouvaient ? Malheureusement, c'est sur ce point que nos renseignements sont le moins précis. Et je crois qu'actuellement il est impossible de dire quelle est la proportion des malades qui sont radicalement guéries, quelle est la proportion de celles qui continuent à présenter des accidents.

Ces accidents sont de deux ordres : tantôt il s'agit seulement de douleurs, tantôt aux douleurs viennent se joindre des hémorrhagies. Étudions d'abord ces écoulements sanguins.

a) Écoulements sanguins par l'utérus. — Les hémorrhagies,

dont je parle, qui se produisent dans les cas où les deux ovaires ont été enlevés, ne rappellent en rien les règles. Quelquefois à la suite de salpingotomies, on voit survenir à l'époque présumée des règles, diverses manifestations : lourdeur de ventre, bouffées de chaleur à la face, etc., accompagnées ou non d'un léger écoulement de sang par les voies génitales. Il s'agit là en quelque sorte de règles par habitude ; généralement ces accidents-là ne durent pas, c'est tout au plus s'ils se reproduisent deux ou trois mois de suite ; et ce n'est pas d'eux que je veux parler.

Les hémorrhagies dont il est ici question, ne paraissent d'ordinaire qu'au bout d'un certain temps, quatre ou cinq mois après l'opération ; elles sont plus ou moins abondantes et tout à fait irrégulières. A. Czempin (1) a étudié les cas de ce genre. Il attribue ces hémorrhagies au développement des tissus cicatriciels dans le bassin. « Ces tissus de cicatrices enserreraient les vaisseaux, particulièrement les veines plus dépressibles, et détermineraient ainsi des troubles circulatoires. » Cette interprétation me paraît très vraisemblable.

En effet, ce n'est qu'au bout de quelques mois qu'apparaissent ces hémorrhagies, c'est-à-dire lorsque les cicatrices se rétractent, et, en outre, dans certains cas de ce genre, Czempin n'a trouvé aucune altération de la muqueuse utérine. En raison de ces deux faits, apparition tardive des hémorrhagies d'une part, d'autre part, absence de lésions de la muqueuse utérine, il paraît bien probable que ce sont les troubles circulatoires déterminés par les cicatrices qui engendrent les métrorrhagies. On peut dire que cette pathogénie est extrêmement fâcheuse, car elle ne laisse presque aucune place au traitement. Cependant, je crois que dans les cas où ces pertes prennent des proportions sérieuses, il faudrait faire le curettage de l'utérus, car s'il est vrai que, dans certains cas, Czempin n'a pas trouvé de lésions de la muqueuse utérine, dans d'autres, il a trouvé de la métrite glandulaire. Il faudrait donc faire le curettage, mais sans trop compter sur ses résultats. S'il venait à échouer, il faudrait alors recourir à ces nombreux moyens dont l'effet est malheureusement bien incertain, les douches vaginales, l'électricité, le massage, et les eaux minérales.

Je ne sais pas du tout quelle est la fréquence des accidents de ce

(1) A. Czempin. *Zeit. f. Geb. und Gyn.*, vol. XIII, fasc. 2.

genre ; M. Terrillon en a observé deux cas sur cinquante laparotomies. « C'est ainsi que deux malades (1) ont vu persister leurs règles, ou plutôt sont affligées de pertes douloureuses à peu près périodiques, malgré l'ablation totale, complète et bilatérale des annexes. »

b) Hématocèles. — Une autre classe d'hémorrhagies qu'on observe après les salpingotomies est constituée par celles qui se font dans le ventre et qui donnent lieu à des hématocèles. Je ne parle pas naturellement des hémorrhagies qui se font par des surfaces d'adhérences ou par le pédicule insuffisamment lié ; j'ai étudié ces cas dans les accidents secondaires de l'opération. Il s'agit seulement ici des hématocèles qui se produisent tardivement lorsque la malade peut être considérée comme opératoirement guérie. Ces hématocèles se produisent habituellement au moment présumé des premières règles qui suivent l'opération, comme si une sorte d'habitude déterminait un raptus congestif qui ne trouve pas sa voie régulière. On ne sait pas si ces hématocèles sont extra ou intra-péritonéales. Elles constituent toujours un accident sérieux ; elles mettent fort longtemps à guérir, et laissent à leur suite des douleurs. M. Terrillon a observé deux cas de ce genre ; Skene Keith (2) en rapporte un autre : huit mois après l'opération, l'hématocèle n'était pas encore guérie.

c) Persistance des douleurs. — Il arrive parfois qu'après des salpingotomies qui ont évolué de la façon la plus régulière, qui ont guéri sans le moindre incident, les douleurs persistent et restent presque égales à ce qu'elles étaient avant. Presque tous les chirurgiens ont observé des faits de ce genre. Je cite les preuves.

En 1886, Steele (3) déclare qu'il a vu des cas qui n'étaient pas améliorés par l'opération. « Il y a bien des femmes, dit Coë (4), fréquentant les diverses cliniques de New-York, qui ont subi l'ablation des ovaires et des trompes, et qui se plaignent précisément des mêmes douleurs qu'avant. »

En septembre 1886, J.-B. Hunter communique à la Société gynécologique américaine un mémoire sur ce sujet : « Persistent pain after abdominal section ».

Skene Keith, en 1887, donne la statistique suivante, dont j'ai déjà cité quelques parties.

(1) TERRILLON. Acad. de méd., 28 mai 1889, in *Sem. méd.*, p. 178.
(2) SKENE KEITH. *Edinb. med. J.*, 1887, p. 811-883.
(3) STEELE. *Liverpool med. J.*, 1886.
(4) COE. *Am. J. of obst.*, 1886, p. 561.

23 ablations des annexes pour affections diverses :

0 mort ;
18 guérisons complètes ;
1 amélioration ;
1 hématocèle, qui n'est pas encore guérie huit mois après l'opération.

Gusserow (1) pense que le résultat de l'opération est *généralement* satisfaisant au point de vue de la possibilité du travail.

Tait (2) sur 62 opérations pour salpingites, n'a pas eu de mort. Il n'y a qu'une malade qui n'ait pas été guérie de ses souffrances.

H. Croom (3) publie 34 laparotomies, dont 18 pour salpingo-ovarites. Les résultats ont été favorables, sauf 2 cas d'éventration et un cas de fistule pelvi-abdominale.

Dans un article sur les résultats tardifs de laparotomie, Munde (4) écrit : « J'ai vu des malades, qui venaient à moi dans les 6 mois qui suivaient l'opération, me contant qu'elles avaient les mêmes douleurs dans les deux régions ovariennes, qu'elles avaient les mêmes désagréments : bouffées de chaleur à la face, montée de sang à la tête....., en somme qu'elles n'avaient pas tiré bénéfice de l'opération ».

Dans ma statistique, bien qu'elle comprenne un grand nombre de faits, je n'ai trouvé que peu de renseignements sur cette question. Les observations sont presque toujours publiées à une date trop rapprochée de l'opération.

A quoi tiennent ces douleurs, qui persistent après l'ablation des annexes de l'utérus ? Il n'y a que deux manières de les expliquer : Ou bien, il existait, avant l'opération, des névrites qui continuent à évoluer ; ou bien il s'est produit des adhérences ou des cicatrices, qui, en tiraillant l'intestin ou les plexus nerveux du bassin, déterminent des souffrances, par le même mécanisme que le faisait la maladie elle-même.

On a bien observé des névrites, qui ont même été suivies de myélites ascendantes, mais c'est dans des cas fort rares, et seulement dans des cas de phlegmons. Je ne crois pas qu'on en ait observé à

(1) Gusserow. *Arch. f. Gynæk.*, vol. XXXII, fasc. 2, p. 165.
(2) Tait. *Obst. Soc. of London*, 1883, p. 234.
(3) H. Croom. *Am. J. of med. Soc.*, déc. 1888, p. 577.
(4) Munde. *Am. J. of obst.*, 1888, p. 15 à 40 et 136 à 155.

la suite de salpingites ; il est possible, probable même, qu'elles existent ; mais nous n'en savons rien.

Presque tous les chirurgiens qui se sont occupés des douleurs persistantes après les laparotomies, pensent qu'elles doivent être attribuées aux adhérences. C'est l'opinion de Polk, de Hunter, de Munde. Je suis convaincu que les adhérences jouent un grand rôle ; mais je crois qu'il faut y ajouter les cicatrices ; c'est du reste presque la même chose. Ces brides agissent en déplaçant l'utérus, en tiraillant l'intestin, en comprimant les plexus vasculaires ou nerveux. C'est pour cela que je crois qu'il y a grand intérêt à éviter les adhérences péritonéales, et je suis déjà revenu à plusieurs reprises sur ce sujet. On a pu voir, dans les statistiques des divers chirurgiens que je viens de citer, que si presque tous avaient observé cette persistance des douleurs, ils l'avaient observée avec une très inégale fréquence. Il est possible qu'il n'y ait là qu'une affaire de chance et de hasard ; il est possible surtout que certains chirurgiens aient opéré des cas bien plus avancés que d'autres ; mais je suis assez disposé à penser que la différence des résultats tient aussi à des différences dans les habitudes opératoires. Les solutions antiseptiques peuvent être plus ou moins irritantes, les lavages avec la solution de chlorure de sodium, qui est neutre, diminue peut-être l'irritation de l'intestin ; les drains qui déterminent fatalement des adhérences, sont peut-être une cause de la persistance des douleurs. Il y a là toutes sortes de questions qui sont d'un très haut intérêt, mais qui sont toutes neuves, et que malheureusement je n'ai pas pu élucider par l'examen des faits publiés, parce qu'il y a beaucoup trop d'observations incomplètes.

Quoi qu'il en soit de leurs causes, ces douleurs persistantes existent. Quelles ressources avons-nous contre elles ? Tout d'abord, bien qu'elles soient toujours fort pénibles, il ne faut pas s'en effrayer outre mesure, car elles peuvent disparaître spontanément. « Des cas, qui n'ont paru qu'améliorés un an après l'opération, peuvent être entièrement guéris 2 ou 3 ans après » (1).

Quand on observe un de ces cas malheureux, la première chose à faire est naturellement d'examiner complètement le bassin. Quelquefois, on y trouve un exsudat, et les douleurs peuvent disparaître avec cet exsudat, sous l'influence d'un traitement approprié.

(1) Munde. *Am. J. of obst.*, 1888, p. 15 à 40, 136 à 155.

Mais quand on ne trouve rien, on est singulièrement désarmé; il faut alors avoir recours à tous ces moyens dont je parlais tout à l'heure, douches vaginales, révulsifs, électricité, massage, eaux minérales. On obtient souvent des succès; mais quand tout a échoué, les douleurs conservent parfois une intensité telle qu'on peut être amené à se poser la question d'une laparotomie secondaire. Le but de cette laparotomie serait de détacher les adhérences. « Les opérations secondaires, dit Hunter (1), sont généralement inutiles. Elles apportent une amélioration temporaire, rarement une guérison. » Et, en effet, s'il est aisé de détacher les adhérences, il est singulièrement difficile de les empêcher de se reproduire. On pourrait cependant essayer de le faire, comme l'a recommandé Polk, en écartant les deux bouts des adhérences sectionnées. Si ces adhérences portent sur la face postérieure de l'utérus, on peut tenter de suturer la matrice à la paroi abdominale. Mais ce sont là des interventions bien chanceuses.

Dans un de ces cas de persistance des douleurs, Péan s'est décidé à pratiquer l'hystérectomie.

(1) J. B. HUNTER. Am. Gyn. Society, sept. 1886.

II. — TRAITEMENT DES ABCÈS PELVIENS

Je range, sous la dénomination d'abcès pelviens, un groupe de faits différents au point de vue anatomique, mais qui présentent, au point de vue clinique et opératoire, ce caractère commun d'être isolés de la grande cavité péritonéale, et de ne pas pouvoir être traités par l'extirpation. Ce groupe comprend les phlegmons ou suppurations du tissu cellulaire, les pelvi-péritonites ou suppurations enkystées du péritoine du bassin, les hématocèles, les hématomes et enfin un certain nombre de kystes dermoïdes suppurés de salpingites et d'ovarites adhérentes non reconnues. Le diagnostic différentiel exact de ces nombreuses affections n'est pas toujours possible. Mais, le plus souvent, on peut arriver à reconnaître deux choses : 1° la présence d'une collection purulente ; 2° la situation topographique de cette poche, et c'en est assez pour poser des indications thérapeutiques.

Je n'ignore pas que le mot abcès se trouve ainsi en partie détourné de son véritable sens, puisqu'il s'applique là à de certaines collections développées dans le péritoine, comme les pelvi-péritonites et les hématocèles. Je l'ai adopté cependant, faute de meilleur, parce qu'il est d'un usage courant en Angleterre et en Amérique.

Indications thérapeutiques dans les cas d'abcès pelviens.

Il n'y a pas besoin de discuter longuement, pour savoir si les abcès pelviens doivent être traités. Le principe chirurgical d'évacuer le pus a la même valeur là qu'ailleurs. Il s'agit seulement de déterminer quand, par où et comment il faut l'évacuer ; et c'est déjà une tâche assez délicate.

Toutefois, avant d'entrer dans cette partie vraiment intéressante du sujet, je dois rappeler que, pendant longtemps, cette règle fondamentale de la chirurgie, d'évacuer le pus là où il se trouve, semblait perdre tous ses droits, quand il s'agissait d'abcès pelviens.

Dans ces cas, Dupuytren, qui cependant a osé ouvrir un abcès du cerveau, conseillait d'attendre, ou de favoriser, par des moyens heureusement illusoires, l'ouverture spontanée dans tel viscère plutôt que dans tel autre.

La règle qui veut qu'on évacue le pus, bien loin de perdre ses droits, lorsqu'il s'agit de suppurations pelviennes, est, au contraire, comme le dit Imlach (1), bien plus impérieuse que jamais, en raison du danger de l'ouverture dans le péritoine. Et, qu'on ne croie pas que ce danger est illusoire ! J'ai trouvé 9 cas de pelvi-péritonites, 4 cas de phlegmons, 4 kystes dermoïdes suppurés, qui se sont ainsi spontanément ouverts dans le péritoine. A cette raison, de traiter les abcès pelviens, il faut ajouter que l'ouverture spontanée ne vaut jamais l'ouverture chirurgicale. Elle ne la vaut jamais : 1° parce qu'elle est trop tardive ; 2° parce qu'elle peut se faire en mauvais lieu ; 3° parce que, même en bon lieu, elle est presque toujours insuffisante pour mettre à l'abri des accidents de rétention. Sans insister plus longtemps sur ces raisons, dont personne, je crois, ne discute la valeur, j'arrive au second point.

1° Quand faut-il ouvrir les abcès pelviens ?

Les opinions des gynécologues diffèrent notablement sur ce sujet.

Bernutz (2) a soutenu très délibérément l'incision hâtive. « On a suivant moi, dit-il, le plus grand intérêt à inciser de bonne heure » ; mais l'opinion inverse a trouvé de puissants défenseurs.

Scanzoni (3), C. V. Braun (4), Matthews Duncan (5), Schrœder (6), Bandl (7), Heitzmann (8), soutiennent qu'il ne faut pas se hâter d'intervenir.

Examinons les arguments qu'on a donnés en faveur de l'intervention tardive. Ils sont au nombre de trois :

1° On a vu, dit-on, des phlegmons se résorber, même après qu'ils avaient envahi la paroi abdominale, même lorsque la peau rougie faisait craindre une ouverture spontanée. Il existe des faits, cela

(1) Imlach. *Pacif. med. and surg. J.*, février 1886.
(2) Bernutz. *Conf. clin.* Paris, 1888, p. 542.
(3) Scanzoni. *Lehrbuch der Krankheiten der Weiblich. sexualorgan.* Wien., 1867.
(4) Braun. *Allg. Viener med. Zeit.*, 1882.
(5) M. Duncan. *Practical treatise of diseases of Women*, 1869.
(6) Schrœder. *Krankheiten der weiblicher Sexualorgan.* Leipzig, 1887.
(7) Bandl. Deutsche chirurgie. Lief. 59.
(8) Heitzmann. Die Entzundung des Beckenbauchf. b. Weibe. Wien., 1883.

est certain, où l'on a vu disparaître des phlegmons qui avaient menacé de s'ouvrir ; mais rien ne prouve qu'ils se soient résorbés. Kœnig (1), Olshausen (2) et d'autres, ont pensé que, dans les cas de cette sorte, la résorption n'était qu'apparente, et qu'il s'était produit des ouvertures spontanées restées inaperçues. En traitant de la terminaison des phlegmons, j'ai cité des faits qui prouvent qu'il peut en être ainsi. En somme la réalité de ces résorptions n'est pas démontrée ; et l'argument en faveur de l'incision tardive perd par suite de sa valeur.

2° La guérison, prétend-on encore, est plus rapide, lorsque l'incision est faite tardivement. Il y a là-dessus une sorte de quiproquo. Il est bien vrai que certains abcès, tardivement incisés, guérissent avec une facilité et une rapidité vraiment merveilleuses. Mais ce n'est pas à partir de l'incision, c'est à partir du début qu'il faut compter la durée de la maladie ; or si l'on fait ainsi, je ne crois pas qu'on trouve une durée plus longue pour les abcès incisés de bonne heure.

3° Enfin, on dit que les partisans de l'incision hâtive s'exposent, pour aller ouvrir de très petites poches ne contenant que peu de pus, à faire des dégâts considérables. L'argument tiré de la quantité de pus, n'a pas grande valeur, car il n'est pas nécessaire qu'il y en ait beaucoup pour entraîner des accidents graves. Les dégâts qu'on peut être amené à faire, en allant à la recherche de petits foyers, méritent très sérieuse considération. Il y a, en effet, des variétés d'abcès de petit volume, qui sont fort difficiles à atteindre, mais ces petits abcès peuvent être fort graves ; il est nécessaire de les traiter, et la difficulté de les atteindre ne peut pas être considérée comme une contre-indication. Seulement ils fournissent des indications opératoires spéciales.

De ces trois arguments, aucun ne me paraît décisif. Voyons maintenant les inconvénients qu'il peut y avoir à attendre.

Il y a certaines variétés d'abcès, qui ont une sorte de tendance à s'enkyster, qui restent sans modification, conservant le même volume ; pour ceux-là, l'attente n'a pas de graves inconvénients ; mais ils sont rares. D'autres, au contraire, ont une marche envahissante rapide ; si l'on n'intervient pas de bonne heure, on laisse se former d'immenses collections, qui s'étendent du bassin à la fosse iliaque, de la cuisse à la fosse lombaire, qui passent d'un côté à l'autre, et

(1) Kœnig. *Arch. f. Heilkund.*, 1862.
(2) Olshausen. *Samml. Klin. Vorträge von Volkman*, n° 28.

qui deviennent incurables, uniquement parce qu'on a trop tardé. En temporisant, on s'expose encore à laisser la poche s'épaissir, se durcir, et lorsqu'on interviendra trop tardivement, cet épaississement, ce durcissement sera tel que les parois sans souplesse ne se laisseront plus déprimer ; elles ne pourront plus être amenées au contact l'une de l'autre ; la cicatrisation sera impossible, et il restera une fistule. En temporisant, on s'expose à laisser l'abcès s'ouvrir spontanément, soit dans les viscères, soit même dans le péritoine comme dans le cas de Simpson (1), que voici : « Sir James Simpson rapporte un cas qu'il a observé avec le Dr Ziegler, et dans lequel l'abcès s'était frayé un chemin vers le vagin, et semblait près de s'ouvrir dans cette région, spontanément. L'intervention chirurgicale immédiate ne fut pas jugée nécessaire, et le chirurgien fut très surpris, lorsqu'il revit sa malade le lendemain, de voir que l'abcès s'était ouvert dans le péritoine ». Enfin, il faut ajouter que l'attente expose encore à toute la série des accidents septiques.

En résumé, je ne crois pas que l'espoir mal fondé d'une résorption problématique ou d'une guérison plus rapide, doive jamais arrêter le chirurgien. Au contraire, la crainte de l'extension de la suppuration, la crainte de l'ouverture spontanée dans le péritoine, la crainte des accidents septiques, devra le décider à agir.

Il faut donc ouvrir une voie au pus, dès qu'on a la certitude qu'il existe. Mais c'est là le difficile. Dans certains cas, les signes ordinaires de la suppuration manquent complètement. C'est alors que certains chirurgiens ont recours, pour faire le diagnostic, à la ponction exploratrice. Munde en est très partisan, et il l'emploie « toutes les fois qu'il soupçonne la suppuration dans un exsudat pelvien » (2). M. Terrillon considère également la ponction exploratrice comme « un excellent moyen de diagnostic, qui, entouré de précautions, donne des résultats certains » (3). G. Thomas n'accepte la ponction que dans les cas où l'on a la certitude de l'existence du pus, et seulement pour vérifier son siège. Dans les cas d'abcès, c'est-à-dire de suppurations séparées primitivement ou secondairement de la cavité péritonéale, je crois qu'une ponction exploratrice faite aseptiquement avec le souvenir précis des rapports anatomiques, est absolument sans danger, et qu'elle peut rendre des services.

(1) SIMPSON. In Gaillard Thomas. *Traité des maladies des femmes*. Trad. française. Paris, 1887, p. 424.

(2) *Am. J. of obst.* 1886., p. 113.

(3) *Leçons de clinique chirurgicale*, p. 337.

Je voudrais ne dire que quelques mots des abcès contenant des gaz; et même, si j'en parle d'une manière particulière, c'est uniquement parce que C. Braun a émis sur eux une opinion que les faits ne justifient en rien. Dans une leçon clinique, en 1882, il a déclaré que, dans les abcès sonores, le pronostic était absolument fatal, qu'il fallait s'abstenir de toute intervention, parce que l'ouverture ne pouvait avoir d'autre résultat que de hâter la mort. Le professeur Schuh, dit-il, ne les opérait jamais. Cette leçon a été faite à propos d'un malade, dont le sort n'est pas indiqué. Mais, au cours de la clinique, C. Braun a rapporté l'histoire d'une autre malade qui est morte le soir même de l'incision. Cette dernière malade a succombé dans des conditions exceptionnellement tristes ; mais, de toutes celles dont l'histoire a été publiée, elle est la seule.

D. Mollière (1) a fait aussi une leçon sur ce sujet. Son opinion est exactement le contre-pied de celle de C. Braun. Il recommande, non pas l'abstention, mais bien au contraire l'incision hâtive. « La sonorité très forte et très claire est une indication formelle d'ouvrir, et d'ouvrir sans délai. »

C'est toujours attacher une bien grande importance à la présence des gaz. Mais enfin les conséquences de l'opinion de Mollière ne peuvent être qu'excellentes. Inciser un abcès sonore, c'est de bonne pratique, puisqu'on peut être assuré qu'un abcès qui contient des gaz, contient en même temps du pus. Au contraire, les conséquences de l'opinion de Braun peuvent être désastreuses. Heureusement, elle n'a pas de base sérieuse. J'ai trouvé, en dehors des faits de Braun, cinq observations d'abcès sonores ; ce sont celles d'Andrews, d'Erich, d'Oscar Kulp et Max Jacquet, de Gaillard Thomas, et enfin celle de Poulain. Les cinq malades ont guéri, et même trois d'entre elles ont guéri très rapidement.

De ces faits, je pourrais rapprocher l'observation de Besnier. Il s'agit d'un jeune homme, qui guérit très bien d'un formidable abcès sous-péritonéal, qui renfermait une telle quantité de gaz que la respiration en était gênée.

Buch (2) dit avoir vu cinq abcès tympaniques, dont un ouvert dans l'intestin ; tous les cinq ont guéri.

Ces faits, au nombre de onze, suffisent à prouver que les abcès sous-péritonéaux sonores ne comportent pas le pronostic fatal que

(1) D. Mollière. *Lyon médical,* 1886, n° 41, t. 53, p. 176.
(2) Buch. *Charité Ann.* Berlin, t. IV, p. 360.

leur avait attribué Schuh, et, après lui, C. Braun. Et même, si l'on voulait tirer une conclusion rigoureuse des faits que je viens de citer, on serait forcément conduit à admettre que le pronostic des abcès sonores est plutôt favorable.

Sans aller aussi loin, je pense que la présence des gaz dans les phlegmons sous-péritonéaux n'a que peu d'importance, et que les abcès sonores doivent être traités comme ceux qui ne le sont pas.

2° Comment faut-il évacuer le pus ?

Il n'y a pour cela que deux moyens : l'incision ou la ponction.

Je m'occuperai d'abord de la ponction dans les suppurations franches aiguës. Elle a été défendue récemment en 1886, par J. Russel (1) et par Virgil O. Hardon (2). Munde (3) est également partisan de la ponction comme moyen de traitement, mais seulement dans des cas particuliers. Lorsque la quantité de pus qui s'écoule dépasse deux onces, il considère la ponction comme insuffisante, et fait alors l'incision suivie de drainage. « Pour qu'on puisse guérir ainsi des abcès par la simple aspiration, sans incision ni drainage, il est absolument nécessaire que la cavité de ces abcès soit assez petite pour permettre sa contraction et sa fermeture, dès que le contenu est enlevé. » Il se sert encore de la ponction dans les cas où il y a plusieurs collections purulentes isolées et de petits volumes. « Lorsqu'il y a, dit-il, un grand nombre de petits abcès, l'introduction répétée de l'aiguille en différents endroits peut être nécessaire pour enlever tout le pus. J'ai communiqué 8 cas de ce genre à l'Académie de New-York en décembre 1880. Depuis, le nombre de mes observations a doublé. » Et il cite, dans son mémoire, seize cas d'abcès uniques diagnostiqués et traités avec succès par l'aspiration. Ces chiffres ont une véritable valeur ; et l'on se sent tenté d'admettre avec Munde que la ponction peut être essayée dans les cas d'abcès de très petit volume. Les deux onces, dont parle Munde, s'il s'agit de mesures semblables aux anciennes mesures françaises, représentent 62 grammes ; cela me semble déjà former un abcès bien volumineux pour être justiciable de la seule

(1) J. Russel. *New Orleans med. and surg. J.*, 1887, t. II, p. 195.
(2) Virgil O. Hardon. *Atlant. med. and surg. J.*, 1887 (octobre et novembre).
(3) Munde. *Am. J. of obst.*, 1886, p. 113.

ponction. Dès que la collection atteint ou dépasse ce volume, il faut certainement renoncer à l'aspiration, et recourir à l'incision.

Voici les résultats qu'a donnés la ponction, d'après ma statistique :

Pelvi-péritonites :

7 cas : 5 guérisons, 1 mort, 1 cas douteux.

Phlegmons :

17 cas : 9 guérisons, 6 morts, 2 traités ultérieurement.

On voit qu'ils ne sont pas encourageants, et encore faut-il ajouter que, sur les 9 cas de phlegmons guéris, 2 ne l'ont été qu'après des injections ou un véritable drainage (obs. 701, injection de teinture d'iode) (obs. 707, trois ponctions. A la dernière, on laisse le trocart en place, et l'on fait des lavages antiseptiques).

La ponction, ainsi suivie de drainage, est une tout autre méthode que la ponction aspiratrice simple. Elle est certainement très supérieure à cette dernière ; mais elle n'a aucune supériorité sur l'incision.

Nous conclurons donc que les abcès pelviens doivent être ouverts par l'incision.

Mais la ponction peut être indiquée dans certaines formes de suppuration. Il existe des abcès chroniques, qui peuvent s'établir d'emblée, mais qui sont bien plus souvent le reste d'accidents aigus. On trouve, sur les côtés de l'utérus, de grosses masses arrondies, irrégulières, très dures, qui ne présentent aucune trace de fluctuation. Les symptômes subjectifs de ces espèces de tumeurs inflammatoires sont très variables ; mais ils sont généralement sérieux, et consistent surtout en douleurs névralgiques d'une intensité extrême. Il en était ainsi chez une malade de M. Pozzi, et Bandl a rapporté l'observation d'une femme qui, pendant 12 ans, souffrit de douleurs telles qu'elle était décidée à subir n'importe quelle opération. Dans certains cas de ce genre, la lésion anatomique consiste en vieux phlegmon du tissu cellulaire dont le pus est devenu séreux ; d'autres fois, ce sont de petits foyers de pelvi-péritonites, d'autres fois encore des ganglions, comme dans les cas de MM. Pozzi, Lucas-Championnière et Terrier. Ces ganglions ne contiennent parfois aucune trace de pus ; mais, comme il existe quelquefois du liquide surtout dans les vieux phlegmons, comme il est presque impossible, en clinique, de distinguer les cas où il y a du pus, de ceux où il n'y en a pas, je crois qu'on doit commencer, dans les cas de ce genre, par une ponction exploratrice, qui pourra devenir curative. S'il s'agissait de tumeurs mobiles qu'on puisse complètement enlever, comme dans le cas de M. Terrier, l'indication serait toute différente, et c'est à la laparotomie qu'il faudrait avoir recours.

3° Ou faut-il inciser?

A ce point de vue, il faut distinguer les abcès pelviens en deux grandes catégories :

1° Ceux qui sont directement abordables, et qui peuvent être ouverts par une simple incision ;

2° Ceux qui ne sont pas directement abordables, et qui ne peuvent être atteints que par une opération préalable.

A. **Abcès directement abordables.** — Pour cette classe d'abcès, qui peuvent être ouverts par l'incision directe, la règle de traitement me paraît fort simple. Il faut les ouvrir par le point où ils sont le plus faciles à atteindre, à moins que ce ne soit le rectum. Mais, en raison de la variété de ces abcès, les régions par où on peut les atteindre, sont très nombreuses. Je vais les étudier successivement, et je commencerai par l'incision rectale.

1° Incision par le rectum. — La voie rectale, après avoir joui d'une certaine faveur, était tombée dans un complet discrédit.

Récemment, Byford a proposé d'y revenir. L'une des objections qui a été le plus souvent répétée contre l'incision rectale, c'est qu'elle n'est pas toujours praticable. Certes, il y a des abcès pelviens, qui ne peuvent pas être atteints par le rectum. Mais ce n'est pas là un argument. Il ne s'agit pas de savoir s'il faut ouvrir par le rectum les abcès qui ne peuvent pas être ouverts par là, mais seulement de déterminer si la voie rectale doit être adoptée, lorsqu'elle est possible. C'est ainsi que H. T. Byford a posé la question dans une discussion qui a été rapportée dans l'*Obstetrical Gazette de Cincinnati* (1) : « Les abcès qui font saillie dans le rectum, doivent-ils être ouverts par le rectum ? »

Je ne veux pas m'occuper de la simple ponction rectale, c'est une opération absolument condamnée, je pense, pour cette double raison, qu'elle est une ponction, et qu'elle se fait par le rectum. Mais je dois parler de la méthode de Byford, qui, ainsi que l'a fait remar-

(1) *Obst. Gaz. of Cincinnati*, avril 1886, p. 174.

quer Fenger, est absolument neuve. Cette méthode comporte deux temps : 1° la dilatation large de l'anus, et au besoin l'incision du sphincter ; 2° l'ouverture, puis le curage de l'abcès. Je laisse pour le moment de côté le curage de l'abcès ; mais voyons le reste de la méthode. « La dilatation de l'anus, dit Byford, permet d'atteindre et d'ouvrir les abcès qui font saillie dans les 4 ou 5 derniers pouces du rectum. La pénétration des matières fécales n'a pas d'importance, lorsque le drainage est bien fait. »

Il est incontestable que si l'on avait de bonnes raisons d'adopter la voie rectale, la dilatation large de l'anus aurait de réels avantages. Mais la question n'est pas là. Il ne s'agit pas de discuter les avantages de la dilatation de l'anus ; il s'agit de savoir si l'on doit adopter la voie rectale avec tous ses perfectionnements, y compris la dilatation de l'anus. Byford n'a cité qu'un fait à l'appui de son dire, c'est peu pour entraîner la conviction.

La pénétration des matières fécales dans le foyer de l'abcès, dont Byford fait si bon marché, me semble être un danger considérable. L'antisepsie est impossible dans ces conditions ; et inciser un abcès par la voie rectale, cela me semble s'exposer volontairement à tous les accidents de la chirurgie d'autrefois. Aussi je pense que la voie rectale doit être tout à fait abandonnée, et qu'il vaut mieux ouvrir un abcès pelvien par n'importe quelle autre voie que par celle-là.

2° Incision par le vagin. — Au dire de Sabatier, l'incision par la voie vaginale remonte à Callisen. Au contraire, d'après Tilt, Paul d'Égine l'aurait connue. Récamier l'a remise en faveur, et c'est sous son inspiration que H. Bourdon en a fait l'objet d'un mémoire publié en 1841 (1). Plusieurs gynécologues lui ont donné la préférence, et Schrœder l'a employée avec une prédilection toute spéciale. Il ne me paraît pas douteux que lorsqu'un abcès peut être ouvert directement par le vagin, il doive l'être.

Le reproche qu'on a souvent fait à l'incision vaginale, c'est qu'elle ne permet pas une antisepsie réelle. Ce reproche n'est plus justifié aujourd'hui. On sait faire l'antisepsie du vagin, et on la fait rigoureuse et efficace, quand il y a lieu.

Dans la discussion de 1885, à la Société gynécologique de Chicago, on a paru surtout préoccupé d'opposer l'incision vaginale à

(1) H. Bourdon. *Revue médicale*, juillet 1841, t. III, p. 5.

la laparotomie. Je ne pense pas que la question doive être prise sous cette face. Il y a des abcès pelviens qui se présentent, pour ainsi dire, par le vagin; c'est un certain nombre de péritonites, les hématocèles suppurées, et la majorité des phlegmons du pédicule vasculaire hypogastrique. Ces abcès portent en eux une indication thérapeutique si nette que personne ne pourra s'y soustraire. Il n'y a donc pas lieu, pour ces cas, d'opposer la voie vaginale à la laparotomie. Nous verrons plus loin, à propos des abcès non directement abordables, si le parallèle est possible.

En quel point du vagin faut-il inciser ? Il y a des cas où la question ne se pose même pas, on incise directement sur la tumeur saillante. Mais quelquefois, on est obligé de franchir une certaine épaisseur de tissus, et il est bon de savoir quels sont les dangers que l'on court, et comment on peut les éviter. Il y a deux dangers : c'est de blesser une artère, et de blesser l'uretère. L'artère qu'on peut blesser, c'est cette artère vaginale, fréquemment repoussée par les abcès, et à laquelle Nonat attachait tant d'importance. Cette artère, on peut presque toujours la sentir, et pour l'éviter sûrement il suffit de l'explorer attentivement. Elle est transversalement située sur les côtés du col; lorsqu'on l'a reconnue, il faut inciser derrière elle pour éviter l'uretère. Celui-ci peut être déplacé de deux manières différentes : tantôt, et c'est, je crois, le cas le plus fréquent, il est repoussé en dehors, contre la paroi pelvienne, et il longe, pour gagner la vessie, la paroi antérieure de l'abcès. Tantôt il est refoulé en dedans, et rapproché du col de l'utérus. Comme il est impossible de reconnaître, en clinique, dans quel sens a eu lieu le déplacement de l'uretère, il faut toujours supposer le cas le moins favorable, et inciser en un point où l'on soit sûr de ne pas le rencontrer. C'est pour cela qu'il vaut mieux faire l'incision dans la partie la plus reculée de la tumeur. Cette incision doit être oblique en arrière et en dehors, car c'est le sens dans lequel marchent tous les vaisseaux de la région.

Il va sans dire que toutes ces règles visent surtout les tumeurs latérales, c'est-à-dire les phlegmons ; lorsqu'il s'agit d'une pelvipéritonite, qui fait bomber le cul-de-sac de Douglas, on incise tout naturellement en arrière et transversalement.

Un inconvénient des incisions vaginales, c'est qu'elles se rétractent très vite et très fort. Les parois du vagin, très musculeuses, étranglent le drain, et l'écoulement du pus se fait mal. Pour pallier cet inconvénient, il est bon de dilater l'incision. Il suffit, pour cela, d'y introduire une pince quelconque, et d'en écarter fortement les mors. Une pince à forcipressure un peu longue remplit très bien cet office.

Voici les résultats qu'a donnés l'incision vaginale :

Pelvi-péritonites :

6 cas : 6 guérisons.

Phlegmons :

24 cas : 16 guérisons, 1 état stationnaire, 4 morts, 2 traités ultérieurement.

Abcès (diagnostic incertain) :

24 cas, 24 guérisons.

Ces résultats sont d'autant plus remarquables, que beaucoup de cas datent de la période préaseptique.

3° Incision par la paroi abdominale. — On est tenté de croire qu'on a dû, de tout temps, traiter par l'incision les abcès du bassin qui venaient faire saillie au-dessus du ligament de Fallope. Il ne paraît pas cependant en avoir été ainsi : car Kœnig raconte, dans son mémoire de 1862, que j'ai déjà cité, qu'il laissa mourir une femme, sans oser inciser un de ces abcès, saillant au-dessus de l'arcade de Fallope, ne sachant pas, dit-il, si l'on pouvait le faire sans ouvrir le péritoine. C'est même ce qui l'a conduit à entreprendre ses injections dans le tissu cellulaire du bassin, injections qui sont restées célèbres.

Les phlegmons pelviens envahissent la paroi abdominale de trois manières différentes. Les uns suivent le détroit supérieur, et viennent apparaître derrière la branche horizontale du pubis en formant cette tumeur qui est connue en France, depuis Chomel, sous le nom de plastron. D'autres envahissent d'abord la fosse iliaque, et viennent faire saillie au-dessus du ligament de Fallope, en un point plus ou moins rapproché de l'épine iliaque. Enfin, d'autres encore, plus rares à la vérité, suivent le ligament rond, traversent avec lui le canal inguinal et viennent se montrer dans la région de la grande lèvre. Ils peuvent même, en passant, fuser dans l'épaisseur de la paroi abdominale, et y déterminer de vastes décollements.

A ces trois variétés de phlegmons, correspondent trois variétés d'incisions : l'incision hypogastrique, l'incision iliaque et l'incision inguinale. Chacune d'elles a ses indications fort nettes, sur lesquelles il n'est pas besoin d'insister, puisqu'elles dépendent du siège de l'abcès. J'ajoute seulement que, dans les cas de phlegmons très étendus ou de pelvi-péritonites on peut être obligé d'inciser au voisinage de l'ombilic.

Outre les phlegmons, les pelvi-péritonites viennent aussi, bien que plus rarement, faire saillie en un point quelconque de la paroi abdominale inférieure, et y réclamer, pour ainsi dire, l'incision.

Voici les résultats qui ont été donnés par les diverses incisions abdominales :

Pelvi-péritonites :
7 cas — 5 guérisons ;
1 fistule persistante ;
1 mort.

Phlegmons :
57 cas — 32 guérisons sans autre intervention ;
4 états stationnaires ;
5 résultats inconnus ;
7 morts ;
9 phlegmons qui ont dû être ouverts, ou se sont ouverts spontanément ailleurs.

Abcès :
7 cas — 3 guéris ;
1 resté fistuleux ;
2 morts ;
1 guéri, après ouverture secondaire dans le vagin.

Drainage abdomino-vaginal. — On peut voir, par les chiffres que je viens de citer, que 2 phlegmons, ouverts par le vagin, ont dû être incisés plus tard à la région iliaque, et que, réciproquement, 3 phlegmons ou abcès, incisés à la paroi abdominale, ont dû être incisés ultérieurement par le vagin. Il y a donc lieu de se demander s'il est toujours suffisant de faire l'une ou l'autre de ces deux incisions, s'il ne faut pas, dans certains cas, les faire toutes les deux d'emblée, c'est-à-dire, si l'on ne doit pas recourir au drainage abdomino-vaginal. Gillette a attiré sur ce point l'attention de la Société de chirurgie en 1878, et il a conclu en faveur du drainage abdomino-vaginal. Goodell (1) en est également partisan. Quand l'abcès est ouvert par en haut, il cherche à faire le drainage vaginal. Lawson

(1) Goodell. *Med. Rec.*, 29 sept. 1885, p. 357.

Tait et Fenger sont d'avis contraire. « L'expérience de Lawson Tait et la mienne prouvent que la contre-ouverture vaginale n'est pas nécessaire. Je n'y aurai pas recours, à l'avenir, au moins comme à un temps de l'opération. Si dans le cours du traitement ultérieur, il y avait des élévations de température, et accumulation de pus dans la partie inférieure du sac, je ferais la contre-ouverture. » M. Terrillon n'est pas non plus partisan du drainage abdomino-vaginal. « Il me semble (1) qu'il est inutile de pratiquer un drainage passant par le vagin. Les lavages bien ordonnés suffisent pour rendre aseptique la poche de l'abcès, malgré la déclivité, et la guérison est plus prompte. »

Assurément le drainage abdomino-vaginal ne doit pas être d'un emploi fréquent ; mais il me semble qu'il a des indications précises et formelles. Ce sont les cas où l'abcès descend très bas dans le petit bassin, et n'est plus séparé du vagin que par une mince couche de tissu. Dans le cas de ce genre, le clapier est trop profond pour pouvoir se bien vider par la paroi abdominale, il faut faire une contre-ouverture par le vagin. Quand on a fait l'incision à la paroi abdominale, et qu'on explore la poche par sa face interne pour bien ouvrir tous ses diverticules, si l'on constate qu'elle pénètre profondément dans le petit bassin, il faut y introduire un trocart courbe et mousse, et chercher, par le vagin, si ce trocart peut être facilement senti, s'il vient jusqu'au contact de la paroi vaginale. S'il en est ainsi, je crois qu'il faut se décider pour le drainage abdomino-vaginal, et inciser, par le vagin, sur l'extrémité du trocart. Il vaut mieux inciser ainsi que d'essayer de perforer la paroi vaginale de dedans en dehors avec la pointe du trocart. Cette manœuvre exige l'emploi d'une certaine force, et il peut en résulter des inconvénients. En outre, l'orifice obtenu par le simple passage du trocart, est absolument insuffisant : il étrangle le drain qui ne peut pas fonctionner, il rend même fort difficile la mise en place de ce drain. On est obligé de donner des secousses pour le faire passer. Dans deux cas, Munde (2), sentant ainsi de la résistance, « donna une secousse, le tube passa, mais, au même moment, un jet de liquide se répandit dans la cavité de l'abcès et dans le vagin. La vessie, qui était très adhérente à la paroi de l'abcès, et sans doute très fragile, s'était rompue. Une soigneuse irrigation de la vessie et de l'abcès amena l'occlusion rapide de la déchirure ».

(1) TERRILLON. *Soc. de chir.*, 1er juin 1887, p. 376.
(2) MUNDE. *Am. J. of obst.*, 1886, p. 122.

Dans les conditions que j'ai spécifiées, le drainage abdomino-vaginal me paraît nettement indiqué.

Les quelques cas de drainage abdomino-vaginal que j'ai relevés ont donné des résultats plus qu'encourageants. Ils ont tous guéri. (5 cas de pelvi-péritonite, 3 cas de phlegmon).

4° Incisions a la cuisse. — Les phlegmons, après avoir envahi la fosse iliaque, passent quelquefois sous l'arcade de Fallope et viennent faire saillie dans le triangle de Scarpa. Il est alors naturellement indiqué de les inciser en ce point. J'ai relevé 6 cas de ce genre, 1 malade est morte, les 5 autres ont guéri. Ce qui est fort extraordinaire, c'est que ces abcès ont guéri sans autre intervention, sans s'ouvrir ni être ouverts autre part. On serait tenté de croire que des phlegmons pelviens assez étendus pour avoir envahi la cuisse, et ils envoient parfois des fusées qui décollent très loin les muscles cruraux, on serait tenté de croire, dis-je, que de tels phlegmons ne pourraient guérir qu'au prix d'incisions multiples. Les faits se sont montrés contraires à cette supposition. Malgré cela, dans des cas de ce genre, il faut étudier l'abcès et tous ses diverticules avec grand soin pour voir s'il n'est pas indiqué de faire quelque autre ouverture.

Les phlegmons pelviens envahissent aussi la cuisse en passant par le trou obturateur, mais cela est beaucoup plus rare.

5° Incision fessière. — Les phlegmons peuvent encore, en passant par l'échancrure sciatique, venir faire saillie à la fesse, au-dessous du grand fessier, et on est alors obligé de les inciser là. Les résultats de ces incisions fessières n'ont pas été très favorables.

J'en ai relevé 10 cas. Voici les résultats :

3 ont guéri sans autre intervention (obs. 802, 803, 798). Dans ce dernier cas, il s'était fait auparavant une ouverture spontanée dans le rectum.

1 résultat inconnu (obs. 805).

4 terminés par la mort sans autre traitement (obs. 800, 801, 804, 806).

2 ouverts ou incisés ailleurs :

(Obs. 799). Incision secondaire à l'hypogastre et ouverture dans le rectum.

Obs. 807). 2 ponctions à la fesse, ouverture spontanée par le vagin. Mort. Autopsie.

Il n'y a pas lieu de s'étonner de ces résultats. En effet, les abcès pelviens n'arrivent à la fesse qu'en passant par l'échancrure sciatique ; or au niveau de cette échancrure, ils sont toujours plus ou moins étranglés ; ils prennent dans leur ensemble la forme d'un sablier ; les deux poches, l'une pelvienne, l'autre fessière, séparées par un goulot rétréci, communiquent mal l'une avec l'autre. L'incision vide bien la poche fessière, mais la poche intrapelvienne, insuffisamment ouverte, continue à évoluer. La conclusion de ces faits c'est que lorsque les phlegmons pelviens viennent faire saillie à la fesse, on ne doit jamais considérer la simple incision comme suffisante. Il faut aller plus loin, suivre l'abcès jusque dans le bassin, élargir le point rétréci, et ne considérer l'indication comme remplie que lorsqu'on a mis un drain qui va depuis la fesse jusque dans le bassin.

J'ai déjà donné sur la voie sacrée des détails assez circonstanciés pour qu'il soit inutile d'y revenir ici. J'ajoute qu'il peut être indiqué de faire, en même temps que l'incision fessière, une seconde incision, soit par le vagin, soit même par la paroi abdominale.

Grattage des abcès pelviens. — Il est difficile de dire quel est le chirurgien qui a le premier fait le grattage des abcès pelviens. Quand Byford a proposé cette méthode de traitement en 1883 à la Société gynécologique américaine, Sutton (de Pittsburg) lui a répondu qu'il avait déjà vu Esmark l'employer ; et Munde (1) paraît revendiquer la priorité, en disant qu'en 1876 il a traité par le grattage un kyste dermoïde suppuré du bassin. Cette question de priorité a peu d'importance.

En 1886, M. Bouilly a rapporté (2) à la Société de chirurgie, à propos d'une communication de M. Pozzi, une observation d'abcès pelvien traité par l'incision et le grattage. La Société s'est montrée opposée au grattage. Je crois, en effet, que, d'une manière générale, la curette doit être presque proscrite dans les cas d'abcès du bassin, comme trop dangereuse; cependant elle peut avoir ses indications.

Dans les cas de pelvi-péritonites, il faut y renoncer ; les poches intrapéritonéales sont trop irrégulièrement constituées pour qu'il soit prudent de les gratter. On s'exposerait à déchirer l'intestin ou à perforer le péritoine. Ce dernier accident est arrivé à Bartlett ; et

(1) MUNDE. *Am. J. of obst.*, 1886, p. 113.
(2) BOUILLY. *Soc de chir.*, 14 avril 1886, p. 311.

quand il a donné la relation du fait à la Société gynécologique de Chicago, le 16 juillet 1886, Byford a fait remarquer qu'il devait y avoir un grand nombre de cas semblables qui n'avaient pas été publiés. Quand on est incertain sur le siège anatomique de l'abcès, il faut, après l'avoir ouvert, y introduire le doigt et l'explorer minutieusement. Si on sent des anses intestinales soudées comme cela arrive quelquefois, si on trouve une paroi irrégulière, molle, avec des points dépressibles, il vaut mieux renoncer à la curette.

Il est des cas où la curette peut rendre de réels services et est nettement indiquée ; ce sont les cas de vieux phlegmons et de vieilles hématocèles suppurées. La paroi de ces collections devient parfois si épaisse, si résistante, que si on la laisse intacte, on s'expose à avoir des suppurations interminables et peut-être des fistules persistantes. Il faut donc détruire une partie de ces poches, les aviver en quelque sorte, et pour cela la curette est excellente. Byford, qui a minutieusement étudié les modifications histologiques qui se passent dans les parois des phlegmons pelviens, a montré que les couches centrales sont peu vasculaires et qu'on peut les enlever sans qu'il en résulte une hémorrhagie notable. Toutefois, si la vascularisation de la paroi n'est pas à craindre, il n'en est pas de même des vaisseaux de la région. Ces derniers affectent souvent avec les phlegmons du bassin les rapports les plus intimes. Dans les cas de phlegmons du pédicule vasculaire hypogastrique, de nombreuses branches artérielles utérines, vésicales, vaginales traversent la cavité de l'abcès. J'ai montré le fait d'une manière fort nette dans un cas de phlegmon de ce genre, en sectionnant les brides qui traversaient sa cavité et en poussant une injection colorée par l'hypogastrique. Le liquide sortait en jet par chacune des surfaces de section. Il faut donc savoir que les brides, les colonnes, qu'on trouve presque toujours dans les phlegmons profonds du bassin, renferment des vaisseaux importants ; il faut le savoir pour ne pas s'exposer à les sectionner. Mais dans les autres variétés de phlegmons, ceux par exemple qui ont envahi la fosse iliaque ; il n'y a rien à craindre, que les vaisseaux iliaques, qui sont ordinairement en dehors de l'abcès (1) ; et là, la curette, maniée avec précautions, peut rendre de réels services.

(1) Il n'y a guère d'exception que pour certaines formes de phlegmons gangreneux qui peuvent détruire les vaisseaux, même les vaisseaux iliaques. M. Duncan a communiqué trois cas de ce genre à la Société obstétricale de Londres, le 4 mai 1887. Ce sont là des formes à marche rapide dans lesquelles la curette n'est jamais indiquée.

Elle n'est pas toujours suffisante, puisque Munde (1) a vu persister une fistule malgré l'emploi de la curette ; mais ce n'est pas une raison pour en rejeter l'emploi, et je conclurai en disant que l'emploi de la curette me paraît nettement indiqué :

1° Dans les abcès à coque très épaisse ;

2° Dans les abcès à parois fongueuses, surtout si les fongosités sont tuberculeuses.

B. **Abcès non directement abordables.** — J'ai déjà dit que je rangeais sous cette dénomination les abcès qui ne sont en contact immédiat avec aucune des parois de l'enceinte pelvienne et qui, par suite, ne peuvent être abordés qu'au moyen d'une opération préalable. Dans cette classe rentrent : 1° des phlegmons latéro-pelviens qui ne sont probablement que des adénites ou des périadénites, et sur lesquels Freund (2) a attiré l'attention. Ces phlegmons sont accolés à la paroi latérale du petit bassin au niveau de l'échancrure sciatique et restent loin du vagin et de la paroi abdominale ; 2° certaines formes de pelvi-péritonites périsalpingiennes ; 3° des abcès adhérents de l'ovaire non diagnostiqués.

Il y quatre voies possibles pour aborder ces abcès :

1° La voie vaginale ;

2° La voie sacrée ;

3° La voie parapéritonéale ;

4° La laparotomie.

Je vais les étudier successivement.

1° Voie vaginale. — L'opération par la voie vaginale est bien différente de la simple incision dont j'ai parlé plus haut. Le vagin sectionné, il faut cheminer dans le tissu cellulaire du bassin ; c'est une véritable opération, une opération difficile et périlleuse ; difficile, parce qu'il faut la faire au fond du vagin, presque sans y voir, périlleuse, parce qu'on peut blesser l'uretère ou des vaisseaux importants. L'opération peut être faite de trois manières : ou bien on chemine entre l'utérus et la vessie pour atteindre un de ces abcès anté-utérins qui sont rares, mais qui existent ; ou bien, et c'est la seconde manière, on chemine sur les côtés de l'utérus pour ouvrir un abcès latéro-pelvien ; enfin,

(1) Munde. *Am. J. of obst.*, 1886, p. 126.
(2) Freund. *Gyn. Klinik.*, t. I.

c'est la troisième manière, on peut remonter en arrière de l'utérus pour atteindre des pelvi-péritonites ou peut-être des salpingites adhérentes non diagnostiquées. Schrœder a souvent employé ce dernier procédé, que les Américains appellent quelquefois opération de Schrœder.

En incisant ainsi derrière l'utérus, on s'expose à ouvrir le péritoine. Fenger (1) a publié, avec figure à l'appui, la relation d'un cas d'abcès pelvien où l'on aurait certainement ouvert le péritoine, si l'on avait tenté de l'aborder par la voie vaginale. Tait (2) a ouvert par la laparotomie une hématocèle péritonéale qui présentait une disposition semblable. « Le péritoine plongeait très bas, si bien qu'on l'aurait ouvert si on avait essayé d'atteindre la tumeur par le vagin. » C'est là un premier danger de l'opération par la voie vaginale dans les cas de ce genre ; mais ce n'est pas le seul. On s'expose encore grandement à blesser l'uretère ainsi que des artères. La blessure de l'uretère n'est pas immédiatement dangereuse au point de vue opératoire, mais c'est un accident véritablement terrible par ses conséquences. Quant à la blessure des artères, elle ne serait rien dans d'autres régions, mais là, elle est vraiment inquiétante, parce qu'elle a lieu au fond d'un trou où ni l'œil ni le doigt ne peuvent aisément pénétrer. Cette manière d'opérer à l'aveugle, « dans la nuit », comme disait Fenger, au milieu de dangers réels, me paraît peu recommandable. Si Schrœder, si Bardenheuer ont pu, grâce à leur expérience et à leur habileté, l'employer avec succès, ce n'est pas une raison pour la généraliser. Du reste, Bardenheuer, malgré quatre succès obtenus par l'incision vaginale antérieure (dédoublement de la cloison vésico-utérine) déclare qu'il ne l'emploiera plus à l'avenir (3). « Si l'abcès siège en haut de l'utérus, nous pouvons l'atteindre par trois voies, par le vagin, par la fosse iliaque, par l'incision sus-pubienne. J'ai jusqu'à présent préféré la première, mais aujourd'hui, avec l'expérience que j'ai acquise dans les opérations pour les calculs, pour les grossesses extra-utérines, pour l'extirpation des petits fibromes utérins et des kystes de la trompe, dans les interventions pour les tumeurs et les kystes intraligamenteux, je crois que je me prononcerai pour la seconde ou la troisième. »

(1) Fenger. *Ann. of Surgery*, mai 1885, p. 408.
(2) Tait. *Med. chir. Transact.*, 1880, p. 306, obs. IV.
(3) Bardenheuer. *Mittheilung aus dem Kœlner Burgerhospital*, 1887, p. 104.

En résumé, je crois que la voie vaginale, excellente lorsque l'abcès peut être directement incisé, devient mauvaise dès qu'il est nécessaire de cheminer par une opération compliquée au travers du tissu cellulaire pelvien pour atteindre l'abcès.

Il me reste maintenant à étudier trois voies : la voie sacrée, la voie parapéritonéale et la laparotomie. Je crois que les trois voies sont bonnes ; chacune d'elles a ses indications spéciales ; aussi au lieu d'en faire le parallèle, je chercherai à préciser leurs indications.

Quant à la voie périnéale, excellente chez l'homme pour certaines formes d'abcès périprostatiques (Segond) ou d'abcès périrectaux (1), je crois que chez la femme elle présente trop d'inconvénients et trop peu d'avantages pour être nettement indiquée, bien que Zuckerkandl (2) l'ait recommandée et que Sänger l'ait employée dans un cas de kyste dermoïde.

2° Voie sacrée. — J'ai déjà donné des détails étendus sur la technique de l'opération par la voie sacrée ; je n'y reviens pas ; je me contente de dire que dans les cas d'abcès sous ou extra-péritonéaux, il est inutile de faire des délabrements considérables et qu'on peut se contenter de passer le long du sacrum au niveau de la grande échancrure sciatique. Si on veut faire une résection osseuse, il faut se contenter de la résection unilatérale du sacrum dont j'ai indiqué le manuel opératoire.

Wiedow (3) a employé une fois la voie sacrée et je vais d'abord rapporter son observation.

Th. R..., 20 ans, réglée à 16 ans, périodes régulières. Au commencement de mai, sans cause connue, huit jours après la fin des règles, elle est prise dans le côté droit de fortes douleurs, qui s'étendent dans le bas-ventre. Abdomen ballonné. Constipation. Elle reste 5 semaines au lit. Puis elle se remet peu à peu, mais souffre encore de douleurs dans le côté droit. A la fin de juillet, nouvelle crise ; elle entre à la clinique de Fribourg.

État actuel. Femme grêle. Organes génitaux externes mal développés, utérus très petit, situé en arrière. A gauche, en arrière et en haut, au voisinage du détroit supérieur, tumeur allongée, molle et mobile. A droite, on trouve une tumeur allongée, grosse

(1) H. Zeller. *Brüns Beiträge zür klin. Chirurgie.* Bd III, p. 2.
(2) Zuckerkandl. *Wiener med. Presse,* 1889, n°s 7 et 12.
(3) Wiedow. *Berl. klin. Wochensch.*, 1889, p. 203, obs. I.

comme une bonne orange, s'étendant du bord de l'utérus à la paroi pelvienne, immobile et dure. En haut, elle se continue avec une tumeur située au-dessus de l'utérus, irrégulière, molle et mobile. La malade reste quelques semaines à la Clinique ; il ne se produit aucune amélioration. Température 40°. De temps en temps, écoulement purulent par l'anus. On ne peut trouver d'orifice dans le rectum. Mais l'écoulement était insuffisant, car la fièvre restait intense.

Opération. — Incision longitudinale sur la face postérieure du sacrum, le long de la crête sacrée. Cette incision commence environ à 2 centim. au-dessous de la ligne qui unit les 2 épines iliaques postérieure et inférieure et finit sur la pointe du coccyx. Après avoir séparé des deux côtés le lambeau de l'os, on coupe les muscles et les ligaments. Légère hémorrhagie par les artères musculaires. Alors les parties molles sont séparées de la pointe du coccyx et le rectum est décollé des deux côtés de la paroi antérieure de l'os. Le sacrum est sectionné obliquement suivant une ligne, dont l'extrémité droite correspond à l'espace compris entre le 3e et le 4e trou sacré, l'extrémité gauche à la corne du sacrum. L'os sectionné est réséqué. Le rectum, bourré de gaze, est récliné à gauche et les aponévroses prévertébrales sont fendues obliquement à droite et en haut. L'orientation présenta des difficultés particulières parce que le tissu sous-péritonéal était épaissi et infiltré, et en outre parce que le cul-de-sac de Douglas était oblitéré par des adhérences. Toutefois, en refoulant la tumeur par la paroi abdominale, on peut atteindre et ouvrir l'abcès. Pus fluide. La cavité est très considérable, et avec le doigt on peut pénétrer du côté gauche et s'engager dans plusieurs diverticules. La poche a l'aspect d'une trompe distendue. Drainage de la cavité. Suture partielle de la plaie. Tamponnement. L'amélioration se fait lentement.

Voilà cette unique observation. Wiedow ajoute que Hegar et lui ont été très satisfaits de la voie sacrée dans ce cas particulier.

Cette voie sacrée, encore toute nouvelle, me paraît présenter des indications fort nettes. Je crois qu'on pourra l'essayer avec avantage :

1° Dans tous les cas de phlegmon qui ont une tendance naturelle à sortir du bassin par l'échancrure sciatique. Ce sont les phlegmons ou les adéno-phlegmons qui, occupant la région de l'hypogastrique, sont directement accolés à l'échancrure sciatique.

2° Dans les autres cas d'abcès pelviens topographiquement en rapport avec l'échancrure sciatique, qui sont trop éloignés du vagin pour pouvoir être ouverts directement par cette voie, et qui sont trop petits pour pouvoir être facilement suturés à la paroi abdominale en cas de laparotomie.

3° Voie parapéritonéale. — Je veux parler de l'opération, qui a été décrite sous le nom de laparotomie sous-péritonéale, et qui consiste, après avoir incisé la paroi abdominale au-dessus du pubis ou au-dessus de l'arcade de Fallope, à cheminer dans le tissu cellulaire sous-péritonéal en soulevant le péritoine. C'est ce que Bardenheuer appelle l'incision extra-péritonéale. Je ne pense pas, d'accord avec la Société de chirurgie, que cette opération doive porter le nom de laparotomie, puisqu'elle a précisément pour but d'éviter l'ouverture du péritoine.

Il est difficile de dire qui a imaginé cette méthode. Hegar l'a proposée. Quand M. Pozzi a appelé l'attention sur elle à la Société de chirurgie, dans la séance du 14 avril 1886, plusieurs chirurgiens ont déclaré qu'ils l'avaient employée déjà. En 1887, Bardenheuer a publié dans les « Communications de l'hôpital de Cologne » plusieurs chapitres sur ce sujet et lui aussi employait depuis longtemps l'incision extra-péritonéale. Dans la même année, il a fait paraître un autre ouvrage important (1) où il a généralisé la méthode des incisions « extra-péritonéales », l'employant pour le diagnostic et le traitement d'un grand nombre de tumeurs abdominales.

L'incision par la voie parapéritonéale a été employée cinq fois à ma connaissance (Pozzi, Quénu, Dumas, Houzel et Hosmer) et elle a donné cinq succès. M. Terrillon en est très partisan. « Cette méthode (2) thérapeutique, dit-il, doit être mise en usage non seulement dans les cas de suppurations évidentes, mais aussi dans les cas douteux, alors qu'on est obligé d'aller à la recherche du foyer par une opération préliminaire. »

Au sujet de la voie parapéritonéale, on peut se demander, et la question n'est pas sans importance, si les larges décollements du péritoine sont sans inconvénients. J'ai essayé de me renseigner sur ce point en expérimentant sur des chiens. J'ai pu constater que, chez ces animaux, les décollements les plus étendus du péritoine

(1) Bardenheuer. Der extraperitoneal Explorativschnitt. Stuttgart, 1887.
(2) Terrillon. *Leç. de clin. chir.*, p. 342.

pelvien n'avaient aucun inconvénient et qu'ils ne laissaient pas même de traces au bout de 4 à 5 jours. Je suis bien loin d'attacher à ces expériences une confiance exagérée, et je ne veux pas en conclure qu'il doive en être forcément de même chez l'homme. Mais enfin, comme elles corroborent ce qui a été observé en chirurgie, soit dans les ligatures de l'iliaque, soit dans les interventions pour abcès, elles me semblent avoir une certaine valeur. Et je pense qu'en s'appuyant sur ces deux ordres de faits expérimentaux et chirurgicaux, on peut conclure que le seul fait du décollement du péritoine ne fournit aucun argument ni pour, ni contre la méthode d'incision parapéritonéale.

Ce premier point tranché, il s'agit de savoir si le décollement du péritoine, si facile sur le sujet sain, peut être faite avec la même facilité en cas d'abcès pelviens. Il est certain qu'autour des abcès pelviens, le tissu cellulaire sous-péritonéal est plus ou moins infiltré, plus ou moins épaissi ; le péritoine devient plus ou moins adhérent, et dans certains cas on le déchire plus facilement qu'on ne le décolle ; l'observation de M. Dumas en fait foi.

C'est une des raisons pour lesquelles la méthode d'incision par la voie parapéritonéale ne me paraît pas susceptible d'une extension considérable. Il en est d'autres encore. Lorsqu'il s'agit d'aborder par cette méthode un abcès qui est encore enfermé dans le petit bassin, on est obligé de creuser sous le péritoine un infundibulum profond, qui va se rétrécissant, au fond duquel on reconnaît mal les parties. On est fort gêné pour agir ; il est difficile, il peut être dangereux d'inciser. Que faire alors ? Ponctionner comme l'a fait M. Dumas ? Sa malade ayant guéri, je serais mal venu à critiquer l'opération ; cependant, je ne puis m'empêcher de le dire, il me semble qu'inciser la peau sur une étendue de 10 centim., décoller le péritoine d'une partie de la fosse iliaque et le déchirer, c'est faire de bien gros dégâts pour arriver seulement à ponctionner l'abcès et à y mettre un drain qui sera forcément coudé.

Aussi je pense que l'incision parapéritonéale doit être rejetée dans les cas d'abcès limités au petit bassin. Mais je ne veux pas dire qu'il ne faille jamais l'employer ; car je crois qu'elle a des indications fort nettes.

Il y a des phlegmons pelviens qui sortent du petit bassin en remontant le long du ligament ovaro-pelvien, qui envahissent ainsi la partie profonde de la fosse iliaque et qui se dirigent de dedans en dehors vers la crête iliaque sans venir se mettre en rapport direct avec la paroi abdominale. C'est pour cette variété de phlegmons que la voie parapéritonéale me paraît nettement indiquée. C'est dans ce cas une opération très facile, qui entraîne peu de dégâts, qui permet d'ouvrir largement l'abcès et qui a toutes chances de réussir.

Peut-être aussi la voie parapéritonéale serait-elle bonne lorsqu'il s'agit d'aller énucléer les ganglions qui sont situés au niveau de la bifurcation de l'iliaque primitive. Le cas de M. Pozzi semble le prouver ; mais les faits de ce genre sont fort rares.

4° Laparotomie. — J'ai étudié successivement les abcès pelviens directement abordables, puis, parmi ceux qui ne sont pas directement abordables, les variétés qui sont justiciables de l'incision sacrée et de l'incision parapéritonéale ; il me reste bien peu de choses à dire pour indiquer ceux qui sont justiciables de la laparotomie.

L'emploi de la laparotomie pour traiter les abcès pelviens est de date récente. Les 6 premiers faits ont été publiés en 1880 par Lawson Tait (1). La même année, Baumgartner a publié une autre observation. En 1885, Tait avait déjà fait 30 laparotomies pour drainage d'abcès pelviens. Il cite les chiffres dans une statistique « one thousand cases abdominal section », sans donner les observations. La pratique de la laparotomie pour traitement des abcès pelviens paraît s'être d'abord généralisée en Amérique et elle a fait le sujet d'une importante communication de Fenger (2) en 1885, à la « Gynecological section of the american medical Association », puis d'une discussion à la Société gynécologique de Chicago, le 19 février 1886. En France, la laparotomie n'a été employée que plus tard pour les abcès pelviens : M. Terrillon (3) écrivait dans le *Progrès médical*, le 24 décembre 1887, qu'il croyait être le premier en France à avoir ouvert les abcès pelviens par la laparotomie. Il a donné les observations de trois faits qu'il considère comme des pelvi-péritonites. Ces mêmes cas ont été publiés dans la thèse de Malherbe (4).

Voici les faits de laparotomies que j'ai rassemblés :

(1) Tait. *Medico-chir. Trans.*, p. 306.

(2) Fenger. *Ann. of Surgery*, mai 1885, p. 570. — *Chicago med. J. and exam.*, 1885, p. 504, et *The Obst. Gaz. Cincinnati*, avril 1886, p. 509.

(3) Terrillon. P. 535.

(4) Malherbe. Thèse de Paris, 1887.

Pelvi-péritonites :
11 cas. — 9 guérisons.
2 morts (obs. 532, perforation intestinale secondaire) ;
(obs. 533, rupture de la poche pendant l'opération. Mort de péritonite).

Hématocèles suppurées :
10 cas. — 10 guérisons.

Phlegmons :
6 cas. — 4 guérisons.
2 morts.

Adénites :
1 cas. — 1 guérison (après fistule stercorale).

Abcès indéterminés :
1 cas. — 1 guérison (fistule qui dure 3 mois).

Soit en tout 29 cas avec 25 guérisons et 4 morts.

La proportion est assez satisfaisante, si l'on songe qu'il s'agit presque toujours de suppurations graves.

La laparotomie me paraît indiquée dans les cas d'abcès qui ne sont pas directement abordables, qui ne peuvent pas être facilement ouverts par la voie sous-péritonéale, et qui sont assez volumineux ou assez favorablement placés pour pouvoir être aisément suturés à la paroi abdominale.

En effet, le but qu'on se propose, c'est de suturer la paroi de l'abcès aux lèvres de l'incision abdominale et de le drainer ainsi.

On a tenté, dans des cas d'hématocèles extra-péritonéales, d'ouvrir le sac, de le vider, de le nettoyer par le curettage, puis de le suturer et de le réduire après avoir établi un drainage vaginal. Ces tentatives ont été faites par A. Martin (1), par A. H. Goelet (2), par Freund (3) (10 cas, 9 succès). Mais je ne sache pas qu'elles aient jamais été faites dans des cas de suppurations. Il ne me paraît pas impossible qu'on essaye cette méthode, et qu'on réussisse ; mais elle serait singulièrement dangereuse dans les cas où il y a du pus. Et en l'absence de faits, je ne puis insister sur cette tentative, malgré tout l'intérêt qu'elle présente.

(1) A. Martin. *Am. J. of obst.*, 1886, p. 1177.
(2) A. H. Goelet. *Annals of Gynecologie*, Boston, janvier 1888, p. 157.
(3) Freund. *Gynæcol. klin.*, t. I, p. 503.

Traitement des abcès pelviens spontanément ouverts.

Je chercherai à déterminer dans ce chapitre quelle conduite il convient de suivre lorsqu'on se trouve en présence d'une collection purulente pelvienne spontanément ouverte, quelle que soit du reste la nature de cette collection, salpingite, ovarite, phlegmon, pelvi-péritonite. J'emploie encore l'expression d'abcès pour désigner toutes ces collections, afin de simplifier le langage.

Ce qui m'a déterminé à faire un chapitre aussi compréhensif, c'est que le fait d'être spontanément ouverte imprime à une collection purulente au point de vue du traitement un caractère très spécial : c'est encore, que, bien souvent, quand une collection s'est ouverte, les lésions sont devenues complexes et qu'il est impossible de reconnaître quel était son siège primitif. En outre, réunir ces faits, c'était éviter bien des redites, et il m'a semblé qu'il y avait avantage à présenter une étude d'ensemble de cette question aussi importante que mal connue.

L'ouverture spontanée des abcès pelviens est bien loin d'être toujours un gage de guérison. Aussi est-on souvent obligé de les traiter ultérieurement. Au point de vue de ce traitement ultérieur, les différentes ouvertures spontanées sont bien loin de se valoir, et on peut diviser les abcès en deux grandes classes :

1° Ceux qui s'ouvrent dans un des lieux d'élection de l'incision chirurgicale : vagin, paroi abdominale, etc.;

2° Ceux qui s'ouvrent dans des viscères, par où on ne doit pas les inciser : vessie, intestin. J'examinerai successivement ces deux classes.

A. **Abcès spontanément ouverts dans le vagin ou sur une surface cutanée.** — Voici d'abord les faits que j'ai rassemblés, groupés sous forme de tableau.

Ouverture dans le vagin.

CATÉGORIES	NOMBRE	RÉSULTATS SANS INTERVENTION				TRAITÉS APRÈS OUVERTURE SPONTANÉE									OUVERTURES SPONTANÉES SECONDAIRES		
						Voie vaginale			Voie abdominale			Laparotomie					
		Guéris	État stationnaire	Morts	Inconnus	Guéris	Morts	Inconnus État stationnaire	Guéris	Morts	Inconnus	Guéris	Morts	Inconnus	Guéris	Morts	Inconnus
Kystes dermoïdes..	4	1	»	»	1	1	»	1	»	»	»	»	»	»	»	»	»
Hématocèles......	1	1	»	»	»	»	»	»	»	»	»	»	»	»	»	»	»
Phlegmons........	31	15	2	5	»	1	1	1	3	1	»	»	»	»	2	»	»
Abcès indéterminés	8	5	»	»	»	»	»	»	»	»	»	»	»	»	2	1	»
TOTAUX.....	44	22	2	5	1	2	1	2	3	1	»	»	»	»	4	1	»

44 abcès ouverts spontanément dans le vagin.

30 n'ont pas été traités ; si on retire un résultat inconnu, il reste 29 faits avec 22 guérisons, 2 états stationnaires et 5 morts.

5 se sont ouverts secondairement ailleurs : 4 guéris, 1 mort.

9 ont été traités : 5 guéris, 2 morts, 2 états stationnaires.

Ouverture sur une surface cutanée.

CATÉGORIES	NOMBRE	RÉSULTATS SANS INTERVENTION				ULTÉRIEUREMENT TRAITÉS					
						Drainage abdomino-vaginal			Incision abdominale		
		Guéris	État stationnaire	Morts	Inconnus	Guéris	Morts	Inconnus	Guéris	Morts	Inconnus
Kystes dermoïdes......	3	»	»	»	3	»	»	»	»	»	»
Pelvi-péritonites.......	4	3	»	»	»	1	»	»	»	»	»
Phlegmons (abdomen)..	16	10	»	2	2	»	»	»	2	»	»
Phlegmons (fesse)......	5	1	»	3	»	»	»	»	1	»	»
Abcès................	3	2	»	»	»	»	»	»	1	»	»
TOTAUX......	31	16	»	5	5	1	»	»	4	»	»

Soit 31 cas. 26 malades n'ont pas subi d'intervention après l'ouverture spontanée, 16 ont guéri, 5 sont mortes ; il y a 5 résultats inconnus.

Ces chiffres montrent que la mortalité est assez élevée lorsqu'on abandonne à eux-mêmes les abcès spontanément ouverts dans le vagin ou à la paroi abdominale. En effet, les ouvertures spontanées sont généralement petites, l'écoulement du pus se fait mal ; et en raison de l'insuffisance de l'évacuation, il survient des accidents généraux d'ordre septique, ou bien la collection s'étend comme si elle n'était pas ouverte ; elle produit de vastes délabrements et va même s'ouvrir secondairement dans d'autres régions. Il est donc souvent nécessaire de traiter les abcès ouverts spontanément.

En général, les lésions sont trop complexes, les adhérences trop étendues pour qu'on puisse songer à extirper la poche purulente quelle que soit son origine. Veit (1), qui a observé quatre fois l'ouverture de pyosalpinx au dehors, pense aussi que la laparotomie est trop dangereuse tant que la fistule persiste. Mais il déclare que l'agrandissement de la fistule améliore les malades sans les guérir. Il est possible, lorsqu'il s'agit de pyosalpingite, que la guérison se fasse attendre, parce que la muqueuse n'est pas toujours détruite, ou bien que la poche est trop rigide pour s'affaisser. Il faut alors s'appliquer à détruire la partie interne de la poche soit par le grattage, soit par la cautérisation, soit par l'électrolyse. Du reste, même si l'on échoue quelquefois, il n'en est pas moins vrai que la première indication, lorsqu'il s'agit de traiter un abcès ouvert dans le vagin ou à la paroi abdominale, c'est de faciliter l'écoulement du pus et d'obtenir l'asepsie de la cavité.

Divers moyens peuvent conduire à ce résultat. Si l'on constate, par l'examen, que l'abcès aurait été justiciable d'une incision faite à l'endroit où siège l'ouverture spontanée, il suffit d'agrandir cette ouverture et de faire un bon drainage. Par exemple un phlegmon bien limité à la gaine hypogastrique et ouvert dans le vagin, un abcès ouvert à la paroi abdominale et qui n'envoie pas de diverticule profond dans le petit bassin, ne nécessite pas d'autre traitement.

Mais si l'abcès a des diverticules éloignés, s'il s'agit d'une de ces vastes collections qui, avant leur ouverture spontanée, n'auraient pas été justiciables d'une seule incision, il ne suffit pas naturellement d'agrandir l'orifice. S'il s'agit d'un abcès ouvert à la paroi abdominale, qui envoie dans le bassin un diverticule profond, jusque auprès du vagin, il faut faire une contre-ouverture dans le vagin et établir le drainage abdomino-vaginal. Il est inutile d'examiner toutes

(1) Durchbruch der Pyosalpinx nach aussen. *Gesellsch. f. Geburtsh. und Gyn. zu Berlin.*, 25 janvier 1889. — *Cent. f. Gynæk.*, 1889, p. 148.

les dispositions qui peuvent se présenter. Ce sont les mêmes que celles qu'on rencontre dans les abcès non ouverts et elles comportent absolument le même traitement. Aussi on peut résumer les indications par cette formule : *Les abcès spontanément ouverts dans le vagin ou sur une surface cutanée doivent être traités comme s'ils n'étaient pas ouverts.*

B. **Abcès spontanément ouverts dans la vessie.** — Voici un tableau qui comprend 50 cas d'abcès pelviens spontanément ouverts dans la vessie :

CATÉGORIES	NOMBRE	RÉSULTATS SANS AUTRE INTERVENTION				TRAITÉS APRÈS L'OUVERTURE SPONTANÉE: Voie vaginale			Voie abdominale		Laparotomie		Voie vésicale			Ouvertures spontanées secondaires
		Guéris	État station.	Morts	Inconnus	Guéris	Morts	Inconnus	Guéris	Morts	Guéris	Morts	Guéris	Morts	Échec	Morts
Kystes dermoïdes....	17	»	»	6	3	»	»	1	»	»	1	1	3	1	1	»
Pelvi-péritonites.....	4	2	»	»	»	»	1	»	»	»	»	»	»	»	»	1
Phlegmons..........	26	5	2	3	2	1	1	»	9	2	»	»	»	»	1	»
Abcès indéterminés..	3	1	»	»	»	»	»	»	1	»	»	»	»	»	»	1
TOTAUX.....	50	8	2	9	5	1	2	1	10	2	1	1	3	1	2	2

On voit, d'après ces chiffres, que les abcès spontanément ouverts dans la vessie, loin d'être des abcès en voie de guérison, sont plutôt des abcès aggravés. Sur 24 qui n'ont pas été traités après s'être ouverts spontanément dans la vessie, il y a 5 résultats inconnus. Si on les retranche, il reste :

19 faits avec 8 guérisons, 2 états stationnaires, et 9 morts.

Encore il faut ajouter que 2 autres abcès qui n'ont pas non plus été traités, mais qui se sont ouverts secondairement ailleurs, se sont également terminés par la mort.

Au contraire, 25 ont été traités par l'ouverture spontanée. Si on retranche 1 cas dont le résultat est inconnu, il reste :

24 faits avec 16 guérisons, 2 échecs et 6 morts.

Les conclusions qui se dégagent de ces chiffres paraîtront surtout nettes, si l'on veut bien songer que le traitement employé n'a pas toujours été le meilleur. Donc il faut absolument traiter les abcès ouverts dans la vessie. Ainsi que v. de Warker (1) l'a dit, « l'éva-

(1) V. DE WARKER. *Am. J. of obst.*, 1881, p. 957.

cuation du pus par la vessie et le rectum n'est pas une véritable ouverture, et tôt au tard il est nécessaire d'inciser les abcès ». Tôt ou tard, c'est là le point délicat. A quel moment faut-il intervenir ? Il est impossible de rien préciser à ce sujet. Toutefois il y a de tels dangers à attendre, danger de la cystite, danger plus grave de l'urétérite et de la pyélite ascendantes, qu'il vaut mieux ne pas trop tarder.

Il arrive parfois que les ouvertures spontanées dans la vessie se cicatrisent, mais les collections au lieu de guérir continuent à évoluer après cette cicatrisation. J'ai observé un cas de ce genre. S'il s'agit d'une salpingite, on peut en tenter l'extirpation par la laparotomie. La cicatrice vésicale est parfois assez solide, pour que, en prenant des précautions, on puisse extirper la tumeur sans rouvrir la vessie. Mais lorsque la collection communique encore avec la vessie, je crois que toute tentative d'extirpation doit être abandonnée. D'abord l'opération peut présenter des difficultés insurmontables. Knowsey Thornton a dû y renoncer après l'avoir entreprise. En supposant même qu'on réussisse, que fera-t-on de la perforation vésicale ? Si elle siège haut, près du sommet de la vessie, on pourra après avoir extirpé la tumeur, suturer l'orifice vésical à la paroi abdominale, c'est ce qu'a fait Reverdin (obs. 271). Mais il est impossible de constater avant la laparotomie le siège exact de la communication, et si elle était située très bas, on ne pourrait l'amener au contact de la paroi addominale, et la seule ressource serait de suturer l'orifice. Pincus l'a fait (obs. 444) dans un cas de kyste dermoïde et avec succès. Je sais bien d'autre part que la vessie a été nombre de fois blessée dans des laparotomies et que souvent la suture a réussi d'une manière très simple. Mais les cas ne sont pas identiques. Le pronostic est bien différent suivant que la suture est faite dans des tissus malades ou dans des tissus sains. Et je crois qu'il serait imprudent d'entreprendre une opération difficile et laborieuse qui conduirait fatalement à faire une suture de la vessie dans de mauvaises conditions.

Si l'extirpation est impossible, l'indication se borne à drainer et à aseptiser l'abcès. Pour cela deux voies sont ouvertes. On peut agir sur l'abcès par l'intérieur de la vessie, ou bien au contraire chercher à l'atteindre et à l'ouvrir par le vagin ou par la paroi abdominale.

a) *Traitement par la voie vésicale.* — On peut utiliser la voie vésicale de trois manières différentes. La plus simple consiste à dilater l'urèthre ; dans les deux autres on incise soit par le vagin, soit par l'abdomen, c'est la taille vaginale, et la taille hypogastrique.

Par la dilatation de l'urèthre, on peut se proposer deux buts : 1° obtenir l'écoulement permanent de l'urine et du pus ; 2° agir sur l'abcès pour le gratter ou le drainer.

La dilatation simple est un moyen peu puissant. Si l'urine pénètre dans l'abcès, en empêchant l'accumulation d'urine dans la vessie, en supprimant pour ainsi dire le réservoir vésical, elle évite cet inconvénient. Mais l'urine ne pénètre pas toujours dans les abcès ouverts dans la vessie. Ce qui rend surtout ce moyen peu puissant, c'est que la dilatation de l'urèthre ne garantit pas du tout l'écoulement du pus hors de l'abcès. Si l'orifice de communication est mal situé, s'il est trop petit, l'abcès se vide mal, d'une manière insuffisante, il est dans de mauvaises conditions pour guérir. Humphry (obs. 421) a obtenu une guérison dans un cas de kyste dermoïde, mais Hermann a échoué (obs. 420). Cheever (obs. 649) dans un cas d'abcès, a fait suivre la dilatation de l'urèthre d'injections antiseptiques dans la vessie. Malgré cela l'écoulement de pus a continué, et l'abcès s'est même ouvert secondairement dans le rectum. Comme ce moyen est peu puissant, souvent insuffisant, ainsi que le dit Schrœder (1), comme il expose à une incontinence d'urine persistante, je crois que ses indications sont rares. En tous cas, si on se décidait à l'employer, il ne faudrait faire qu'une dilatation modérée, afin de ne pas exposer les malades à l'incontinence.

Byford a proposé à la Société gynécologique de Chicago de pénétrer par l'urèthre pour aller gratter la face interne de la poche purulente. Mais il n'a pas cité de faits où ce procédé ait été employé. Lorsqu'on veut agir sur l'abcès soit pour le gratter, soit pour le drainer, la dilatation de l'urèthre me paraît tout à fait insuffisante. On est gêné pour agir ; on ne voit pas ce qu'on fait, le drain, si on arrive à le mettre en place, est forcément coudé et fonctionne mal.

La colpocystotomie est passible des mêmes reproches. Elle ne donne pas assez de jour, elle ne permet pas d'obtenir un drainage efficace. Hermann n'a pu guérir sa malade qu'en répétant deux fois la taille vaginale à cinq mois d'intervalle (obs. 420). Waren

(1) Schrœder. *Berlin. Klin. Wochensch.*, 1882, p. 174.

Sawyer a essayé de drainer l'abcès, mais il a dû abandonner l'opération sans être arrivé à placer son drain (obs. 664).

« On peut bien, dit Schrœder, en parlant des collections ouvertes dans la vessie, pénétrer dans l'abcès par l'urèthre dilaté, mais le drainage et le lavage ne peuvent être bien exécutés par cette voie. C'est pourquoi j'ai, dans deux cas, ouvert la vessie par la taille haute et fermé la fistule après la guérison de l'abcès. » De toutes les interventions par la voie vésicale, la taille hypogastrique est en effet la meilleure; elle permet de reconnaître l'orifice de l'abcès, d'agir sur sa paroi, de le laver, de le drainer efficacement. Mais comme toutes les méthodes, qui consistent à attaquer les abcès par la vessie, elle est passible d'un reproche sérieux. Très souvent l'orifice de communication avec la vessie est petit, pour drainer l'abcès, pour le gratter, on est obligé d'agrandir cet orifice, dont on veut justement obtenir l'oblitération. A cela, il faut ajouter que la taille haute est déjà une opération sérieuse.

En somme, tous les modes d'intervention par la voie vésicale présentent de notables inconvénients.

b) *Traitement par l'incision.* — Inciser soit par le vagin, soit par la paroi abdominale, un abcès déjà ouvert dans la vessie, il semble que ce soit exposer volontairement les malades à une fistule urinaire. Il n'en est rien. Sur 17 abcès ouverts dans la vessie qui ont été traités par l'incision vaginale ou abdominale, il n'y a pas eu un seul cas de fistule persistante. Dans un fait commun à Bernutz et à Gosselin, il était resté une fistule inguinale. Mais cette fistule a rapidement guéri sous la simple influence de l'évacuation régulière de l'urine. Donc la crainte d'une fistule est à peu près illusoire. Or comme ces incisions sont très efficaces, elles constituent la méthode de choix. Malheureusement, elles ne sont pas toujours possibles, d'où la nécessité de poser des indications.

Toutes les fois qu'un abcès spontanément ouvert dans la vessie est directement abordable soit par le vagin, soit par l'abdomen, c'est par là qu'il faut l'inciser.

Si un abcès, ouvert dans la vessie, ne peut être atteint directement on peut essayer, mais sans trop y compter, la dilatation de l'urèthre. Après échec de cette dernière, le mieux est de recourir à la laparotomie, et de ne prendre un parti définitif qu'après avoir constaté de visu l'état des choses. S'il y a peu d'adhérences, si la paroi vésicale est peu altérée, on peut tenter l'extirpation suivie de suture de la vessie ou de suture de l'orifice vésical à la paroi de l'abdomen. Si la tumeur n'est pas extirpable soit parce qu'il y a trop d'adhérences, soit parce qu'il s'agit d'un phlegmon, deux cas peuvent se présenter : si la tumeur est grosse, le mieux est de l'inciser et de la suturer à la paroi ; si la tumeur est trop petite pour être amenée au contact de la paroi, mieux vaut alors suturer la vessie à la paroi abdominale et l'inciser ensuite. Ce serait faire en somme une sorte de taille hypogastrique en deux temps.

Il y a une exception à ces règles. Si le pus a infecté la vessie, s'il existe une cystite intense, il faut faire d'emblée la taille hypogastrique pour soigner d'un coup la cystite et l'abcès.

C. **Abcès spontanément ouverts dans l'intestin.** — Voici un tableau qui comprend 117 cas d'abcès pelviens ouverts dans l'intestin :

CATÉGORIES	NOMBRE	N'ONT PAS SUBI DE TRAITEMENT				TRAITÉS APRÈS L'OUVERTURE RECTALE — Voie rectale		Voie vaginale		Voie abdominale		LAPAROTOMIE			
		Guéris	État station.	Morts	Inconnus	Guéris	Morts	Guéris	Morts	Guéris	Morts	Guéris	Morts	État station.	Inconnus
Salpingites	6	1	»	1	»	»	»	»	»	»	»	2	1	»	1
Kystes dermoïdes	5	1	»	3	»	»	»	1	»	»	»	»	»	»	»
Pelvi-péritonites	21	7	»	5	4	»	»	1	»	1	»	2 1 fistule	»	1	»
Hématocèles	4	1	1	1	1	»	»	»	»	»	»	»	»	»	»
Phlegmons	45	19	10	5	1	»	2	»	2	»	3	1	2	»	»
Abcès	36	13	4	3	»	2	1	9	»	1	»	2	1	»	»
TOTAUX	117	42	15	18	6	2	3	11	2	2	3	7	4	1	1

Sur ces 117 cas de collections purulentes spontanément ouvertes dans l'intestin, 81 n'ont pas été traités. Dans 6 cas le résultat est inconnu. Si on retranche ces 6 cas, il reste :

75 cas avec 42 guérisons, 15 états stationnaires, 18 morts ; soit une mortalité de 24 0/0 et seulement 56 0/0 de guérison.

36 ont été traités. Si on retranche 1 résultat inconnu, il reste :

35 cas avec 22 guérisons, 12 morts, 1 état stationnaire ; soit 34 0/0 de mortalité et 62,86 0/0 de guérisons.

Le taux de la mortalité n'a pas ici grande importance ; et cela pour plusieurs raisons. Parmi les abcès qui s'ouvrent dans le rectum, il en est un très grand nombre qui guérissent très facilement et très simplement. La statistique des cas non traités après l'ouverture rectale en bénéficie tout naturellement. Or ce ne sont pas ceux-là qu'on opère; mais seulement ceux qui, plus graves, ne guérissent pas spontanément, d'où une condition d'infériorité pour la statistique des cas qui ont subi un traitement après s'être ouverts. En outre il faut remarquer que dans la colonne des cas qui n'ont pas subi de traitement, 15 abcès sont portés comme étant restés stationnaires. Que sont devenus les malades dans la suite ? Beaucoup sans doute ont succombé. Enfin j'ajoute que ma statistique contient beaucoup de faits qui n'ont pas été traités antiseptiquement.

S'il est hors de doute qu'un grand nombre d'abcès ouverts dans le rectum guérissent très bien, il est non moins certain que beaucoup restent indéfiniment fistuleux et entraînent des accidents graves. L'étendue de l'abcès, l'épaisseur de la paroi, le siège de l'ouverture rectale par rapport à la poche purulente, telles sont les conditions qui modifient l'évolution ultérieure. Un petit abcès, à parois minces, qui s'ouvre par sa partie déclive guérira facilement. Un abcès volumineux, à parois épaisses, qui s'ouvre par son sommet ne se vide que par regorgement, ainsi que M. Pozzi l'a constaté dans un fait déjà cité, reste presque fatalement fistuleux. Il semble qu'il y ait là deux formes très différentes, les uns qui guérissent, les autres qui ne guérissent pas. Et on peut dire que lorsqu'un abcès ouvert dans le rectum ne guérit pas rapidement, il est fort à craindre qu'il ne guérisse pas du tout.

Il faut grandement surveiller les malades si l'on ne veut pas s'exposer à croire à une guérison qui n'existe pas. L'écoulement du pus se fait d'une manière très irrégulière, intermittente. Lorsque cet écoulement paraît avoir cessé, il faut attendre plusieurs jours, et ne proclamer la malade guérie que si le toucher a permis de constater nettement que la tumeur ne se reforme pas.

Il faut encore étudier la manière dont se fait l'écoulement, et pour cela le seul moyen est d'examiner toutes les selles. On peut distinguer dans la manière dont se fait l'écoulement, trois modes principaux. Dans certains cas toutes les selles contiennent du pus, il y en a même d'exclusivement purulentes; l'ouverture est bien placée, l'évacuation se fait bien, il y a des chances pour que l'abcès guérisse. Dans d'autres cas, l'écoulement est intermittent dès le début, ce n'est que tous les deux ou trois jours qu'on trouve du pus dans les selles; il est probable que l'ouverture est mal située, que l'abcès ne se vide que par regorgement, il est dans de mauvaises conditions pour guérir. Enfin les intermittences dans l'écoulement se font parfois à longues échéances. Un abcès s'ouvre dans le rectum, pendant quelques jours l'issue du pus se fait régulièrement à chaque selle, l'écoulement diminue, puis cesse ; mais la tumeur se reforme et ce n'est qu'au bout de plusieurs semaines ou même plusieurs mois qu'on voit de nouveau le pus apparaître dans les selles. On ne peut admettre que l'intermittence à échéances si longues soit due à ce que l'abcès se vide par regorgement. Ce qui se produit, c'est une cicatrisation de l'ouverture spontanée, et puis une véritable récidive de l'abcès. Si l'on intervient pendant la période où le pus ne s'écoule pas, ou la tumeur s'est reformée, on ne trouve plus de communication avec le rectum (voir l'observation de Durélius, n° 218). On comprend toute l'importance de ces faits, lorsqu'il s'agit de tumeur qu'il est possible d'extirper, de salpingites par exemple. En choisissant bien son moment, on n'a plus à compter avec le rectum.

Quand une salpingite s'est ouverte dans l'intestin, et que la tumeur se reproduit après la cessation de l'écoulement du pus, si, au bout d'une quinzaine de jours passés sans nouvel écoulement, on ne sent pas, par le toucher rectal, de points amincis soulevés, on est, je crois, autorisé à entreprendre la laparotomie. La tumeur découverte, on l'incise et on la vide. On examine sa face interne, autant que cela se peut. Si on trouve le siège de la perforation cicatrisée, il est prudent de ne pas essayer la décortication en ce point. Il est préférable de laisser cette partie de la poche en détruisant sa face interne soit par le grattage, soit par la cautérisation au fer rouge ou au chlorure de zinc. On enlève le reste ; et pour parer à tout accident, il est prudent de tamponner à la gaze iodoformée la région de l'ancienne perforation où on a laissé une partie de la poche. Si la perforation du rectum se produisait au cours de l'opération, il faudrait tenter d'en faire la suture. Cette suture serait évidemment dans de mauvaises conditions, puisqu'elle porterait sur des tissus altérés. Mais on en a réussi dans des conditions semblables. Je crois qu'il serait encore prudent de tamponner à la gaze iodoformée la région de la suture. Grâce à la production rapide des adhérences, si la suture échouait, le péritoine pourrait être préservé des matières fécales. Il se formerait une simple fistule stercorale, peut-être même capable de guérir spontanément.

Dans ces conditions, ce qui justifiera la tentative d'extirpation, c'est la possibilité très réelle de trouver la fistule rectale oblitérée. Mais lorsque la salpingite est en pleine communication avec le rectum, il est bien hasardeux d'en tenter l'extirpation. C'est ouvrir sûrement le rectum en un point enflammé, altéré, friable où la suture risque d'échouer. Sans doute le tamponnement à la gaze pourrait suffire à déterminer des adhérences rapides et à rendre la fistule extra-péritonéale. Tait (obs. 177) a même obtenu un succès dans un cas où il avait déchiré le rectum et où il s'est contenté de mettre un tube de verre dans la plaie. Il est sorti des matières fécales par le tube pendant plusieurs semaines, mais la guérison s'est produite (1). Ce procédé, le tamponnement ou le drainage en cas de déchirure de l'intestin, bien qu'il puisse donner des succès, n'en est pas moins un procédé de nécessité ; il ne faut pas en faire un procédé de choix.

Aussi, lorsqu'une salpingite est en communication avec le rectum, je crois qu'il ne faut pas chercher à l'extirper. Elle rentre dans la classe des tumeurs non extirpables, qui restent à étudier.

La première question à discuter est celle de l'époque de l'intervention. A quel moment un abcès ouvert dans le rectum peut-il être considéré comme incurable par les seules forces de la nature ? Il est singulièrement difficile de répondre à cette question. Dudley (2) et Andrews (3) ont cité, en y insistant, le premier une, le second deux observations de malades atteintes d'abcès ouverts dans le rectum qui avaient très bien guéri après avoir refusé la laparotomie. Sans doute, il ne faut pas trop se hâter, mais il ne faut pas attendre non plus que les parois de la poche soient épaissies, que les accidents septiques aient affaibli les malades, que les reins aient dégénéré, que la rectite chronique ait profondément altéré le rectum. Il ne faut pas attendre que les malades soient devenues inopérables, et les abcès incurables. C'est l'état général et l'état local qui doivent décider le chirurgien. Si les accidents septiques menacent l'existence, si l'abcès ne se vide que par regorgement, s'il continue à faire des progrès malgré l'ouverture spontanée, il faut se hâter. Au contraire, s'il y a peu de fièvre, si chaque selle contient du

(1) Depuis la rédaction de ce mémoire, j'ai ouï dire que certains chirurgiens ne craignaient pas d'extirper les salpingites en pleine communication avec le rectum, et se contentaient de placer un drain sans faire de suture du viscère perforé.

(2) DUDLEY. *Chicago med. J. and Exam.*, juin 1885, p. 309.

(3) ANDREWS. *Obs. Gaz. of Cincinnati*, avril 1880, p. 181.

pus, si l'abcès se vide bien, les dangers sont moindres, les chances de guérison plus considérables, il est permis de temporiser.

On peut traiter les abcès spontanément ouverts dans le rectum soit en utilisant la voie rectale, soit en les abordant par une autre route.

Byford, qui est partisan de l'incision rectale, a naturellement préconisé l'intervention par le rectum, pour les cas où les abcès sont ouverts dans ce viscère. Le procédé consiste à dilater l'anus, et à pénétrer par l'orifice spontané pour gratter l'abcès et le drainer. D'abord cette intervention n'est pas toujours possible, car il arrive assez souvent qu'on ne peut trouver l'orifice de communication avec le rectum : il est situé trop haut pour qu'on puisse l'atteindre. Quand elle est possible, est-elle efficace ? Dans les faits que j'ai recueillis, elle a été employée cinq fois, deux malades ont guéri, trois sont mortes. Ces résultats sont loin d'être favorables. Les inconvénients de cette méthode sont très sérieux. Elle oblige à agrandir l'orifice de communication avec le rectum, ce qui a pour conséquence inévitable de laisser pénétrer les matières fécales dans la cavité purulente. En outre le drainage ne peut être fait dans de bonnes conditions. Les mèches de gaze iodoformée s'imbibent de matières fécales, les drains forcément coudés fonctionnent mal, et souvent ne tiennent pas. Il en a été ainsi dans un cas que j'ai observé (obs. 641). Le premier jour, il fut à peu près impossible de faire tenir le drain en bonne position ; le second jour, ce drain déterminait des épreintes qui le rendaient intolérable. La malade n'a tiré aucun bénéfice de l'intervention, et elle est sortie de l'hôpital absolument mourante. En somme l'intervention par la voie rectale me paraît avoir trop d'inconvénients pour être conseillée.

Lorsque les abcès spontanément ouverts dans le rectum, sont directement abordables par une autre voie, vagin, paroi abdominale, ce qui empêche de les inciser, c'est la crainte de voir s'établir une fistule pyo-stercorale. Cette crainte est-elle légitime ? Fenger et Andrews (1) ont soutenu que non, et leur opinion est absolument d'accord avec les faits. Sur 31 cas qui ont été incisés soit par le vagin (13), soit par l'abdomen (5), soit par la laparotomie (incision et suture à la paroi 13), il ne s'est produit qu'une seule fistule pyo-stercorale persistante. Donc le danger de la fistule est très minime, et il ne doit pas arrêter le chirurgien. Aussi lorsqu'un

(1) Fenger, Andrews. *Loc. cit.*

abcès ouvert dans le rectum peut être atteint par une autre voie, il faut l'inciser comme s'il n'était pas ouvert. S'il proémine dans le vagin, c'est par là qu'il faut l'inciser. Mais il n'est point toujours aisé de pénétrer dans une poche qui se vide et qui par suite n'est pas tendue. Lorsque l'ouverture dans le rectum est accessible, on facilite beaucoup l'incision vaginale en introduisant dans l'abcès un stylet, une sonde, un trocart recourbé qu'on pousse et fait saillir du côté du vagin. S'il s'agit d'un phlegmon qui a envahi l'abdomen, il faut l'inciser directement par la paroi, et même faire le drainage abdomino-vaginal s'il est indiqué. Enfin si la poche, sans être adhérente à la paroi abdominale est assez volumineuse pour être amenée à son contact, il faut faire la laparotomie et la suture de la poche à la paroi. Dans tous ces cas, l'indication me paraît fort nette, parce que toutes ces incisions sont très efficaces, et que le danger de la fistule pyo-stercorale est très minime.

Mais il y a des abcès qui sont situés trop loin du vagin pour qu'on puisse les inciser sans danger par cette voie, qui sont trop petits pour qu'on puisse les suturer à la paroi après la laparotomie, et qui malgré leurs petites dimensions persistent indéfiniment et finissent par menacer l'existence. Que sont ces abcès au point de vue anatomo-pathologique ? Je ne saurais le dire exactement. Toutefois ils sont trop haut, pour être des phlegmons ; et je suis porté à croire que ce sont des salpingites ou de petites collections périsalpingiennes. Quoi qu'il en soit, cette forme clinique existe incontestablement, et les Américains (1) ont attiré l'attention sur elle à diverses reprises.

Comment faut-il traiter ces abcès ? L'embarras est très grand. Ces abcès ne peuvent être incisés ni par le vagin ni par l'abdomen ; la voie rectale, mauvaise en général, est souvent inapplicable dans ces cas, parce que l'orifice de communication est trop élevé pour qu'on puisse l'atteindre ; l'extirpation ne serait pas toujours possible et j'ai déjà dit qu'il me paraissait bien hasardeux de la tenter lorsque la poche communique avec le rectum.

Martin a proposé pour les abcès haut situés de faire la laparotomie dans le seul but de presser sur la tumeur et de l'abaisser dans le cul-de-sac de Douglas, de manière à faciliter la ponction par le vagin. Bigelow (2) s'est déclaré partisan de cette méthode. C'est, il me

(1) Voir les discussions de la Société gynécologique de Chicago en 1885.

(2) Horatio R. Bigelow. Martins Method of operating in high-seated abscesses. *Am. J. of obst.*, 1888, p. 485.

semble aller un peu loin que d'ouvrir le ventre simplement pour abaisser une collection purulente. Lorsque l'abcès est ouvert, cet abaissement violent n'exposerait-il pas à des déchirures, peut-être à la rupture des adhérences qui unissent la poche au rectum ?

Une des principales causes, qui empêche la guérison de ces abcès, ce doit être la pénétration des matières fécales dans leur foyer. Il est très probable que si on évitait cette pénétration, les abcès guériraient. On se trouverait ainsi conduit à détourner le cours des matières fécales, à faire un anus contre nature temporaire. Je ne sais pas ce que vaut cette idée. Mais les ennuis de l'anus contre nature, les difficultés et les dangers des opérations destinées à le guérir sont tels, que je crois qu'il ne faudrait avoir recours à ce moyen qu'après avoir tout épuisé.

Je ne parle pas de la périnéotomie (1). Ces abcès sont déjà trop loin du vagin : ils le sont bien plus encore du périnée.

Au contraire, il me semble que la voie ischio-rectale pourrait être utilement employée. D'après les observations que j'ai lues, ces petites collections purulentes, qui sont sans doute des salpingites, des ovarites ou des périsalpingites, sont généralement latérales ; elles sont situées au voisinage du détroit supérieur et de l'articulation sacro-iliaque ; je crois qu'on pourrait les aborder facilement, les inciser et les drainer en passant par l'échancrure sciatique. Sans doute, on ne verrait pas se produire plus de fistules après cette incision qu'après les autres. Aussi, il est possible que l'incision sacrée devienne le procédé d'élection dans le traitement de cette forme très particulière d'abcès pelviens.

(1) SÆNGER. *Cong. de Fribourg*, juin 1889.

PIÈCES JUSTIFICATIVES. — OBSERVATIONS

I. — Salpingites.

1° Salpingites traitées par l'extirpation

1. — Baumgartner. *Arch. f. Gynäkol.*, 1878, t. XIII, p. 483. — *Pyosalpingite.* — Jeune fille de 32 ans. 3 ans avant, ovariotomie gauche, pédicule extrapéritonéal; — 15 mois après, douleurs dans le pédicule et la région vésicale. Baumgärtner détache le pédicule de ses adhérences avec la paroi et avec le sommet et le fond de la vessie. La malade se remet bien. A ce moment l'ovaire et la trompe droite étaient absolument sains. Depuis 9 mois, la malade a des douleurs absolument épouvantables, surtout au moment de ses règles. Ces douleurs ont pour siège principal l'hypogastre droit. Examen sans chloroforme impossible. Sous le chloroforme, on trouve l'utérus en position normale, l'ovaire droit légèrement augmenté de volume ; le long de celui-ci, une tuméfaction du volume du pouce qui s'étend jusqu'à la ligne terminale et y est fixée. On diagnostique : tumeur de la trompe. L'opération a montré que la salpingite était purulente. — Opération : Incision sur la ligne blanche. En raison des adhérences latérales, l'auteur avait pensé à faire une incision latérale, mais comme il existait une éventration, on préféra l'incision médiane. Les adhérences latérales furent d'abord détachées. La trompe put alors être amenée dans la plaie abdominale. Il fallut encore libérer une adhérence intestinale. La partie externe du ligament large était épaissie par des exsudats inflammatoires. L'ovaire était uni au pavillon, les franges étaient raccourcies, adhérentes entre elles et à l'ovaire. La trompe avait dans toute son étendue le volume du doigt; elle était remplie de pus caséeux. Dans sa partie externe, il existait des saillies, qui très probablement seraient devenues le siège de rupture. Baumgärtner a fait le lavage du péritoine avec de l'eau à 30°. Pour dilater le cul-de-sac postérieur, il se sert d'un instrument analogue au dilatateur palpébral.

2. — J. Baumgartner. *Berl. klin. Woch.*, 3 février 1879. — 3 laparotomies sur la même personne : La 1re, 22 sept. 1875, pour kyste multiloculaire de l'ovaire gauche ; la 2e, décembre 1876, pour libérer le pédicule d'adhérences ; la 3e, 12 août 1878, salpingite purulente du côté droit. (Ovaire sain fut également enlevé.) Guérison. (C'est probablement la même que la précédente.)

3. — Fancourt Barnes. *Soc. Gynécol. anglaise*, 11 avril 1888. *Brit. med. J.*, 28 avril 1888. — Pyosalpingite opérée.

4. — Baer. *Am. J. of obst.*, 1886, p. 292. — *Obst. Society of Philadelphia*, 3 décembre 1885. — Mme X..., 42 ans, souffre dans les deux régions iliaques, surtout du côté droit: douleurs s'irradiant dans la région lombaire; ménorrhagie et leucorrhée intense dans l'intervalle des règles. Cet état datait de 9 ans, à la suite d'une fausse couche, après laquelle elle eut tous les symptômes d'une périmétrite dont elle ne guérit jamais bien. Le toucher montre l'utérus considérablement hypertrophié, et fixé par une masse endurcie qui semblait être dans les ligaments larges. Col déchiré, hypertrophie de la muqueuse guérie après un traitement approprié. Résorption de la lymphe plastique épanchée autour de l'utérus; celui-ci redevient mobile, il reste deux tumeurs. Tumeurs mal circonscrites, adhérentes d'un côté aux parois pelviennes, de l'autre à l'utérus. Diagnostic probable : Tubo-ovarite. — En février 1885, amputation du col, application de teinture d'iode et de glycérine boratée dans le vagin, sans grand résultat. Quelque temps après, exploration sous le chloroforme, on reconnaît que l'on est en présence d'une ovaro-salpingite. Une semaine après, laparotomie: la trompe, les ovaires, les ligaments larges, l'utérus, l'épiploon et l'intestin formaient un magma adhérent. Les trompes étaient très distendues : dans la trompe droite, pas de pus; liquide séreux dans la trompe gauche. On décolle les adhérences et on enlève les trompes et les ovaires; opération pénible, hémorrhagie considérable, l'opération a duré deux heures. Pas de drainage. Guérison; quitte l'hôpital cinq semaines après.

5. — Bantock. *Brit. Gyn. Journ.*, 1887, février, p. 466. — F..., 34 ans, non mariée. Douleurs dans le bassin sans dysménorrhée. Laparotomie. Double hydrosalpingite. Ovaire gauche normal, ovaire droit adhérent. Guérison.

6. — Bertram. *Berl. klin. Woch.*, 1883, n° 4. — Salpingite; 8 observations; 1 seule de pyosalpinx, c'est la seule mort (au 6e jour).

7. — Bode. *Gyn. Gesel. zu Dresden*, 6 décembre 1888. — *Cent. f. Gyn.*, 1889, p. 160. — Ulcère perforant de la trompe. Présente une trompe enlevée par lui (laparotomie) qui montre un ulcère catarrhal perforant. La malade souffrait depuis longtemps de crises récidivantes du côté gauche et demandait elle-même l'opération. A l'examen on sentait un cordon qui partait de la trompe et dont la signification était inconnue. Lors de l'opération, on constata que le cordon était formé par l'épiploon qui, par son adhérence, avait tamponné la perforation. Après le détachement de l'épiploon, l'ulcère de la trompe saigne abondamment. Guérison sans réaction.

8. — A. J. Boldt. *Med. Rec.*, New-York, 1887, t. XXXII, p. 212. — *Salpingite chez une syphilitique.* — A. A..., 22 ans, malade depuis 3 ans. Nullipare. Règles à 17 ans. Il y a 4 ans, douleur abdominale vague, règles irrégulières et peu abondantes, douloureuses. Il y a 3 mois 1/2, syphilis; au moment de son entrée à l'hôpital, un médecin la soignait pour laryngite syphilitique et plaques muqueuses dans la bouche. Toucher: Trompes, ovaires des deux côtés augmentés de volume. On diagnostique double pyosalpingite d'origine syphilitique. Laparotomie, opération facile; adhérences seulement à gauche. Guérison sans complication.

9. — H. J. Boldt. *Med. Rec.*, 1887, p. 194, t. 31. — *Pyosalpingite.* — X..., 18 ans, mariée, Ipare, pas de fausses couches. Règles à 13 ans. Depuis 5 mois, douleurs dans la région inguinale gauche, métrorrhagie, leucorrhée, miction

douloureuse. Diagnostic : pyosalpingite du côté droit. Ovaires et trompes droits augmentés de volume et prolabés. Laparotomie. Guérison.

10. — Bouilly. *Nouv. archiv.*, 1888, p. 195. Obs. I. Th. de Monprofit, p. 150. — *Salpingo-ovarite double. Ovarite suppurée à droite. Ablation des annexes par la laparotomie. Guérison.* (Les pièces ont été présentées à la Société de chirurgie le 3 janvier 1887.) — F..., 35 ans, réglée à 12 ans, mariée à 21 ans. 6 mois après son mariage, péritonite. Depuis, plusieurs attaques, mais règles très régulières. Couche non douloureuse. En février 1886, l'affection prit un caractère aigu, une collection purulente fut constatée dans la fosse iliaque droite et incisée au-dessus de l'arcade crurale le 3 septembre sous le chloroforme; 1/2 litre de pus. Un drain fut enfoncé de 12 à 15 centimètres vers le petit bassin. Cicatrisation en deux mois, rapide relèvement de l'état général. Bientôt, retour des douleurs. Le toucher permet de reconnaître à droite et un peu en arrière une masse dure, douloureuse, qui remplit en partie le cul-de-sac sans le déprimer, séparée par un petit sillon de l'utérus. La muqueuse vaginale n'adhère pas à la tumeur. Par la palpation hypogastrique, on sent une tuméfaction diffuse située à droite de la ligne médiane et remontant à un doigt de l'ombilic. 5 janvier 1887. Laparotomie. Ovaire droit gros comme une mandarine contenant du pus. Trompe dilatée et contournée. Ablation des annexes des 2 côtés. Lavage à l'eau bouillie. La malade a guéri. Mais elle a conservé des douleurs pendant un an. Les règles n'ont jamais disparu. Examen de la pièce : ovaire droit gros comme une mandarine et transformé en une série de poches purulentes variant du volume d'une noix à celui d'un pois et contenant du pus phlegmoneux ou du pus concrété, comme caséeux. Pas de tubercules. La trompe, grosse comme le petit doigt, fort irrégulière, contient du pus. Parois très hypertrophiées. A gauche pas de pus dans l'ovaire, peu de pus dans la trompe.

11. — Championnière. *Soc. de chir.*, 18 janvier 1888, p. 65. *Soc. obst. et gynécol.*, 12 janvier 1888. — *Salpingite suppurée.* — F..., 37 ans. 31 décembre 1887, ponction d'une tumeur abdominale. J'avais retiré 1200 grammes de pus, et j'estimais que ce grand volume de liquide pouvait exclure l'idée d'une trompe suppurée. 9 janvier 1888. Laparotomie. Je ponctionnai d'abord une tumeur gauche très douloureuse. J'en retirai un litre de pus. L'extirpation de cette tumeur, qui n'était autre que la trompe gauche, fut extrêmement laborieuse, parce qu'elle avait des adhérences extrêmement solides au niveau du ligament large gauche. On n'a pu trouver l'ovaire. Du côté droit, tumeur plus volumineuse. C'était celle qui avait contenu au moins 1200 gr. de liquide. L'extrémité interne de la trompe contient un peu de matière caséeuse. Ovaire parfaitement intact. Guérison. L'examen histologique n'a pas été fait. La menstruation avant l'opération était parfaitement conservée.

12. — Championnière. *Soc. de chir.*, 8 février 1888, p. 145. *Soc. obst. et gyn. de Paris*, février 1888, p. 64. — F..., 35 ans. Phénomènes d'ataxie avec paralysie de la vessie. 30 janvier 1888. Laparotomie. A droite : trompe kystique. Ablation de la trompe et de l'ovaire très adhérent. Côté gauche : trompe normale et ovaire contenant quelques petits kystes. Ablation. Guérison.

13. — Championnière. *Soc. obst. et gyn. de Paris*, février 1888, p. 64. *Soc. de chir.*, 8 février 1888, p. 145. — F..., 24 ans. Mariée depuis 4 ans. Au commencement de 1887, fausse couche. Utérus petit. Rien d'anormal dans les culs-de-sac. En refoulant l'utérus sur la main qui palpe l'abdomen, on sent que l'aire du petit bassin est occupée par une tumeur qui est douloureuse à la pression. Pas de troubles menstruels. 6 février 1888. Laparotomie. Du côté gauche, tumeur constituée par la trompe dilatée ; cette trompe est séparée de l'ovaire sain qui est enlevé séparément. A droite, seconde tumeur formée par la trompe droite, beaucoup plus mobile, mais enveloppant l'ovaire en quelque sorte. Guérison. Il y a encore une observation d'hydrosalpingite unilatérale. Guérie par l'ablation.

14, 15. — Holliday Croom. *Edinb. med. J.*, février 1887, p. 673. — 2 cas de salpingites dont 1 blennorrhagique. Guérison.

16. — Clinton Cushing. *Pac. med. and surg. J.*, 1888, p. 199. — *Pyosalpingite droite et abcès rétro-utérin. Drainage par le vagin.* — Laparotomie. Ablation des 2 ovaires et des 2 trompes. Guérison.

17. — Clinton Cushing. *Amer. Journ. of obst.*, 1888, p. 1070. — *Salpingites blennorrhagiques. Laparotomie.*— F..., 27 ans. Séduite 9 ans avant. Depuis ce temps, inflammation chronique du bassin avec attaques répétées. Elle s'est mariée. Aggravation de tous les symptômes. Son mari a pris la blennorrhagie, abcès probable. Laparotomie. La trompe droite est distendue, avec du pus à son extrémité large et il existe un abcès pelvien avec quelques grammes de pus. Ablation des deux trompes et des deux ovaires. Microcoques dans les deux trompes. Guérison.

18. — Czempin. *Gesells. f. Geb. und Gyn. zu Berlin*, 8 février 1889. *Cent. f. Gyn.*, 1889, p. 185. *Deustch. med. Wochensch.* — *Pyosalpingite double.* — F..., 40 ans. A gauche, trompe large de 12 cent. et remplie de pus caséeux. Son extrémité abdominale est si adhérente à l'S iliaque, qu'il est impossible de la séparer. Il resta adhérent à l'intestin un morceau large comme une pièce de 2 marks et épais de quelques millimètres. La trompe droite mesurait 22 cent. de long. Parois très épaissies. Contenu purulent. Elle se continuait sans interruption avec l'ovaire suppuré. Les deux cavités ovarienne et tubaire communiquaient. Derrière l'utérus, kyste para-ovarien de la grosseur de 2 poings qui se rompt pendant l'opération. La convalescence est troublée par des accidents d'iléus (5 à 6 jours après l'opération). Albuminurie. Abcès pariétal. Décubitus. Guérison.

19, 20, 21, 22, 23, 24, 25, 26, 27. — Doléris. *Journal de méd. de Paris*, nos 7 et 8, 1889. — Neuf laparotomies pour salpingo-ovarite. Tous cas graves. 1 mort (c'est le seul cas qui ait été drainé, mais le drain paraît n'avoir été pour rien dans l'affaire).

28. — A. P. Dudley. *Am. J. of obst.*, 1888, p. 1275. — 26 ans. Mariée depuis 5 ans, deux enfants, trois fausses couches. Réglée à 17 ans. Règles peu abondantes et toujours douloureuses, ni ménorrhagie, ni métrorrhagie. Pelvi-péritonite il y a un an. Crise tous les mois depuis. Diagnostic : Salpingites avec adhérences. Pas d'amélioration après un an de traitement local. Laparotomie le 5 octobre 1888. Trompes adhérentes ; les pavillons fixés aux ovaires. Ablation des 2 côtés. 16 octobre. La malade est convalescente.

29. — Dudley. *Am. J. of obst.*, 1888, p. 1275. — 29 ans. Mariée depuis 7 ans, un enfant, pas de fausse couche. Règles abondantes et douloureuses, une métrorrhagie, pas de leucorrhée. Six mois de traitement à l'hôpital sans soulagement. Douleurs dans le siège et les côtés ; fréquentes attaques d'inflammation pelviennes. Utérus rétroversé et fixé. Diagnostic : Rétroversion et salpingite avec adhérences. Laparotomie le 4 octobre 1888. Petite pyosalpingite de chaque côté. Ablation des trompes. L'utérus est mobilisé et fixé en avant par le raccourcissement des ligaments ronds. 16 octobre. La malade est convalescente.

30. — Edis. *Brit. Gyn. Journal*, février 1887, p. 447. — Ovarite chronique et double pyosalpingite. Castration. Guérison lente.

31. — F. Fasola. *Soc. méd. de Florence. Gaz. delle cliniche*, février-mars 1886.—*Vomissements incoercibles chez une femme opérée d'ovaro-salpingite.*— F..., 35 ans. Dix grossesse normales. Métrite à la suite de la dernière. Saignée à plusieurs reprises pour métrite. Troubles hystériques apparaissent. P. Chiara diagnostique ovarite, périovarite, salpingite. Laparotomie. Ablation, vomissements incoercibles, accès hystérique. A partir du cinquième jour, abaissement de température. Six jours après l'opération, ablation des points de suture. Le flanc se rouvre sous l'influence d'un effort de vomissement. Nouvelles sutures. Mort 10 jours après l'opération. *Autopsie :* Rien ; si ce n'est 30 centimètres cubes de sang non putréfié dans le petit bassin. Attribue la mort aux vomissements.

32. — Fraipont. *Ann. de Liège,* septembre 1888. *Cent. f. chir.*, 1889, nº 13, p. 238. — *Pyosalpingite double.* —F..., 29 ans. Douleurs de ventre depuis un an. On trouve à droite de l'utérus une tumeur grosse comme une tête d'enfant, qui remplit toute la courbure sacrée. On diagnostique : kyste de l'ovaire. Laparotomie par V. Winiwarter. On constate que la tumeur est formée par la trompe droite à contenu purulent. La trompe gauche est également purulente. Petit volume. Extirpation des deux. Guérison sans incident. Étiologie inconnue.

33, 34. — Hofmeier. 39e cong. de méd. et nat. allem. — 3 cas d'hydro et de pyosalpingites. Deux guéris.

35. — Francis Imlach. *The Liverpool medico-chirurgical Journal*, janvier 1886, p. 185. — F..., 25 ans, malade depuis cinq ans. Entre à l'hôpital avec une température de 105º. J'enlevai les ovaires et les trompes le 7 janvier 1884, Guérison complète. Les trompes étaient remplies de sang et de pus.

36. — Imlach. *Lancet,* 1886, t. II, p. 774. — *Pyosalpingite. Laparotomie.* —E. F..., 23 ans, entrée à l'hôpital le 4 août. Avant son mariage, elle a eu un psoriasis syphilitique. 3 fausses couches. Douleurs abdominales constantes. Toucher : Trompe gauche augmentée de volume. Le 4 septembre. Laparotomie. Trompe gauche adhérente, pleine de pus ; elle est enlevée. La trompe droite et l'ovaire droit sont parfaitement sains ; on ne les enlève pas. Guérison.

37. — Janvrin. *Obst. Soc. of New-York*, 3 novembre 1885. *Am. J. of obst.*, 1886, p. 36. — F..., 40 ans. Vierge. Hymen intact. Douleurs constantes dans le côté droit, il y a deux ans. A ce moment, Janvrin croit qu'il a senti une légère dilatation de la trompe droite. Dans le dernier hiver, elle a eu deux fois des écoulements de pus par le vagin, environ 8 jours avant ses règles. Douleurs dans le côté gauche semblables à celles du côté droit. Nouvelle décharge purulente pendant l'été. Ablation sans difficulté ; il n'y avait pas d'adhérence. L'ovaire et la trompe gauches étaient les plus malades. La malade va très bien (5 jours).

38. — JONES. *Am. J. of obst.*, 1888, p. 158. — Cinq cas, un seul suppuré. — F..., très délicate, 31 ans, mariée depuis 12 ans. 4 enfants. Malade depuis 10 ans. Annexes tuméfiées et prolabées dans le cul-de-sac de Douglas. Utérus en rétroversion adhérente. Traitement : massage, etc., ne guérit pas. Laparotomie le 14 mars 1887. Guérison parfaite. (Revue en juillet 1887.) Examen microscopique : salpingite parenchymateuse suppurative. Ovarite interstitielle,

39, 40, 41. — LEOPOLD. *Soc. de Dresde. Cent. f. Gyn.*, 1886, p. 25. — *Salpingite.* — I. Double pyosalpingite, grosse comme le poing, très mobile, peu d'adhérences. Enlevée avec l'ovaire. Cautérisation du pédicule. Guérison. — II. Blennorrhagie. Ablation de deux trompes très adhérentes et d'un myôme sous-péritonéal. Mort le 5e jour. Septicémie. Une ligature a glissé. III. — Trompes très adhérentes. Une ligature lâche. Mort le 6e jour.

42. — LEOPOLD. *Soc. de Dresde. Cent. f. Gyn.*, 1886, p. 29. — F..., 36 ans. Accouchements en 1867 et 1870. En parfaite santé jusqu'à il y a 3 ans. Depuis 2 ans, douleurs dans le ventre. Utérus au milieu. A droite de l'utérus, tumeur kystique grosse comme une pomme. A gauche, mais bien plus bas, une tumeur fluctuante de même grosseur. Diagnostic : double pyosalpingite. Juin 1885. Opération. Ovaire droit normal. Trompe droite dilatée. Ablation des deux. Du côté gauche, l'ovaire et la trompe sont réunis en une masse du volume du poing, très adhérente dans le fond du cul-de-sac de Douglas. On ne peut l'enlever. La malade se trouve maintenant très bien. S'il survient des douleurs du côté de la tumeur qui est restée, on l'ouvrira par le vagin.

43. — LONGAKER. *Trans. of the obst. Soc. of Philad.; American Journal of obst.*, vol. XX, p. 186, 1887. — F..., 33 ans. 1 accouchement. Syphilis. Vieille périmétrite. Pyosalpingite double. Opération difficile. Guérison.

44, 45. — MACDONALD. *Edinb. med. J.*, 1884, p. 97. — 2 cas : I. F..., 33 ans. Affection consécutive à une fausse couche, compliquée de rétention placentaire. Ablation des 2 trompes et des 2 ovaires. Ovaires scléreux. Trompe contenant du liquide (?). — II. F..., 35 ans. Douleurs depuis 10 ans. Ablation des 2 trompes et des 2 ovaires. Guérison.

46. — MARTIN. *Soc. obst. de Berlin*, 26 mars 1887. — *Abcès ovarique bilatéral.* — F..., 43 ans. 6 enfants. Depuis près d'un an, blennorrhagie du vagin et de l'urèthre. Depuis six mois, violentes douleurs abdominales et ménorrhagies profuses. Examen. A gauche, tumeur qu'on peut parfaitement isoler de l'utérus, qui s'étend jusqu'à la paroi pelvienne et remonte à une largeur de main de l'ombilic. A droite, tumeur semblable, mais plus petite. Laparotomie. Extirpation des 2 tumeurs. 2 ovaires suppurés. Trompe gauche, purulente. Trompe droite, kystique. Durée de l'opération : 36 minutes. Guérison régulière.

47, 48. — A. MARTIN. *Gesells. f. Geb. und Gyn. zu Berlin. Cent. f. Gyn.*, 1886, p. 347. — 1re opération : Ablation de l'ovaire droit avec une pyosalpingite. 2e opération : Ovaire gauche avec une hématosalpingite. La femme continue à être réglée (sans ses trompes). Ce qui restait de l'ovaire droit est devenu malade.

49. — MUNDE. *Obs. Soc. of New-York. Am. J. of obst.*, 1887, p. 58. — Double pyosalpingite. Abcès de l'ovaire gauche. Laparotomie. Guérison.

50. — ORTHMANN. *Zeitsch. f. Geb. und Gyn.*, no 19, 1887, p. 264. *Berl.*

klin. Woch., nº 14, 1887. — Salpingite purulente blennorrhagique. Extirpation. Guérison. Gonocoques d'un côté, non dans la paroi de la trompe, mais dans le pus. De l'autre côté, pas de gonocoques. Contenu catarrhal. Pas de pus.

51. — Orthmann. *Soc. obs. et gyn. de Berlin*, 12 novembre 1886. — *Carcinome de la trompe et abcès de l'ovaire.* — F..., 46 ans. Mariée depuis 3 ans. Jamais d'enfants. Ménorrhagies et augmentation de volume du ventre. Examen : A droite de l'utérus et très étroitement accolé à lui, tumeur du volume d'une tête d'enfant, à surface égale et de consistance assez dure. A gauche et un peu en arrière, seconde tumeur plus petite et de consistance molle. Laparotomie. La tumeur droite est formée par la trompe, très épaissie, très sinueuse et s'abouchant dans l'ovaire qui présentait deux cavités contenant du pus, l'une d'elles étant plus grosse que le poing. Quant à la tumeur située à gauche, elle était le résultat d'une hydropisie enkystée du péritoine. L'extrémité externe de la trompe est le siège d'un carcinome primitif de la muqueuse tubaire.

52. — Parish. *Obst. Soc. of Philad. Am. J. of obst.*, 1888, p. 633. — Tumeur qui s'élève jusqu'à l'ombilic, miction et défécation difficiles. Incision médiane : il passe un doigt dans le bassin, mais ne peut se rendre compte de la situation. La tumeur, autant qu'on pouvait s'en rendre compte, était un abcès, mais il n'y avait pas de fluctuation. Il fit une autre incision au-dessus du ligament de Poupart, ouvrit et draina l'abcès sans ouvrir la cavité péritonéale. Alors il élargit l'incision médiane et trouva l'utérus enveloppé dans la masse. Il croit qu'une pyosalpingite était l'origine de tout. De l'autre côté, il y avait une pyo-salpingo-ovarite, mais sans adhérence. Le pus s'échappe de la trompe pendant l'ablation. Au fond du bassin, à droite et en arrière de l'utérus, il y avait une tumeur grosse comme deux poings ; les parois étaient minces. Aucune connexion avec l'ovaire, les trompes et le parovaire. Ponction. Une pinte de liquide clair. Le kyste s'affaisse et disparaît. Drainage. Guérison.

53. — Péan. *Rev. médico-chir. des mal. des femmes*, 25 février 1889, p. 86. — Castration tubo-ovarienne en mars 1882 pour une inflammation des trompes et des ovaires. Guérison. 3 ans après, retour des douleurs. Hystérotomie vaginale en 1886.

54. — C. B. Penrose. *Americ. Journ. of obst.*, 1888, p. 1189. — Malade traitée en 1884 pour cellulite chronique. Mariée, 2 enfants, le dernier 5 ans avant. En 1886, on diagnostique kyste de l'ovaire gauche et de la trompe. Il y a une semaine, on diagnostique pyosalpingite. Les trompes et les ovaires furent trouvés au fond de la concavité du sacrum. L'ovaire gauche contenait un drachme de pus.

55. — Porter. *Medical news of Philad. J.*, XLI, 1885, p. 362. *Pyosalpingite.* — F..., 37 ans. Réglée à 16 ou 17 ans, jamais régulièrement, mariée 6 ans, pas d'enfant. A toujours souffert de disménorrhées, douleurs dans le sacrum et la partie inférieure de l'abdomen. Douleurs plus vives dans les 3 dernières années. Novembre 1884. Pessaire qui amène cellulite. En janvier 1885 douleurs plus violentes. On trouve l'ovaire droit prolabé. Il existe du côté gauche de l'utérus une masse sensible qui augmente rapidement de volume et prend la forme d'une saucisse. Opération le 14 février. Laparotomie médiane. Trompe gauche légèrement adhérente entourant l'ovaire, distendue par le pus. Un peu de pus s'échappe de l'extrémité interne de la trompe, mais il est recueilli sur les éponges. Les annexes droites non malades sont laissées en place. Pas de lavage, pas de drain. Les règles paraissent le lendemain de l'opération. Guérison.

56. — Pozzi. *Soc. de chir.*, 1887, 9 octobre, p. 574. — *Pyosalpingo-ovarite suppurée.* — 21 ans. Entre le 25 juillet 1887 à Pascal. Réglée à 15 ans régulièrement, 1 enfant d'un an. En juillet 1886, un mois après l'accouchement, entre chez Gallard. En février 1887, nouvelle crise. Deux mois plus tard, elle est améliorée quand elle contracte une blennorrhagie, à la suite de laquelle tous les symptômes s'aggravent. Depuis, la malade n'a pas quitté le lit. Hémorrhagie tous les 15 jours pendant 4 ou 5 jours. Toucher. Dans le cul-de-sac latéral gauche, tumeur assez volumineuse, allongée, irrégulière, qui repousse l'utérus à droite. Dans le cul-de-sac droit, deuxième tumeur moins volumineuse. Opération le 9 juillet 1887 : Pas de drain. Abcès de la paroi abdominale. Guérison. Examen de la pièce : Côté gauche. L'augmentation de volume de la trompe porte principalement sur le tiers interne de l'organe. En effet, si l'on compare le volume des deux tiers externes à celui d'un médius d'adulte, celui du tiers interne peut être comparé au volume d'une noix. Pus dans la trompe. Petit foyer purulent dans l'ovaire. Côté droit : Trompe contournée : pas de pus, mais au niveau de la portion qui correspond à l'orifice utérin, on constate une infiltration purulente dans l'épaisseur des parois. Petit kyste sur l'ovaire. Examen hystologique par Brault. La couche musculaire est considérablement épaissie. L'épithélium est détruit dans une grande étendue. Pas de gonocoques. Pas de tubercules.

57, 58, 59, 60, 61, 62. — Price. *New-York med. Journ.*, 1886, p. 458, t. II. — 6 pyosalpingites, toutes blennorrhagiques. 1 mort (lésions cardiaques).

63. — Price. *Am. J. of obst.*, 1888, p. 525. *Soc. de Philad.* — Femme, 28 ans. Mariée depuis 12 ans. Cinq enfants. Le plus jeune a 3 ans. Une fausse couche il y a 8 ans. Diagnostic : Fibrome utérin, double salpingo-ovarite. Laparotomie. A gauche, pyosalpingite. Ovaires et trompes sont enlevés des deux côtés. Légère adhérence. Pas de lavage ; pas de drainage. Le résultat n'est pas indiqué.

64. — Price. *Obst. Soc. of Philadelphia*, 7 octobre 1886. *Am. J. of obst.*, 1886, p. 1273. — Double pyosalpingite, etc. Présentation de pièces. Pyosalpingite double. Kyste du ligament large droit et abcès de l'ovaire du même côté.

65, 66, 67. — Joseph et M. Price. *Am. J. of obst.*, 1887, p. 65. — 3 spécimens de pyosalpingite d'origine blennorrhagique présentés à la Société obstétricale de Philadelphie.

68. — J. Price. *Obst. Soc. of Philadelphia*, 7 avril 1887. *Am. J. of med. sc.*, 1887, p. 870. — J. Price a enlevé, il y a 6 mois, une grosse pyosalpingite de la trompe droite. La femme est maintenant enceinte.

69, 70. — Joseph Price. *Obst. Soc. of Philadel.*, 4 mars 1886. *Am J. of obst.*, 1886, p. 621. — Spécimen de pyosalpingite provenant de deux malades. Pas de résultats.

71. — W. R. Pryor. *New-York med. rec.*, 22 septembre 1883. — *Salpingite.* — F..., 42 ans. 2 accouchements. 2 avortements. Malade depuis sa dernière fausse couche, 3 ans. Hémorrhagies et violentes douleurs, une opération pour déchirure du col diminue les hémorrhagies, mais les symptômes d'inflammation pelvienne persistent. Utérus mobile d'avant en arrière, fixé latéralement surtout à gauche. Les 2 ovaires sont augmentés de volume. La trompe gauche est épaissie. Écoulement du pus par l'orifice externe de l'utérus, qui s'augmente quand on presse sur la trompe gauche. Laparotomie. Ovaire gauche prolabé, adhérent dans le fond du bassin avec la trompe. Ovaire droit adhérent. Trompe libre. Les annexes des 2 côtés sont enlevées sans difficultés. Thermocautère. Guérison sans incident. Légère menstruation le 31e jour.

72, 73. — ROBSON. *Soc. méd. chir. de Leeds et West Riding*, 6 novembre 1885. *Brit. med. J.*, 14 novembre 1885, p. 918. — 5 cas : 2 pyosalpingites, 1 hydrosalpingite, 2 salpingites avec kyste du ligament large et cirrhose de l'ovaire. Tous guéris.

74. — ROUTIER. *Rev. de chir.*, avril 1889, p. 287. Obs. XIV. — *Hydrosalpingite.* — Laparotomie le 5 janvier 1889. Péritonite. Réouverture du ventre. Lavage 7 janvier. Soulagement. Mort le 8 janvier à 5 heures du matin.

75. — ROUTIER. *Rev. de chir.*, 1889, avril, p. 286. Obs XIII. — *Pyosalpingo-ovarite double. Laparotomie. Guérison.* — F..., 25 ans. Réglée à 12 ans. Mariée. Peu après son mariage, il y a 3 ans, douleurs dans le ventre et les cuisses; les règles durent 15 jours. Jamais de grossesse. 2 janvier 1889. Laparotomie. Adhérences épiploïques à la paroi abdominale et au détroit supérieur. Trompes et ovaires agglomérés et fortement adhérents dans le fond du petit bassin des deux côtés de l'utérus. Contenu des trompes mucopurulent. Les 2 ovaires sont criblés de petits kystes hématiques. Guérison.

76. — ROUTIER. *Rev. de chir.*, avril 1889, p. 284. — *Pyosalpingite double. Laparotomie. Mort par déchirure de la trompe.* — S..., 21 ans, réglée à 13 ans toujours très abondamment. Accouchement le 17 juin 1888. Délivrance artificielle ; cinq semaines au lit avec pertes purulentes. Depuis, douleurs dans le ventre, les reins et les cuisses. 20 novembre. Laparotomie. Mort de septicémie. Ostium uterinum béant. Déchirure de la trompe par le fil. Pus, pas de bacilles, pas de gonocoques. Beaucoup de cocci et de streptococci.

77. — ROUTIER. *Soc. de chir.*, 1888, 14 novembre, p. 872. *Rev. de chir.*, avril 1887, p. 283. Obs. X. — *Pyohémato-salpingite double. Laparotomie. Guérison.* — 30 ans. Bien réglée depuis 15 ans, abondamment. Mariée à 20 ans. 25 ans, fausse couche : puis 2 grossesses menées à terme. Depuis deux ans, sans cause appréciable, douleurs vives dans le ventre, qui augmentent au moment des règles, mais qui sont calmées par l'écoulement du sang. Pertes sanguinolentes dans l'intervalle des règles qui durent 10 jours. 30 octobre 1888. Laparotomie. A gauche, ovaire et trompe adhérents au petit bassin, surtout en avant vers le trou obturateur. Ablation de la trompe qui contient un magma sanguinolent. L'ovaire reste. A droite, ablation, kystes séreux et sanguins dans l'ovaire, liquide jaune verdâtre dans la trompe. Guérison,

78. — ROUTIER. *Soc. de chir.*, 14 novembre 1888, p. 871. *Rev. de chir.*, avril 1889, p. 283. — L..., 22 ans. Réglée à 12 ans. Mariée à 19. Accouchement à terme 9 mois après. 14 jours après, elle est prise de douleurs dans le ventre et n'a plus cessé de souffrir, surtout à gauche. Les règles sont régulières, mais profuses. Leucorrhée dans l'intervalle. Une métrorrhagie qui dure depuis 12 jours l'amène à Laënnec. 25 septembre 1888. Laparotomie. Extirpation.

Sang noir dans la trompe gauche; liquide brun jaunâtre dans la trompe droite. Éruption iodoformique. Guérison.

79. — ROUTIER. *Soc. de chir.*, 14 novembre 1887, p. 868. *Rev. de chir.*, avril 1889, p. 279. Obs. V. — C..., 30 ans, réglée à 15 ans 1/2. Mariée à 20 ans en 1879. Une fausse couche. Trois accouchements normaux, puis une fausse couche en 1885. Après cette dernière, plusieurs crises de douleurs abdominales. Examen : annexes droites dans le cul-de-sac de Douglas, annexes gauches derrière le pubis. 13 juillet 1888. Laparotomie. Extirpation. A gauche, trompe soudée à l'ovaire, dilatée et hypertrophiée, contenant du pus, le tout fortement adhérent surtout en avant. A droite, trompe plus grosse, soudée aussi à l'ovaire, qui est gros comme une mandarine, présente plusieurs kystes sanguins et est adhérent dans le cul-de-sac rétro-utérin. Pas de drainage. Guérison complète.

80. — ROUTIER. *Soc. de chir.*, 14 novembre 1888, p. 866. *Rev. de chir.*, avril 1889, p. 277. — A..., 28 ans. Souffre du ventre depuis une fausse couche qui remonte à 3 ans. Règles irrégulières. « Il semble qu'il s'écoule du pus par le museau de tanche. » 30 août 1887. Laparotomie. Les trompes sont dilatées, tortueuses, grosses comme les deux pouces. Les ovaires font corps avec le pavillon; le tout très adhérent aux parois du petit bassin. La trompe droite contenait du pus. Pas de drain. Péritonite suppurée. Mort le 3 septembre.

81. — RUTHERFORD. *Brit. gyn. Journ.*, 1887, p. 467. — F..., 24 ans. Mariée depuis 5 ans. Accouchement il y a 4 ans. Depuis 2 ans, dysménorrhée et douleurs. Laparotomie. Les annexes gauches sont adhérentes dans le cul-de-sac de Douglas. Du côté droit, elles sont altérées. Extirpation. Guérison.

82. — SAENGER. *Cent. f. Gyn.*, 1884, p. 508. - F..., 24 ans. Mariée depuis 2 ans. Accouchement à 6 mois en juillet 1882. Quelques mois plus tard, ménorrhagies graves. Douleurs dans l'hypogastre, particulièrement à gauche ; légers accès de fièvre au commencement du traitement, novembre 1883 ; elle était depuis longtemps au lit. Endométrite purulente. A gauche, pyosalpingite, périsalpingite et péri-ovarite. A droite, on ne sentait que l'ovaire prolabé ; grossi et sensible. Après épuisement des palliatifs, opération le 2 janvier 1884. Extirpation. Ligature sur la corne même de l'utérus. Pelvi-péritonite. Accidents d'iléus. Guérison.

83, 84, 85, 86. — SAENGER. 57 *Versammlung; Cent. f. Gyn.*, 1884, p. 650. — 4 opérations pour salpingite blennorrhagique. 1 résultat parfait. 1 exsudat périmétritique gros comme un œuf de poule complètement résorbé. 1 exsudation semble en voie de résorption. 1 exsudat qui persiste. Résultat négatif.

87. — SAENGER. *Am. J. of obst.*, 1887, p. 317. Observ. p. 323. — Un médecin fait l'abrasion de la muqueuse utérine sans précautions antiseptiques. Infection : pelvi-péritonite exsudative. Après sa disparition on sent facilement les trompes épaissies du volume d'un pouce. Opération. Les deux trompes avaient des parois épaisses et contenaient du pus épais ressemblant à celui qui se trouve dans un abcès ; les ovaires très petits étaient enveloppés dans une masse de tissu connectif. J'enlevai les trompes, mais laissai les ovaires. La femme a bien guéri.

88. — SCHAUTA. *Arch. f. Gynæk.*, 1888, vol. XXXIII, p. 27. Obs. III. — M. D..., 26 ans, 4 enfants. Depuis deux mois, règles profuses, dans l'intervalle leucorrhée. Depuis une semaine violentes douleurs sous forme de coliques. Près de la corne gauche de l'utérus, petit noyau gros comme une noisette. A droite, trompe grosse comme un crayon. Fort catarrhe utérin. Salpingectomie bilatérale. 13 août 1887. Succès complet.

89. — SCHAUTA. *Arch. f. Gyn.*, 1888, vol. XXXIII, p. 27. Obs. VI. — A. P..., 25 ans. 1 enfant il y a 5 ans. Fièvre à la suite. Depuis ce temps, métrorrhée, ménorrhée et leucorrhée. Depuis six mois, très violentes douleurs sous forme de coliques dans les 2 hypogastres ; viennent par crises 2 ou 3 fois dans les 24 heures quand la malade est au repos, toutes les 2 heures et plus quand elle travaille, durant de 4 à 5 minutes. Dans les derniers temps les douleurs ont augmenté. Utérus un peu gros, antéfléchi. Petit noyau aux deux cornes. Endométrite. 9 novembre. Double salpingectomie. Résultat parfait. Pyosalpingite sans gonocoques.

90. — SCHAUTA. *Arch. f. Gyn.*, 1888, vol. XXXIII, p. 27. Obs. IX. — V. P..., 25 ans. Nullipare. Depuis 4 ans douleurs dans l'hypogastre gauche, venant par crises toutes les 12 ou 15 minutes tous les jours. Les douleurs sont extrêmement violentes. A la corne gauche de l'utérus, petite tuméfaction ronde. 20 décembre 1887. Salpingectomie. Les douleurs cessent aussitôt. Plus tard se formèrent autour des ligatures de petits noyaux douloureux contre lesquels le massage fut employé avec succès.

91. — SCHAUTA. *Arch. f. Gyn.*, 1888, vol. XXXIII, p. 27. Obs. X. — Ch. B..., 22 ans. Douleurs depuis 3 ans, surtout dans la marche, particulièrement au moment des règles. Leucorrhée depuis longtemps. Utérus antéfléchi. Les 2 trompes forment des cordons durs. Les 2 ovaires adhérents à la paroi du bassin sont sensibles. 7 janvier 1888. Double salpingectomie. Il se forme à gauche un petit exsudat du volume d'une noix, qui disparaît en 3 semaines sous l'influence du massage.

92. — SCHAUTA. *Arch. f. Gyn.*, 1888, vol. XXXIII, p. 27. Obs. XIII. — Opération. D'un côté, kyste tubo-ovarien. De l'autre, pavillon ouvert. Des deux côtés, petit noyau gros comme un pois à la corne utérine.

93. — OSCAR SCHLESINGER. *Th. de St-Pétersbourg*, 1887. — *Pyosalpingite gauche.* — A. M..., 22 ans, multipare. La maladie a commencé aussitôt après le mariage, il y a 3 ans. Douleurs dans le bas-ventre, surtout à gauche avec irradiation dans la jambe. Leucorrhée, mictions fréquentes et douloureuses. Infection gonorrhéique probable. A gauche, tumeur du volume d'une orange. Laparotomie par Slawjansky. La tumeur est enlevée intacte. Le pédicule est touché au thermocautère. Guérison rapide.

94. — J. SCHRAMM. *Gyn. ges. zu Dresden*, 6 décembre 1888 ; *Cent. f. Gyn.*, 1889, p. 160. — F..., 37 ans. 19 accouchements (11 à terme, 8 prématurés). Kyste, gros comme une noix, de l'extrémité terminale de la trompe gauche. Ablation par laparotomie. Guérison. Disparition des douleurs.

95, 96. — J. GREIG SMITH. *Lancet*, 1885, 17 janvier. — 2 pyosalpingites. Opération. Laparotomie. Guérison.

97. — SOUTOUGIN. *Wratch.*, 1866, n° 16, p. 297. — *Salpingite hypertrophique.* — Observation analogue à celle de Kaltenbach. On n'a pas trouvé de gonocoques. Ablation des trompes par laparotomie. Guérison. Ces trompes étaient dilatées avec hypertrophie de leur musculature et de la muqueuse. Sténose du canal et oblitération des orifices abdominaux.

98. — F. Stemann. *Th. de Kiel*, 1888, p. 30. Cas. V. — A. J.., 32 ans. Entre le 19 mars 1887. Toujours bien portante, pas d'enfant, règles régulières pas de leucorrhée. Cinq semaines avant son entrée, quelques douleurs dans le ventre, violentes douleurs lombaires. Dernières règles le 28 février, très douloureuses, plus abondantes que de coutume. Dans les 8 derniers jours, les douleurs, devenues plus violentes, obligent la malade à garder le lit. État: Abdomen augmenté de volume et très tendu. Dans l'hypogastre du côté gauche, tumeur très douloureuse. Écoulement vaginal. Pas de gonocoques. 31 mars. Laparotomie. La trompe gauche est transformée en une tumeur en forme de massue. Le pavillon est au fond de la cavité de Douglas. L'extrémité ampullaire a le volume d'un œuf de poule. Le ligament large est fortement infiltré. Ligature; on ouvre au ciseau un tout petit abcès; aussi on continue la section au thermocautère. La trompe droite est peu augmentée de volume. Pavillon oblitéré. Ablation avec l'ovaire. Le pédicule est touché au thermocautère. Suture sans drain. 2 heures. Mort le 3 avril. Péritonite purulente. Quelques gonocoques surtout dans la trompe droite.

99, 100, 101, 102, 103, 104, 105, 106, 107, 108, 109, 110, 111, 112, 113, 114, 115, 116, 117, 118, 119, 120, 121, 122, 123, 124. — Tait. *Am. J. of obst.* 1887, p. 478. — Cas II, p. 482. Troubles nerveux, variés et singuliers. Ablation d'un ovaire prolabé et adhérent. Persistance des accidents. L'autre ovaire était sain au moment de l'opération. On ne sait pas ce qu'il est devenu depuis. Tait pense qu'il est malade, et qu'il cause les désordres, mais aucune preuve. — Cas III, p. 483. Ablation de l'ovaire et de la trompe gauches. Amélioration puis rechute. Ablation de l'autre ovaire. (Le 1er pédicule n'est pas adhérent.) Guérison. — Cas IV, p. 485. Hématosalpingite gauche. Ablation La malade souffre toujours. — Cas V, p. 485. Hématosalpingite. Extirpation. On ne sait pas ce que la malade est devenue. — Cas VI, p. 485. Hématosalpingite gauche. Ablation, juillet 1884. Guérie pour six mois. Hydrosalpingite de l'autre côté. Ablation le 16 octobre 1886. (Pédicule de l'autre côté sans adhérence.) Guérison. La malade n'a pas été suivie. — Cas VII, p. 486. Ablation des annexes gauches le 29 octobre 1884. En 1887, large masse sensible et légèrement fluctuante à droite de l'utérus. — Cas VIII, p. 486, pas démonstratif. Hydrosalpingite droite blennorrhagique. Ablation avec l'ovaire. Guérison. Les règles restent douloureuses. Pas de toucher depuis. — Cas IX, p. 487. Pyosalpingite. Réglée à 14 ans toujours régulièrement et sans douleurs. Mariée à 20 ans. Chute dans un escalier, pendant qu'elle était enceinte de 3 mois. Fausse couche. Malade 12 mois. Douleurs surtout violentes au moment des règles. Tumeur derrière l'utérus. Ablation le 3 avril 1880. Trompe du côté gauche distendue par du pus et très adhérente. Guérison. Depuis, la malade est régulièrement réglée. Elle n'est pas devenue enceinte. Elle souffre considérablement au moment de ses règles. Pas d'examen depuis. Ablation unilatérale. — Cas X, pas démonstratif, p. 487. Hydrosalpingite droite enlevée en pleine attaque de pelvi-péritonite. La malade souffre moins. Pas de grossesse depuis. —Cas XI, p. 487. Pyosalpingite secondaire. « A l'examen, je trouvai une masse fixée derrière l'utérus, j'opérai le 8 mai 1884, et enlevai la trompe gauche adhérente et distendue par du sérum avec l'ovaire correspondant. La malade guérit rapidement et partit le 26 mai. Les annexes du côté droit en bon état ne furent pas enlevées. La malade revint à moi avec les anciens symptômes en août 1885, et le 15 de ce mois j'ouvris l'abdomen pour la seconde fois et j'enlevai la trompe droite fermée et distendue par du pus avec l'ovaire correspondant. Elle guérit rapidement et retourna à la maison le 5 septembre 1885. — Cas XIII, p. 488. Mariée à 18 ans. 7 enfants, le plus vieux 17 ans, le plus jeune 4 mois. Depuis son dernier accouchement, attaque grave d'inflammation du côté gauche. Plusieurs attaques de pelvi-péritonite. Je diagnostiquai pyosalpingite du côté droit avec ruptures répétées. Opération le 7 octobre 1881. Ablation de la trompe droite contenant plusieurs onces de pus. Adhérences étendues. La trompe gauche et l'ovaire suffisamment sains ne furent pas enlevés. Guérison. Quitte l'hôpital le 6 février. La malade n'a pas eu d'enfant après l'opération. Elle est morte environ 3 ans après l'opération de pelvi-péritonite. Je suis convaincu qu'elle a pris naissance dans une pyosalpingite du côté gauche. — Cas XV, p. 489. Mariée 3 ans, pas de grossesse; régulièrement réglée jusqu'à son mariage. Depuis son mariage, plus de règles, et sa santé générale a été très mauvaise pendant les 18 derniers mois. Violentes douleurs à ses périodes. Une large masse peut être sentie en arrière et à gauche de l'utérus. Pyosalpingite. Ablation le 17 août 1882. Les annexes droites ne furent pas touchées. Quitte l'hôpital le 21 septembre. L'histoire ultérieure de la malade n'est pas connue. — Cas XVI, p. 489. 7 enfants. Elle souffrit pour la première fois au printemps 1882 d'une attaque de douleur aiguë dans le bassin qui la tint au lit plusieurs jours. Seconde attaque. Les symptômes aigus passent: mais elle souffre encore de douleurs et de règles profuses et fréquentes. Pyosalpingite de la trompe gauche. J'ouvris l'abdomen le 15 octobre, et j'enlevai la trompe et l'ovaire. Complètement convalescente le 10 novembre. 31 janvier 1887, la malade n'a pas eu de symptômes pénibles; elle va très bien depuis l'opération; elle a eu deux enfants et elle en attend un autre à la fin du mois. — Cas XVII, p. 489. Je fus appelé par le Dr Pike, qui avait diagnostiqué une péritonite suppurée aiguë, probablement due à une pyosalpingite rompue; diagnostic qui fut prouvé absolument correct, quand j'ouvris l'abdomen, ce que je fis sans délai, le 8 novembre 1882. La cavité du bassin était occupée par de la lymphe et paraissait être la source de la péritonite; tous les organes étaient adhérents. La trompe droite était fermée et distendue, et l'ovaire très congestionné. La trompe et l'ovaire gauches paraissaient sains et ne furent pas enlevés. Je revis la malade en 1883 en parfaite santé. Morte en 1884 de péritonite aiguë. — Cas XVIII, p. 490. Réglée à 15 ans. Règles régulières et très douloureuses. Mariée à 24 ans. 3 enfants, le plus jeune a 4 ans. Jamais en bonne santé depuis son mariage. Abcès pelvien en juin 1882. Menstruation profuse et très douloureuse. Je trouvai le contenu du bassin réuni en masse, si bien qu'il était impossible de faire un diagnostic. Laparotomie le 22 novembre. Je trouvai une pyosalpingite du côté droit. Ablation de la trompe et de l'ovaire correspondant. Très bien guérie le 10 décembre. Depuis, la femme est bien portante, mais on sent du côté gauche de l'utérus une large masse fixée, et bien qu'il n'y ait pas de symptômes, je suis sûr que la maladie a récidivé du côté gauche. — Cas XIX, p. 490. Peut-être blennorrhagie ancienne. Grosse tumeur à gauche de l'utérus. Laparotomie le 3 avril 1883. J'enlevai la trompe gauche très adhérente avec l'ovaire correspondant. Les annexes du côté droit ne furent pas enlevées. La malade est maintenant réglée régulièrement sans douleur. Elle a eu un enfant depuis l'opération. — Cas XX, p. 491. Pyosalpingite du côté droit. Laparotomie le 26 juillet 1883. Ablation de la trompe droite remplie de pus et de l'ovaire correspondant. Guérison. Sort le 25 août. Pyosalpingite du côté gauche qui s'est vidée une fois par l'utérus (la moitié d'une tasse à thé); on sent une large masse à gauche de l'utérus; la malade est presque décidée à l'opération. — Cas XXI, p. 491. Réglée à 13 ans. Bonne santé jusqu'à son mariage il y a 12 mois. Large masse à gauche de l'utérus. Laparotomie le 29 août 1883. Ablation de la trompe droite distendue par le pus et de l'ovaire correspondant. Un enfant 18 mois après. Bonne santé. — Cas XXII, p. 491. Appelé d'urgence le 28 janvier 1884, je trouvai la malade souffrant d'une pelvi-péritonite aiguë, j'ouvris l'abdomen le lendemain, et j'enlevai avec de grandes difficultés une pyosalpingite de la trompe gauche. Les annexes droites en parfait état ne furent pas enlevées. La malade n'a jamais été réglée depuis l'opération; mais elle est en parfaite santé malgré sa vie pénible. — Cas XXIII, p. 492. Pas d'enfant. Pyosalpingite gauche. Ablation de la trompe gauche et de l'ovaire correspondant le 7 avril 1884. Nouvelle salpingite du côté droit qui nécessitera probablement une opération. — Cas XXIV, p. 492. Reglée à 15 ans. Douleurs; mariée 2 ans; 2 enfants mort-nés. Malade depuis son dernier accouchement, 3 mois. Le 17 mars 1884, ablation de pyosalpingite gauche avec l'ovaire correspondant. La malade a eu un autre abcès environ 4 mois après, et est morte en juillet de péritonite par rupture de cet abcès. — Cas XXV, p. 492. Symptômes pelviens aigus depuis quelques semaines. Je vis la malade le 5 juillet 1884 et trouvai le contenu du bassin complètement fixé, et une large masse faisant saillie dans le vagin à droite de l'utérus. La gravité des symptômes était si grande, que je décidai d'ouvrir l'abdomen le lendemain. Ablation de la trompe du côté droit distendue par du pus et de l'ovaire correspondant. Guérison le 26 juillet. Malade perdue de vue. — Cas XXVI, p. 492. Mariée 4 ans. 2 enfants, le dernier mort-né 6 mois avant. Depuis, attaques répétées de péritonite. Je trouvai le contenu du bassin complètement fixé et rien ne put être déterminé exactement. La femme était si malade que je conseillai une laparotomie qui fut faite le 12 octobre 1884. La trompe gauche était énormément distendue et remplie de pus; elle fut enlevée avec l'ovaire correspondant. Les annexes du côté droit étant parfaitement saines ne furent pas enlevées. Guérison. Quitte l'hôpital le 3 novembre. Revient en février 1885 avec beaucoup de ses anciens symptômes. Ce sont des circonstances extrinsèques qui ont empêché de faire une seconde laparotomie. On ne sait pas ce que la malade est devenue.

125, 126. — L. Tait. *Med. Times and Gaz.*, 1884, 6 septembre, p. 318. — F..., 28 ans, vient voir Tait en 1873. Elle souffre de dysménorrhée membraneuse. 3 ans avant, Spencer Wells avait mis un pessaire. Traitements utérins donnent seulement amélioration. La malade refuse la castration en 1879. Opération en 1883. Trompes et ovaires très adhérents. Dans la trompe droite, 2 drachmes de pus. A gauche, sérum. Guérison. Tait rapporte 4 autres cas dont : 1 pyosalpingite double également guérie par l'opération.

127. — L. Tait. *Obst. Soc. of London*, 2 mai 1883, p. 111. — *Pyosalpingite.* — Ablation : pas de drainage. Guérison.

128, 129 — Tait. *Obst. Soc. of London*, 6 juillet 1883, p. 138. — I. Les symptômes ne datent que de quelques semaines. Double pyosalpingite. Extirpation. Un mois après l'opération, il se forma une fistule fécale qui dura 15 jours. Guérison. — II. La maladie remonte à un accouchement il y a 10 ans. Douleurs constantes aggravées par la menstruation et par le coït. Pendant les 2 dernières années, menstruation profuse, 3 attaques graves de péritonite, Double pyosalpingite. Ablation. Guérison.

130.— Lawson Tait. *Med. Press. and Circul.*, 18 janvier 1888. — F..., 27 ans. Trouble de la menstruation depuis mars 1887. Double pyosalpingite. Laparotomie. Guérison.

131.— L. Tait. *The Lancet*, 10 juillet 1886. — Pelvi-péritonite à la suite de 1re couche ; pendant 7 ans douleurs abdominales incessantes et ménorrhagiques graves (anémie extrême). Ablation des ovaires et des trompes très adhérents. Guérison. La malade recouvre promptement les forces et la santé et est délivrée de ses douleurs. A l'occasion de ce fait, Tait donne la description de lésions salpingitiques trouvées chez 3 femmes à l'autopsie.

132. — Tait. *Am. J. of obst.*, 1887, p. 478. (Observation citée en dehors de la série.) J'ai enlevé chez la femme d'un médecin une énorme pyosalpingite unilatérale sur le point de se rompre, qui n'existait pas depuis plus de 12 à 15 jours. La malade n'avait eu aucune douleur pelvienne depuis le commencement de la maladie jusqu'à la fin. J'eus les plus grandes difficultés à obtenir la permission de faire l'opération nécessaire.

133. — Tait. *Mal. des ovaires*, p. 83. — M. L..., 34 ans, 24 septembre 1878. Ponction. Ablation d'environ 120 gr. de pus d'un abcès de l'ovaire droit. 6 mars. Laparotomie. Trompe droite forme kyste à parois très épaissies, rempli de pus (au-dessus d'elle et lui adhérant, se trouvait l'ovaire aussi gros qu'une orange, et contenant une matière caséeuse, reste probable de l'abcès que j'avais ponctionné 2 ans et 1/2 auparavant.) Ovaire gauche adhérent. Trompe gauche, 60 gr. de pus. Extirpation. Tout était très adhérent. Hémorrhagie inquiétante, arrêtée par une pression avec l'éponge. Guérison parfaite.

134. — Tait. *Mal. des ovaires*, p. 89. —*Pyosalpingite.* — F... A l'examen, je ne pus rien trouver, et j'avais de grandes craintes d'opérer dans un cas où les conditions étaient purement subjectives. J'ouvris l'abdomen cependant, et je trouvai les ovaires et les trompes adhérents. Les trompes étaient fermées, et l'extrémité de chacune d'elles présentait un petit abcès chronique qui rendait compte amplement de tous les symptômes. Guérison.

135. — Lawson Tait. *Edinb. obst. Soc.*, 1887-1888, p. 26. — *Double pyosalpingite.* — A. S..., 25 ans. Mariée depuis 5 ans. IVpare, le plus jeune a 14 mois. Règles irrégulières, profuses, douloureuses et durant une semaine, les dernières règles, il y a trois semaines, terminées il y a une semaine. L'affection a débuté il y a 4 mois; soignée par deux médecins. On croit à une tumeur maligne, mais par l'incision exploratrice, on trouve une double pyosalpingite. Extirpation des 2 trompes. Guérison.

136. -- Terrier. Th. de Monprofit, p. 100. — *Tubo-ovarite. Abcès ovarien dans l'épaisseur du ligament large.* — Section de la corne utérine par le fil. Guérison.

137. — Terrier. Th. de Monprofit, p. 103. — *Tubo-ovarite. Laparotomie. Guérison. Tumeur dans le ligament large.* — Ablation unilatérale. Guérison. Pas suivie.

138. — Terrillon. *Ann. de gyn.*, mai 1889, p. 341. — 32 ans. Réglée à 15 ans. Mariée à 23 ans. Peu après hémorrhagie assez abondante avec douleurs dans le ventre. Tout cesse et la malade est bien portante jusqu'à 27 ans. A cette époque, nouvelle perte, et depuis elle souffre continuellement à droite. A 30 ans, nouvelle crise. Plusieurs depuis. 9 avril 1888. Examen sous le chloroforme. Dans le cul-de-sac droit, petite masse douloureuse séparée de l'utérus par un sillon. Du côté gauche, la même sensation existe, mais plus vague. Opération 31 octobre 1888. Trompe grosse comme le doigt, hypertrophiée, oblitérée, adhérente à un ovaire recouvert de fausses membranes. Côté droit, mêmes lésions, mais les annexes sont situées plus haut, presque vers le détroit supérieur. Guérison. Ce cas est rangé dans les pyosalpingites ; mais il n'est pas dit dans l'observation qu'il y ait eu du pus.

139. — Terrillon. *Soc. de chir.*, 15 février 1888, p. 167. *Ann. de gyn.*, mai 1889, p. 341. Obs. III. — F..., 32 ans. Souffre depuis 6 ans des deux côtés du ventre. Elle perdait de temps à autre, après avoir souffert pendant quelques jours, du liquide séro-purulent, sortant dans le vagin par le col utérin. Amaigrissement. Frissons. Sueurs. Fièvre hectique. Opération : 31 octobre 1888. Trompes oblitérées du côté du pavillon, grosses comme le pouce, bombées et adhérentes au bassin et à l'ovaire par des fausses membranes. La gauche occupe le cul-de-sac de Douglas. La droite était située très haut derrière le pubis. Dans les trompes, muco-pus, sans bacilles de la tuberculose ni gonocoques. Les 2 ovaires étaient gros, surtout le droit, bosselés, kystiques et recouverts de fausses membranes.

140. — Terrillon. *Arch. de tocologie*, mars 1889, p. 177. — F..., 29 ans. Opérée le 27 janvier 1889. Une masse inflammatoire occupait le côté gauche du bassin, s'étendant du cul-de-sac vaginal à la paroi abdominale, et formant à ce niveau un plastron large comme la main et allant au voisinage de l'ombilic en immobilisant l'utérus. Cette masse comprimait le rectum, et rendait presque impossible le passage des gaz et des matières. Une fièvre à oscillations très marquées, quelques frissons, et l'affaiblissement progressif indiquaient avec la température élevée la formation du pus. Mais aucun signe de fluctuation ne se manifestait. Il s'agissait ici d'un cas type, dans lequel on pouvait diagnostiquer, d'après les anciennes idées, un abcès du ligament large. Opération. Après l'ouverture de l'abdomen, l'épiploon épaissi et adhérent se présenta ; il était uni à la paroi abdominale par des tractus lâches. Au-dessous de lui, la trompe couchée en travers, était grosse comme deux pouces et à parois épaisses. Elle fut ponctionnée et donna 120 grammes de liquide citrin louche. Au-dessous d'elle, existait une masse grosse comme une orange, qui plongeait dans le petit bassin, adhérente au bord droit de l'utérus, à la face postérieure du pubis et au rectum, mais en partie libre dans le bassin par sa face postérieure. Après une décortication très pénible, je pus enlever en totalité et ensemble, la trompe située en haut et en avant et un abcès volumineux à parois épaisses développé au centre de l'ovaire. La corne utérine formait le pédicule de ces parties détachées. Du côté opposé, à gauche, où il n'existait pas de plastron, la trompe était verticalement placée à côté de l'utérus, également volumineuse. Elle fut enlevée avec des débris de l'ovaire correspondant.

141. — Terrillon. *Ann. de gyn.*, mai 1889, p. 341. — F..., 28 ans. Souffre depuis environ 6 ans. On sent dans les culs-de-sac une petite masse comme une amande, douloureuse et immobile, surtout à droite. Opération le 30 mai 1888. J'enlève par la laparotomie deux trompes volumineuses, aux franges exagérées ; elles sont adhérentes aux parties voisines et à l'ovaire assez gros, contenant des kystes sanguins. Guérison. Le 28 décembre 1888, cette jeune femme souffre encore un peu à gauche ; mais son état général est très amélioré et très supportable. Rangée par Terrillon dans les pyosalpingites.

142, 143, 144, 145. — T. G. Thomas. *New-York med. J.*, 1883, 13 janvier. — *Salpingites.* — I. Négresse, 30 ans. 1 seul accouchement il y a 8 ans, nourrit pendant 18 mois. Souffre depuis le retour de ses règles. Celles-ci, d'abord rares et irrégulières, sont devenues profuses, dans les derniers temps. Plusieurs attaques de pelvi-péritonite. Laparotomie. Extirpation des 2 ovaires (non kystiques) et des trompes dilatées en forme de saucisses. — II. 28 ans, un seul accouchement il y a 18 mois : malade depuis. Les règles sont devenues très douloureuses, irrégulières. Attaques de pelvi-péritonite. Laparotomie. Ablation des deux ovaires et des trompes pleines de pus. — III. 22 ans, pas mariée. Depuis l'établissement des règles (14 ans) dysménorrhée. Depuis un an, douleurs constantes. Laparotomie. Ablation des ovaires et des trompes grosses comme un crayon et remplies de pus. — IV. 27 ans, non mariée : dysménorrhée. Depuis 2 ans, douleurs constantes dans le ventre, et de temps en temps attaques de pelvi-péritonite. Laparotomie. Les ovaires augmentés de volume et les trompes, comme dans le cas précédent sont enlevés. La malade très affaiblie avant l'opération, meurt le 6e jour de péritonite.

146. — Tuttle. *Obst. Soc. of New-York; Am. J. of obst.*, 1888, p. 611. — Tuttle montre des pièces consistant en annexes très altérées, pour l'ablation desquelles il a dû faire de nombreuses ligatures. La malade s'est bien rétablie de l'opération ; mais 2 semaines après, elle présenta des symptômes d'étranglement intestinal. L'auteur rouvrit le ventre. L'intestin grêle était distendu et adhérent en bas. En le libérant, on le déchira, suture de Lembert. Guérison. L'étranglement était dû à une bande qui divisait le cul-de-sac de Douglas en deux poches.

147. — Van der Veer. *Am. J. of obst.*, 1887, p. 497. Cas III, p. 500. — Opérée le 21 novembre 1884 pour pyosalpingite. Au moment de l'opération, je ne savais pas si j'avais enlevé complètement la trompe gauche, 6 mois après, la malade a encore eu un de ses anciens écoulements par l'utérus. Depuis, complètement guérie.

148. — Van der Veer. *Am. J. of obst.*, p. 497. Cas I, p. 498, déjà rapporté par Thowen comme ovariotomie dans *New-York med. J.*, vol. XX, 1874. — Entrée à l'hôpital des femmes le 24 juin 1873. 22 ans. Réglée à 12 ans, régulièrement, abondamment. Dysménorrhée ; pas de leucorrhée. Depuis 7 ans, constantes douleurs dans l'ovaire gauche. Il y a 5 ans, séjour au lit à cause de douleurs. Diagnostic : Ovarite chronique. Les 2 ovaires sensibles, le gauche légèrement augmenté de volume. 20 novembre, ablation des 2 ovaires. L'extrémité gauche de la trompe fut prise dans la ligature. Guérison. Mariée 1 an après l'opération. Le coït a toujours été douloureux. Entrée à Albani hospital le 7 juin 1880. Douleurs névralgiques dans la partie inférieure du ventre et s'étendant aux jambes. Un peu de leucorrhée. Traitement local, électrique ; général, tonique. Au commencement de 1885, douleurs très vives ; puis écoulement de pus par le vagin, qui continue plus ou moins jusqu'au mois de décembre 1885, époque à laquelle elle rentre à l'hôpital. Veer diagnostique pyosalpingite, sans avoir lu l'histoire du cas dans le *New-York med. J.* Traitement électrique, douches vaginales, etc. Amélioration, mais pas guérison. Il est question d'enlever ce qui reste de la trompe.

149. — Veit. *Gesells. f. geb. und Gyn. zu Berlin*, 14 mai 1886. *Cent. f. Gyn.*, 1886, p. 376. — Veit présente une pièce de tumeur tubo-ovarienne, dans laquelle une pyosalpingite communiquait avec une tumeur ovarienne remplie de pus par une ouverture grosse comme une tête d'épingle. L'opération présenta de grandes difficultés. Guérison.

150, 151, 152, 153, 154, 155. — Veit. *Sam. Klin. Vorträge*, p. 7, 1885. — I. Pyosalpingite blennorrhagique double. Laparotomie. Adhérences, mais cependant les trompes sont enlevées sans avoir été ouvertes. Pas de fièvre. Le pronostic paraissait tout à fait favorable. Le matin du 5e jour, collapsus ; mort le soir. *Autopsie :* Pas de péritonite ; bon état des pédicules ; atrophie brune du cœur. — II. Double pyosalpingite. Opération assez difficile. Péritonite. Au 6e jour, tous les symptômes menaçants ont disparu. Le 13e jour, collapsus, le 15e, mort. — III et IV. Deux autres malades guéries ont eu également du collapsus. — V et VI. Ajoute en note (p. 8) que pendant l'impression du mémoire, il a fait deux nouvelles salpingotomies.

156. — J. S. K. Morton (rapporté par J. Price à la Soc. obstétr. de Philadelp., 7 avril 1887). *Am. J. of obst.*, 1887, p. 752. — *Pyosalpingite.* — 36 ans. (On ne dit pas s'il y a eu des enfants.) Douleurs dans la région iliaque droite, s'étendant dans la cuisse. État général mauvais. Examen : utérus en bonne position. A droite du col, tumeur pédiculée remplissant la moitié du bassin, ferme, noueuse et adhérente. Opération 25 janvier 1887. Une incision de deux pouces fut faite à 2 pouces au-dessus du pubis ; deux doigts furent introduits, et tout fut trouvé normal excepté l'ovaire et la trompe droits. L'ovaire était gros comme un œuf de pigeon et complètement adhérent. La trompe était complètement adhérente en bas, très épaissie et contenant du liquide. Lente énucléation. Après libération, ligature des pédicules aussi près que possible de la corne utérine. Nettoyage des pédicules avec le sublimé. Lavage à l'eau chaude. Suture sans drain. Mort le 5e jour de péritonite.

157. — J. Price. *Obs. Soc. of Philad.; Am. J. of obst.*, 1887, p. 751. — *Pyosalpingite.* — 18 ans. Abcès des 2 glandes vulvo-vaginales en juin et en novembre 1885. Rétroversion traitée pendant ce temps. Douleurs abdominales et inguinales. 25 janvier. Masse kystique, tortueuse, remplissant tout le côté droit du bassin. 26 janvier. Laparotomie. Incision de 3 pouces 1/2 en raison des adhérences. La trompe droite pleine de pus, et l'ovaire droit avec un kyste paraovarique furent enlevés. Le pédicule fut lié avec de la soie. Large irrigation. Suture à la soie. Pas de drainage. Ablation unilatérale. Le résultat n'est pas indiqué.

158. — Terrillon. *Ann. de gyn.*, novembre 1887, p. 320. — 1re observation : Hématosalpingite ; 2e observation : Pas de pus ; 3e observation : Hémato-salpingite : 4e observation : Double pyosalpingite. Kyste sanguin d'un des ovaires. Pelvi-péritonite ancienne. A..., 20 ans. Réglée à 13 ans 1/2. Règles régulières, 4 à 5 jours et sans douleurs. 16 ans 1/2, première grossesse; accouchement normal. A partir de cette époque, douleurs au moment des règles. 18 ans 1/2, elle accouche d'un garçon mort. Quelques jours après, pelvi-péritonite ; puis pertes abondantes. Depuis cette époque, elle souffre presque continuellement dans le bas-ventre de chaque côté. Règles irrégulières très douloureuses. Depuis 15 jours, douleurs plus vives. Entrée à la Salpêtrière le 9 mai 1887. Opération le 21 mai 1887. Côté droit : Trompe grosse comme le pouce, comparable à une saucisse. Elle est oblitérée, les franges du pavillon ont disparu. L'ovaire petit, ratatiné, contient des cavités purulentes, grosses comme des pois. Côté gauche : Ovaire transformé en kyste sanguin, surmonté de la trompe grosse comme le pouce, fluctuante, et unie à lui par des adhérences. Cette trompe contient comme la précédente du liquide puriforme. Lavage à l'eau bouillie. Guérison. Plus de douleurs. Les pièces ont été présentées à la Société de chirurgie le 25 mai 1887.

159. — WYLIE. *Obs. Soc. of New-York*, 1er novembre 1887. *Am. J. of obst.*, 1887, p. 1283. — 30 ans. Mariée à 15 ans. Une fausse couche. A consulté un gynécologiste il y a 4 ans pour douleurs pelviennes. On a déconseillé toute espèce d'opération. Depuis, 3 attaques de péritonite. A l'examen, on trouve une tumeur non fluctuante dans le ligament large gauche du volume d'une noix de coco, et à droite une tumeur du volume d'un œuf d'oie. Laparotomie difficile en raison des adhérences épaisses. Ponction de la grosse tumeur. A sa grande surprise, il s'écoule une pinte de pus. Il enlève l'organe et lave la cavité (péritonéale) suivant sa coutume. La malade va bien.

160. — HUNTER. *Obst. Soc. of New-York*, 5 janvier 1886. *Am. J. of obst.*, 1886, p. 270. — Malade entre à l'hôpital de Ste-Elisabeth, se plaignant de grandes douleurs au moment des règles avec peu d'écoulement. On diagnostique maladie de l'ovaire et de la trompe. A l'ouverture de l'abdomen, l'ovaire gauche fut trouvé kystique, et la trompe correspondante élargie et remplie de pus. Adhérences à l'intestin et à l'épiploon. Opération très difficile. Adhérences saignantes. Le pédicule était si court et si large qu'il ne put être lié. Deux longues pinces sont placées, sortant par l'extrémité inférieure de la plaie avec un tube de verre. La malade a été parfaitement bien, la température restant au-dessous de 100°.

161. — HUNTER. *Obst. Soc. of New-York*, 21 avril 1885. *Am. J. of obs.*, 1885, p. 1190. — Présentation de pièces enlevées la veille. Dysménorrhée depuis plusieurs années. A l'examen, tumeur derrière l'utérus prise pour un kyste dermoïde. A l'opération, on trouve un ovaire kystique avec une trompe adhérente, augmentée de volume et pleine de pus. De même, des 2 côtés. La libération des adhérences entraîne hémorrhagie considérable. Les points saignants sont découverts à l'aide de la lumière électrique. La cavité est lavée avec de l'eau phéniquée, un tube de verre est mis en place; choc assez marqué, mais la malade va bien.

162. — F. IMLACH. *Lancet*, 1886, t. II, p. 774. Cas I. — A. C..., 42 ans. Entre le 7 juillet 1886. Douleurs pelviennes constantes; ménorrhagie depuis la naissance de son 10e enfant âgé de 7 ans. Abdomen gros et douloureux. Utérus en rétroversion. Tumeur douloureuse dans le petit bassin. Diagnostic : pyosalpingite avec péritonite généralisée. 13 juillet. Laparotomie. Liquide séro-sanguin dans le péritoine. Les 2 trompes, considérablement augmentées de volume, sont ponctionnées; on en retire 1 once 1/2 de pus. On décolle les adhérences et on enlève les trompes et les ovaires. Drainage. Guérison le 6 septembre 1886.

163. — LEE. *Obst. Soc. of N.-Y.* 1er mars 1887. *Am. J. of obst.*, 1887, p. 421. F..., 35 ans. Dysménorrhée. Utérus en rétroversion. Alexander échoue : l'un des ligaments ronds était trop mince, l'autre ne put être trouvé. La masse inflammatoire, qui entourait les ovaires et les trompes, ne permettait pas d'apprécier exactement leur état. Incision exploratrice. Les 2 ovaires étaient en dégénérescence kystique et les 2 trompes pleines de pus. Ablation. On tente l'hystérorrhaphie, mais on y renonce à cause de l'hémorrhagie par l'utérus. Celui-ci est maintenu par un tube à drainage de Sims. Guérison.

164. — Leopold. *Soc. de Dresde; Cent. f. Gyn.*, 1886, p. 25. — Ablation d'une pyosalpingite du volume d'un œuf. Drainage. Guérison.

165. — Leopold. *Gyn. Gesells. zu Dresden*, 7 octobre 1886. *Cent. f. Gyn.*, 1886, p. 787. — Servante, 23 ans. Nullipare. Il y a plusieurs années, 3 jours après le 1er coït, fort écoulement jaunâtre et douleurs abdominales. Ces douleurs augmentent peu à peu, si bien que la malade devient incapable de travailler et demande à être soulagée de n'importe quelle façon. Endométrite purulente. Double ovarite et salpingite. 4 octobre 1886, castration et salpingotomie par la laparotomie. Opération très difficile. Drainage. Guérison sans fièvre. Les douleurs cessent aussitôt. Les premières règles se font sans douleurs. La malade prend des forces et sort au bout de 3 semaines.

166. — Leopold. *Gyn. Ges. zu Dresden*, 7 octobre 1886. *Cent. f. Gyn.*, 1886, p. 787. — 29 ans. Le 30 août, la malade est prise de violentes douleurs de ventre à forme de colique, aussitôt après un sondage de l'utérus. Examen: utérus normal mais très sensible; je sens les annexes qui sont augmentées de volume et fluctuantes. A gauche, masse grosse comme un œuf; à droite, tumeur grosse comme une prune. 7 octobre. Salpingectomie et castration (laparotomie). Opération très difficile à cause des adhérences avec l'intestin et l'appendice vermiforme. Ablation complète des 2 tumeurs. Drainage. Guérison. Sort le 8 novembre.

167. — Lusk. *Obst. Soc. of N.-Y.; Am. J. of med. sc.*, p. 715, 1888. — A propos des cas de Mackenzie. Ablation des trompes pour double hydro-salpingite. Tube à drainage. Quand le tube fut enlevé, symptômes de septicémie. 105° F. La malade paraissait très mal. Aspiration par le vagin; incision, tube de caoutchouc, lavage de la cavité. Guérison.

168. — Munde. *Am. J. of obst.*, 1888, p. 22 (dans un tableau). — L. A..., 32 ans, mariée. Double pyosalpingite. Adhérences complètes, ablations. Drainage. Mort. Septicémie. L'abdomen fut réouvert et lavé avant la mort. On ne trouva pas de cause de septicémie.

169. — Munde. *Am. J. of obst.*, 1888, p. 34 (et tableau). Cas 51. — *Salpingo-ovarite.* — G. M..., 29 ans, veuve, pyosalpingite très considérable. La trompe droite distendue, du volume d'une grosse saucisse, était absolument adhérente à la face postérieure de l'utérus, et palpable par le vagin. La présence du pus avait été reconnue par une ponction aspiratrice par le vagin. L'ovaire gauche était transformé en abcès et fut également enlevé. Drainage. Guérison sans incident.

170. — Jos. Price. *Am. J. of obst.*, 1887, p. 535. *Soc. de Philadelphie.* — *Double pyosalpingite avec kyste de l'ovaire double.* — 39 ans. 2 enfants. Accouchement régulier. Se plaint d'hémorrhagies irrégulières et profuses, de douleurs pelviennes constantes, surtout du côté gauche. Santé misérable. Petit fibrome de la paroi postérieure de l'utérus. Kyste du côté droit, masse inflammatoire latérale. Laparotomie. Les annexes des deux côtés distendues; peu de pus et très adhérentes; ovaire gauche kystique et suppuré et adhérent au pavillon de la trompe et à l'S iliaque. Ovaire droit kystique et adhérent à l'appendice vermiforme. Le bassin était rempli par une masse irrégulière de kystes et de salpingites purulentes, intimement adhérents. L'épiploon fut perforé en deux points, et la masse fut enlevée par une dissection soigneuse.

Tube de verre. Ablation du tube le 4e jour, des sutures le 7e. Guérison rapide et parfaite.

171. — QUÉNU. *Soc. de chir.*, 12 décembre 1888, p. 962. Obs. III. — C..., 24 ans. Entre le 3 septembre 1888. Fausse couche de 6 semaines, il y a 5 ans. Depuis, douleurs dans le ventre, règles irrégulières, métrorrhagies. Le ventre est rempli par une tumeur irrégulière, débordant en haut le détroit supérieur et plongeant dans la cavité pelvienne. Cette masse est peu mobile. L'utérus est enclavé et refoulé en avant contre la symphyse en même temps que très abaissé. Laparotomie, le 25 septembre. On rencontre d'abord des loges kystiques (péritonite) qui sont ponctionnées à l'aspirateur. « Nous abordons ensuite les deux tumeurs intra-pelviennes, situées de chaque côté de l'utérus formées par les trompes et les ovaires. Elles sont renfermées dans le ligament large. » Leur isolement successif est très laborieux. Hémorrhagie difficile. D'un côté la trompe renfermait du sang, de l'autre du pus. 2 heures. Drainage (cul-de-sac de Douglas, angle inférieur de la plaie). Le 5e jour, la température monte à 38°,5, le tube était bouché; lorsqu'on l'enleva, il s'écoula par la plaie une quantité considérable de liquide à peine louche. Le 14e jour, on supprime le tube, raccourci depuis plusieurs jours. On fut obligé de le remplacer à cause d'une élévation du thermomètre à 38°,6. Le 12, il s'écoula par l'orifice du drain un liquide brunâtre à odeur fécaloïde; je fis administrer 2 grammes de naphtol à l'intérieur et replaçai le drain. Dès le 22, toute odeur fécaloïde disparaît. Le drain n'est enlevé que le 6 novembre, 42 jours après l'opération. La malade quitte l'hôpital le 11, complètement guérie.

172. — ROUTIER. *Soc. de chir.*, 14 novembre 1888, p. 867. *Rev. de chir.*, avril 1889, p. 278. — L..., 36 ans. Jamais de grossesse. Violentes douleurs dans le ventre depuis 5 à 6 ans. Règles irrégulières depuis 3 ans. Elle raconte qu'à deux reprises, il y a 6 mois et 14 mois, elle a souffert en urinant; de plus, l'urine était blanche comme du lait. Signes d'adéno-phlegmon juxtapubien. 15 juin 1888. Laparotomie. Extirpation des trompes et des ovaires. Le tout était très adhérent au fond du petit bassin et en avant. Le pédicule utéro-ovarien se déchira à gauche.

173. — ROUTIER. *Soc. de chir.*, 14 novembre 1888, p. 866. *Rev. de chir.*, avril 1889, p. 277. Obs. III.— 27 ans. Réglée à 14 ans. Mariée à 17. Fausse couche en 1886. Bientôt après, violentes douleurs abdominales. Amaigrissement. Règles irrégulières. Leucorrhées. Laparotomie le 20 août 1887. Extirpation. Les ovaires faisaient corps vec les trompes qui étaient kystiques et contenaient du pus. Hémorrhagie. Lavage à l'eau très chaude. 2 drains (36 heures). Guérison.

174. — ROUTIER. *Soc. de chir.*, 26 juillet 1887. *Soc. de chir.*, 12 octobre 1887, p. 547. *Soc. de chir.*, 14 novembre 1888, p. 865. *Rev. de chir.*, avril 1889, p. 276. Obs. I. — A..., 28 ans. Réglée à 14 ans. Dysménorrhée depuis l'âge de 17 ans. Mariée à 22 ans. Un accouchement laborieux un an après. Trois mois après, reparaissent les douleurs abdominales, qui ne cessent plus pendant cinq ans. Leucorrhée. 1885. Crise menstruelle suivie d'écoulement de pus par le vagin. 1886. Même crise. Juin 1887. Je pus constater l'écoulement de quelques gouttes de pus par l'orifice cervical, et il me semblait accélérer cet écoulement quand je pressais sur le flanc droit ou quand la malade toussait. Laparotomie. 26 juillet 1887. Extirpation. Lavage à l'eau bouillie très chaude. Deux drains. Suture. Les drains furent enlevés au bout de 48 heures;

ils avaient donné un écoulement assez abondant pour nécessiter deux pansements. Guérison. Examen de la pièce qui a été présentée le 26 juillet à la Société de chirurgie. Côté droit : ovaire et trompe forment un gros abcès plein de pus, qui communique avec l'utérus. Côté gauche : trompe remplie de muco-pus. On n'a trouvé ni gonocoques, ni bacilles tuberculeux. 15 mois après la malade est devenue forte et robuste et n'a plus de douleurs.

175. — Sims. *Obs. Soc. of New-York*, 6 avril 1886. *Am. J. of obst.*, 1886, p. 601. — Jeune fille vierge, qui a eu une fièvre typhoïde 10 ans avant. Sa menstruation, antérieurement normale, devient douloureuse. Pendant les 6 derniers mois, amaigrissement, douleurs, battements. Examen : On trouve une tumeur à droite de l'utérus, qui repousse l'organe vers la gauche; une autre masse peut être sentie dans le cul-de-sac de Douglas. La dernière se meut légèrement avec l'utérus. La tumeur du côté droit est regardée comme un kyste de l'ovaire, et l'opération est conseillée. A l'ouverture de l'abdomen, on trouve une masse qui remplit la fosse iliaque droite, et qui est très adhérente à l'utérus et au plancher pelvien. En raison du volume du kyste, il est nécessaire d'évacuer son contenu, qui se trouve être du pus sans odeur. Pendant la libération des adhérences, il se produit une hémorrhagie considérable; elle fut arrêtée par la cautérisation, car il était impossible de lier les vaisseaux à cette profondeur. La tumeur du cul-de-sac postérieur fut reconnue pour la trompe gauche, distendue par du pus jusqu'au volume d'une grosse poire. Tube à drainage à double courant, et l'irrigation continue avec la solution d'acide phénique fut maintenue pour trois jours, dans le but d'abaisser la température. Le tube fut enlevé le 7e jour, et à partir de ce moment la convalescence fut ininterrompue. Sims déclare que la malade serait certainement morte si on n'avait pas fait de drainage. Il décrit son double tube, qui consiste en une réunion de 2 tubes l'un dans l'autre.

176. — L. Tait. *Obs. Soc. of London*, 2 mai 1883. *Trans.*, p. 111. — *Pyosalpingite.* — Extirpation. Drainage. Guérison.

177. — L. Tait. *Edinb. med. J.*, mars 1886. — Dans un cas de salpingite, il a déchiré le rectum et il s'est contenté de mettre un tube de verre dans la plaie. Bien qu'il soit sorti des matières fécales par le tube pendant plusieurs semaines, la guérison s'est faite.

178, 178 *bis.* — J. W. Taylor. *Annales of surg.*, mars 1886. — 2 cas d'hémorrhagie pelvienne, après laparotomie. — 1er Cas. Ablation des annexes par Tait. Ligature des pédicules à la soie. Quelques heures après, symptômes d'hémorrhagie. Réouverture du ventre; sang veineux. L'hémorrhagie provenait du pédicule droit, une partie des tissus avait glissé de la ligature. Nouvelle ligature. Il persiste un suintement léger, provenant de la face postérieure de l'utérus. Une éponge trempée dans le perchlorure de fer est placée dans le cul-de-sac de Douglas, pendant qu'on passe les sutures abdominales. On la retire au moment de serrer celles-ci, et on met à sa place un gros drain. Pas d'hémorrhagie ultérieure. Guérison. — 2e Cas. Ablation des annexes du côté droit; à gauche on n'avait pu les trouver. Hémorrhagie abondante qu'on combat par la compression avec une éponge. On laisse un tube à drainage. Quelques heures après, écoulement sanguin considérable par le tube. Pouls très faible. Réouverture du ventre. On constate que le saignement vient d'un lambeau déchiré du côté gauche. On place dans l'anfractuosité un morceau de perchlorure de fer solide. Le tube est replacé. Guérison.

179. — Terrillon. *Ann. de gyn.*, mai 1889, p. 340. — F..., 30 ans. Réglée à 13 ans 1/2. Mariée à 23 ans. Fausse couche quelques semaines après son mariage. A la suite, douleurs vives dans le ventre. Elle souffre depuis ce temps. Les règles sont très douloureuses et très abondantes. Amaigrissement. Nausées. Constipation. 25 avril 1888. Examen sous le chloroforme. 2 masses douloureuses de chaque côté de l'utérus. Opération, 24 mars 1888. Côté droit : Grosse trompe (pouce) remplie de muco-pus ; ovaire rempli de poches sanguines, situé très bas. Côté gauche : Même lésion, mais les annexes sont adhérentes au niveau du détroit supérieur. Durée, 1 h. 1/4. Drainage, 36 heures. Guérison complète.

180. — Deaver. *Obs. Soc. of Philad.; Am. J. of obst.*, 1888, p. 633. — 2e Observation : L'examen vaginal révèle une masse légèrement fluctuante. Laparotomie. « L'ovaire contenait un kyste, la trompe contenait du pus, et à côté il y avait un kyste sanguin. Du côté gauche, il y avait un kyste du ligament large et une pyosalpingite. Les deux kystes et les deux trompes furent déchirés pendant l'ablation. Deux tubes à drainage furent placés. » Ablation des tubes le 5e jour. Le résultat n'est pas indiqué.

181. — J. W. Elliot. *Boston med. and surg. J.*, 1887, t. 116, p. 378. — X..., 29 ans, mariée depuis 18 mois. Bonne santé générale, mais se plaint d'avoir dans la région du bas-ventre deux tumeurs. Nullipare. Menstruation régulière et sans douleurs. Elle s'aperçut pour la première fois de l'existence de ces tumeurs, il y a 3 ans. Constipation. En examinant la malade, on trouve une tumeur du côté gauche grosse comme une noix de coco. Diagnostic : Kyste de l'ovaire. A droite, la trompe était modérément dilatée, et flexueuse. Laparotomie le 25 janvier. Trompe gauche adhérente et enfoncée dans le ligament large. La trompe droite était énorme et accolée à l'utérus et n'avait pas de pédicule. Opération laborieuse, 2 heures 1/2. Drainage péritonéal, car pendant l'opération, il s'était répandu du pus dans le péritoine. Guérison rapide.

182. — Leopold. *Soc. de Dresde; Cent. f. Gyn.*, 1886, p. 25. — *Pyosalpingite.* — Trompes très difficiles à mobiliser. Rupture du sac. Hémorrhagie en nappe. Drainage. Mort de septicémie.

183. — Quénu. *Soc. de chir.*, 12 décembre 1888, p. 963. Obs. IV. — G..., 21 ans, entre le 13 avril 1888. Réglée à 13 ans. Les règles ont toujours été douloureuses et abondantes. Il y a 2 ans 1/2. Grossesse. Couches normales suivies cependant peu après de douleurs abdominales qui n'ont fait que s'accroître depuis. Pendant 4 ou 5 mois, métrorrhagies irrégulières. Il y a 5 mois, crises de douleurs violentes, pertes de sang abondantes. Actuellement, coliques continuelles, maux de reins, irradiations douloureuses à la face interne des cuisses. A droite, tumeur du volume d'une mandarine. A gauche, empâtement. Laparotomie le 22 mai. Le ventre ouvert, je me mets en devoir de détacher les adhérences, qui unissent la trompe gauche au rectum. La rupture de ces adhérences amène l'ouverture d'un abcès dont l'intestin formait la paroi. Du côté droit, pas de pus. Ablation des 2 trompes et des 2 ovaires. Nettoyage à l'éponge. Drainage, 50 minutes. Le 3e jour, 38°,5. Traits tirés, ventre douloureux. On retire le drain qui était bouché et on le remplace. Le liquide s'écoula en abondance et la température revint définitivement à la normale. Le 5 juin le drain fut supprimé. Le 14, la cicatrisation est complète, et le 17, la malade sort guérie. Malade revue en novembre. Bonne santé. A deux mois d'intervalle, elle a eu un malaise général qui s'est jugé une fois par des vomissements de sang, la 2e fois par des hémorrhagies rectales. Le 12 novembre règles qui ont duré 8 jours. Les trompes ne sont pas oblitérées. Ovaires normaux.

184. — Routier. *Soc. de chir.*, 14 novembre 1888, p. 869. *Rev. de chir.*, avril 1889, p. 280. Obs. III. — C..., 29 ans. Réglée à 11 ans 1/2. Fièvre typhoïde à 17 ans. En 1885, accouchement à terme suivi de pelvi-péritonite: elle a toujours eu depuis une leucorrhée abondante. En 1887, accouchement laborieux. 2 mois au lit, hémorrhagie. Depuis, les règles sont toujours douloureuses et trop abondantes. Juin 1888, curage suivi d'une nouvelle attaque de péritonite. 5 septembre. Laparotomie. Ablation de l'ovaire et de la trompe droite après décortication très pénible. A gauche, intestin grêle très adhérent. Déchirure de la trompe. Hémorrhagie. Tamponnement.

185. — Tait. *Malad. des ovaires*, p. 86. — F..., 31 ans. Opération le 21 octobre. « Je trouvai les organes pelviens ne formant qu'une masse. Après les avoir séparés, ce qui fut fort difficile et fort long, je trouvai la trompe gauche distendue et aussi grosse qu'une orange. Malheureusement elle se rompit et le pus grumeleux qui la remplissait tomba dans le péritoine; le même accident arriva à l'enlèvement de la trompe droite qui était aussi distendue par du pus. Il est inutile de dire que je pris grand soin de nettoyer le bassin, et je mis un tube à drainage. » Guérison.

186. — Trélat et Terrier. *Arch. de tocolog.*, 15 septembre 1886, p. 789. — 22 ans. Entre à la Charité le 16 juillet 1885. Règles à 12 ans; régulières jusqu'en juillet, où elles se supprimèrent pour ne reparaître que 3 jours en novembre 1885. Depuis 1883, douleurs dans le bas-ventre. Plusieurs poussées de pelvi-péritonite. Le 15 novembre 1885, apparition des règles, suivie d'une nouvelle poussée de péritonite. Le 30 novembre, ponction dans la fosse iliaque gauche. On retire 350 gr. de pus ne renfermant pas de bacilles. (Albarran). Le lendemain, péritonite généralisée. Le 3 décembre, on perçoit dans la fosse iliaque la présence d'une tumeur qui, en haut, remonte jusqu'au niveau d'une ligne horizontale passant par l'ombilic, et en bas plonge dans le petit bassin où elle se perd. Le cul-de-sac postérieur est rempli par une masse indurée, séparée de l'utérus par un sillon bien accusé. On diagnostique kyste dermoïde suppuré, accidents de pelvi-péritonite autour du kyste. 19 janvier 1886. Opération à Bichat. « Après avoir repoussé les anses intestinales en haut et à droite, on constate qu'il existe à gauche et entre les lames du ligament large correspondant une tumeur allongée, ovoïde et kystique. Cette tumeur est très vasculaire et on l'isole avec peine des tissus voisins avec lesquels elle a contracté de nombreuses adhérences cellulo-vasculaires. » Au moment où on venait d'enlever la tumeur, on s'aperçut qu'à son côté postérieur, elle adhérait à des anses intestinales, qui contenaient entre elles des pseudo-membranes et du pus. En cherchant à dissocier ces anses intestinales, on donna issue à une notable quantité de pus (1/4 de verre à bordeaux) provenant du cul-de-sac postérieur. Nettoyage avec la solution phéniquée forte. 2 gros tubes. Impossible de fixer l'espèce de poche suppurée à la paroi. On ferme l'abdomen. Le 25. Le pus a une odeur stercorale accusée. Le 26. Les matières fécales s'écoulent par la plaie abdominale. A partir du 28 février, les matières cessent de passer. A partir de la fin de mars, les gaz cessent de passer. Le 7 avril, la fistule paraît fermée. Le 3 juin, la fistule mesure encore 11 centim. de profondeur. Le 17 juin. Péritonite suraiguë. Mort. Examen de la pièce : « La tumeur enlevée, large de 7 centim. et haute de 4 centim. 1/2, est formée par une poche à parois épaisses de 7 à 8 millim. et remplie de pus. Cette cavité bilobée, le lobe inférieur étant de beaucoup le plus volumineux, résulte d'une dilatation de la trompe vers son extrémité interne, offrant son calibre normal dans toute sa partie externe et dans une étendue de 5 centim., la trompe présente en ce point une première dilatation de 2 centim. de diamètre, puis bientôt une seconde, qui constitue la véritable tumeur kystique remplie de matière purulente. Cette tumeur est contenue dans un dédoublement du ligament large très hypertrophié. » L'ovaire gauche adhérent à la partie extérieure de la tumeur est normal. Examen histologique. Parois très épaissies. « L'épithélium, en contact avec le pus, a disparu, les couches de la muqueuse immédiatement sous-jacentes sont en dégénérescence granulo-graisseuse, et ne se colorent pas par le carmin. Plus profondément, le derme de la muqueuse très épais est le siège d'inflammation chronique. En outre, il est sillonné, en quelques rares points, mais également sur les deux fragments examinés, de tubes épithéliaux ramifiés paraissant naître de la surface de la muqueuse et ne dépassant pas d'ailleurs en profondeur l'épaisseur de celle-ci. Ces tubes, plus ou moins profonds, plus ou moins ramifiés, se dilatent en certains points ; en d'autres, ils présentent des végétations intra-canaliculaires, végétations et tubes sont tapissés d'épithélium cylindrique paraissant en quelques points être munis de cils vibratiles. Les dilatations des tubes épithéliaux ont un contenu granuleux englobant quelques cellules dégénérées. »

187. — Zeiss. *Cent. f. Gyn.*, 1883, p. 745. — 47 ans. Réglée à 13 ans, très abondamment, vives douleurs. A 22 ans, enfant mort-né à 7 mois. A 35 ans, épanchement de sang dans le ventre, 9 semaines de traitement. De 40 à 44 ans, mariage stérile. Depuis, règles très irrégulières, douleurs épouvantables. Alitée une partie du temps. Amputation du col sans résultat. Examen : Abdomen peu tuméfié. Au-dessus du ligament de Poupart droit, tumeur élastique mobile, grosse comme un œuf. Au milieu, seconde tumeur plus grosse séparée de la première par un sillon. A gauche, résistance obscure. Utérus en antéflexion. Sur son coin gauche, fibrome sénile gros comme une prune. A droite, tumeur irrégulière, elliptique, élastique, qui se laisse repousser sous la peau du ventre. A gauche, masse arrondie, irrégulière qui occupe presque toute la moitié postérieure du bassin. Diagnostic : Fibrome. Kystes de l'ovaire. 25 avril 1883. Laparotomie. On voit le fibrome. La trompe droite forme un sac tortueux, avec des rétrécissements, sans adhérences. Dans sa concavité tournée en arrière, l'ovaire peu augmenté de volume. Ablation de cette trompe. Section au thermocautère. Il s'écoule du pédicule quelques gouttes de pus. A gauche tout l'orifice du bassin est comblé par des adhérences. Les intestins flottent librement au-dessus. Extirpation très difficile. Une partie du contenu de la trompe (sang) se répand dans le ventre. L'ovaire ne peut être reconnu. Hémorrhagie difficile à arrêter. Ligature glisse. Compression digitale directe, thermocautère restent sans effet. Un tampon imbibé de perchlorure de fer est appuyé dans la cavité qui saigne, et enfin l'hémorrhagie s'arrête. Deux drains. Sutures. Suites : péritonite purulente circonscrite, fièvre, suppuration. Élimination des ligatures pendant des mois. 26 septembre 1883. Guérison. Il reste une très petite fistule. Trompe droite : parois épaisses de 3 millimètres : contenu, deux à trois cuillerées de pus. Trompe gauche, contenu, sang. On ne peut reconnaître l'ovaire gauche. C'est du côté du pus qu'il y avait le moins d'adhérences.

188. — H. R. Bigelow. (Cas vu chez A. Martin.) *Am. J. of obst.*, 1886, p. 468. — Un enfant de 9 ans. Pas de fausse couche. Réglée à 16 ans régulièrement sans douleur. Début il y a 3 semaines par des douleurs. Élévation de température. Dans les 6 derniers jours, pas de fièvre, mais douleurs. Tumeur saillante à un travers de main au-dessous de l'ombilic, volume d'une tête d'homme, s'étend jusqu'à la paroi antérieure du vagin remplissant la moitié gauche et une partie de la moitié droite du bassin. Consistance élastique. On diagnostique : Hématome extra-péritonéal. Cependant l'histoire de la maladie rendait le diagnostic de pyosalpingite probable. Laparotomie le 12 décembre. La tumeur est très adhérente au côlon descendant. Pendant la séparation des adhérences, la tumeur se rompt, le contenu se répand dans la cavité péritonéale. Le sac est partout adhérent au plancher pelvien. Durée, 26 minutes. Lavage. Pas de drainage. Guérison.

189. — Dudley. *Am. J. of obst.*, 1888, p. 1275. — F..., 22 ans. Mariée depuis 9 mois. Fausse couche 3 mois 1/2 après son mariage. Bien portante avant son mariage, réglée à 19 ans. Souffre depuis sa fausse couche, qui fut suivie d'une pelvi-péritonite. Leucorrhée et constipation. Utérus en rétroversion et fortement adhérent. Tumeurs des 2 côtés. Laparotomie le 6 octobre. Adhérences de l'intestin avec les trompes, les ovaires et l'utérus. A gauche, tumeur du volume d'un œuf. Pendant qu'on cherche à la détacher, le sac crève, le pus extrêmement fétide se répand. Lavage. Les adhérences de l'utérus étaient telles que je ne pus le détacher, et je suturai la face supérieure du fond avec le sac. Pas de drainage. Lavage avec cinq gallons d'eau bouillie. Suture de la plaie. Abcès du tissu cellulaire. 16 octobre. Malade convalescente.

190. — Howard A. Kelly. *Obst. Soc. of Philad.*, 3 juin 1886. *Am. J. of obst.*, 1886, p. 1169. — M. H... Réglée à 14 ans. A 17 ans, elle pesait 135 livres, quoique petite. Mariée à 20 ans, maigre. 3 ans avant le mariage, le mari avait contracté une blennorrhagie dont il se croit guéri en 3 semaines. Toutefois au moment de son mariage il souffrait d'une orchite qu'il attribuait à un effort et qui lui dura quelque temps. La maladie de la femme commence à sa première époque menstruelle, 15 jours après son mariage. A ce moment, elle eut des douleurs abdominales excessives, fièvre, vomissements, constipation, et elle resta deux semaines au lit. Depuis ce temps, elle a eu des attaques répétées du même genre. Après avoir été traitée pendant 5 mois pour un fibrome suppuré, elle consulte Kelly le 31 mars 1886. Après un mois de préparation, il se détermine à opérer pour enlever une tumeur placée entre l'utérus et le bassin, et évidemment adhérente. Cette tumeur avait une consistance élastique; elle donnait lieu à des symptômes de septicémie. La tumeur fut enlevée le 5 mai 1886, et en la séparant de son lit, un petit kyste contenant du pus fétide fut rompu. Cela nécessita une irrigation et un nettoyage des viscères avec de l'eau distillée chaude. Le lendemain le pouls s'éleva à 160°, mais tomba à 76° en 4 jours avec une température de 98°,8. La tumeur était formée par l'ovaire et la trompe dilatée constituant une seule cavité remplie de 2 à 3 onces de pus vert fétide. Dans ce cas, on peut suivre l'infection blennorrhagique, bien que la malade n'ait jamais eu d'écoulement par l'utérus autre que du sang.

191. — Richelot. *Soc. de chir.*, 8 mai 1889, p. 385. — Pièce de salpingite double purulente. Intégrité de la portion interne de la trompe. La poche s'est rompue au cours de l'opération; je me suis servi de lavages abondants à l'eau bouillie pour nettoyer le péritoine. Le résultat n'est pas indiqué.

192. — F. Westermark. *Hygiea*, 1886, Bd XLVIII, janvier. — Salpingite blennorrhagique. Gonocoques dans l'exsudat. Ablation unilatérale. F..., 32 ans. Régulièrement réglée sans douleurs depuis l'âge de 13 ans. Un accouchement le 18 novembre 1880. Inflammation à la suite. Puis la menstruation redevient régulière comme avant. Dernières règles à la fin de mars 1885. Le 3 avril, un coït, pas depuis. Du 22 au 26 avril, hémorrhagies, puis douleurs dans le ventre et mauvais état général. Nouvelle hémorrhagie. En mai la malade se met sous les soins de l'auteur. Douleurs dans le ventre. Utérus antéfléchi, mobile, un peu grossi. Sécrétion purulente de l'utérus. A gauche et auprès de l'utérus, tumeur élastique qui a à peu près la même grosseur que l'utérus lui-même. La tumeur, bien que très rapprochée de l'utérus, en est manifestement séparée, et s'étend presque jusqu'à la paroi du bassin. Elle a la forme d'un cordon qui augmente de grosseur en dehors. Tumeur peu mobile, très douloureuse. On pense d'abord à une grossesse tubaire de 6 mois, mais la muqueuse de l'utérus étant solide et résistante, on fit le diagnostic de pyosalpingite. 24 mai 1885. Laparotomie. A droite, annexes normales. A gauche, la tumeur est formée de deux parties; ovaire à petits kystes; trompe dilatée. Les franges étaient adhérentes avec le fond du bassin. Lorsqu'on les détache, il s'échappe une masse trouble semblable à du pus. Toilette du bassin avec du sublimé à 1 p. 5000. Guérison rapide. Plus tard, l'endométrite fut guérie. Le 12 octobre, on ne sent aucune résistance autour de l'utérus; pas de sensibilité; la malade parfaitement bien portante peut travailler. Règles régulières. L'examen bactériologique a montré l'existence incontestable de gonocoques.

193. — Bouilly. *Nouv. archiv.*, 1888, p. 195. Obs. VI, p. 209. — 31 ans. Règles très douloureuses et très irrégulières, peu abondantes; première grossesse à 29 ans; accidents puerpéraux; depuis lors douleurs et leucorrhées; mais les règles ne sont pas revenues. 19 janvier 1888. A l'examen de l'abdomen, on trouve à gauche une tumeur du volume du poing, mobile dans tous les sens, douloureuse, arrondie, ayant le caractère d'un kyste de l'ovaire avec pédicule développé. Au-dessus de cette tumeur on trouve une autre masse immobile, à bord supérieur convexe, s'enfonçant en bas dans l'excavation; masse dure, mate à la percussion, ne donnant pas de fluctuation. Du côté droit, tumeur mal limitée, qui se perd dans l'excavation pelvienne. Ces tumeurs sont douloureuses au toucher, mais pas d'une façon excessive. Toucher : toute la portion vaginale est noyée dans une sorte de gangue inflammatoire péri-utérine qui déprime les cul-de-sac de façon à en abaisser le niveau jusqu'à l'orifice externe du museau de tanche. Au spéculum : « Détail important : on voit très nettement s'écouler par l'orifice du col utérin du pus qui semble provenir de la tumeur accessible au palper à gauche. La tumeur de gauche présente des alternatives d'augmentation et de diminution de volume très marquées, et qui répondent très vraisemblablement à l'écoulement de pus par la cavité utérine ». 24 janvier. Laparotomie. La tumeur située à gauche se rompt, versant une grande quantité de pus dans l'abdomen. Cette tumeur n'est autre que l'ovaire ayant acquis environ le volume du poing. Au-dessus et en avant d'elle, la trompe grosse comme le petit doigt. Ablation. A droite, on ne peut découvrir les annexes. Lavage à l'eau bouillie. Suture avec drainage du cul-de-sac de Douglas. Le drain est retiré le deuxième jour. Guérison rapide. Examen de la pièce : coupe du ligament large très épaissie. Trompes : la lumière de la trompe est en partie comblée par des végétations en forme de choux-fleurs. L'épithélium à cils vibratiles existe encore. C'est sur la tunique fibro-musculaire que portent surtout les lésions. Il existe une hypertrophie musculaire considérable. Les faisceaux musculaires sont 7 ou 8 fois plus nombreux; chacune des fibres est plus volumineuse que dans la trompe saine.

194. — Bouilly. Th. de Montprofit, p. 113. — *Salpingo-ovarite double (suppurée à droite). Ablation par la laparotomie.* — Rupture de la poche. 29 décembre. Lavage. Drainage. Vomissements, hoquets, fièvre avec douleurs dans le ventre. Le 4e jour, on rouvrit la plaie; il s'écoula des matières à odeur fécale avec des gaz. On fit un lavage du bassin et on plaça un nouveau tube à drainage. Il s'établit une fistule stercorale. Naphtol boraté et salicylate de bismuth. Le 25 janvier, cessation de l'écoulement des matières fécales; encore un peu d'écoulement purulent. Complètement guérie le 1er mars.

195. — Richard Douglas. *Am. J. of obst.,* 1888, p. 368. — Elisa Taylor, 26 ans, négresse. 17 mars 1887. Inflammation pelvienne aiguë. A gauche, par le toucher vaginal, on sent une masse élastique du volume d'une orange, bien limitée et distincte de l'utérus. Réglée à 14 ans. Douleurs au début. Régulièrement ensuite. Non réglée depuis 6 semaines. On suspecte rupture d'une grosseur extra-utérine. La malade se remet. 3 avril. Grande douleur. Dépression générale. Température 104°. Diagnostic : Pyosalpingite. 5 avril. Laparotomie. On trouve une grosse tumeur élastique, de couleur noire, « in the folds of the left broad ligament ». Adhérences générales. Le sac se rompt. Une pinte du contenu formée de caillots et de matière purulente se répand dans la cavité péritonéale. Après nettoyage de la cavité, l'ovaire est examiné et trouvé un peu augmenté de volume. La trompe était très élargie, à parois minces et flasques. A sa face inférieure, on trouva une rupture d'un pouce de longueur; cette rupture s'était évidemment produite quelques jours avant. La trompe et l'ovaire furent enlevés. La trompe droite et l'ovaire étant normaux ne furent pas dérangés. Après lavages répétés, tube à drainage de M. Sims. Suture au catgut. La malade était en état de choc; d'après les conseils du Dr Wylie, je lavai la cavité par le tube avec un gallon et plus de solution de Tiersch chaude. L'effet stimulant se manifesta. Amélioration du pouls. Réaction rapide. Après l'opération, la cavité fut lavée toutes les 6 ou 12 heures, suivant que cela parut nécessaire jusqu'au 5e jour où le tube fut enlevé. Guérison en 4 semaines. Il y a 12 mois que l'opération a été faite; la malade est en excellente santé.

196. — Kelly. *Med. News*, 21 août 1886. *Phil. med. Times*, 4 septembre 1886. — Le mari eut la blennorrhagie 3 ans avant le mariage. Peu avant le mariage, orchite blennorrhagique. La femme, âgée de 23 ans, fut prise 2 semaines après le mariage, de douleurs fortes et subites dans l'hypogastre. Fièvre, vomissements, 15 jours au lit. Pendant 3 ans les attaques se répètent. Menstruation régulière mais très abondante et douloureuse. Pas de grossesse. En mars 1886, on constate la présence d'une tumeur résistante mais non solide dans le cul-de-sac de Douglas. Laparotomie. Adhérences très nombreuses. Extirpation de la trompe et de l'ovaire droits, transformés ainsi que les parties avoisinantes en un abcès enkysté. Guérison. Eau chaude simple pendant l'opération. Les intestins prolabés furent placés dans un sac en soie cirée qu'on chauffait avec des tampons chauds. Un lavage à l'eau distillée et au sublimé termine l'opération.

197. — Munde. *Obst. Soc. of N.-Y.*, 20 avril 1884. *Am. J. of obst.*, 1886, p. 609. — *Pyosalpingite. Abcès de l'ovaire.* — Il a vu la malade pour la première fois il y a huit ans. A cette époque, il fit le diagnostic d'ovarite chronique. Il avait cessé de voir la malade depuis plusieurs années quand il y a deux semaines, il fut appelé près d'elle, à cause d'un paroxysme de douleurs brusques dans la région pelvienne, tel qu'elle en avait eu souvent auparavant. Un examen par le vagin révéla la présence d'une tumeur molle à droite de l'utérus, et paraissant être plutôt intra-péritonéale que dans le tissu cellulaire. Elle était nettement mobile dans une certaine étendue. A gauche tumeur plus petite, de forme plus irrégulière, également mobile. L'utérus lui-même était mobile de haut en bas, mais seulement dans de certaines limites. Diagnostic : Pyosalpingite confirmée par l'aspiration d'un peu de pus par le vagin. Laparotomie. La poche de droite très adhérente dans le cul-de-sac de Douglas se déchira, et plusieurs onces de pus s'échappèrent. A gauche, la poche plus petite était également adhérente. Hémorrhagie par les adhérences. Épongeage soigné, puis finalement eau vinaigrée chaude. Un tube à drainage de Sims fut placé et la cavité fut lavée à de fréquents intervalles, environ toutes les 3 ou 4 heures. Ce tube est encore en place (8 jours après) ; il donne passage à du pus épais et sans odeur. La malade va très bien ; elle a très bien guéri. Dans la discussion, Munde dit que l'incision d'abord n'admettait qu'un doigt ; plus tard elle fut agrandie au point d'en admettre deux, mais pas davantage.

198. — J. Price. *Obst. Soc. of Philad.*, 4 fév. 1886. *Am. J. of obst.*, 1886, p. 505. — *Pyosalpingite unilatérale. Blennorrhagie.* — Trompe grosse comme le doigt, de consistance molle, se déchirant sous la pince hémostatique. La malade était dans un état typhoïde avec une température élevée le soir. Émaciation, pouls rapide, douleurs. Deux onces de pus se sont échappées au moment de l'ablation. Après l'opération, rapide diminution du pouls, de la température et des autres symptômes. Des lavages de la cavité abdominale par le tube à drainage furent pratiqués pendant quelques jours.

199. — Buckmaster. *Am. J. of the med. sc.*, 1887, p. 467. Cas XXI. — 27 ans. Jamais de grossesse. Douleurs abdominales. Plusieurs péritonites pelviennes. 16 janvier 1886, Thomas enlève trompes et ovaires. La trompe gauche était distendue par le pus. Les deux ovaires et trompes étaient très adhérents. La trompe se rompit lors de l'ablation et une partie de son contenu se répandit dans la cavité abdominale. La trompe droite était dilatée. Guérison, 10 janvier 1887. Très bonne santé.

200. — Feldmann. *Th. de Gœttingen*, 1879. — F..., 20 ans. Règles régulières à 15 ans. Mariée depuis 1877. Stérile. Il y a un an, survint, probablement après une tentative d'avortement, malaise, douleurs dans le ventre et tuméfaction du côté droit. Règles profuses. Douleurs croissantes. 11 mars 1879 (Prof. Schwartz). Tumeur élastique à l'entrée du bassin s'étendant à gauche, presque jusqu'à l'ombilic, à droite seulement, à mi-chemin entre l'ombilic et la symphyse mobile. Utérus en rétroflexion ; la tumeur est en avant de l'utérus et facile à atteindre par le cul-de-sac antérieur. Le cul-de-sac postérieur droit est abaissé. Fluctuation. A droite de l'utérus, on sent un cordon tendu qui s'enroule en arrière et qui se perd dans la partie inférieure de la tumeur. Diagnostic : Double tumeur de l'ovaire. 28 mai. Opération. On reconnaît facilement qu'il s'agit des trompes. Pas d'adhérences. D'abord ablation de la tumeur droite avec l'ovaire augmenté de volume et présentant un petit kyste. Ensuite ablation de la gauche avec l'ovaire qui paraît sain. Une petite quantité de pus se répand dans le ventre. Toilette, fermeture de la plaie. Pansement de Lister. Neuvième jour, ablation des sutures. La plaie est en grande partie réunie. Les jours suivants, fièvre. Le 16e jour, la partie inférieure de la plaie se rouvre, et il s'échappe un jet de liquide jaune qui infecte. On pénètre dans une cavité. Le toucher montre l'utérus englobé. La cavité se ferme petit à petit. La malade peut quitter son lit le 10 juin. (Il y a évidemment une erreur de date.) L'auteur conclut, de l'examen microscopique fait sous la direction de Ort, qu'il s'agit d'un cas d'occlusion congénitale de l'orifice abdominal de la trompe. Le conduit de Muller est probablement resté solide à une courte distance de son orifice abdominal. En faveur de cette interprétation plaide l'absence de toutes traces d'adhérences avec les organes voisins et cette circonstance que les franges tournées en dehors flottaient librement dans le ventre et aussi l'hypertrophie des parois, toutes circonstances qui dans les cas de rétrécissements acquis ne se rencontrent pas.

201. — Hofmeier. 59e Cong. des méd. et nat. all. — *Pyosalpingite.* — Opération. Rupture de la poche. Mort.

202. — Hunter. *Obst. Soc. of New-York*, mars 1885. *Am. J. of obst.*, 1885, p. 1086. — IV. — Malade atteinte d'hémorrhagies graves. On trouve une petite tumeur derrière l'utérus et une trompe augmentée de volume. Opération : D'un côté, petit kyste de l'ovaire avec salpingite. Pendant les tentatives d'ablation, la trompe se rompt, et une quantité de pus fétide s'échappe. L'autre trompe était fortement adhérente et très difficile à enlever. Hémorrhagie notable. (Dans les recherches des points saignants, l'auteur fut grandement aidé par l'emploi d'un spéculum cylindrique et d'une lumière électrique.) Péritonite septique. Mort le 6e jour. Cette malade avait des décharges purulentes par l'utérus au moment de ses règles.

203. — Kaltenbach. 59e Cong. *Arch. f. Gyn.*, 1886, vol. 29, p. 331. — Salpingite double du volume d'un œuf qui, dans l'espace d'un an, atteint le volume de la tête. Rupture pendant l'opération. Mort de septicémie violente.

204. — C. Quetsch. *Cent. f. Gyn.*, 1884, 10 mai, p. 289. — F..., 31 ans, entrée à l'hôpital le 5 juillet. Enfance maladive. Réglée à 15 ans, faiblement mais régulièrement. Mariée depuis 9 ans ; les règles sont devenues un peu plus abondantes. Avant les règles, douleurs lombaires. Pas de ménorrhagies ni de métrorrhagies, pas de fleurs blanches. Stérile, pas de fausse couche. Il y a 3 ans survinrent tout à coup de vives douleurs dans la jambe droite s'irradiant jusqu'au genou. Depuis ce temps, douleurs presque quotidiennes surtout pénibles après les règles. Peu à peu ces douleurs s'irradièrent vers le sacrum, la hanche et le ventre ; enfin elles envahirent tout le côté droit du ventre. Il y a 3 ans la malade sentit une tumeur du volume d'un œuf d'oie ; elle a cru remarquer que cette tumeur augmentait et diminuait, mais tout en restant toujours à la même place. Constipation s'accentuant de plus en plus ; pas de douleur vésicale. La tumeur augmente peu à peu. Affaiblissement. État actuel : Examen sous le chloroforme. La tumeur s'élève jusqu'à 5 travers de doigt au-dessous du bord des côtes. Elle occupe surtout la partie droite du ventre et est oblique en haut et à droite. Le col est repoussé derrière la symphyse, le fond de l'utérus replié en arrière. On sent l'ovaire gauche, mais pas très nettement. A droite il existe un sillon manifeste entre l'utérus et la tumeur. La tumeur vient contre l'utérus, le déborde même un peu et s'étend depuis le fond jusqu'au niveau de l'orifice interne. Elle est difficile à mouvoir. Elle est élastique et se compose de deux segments séparés par un sillon oblique : le segment interne appliqué contre l'utérus paraît situé entre les lames du ligament large ; le segment externe beaucoup plus considérable fait librement saillie dans le ventre. Derrière la tumeur on sent un petit corps qui lui est accolé, mais dont il est difficile de déterminer la nature. Comme la tumeur n'avait pas la forme en chapelet ou en gigot, on diagnostiqua, malgré le caractère des douleurs (coliques), kyste dermoïde. 16 juin. Laparotomie par Kaltenbach. Incision de l'ombilic à 2 centimètres au-dessus de la symphyse. La surface de la tumeur rendue irrégulière par des exsudats se présente aussitôt. Le segment abdominal de la tumeur est sorti du ventre puis ponctionné. Après l'évacuation, on constate qu'il existe encore un 2e segment plus petit, intra-ligamenteux. Pour l'énucléer, il faut inciser le feuillet antérieur du ligament large. La paroi se rompt ; il sort une espèce de bouillie semblable à du gruau. Peu à peu on énuclée une masse de dilatations en chapelet. Toutes ces dilatations étaient réunies en une seule masse et enfouies entre les lames du ligament large, tandis que le segment externe le plus dilaté était situé en dehors du ligament et avait été pris pour un kyste de l'ovaire. La tumeur était très adhérente à l'utérus et même la trompe élargie pénétrait jusque dans la corne utérine. Il n'y avait pas de pédicule à proprement parler, mais seulement une bourse formée par le ligament large. Ligature élastique. Cautérisation. Le petit corps qu'on avait senti en arrière, qui n'était autre que l'ovaire, fut enlevé. Suture de la paroi sans drain. Petit abcès circonscrit autour du pédicule qui s'ouvre dans la vessie. Guérison.

205. — Knowsley Thornton. *Obs. Soc. of London*, 6 juin 1883. *Trans.*, p. 139. — Malade se plaint de douleurs dans le bassin et dans les hanches. Tumeurs irrégulières visibles dans les régions iliaques très dures et très mobiles. Une trompe fut ouverte pendant l'ablation ; elle contenait une demi-pinte de pus ; l'autre fut enlevée entière. Guérison régulière. Réglée depuis.

206. — Veit. *Saml. Klin. Vorträg.*, p. 7. — *Salpingite.* — Rupture. Péritonite septique. Mort. Pas d'autres renseignements.

2° Salpingites traitées par la laparotomie avec suture a la paroi abdominale.

207. — Gusserow. *Charité Annalen*, Berlin, 1884, t. IX, p. 333. Observ. II, p. 339. — 34 ans. Entre le 9 novembre 1882. Réglée à 14 ans. Plusieurs attaques de périmétrite surtout du côté droit. Au commencement d'août, pendant les règles, violentes douleurs à droite et dans le coccyx. Cul-de-sac de Douglas, surtout à droite, rempli par une masse dure, qu'on peut également sentir par la paroi abdominale. A gauche, dans le cul-de-sac de Douglas et dans la région du paramètre gauche, séparé de l'utérus par un sillon, tumeur grosse comme une pomme, qu'on peut également sentir par la paroi abdominale à un travers de main au-dessus du pubis. 13 janvier 1883. Laparotomie. La paroi de la poche se déchire. Jet de pus infect. Énucléation impossible. Suture du sac à la paroi. Guérison complète. 10 avril. Plus de douleurs. Menstruation régulière.

208. — F. Imlach. *Lancet*, 1886, p. 774, t. 2. — E. M..., 34 ans. Entre à l'hôpital le 17 août. Mariée à 18 ans, ni enfant ni fausse couche. Depuis 11 mois, tumeur abdominale grosse comme un utérus gravide de 8 mois. Le palper est si douloureux que le diagnostic est impossible. Laparotomie le 1er septembre 1886. La tumeur occupe la trompe gauche adhérant de toutes parts aux parois abdominales. Suture de la poche à l'incision. Drainage. Guérison.

209. — Lediard. *Lancet*, London, 1884, p. 493, t. 2. — Isabelle C..., 27 ans. Entrée le 30 avril 1884. Mariée il y a 6 ans. Ipare depuis 3 ans. Avant et après son mariage règles irrégulières. Palpation. Tumeur dans la fosse iliaque droite. Adhérences aux parois pelviennes. Utérus refoulé à gauche. Issue de pus par le vagin. Le 24 mai. Ponction exploratrice. Issue de pus épais. 25 mai 1884. Laparotomie. Suture de la poche à la paroi. Drainage. Guérison.

210. — Tait. *Am. J. of obst.*, 1887, p. 478. Cas XIV, p. 488. — Réglée à 13 ans. Frissons il y a 3 mois, et depuis ce temps au lit avec des métrorrhagies profuses. Bassin rempli. Aucun diagnostic ne peut être fait. J'ouvris l'abdomen le 20 décembre 1882 et trouvai une double pyosalpingite qui me parut trop adhérente pour pouvoir être enlevée. Je l'ouvris, la nettoyai et le drainai par en bas. La malade quitta l'hôpital le 22 mars après une convalescence pénible. La plaie abdominale était guérie, mais une grande quantité de pus s'écoulait par le vagin. Morte d'hecticité après plusieurs mois.

211. — Tait. *Am. J. of obst.*, p. 478. Cas XII, p. 488. — Règles irrégulières, profuses et douloureuses. Large masse fluctuante à gauche de l'utérus. Laparotomie le 28 mars 1881. La trompe ne peut être enlevée à cause de ses adhérences Incision et drainage. Quitte l'hôpital le 29 avril avec sa plaie non fermée. Cette plaie ne s'est jamais fermée, mais continue à sécréter une grande quantité de pus infect. Le 21 février, je rouvris l'abdomen. Je pus à cette seconde opération enlever le kyste suppurant. Environ un an après, je revis la malade et il était évident que la trompe du côté opposé était suppurée. Je ne pus la décider à une seconde opération et elle mourut quelques semaines après avec de grandes souffrances, probablement de rupture avec péritonite.

212. — Tait. *Mal. des ovaires*, p. 88. — F..., 21 ans. Il y a 3 ans, blennorrhagie. Laparotomie le 28 mars. « Il était tout à fait impossible d'enlever la trompe, et je me contentai de la vider, de la tirer au niveau de la plaie, de réunir les deux ouvertures par une suture continue et d'y fixer un tube à drainage. Ce tube y fut maintenu pendant plusieurs semaines et elle guérit. Cependant elle souffre toujours pendant ses règles; aussi la guérison n'est-elle que partielle. »

213. — Terrillon. *Ann. de gyn.*, mai 1889, p. 346. — 30 ans. 1er enfant à 19 ans. 2e enfant à 28 ans. En octobre 1888, couche difficile suivie d'accidents graves. Pelvi-péritonite. Il reste un empâtement douloureux et profond qui repousse l'utérus à gauche. Le 1er décembre 1888, je constate la présence d'un volumineux abcès situé dans la trompe du côté droit. La poche fluctuante se prolongeant à droite et en haut jusqu'au niveau de l'ombilic. Opération le 14 décembre. 400 grammes de pus. Les bords de la poche furent soudés à la paroi abdominale. Drainage, lavage. « La malade rentra chez elle le 3 janvier 1888, ne présentant plus qu'une fistule peu profonde qui se ferma bientôt après. »

214. — Terrillon. *Arch. de tocologie*, mars 1889. *Ann. de gyn.*, mai 1889, p. 343. Obs. IV, p. 176. — F..., 29 ans. Symptômes douloureux depuis plusieurs années, tantôt à droite, tantôt à gauche. « Cependant tout semblait s'être localisé à gauche, où on sentait depuis quelque temps une tumeur dans le bassin, avec plastron abdominal. L'utérus était immobilisé et refoulé à droite et tout le côté gauche du bassin était occupé par une tumeur fluctuante. Signe de suppuration. Opération le 8 novembre 1888. En présence du plastron abdominal dur adhérent à la tumeur profonde, je résolus d'aller à la recherche du pus directement au niveau du point le plus saillant, espérant ne point rencontrer la cavité péritonéale. Grande fut ma surprise, après avoir sectionné la paroi abdominale au-dessus de l'arcade de Fallope, de trouver le péritoine à peu près libre, sauf quelques adhérences. (Pas d'adhérences du tout (in Annales de gynécologie). L'épiploon était épaissi et soudé à la tumeur sous-jacente. Ponction, 500 grammes de pus (900 grammes, in Annales). Suture de la poche à la paroi. Pas de résultat. (Guérison. La fistule s'est fermée en janvier 1889, Annales.) L'examen histologique a montré qu'il s'agissait de la trompe. « Ici donc, le plastron abdominal était dû à la présence de la trompe remplie de pus, simplement appliquée contre la paroi abdominale à laquelle elle n'était unie que par des adhérences très rares et molles. »

215. — Terrillon. *Bullet. gén. de thérapeut.*, 1888. *Cliniq.*, p. 355. — *Hématosalpingite.* — Laparotomie le 17 juillet 1887. Ouverture de la poche. Ponction. Suture à la paroi abdominale. Il reste une petite fistule. « A chaque époque menstruelle, cette fistule laisse écouler un peu de sang pendant deux ou trois jours. »

3° Salpingites spontanément ouvertes dans le rectum

216. — Andral. *Pièces d'anat. path.*, t. II. — Suppuration de la trompe et de l'ovaire de chaque côté. Communication de la trompe gauche avec le rectum. Péritonite. Entérite ulcéreuse. Mort.

217. — Bouilly. *Nouv. arch. d'obst. et de gyn.*, 1888, p. 195. Obs. V, p. 207. — 34 ans. Menstruation régulière. Pas d'accouchement, ni de fausse couche. Pelvi-péritonite à 24 ans. En 1887, accidents de périmétrite. En septembre 1887, tuméfaction notable dans la fosse iliaque droite. Écoulement de pus par le rectum. Amaigrissement. 27 décembre 1887. Examen sous le chloroforme. Dans la fosse iliaque, tumeur du volume d'une tête de fœtus, quasi fluctuante, gargouillement. Dans le cul-de-sac vaginal droit et dans le cul-de-sac postérieur, tumeur arrondie, séparée de l'utérus par un sillon bien net. La tumeur se vide abondamment par le rectum. 29 décembre. Laparotomie. Quand on essaye de libérer la poche, elle se rompt ; il s'en échappe à l'extérieur et dans le ventre du pus extrêmement fétide. Lavage abondant avec l'eau bouillie. Après déchirures de quelques adhérences intestinales, on réussit a amener au dehors la masse, qui est enlevée après ligature à la soie d'un pédicule près de l'utérus, puis ablation des annexes du côté gauche, moins altérées.

Nouveau lavage. Drainage. Vomissements, hoquets, fièvre avec douleur du ventre. Le 4e jour on rouvrit la plaie; il s'écoula des matières à odeur fécale avec des gaz. On fit un lavage du bassin, et on plaça de nouveau un tube à drainage. Il s'établit une fistule stercorale (intestin grêle), 1 gr. 50 de naphtaline boratée et salicylate de bismuth. Vers le 15 janvier, plus de matières fécales. 1er mars. Excellent état. La malade « peut être considérée comme complètement guérie ». Examen de la pièce : A droite, trompe grosse comme le pouce, parois très épaisses. Le pavillon oblitéré termine la trompe en cul-de-sac. Au-dessus de la trompe, enroulée en 1/2 cercle, paroi revenue sur elle-même de l'abcès ovarique. A gauche, trompe terminée en cul-de-sac, recourbée, ovaire un peu gros.

218. — Durélius. *Gesells. f. geb. und Gyn. zu Berlin*, 25 janvier 1889. *Cent. f. Gyn.*, 1889, p. 148. Observée chez A. Martin. — Jeune fille de 25 ans. Se plaint depuis longtemps d'écoulement purulent par le rectum. Après l'examen sous le chloroforme, il paraît probable que le pus vient d'une salpingite ouverte dans le rectum. Ponction et drainage par le vagin. Malgré des lavages désinfectants quotidiens et de fréquentes injections d'iode, la suppuration continue. Au bout de 5 semaines, comme les forces de la malade diminuaient, on se décide à faire la laparotomie. On arrive à enlever tout le sac, malgré ses nombreuses adhérences. Après désinfection un drain fut placé dans le lit de la tumeur. Puis la cavité fut suturée au-dessus du drain de telle façon que la poche fut suturée par places avec la paroi, par places avec la face postérieure de l'utérus. On n'avait plus trouvé de communication avec le rectum. La malade est morte 2 jours après de péritonite suppurée.

219. — Négrier, p. 112. — 19 ans. Réglée à 14 ans, régulièrement jusqu'en avril 1836. Blennorrhagie au mois de novembre de l'année précédente. A la suite d'une frayeur, douleur sourde dans la partie profonde du vagin. Le 10 mai suivant, règles, douleurs plus vives. Le lendemain elle s'étend à tout l'abdomen. Saignée. Sangsues. Amélioration. Trois mois plus tard, tumeur du côté droit de l'hypogastre. Cette tumeur augmente jusqu'au 15 octobre. 5 novembre écoulement abondant de matières puriformes par l'anus. Cet écoulement a continué chaque jour pendant 4 mois. Le 15 avril 1837, la tumeur du bassin est affaissée, elle n'a plus que la grosseur d'un œuf, elle est assez bonne sans cependant que la menstruation se soit établie. Négrier croit à une grossesse ovarique.

220. — Pozzi. *Soc. de chir.*, 25 janvier 1888, p. 70. — *Hématosalpingite suppurée.* — Présente la pièce. Le kyste de la trompe gauche est très grand, du volume de deux poings. Il contient encore quelques caillots; toute sa surface est tomenteuse, les parois épaisses en certains points, très minces en d'autres, notamment en arrière où existe une perforation par où le liquide de l'hématosalpingite suppurée s'était évacué dans le rectum 8 jours avant l'opération. A la suite de cette évacuation, la poche s'était de nouveau remplie de pus. L'opération a été faite il y a huit jours. On a enlevé aussi la trompe et l'ovaire du côté droit atteints de lésions peu avancées. La malade va bien.

221. — Terrillon. *Soc. chir.*, 1er juin 1887, p. 373. *Clin.*, p. 354. — *Pelvipéritonite. Laparotomie.* — F..., 35 ans. Mariée à 23 ans. 15 mois après, accouchement régulier. En 1876 fausse couche. En 1877, 2 nouvelles fausses couches. Depuis règles irrégulières, douloureuses, abondantes, leucorrhée. En 1883, perte abondante et subite qui fut suivie d'accidents de péritonite graves. 3 mois à l'Hôtel-Dieu. Depuis, règles irrégulières, douloureuses et douleurs dans le ventre. En août 1886, seconde poussée de péritonite, un abcès se vide par le rectum. Depuis cette époque 200 gr. de pus s'écoulent chaque jour par l'anus. Toucher : Utérus refoulé en avant et à gauche. « En déprimant le cul-de-sac vaginal droit, le doigt arrive sur une tumeur arrondie qui se prolonge dans le bassin et proémine dans l'abdomen jusqu'au voisinage de l'ombilic. Cette masse est fluctuante, arrondie, mais ne présente aucune connexion ni avec le pubis ni avec la fosse iliaque, ni avec la paroi abdominale antérieure, dont elle est séparée par les intestins. » Connexions très intimes avec le rectum à 7 centim. au-dessus de l'anus. 19 mai 1887. Laparotomie médiane. La tumeur lisse, bosselée, remplit tout le côté droit du bassin et envahit un peu le côté gauche où elle a refoulé l'utérus qui lui est accolé par son bord droit, mais celui-ci est distinct. Cette tumeur est arrondie et libre dans une grande partie de sa surface ; on en fait le tour en haut et sur les deux côtés, mais elle adhère à la partie inférieure ou rectale par quelques points. Son extrémité inférieure ou plutôt antérieure répond au ligament large, un large sillon la sépare du pubis, auquel elle n'adhère pas. Ponction, 500 gr. de pus verdâtre, odorant. La poche est fixée aux angles de la plaie, mais la broche inférieure déchire la tumeur. On l'incise et on la suture après l'avoir nettoyée. La poche est très irrégulière. 2 gros tubes à drainage (14 à 16 centim.) Pansement iodoformé. 1 heure 1/4. Jamais il n'a paru de gaz ni de matière. Complètement guérie au mois d'août.

4° Salpingites ayant déterminé des péritonites par propagation ou par rupture

222. — Dalmas. *Journal hebd.*, 1828, p. 114. — F..., 37 ans. Entre le 2 septembre 1828. 3 enfants. Le dernier a 17 ans. Malade depuis trois mois. Douleurs dans le côté droit du ventre et élancements le long de la cuisse. Dans le mois d'août, apparition d'une tumeur dans le flanc gauche. Engourdissement de la cuisse. La tumeur du flanc gauche paraît profonde, indépendante des téguments et même des parois abdominales, très sensible. Jambe gauche faible. Andral diagnostique dégénération de l'ovaire. En octobre, symptômes de péritonite. Mort le 9. *Autopsie :* Épanchement séro-purulent dans le péritoine. Trompe gauche très dilatée, communiquant avec le rectum. Ovaire suppuré. A droite, salpingite purulente et ovarite également purulente. Péritonite par propagation.

223. — Chassaignac. *Traité de la suppuration*, t. 2, p. 451. — F..., 37 ans, qui vit se former peu à peu dans le côté gauche une tumeur accompagnée d'un engourdissement douloureux de la cuisse correspondante. La tumeur paraît profonde, indépendante des téguments et même des parois abdominales. Morte avec les symptômes de péritonite générale. *Autopsie :* Péritonite généralisée. Dans la fosse iliaque gauche, adhérences des annexes entre elles et adhérence à une tumeur qui s'ouvre dans le rectum par un orifice de très petit calibre. La tumeur n'était autre que la trompe dilatée, enflammée et suppurée. L'ovaire est également suppuré. Du côté gauche, mêmes lésions.

224. — Kormann. *Arch. f. Gyn.*, t. V, 1873. — F..., 23 ans. Métrite. Deux injections intra-utérines. 10 jours après, débridement de l'orifice externe.

3 semaines après, mort de péritonite aiguë. *Autopsie:* Salpingite purulente. L'auteur rapporte l'origine de la salpingite à l'injection.

225. — Polk. *Obs. Soc. of N.-Y.;Am. J. of obst.*, 1888, p. 847. — *Opération d'Alexander.* — 3 semaines et cinq jours après l'opération, pour contrôler la position de l'utérus, j'usai d'une sonde qui avait perdu son revêtement de nikel. Immédiatement commencèrent à se développer des symptômes qui se sont terminés par la mort. L'opération (d'Alexander) n'a été suivie d'aucune réaction et n'a été pour rien dans la mort. Cela peut se voir d'après la feuille de température (qui est montrée). La température commença à s'élever immédiatement après l'introduction de la sonde. La mort eut lieu 6 jours après. A l'*autopsie,* salpingite et péritonite évidentes ; mais il n'y avait absolument aucune réaction inflammatoire dans le champ opératoire, au moins à l'œil nu.

226. — Rondot. *Soc. anat.*, 23 avrit 1875, p. 273. — Dilatation des trompes. Corps fibreux comprimant les canaux tubaires à leur origine. Pyosalpingite. Péritonite généralisée. Il n'est pas dit s'il y avait rupture des trompes.

227. — Seuvre. *Gaz. des hôpit.*, 10 avril 1873, p. 329. — *Abcès pariétal* de la trompe. — 37 ans. A 24 ans un enfant mort-né. 6 semaines de maladie à la suite. Pas d'enfant depuis. En décembre 1872, au moment d'une époque, douleurs hypogastriques vives. Entrée à Cochin le 8 janvier 1873. Pas de fortes douleurs. Le palper abdominal révèle, vers la fosse iliaque droite, en avant de la symphyse sacro-iliaque, une tumeur du volume d'un marron, ferme, arrondie, peu mobile et semblant adhérer à l'utérus. La tumeur est très douloureuse. Utérus peu mobile. Diagnostic: Corps fibreux. Inflammation péri-utérine. Hématocèle probable. 23 janvier. Frissons, sueurs, pouls 96. Ventre tendu. 30 janvier. Ponction par le cul-de-sac postérieur, il sort un peu de sang. 3 février. Mort. *Autopsie :* Péritonite adhésive généralisée. « Dans aucun point de la cavité abdominale on ne rencontre de pus. » Près des angles de l'utérus, chaque trompe présente un petit kyste. « Les trompes incisées, on voit que les abcès kystiques, signalés plus haut comme existant près des angles droit et gauche de l'utérus, sont situés sur le trajet des trompes, dont ils déforment et rétrécissent le conduit. Ils ont un aspect anfractueux; chacun d'eux communique avec la trompe correspondante par de petits pertuis. Leur contenu est du pus crémeux. »

228. — Bouveret. *Annal. de gyn.*, 1875, t. IV, p. 427. *Soc. anat.*, juillet 1875, p. 538. — F..., 33 ans. Réglée à 12 ans. Mariée à 25 ans. 1 enfant; 2e grossesse à 27 ans. Troubles de la menstruation. Pelvi-péritonite. Mort. *Autopsie:* Péritonite ancienne remontant jusqu'à l'ombilic. Trompe droite en arrière oblitérée par du pus. Ovaire ratatiné. A gauche. Trompe : Le pavillon, dont toutes les franges sont soudées, confondues, se trouve transformé en une cavité du volume d'une noisette contenant un pus épais, blanchâtre. Cette cavité communique par un petit orifice avec celle dont est creusé l'ovaire correspondant. Cet ovaire gros comme un œuf de poule contient une cuillerée de pus crémeux.

229. — N. Burnier. *Zeitsch. f. geb. und Gyn.*, Bd IV. Heft 2, p. 252. — F..., 69 ans, morte 24 heures après son entrée à l'hôpital. *Autopsie:* On trouve dans la moitié droite du petit bassin une collection purulente en communication directe avec la trompe droite. La trompe mesure 17 cent. et s'ouvre au niveau de la paroi latérale du bassin par une ouverture dirigée en arrière et permettant l'introduction du petit doigt. La cavité tubaire n'a sa dimension normale que sur un trajet de 35 millim. à partir de son orifice utérin. Une grande partie de l'ovaire droit a été détruite par l'inflammation. La collection purulente était limitée par des adhérences. Pelvi-péritonite suppurée.

230. — BERNUTZ. *Clin. médicale*, t. II, p. 247. Obs. recueillie par Almagro. *Conf. clin.*, p. 362. — *Salpingite, péritonite. Mort.* — Il y a 13 mois, début pendant une période menstruelle d'une pelvi-péritonite, aiguë d'abord, latente ensuite, dont elle reste souffrante pendant 3 mois. Depuis lors, menstruation douloureuse. Au 4e jour de la dernière menstruation, péritonite suraiguë. Mort le 3e jour. *Autopsie :* Péritonite généralisée. Abcès enkysté ancien dans la trompe droite. Perforation de cet abcès. Abcès récent enkysté dans la trompe gauche. Adhérences anciennes entre l'utérus et le rectum. Kyste séreux accolé à la paroi latéro-inférieure droite de la face antérieure de l'utérus. Le tissu cellulaire du ligament large est assez abondant et sain.

231. — ALMAGRO. *Soc. anatomique*, 1862, p. 171. — Marie F.., 33 ans. Entrée à la Pitié le 18 février 1861. Bonne santé, bien réglée. Il y a 8 mois douleurs abdominales. Le 13 février douleurs lombaires qui l'obligent à entrer à l'hôpital. Toucher : Tuméfaction forte et arrondie autour de l'utérus fixé et enclavé dans le petit bassin. Tumeur dans le cul-de-sac latéral gauche. Morte le 20 février avec tous les symptômes de péritonite. *Autopsie :* Péritonite récente. Rien dans les ligaments larges ni dans le tissu cellulaire sous-péritonéal. Trompe droite énorme et très distendue attachée par des adhérences au cul-de-sac postérieur. On ne peut plus distinguer les caractères du pavillon. La dilatation de la trompe se prolonge jusqu'à 3 cent. de l'utérus ; là ce canal a les dimensions normales, son cordon perméable permet d'introduire une soie de sanglier. Ovaire droit sain. Vers le tiers interne de la trompe, déchirure de 1 cent. de longueur. La trompe gauche se dirige en dedans et en bas également très distendue. L'aspect normal de son pavillon a disparu. Elle contient un liquide louche presque purulent. Elle est perméable ; elle admet une soie de sanglier. Nombreuses adhérences péritonéales.

232. — BARDET. Thèse, Paris, 1883, p. 35. Obs. I. — F..., 34 ans. Entre à la Pitié, le 10 juillet 1882. 2 enfants, le plus jeune a 2 ans. « Il y a cinq jours, cette femme est tombée violemment : le flanc droit a porté sur une pierre taillée en angle ; la douleur fut aussitôt très vive, mais se calma suffisamment pour permettre à la malade de vaquer à ses occupations. » Le lendemain, obligée de prendre le lit. Suintement sanguin par la vulve. Le surlendemain, frissons. 4e jour, vomissements verdâtres. L'abdomen est peu douloureux, si ce n'est au niveau de la fosse iliaque droite. Utérus mobile, mouvements peu douloureux. Le 14, mort. *Autopsie :* Pus en assez grande quantité dans toute l'étendue du péritoine pelvien. Trompe droite enveloppée de fausses membranes. « Près du pavillon, la trompe présente un renflement subit du volume d'un œuf de pigeon et à la partie antérieure du renflement une ouverture d'où l'on voit sourdre du pus. » Ovaire sain. Léger degré de salpingite de côté opposé. L'auteur donne ce cas comme un exemple de salpingite traumatique. Il est évident que c'est seulement la rupture qui a été traumatique.

233. — CERNÉ. *Soc. anatomique*, 1888, p. 37. — Henriette L..., 29 ans. Entrée le 6 janvier 1880, salle St-Bazile, n° 13, service de Bernutz, à la Charité. Douleurs abdominales depuis le 3 janvier. Diarrhée, symptômes de péritonite intense. Cette femme avait toujours été, dit-elle, bien portante jusqu'à cet accident. Mort le 9 janvier 1880. *Autopsie :* Péritonite généralisée suppurée. Utérus vierge, en antéflexion; sa muqueuse est saine. Les deux trompes ont la moitié interne saine et de direction normale. La moitié externe présente des dilatations au nombre de 3 ou 4 de chaque côté. Ces dilatations kystiques sont remplies de pus et communiquent ensemble. Impossible de trouver la communication normale de l'utérus avec la trompe. L'ovaire sain, dans la concavité de la trompe, faisant corps avec le ligament large. A gauche, le kyste occupant le pavillon de la trompe est le plus considérable; il a la grosseur d'un œuf de poule; il se continue directement avec la cavité de l'ovaire.

234. — Chipault. Obs. recueillie dans le service de Maisonneuve. *Cliniq. de Bernutz*, t. II, p. 182. — *Salpingite. Perforation.* — Cancer du col de l'utérus. Développement d'une péritonite suraiguë. Mort le 3e jour. *Autopsie :* Péritonite purulente généralisée. Petite perforation de la trompe gauche distendue par du pus et dont le pavillon est oblitéré. Distension de la trompe droite, dont le pavillon est, comme celui du côté opposé, oblitéré par l'adhérence ancienne des franges du pavillon les unes aux autres. Inflammation chronique de la muqueuse utérine. Encéphaloïde du col utérin limité à cet organe.

235. — Collie. *Soc. méd. de Northumberl. et de Durham; Brit. med. J.*, 17 mars 1888. — *Pyosalpingite.* — Jeune femme dans le collapsus. Morte en quelques heures. La trompe était rompue et l'auteur se demande quel résultat il aurait obtenu s'il avait pratiqué la laparotomie.

236. — Darolles. *Ann. de gyn.*, 1876. — *Salpingite. Rupture.* — L. A..., 34 ans. Entre le 6 mars 1876 dans le service de Gallard. Réglée à 17 ans. Première grossesse en 1875. Accouchement régulier. Trois jours après ses couches, douleurs dans la région abdominale. Malade depuis ce temps. On ne trouve ni douleurs ni empâtement par la palpation abdominale. Le cul-de-sac latéral droit abaissé est le siège d'un empâtement manifeste. Diagnostic : phlegmasie péri-utérine. Dans la nuit du 18 au 19 mars, la malade est prise subitement de douleurs très vives dans l'abdomen. Vomissements verdâtres. Mort dans la soirée avec hypothermie. *Autopsie :* Péritonite généralisée; pas de perforation intestinale. « Le corps de l'utérus est comme enchâssé au milieu de produits inflammatoires de date déjà ancienne, qui occupent de préférence le cul-de-sac postérieur et le ligament large droit. Les trompes augmentées de volume, flexueuses, se reconnaissent à la conformation spéciale de leur pavillon. » La trompe du côté gauche est rompue près de son orifice péritonéal, et il s'écoule de ce côté un liquide purulent. La trompe droite est gorgée de pus. Les ovaires présentent un grand nombre de petits points abcédés. Les follicules sont représentés par ces abcès miliaires.

237. — Defontaine. *Soc. anatomique*, 1880, p. 233. — S..., 34 ans. Entrée le 20 mars 1880 à Lariboisière, service de M. Fernet. Le 14, vomissements et symptômes de péritonite. Toucher vaginal et rectal donnent des symptômes négatifs. Mort le 26. *Autopsie :* Péritonite généralisée suppurée. Utérus plus gros et plus mou qu'à l'état normal : sur la face postérieure de sa cavité près du fond de l'organe, saillie ronde de la grandeur d'une pièce de 1 franc, fendillée et mamelonnée. Les 2 trompes distendues par du pus que l'on pouvait faire sortir par leur orifice péritonéal. Ni phlébite, ni lymphangite.

238. — H. V. Depauer. *Monatsch. f. geb.*, 1866. — Trouva, à l'autopsie chez une femme ayant depuis plusieurs années des poussées intermittentes de péritonite, et morte de péritonite, des trompes ayant le volume d'un œuf d'oie, dont l'une présentait une perforation ulcéreuse, large comme un franc.

239. — Dolbeau. Th. Seuvre, Paris, 1874, p. 84. — *Salpingite.* — Péritonite suraiguë. A l'*autopsie*, salpingite purulente dont le contenu pouvait passer librement par l'orifice péritonéal de la cavité abdominale. Jeune fille violée ayant contracté une blennorrhagie aiguë. Une injection vaginale d'eau de guimauve faite avec précaution fut suivie tout à coup des symptômes de péritonite.

240. — Alban Doran. *Trans. obst. Soc. Lond.*, 1885, p. 164. — *Pièce montrant les relations entre l'inflammation de l'endomètre, la trompe, l'ovaire et le péritoine pelvien.* — Cette pièce est déjà mentionnée dans la 4e édition de M. Lawson Tait « Pathology and treatment of diseases of the Ovaries », p. 68. La malade avait souffert de métrite chronique et de ménorrhagies abondantes. On constata un kyste dans la région de l'une des trompes (la gauche, décrite à tort comme la droite dans l'ouvrage en question); des symptômes de pelvi-péritonite apparurent, le kyste disparut puis reparut. Tous les symptômes reparurent et la mort survint. On trouva la trompe gauche dilatée, rompue et adhérente à un ovaire hypertrophié.

241, 242. — Hartigan. *Am. J. of med. sc.*, 1882, vol. 84, p. 770. — Négresse, 33 ans. Mort par rupture de la trompe et hémorrhagie dans le péritoine. Ajoute 18 autres cas; 1 de Haen. Tous, rupture sans suppuration, sauf : XIX. (*New-York med. J.*, 1880, p. 522). F..., 49 ans. Plusieurs enfants. Constipation depuis 14 jours. *Autopsie :* Pus dans le péritoine. La trompe droite dilatée par une collection purulente, présentait une déchirure par où s'était fait l'écoulement. Trompe gauche enflammée et dilatée, mais non rompue.

243. — Imlach. *Liverpool. med. chir. J.*, janvier 1886, p. 193, 194. — *Rupture de pyosalpingite; péritonite. Mort.* — « Je fus appelé dimanche dernier près d'une malade qui avait refusé plusieurs mois avant l'ablation des annexes pour pyosalpingites. L'abdomen était distendu, mat à la percussion. Pouls 160, température 101°,5. Face et corps couverts de sueur froide. Mort imminente. Quand j'entrepris, comme une ressource désespérée, la laparotomie, du pus fétide et des matières fécales s'écoulèrent, et quand j'introduisis mes deux doigts, je trouvai la trompe droite sous forme d'un large sac affaissé et le rectum perforé. »

244. — E. G. Janeway. *New-York med. J.*, 1880, t. 32, p. 522. — X... , 49 ans. Entrée à l'hôpital le 3 août. Se plaint de constipation opiniâtre depuis 14 jours. Mariée, plusieurs enfants. Depuis un an douleurs dans le bas-ventre, leucorrhée. Cette femme présente tous les symptômes de péritonite. Le palper abdominal ne permet de rien sentir pas plus que le toucher vaginal. Pas de rétrécissement du rectum. Mort avec les mêmes symptômes le 7 août. *Autopsie* : Péritonite généralisée. La trompe droite était pleine de pus et présentait une perforation dans le péritoine. La trompe gauche était également enflammée et dilatée par un exsudat. Elle n'était pas rompue ; rien d'anormal dans les autres viscères.

245. — Kemarsky. *Vratch*, 1886, p. 403. — F..., 24 ans, infirmière. Toujours bien portante. Pas d'enfant. Régulièrement réglée. Début brusque par des douleurs généralisées à tout le ventre. Température 40°,7. Vomissements. Entre à l'hôpital. Température élevée. Pouls 130 à 140. Ballonnement. Douleurs au contact. Vomissements sans efforts. Toucher : Utérus antéfléchi, augmenté de volume, mobile, douloureux. Annexes libres mais douloureuses, surtout à droite. Diagnostic : Péritonite purulente par rupture d'une trompe de Fallope. Mort au bout de 15 jours. *Autopsie :* Péritonite purulente généralisée. Trompe droite dilatée. Salpingite purulente.

246. — A. H. N. Lewers. *Trans. of obst. Soc. of London*, vol. 27, 1885, p. 298. — C. B..., 18 ans. Bien portante jusqu'au 18 octobre 1885. 18 octobre. Maux de tête. Le 20, légères douleurs dans l'abdomen qui augmentent progressivement jusqu'au 22. Entre à London Hospital. Le 22, vomissements qui persistent jusqu'au 24. Le lendemain, frissons, température 105°. Mort le 25, sept jours après le début de la maladie. Les règles avaient toujours été régulières et indolentes. Pas d'histoire de blennorrhagie, mais la situation de la malade permet de penser qu'elle l'a eue. *Autopsie :* Péritonite générale. La muqueuse du fond de l'utérus est verdâtre. La soie passe de l'utérus dans la trompe plus facilement que d'habitude. Trompe gauche dilatée dans sa partie externe ; 2 ruptures. L'une des ruptures siège en un point qui n'est pas dilaté. Le pavillon n'était pas oblitéré. Trompe droite, une rupture.

247. — Lorrain. *Gaz. des hôpit.*, 1875, p. 1114. — F..., 26 ans. Premier coït il y a 3 semaines. Depuis, douleurs dans le ventre. Vaginite et uréthrite. Le 20 à 10 heures, injection dans le vagin. Douleurs. Mort le 25. *Autopsie*, faite par Tardieu : Métrite suppurée. Les trompes étaient remplies de pus dont une partie s'était écoulée dans le péritoine. Péritonite diffuse.

Autres faits cités par Quénu : 1 de Nélaton cité par Dolbeau ; 1 de Dolbeau.

248. — 1 de Brouardel et Martin, chez Gosselin.

249. — 1 d'Aran.

250. — 1 de Béhier.

251. — Ménétrier. *Soc. anat.*, 1889, p. 474. — 2e cas. *Salpingite suppurée.* — F..., 25 ans. Vient mourir à l'hôpital de péritonite purulente généralisée. *Autopsie :* Inflammation purulente de toute la cavité péritonéale. « L'utérus et ses annexes sont, surtout à gauche, intimement adhérents aux intestins. L'utérus assez volumineux présente une injection vive de la muqueuse, et dans sa cavité se trouve un peu de liquide sanieux. » La trompe droite oblitérée à sa partie moyenne aboutit à une petite cavité purulente dans la paroi de laquelle est compris l'ovaire correspondant. La trompe gauche, plus grosse, va, se dilatant progressivement à partir de la corne utérine et atteint à son extrémité un diamètre de 4 à 5 centimètres. Elle communique par une large perforation avec une poche purulente péritonéale occupant la cavité de Douglas, et limitée par des fausses membranes infiltrées de pus. « La trompe est perméable sur toute sa longueur, mais c'est tout au plus si l'on peut faire passer un très fin stylet par son orifice utérin et le liquide purulent qui la distend ne devait pas, en raison de la tuméfaction de la muqueuse, trouver une voie d'écoulement de ce côté. » L'ovaire gauche est complètement transformé en kyste purulent.

252. — Munde. *Obst. Soc. of New-York*, 21 avril 1885. *Am. J. of obst.*, 1885, p. 1191. — Munde cite dans une discussion un cas de rupture de la trompe avant l'opération ; septicémie aiguë.

253. — Peltier. *Bull. Soc. anatom.*, avril 1870, p. 287. — 49 ans, 3 enfants. Il y a 9 mois, arrêt des règles. Il y a 5 mois, perte considérable qui dura

15 jours environ. Cette perte s'arrêta quelque temps, puis recommença au bout d'un mois et ne s'arrêta plus. On diagnostique : hématocèle. Le 2 avril, la malade est prise d'une douleur violente dans la région du bas-ventre, douleur suivie de frissons violents. Dans la journée elle eut des vomissements bilieux assez abondants. Le 4. Mort. *Autopsie :* Péritonite généralisée. Trompe droite, kyste séreux de la forme d'un œuf et du volume d'une orange. Trompe gauche repliée en arrière et en bas, considérablement renflée, vient par son extrémité dans le cul-de-sac utéro-rectal. Le cul-de-sac est rempli par un liquide séro-purulent qui a été déversé par un kyste de la trompe gauche. On trouve vers l'extrémité de la trompe renflée une petite ouverture donnant encore issue à du liquide semblable à celui que l'on peut constater dans le cul-de-sac utéro-rectal. L'orifice interne de la trompe est oblitéré. Pas de pus dans les ovaires.

254, 255. — Seuvre. Th. 1874, p. 84. — *Salpingite. Péritonite mortelle.* — 2 observations communiquées oralement par Dolbeau. Péritonite suraiguë. Mort. A l'*autopsie* on trouve un salpingite purulente dont le contenu pouvait passer librement par l'orifice péritonéal dans la cavité abdominale.

256. — Seuvre. Th. Paris, 1874, p. 80. Obs. VII. — *Salpingite. Péritonite mortelle.* — K..., mariée, 22 ans. Entrée le 26 avril 1873 à Cochin (service de Després). Traitée quelques mois auparavant par Lasègue pour inflammation péri-utérine. Entrée à l'hôpital pour ostéite du pouce. Diarrhée incessante, pertes blanches, aménorrhée depuis plusieurs mois. Toucher : Tumeur dans le cul-de-sac postérieur qui aplatit le rectum. Tubercules pulmonaires. 24 septembre, rend du pus et du sang par le rectum. Mort le 10 octobre. *Autopsie :* Inflammation et thrombose des veines iliaques et utérines. Caillot dans la veine iliaque primitive. A l'origine de chaque trompe petit abcès du volume d'un haricot au-dessous du conduit qu'il semble comprimer; ils contiennent du pus épais. Trompe droite, pavillon dilaté renfermant du pus crémeux. La pression en fait sortir par l'orifice péritonéal. Trompe gauche, largement dilatée, communique avec le rectum par deux orifices. On ne reconnaît pas le pavillon et l'extrémité de la trompe va se perdre et fait corps avec une masse du volume d'un œuf de poule à parois épaisses et adhérente au rectum. Des petites perforations établissent la communication avec l'intestin. Les deux ovaires atrophiés sont refoulés en avant.

257, 258, 259. — L. Tait. *Trans. obst. Soc. of London*, 7 novembre 1883, p. 234. — I. Mariée depuis plusieurs années. Pas d'enfants. Pyosalpingite chronique rendue aiguë par un pessaire. La trompe se rompt. Péritonite aiguë. Laparotomie rapide. Issue d'une grande quantité de pus fétide. Trompe droite très adhérente et rompue. Ablation. « Je nettoyai et lavai l'abdomen, aussi bien que je pus, et je plaçai un drain. » Guérison. — II. Rupture de la trompe. Laparotomie. Guérison. (Déjà publiée in *British med. J.*, 17 février 1883.) — III. Rupture de la trompe. Laparotomie. Guérison. (Déjà publiée in *British med. J.*, 17 février 1883.)

260. — Terrillon. *Soc. de chir.*, 1er juin 1887, p. 369. *Leçons de cliniq. chir.*, 1889, p. 349. — *Salpingite. Laparotomie.* — F..., 23 ans. Début il y a deux ans à la suite d'une fausse couche. 19 mars 1887, tumeur arrondie, douloureuse, occupant le bassin. Le toucher permet de constater que l'utérus est refoulé en avant et à gauche. A droite, en déprimant le cul-de-sac, on trouve la tumeur douloureuse, fluctuante, mais éloignée de la paroi vaginale.

« Toute cette tuméfaction, qui ne peut être qu'un abcès péri-utérin, du volume des deux poings, ne proémine dans aucune région où l'ouverture peut être pratiquée facilement. » Conduite à l'hôpital en voiture, secousses, douleurs dans le ventre. Péritonite suraiguë. 30 heures après, laparotomie médiane. « Les intestins sont refoulés en haut et je rencontre à droite une masse molle avec une déchirure donnant issue à du pus. C'est un vaste abcès dépendant probablement de l'ovaire ». Dans les leçons de cliniques. « La poche purulente qui était constituée par la trompe rompue fut enlevée par lambeaux. » La poche adhérait à l'utérus, au rectum, à la face postérieure du ligament large. Elle est enlevée en totalité. Lavage à l'eau bouillie. Nettoyage à l'éponge phéniquée. Deux tubes de caoutchouc. Mort 36 heures après l'opération.

261. — E. Wagner, cité par Courty, raconte qu'une femme mourut de péritonite consécutive à un catarrhe tubaire purulent, et qu'à l'autopsie on trouva la trompe droite fortement dilatée présentant une petite perforation.

5° Salpingites rompues a la suite de manœuvres sur l'utérus

262. — Seuvre. Th. 1874, p. 86. — *Salpingite. Péritonite mortelle.* — Observation recueillie par Dolbeau dans le service de Nélaton. Ablation d'un fibrome. Mort de péritonite 15 jours après. *Autopsie* : « Annexes plongées dans des produits de nouvelle formation (pelvi-péritonite); on retrouve néanmoins le ligament rond droit et la trompe droite. Celle-ci est du volume du petit doigt, jaunâtre, distendue par du pus; la pression en fait sortir par une fissure placée au milieu de la longueur du canal. Le pavillon méconnaissable se confond avec une masse renfermant probablemeut l'ovaire. On peut introduire dans le tube fendu en travers un stylet allant librement vers l'utérus et aboutissant vers les parties adhérentes du pavillon. »

263. — Siredey. Th. de Paris, 1860, p. 132. Obs. XIII. — V..., Mélanie, 28 ans. Entre le 10 août. Réglée à 14 ans. Il pare, le dernier enfant il y a 7 ans; depuis douleurs abdominales avec intermittence. Depuis 1856, règles irrégulières. Coït douloureux. Fièvre et frissons de temps en temps. Toucher: Col déchiré, entr'ouvert : induration considérable, utérus en rétroflexion. Hystérométrie et légère tentative de redressement de l'utérus le 11 août. Le 12, gonflement du ventre sans douleur bien vive. Le 13, douleurs très vives dans l'abdomen, vomissements. Mort le 14. *Autopsie :* Péritonite généralisée. Pus dans la partie inférieure du ventre. La trompe gauche est fortement recroquevillée sur elle-même. Quand on la presse, il s'en échappe du mucus comme purulent. En ouvrant la trompe, on la trouve pleine de pus dans sa moitié externe, sans que la membrane interne présente d'injection. La trompe droite est perméable dans toute son étendue et contient partout du pus. Les orifices des trompes, dans la cavité utérine, ne sont pas dilatés et ne laissent écouler aucun liquide quand on presse sur les trompes de dehors en dedans.

264, 265, 266, 267. — Le Teinturier. Th. 1872. — I. 27 ans. Amputation du col. Mort. Péritonite. Trompe gauche grosse comme le doigt contient du pus. — VI. F..., 40 ans. Ancienne pelvi-péritonite. Cautérisation du col au fer rouge. Mort par péritonite. Pus dans la trompe gauche. — XI. Cautérisation du col

Mort. Ovaire droit détruit par suppuration. — XV. F..., 33 ans. Cancer du col, 2 touchers. Frissons 3 heures après le toucher. Mort en 3 jours de péritonite. « Les deux trompes, très tuméfiées et très amincies, sont remplies de pus. L'orifice utérin est perméable des deux côtés, mais les orifices péritonéaux sont complètement oblitérés par l'adhérence intime et la soudure des franges du pavillon. »

268. — A. Mermann. *Cent. f. Gyn.*, 1881, no 22. — F..., 48 ans. Aucun symptôme de salpingite ou de périmétrite. Mermann pratique l'abaissement avec une pince de Museux, introduit les cylindres d'Hegar jusqu'au no 13, et applique l'éponge préparée pour achever la dilatation. Immédiatement de violentes douleurs éclatent. Mort de péritonite 2 jours après. *Autopsie :* Polype sous-muqueux. Fibrome sous-séreux. Perforation de la trompe droite qui était fixée à la paroi postérieure du bassin par des adhérences anciennes. La muqueuse utérine n'était pas enflammée, ce qui éloigne l'idée d'infection par l'éponge.

269. — Nilsen. *Am. J. of obst.*, 1886, p. 275. — *Kyste dermoïde et pyosalpingite.* — Attaque de pelvi-péritonite, dysménorrhées très douloureuses depuis plusieurs années. Ménorrhagies excessives. On trouve une tumeur fluctuante du volume d'une orange. La laparotomie ayant été refusée, on fait le curettage. 8 jours après, péritonite. En faisant l'examen bimanuel, Nilsen ne peut retrouver la tumeur et pense qu'elle s'est rompue. La laparotomie est refusée. Le lendemain, fluctuation dans le cul-de-sac postérieur. Ponction, incision et lavage. La malade était in extremis et mourut dans la nuit. *Autopsie :* Tous les organes pelviens sont adhérents. Petit kyste dermoïde adhérent au ligament large droit. Les deux trompes sont dilatées en forme de sac, la droite s'est rompue et a déchargé son contenu purulent dans le péritoine. L'orifice utérin de la trompe était très large, si bien qu'il aurait été possible au pus de s'échapper dans la cavité utérine. Il a vu un autre cas de pyosalpingite où la tumeur a brusquement disparu à la suite d'écoulement purulent par l'utérus.

6o Salpingites traitées par la ponction

270. — Bourchier Nicholson. *Brit. med. J.*, 1888, t. 2, p. 933. — A. P..., 23 ans, célibataire, entre à l'hôpital le 25 avril 1888. Elle éprouvait depuis trois ans de la douleur dans la région inguinale gauche. Menstruation régulière, douloureuse. Fièvre. Elle fut soignée pour une ovarite aiguë avec dysménorrhée pendant 4 semaines. (Traitement médical; vésicatoire et bromure.) A ce moment, on constate la présence de 2 tumeurs abdominales, de chaque côté de l'utérus; à droite, du volume du poing; à gauche, du volume d'une orange : utérus fixé. Le 17 mai. Ponction par le vagin de la tumeur du côté droit. 4 onces de pus. A gauche, même opération, il ne sort qu'un peu de sang. Guérison le 19 juillet.

271. — A. Reverdin. *Soc. de chir.*, 19 décembre 1888, p. 1016. — *Pyosalpingite avec perforation de la vessie.* — 33 ans. Vaginite en 1882. Tumeur liquide dans la fosse iliaque gauche en avril 1888. Ponction exploratrice au-dessus du ligament de Poupart; ponction avec un gros trocart par le cul-de-sac vaginal, écoulement de pus fétide. Lavages boriqués. La fièvre persiste. Débridement au bistouri. Le 6e jour, par le vagin, hémorrhagie violente arrêtée par la forcipressure. Le 8e jour, incision de la paroi au-dessus du ligament de Fallope, fluctuation vague; issue de pus fétide, gazeux, puis d'urine. La sonde montre une large perforation de la vessie en haut et à gauche due à l'action ulcératrice du pus. Laparotomie médiane. Suture de la vessie à la paroi abdominale, la perforation étant amenée au dehors; drainage de toutes les cavités et de la vessie par l'urèthre. Lavages boriqués. Les drains sont peu à peu supprimés, et l'urine reprend son cours normal, mais une petite fistule vaginale persiste et donne du pus.

7° Salpingite traitée par la double incision vagino-abdominale. (Méthode de Wiedow.)

272. — Wiedow. *Cent. f. Gyn.*, 1885, p. 145. — *Salpingite. Incision vagino-abdominale.* — 20 ans, nullipare. Réglée à 15 ans régulièrement, faiblement, sans douleurs. Refroidissement pendant les dernières règles. Pertes pendant 14 jours, puis écoulement jaune; 3 semaines au lit, frissons, chaleurs, vomissements, cuisson pendant la miction. 17 décembre 1884. Examen. Derrière l'utérus, tumeur qui commence à la hauteur de l'orifice interne; forme arrondie. Par le rectum on sent manifestement la fluctuation. Rectum repoussé à droite. 20 décembre 1884. Incision de 6 centimètres au-dessus du ligament de Poupart. Après l'ouverture du péritoine, on voit la tumeur adhérente dans sa partie supérieure avec l'épiploon, tandis que sur le côté, la cavité péritonéale est libre. Tamponnement jusqu'à la paroi de l'abcès avec la gaze iodoformée. 25 décembre. Ouverture du cul-de-sac de Douglas par une incision sagittale dans la paroi postérieure du vagin. On sent avec le doigt que la paroi de la trompe est unie partout au cul-de-sac de Douglas par des adhérences molles. La paroi de l'abcès est incisée. Écoulement de pus fétide. Un trocart courbe est conduit jusqu'à l'incision faite au-dessus du ligament de Poupart. Drain en gomme. Lavages 3 fois, puis 2 fois par jour avec sublimé à 1/2000. Le 3e jour, on place un drain plus petit. La malade est abandonnée le 21 janvier 1885, bien guérie. Elle a été revue depuis, bien guérie.

8° Salpingites compliquées de tumeurs

273. — Elder George. *Lancet*, vol. I, p. 622, 1887. — *Pyosalpingite et petit myôme sous-péritonéal.* — Lors de la ligature du myôme, hémorrhagie par une déchirure péritonéale. Drainage et suture. Comme le soir, l'hémorrhagie n'était pas arrêtée, on rouvre le ventre. Amputation supra-vaginale de l'utérus Méthode intra-péritonéale pour le pédicule. Guérison.

274. — Elliot. *Am. J. of obst.*, 1887, p. 141. — F..., 39 ans. Mariée à 20 ans; un enfant un an après son mariage. Accident après l'accouchement, depuis troubles menstruels, douleurs, métrorrhagies, leucorrhée. Il y a 3 semaines, elle prit froid pendant ses règles. Douleurs dans l'abdomen, écoulement profus, fièvre. 16 mai. Malade jaune et affaiblie. Température 100. Écoulement sanguin, abondant et très odorant. Tumeur fluctuante qui remplit le côté droit du bassin et s'étend à deux pouces au-dessus du pubis. Tumeur douloureuse, mobile dans une certaine limite. L'utérus est repoussé à gauche et un peu en arrière, mais entièrement indépendant de la tumeur. Le Dr Worcester avait constaté la veille qu'il n'y avait pas de tumeur. Diagnostic : Abcès pelvien, mais peut-être hémorrhagie dans la trompe. 18 mai. La tumeur a presque doublé. L'écoulement de sang a presque complètement cessé. Laparotomie. En ouvrant l'abdomen, je rencontrai d'abord un kyste du ligament large, gros comme une noix de coco, que je vidai avec un trocart ; alors je trouvai une large masse, à parois épaisses, semi-fluctuante, remplissant le côté droit du bassin et une partie de l'abdomen. La masse n'a pas trace de pédicule et son ablation paraît impossible. Toutefois j'attirai l'utérus au dehors et je liai le ligament large droit. Ce faisant, je vis que la trompe de Fallope faisait partie de la tumeur. Je commençai alors à libérer la masse dans différentes directions avec mes ongles. Finalement avec deux doigts, je parvins à passer derrière et au-dessous de la tumeur. Elle commençait à sortir, mais à ce moment elle se rompit et un mélange de pus et de sang se répandit. Extirpation. Nettoyage avec l'éponge. Tube à drainage en verre. Guérison. Examen de la pièce fait par R.-H. Fitz. Salpingite chronique. Kyste tubo-ovarien. Kyste para-ovarien. Inflammation aiguë.

275. — Lyot. Obs. du prof. Trélat. *Soc. anatom.*, 8 février 1889, p. 83. — *Kyste ovarique du ligament large. Salpingite suppurée ancienne, ouverte dans le rectum.* — Opération pour le kyste. Salpingite passe inaperçue.

276. — Ménétrier. *Soc. anat.*, juillet 1889, p. 472. — F..., 40 ans, vient mourir d'épuisement dans le service de Jaccoud. *Autopsie :* Gros kyste de l'ovaire. « Au-dessous et adhérente à sa face inférieure, une grosse poche purulente, recouvrant complètement l'utérus et descendant dans l'excavation, dont elle occupe la moitié droite, adhère au côté de l'utérus, adhère à l'S iliaque. A ce niveau, il y a une petite perforation de la paroi par laquelle le pus suinte dans la cavité intestinale. Une autre poche purulente, moins volumineuse, formant comme un gros boudin contourné, est située à gauche de l'utérus et se replie en arrière dans le cul-de-sac rétro-utérin. L'utérus renferme dans sa paroi antérieure un gros corps fibreux du volume d'une mandarine. La cavité du corps est très dilatée et contient un liquide fétide. » Examen microscopique. La face interne présente l'aspect du tissu de granulation des plaies suppurantes ; il n'y a aucune trace de revêtement épithélial, mais un peu au-dessous, dans les parties profondes de la couche granuleuse, on retrouve, par places, de petites cavités en forme de fentes et tapissées d'épithélium cylindrique en revêtement continu. Plus en dehors, il y a des faisceaux de fibres lisses, dans un tissu conjonctif fibreux.

277. — Terrillon. *Soc. de chir.*, 11 juillet 1888, p. 610. — *Salpingo-ovarite double avec kyste para-ovarien à gauche.* — Pas de pus dans les trompes. La trompe du côté du kyste était la plus malade.

9° Salpingites tuberculeuses

278. — Chandelux. Th. de Daurios, p. 143. — *Péritonite ascitique enkystée symptomatique d'une salpingo-ovarite tuberculeuse, ulcéreuse et végétante.* — Laparotomie. Guérison.

279. — Chandelux. Th. Daurios, p. 145. — *Pyosalpingite tuberculeuse. Péritonite tuberculeuse. Laparotomie.* — Laparatomie reste exploratrice. 4 février 1885. Mort le 11 avril 1888. *Autopsie.*

280. — Dudefoy. *Soc. anatomique*, 15 mars 1889. — *Salpingite tuberculeuse.*

281, 282, 283, 284, 285, 286, 287, 288. — F. C. Dudley. *Gyn. Soc. of Chicago*, 25 mai 1888. *Am. J. of obst.*, 1888, p. 874. — Dans le cas 8, chaque trompe ne contenait pas moins de quatre onces de pus. Ovaires kystiques. Pas d'adhérences. L'une des trompes fut amenée dans la plaie et son contenu fut vidé au moyen d'un petit trocart avant que la ligature fût appliquée. L'autre fut liée et enlevée en place. Les trompes étaient énormément distendues et je crois qu'elles auraient crevé avant longtemps si on ne les avait pas enlevées. Le péritoine était recouvert de granulations tuberculeuses dans la région des annexes. Pas d'ascite. On a trouvé des bacilles dans le contenu des trompes. Pas de drainage. Guérison.

289. — Cayla. *Soc. anat.*, Paris, 1881, p. 350. — *Tuberculose des trompes. Péritonite consécutive.* — Martineau, Marthe, 22 ans, entre le 9 février 1881 dans le service de R. Moutard-Martin, à l'hôpital Cochin (Baraques). Entre pour des accidents hystériques. Le 9 avril, sans cause connue, saignement de nez, diarrhée, etc. On pense à une fièvre typhoïde. Mort au bout de 40 jours avec les mêmes signes. *Autopsie :* Péritonite tuberculeuse. Nombreuses adhérences péritonéales. Foie gras. Péritoine pelvien remplacé par une couche épaisse de fausses membranes grises lardacées. Un peu d'ascite. Vessie saine, muqueuse utérine saine. Ligaments larges épaissis. Ovaire sain. Trompes augmentées de volume de même que le pavillon. A la coupe, les trompes présentent une apparence flexueuse. Dimension : 6 millimètres. Cavité remplie d'un magma caséeux. Poumons sains, un peu congestionnés. Pas de tubercules, autre part que dans le péritoine.

290. — Emery. *Ann. de gyn.*, 1874, t. I, p. 130. — *Tuberculose des organes génitaux.* — L..., 45 ans, entre à l'Hôtel-Dieu dans le service du professeur Richet, pour arthrite fongueuse du genou. Amputation. Va mieux. Mort de pyohémie 15 jours après. Jamais elle n'avait eu de manifestations douloureuses du côté de l'utérus pendant son séjour à l'Hôtel-Dieu. Il y a plusieurs années, elle fut soignée par Désormeaux pour leucorrhée. *Autopsie :* Adhérence péritonéale. Utérus en situation normale, bord droit séparé par un sillon peu profond d'une tumeur molle grosse comme le poing, distendue par un liquide louche dans lequel on découvre de nombreux globules de pus. Les trompes sont appliquées contre la face postérieure de l'utérus. Utérus envahi par la tuberculisation. Ovaire gauche sain. Ovaire droit présente un petit kyste.

291. — J. Homans. *Lancet*, 11 février 1888. Daurios, p. 163. — *Péritonite et salpingite tuberculeuses.* — F..., 17 ans. Apparence de santé. Abdomen énorme, mais règles normales. Avril 1887. La malade conte qu'elle a vu son ventre se développer depuis un an, mais très lentement et d'une façon continue. On pense à un kyste. Avril 1888. Laparotomie. Écoulement du liquide laisse voir toute la cavité abdominale criblée de petites granulations. Tout en est couvert. Ablation d'une trompe et de son ovaire. Toilette à l'éponge. Tube en verre. Immédiatement après que le tube est placé, écoulement de liquide. On enlève le tube au bout de trois semaines, 21 décembre 1887. État satisfaisant.

292. — Horteloup. *Soc. de chir.*, 12 octobre 1887, p. 554. — F..., 26 ans. Réglée à 14 ans. Mariée à 17. Ni enfants, ni fausse couche. En mars 1887, refroidissement pendant ses règles. A l'époque suivante, tuméfaction dans la fosse iliaque gauche et fortes douleurs. En avril, tuméfaction très nette à gauche, remontant dans la fosse iliaque, mais mobile et n'adhérant pas dans cette région, plongeant au contraire dans le petit bassin. Du côté droit, il semblait qu'il existait aussi une tuméfaction, mais par la palpation abdominale, on ne pouvait l'affirmer. Combinant alors le toucher vaginal à la palpation abdominale, il fut facile de constater que l'utérus, d'un volume normal, était à peu près immobilisé entre 2 tumeurs : à gauche, le cul-de-sac vaginal était un peu déprimé et on avait de la fluctuation ; à droite, on sentait seulement une masse qu'on saisissait entre la main placée sur l'abdomen et le doigt enfoncé dans le vagin. 8 août 1887. Ablation des trompes et des ovaires. La tuméfaction gauche crève et le pus s'échappe en grande abondance. Du côté droit, la tuméfaction plus petite est d'abord ponctionnée ; elle contenait 90 grammes de pus. Lavage à l'eau distillée bouillie. 2 tubes. Guérison. Tubercules et bacilles dans les trompes et ovaires.

293. — Jeannel. Cong. de l'Assoc. pour l'avancement des sciences, en 1887. — *Pyosalpingite tuberculeuse. Extirpation. Récidive de l'abcès tuberculeux. Mort tardive.* — O. J..., 21 ans. Réglée à 17 ans. Accouchement à 19 ans. En juin 1886, douleurs péritonitiques dans le flanc gauche. Au bout de 3 mois, ces douleurs ont disparu, mais il reste une tumeur dans le côté gauche. Pas de troubles menstruels ni urinaires. Mars 1887, forte fille, nerveuse. Tumeur abdominale du volume et de la force d'un utérus gravide de 7 mois, remontant à 4 travers de doigt au-dessus de l'ombilic, fluctuante, régulière, peu mobile. Toucher : Tumeur hémisphérique remplissant le fond du vagin surtout à gauche, utérus indépendant de la tumeur. On diagnostique : Kyste de l'ovaire. 28 mars. Laparotomie. Adhérence à la paroi abdominale. Ponction du kyste, donne 2 litres d'un liquide blanc, laiteux, analogue à du pus, mais sans odeur. Détachement des adhérences. Nombreux pédicules. La tumeur était constituée par la trompe énormément dilatée et remplie de pus, et par l'ovaire que le pavillon de la trompe avait englobé au milieu d'adhérences. Semis tuberculeux sur tout le revêtement de la masse enlevée. Ovaire et trompe droits intacts, sont respectés. Lavage à l'eau bouillie (2 h. 57 minutes). 8 avril. Petit abcès supérieur de la plaie. 12 avril. Gros abcès profond qui s'ouvre spontanément. 22 avril. Abcès très profond qu'on aurait voulu traiter par le curage ou l'application d'iodoforme. L'indocilité de la malade rendit tout traitement impossible. La tuberculose pulmonaire à peine marquée évolue rapidement. Mort le 1er août. *Autopsie :* Pelvi-péritonite et abcès en bas avec granulations tuberculeuses autour.

294.— Hegar. *Genital Tuberculose des Weibes*, p. 44. Th. Daurios, p. 132. — *Salpingite tuberculeuse double. Castration et salpingotomie.* — H..., 24 ans. Jamais réglée. A 8 ans, ascite. A 12 ans, pneumonie qui dure 9 mois. A 18 ans. Castration et salpingotomie, 12 mai 1883. Contenu caséeux. Guérison, Revue bien portante en octobre 1885, puis perdue de vue.

295. — Hegar. *Genital Tub. des Weibes*, p. 45. Th. Daurios, p. 153. — *Salpingite tuberculeuse. Salpingotomie.* — L..., 27 ans, nullipare. Salpingotomie 18 juillet 1883. Contenu caséeux. Bacilles de Koch. Réapparition des règles au bout de 6 mois. 22 décembre 1888. Bon état général. Rien du côté des poumons.

296. — Hegar. *Genital Tub. des Weibes*, p. 46. Th. de Daurios, p. 154. — *Double salpingite tuberculeuse. Salpingotomie.* — J. de V..., 31 ans. 16 février 1884. Castration et salpingotomie. Rupture pendant l'opération. Mort le 6e jour de péritonite septique. A l'*autopsie*, on trouva une péritonite septique ; pas de tuberculose du péritoine.

297. — Hegar. *Genital Tub. des Weibes*, p. 47. Th. Daurios, p. 155. — *Tuberculose primitive des trompes. Salpingotomie.* —B..., 23 ans, nullipare. 14 mai 1885. Salpingotomie. A l'excision du pédicule gauche, une petite quantité de pus s'écoule dans la cavité abdominale. Guérison. Règles irrégulières, rares, mais abondantes. Très bonne santé en 1885, 1886, jusqu'en 1887. Depuis, toux, dyspnée, règles irrégulières, douleur à gauche à la partie inférieure de l'abdomen.

298. — Hegar. *Genital Tub. des Weibes*, p. 48. Th. Daurios, p. 156. — *Double salpingite tuberculeuse. Salpingotomie.* — M. de D..., 24 ans, unipare. 28 juin 1885. Salpingotomie. Adhérences nombreuses. Les deux pédicules sont traités au thermocautère, pulvérisés à l'iodoforme, et rentrés dans le ventre. Bonne convalescence. Pleurésie double en 1885. Meurt de phtisie pulmonaire en 1887.

299. — *Genital Tub. des Weibes*, p. 50. Th. Daurios, p. 157. — *Double salpingite tuberculeuse. Salpingotomie.* — C. B..., 20 ans. 2 accouchements. 31 juillet 1885. Salpingotomie. Adhérences. Fixation extra-péritonéale du pédicule à droite. Thermocautère. Drainage par la cavité de Douglas. Juin 1886. Excellent état. Tous les 4 mois, hémorrhagie par la cicatrice abdominale et le vagin. Excellente santé le 21 décembre 1888.

300. — Hegar. *Genital Tub. des Weibes*, p. 56. Th. Daurios, p. 158. — *Péritonite tuberculeuse. Laparotomie. Castration.* — K..., 38 ans, 22 janvier 1880. Laparotomie. Écoulement d'un liquide rougeâtre et trouble. Castration. Ovarite double, tout le péritoine est farci de granulations, notamment au niveau des trompes et des ligaments larges. On ne touche pas aux trompes. Revue en 1884. Très pâle. Vit encore en 1888.

301. — Kotschau. *Arch. f. Gyn.*, XXXI, 1887, p. 265. -- Daurios, p. 159. — *Tuberculose primitive des trompes.* — 45 ans. 5 enfants. Hystérie. Règles ont cessé depuis un an. Métrorrhagies. Pelvi-péritonite aiguë. Laparotomie. Petite quantité de liquide trouble, séreux dans l'abdomen. La tumeur est bosselée, longue de 8 centim. et épaisse de 3 centim. elle adhère à l'intestin. par des néomembranes. En tirant dessus avec une pince de Museux, on voyait sortir du pus d'une poche située sur le plancher pelvien. L'opération ut interrompue. Mort le lendemain.

302. — Von Mandach. *Corresp. f. Schweizer Aerzte*, 1884, n° 3. Th. Daurios, p. 150. — *Extirpation du rein gauche.— Deux ans plus tard, double salpingotomie pour lésions tuberculeuses tubo-ovariennes.* 28 ans. Extirpation du rein gauche suppuré le 18 mars 1881. 5 mai 1883. Castration. A droite, ovaire et trompe s'enlèvent facilement. A gauche, rupture pendant l'extirpation. Guérison. Examen histologique par Ernst : Infiltration miliaire. Un seul bacille.

303. — Munster et Orthmann. *Deut. medic. Zeitsch.*, 1886. — F..., 34 ans. Mariée depuis 3 ans, sans enfant. En juin 1885, elle remarqua une tuméfaction du ventre. Il se développa de chaque côté de l'abdomen une tumeur douloureuse. On diagnostique : kyste des 2 ovaires. Laparotomie par Munster : Ablation des 2 trompes suppurées, éruption tuberculeuse sur leur face péritonéale. Nombreuses adhérences. Guérison. Utérus indemne. Examen des pièces. 2 trompes grosses, l'une comme le poing, l'autre comme une pomme. Tubercules avec nécrobiose centrale dans la paroi des trompes, la cavité purulente et le revêtement péritonéal. Bacilles tuberculeux. Ceux-ci n'existaient pas dans les tubercules caséifiés de la séreuse. La portion utérine des trompes n'ayant pas été enlevée, il est possible que ce foyer de tubercules ne soit pas éteint et que la maladie reprenne son cours.

304. — Routier. *Revue de chir.*, avril 1889, p. 285. Obs. XII. — *Pyosalpingite double. Laparotomie. Guérison.* — B. L..., 22 ans. Réglée à 20 ans. Depuis, les quelques rares époques qu'elle a eues ont été très irrégulières et toujours très douloureuses. En mars 1888, arrêt subit des règles, douleurs vives dans le ventre. 15 décembre 1888. Laparotomie. Trompe droite décrit les 3/4 d'une circonférence au centre de laquelle est l'ovaire. Cette trompe contient du pus et du sang dégénéré dans des cavités distinctes. A gauche, trompe hypertrophiée. Guérison. L'examen histologique a prouvé que les lésions étaient de nature tuberculeuse.

305. — Routier. *Soc. de chir.*, 14 novembre 1888, p. 870. *Rev. de chir.*, avril 1889, p. 281. — *Pyo et hémato-salpingite. Péritonite généralisée. Extirpation des trompes et des ovaires. Guérison.* — 37 ans. Réglée à 14 ans. En janvier 1886, accouchement à terme; l'enfant meurt 6 semaines après; elle a aussi une perte qui dure 18 jours ; depuis cette époque, elle n'a jamais plus été réglée. Douleurs très vives dans le ventre. Pertes blanches. 19 septembre 1888, laparotomie. Un peu d'ascite. Épiploon très épaissi, adhérent à gauche au pubis. Extirpation. Pas de drain. La température reste élevée. Au bout de 4 semaines, il se fait un abcès qui s'ouvre au bas de la ligne de suture. Cet abcès a été drainé et lavé; nous avons vu sortir les 4 soies qui étreignaient les pédicules. Côté gauche. La trompe contenait une matière caséeuse; ovaire doublé de volume contenait un kyste sanguin. Côté droit : ovaire et trompe formaient un gros kyste sanguin. Histologie : tubercules très nets. On n'a pas cherché les bacilles.

306. — Siredey. Obs. I, p. 88. — Accouchement à terme. Métro-péritonite à la suite. Evacuation du pus par le rectum 5 mois après l'accouchement. Retour des douleurs pelviennes, attaques d'hystérie; phtisie pulmonaire. Mort cinq ans après l'accouchement. Cavernes pulmonaires; ulcérations tuberculeuses de l'intestin; péritoine abdominal proprement dit ne présentant que deux adhérences anciennes; au contraire, adhérences péritonéales réunissant entre eux tous les organes contenus dans le bassin, et ceux-ci au péritoine pelvien. Tuberculisation des ovaires et des trompes. Les pavillons sont adhérents aux ovaires. Les orifices utérins ne sont pas oblitérés. Masse caséeuse dans les trompes.

307. — Siredey. Obs. XI, p. 123. — *Tubercules des trompes. Péritonite tuberculeuse. Mort.* — B..., Louise, 26 ans. Entre à l'hôpital le 23 mai 1859. Réglée à 18 ans. Mariée à 20 ans. 2 enfants. Le second a 9 mois. Malade depuis son premier accouchement. Grandes douleurs dans le ventre pendant sa seconde grossesse. 10 juin. Dans la nuit, la malade fut prise subitement d'une douleur très vive dans le ventre. Face grippée; refroidissement des extrémités ; ventre très gros ; douleurs très vives surtout dans l'hypogastre et les flancs. 11 juin. Mort à 11 heures du soir. *Autopsie :* Adhérence de l'épiploon à la paroi abdominale. Quelques litres de sérosité trouble sont accumulés dans les flancs et dans la cavité pelvienne. Nombreux tubercules à la surface de l'intestin. Pas de tubercules dans les poumons. Le fond de l'utérus est adhérent au rectum ; au-dessous, dans le cul-de-sac de Douglas, enkystée dans de fausses membranes, une certaine quantité de sérosité. Les 2 trompes très hypertrophiées se présentent sous la forme de deux petits intestins avec des bosselures, des inégalités, des ondulations. Toutes deux sont distendues par une matière tuberculeuse jaunâtre, concrète, épaisse, ressemblant à de la bouillie, qui reflue par la pression des trompes dans l'utérus. La gauche mesure 14 centim. de longueur; son pavillon est libre, ouvert et laisse s'écouler à la pression la matière tuberculeuse. La trompe droite, plus courte, présente les mêmes altérations.

308. — Siredey. Obs. VI, p. 109. — *Tuberculisation des poumons, des plèvres, du péritoine et des annexes de l'utérus.* — H..., Olympe, 36 ans. Entrée à St-Antoine le 24 mai 1858. Morte le 28 juin. Réglée à 20 ans. 8 enfants. Le dernier a 10 mois. Elle l'a nourri. Depuis le dernier accouchement, leucorrhée et douleurs abdominales. Les règles n'ont pas reparu. Elle est plus malade depuis 5 semaines. Morte le 28 juin. *Autopsie :* Énormes cavernes pulmonaires. S iliaque adhérente dans la cavité du bassin. Les trompes sont adhérentes par leur pavillon à la face postérieure de l'utérus. En déchirant les adhérences on trouve qu'elles sont infiltrées de matière tuberculeuse jaunâtre et la trompe se présente sous la forme d'un conduit gros comme le petit doigt. Elle est remplie de matière tuberculeuse jaunâtre. A gauche, mêmes lésions, mais un peu moins accentuées. Les orifices internes des trompes sont dilatés, mais non au point d'y faire passer un stylet.

309. — Siredey. Th. Paris, 1860, p. 127. Obs. XII. — *Périmétrite. Ovarite chronique tuberculeuse. Ponction d'une tumeur purulente par le rectum ; mort par péritonite tuberculeuse et fièvre typhoïde ; ovaire, trompe et utérus tuberculeux.* — T..., Victoire, 32 ans. Service de Aran. Réglée à 12 ans. Leucorrhée au moment des règles. Ipare il y a 6 ans à terme et sans accidents. 6 décembre. Douleurs dans les fosses iliaques, mais surtout à droite. Toucher : Utérus abaissé, immobile, fixé au côté droit par une tumeur du volume d'un œuf de poule, rénitente, arrondie, appliquée le long du bord droit de l'organe qu'elle déborde en arrière. 12 décembre. Par le rectum, on sent que la tumeur remplit presque tout le bassin du côté droit. Ponction exploratrice par le rectum. Quelques gouttes de pus. 15 décembre. La tumeur augmente et devient fluctuante. 18 décembre. Ponction par le rectum. Rien ne coule. La canule ramène seulement un peu de pus. 2 heures après la ponction, la malade a été à la selle et a rendu un peu de pus par le rectum. Quelques heures après, nouvelle évacuation de pus. Quitte l'hôpital le 1er février. La tumeur à droite a disparu ; mais à gauche on sent l'ovaire volumineux. Le 22 mars, la malade rentre avec vomissements, céphalalgie, délire. Mort le 4 avril. Tuberculose pulmonaire. *Autopsie :* Quelques cuillerées de pus dans la cavité abdominale. Adhérences dans le petit bassin. Utérus adhérent à l'S iliaque. Ovaire droit réduit en un magma informe. Trompe droite épaissie renferme du pus tuberculeux. Ovaire gauche perdu au milieu d'adhérences. Trompe gauche à parois épaisses et contenant du pus et de la matière tuberculeuse ramollie. Les trompes n'étaient pas oblitérées.

310. — Spœth. Dis. inaug. Strasbourg, 1885. — M. K..., 26 ans. Réglée à 13 ans. Hérédité tuberculeuse. A 20 ans, grossesse. A 23 ans, pérityphlite. Depuis, constipation. Depuis 2 mois, ventre augmenté de volume, douleurs diffuses. Depuis 15 jours, augmentation plus rapide, douleurs intenses, surtout dans les reins. Depuis 8 jours, frissons et fièvre. Règles normales et régulières. 9 mai 1884. Aggravation subite, fièvre 39°. Douleurs intenses dans le ventre : matité à la base du thorax à droite. A droite de l'utérus, tumeur molle et élastique, aplatie, très sensible. A gauche, résistance. Épanchement dans tout le bassin. Du 11 au 17, règles abondantes. Mauvais état général, douleurs intenses. Le 17, paracentèse à droite. Le 20. Laparotomie par Freund. Écoulement de liquide d'abord clair puis louche. Granulations tuberculeuses sur tout le péritoine. Les 2 trompes sont transformées en tumeurs en forme de saucisse. Excision des masses épiploïques au thermocautère. Ablation des trompes très pénible ; hémorrhagie à gauche ; toilette, hémostase, drain en verre dans la cavité de Douglas. Le 6 juin, pleurésie droite ; plaie réunie en haut, fistule en bas. Température élevée. Eschares. Thoracentèse le 9 juin ; deuxième le 21 juin. Abcès du bassin, perforations intestinales multiples. Mort. Tuberculisation des poumons, plèvres, péricarde, péritoine.

311. — E. Stemann. Th. de Kiel, 1888, p. 5. Cas. I. — *Salpingite tuberculeuse. Dilatation énorme des 2 trompes par un contenu puriforme. Laparotomie. Bon résultat.* — A. H..., servante, 23 ans. Entre le 16 juin. Réglée à 17 ans. Ménorrhagies peu de temps avant sa maladie. En février 1887, douleurs dans l'hypogastre ; traitement médical. 16 juin : 2 tumeurs volumineuses, la plus grosse à droite. Écoulement purulent par l'utérus. Le 28, laparotomie. Tubercules dans l'épiploon. Adhérences considérables du côté droit. Ablation de la trompe et de l'ovaire fort pénible. Ablation du côté gauche plus facile. Peu d'hémorrhagie. Pas de lavage ni de drainage. Réunion par première intention, seulement un peu de pus autour d'un fil, puis deux abcès gros comme des pois. Mais douleurs dans l'hypogastre. La malade a été revue le 21 novembre. Bonne apparence, elle a augmenté de 9 livres ; plus d'écoulement vaginal. Dans les grands efforts, douleur à droite dans l'hypogastre. Par l'examen, on ne sent rien autour de l'utérus. Au-dessus du ligament de Poupart petites tumeurs dures au toucher.

312. — E. Stemann. Th. de Kiel, 1888, p. 14. Cas. II. — *Salpingite tuberculeuse. Distension assez considérable, surtout à gauche. Laparotomie. Bon résultat.* — Antécédents tuberculeux. Règles faibles ; pendant les règles, douleurs dans la région inguinale gauche. Toux sèche. Mariée en 1884. Depuis, douleurs continuelles surtout du côté gauche. Frissons, perte d'appétit, défécation douloureuse, règles peu abondantes, amaigrissement. Mars 1885, état misérable. Poumons sains, abdomen mou, indolent. A droite, tumeur bien limitée, obscurément fluctuante ; à gauche, tumeur plus grosse paraissant fortement adhérente à la paroi du bassin. L'état général se relève sous l'influence du traitement ; mais les douleurs augmentent. 12 septembre, laparotomie. Adhérences de l'épiploon avec la paroi antérieure du bassin. Les 2 trompes se dirigent en bas et en arrière vers la face postérieure de l'utérus. La gauche est très adhérente au feuillet postérieur du ligament large. Ablation de la trompe et de l'ovaire gauches. Ablation de la trompe droite qui se rompt; l'ovaire droit est laissé. A l'endroit de la rupture, il reste un petit morceau de la trompe. Le ligament large est touché au thermocautère. Toilette soignée (sans lavage) avec sublimé à 1 p. 1000, puis à 1 p. 4000, puis avec l'acide phénique; comme il reste un espace vide, on remplit la vessie d'eau boriquée. Suture sans drain (1 heure 1/2). Le 26, examen : La pression sur l'utérus est un peu douloureuse. Petite tuméfaction sensible dans le cul-de-sac postérieur. Se lève le 27; douleurs à la suite dans l'hypogastre. Après quelques jours de repos, les douleurs cessent. 5 octobre, bon état, pas de douleurs; à la fin d'octobre, règles douloureuses, petit exsudat sensible. 9 novembre, petite tuméfaction à peine encore sensible. 6 mars 1888, bonne santé, règles régulières seulement un peu douloureuses.

313. — E. Stemann. Th. de Kiel, 1888, p. 20. Cas. III. — *Salpingite tuberculeuse. Distension considérable de la trompe gauche. Trompe droite normale. Laparotomie. Bon résultat.* — A. B..., 42 ans. Reçue le 25 juin 1885. Règles régulières. Mariée 10 ans; pas d'enfant. Depuis 2 ans, tumeur dans le bas-ventre, sensations douloureuses et miction difficile. Dans les premiers mois de 1885, rapide augmentation de la tumeur, sueurs nocturnes, manque d'appétit. Le 10 mars, la tumeur s'étend à 2 travers de doigt au-dessous de l'ombilic; le 7 mai, presque à l'ombilic. Le 25 juin, femme anémique. Cœur et poumons sains, abdomen considérablement développé dans sa partie inférieure par la tumeur qui s'étend presque jusqu'à l'ombilic. Celle-ci, presque située sur la ligne médiane, est à peine large de 2 travers de main, composée de plusieurs segments et peu mobile. Le segment pelvien de la tumeur paraît moins dur, obscurément fluctuant. La corne gauche de l'utérus paraît unie à la tumeur. Urines troubles. Le 3 juillet, examen digital de la vessie après dilatation de l'urèthre. On ne trouve pas de perforation. Le 11 juillet, laparotomie. Adhérences avec l'épiploon, le mésocolon, le cæcum, la vessie. A droite, annexes normales. Ablation de la trompe gauche. Elle se rompt. Les surfaces de séparation infiltrées de pus sont touchées au thermocautère. Le péritoine est ramené et suturé au-dessus des eschares. Une portion de la paroi abdominale infiltrée est réséquée. Toilette sans lavage. Suture sans drainage. Réunion par première intention. Sort en très bon état le 11 août. Le 24 août 1886, pendant que la malade très bien portante, s'occupait dans sa maison, elle est prise de malaise, et en l'espace d'une heure, elle meurt avec des symptômes d'hémorrhagie interne.

314. — Terrillon. *Arch. de tocologie*, mars 1889, p. 176. Observ. III. — *Tuberculose ovarienne.* — Opération le 8 janvier 1889. Fille, 29 ans. Masse énorme non fluctuante occupant le côté droit du bassin avec plastron abdominal et soudure de la masse à la paroi de l'abdomen. Le côté gauche était envahi également, mais sans plastron. Laparotomie médiane. L'abdomen ouvert, épiploon adhérent et déchiré. Au-dessus de lui et presque accolé à la paroi abdominale, je trouvai une trompe, grosse comme une grosse saucisse, qui fut enlevée avec peine. Au-dessous d'elle, se trouvait un ovaire, de la grosseur d'une orange et contenant un abcès en partie caséeux. Rupture. Ablation par morceaux et incomplète. Pas de résultat.

315. — Thiercelin. *Soc. anat.*, 19 avril 1889, p. 313. — Tuberculose primitive des trompes, du corps et du col de l'utérus et du vagin, consécutive à un avortement. Tuberculose pulmonaire consécutive.

316. — Weststone. *Am. J. of obst.*, octobre 1887, p. 1034. — *Ovariotomie pour une double tumeur ovarienne d'origine tuberculeuse.* — Lillie H..., 20 ans, nullipare, femme publique. Parfaite santé jusqu'en 1885. A cette époque apparaît une tumeur, grosse comme une orange, dans la fosse iliaque droite. Juillet 1885, la tumeur a augmenté. Règles arrêtées. En décembre 1885, pelvi-péritonite et vérole. Février 1886, entre à l'hôpital. Le 11, état général très grave, vomissements, augmentation rapide de tout l'abdomen. Le 14, signes de septicémie. Le 15, laparotomie exploratrice. Péritoine congestionné, organes adhérents, impossibles à distinguer. La vessie est ouverte et suturée. Fosse iliaque gauche, tumeur énorme, adhérente de tous côtés ; ponction de la tumeur, pus. Fosse iliaque droite, tumeur analogue, mêmes adhérences très solides. Rupture et épanchement du pus dans l'abdomen. On ne peut pas enlever entièrement la tumeur ; on est obligé de laisser des parties adhérentes à l'utérus. Les pédicules courts sont liés à la soie. Lavage avec CO^2 à 2 0/0. Drain en bas de l'incision (durée 2 heures). Lavage matin et soir par le drain (avec CO^2). Le liquide qui sort est semblable au sérum du sang, Le 19, quatre jours après l'opération, délire, fièvre, incontinence d'urine, pus par le drain. Le 20, 3 lavages. Le 22, phénomènes de péritonite au complet. Amélioration dans les premiers jours de mars. Le 12 mars, le tympanisme revient. Le 21, dyspnée. Mort le 22. *Autopsie :* Tubercules miliaires dans tout le péritoine. Adhérences de tous les organes. Quelques granulations dans le poumon droit.

317.— Meigs Wilson. *Obst. Soc. of Philad.*, 1887, 6 janvier. *Am. J. of obst.*, 1887, p. 302[a]. — *Three successful Tait-operation.* Case III. *Tubercular pyosalpinx.* — Miss E. R..., 19 ans, nullipare. Réglée à 15 ans. Douleurs constantes depuis, intolérables au moment des règles. Tuberculose générale. Opération à cause des douleurs. Les deux trompes étaient aussi grosses que des saucisses de Bologne, et les deux ovaires étaient kystiques. Trompes et ovaires étaient enfouis dans une masse d'adhérences qui rendaient l'opération très difficile (1 heure 10 min.). Les deux trompes étaient remplies d'un pus grisâtre à odeur infecte, colonies de bacilles de la tuberculose. Le péritoine étant atteint par la tuberculose fut lavé avec du sublimé à 1 p. 8000. Pas de drainage. Guérison. Trois mois après la malade est en bon état. Elle ne souffre plus. La tuberculose n'a pas fait de progrès.

10° Salpingite pariétale

318. — Bardet. Thèse, p. 40. Obs. VIII. — F..., 38 ans. Accouchement le 16 novembre 1882. Mort le 24 d'infection. Péritonite. Cordons lymphatiques sous le péritoine. Petits abcès dans l'épaisseur des parois des trompes.

Les observations 227 et 256 sont du même genre.

II. — Ovarites.

1° Autopsies d'ovarites suppurées

319. — Andral. *Cliniq. méd.*, t. II, p. 727.— *Abcès de l'ovaire.* — F..., 36 ans. Chute dans l'eau froide pendant ses règles. Celles-ci se suppriment, la santé s'altère. Douleurs. Mort de pleuro-pneumonie 7 à 8 mois après sa chute dans l'eau. *Autopsie :* Derrière l'utérus et à gauche du rectum refoulé à droite, on trouva une poche accidentelle capable de contenir une orange. Elle était remplie d'un pus consistant, verdâtre, inodore. Les parois de cette poche étaient tapissées par une membrane d'apparence muqueuse ; à sa gauche, existait une autre tumeur qui semblait appartenir à l'ovaire développé. Cet ovaire était transformé en une poche pleine de pus, dont la cavité aurait pu admettre une pomme d'api. D'un des points de jonction des deux tumeurs précédentes s'élevait une troisième tumeur, oblongue, à parois minces, transparentes ; une sérosité limpide la remplissait. L'extrémité de la trompe de Fallope était flottante.

320. — Gallard. *Abeille médicale*, 1885, n° 51, p. 490. Observation publiée par Dalché. — *Autopsie :* Les deux ovaires sont recouverts de fausses membranes. Les trompes sont flexueuses, augmentées de volume. L'ovaire gauche a 6 centim. de large sur 5 de haut ; à la coupe on trouve de nombreuses cavités ; l'une d'elles, la plus grande, grosse comme une amande, renferme un caillot sanguin, noirâtre, encore fluide, tout à fait récent. Mais les autres cavités, dont les dimensions varient du volume d'une tête d'épingle à celui d'un pois, contiennent, les unes, une matière franchement puriforme, les autres une sorte de smegma rougeâtre parfois assez consistant. L'ovaire droit est moins altéré ; cependant il est dur ; on n'y reconnaît plus deux couches distinctes, corticale et bulbaire, et on retrouve dans son épaisseur de nombreuses cavités renfermant, les unes, du smegma rougeâtre, les autres, de la matière puriforme.

321. — Jenner, cité par Tilt, p. 220. — Jenner nous raconta que chez une patiente, qui a été soignée à l'hôpital des fiévreux pour une fièvre continue, on n'a trouvé, à l'ouverture du corps, qu'un abcès de l'ovaire.

322. — Lewers. Obst. Soc. of London. *Am. J. of obst.*, 1888, p. 546. — « La malade fut admise à London-Hospital quelques jours après ses couches, souffrant de métrite et de paramétrite. Elle mourut de bronchite. A l'examen post-mortem, les feuillets du péritoine qui forment le ligament large droit furent trouvés séparés par une exsudation, mesurant d'avant en arrière 1 pouce 1/2, et limités en haut par la trompe de Fallope qui était tendue sur la convexité de la tumeur. La face externe du péritoine était légèrement granuleuse et recouverte de fausses membranes épaisses d'un seizième de pouce. La surface de section de la tumeur avait l'apparence d'une éponge grossière. Toutes ces cavités étaient remplies d'un liquide séro-sanguinolent; aucune ne contenait du pus. L'ovaire droit mesurait 2 pouces 1/4 de long, 1 pouce 1/2 de haut et 3/8 d'épaisseur. Il était adhérent à la face adjacente du ligament large et contenait un abcès qui renfermait un drachme de pus. »

323, 324. — Mosler et West, cités par Olshausen, p. 36. — Ont décrit chacun un cas d'abcès de l'ovaire non puerpéral.

2° Ovarites suppurées traitées par la laparotomie

325. — Rufus B. Hall. *Am. J. of obst.*, 1888, p. 1209. — F..., 31 ans. Réglée à 14 ans. Irrégularités. Douleurs. Mariée à 18 ans. Sa santé s'altère de plus en plus. Un an après son mariage, attaques « d'inflammation des intestins ». Depuis cette époque, elle ne s'est jamais remise et a continuellement souffert du ventre. Coït douloureux; la douleur est plus vive plusieurs jours après. Traitée à différentes reprises. En 1884, comme elle avait souvent remarqué que les rapports sexuels étaient une cause d'augmentation de ses douleurs, elle se sépare de son mari. Pendant 2 ans, elle s'améliore et ne souffre beaucoup que pendant les périodes menstruelles. Entre dans un collège de femmes en 1886 pour compléter son éducation. Aggravation. Mai 1888. Il existe une masse, derrière l'utérus, dans le cul-de-sac de Douglas, du volume d'une petite orange, s'étendant du côté droit, repoussant le cul-de-sac postérieur du vagin. Très douloureuse à la pression. L'utérus était en partie fixé, mais non rétrofléchi. Il était probable que cette masse était la trompe distendue ou un ovaire adhérent. 30 mai. Laparotomie. En ouvrant l'abdomen, je trouvai les organes pelviens réunis les uns aux autres par des adhérences solides. Je réussis à reconnaître l'utérus et la masse derrière lui, qui était l'ovaire droit. Il était très adhérent et ne fut séparé qu'avec beaucoup de difficulté. La trompe était également adhérente et fut enlevée avec l'ovaire, qui était un peu dilaté et contenait un abcès. Son contenu était épais, grumeleux, occupant à peu près le 1/3 de l'ovaire et paraissait juste sur le point de se rompre. L'ovaire gauche et la trompe furent trouvés liés en bas par des adhérences et en état de maladie chronique et enlevés. L'auteur pense que le prolapsus et l'ovarite se sont développés lors de la première maladie. Il est resté une salpingite et ovarite chronique jusqu'au mois de septembre et alors l'abcès s'est développé. Guérison parfaite.

326. — Petit. *Nouv. arch. d'obst. et de gyn.*, 1888, p. 296. Obs. II, p. 306. — Doléris. *Soc obst. et gyn. de Paris*, 8 mars 1888. — 27 ans. Réglée à 12 ans. Premier rapport à 19 ans. Sept grossesses. 5 premières normales. A l'avant-dernière (3 ans) péritonite, pleurésie. Dernière grossesse pénible, douleurs, syncopes. Accouchement en septembre, les douleurs augmentent après. 10 février 1888. On sent à droite une tumeur de la grosseur d'un œuf de dinde, ovale, de consistance ferme, donnant lieu par le toucher à une douleur vive et nauséeuse, assez mobile, nettement distincte de l'utérus. 16 février. Laparotomie. Le résultat n'est pas indiqué. Examen de la pièce humide : Ovaire entouré de fausses membranes. Il contient un foyer hémorrhagique (3 cuillerées à bouche de sang). A la coupe, criblé d'abcès qui sont manifestement développés dans les ovisacs et les corps jaunes (cellules épithélioïdes dans leur paroi). Les abcès ne dépassent pas le volume d'un pois. Le pus renferme des micrococci en points simples, doubles et colonies.

327. — Polaillon. *Soc. de chir.*, 11 juillet 1888, p. 612. — *Salpingite et ovarite suppurées.* — Malade opérée le matin. Souffrait depuis 10 ans dans la région ovarienne. L'ovaire droit est transformé en une poche grande comme une noix verte, et contenant du pus jaune et épais. La trompe correspondante est adhérente à l'ovaire. Elle est très hypertrophiée, et son pavillon est remplacé par une extrémité renflée dont les franges ont disparu. L'ovaire gauche semble à peu près sain à l'œil nu. La trompe a subi les mêmes altérations qu'à droite. Elle forme un cordon gros comme le petit doigt, dont le volume est dû tout entier à l'épaississement de ses parois. Le pavillon a presque complètement disparu.

328. — J. Price. *Obst. Soc. of Philad.*, 1er septembre 1887. *Am. J. of obst.*, 1887, p. 1196. — Abcès des deux ovaires. Énucléation complète. Guérison. Il y avait également du pus dans les trompes.

329. — Quénu. *Soc. de chir.*, 10 mai 1888, p. 416 ; 12 décembre 1888, p. 961. — *Ovarite. Salpingite et abcès de l'ovaire droit.* — H..., 23 ans. Premier accouchement il y a 15 mois. Peu de temps après, pertes sanguines qui durèrent plus de 3 mois. Douleurs vives dans la fosse iliaque droite. Au bout de ce temps, les pertes cessèrent et les règles vinrent régulièrement ; néanmoins la malade garda une douleur dans la fosse iliaque droite et s'aperçut de l'existence dans cette région de la petite grosseur pour laquelle elle est venue nous consulter au commencement de mai. Cette tumeur, du volume d'un gros œuf de pigeon environ, est ovoïde, à grand axe parallèle à l'arcade de Fallope ; elle est légèrement bosselée et dure ; elle siège à 9 centim. en dehors de la ligne blanche, sur une ligne horizontale passant à 2 travers de doigt au-dessus de l'épine iliaque antéro-supérieure. Son extrémité externe n'est guère éloignée de plus de 3 centim. de la crête iliaque à laquelle elle semble attachée par une corde fibreuse. On peut lui imprimer de légers mouvements de latéralité, mais il n'y a aucune mobilité de haut en bas. Le toucher vaginal est absolument négatif, on ne sent rien dans les culs-de-sac, aucune corde ne relie la petite tumeur iliaque à l'utérus. Opération le 11 mai : Incision courte comme pour la ligature de l'iliaque externe, « mais je m'aperçus bientôt que la tumeur n'était pas pariétale ; je détachai l'ovaire qui était adhérent et la trompe, dont le corps replié en avant, à concavité externe, formait la corde reconnue par l'examen clinique. 3 fils de soie. Sutures au fil d'argent. Guérison en 8 jours. L'ovaire examiné offre une surface bosselée, hérissée de petites saillies bleuâtres qui sont des follicules de Graaf kystiques et remplis de sang ; la trompe est rouge et enflammée. Sur une coupe de l'ovaire, on observe enchatonnée dans le parenchyme, une masse arrondie du volume d'une noix ; la surface jaunâtre de cette masse est comme formée de trabécules anastomosées et rappellerait un corps jaune très hypertrophié ; au milieu, il y a une petite portion ramollie, renfermant un liquide purulent. En pressant sur l'ovaire, on fait sourdre sur la coupe de la petite masse jaune quelques gouttes d'un liquide puriforme. A la périphérie de l'ovaire, trace d'un corps jaune récent.

Ni follicules tuberculeux, ni bacilles. « Il s'agit vraisemblablement d'une ovarite non tuberculeuse dont le pus a été enkysté. »

330. — Schramm. *Cent. f. Gyn.*, 1886, p. 28. — F..., 39 ans. Pas réglée. Depuis l'âge de 12 ans, douleurs de tête. Depuis 18 ans, toutes les 4 semaines, douleurs de ventre avec violents vomissements qui durent deux jours. L'auteur la suit depuis 9 ans. Utérus infantile. Ovaire gauche difficile à sentir, droit normal. Dans ces dernières années, amaigrissement, névralgies. Dans ces derniers temps, on trouve à gauche une tumeur élastique, grosse comme une pomme. 26 mai. Laparotomie. Ovaire gauche gros comme une noix, rempli de pus caséeux, repose sur une hydrosalpingite, 20 à 25 gr. de liquide. Ablation de l'ovaire et de la trompe. Thermocautère sur le pédicule. L'ovaire droit qui contient de petits kystes est également enlevé. Guérison le 6 juin. La malade ressent encore quelquefois des bouffées de chaleur.

331. — Tait. *Ovaires*, p. 164. — *Abcès de l'ovaire gauche.* — F..., 38 ans. Douleurs ovariennes depuis nombre d'années. 28 juin. Laparotomie : « Je trouvai l'ovaire gauche fortement adhérent en avant du rectum et ce fut un ouvrage difficile que de le séparer de ses attaches. Il contenait environ 10 gr. de pus et semblait être sur le point de se rompre dans la cavité péritonéale. L'ovaire droit était ratatiné, en sorte que je l'enlevai aussi. » Guérison parfaite.

332. — L. Tait. *Am. J. of obst.*, 1887, p. 478. — *Abcès de l'ovaire.* Cas I, p. 481. — Douleurs pelviennes depuis plusieurs mois. Masse sensible à gauche de l'utérus. Laparotomie le 14 août. Ablation de l'ovaire gauche adhérent qui contient une cavité purulente. Guérison ; 3 mois après fausse couche. Immédiatement après nouvelle grossesse. Fausse couche de 4 mois. Menstruation très irrégulière. Métrorrhagies profuses. Anémie. Douleurs. Masse sensible à droite de l'utérus. « Je n'ai pas le plus léger doute que les annexes du côté droit sont malades et devront être enlevées dans un bref délai. »

333. — Dudley. *Am. J. of obst.*, 1888, p. 1274. — *Abcès de l'ovaire.* — F..., 40 ans. Mariée depuis 13 ans ; pas de grossesse. Réglée à 11 ans, régulièrement, mais les règles ont toujours été douloureuses. Ménorrhagie de 16 jours la dernière fois : pas de métrorrhagie, pas de troubles vésicaux. Souffrante depuis peu de temps après son mariage, époque où elle a eu une inflammation pelvienne. Depuis, cette inflammation s'est reproduite tous les ans. Il y a un mois, inflammation aiguë autour de la trompe et de l'ovaire gauches. Ce dernier a le volume d'une orange. Je pensai qu'il contenait du pus, parce qu'il y avait des signes évidents de septicité. Laparotomie le 1er octobre 1888. Ovaire suppuré entouré d'adhérences anciennes et nouvelles avec l'intestin, l'épiploon, l'utérus, les parois pelviennes. L'opération fut très difficile. Le sac creva et le pus se répandit dans les intestins. Lavage à l'eau bouillie. Pas de drainage. Suture. La malade est convalescente ; mais la partie superficielle de la plaie se réunit par granulation.

334. — Price. *Am. J. of obst.*, 1888, p. 526. Soc. de Philadelphie. — 32 ans. Mariée depuis 9 ans, pas de grossesse. Au lit depuis un mois. Température élevée, grandes douleurs, surtout du côté droit, diarrhée. Opération : Large abcès de l'ovaire du côté droit. Adhérences intestinales ; l'abcès se rompt pendant l'énucléation, parties avoisinantes caséeuses, odeur fécale marquée. Large irrigation. Drainage. Ablation du drain le cinquième jour. Guérison.

335. — E. Kommerell. *Wurtemb. med. correspond.*, 1883, n° 28. — *Abcès de l'ovaire à la suite du curettage.* — Nullipare, 43 ans, ménorrhagie depuis 3 ans. Curettage à la clinique de Tubingen. Quelques jours plus tard, on trouve une tumeur, grosse comme un œuf d'oie, dure et sensible, à gauche et en arrière de l'utérus. A partir de ce moment, fièvre. La tumeur augmente, cesse d'être douloureuse et présente bientôt l'aspect d'une paramétrite, qui se serait développée à la suite de l'intervention chirurgicale. La tumeur s'élevait jusqu'à l'ombilic et ne tendait à s'ouvrir d'aucun côté. Laparotomie. On trouve une membrane blanche et tendue. Ponction ; 6 choppes de pus clair, non fétide. Une grande partie du sac est enlevée ; comme le pédicule ne pouvait être atteint, suture de la paroi à la plaie abdominale, et drainage vaginal. Mort 14 jours après l'opération. On constate qu'il s'agit d'un abcès de l'ovaire gauche. Pas de péritonite. Abcès lymphangitique dans le ligament large gauche.

3° Ovarites suppurées traitées par l'incision abdominale ou la ponction

336. — Lize. *Ann. de gyn.*, 1876, p. 298. — F..., 39 ans, pas d'enfant, pas de troubles utérins. 17 juin dernier, rougeole grave. Le 25, douleur dans l'aine. 17 juillet, obligée de s'aliter. Palpation. Fosse iliaque droite, tumeur du volume du poing, mobile dans le sens bilatéral. 25 juillet, fièvre. La tumeur est devenue plus élastique. Toucher : Col normal, utérus mobile sans douleur. « L'index ne rencontra pas de tuméfaction dans le cul-de-sac vaginal correspondant. 29 juillet. Ponction aspiratrice. Seulement quelques gouttes de pus. 5 août. Toucher rectal permet d'atteindre la tumeur. On diagnostique : tumeur ovarienne. 7 août. Fluctuation. Incision au-dessus de l'arcade crurale, flot énorme de pus fétide ; drainage, lavage. 30 août, la plaie était fermée. Guérison.

337. — Lawson Tait. *Mal. des ovaires*, p. 133. — *Ovarite des deux ovaires.* — F..., fausse couche. Élévation de température. Sueurs nocturnes ; flexion du genou, douleur sous-mammaire ; élancements douloureux dans les cuisses et les jambes. Ponction aspiratrice par le vagin. Guérison.

4° Ovarites suppurées spontanément ouvertes

338. — Czempin. *Gesell. f. Geb. und Gyn. zu Berlin*, 25 janvier 1889. *Cent. f. Gyn.*, 1889, p. 149. — F..., 43 ans, traitée depuis des années pour une maladie de l'estomac. Un an avant l'opération, un foyer purulent s'ouvre à la partie inférieure droite du bas-ventre. Le foyer vidé, la suppuration s'arrête aussitôt. Lors de l'opération (A. Martin), on trouve une adhérence de l'ovaire au point de la paroi abdominale où s'était faite la rupture. Les ovaires contenaient plusieurs petits abcès dont l'un paraissait s'être vidé par la paroi abdominale.

339. — Clinton Cushing. *Pacif. med. and surg. J.*, 1888, p. 199. — *Abcès de l'ovaire. Abcès pelvien. Ouverture vaginale* (?). — La laparotomie montre qu'il s'agit d'un abcès de l'ovaire gauche. Ablation des deux ovaires (l'autre était kystique). Guérison.

340. — Lespinasse. *J. de méd. de Bordeaux,* 10 juin 1888. — *Ovarite et salpingite.* — 18 ans. A 17 ans, tumeur dans la région abdominale aussi grosse qu'une orange. Quelque temps plus tard, du pus s'écoule de temps en temps par le vagin, pus dans les fèces. Lavages antiseptiques. On dilate l'orifice vaginal. Injections au chlorure de zinc et à la glycérine iodoformée. Des accidents de péritonite suraiguë se manifestèrent le jour même ; ils enlevèrent la malade. *Autopsie :* Péritonite aiguë. Adhérences anciennes. Les deux ovaires sont transformés en poches purulentes. Les trompes sont dilatées. Chacun des deux abcès ovariens aboutit à une grande cavité située en arrière du col utérin ; cette poche rétro-utérine s'ouvre par deux orifices nets dans le vagin et le rectum.

341. — Bartrum, cité par Tilt, p. 227 (sans indication bibliographique). — F..., 42 ans, quatre mois avant sa mort, son ventre gonfle. Elle s'imagine qu'elle est enceinte. Un mois avant la mort, elle a la sensation d'une rupture interne qui ressemblait à l'explosion d'un pistolet. A la suite, vomissements, constipation et mort. *Autopsie :* Abcès de l'ovaire gauche. Ouverture qui le fait communiquer avec l'S iliaque.

342. — Deaver. Obst. Soc. of Philad. *Am. J. of obst.*, 1888, p. 633. — 1re observation. Abcès de l'ovaire ouvert dans le rectum. La compression due à l'abcès avait fait croire à un rétrécissement qui a été traité par la dilatation. La femme était syphilitique, mais il n'y avait pas de rétrécissement.

343. — Lecourtois. *Soc. anatom.*, janvier 1870, p. 45. — *Ovaire droit détruit par la suppuration. Ovaire gauche converti en une masse de tissu fibreux.* — 29 ans. Fréquentes attaques de péritonite. Meurt d'épuisement après avoir ressenti dans les cinq derniers jours de sa vie une douleur extrêmement vive dans la région thoracique. *Autopsie :* Pneumonie, foie syphilitique. Ovaire droit converti en une poche fibreuse à surface intérieure tapissée de débris de matière caséiforme et communiquant par un orifice d'un centimètre environ de diamètre avec la cavité du rectum. Ovaire gauche présente une masse arrondie, de la grosseur d'une noix, composée de tissu fibreux très dense sans trace de matière caséeuse. L'auteur se demande s'il n'y a pas eu une gomme suppurée de l'ovaire droit et une gomme fibro-plastique de l'ovaire gauche ?

344. — Henry Morris. *Encycl. internat. de chir.*, t. VI, p. 416. — *Abcès de l'ovaire.* — F..., 33 ans : entre à l'hôpital Middlesex le 3 novembre 1882. On croit à une pyélite strumeuse. *Autopsie :* Ovaire gauche adhérent au rectum et aux tissus voisins. Il contenait un abcès qui communiquait avec le rectum et, par un autre trajet fistuleux, qui passait sur la vessie et allait se terminer dans un cul-de-sac, formé par l'ovaire gauche et quelques adhérences voisines qui contenaient du pus. Le grand épiploon était adhérent au péritoine pelvien. Ontre la communication avec le rectum, il en existait deux autres, tout contre la première, qui conduisaient dans un abcès situé à côté de l'ovaire! Uretère gauche très épaissi et enflammé. La plus grande partie de la susbtance médullaire du rein gauche était détruite.

345. — Gristok. *Med. Times and Gazette,* 30 octobre 1880, p. 509. — F..., 30 ans, devient malade 4 ans après sa dernière couche. Diarrhée pendant 6 mois ; évacuation de pus par l'anus. *Autopsie :* Adhérences de l'intestin avec l'ovaire et le fond de l'utérus. L'ovaire gauche est gros comme une pomme et transformé en un abcès qui s'ouvre dans le rectum à quatre pouces de l'anus.

346. — George Padley. *Brit. med. J.*, 19 décembre 1885. — *Abcès de l'ovaire.* — F..., 35 ans, 2 enfants. Douleurs dans la région iliaque droite, s'accompagnant de tuméfaction douloureuse à la pression. Tuméfaction devient fluctuante. On diagnostique : abcès de l'ovaire droit. Ouverture spontanée dans le rectum. Guérison au bout de quelques mois après plusieurs alternatives.

5° Péritonites par rupture d'abcès de l'ovaire

347. — H. J. Boldt. *Am. J. of obst.*, 1888, p. 570. — Abcès de l'ovaire. *Rupture. Mort.* — F..., 34 ans. Parfaitement bien portante jusqu'à il y a deux semaines. Elle fait une chute et perd une grande quantité de sang qui est supposé venir de l'utérus. Aucune douleur. Le 15, on trouve une légère douleur dans la région ovarienne gauche. On sent une masse du volume du poing, près de l'utérus, qu'on suppose être ou bien un petit kyste de l'ovaire ou bien une trompe dilatée. Le 16 mars, frissons, élévation de température ; on pense à une rupture de la tumeur. L'opération n'est pas acceptée. Mort. *Autopsie :* Rupture d'un abcès de l'ovaire.

348. — Bourdon. *Revue médicale*, 1841, p. 169. Obs. IV (Chomel). — Mai 1841. Malade ayant une tumeur derrière l'utérus. Mort de péritonite aiguë. *Autopsie :* Deux abcès volumineux enkystés dans le petit bassin. L'un d'eux, gros comme un œuf de poule, occupait le ligament large gauche et descendait vers la partie supérieure et latérale correspondante du vagin. Il résultait sans doute de la suppuration de l'ovaire, car cet organe avait complètement disparu, et sa place était occupée par le foyer purulent auquel adhéraient la trompe et le ligament rond du même côte. Le second abcès, analogue au premier en volume, était situé à sa droite derrière l'utérus, en avant du rectum. Les deux tumeurs n'étaient pas en communication ; elles renfermaient du pus séreux. Au milieu du ligament large droit, plusieurs petits foyers purulents, de couleur ardoisée, paraissaient occuper l'ovaire correspondant.

349. — Cerné. *Soc. anat.*, 16 janvier 1880, p. 37. — Bien portante avant. Dimanche 3 janvier, douleurs abdominales très vives. Mardi, vomissements bilieux, diarrhée. Face grippée. Pouls fréquent, petit, sans fièvre marquée. Ventre ballonné sans excès. Douleurs à la palpation très vives. Le 8, augmentation des phénomènes. Mort le 9 dans des douleurs atroces. *Autopsie :* Intestins réunis par des fausses membranes. Pus infiltré partout. Utérus : col rond, virginal. Quelques caillots dans la cavité muqueuse saine. Trompes : moitié interne, saine ; moitié externe, plusieurs dilatations de volumes divers au nombre de 3 à 4 de chaque côté. La plus considérable est située à la partie la plus externe, comme formée par le pavillon de la trompe distendu et fermé de manière que l'on ne trouve pas trace de l'ouverture normale. Ces kystes sont remplis de pus et communiquent ensemble. « Je n'ai pu trouver la communication normale de l'utérus avec la trompe. »

Les ovaires sont ramenés en dedans et en bas. « Mais à gauche se présente une disposition particulière. Le kyste occupant le pavillon de la trompe est le plus considérable ; il a la grosseur d'un petit œuf de poule. Or il se continue directement avec la cavité de l'ovaire. La limite de ces deux kystes est très inégale et beaucoup plus rouge. Un rebord brusque, formé par la soudure de l'ovaire avec le pavillon, marque cette limite en dedans, tandis qu'en dehors la continuité est parfaite. » L'examen histologique a montré qu'il s'agissait bien de l'ovaire. « L'ovaire n'est pas sensiblement dilaté. A sa face postérieure, vers son milieu, se trouve une perforation à bords amincis, moindre qu'une tête d'épingle. »

350. — Chomel. *Gaz. des hôp.*, 1852, p. 129. — *Péritonite circonscrite. Abcès* *de l'ovaire.* — F..., 25 ans. Entrée à l'hôpital le 17 décembre 1851. Un enfant il y a huit ans. Depuis un an, irrégularités menstruelles. Depuis le 9 décembre, douleurs abdominales. Constipation. Douleurs à la pression dans la fosse iliaque droite. Utérus très bas. Mouvements très douloureux. Le 27, règles assez abondantes. Dans la nuit du 20, la malade est réveillée par des douleurs atroces. Vomissements. Pouls très petit à 112. Le 9, évacuation de matière liquide, jaunâtre, très abondante. Le 13, la région hypogastrique présente un gonflement considérable. Le 20, la tumeur semble se ramollir. Évacuation par le rectum de matières liquides d'un vert jaunâtre. Mort le 23 février. *Autopsie :* Adhérence, reste de la péritonite généralisée. Péritonite circonscrite : foyer contenant un quart de litre de pus, communiquant par plusieurs (3) perforations avec l'S iliaque. L'ovaire gauche, du volume d'une orange, comprime le rectum. En l'incisant, on constate qu'il contient une assez grande quantité de pus verdâtre et filant. Ovaire droit sain. Chomel croit qu'il y a eu péritonite par perforation. Rien sur l'état des trompes.

351. — Cox. *Medical chronic.*, vol. IV, n° 4, juillet 1886, p. 308. *Nouv. arch. d'obst.*, 1887, p. 274. — *Péritonite mortelle par rupture d'un abcès ovarien.* — Une jeune femme présente brusquement les signes d'une péritonite aiguë et meurt en deux jours. A l'*autopsie*, petit abcès ovarien, rompu et contenant encore un peu de pus. Le docteur Dreschfeld a observé cinq ou six cas de mort rapide par rupture de petits abcès de l'ovaire.

352. — Cullingworth. *Lancet*, 3 novembre 1879, p. 688. — En 1875, augmentation du volume du ventre. En juin 1876, douleur constante dans la région iliaque gauche où on peut sentir nettement une tumeur dure, sensible à la pression. Ponction exploratrice sans résultat. En mai 1877, les symptômes sont notablement aggravés. L'abdomen était uniformément développé et sensible partout ; l'ancienne tumeur douloureuse pouvait encore être sentie. Mort le 3 août. *Autopsie :* L'ovaire droit avait 12 cent. dans sa plus grande circonférence et 9 cent. dans sa plus petite, et n'était qu'une coque remplie de liquide purulent. L'ovaire gauche était beaucoup plus volumineux et formait la grosse tumeur qu'on sentait pendant la vie ; il était également rempli d'un liquide purulent.

353. — Cullingworth. *Lancet*, 3 novembre 1879, p. 647. — F..., 45 ans. Admise le 13 janvier. Vomissements et douleurs violentes dans l'abdomen. A la partie inférieure de l'abdomen, il y avait une tumeur fluctuante, atteignant presque l'ombilic, et il y avait une tumeur molle et arrondie dans le vagin à droite de l'utérus. 27 janvier. On retire un litre de pus par l'aspiration à travers l'abdomen. Pas de soulagement. 7 février. On fait une incision exploratrice sur la ligne médiane et on ouvre un volumineux abcès adhérent aux parois abdominales, en dehors du péritoine, communiquant avec la cavité abdominale. Mort quelques heures après l'opération. *Autopsie :* La source des accidents était un abcès de l'ovaire droit qui n'était rompu. L'ovaire gauche était aussi converti en une petite poche un liquide purulent.

354. — H. T. Hanks. *New-York med. Journ.*, 1879, vol. XXX, p. 527. — A propos de la communication du Dr W. T. Lusk (même volume, p. 526), le Dr H. T. Hanks parla d'un cas dans lequel à l'autopsie on avait trouvé un abcès de l'ovaire qui s'était ouvert dans le péritoine et avait causé la mort. Il y avait des symptômes de pelvi-péritonite, mais on ne put faire aucun diagnostic positif par le toucher vaginal, à cause de la grande douleur qu'il provoquait.

355. — Kommerel. *Wurt. med. Corresp. Blatt.*, 1883, n° 28. — Olshausen dit qu'il croit avoir vu une fois, à la suite d'une injection intra-utérine un abcès de l'ovaire qui s'est terminé par la mort. Transport de l'agent inflammatoire de l'utérus au hile de l'ovaire.

356. — Le Tulle. *Soc. anat.*, 21 novembre 1884, p. 588. — *Ovarite suppurée.* — Mort subite. *Autopsie :* « L'excavation pelvienne est comblée par des adhérences péritonéales étendues entre le rectum, l'utérus et ses annexes. En écartant ces adhérences, on tombe sur une péritonite pelvienne qui s'est collectée du côté droit en formant une cavité limitée en avant par la face postérieure de l'utérus et la face postérieure du ligament large droit, en haut par la trompe épaissie et accolée au péritoine pelvien jusqu'au niveau du bord droit du rectum, auquel le pavillon déformé et épaissi adhère intimement. » L'ovaire droit n'est pas suppuré. La trompe gauche est repliée derrière l'utérus et elle se perd « dans une énorme cavité purulente située à gauche de l'utérus. Cette cavité purulente n'est autre chose que l'ovaire suppuré. L'ovaire suppuré forme une tumeur du volume d'une très grosse noix; elle est parfaitement circonscrite et isolée du reste de la cavité péritonéale ». « Ovarite suppurée primitive ou secondaire à une lésion kystique antérieure. » Rien des causes de la mort.

357, 358. — Lieutaud. *Hist. anat. méd.* Part. I. Obs. 1494, in Portal, t. V, p. 545. — *Ovarite.* — 1° F..., 40 ans. Tumeur dans la région hypogastrique s'étendant jusque vers lombilic ; « elle la porta longtemps sans en être beaucoup incommodée ; mais elle termina par en mourir. On trouva dans le bas-ventre un corps, plus gros que le poing, qui soulevait les intestins en les repoussant en avant. C'était l'ovaire gauche qui occupait la partie moyenne du bassin et qui contenait plusieurs foyers pleins de pus. 2° Panaroli. F..., morte d'un abcès de l'ovaire, après avoir été longtemps atteinte d'une gonorrhée.

359. — Lusk. *New-York med. J.*, 1879, p. 526, vol. XXX. — *Abcès des ovaires et salpingites.* — Dr W. T. Lusk présente une pièce provenant du corps d'une femme amenée moribonde à l'hôpital, avec des symptômes de péritonite généralisée. On n'avait pas exploré les organes du petit bassin. *Autopsie :* Péritonite généralisée et grande quantité de pus dans la cavité pelvienne. L'utérus et les extrémités utérines des deux trompes de Fallope étaient absolument normaux. Les extrémités externes des trompes de Fallope étaient dilatées et remplies de pus. Les deux ovaires étaient le siège d'abcès. D'un côté, il y avait une petite ouverture de l'abcès dans la cavité abdominale. On ne put avoir aucun renseignement, si ce n'est que la malade avait été souffrante depuis 3 semaines et que, 3 jours avant son entrée à l'hôpital, elle avait éprouvé la sensation de quelque chose qui se rompait à la partie inférieure de l'abdomen et avait senti comme un liquide qui s'épanchait dans la cavité. La question était de savoir laquelle avait été la maladie primitive, de la péritonite généralisée ou de l'ovarite. Dr Nœggerath pensa que, de l'existence d'une dilatation aussi grande des trompes, on devait conclure que la maladie primitive avait été une double salpingite, qui avait certainement existé depuis plus de 3 semaines ; une inflammation suppurative aiguë de l'ovaire à part l'état puerpéral, ne se rencontre que dans les fièvres exanthématiques ou autres, comme la variole, la scarlatine, la rougeole et la fièvre typhoïde. En général, toute inflammation aiguë des ovaires est associée à une affection des trompes, et le fait qu'elle est consécutive est prouvé par la plus grande fréquence de la salpingite sans ovarite que de l'ovarite sans salpingite.

360. — NÉGRIER. 17e Observ., p. 92. — F..., 23 ans. Ses règles étaient suspendues depuis plusieurs mois. Pas de renseignements sur le début. Mort le 1er mars 1835. *Autopsie :* Grande quantité de pus dans le péritoine, utérus et ovaire droit normaux. « Il existe à la surface de l'ovaire gauche un kyste de la grosseur d'un œuf de poule. Il est déchiré largement en arrière près du col utérin. La tumeur, en s'accroissant, a dédoublé le ligament large et se trouve en contact avec le corps de la matrice. Les bords de la déchirure sont violacés. La poche du kyste ne contient plus qu'une ou deux cuillerées de matière semblable à celle qui s'est répandue dans le péritoine. Je ne doute pas que cette maladie de l'ovaire soit autre chose qu'une inflammation suppurative d'une vésicule jaune dont les parois ont été distendues et déchirées par suite de l'accumulation de la matière purulente. »

361. — PISTOCCHI. *Bull. de sc. méd. de Bol.,* 1850, in Tilt, p. 234. — *Ovarites.* — F..., vigoureuse, bien portante. Métrorrhée, douleurs abdominales. Saignée. Tumeur solide, globuleuse, mobile, occupant la partie centrale. Toucher : Utérus augmenté, mobile avec la tumeur. Le 38e jour, symptômes de suppuration. Mort le 46e jour. *Autopsie :* A l'ouverture de l'abdomen, signe de péritonite générale. Tumeur ovale, longue de 10 cent. et large de 7 cent. formée par la réunion des 2 ovaires. Les deux ovaires contenaient six gros de pus vert et leur tissu était si détruit que par places, il ne restait que le péritoine. Tilt insiste sur le siège de la tumeur qui était médiane et fixée à l'utérus.

362. — CH. REMY. *Soc. anat.,* mars 1875, p. 220. — *Ovarite double.* — F..., souffrante depuis 5 ans, grandes douleurs depuis 8 jours, vient mourir dans le service de Lancereaux. *Autopsie :* Péritonite généralisée. Adhérence totale de l'utérus au rectum. Corps fibreux dans la cavité utérine. A gauche, ovaire gros comme un petit œuf de poule et plein de pus, perméable dans toute son étendue. A droite, l'ovaire contient un caillot récent, la trompe contient du pus. Pas de rupture.

363. — SEMPLE. *London Journ. of med.,* 1850. (In Tilt, p. 219.) — F..., 32 ans. Attaque de péritonite le 8 mars 1842. Le 26 avril, une autre attaque de péritonite enleva la malade en deux jours. La dernière maladie était caractérisée par une violente douleur dans la région épigastrique, augmentée par la pression, si bien que certains observateurs avaient pensé à l'iléus. L'intelligence reste intacte. L'arachnoïde et la pie-mère furent trouvées injectées ; l'arachnoïde était épaissie et opalescente. Pas d'épanchement dans le péritoine, légères adhérences, mais l'ovaire droit avait le volume d'un œuf de poule et contenait une once et demie de pus.

364. — T. H. TANNER. *Lancet,* 1852, p. 75. — Femme hémiplégique, 42 ans, 11 enfants. Le dernier accouchement il y a 14 mois. Tout d'un coup douleurs terribles, collapsus le 28 janvier 1852. Mort le 1er février. *Autopsie :* Péritonite généralisée. Un peu de liquide séro-purulent. A la place de l'ovaire droit on trouve un kyste suppuré adhérent à la trompe, du volume d'un œuf de poule et rompu. Trompe perméable contenant du mucus. Cette malade souffrait depuis longtemps de douleurs dans la partie inférieure de l'abdomen.

365. — Taylor. *Brit. med. J.*, 1886, n° 1355, p. 1212. — *Ovarite rompue.* — F..., 21 ans, premier accouchement au forceps le 28 septembre; 3 jours après, douleurs et sensibilité au contact dans la région iliaque gauche. A la fin d'octobre, accès de fièvre intermittente. Exploration vaginale fait reconnaître une résistance à gauche du col. Le 11 novembre, pendant que la malade allaitait son enfant dans son lit, elle ressentit une violente douleur dans le côté gauche du bas-ventre. Vomissement aussitôt. Le 13 novembre, laparotomie. Il s'écoule un liquide séro-purulent. L'intestin, l'épiploon, l'utérus sont à gauche si adhérents qu'il est tout d'abord difficile de distinguer les organes. La trompe enflammée et épaissie fut d'abord isolée. L'ovaire correspondant était adhérent à l'utérus, il présentait un abcès perforé en 2 endroits; par les orifices coulait encore un pus épais et jaunâtre. L'ovaire et la trompe furent enlevés. Double ligature du ligament large très épaissi. Le côté droit était parfaitement sain. Lavage à l'eau chaude. Drainage. Le drain est enlevé le 3e jour. Guérison.

366. — Walker. *St-Georges Hosp. Rep.*, 1879, p. 344. — *Périmétrite.* — F..., 44 ans, mariée : 10 enfants, une fausse couche; métrorrhagies depuis quelque temps. Symptômes de pelvi-péritonite. Abdomen douloureux. Le 12 juillet, on trouve l'utérus immobile. Mort le 13 juillet. *Autopsie:* Néphrite parenchymateuse, péritonite suppurée. Abcès de l'ovaire droit.

III. — Pyosalpingo-ovarites.

1° Rapport des salpingites avec les accidents puerpéraux

367. — J. M. Baldy. Obst. Soc. of Philad., 7 avril 1887. *Am. J. of obst.*, 1887, p. 867. — Maria P..., 23 ans, a été délivrée d'un enfant, après un travail pénible mais normal, il y a 4 ans. Elle dut à ce moment rester au lit pendant huit semaines avec une inflammation de l'estomac. Toutefois elle s'est bien rétablie et n'a souffert d'aucune douleur dans l'abdomen depuis. Le 3 février 1887, l'auteur fut appelé pour l'assister dans un second accouchement. Il trouva l'enfant mort-né avec le placenta et les membranes entre les cuisses. Pas d'examen. Le second ou le troisième jour, frissons avec accélération du pouls, élévation de température, abdomen ballonné et douloureux. Le 3 mars, un mois après l'accouchement, Baldy fut appelé. La malade était restée souffrante et elle était si émaciée qu'elle était difficilement reconnaissable. Température 102°, pouls 130. Frissons, sueurs nocturnes, insomnies, abdomen distendu et tympanique, très douloureux; diarrhée fétide; miction et défécation douloureuses. Il était évident que la mort approchait. Utérus en subinvolution: à gauche une grosse masse, très adhérente, irrégulière, très douloureuse. Le côté droit était sensible, mais on n'y découvrait pas de tumeur. La laparotomie fut conseillée comme dernière chance de salut. J. Price vit la malade et conseilla également l'opération immédiate. Opération le 5 mars : La trompe droite et l'ovaire étaient en bon état et ne furent pas enlevés. La trompe gauche était presque aussi grosse que l'utérus, très adhérente de tous côtés, particulièrement avec l'intestin dont elle ne fut séparée qu'avec de grandes difficultés. Un abcès du tissu cellulaire fut ouvert en détachant les adhérences et le pus se répandit. La trompe et l'ovaire furent enlevés. Une masse caséeuse unie à l'intestin au point adhérent fut détachée avec les ciseaux, et la solution de Monvel fut appliquée sur les points saignants. Après une large irrigation, le tube à drainage fut placé et l'incision qui n'avait qu'un pouce et demi fut fermée. La trompe était distendue par du pus, l'ovaire était en désintégration et contenait du pus. Le tube fut enlevé le 7e jour. Jusque-là, la malade avait été très bien. Le lendemain, la température s'éleva ; une douleur apparut dans la région ovarienne gauche. Frissons. Vers le onzième jour, il se fit une décharge purulente par le trajet du drain et l'amélioration commença à partir de ce moment. Un tube de caoutchouc fut placé jusqu'au fond du bassin et l'abcès fut lavé deux fois par jour. L'écoulement diminua graduellement, le tube fut enlevé. Aujourd'hui la plaie est complètement guérie et la malade est en bonne santé.

368. — J. Cornillon. Th. Paris, 1872. (Cité par Seuvre.) Obs. de Verneuil. — *Salpingite. Péritonite. Mort.* — Grossesse de sept mois. Abcès de la grande lèvre ouvert avec le bistouri. Avortement. Péritonite généralisée. Mort au onzième jour. « L'autopsie montre une collection considérable remplissant tout le petit bassin et la fosse iliaque droite. Le pus entraîné par le lavage, on reconnaît une ovarite suppurée avec dilatation et rupture de la trompe correspondante. »

369. — F. Imlach. *Liverpool med. chir. Jour.*, janvier 1886, p. 193. — *Pyosalpingite. Rupture. Péritonite. Mort.* — Imlach diagnostique pyosalpingite au printemps 1884. Grossesse au commencement de décembre. Pendant toute la durée de la grossesse, douleurs extrêmes. Enfant vivant en septembre 1885. Trois semaines plus tard la malade se lève malgré la garde. Sensation de rupture dans le ventre. Douleurs très vives. Mort en trois jours. Pas d'autopsie.

370. — W. Jaggard. Gyn. Soc. of Chicago, 19 mars 1886. *Am. J. of. obst.*, 1886, p. 741. — Pièces provenant d'une femme morte 3 jours après l'accouchement. F..., 30 ans, multipare. *Autopsie :* « Les deux cavités pleurales à moitié remplies de liquide séro-purulent et de flocons de lymphe ; poumons œdémateux. Le péricarde contenait trois onces de liquide semblable à celui des plèvres ; endocarde d'apparence normale ; myocarde mou et friable. Pas d'abcès métastatiques. La cavité péritonéale contenait environ un gallon de liquide séro-purulent avec des flocons de lymphe. Intestins contractés mais sans adhérences ; foie augmenté de volume, congestionné, évidemment atteint de dégénérescence graisseuse. Rate de volume normal. Reins, couche corticale en dégénérescence graisseuse, bassinet injecté et très hyperhémié, péritoine injecté. L'utérus était d'un volume correspondant au troisième jour de la puerpéralité. Le pus suintait des deux trompes. Trompe et ovaire gauches très injectés.

371. — Lanchlan Aitken. *Edinb. obst. Soc.*, 1869-70-71, p. 88. — X..., 29 ans, accouchée à sept mois, enfant mort-né. Travail dure 40 heures. Morte 10 jours après. Symptômes obscurs. Mort rapide. *Autopsie :* Péritonite généralisée. Abcès occupant le cul-de-sac recto-utérin. La cavité de cet abcès est formée par l'utérus, les ovaires et les ligaments larges, en avant et latéralement ; en haut, par des adhérences des faces de l'utérus avec l'intestin. En arrière, par le rectum et le péritoine. Cette cavité contenait deux pintes de liquide séro-purulent. Pas d'endométrite ni d'inflammations des trompes. Surface postérieure des deux trompes recouverte de lymphe. Ovaire droit volumineux à sa partie antérieure, orifice rond de la dimension de 4 pfennig. En arrière un autre orifice communiquant avec le premier, l'ovaire étant creusé d'une cavité irrégulière.

372. — Longaker. Obst. Soc. of. Philad., 7 avril 1887. *Am. J. of obst.*, 1887, p. 870. — Jeune femme de Maryland vient se mettre sous mes soins au sixième mois de sa première grossesse, pour être traitée d'un écoulement muco-purulent profus qui avait tous les caractères d'une blennorrhagie récente. Un mois après, accouchement prématuré. L'enfant n'a pas vécu. Le placenta sortit entier. Quatre jours après, elle commença à se plaindre de grandes douleurs dans les régions inguinale et hypogastrique gauche. Pas de nausées ni de vomissements ; pas de frissons, mais température très élevée. 14 février 1887. L'abdomen fut ouvert au neuvième jour de la délivrance et à peu près 60 heures après le début de la péritonite. Péritonite générale. Grande quantité de pus d'odeur infecte dans la région des cornes utérines gauches. La trompe gauche fut enlevée; elle avait un pouce de diamètre. Drainage. (On ne parle pas de lavage.) Vomissements incessants. Mort 40 heures après l'opération.

373. — Meigs. In Tilt, p. 230. — *Salpingite pendant la grossesse. Mort. Autopsie.* — « J'assistai une femme à son accouchement en juin 1841. Travail régulier et rien d'anormal à la suite pendant plusieurs heures, quand la malade se plaint d'une douleur terrible dans la région de la trompe droite. La douleur s'étend à la partie inférieure du ventre. Pouls rapide, péritonite. Comme la malade s'était plainte de douleurs dans le côté droit quelque temps avant son accouchement, je craignis que quelque maladie locale soudainement aggravée ne fût la cause du mal. Elle mourut. En examinant la cavité abdominale, on trouva beaucoup de pus et de séro-pus. Mais ce qui me surprit particulièrement, ce fut l'état de la trompe de Fallope qui était beaucoup plus grosse que le pouce d'un homme. La cavité, qui admettait facilement le doigt, était remplie de pus. J'ai peu de doute que l'inflammation aiguë de la trompe ayant oblitéré son extrémité ovarienne et ensuite le pus ayant rempli et distendu son calibre, l'écoulement dans le ventre a été la cause de l'attaque fatale. »

374. — Saenger. *Gesell. f. Geb. in Leipzig*, 17 avril 1882. *Cent. f. Gyn.*, 1882, p. 558. — *Pyoemia in puerperio.* — F..., 29 ans. Vpare. A la suite de son 4e accouchement, la femme avait été très malade ; 5e accouchement naturel. Au 3e jour, fièvre, frissons, ictère, mort le 12e jour. *Autopsie :* Pas de péritonite. Utérus gros et mou, pas d'endométrite, pas de métrophlébite, pas de métrolymphangite. Ectropion du col. Paramètre indemne, par contre salpingite chronique purulente (2 1/3 externe), péri-ovarite chronique droite ; ovarite purulente droite avec plusieurs foyers purulents. Ligament droit, dans sa moitié supérieure, épaissi par inflammation chronique, parsemé de nombreux foyers purulents. Les veines de la moitié inférieure du ligament large très développées. La pyohémie ne peut avoir été causée que par les anciens foyers purulents de l'ovaire droit et du ligament large.

375. — Leopold. Léopold dit avoir vu une péritonite mortelle dans la période puerpérale par suite de rupture de vieux foyers de paramétrite et d'ovarite.

376, 377. — SAENGER. Lettre et réponse à L. Tait. *Am. J. of obst.*, 1887, p. 317. P. 322. — Dernièrement sont venus à ma connaissance deux cas dans lesquels les trompes ont crevé par superdistension du pus. Dans les deux cas, péritonite générale mortelle, 4 jours, et 21 jours après l'accouchement. Il est clair que dans les deux cas la salpingite existait avant la délivrance.

378. — L. VERJUS. Th. Paris, 1844, p. 7. Observ. de Gendrin. — *Salpingite. Rupture. Mort.* — 23 ans. Entre à Cochin le 13 juin 1833. Avortement il y a 15 jours à 3 mois 1/2 de grossesse. Péritonite aiguë. Mort. *Autopsie :* Utérus deux fois plus grand que normalement. « Dans l'épaisseur de la trompe gauche se trouvait un foyer situé à l'origine utérine de la trompe. Ce foyer aurait pu contenir une petite châtaigne. Il était à parois molles, grisâtres, remplies d'un pus gris ; les parois étaient minces, perforées antérieurement. Là, un trou, de deux lignes de diamètre, à bords arrondis, mous, communiquait du foyer dans la cavité péritonéale. Les ovaires, les ligaments larges, les vaisseaux du bassin étaient sains. »

2° SEPTICÉMIE A LA SUITE DE SALPINGO-OVARITES

379. — BÉGUIN. Th. Paris, 1880, p. 48. — *Abcès de l'ovaire pris pour de la cachexie palustre.* — F..., 22 ans. Hôpital temporaire 16 octobre 1878. Toujours irrégulièrement réglée. Il y a six mois, sans cause appréciable, amaigrissement et diarrhée. Entre à St-Antoine, symptômes typhoïdes, violents accès de fièvre. Sulfate de quinine. Rechutes successives. A l'hôpital temporaire, même état, fièvre et diarrhée ; on donne sulfate de quinine. Hyperesthésie ovarique. La malade était hystérique. 1er novembre, côté gauche de l'abdomen douloureux. Le 2, frissons. Le 20, frictions avec le drap mouillé. Le 30, mort. *Autopsie :* Dans le bassin, plusieurs anses intestinales sont agglutinées. Les intestins enlevés, on remarque que du côté gauche il existe une tumeur de la grosseur d'un œuf de poule, située dans le ligament large. Elle est pleine d'un pus fétide, mal lié. Elle est close et ne communique avec aucun autre organe. Les parois de 4 à 5 millimètres sont dures, résistantes, semblables à la coque ovarienne. Ovaire droit et autres organes sains.

380. — G. BERNUTZ et GOUPIL. *Maladies des femmes*, 1861, t. II, p. 299. Siredey. Th. de Paris, 1860, p. 118. Observ. IX. — F..., 25 ans. Entre le 26 juillet à St-Antoine (service de Aran). Réglée à 16 ans. Rapports sexuels à 21 ans. Pas d'enfant ni de fausse couche. Il y a un an, les fonctions génitales se sont dérangées, douleurs dans la fosse iliaque surtout depuis 15 jours. Exacerbation depuis 8 jours. Mort le 18 août. Pyohémie. *Autopsie :* Pleurésie purulente. Abcès de la rate. Tout le petit bassin est rempli d'adhérences. La trompe droite est distendue par une quantité considérable de pus phlegmoneux, jaunâtre. « Ovaire aplati, doublé de volume, une cuillerée de pus est renfermée dans un follicule situé au centre de l'organe. » A gauche, l'ovaire qui mesure 0,055 sur 0,05 est transformé en un foyer contenant 2 cuillerées de pus phlegmoneux. La trompe gauche n'a pas d'adhérence avec l'ovaire. Son pavillon est oblitéré et contient du pus phlegmoneux.

381. — LETULLE. *Ann. de gyn.*, 1884, p. 442. — *Ovarite suppurée. Abcès enkysté de l'ovaire gauche. Pelvi-péritonite rétro-utérine.* — F... Entre le

18 juillet à l'Hôtel-Dieu se plaignant de coliques, diarrhée, vomissements depuis 8 jours. 4 jours après, la malade meurt presque subitement le matin à 7 heures 1/2. *Autopsie :* Pas de péritonite généralisée. Péritonite pelvienne collectée du côté droit; à gauche la trompe adhère à la face postérieure de l'utérus et va se perdre dans une cavité située à gauche de l'utérus. « Cette cavité purulente n'est autre chose que l'ovaire suppuré. » La trompe gauche un peu dilatée est remplie de pus. (On ne dit pas si l'orifice utérin est oblitéré.) L'ovaire suppuré forme une tumeur du volume d'une grosse noix; elle est parfaitement circonscrite et isolée du reste de la cavité péritonéale. « L'examen histologique des parois de la poche ovarienne n'a pas permis de retrouver la structure de la glande plus ou moins altérée. » Letulle croit à un petit kyste ovarique suppuré.

3° Pyosalpingo-ovarites opérées par la voie vaginale

382. — W. H. Baker. *New-York medical Journal*, 1882. Th. Bonnecaze, p. 60. — *Kyste dermoïde suppuré de l'ovaire.* — F..., 35 ans, mariée depuis 6 ans, fausse couche probable 2 ou 3 mois après son mariage, souffre depuis cette époque dans le dos et dans l'aine droite. En janvier 1880, masse de la grosseur du poing derrière l'utérus. En juin, le kyste a triplé de volume. La ponction ramène 6 onces de matière sébacée contenant des cheveux. 16 jours après l'opération, douleurs et élévations de température, suppuration. Opération le 20 juin, voie vaginale. Pas d'adhérence. Cautérisation après ligature du pédicule. Pendant l'évacuation du kyste une partie de son contenu est tombée dans la cavité péritonéale qu'on nettoie largement avec une solution antiseptique faible. Drain de caoutchouc. Durée 1 heure 1/2. Écoulement considérable par le tube. Lavages fréquents. Le 4e jour il sort des matières grasses. Mort le 6e jour de péritonite.

383. — Byford. *Am. J. of obst.*, 1888, p. 337. — *Removal of appendages by vaginal section.* Cas VIII, p. 344. — 24 ans. Inflammation pelvienne aiguë il y a 8 ans. Au lit la plupart du temps depuis 4 ans. Rétroversion avec adhérence de l'utérus et des ovaires. Opération le 2 octobre 1887. Vagin étroit, introitus rigide. « Le cul-de-sac postérieur est oblitéré et représenté par du tissu cellulaire, si bien qu'il faut se créer un chemin derrière le col. En détachant l'ovaire de ses adhérences au ligament sacro-utérin, on trouva qu'il était le siège d'un kyste dermoïde du volume d'une noix. La trompe droite était si adhérente qu'elle ne put être détachée. La trompe gauche, très adhérente sur toute sa longueur au ligament sacro-utérin, était dure et noueuse, trois fois plus grosse que normalement et contenait, à son extrémité péritonéale ouverte, un liquide muco-purulent. Le mésosalpinx était si adhérent avec le voisinage que la trompe ne put être enlevée entièrement; une partie fut liée et coupée. L'ovaire et le ligament infundibulo-pelvien étaient adhérents aux ligaments larges, si bien qu'il fut difficile à amener au dehors et à lier. Pinces hémostatiques sur deux points qui saignent. L'ovaire et la trompe furent liés séparément. Drainage, 40 heures. Tampon, 60 heures. » Dans ce cas il aurait été impossible d'enlever les tissus par la section abdominale sans éventration et probablement péritonite mortelle. Il présentait toutes les difficultés que peut offrir la section vaginale, vagin virginal étroit, cul-de-sac oblitéré.

Adhérences étendues, hémorrhagie, péritonite pelvienne subaiguë; et cependant sans troubler les viscères abdominaux il fut possible de lier les tissus et les adhérences sous le contrôle de l'œil, d'arrêter l'hémorrhagie avec des pinces hémostatiques et de remettre la malade dans son lit avec peu de choc et de réaction. La malade va bien pendant trois semaines. Vers ce temps, toutefois, l'ancienne douleur ovarienne recommence, un abcès se développe progressivement et se vide par le vagin et le rectum. Il a probablement eu pour origine une ligature septique.

384. — Dudley. *Obst.Soc. of Chicago. Am. J. of obst.*, 1888, p. 872. — The uterine appendages removed from two cases by vaginal section. Pas de suppuration. Les organes ne sont pas mutilés et se présentent avec le même aspect que ceux qu'on enlève par la section abdominale.

385. — W. Goodell. *Arch. de tocol.*, 1876. Th. Bonnecaze, p. 58. — M. D..., célibataire, 22 ans. Douleurs vives pendant la miction et la défécation. Rétention d'urine pendant les deux dernières périodes menstruelles. Tumeur derrière le col. 21 février, ponction par le vagin, un verre de liquide. Retour des symptômes au bout de 3 jours. Nouvelle ponction; liquide trouble contenant du sang et répandant une odeur infecte. Symptômes de septicémie à la suite de la ponction. Douleurs, élévation de la température. Opération le 14 mars, voie vaginale. A l'ouverture du cul-de-sac de Douglas, il s'échappa plusieurs onces de pus fétide. Nombreuses adhérences qui sont détruites avec le doigt. Le kyste saisi avec une pince est vidé par aspiration; 2 quartes de pus très fétide. L'aiguille pénétra ensuite dans un kyste qui donna environ une once d'un liquide clair et sirupeux. La destruction des adhérences fut rendue très difficile par l'étroitesse du vagin (vierge). Ligature sur le ligament large gauche. Le drainage de l'abcès pelvien fut fait en conduisant toutes les ligatures hors de la plaie vaginale. L'état reste grave pendant plusieurs jours. Incontinence d'urine. Vomissements. Amélioration à la suite d'injections antiseptiques dans le cul-de-sac de Douglas. Il y eut encore pendant quelque temps un écoulement de pus fétide. Malgré une grave imprudence que fit la malade, en arrachant violemment les fils de ligature, elle put rentrer chez elle dans la première moitié de mai.

386. — Leopold. *Gyn. gesell. zu Dresden*, 7 octobre 1886. *Cent. f. Gyn.*, 1886, p. 787. — *Salpingite.* — 36 ans. Enfant à terme en 1877. Il y a un an, douleurs abdominales. Soins médicaux pendant 3 mois. Depuis février 1886 les douleurs ont augmenté et ne cèdent à aucun traitement. Diagnostic: Prolapsus. Rétroflexion. Endométrite chronique. Trompes et ovaires réunis en masses douloureuses des deux côtés. 5 octobre. Castration et salpingotomie par le vagin. Le détachement et l'ablation des annexes adhérentes fut extrêmement difficile. Les petites tumeurs ne furent enlevées que par morceau, soit avec les doigts, soit avec les pinces. Pas de suture. Gaze iodoformée. Guérison sans fièvre. La malade part le 8 novembre.

387. — Picqué. Th. de Bonnecaze, p. 79. — *Pyosalpingite double. Double castration. Guérison.* — A. R..., 25 ans. Entre à Pascal le 8 octobre 1888. Réglée à 16 ans. Kyste de la glande de Bartholin, il y a 3 ans. 1er accouchement, il y a 4 ans. Malade à la suite. Depuis, métrorrhagies abondantes. Douleurs intenses. Leucorrhée. On sent de chaque côté les trompes légèrement augmentées de volume. 13 octobre 1888. Opération par la voie vaginale. Incision en croissant. Ablation facile de la trompe gauche. La trompe droite est adhérente. « Dans ce cas l'incision est suffisante pour permettre l'accès de la main presque tout entière dans le cul-de-sac de Douglas. » Une lanière de gaze iodoformée est laissée entre les lèvres de l'incision. Pas de lavage du péritoine, ni de suture vaginale. Pus du côté gauche. Muco-pus du côté droit. Vers le 10e jour, la température monte à 40°. Phénomènes généraux alarmants, sans phénomènes péritonéaux. Après avoir abaissé l'utérus, j'écartai les lèvres de l'incision avec une sonde cannelée et n'eus aucun écoulement de pus. Prenant alors le gros trocart de Chassaignac, je m'engageai dans l'ancien trajet en me servant du bout arrondi du trocart. Celui-ci pénétra à une grande distance au-dessus de la tumeur et je crus un instant être dans la cavité péritonéale ; mais je me rendis compte que je n'étais pas sorti du trajet et que mon trocart se coiffait du cul-de-sac péritonéal en le refoulant en haut. Explorant alors les parties latérales du trajet, j'arrivai ainsi alors sur un point rénitent et n'eus pas de peine à donner issue à une quantité notable de pus. Je procédai alors à un lavage minutieux de cette cavité. » Guérison. Les règles ont reparu 6 mois après l'opération et continuent régulièrement bien que les 2 ovaires aient été enlevés.

388. — Picqué. Th. de Bonnecaze, p. 86. — *Pyosalpingo-ovarite très marquée à gauche. Douleurs vives. Castration double. Guérison.* — V. B..., 26 ans. Entre le 10 juillet 1888. Réglée à 13 ans, régulièrement. Il y a 5 ans, leucorrhée et cuisson à la miction. Il y a 3 mois, fausse couche de 4 mois. 9 jours après douleurs considérables. Pas de troubles de la menstruation. Opération. « Incision dans le cul-de-sac latéral en L renversé, se prolongeant dans le cul-de-sac postérieur. Le péritoine fut facilement ouvert ; écoulement sanguin assez abondant, nécessitant l'application de quelques ligatures au catgut. Recherche difficile de l'ovaire et de la trompe. Je n'y arrive qu'en combinant le toucher direct avec le palper hypogastrique. La trompe et l'ovaire sont attirés au dehors et liés comme à l'habitude ; n'ayant pas eu recours à la pince courbe, comme dans les cas ultérieurs, cette ligature présente quelques difficultés. Pour l'ovaire du côté opposé, il a été nécessaire d'agrandir le cul-de-sac postérieur. Pas de suture du cul-de-sac. Pas de drainage. Il a fallu drainer le second jour. La malade revue en avril 1889 est bien portante. A droite, contenu muco-purulent. A gauche, les lésions sont moins accusées, les ovaires ne présentent aucune lésion bien caractérisée.

389. — Clifton E. Wing. Rapporté par Goodell. *Arch. de tocologie*, 1876. Th. Bonnecaze, p. 57. — La défécation était rendue impossible par la présence d'une petite tumeur élastique et fixe qu'on rencontrait dans le cul-de-sac de Douglas. Le 10 février 1876, à l'aide de l'aiguille et d'un aspirateur, on retira deux drachmes d'un liquide foncé ayant l'apparence du sang et qu'on pense être le résultat d'une ancienne effusion hémorrhagique. Les suites de cette opération ne furent pas mauvaises. Le 30 mars, nouvelle ponction qui ramène plusieurs onces du même liquide. Symptômes de septicémie à la suite. Le 19 avril, nouvelle ponction par le vagin. Quelques gouttes de matière de très mauvaise nature. Incision dans le cul-de-sac de Douglas. On voit que la tumeur est formée par un kyste de l'ovaire du volume d'une orange. Quelques adhérences lâches qui cèdent facilement. Le kyste n'avait pas de pédicules propre, il fut promptement énucléé avec un doigt. Peu d'hémorrhagie. Une anse intestinale se montre dans l'incision, qui est fermée avec trois points de fil de soie. Cela suffit pour empêcher une hernie. tout en laissant un espace suffisant pour introduire une sonde. Un liquide fétide, qui s'écoula par le cul-de-sac vaginal, donna naissance à des symptômes de septicémie. Injections quotidiennes. Guérison.

4° Pyosalpingo-ovarites extirpées par les voies sacrée et périnéale

390. — Wiedow. 3e Cong. de la Soc. all. de gyn., juin 1889. *Sem. méd.*, 1889, p. 202. — *Ablation d'une pyosalpingite par la voie sacrée. Résection plastique du sacrum.* — Le résultat n'est pas indiqué.

391. — Saenger. *Sem. méd.*, p. 203, juin 1889. — Extirpation de kyste dermoïde par la périnéotomie.

IV. — Tumeurs suppurées.

1° Kystes de l'ovaire suppurés

392. — Baer. *Am. J. of obst.*, 1883, p. 692. — F..., 31 ans, mariée depuis 7 mois, pas de grossesse. Réglée à 14 ans, l'année suivante, métrorrhagie, puis règles irrégulières. A l'âge de 18 ans, après une fatigue, douleurs violentes dans l'abdomen; garde le lit quelques semaines. Un médecin diagnostique: prolapsus de l'utérus. Se porte bien ensuite pendant 7 ans. A ce moment, la malade prend froid; suppression des règles qui reparaissent quelques mois après, puis cessent de nouveau pendant l'été 1881 et n'ont jamais reparu depuis. En février 1881, après une course en voiture, douleurs dans la région de l'ovaire gauche. Reste plusieurs semaines au lit après cet accident. A cette époque, on sent une tumeur dans le flanc gauche de volume médiocre et lisse. Le 27 novembre 1882, douleurs abdominales subites. État actuel : La fosse iliaque droite est distendue par une masse ronde du volume d'une tête de fœtus à terme. Utérus rétrofléchi, vessie accolée à la tumeur. Dans le cul-de-sac de Douglas, kyste du volume d'une orange. Diagnostic : Tumeur de l'ovaire suppurée. Laparotomie. Kyste adhérent à la paroi abdominale et à la vessie. Décollement des adhérences après ponction qui donne issue à une pinte de pus. Perforation de la vessie au cours de l'opération. Mort le lendemain. Pas d'autopsie.

393. — B. J. Baer. *Am. J. of obst.*, 1888, p. 530. Obst. Soc. of Philad., 5 janvier 1888. - F..., 17 ans, première menstruation à 11 ans. Jamais réglée régulièrement ; métrorrhagie tous les 10 ou 15 jours ; puis pertes continues. Elle n'a jamais souffert beaucoup jusqu'au mois d'août dernier où elle fut prise subitement de violentes douleurs dans la région ovarienne gauche. Au lit pendant une douzaine de jours. Novembre. L'utérus est derrière le pubis, où il est maintenu par une tumeur occupant le cul-de-sac de Douglas. Cette tumeur a à peu près le volume d'une tête de fœtus. Elle est élastique, circonscrite et fluctuante. 24 novembre. Opération. Incision de deux pouces.

L'épiploon est adhérent à la paroi postérieure de l'utérus et à la face supérieure de la tumeur. La tumeur, du volume d'une grosse orange, est adhérente et paraît d'abord sous-péritonéale. Mais on s'aperçoit bientôt qu'elle est intrapéritonéale. La tumeur, était d'abord libérée de ses adhérences, puis ponctionnée. Six onces de pus louable. La tumeur dépendait de l'ovaire gauche. Petit pédicule. Ovaire et trompe du côté opposé, sains. Légère hémorrhagie arrêtée par l'éponge. Suture. Pas de drainage. Guérison rapide.

394. — H. J. Boldt. *Med. Rev. N.-York*, 1887, t. 31, p. 194. — *Kyste de l'ovaire suppuré.* — X..., mariée, 34 ans. IIIpare, 4 fausses couches. Le dernier enfant, il y a 6 ans. Réglée à 14 ans. Blennorrhagie dans ses antécédents. Depuis 4 mois, douleurs abdominales et dans la région inguinale gauche. Ménorrhagie et métrorrhagie. Opération. Kyste de l'ovaire suppuré et kyste para-ovarien. Drainage, après la laparotomie. Guérison.

395. — Ch. K. Briddon. *New-York med. Rev.*, 13 octobre 1883. — *Kyste adhérent suppuré. Double ovariotomie.* — Septicémie. Mort en 96 heures. Néphrite chronique diffuse.

396. — H. T. Byford. *Gyn. Soc. of Chicago*, 17 décembre 1886. *Am. J. of obst.*, 1887, p. 311. — Une tumeur de l'ovaire avait été enlevée plusieurs années avant par W. H. Byford. Cinq mois avant la mort, on avait fait une tentative pour enlever la tumeur ou au moins pour guérir l'abcès ouvert qui l'entourait. L'opération avait partiellement réussi. La tentative d'ablation après la mort échoua en partie, car la tumeur était entourée et entremêlée d'anses intestinales. Le cul-de-sac de Douglas était rempli, la face postérieure de l'utérus était inséparable de la tumeur, le ligament large droit était supplanté par elle. Un abcès étendu le long du côlon s'était ouvert au-dessus des côtes ; un autre abcès s'ouvrait au-dessus et à droite de l'ombilic, donnant issue à des matières fécales. L'uretère droit était dilaté et hypertrophié. Le rein n'a pas été examiné. La dernière partie du côlon était comprimée et atrophiée.

397. — Dolbeau. *Cliniq. chir.*, p. 130. — Kyste de l'ovaire, suppuré après 2 ponctions. Tube à demeure ne suffit pas. Incision. Guérison.

398. — French. *Am. J. of obst.*, 1883, p. 251. Obs. I. — X..., 27 ans. Deux enfants il y a 2 ans. En 1880, après son dernier accouchement, un médecin diagnostique : petite tumeur de l'ovaire du volume d'une tête de fœtus de 5 mois avec des adhérences. Ponction : 6 onces de pus. En avril 1881, sans cause appréciable, on diagnostique : phlegmon avec inflammation, terminé au bout de 4 à 5 semaines par l'issue de pus avec du liquide du kyste par le rectum. La tumeur diminue de volume. Au mois de juin, l'écoulement purulent par le rectum cesse, la tumeur recommence à augmenter de volume. Au mois d'août, la tumeur augmentée de volume s'ouvre de nouveau : phlegmon dans la région vaginale gauche, s'étendant jusqu'à l'ombilic qui s'ouvre spontanément à la paroi abdominale, donnant issue à un pus fétide d'une odeur intolérable. La fistule de la paroi se ferme vers le milieu de septembre. Le mois suivant elle s'ouvre de nouveau et continue de suppurer. Le 24 septembre 1882, incision exploratrice, on ne peut enlever le kyste. Drainage abdomino-vaginal. Suture des parois du kyste à l'incision. Guérison.

399. — Gillette. *Am. J. of obst.*, 1878, p. 738. — L. W..., 36 ans, mariée. Entre à l'hôpital St-François le 14 juin 1877. Mort le 31 juillet 1877. Mariée à 18 ans. Vpare, le dernier enfant il y a 8 ans. A la suite d'un accident, douleurs abdominales. Après cet accident, elle remarque que son ventre augmente de volume ; douleurs abdominales intermittentes. A l'examen on trouve une tumeur abdominale d'un volume considérable, mate à la percussion. Fluctuation ; utérus normal. Ponction exploratrice. Le liquide retiré contient de l'albumine en quantité et des globules blancs. L'état général devient de plus en plus mauvais. Le 10 juin. Ponction. Issue de trois quarts de liquide trouble. On devait opérer la malade lorsque dans la nuit du 21 juin elle rendit du pus en quantité par le rectum. Le 19 juin, vomissements purulents. Quelques jours après, phlegmatia alba dolens et mort le 31 juillet. *Autopsie :* Kyste de l'ovaire gauche ouvert dans l'iléon et le cæcum. Pas d'épanchement péritonéal.

400. — GOODELL, cité par Baer. *Am. J. of obst.*, 1883, p. 700. — B. R..., 32 ans, mariée. IIpare, le plus jeune enfant a 11 ans. Douleurs dans le côté gauche, puis pyosalpingite quelque temps après. Traitée pour cystite. Le 3 octobre 1881, Goodell examine la malade et trouve dans le flanc gauche une tumeur du volume d'une tête d'enfant. Utérus mobile. Diagnostic : kyste suppuré de l'ovaire avec adhérences à la vessie. Incision du kyste. Drainage. Guérison complète.

401. — W. M. GOODELL. *Obst. Soc. of Philad.*, 6 juin 1884. *Am. J. of obst.*, 1884, p. 858. — F..., non mariée. Ménorrhagie et douleurs depuis plusieurs années. Examen sous le chloroforme : On sent un kyste dont il est impossible de déterminer la nature. Laparotomie. Plusieurs petits myômes dans l'utérus. Kyste de l'ovaire gauche à parois épaisses, du volume d'une grosse orange. L'oviducte correspondant était épaissi et élargi, du volume d'une saucisse. La trompe et le kyste, bien que ne communiquant pas, étaient remplis de pus épais. Le kyste était sur le point de se rompre. A cause des fibromes, l'ovaire droit fut également enlevé. Guérison.

402. — PAGE. *Brit. med. J.*, 1885, p. 600, t. 2. — M. G..., 30 ans. Entre le 20 décembre 1884 pour tumeur abdominale qui existait depuis août 1883. Cette tumeur s'étendait dans les deux fosses iliaques et jusqu'à l'ombilic. Quelques semaines avant son admission, la malade avait eu de violentes douleurs dans cette région. 10 janvier. Laparotomie. Kyste suppuré inclus dans le ligament large adhérent à l'épiploon, au cæcum et à l'S iliaque. Une partie de la paroi adhérente à l'S iliaque est laissée en place ; en décollant les adhérences du cæcum, on tombe sur un abcès et une ulcération du cæcum. L'abcès était situé dans le tissu cellulaire rétro-cæcal. Le 12 janvier. Tuméfaction dans la fosse iliaque. 1er mars. Guérison.

403. — R. PEASLE (p. 362). — Kyste de l'ovaire suppuré qui contenait six livres de liquide. Guérison.

404. — PORTAL. *Anat. med.*, t. V, p. 546. — F..., 60 ans. Très probablement kyste de l'ovaire suppuré et rompu dans le ventre. Donné comme abcès de l'ovaire. La tumeur paraissait aussi grosse que la tête d'un enfant.

405. — RUGE. *Berl. Klin. Woch.*, 1878, p. 231. — *Kyste de l'ovaire cause de distocie.* — On l'incise par le vagin pour permettre l'accouchement. Le kyste suppure. Ovariotomie 12 jours après l'accouchement. Mort de septicémie.

406. — L. Tait. Obs. Soc. of London, 2 mai 1883, *Trans.*, p. 111. — *Kyste suppuré para-ovarien enlevé. Guérison.* — Drainage du péritoine.

407. — Warnots. *Journ. de méd. de Bruxelles*, 20 juin 1887. — *Kyste suppuré de l'ovaire.* — Ponction, liquide purulent. Ovariotomie. Guérison.

2° Kystes dermoides suppurés

408. — Barner. *St-Georges Hospit. Report's*, vol. VIII, p. 74. — *Kyste dermoïde.* — F..., 42 ans. Tumeur derrière l'utérus. Ponction par le vagin. Six onces de liquide huileux. Quelques jours après, douleurs, fièvre. Un mois après, ponction : 2 onces de pus infect. L'écoulement purulent continue plus d'un mois. Une année après la malade est guérie. Il reste une masse dure.

409. — Barner. *St-George's Hospit. report's*, vol. VIII, p. 76. — F..., 30 ans. Aucun symptôme avant l'accouchement. Prise peu de jours après l'accouchement de frissons et de douleurs dans l'abdomen. Masse fluctuante derrière l'utérus et symptômes fébriles. Écoulement de pus par le rectum. Pas de traitement local. Mort 5 mois 1/2 après la délivrance. L'*autopsie* montra une ancienne para et périmétrite avec un abcès dans le poumon. La tumeur rétro-utérine était un kyste dermoïde du volume d'une balle de cricquet contenant des cheveux et du pus.

410. — Barner. *St-George's hospit. report's*, vol. VIII, p. 77. — *Kyste dermoïde.* — Peu après la délivrance un abcès se forme et s'ouvre dans le vagin derrière l'utérus. L'écoulement persiste. Cinq semaines plus tard, la tumeur avait le volume d'une orange. L'ouverture est agrandie de manière à admettre la pointe du doigt : des cheveux et des dents furent extraits avec un petit crochet. Injection d'iode dans la cavité. Plus tard des cheveux sortirent avec le pus. Trois ans après, l'écoulement continuait encore, mais le kyste rétracté mesurait seulement un pouce de long.

411. — Barner. *St-George's hospit. Report's*, vol. VIII, p. 75. – Troisième accouchement empêché par une tumeur du volume d'une noix de coco. Ponction par le vagin : une pinte et demie de liquide crémeux contenant quelques cheveux. Trois mois après, la tumeur s'est remplie. Ponction et drainage. Encore quelques cheveux. Amélioration. Mais terminaison inconnue.

412. — Bidder et Sutugin. *Klin. Bericht St-Petersbourg*, 1874, p. 76. — Double kyste dermoïde ; l'un ouvert dans le gros intestin, l'autre s'ouvrant dans le péritoine.

413. — Blackmann. *Am. J. of Med. sc.*, janvier 1889, p. 49. — 36 ans, mariée 12 ans. Stérile. A 21 ans, douleurs et 13 mois d'aménorrhée. Expulsion de cheveux par la vessie. Pendant plusieurs années elle souffre d'irritabilité vésicale et perd de l'urine par le rectum. A 26 ans, extraction d'un calcul phosphatique développé autour d'une dent. Un an après un autre semblable. A 30 ans un autre. A 33 ans, on trouve un autre calcul fixé, dans une ouverture à peine suffisante pour admettre la pointe de l'index, à la partie inférieure gauche de la vessie. A partir de ce moment l'urine ne passe plus par le rectum. Quelques mois plus tard, expulsion de cheveux incrustés de matière calcaire. Quelques symptômes de calcul. Suite inconnue.

414.— Civiale. *Bullet. de l'Acad. méd. de Paris*, t. XXV, p. 795.— F..., 49 ans, 6 enfants. Calcul broyé extrait. Un mois après, rétention par une touffe de cheveux. Quinze jours plus tard, symptômes de calcul. La pièce contenait des dents comme noyaux. 4 dents et un morceau d'os furent extraits. Guérison.

415. — Fuller. *Path. Trans.*, vol. XXI, p. 273. — F..., 50 ans, 2 enfants. Bonne santé. A 33 ans, plusieurs crises avec hémorrhagie utérine. On constata alors la présence d'une tumeur dans la région hypogastrique gauche. Peu après l'urine commença à contenir du pus, mais sauf cela, la malade resta bien portante jusqu'à 47 ans. Alors la quantité de pus augmenta et la malade présenta des symptômes fébriles. Une tumeur molle du volume d'une noix fut trouvée dans le vagin, juste derrière le clitoris et l'urine contenait de la matière sébacée. La pression du doigt permettait de vider la tumeur. Des cheveux et des matières caséeuses furent d'abord expulsées ; après cela, la tumeur ne s'est jamais remplie de matières solides.

416. — Greenhalgh. *Lancet*, 26 novembre 1870, p. 741. — F..., 28 ans, 2 enfants. Le deuxième accouchement (2 ans avant la mort) était arrêté par une tumeur qui remplissait la cavité sacrée et s'opposait au passage de la tête. Cette tumeur fut ponctionnée et on en retira une matière caséeuse. Les symptômes vésicaux commencèrent et continuèrent jusqu'à l'entrée de la malade à St Bartholomew's Hospital. Alors, il sortait du pus et des cheveux par l'urèthre. Il y avait une masse solide dans la région supra-pubienne, et à l'ombilic une fistule par laquelle s'échappait le pus, l'urine et l'eau injectée dans la vessie. Lavage de la vessie ; dilatation de l'orifice ombilical, mort. *Autopsie* : Kyste de l'ovaire droit, contenant des cheveux, des os et communiquant avec l'ombilic, la vessie, le rectum et le péritoine. La péritonite avait été la cause de la mort.

417. — Herbiniaux. *Traité sur divers accouchements*. Bruxelles, 1794, II, p. 298. — 26 ans. 1er accouchement terminé par la crâniotomie. Pendant neuf mois après, elle reste au lit, ayant l'abdomen énormément enflé avec une tumeur hypogastrique dure et des douleurs continuelles. La tumeur était grosse comme la tête d'un enfant de deux ans et située dans la fosse iliaque gauche. L'utérus était repoussé de telle sorte que le col était au-dessus de la symphyse. Ouverture spontanée dans le vagin : pus et mèches de cheveux. A plusieurs reprises on extrait avec la pince des cheveux et des masses de tissu cellulaire. Enfin, l'écoulement s'arrête, la tumeur disparaît, l'orifice se ferme. Un an après, grossesse et accouchement régulier.

418. — E. Hermann. *Trans. of the obst. Soc. of London for* 1885, p. 264. — 34 ans, entre à London Hospital le 25 août 1881. Réglée à 14 ans, mariée à 22 ans, 5 enfants. Le dernier en janvier 1880, forceps, enfant mort-né, six semaines au lit. A part quelques exceptions, elle a été bien portante jusqu'à il y a trois semaines avant son admission. Elle fut alors, après un petit effort, prise de violentes douleurs dans l'abdomen, faiblesse, collapsus. Plus tard, symptômes fébriles. Elle prend le lit pour une semaine. Quand elle se lève, les mêmes symptômes reparaissent ; elle est obligée de se remettre au lit. Tumeur arrondie, sortant du bassin et s'élevant à mi-chemin entre le pubis et l'ombilic. Transversalement, elle s'étend d'une épine iliaque à l'autre. Toucher vaginal : Le bassin est rempli par la tumeur. L'utérus est en avant et très élevé. La tumeur s'étend jusqu'à trois pouces de la vulve. On ne peut sentir de fluctuation. 30 et 31 août. Quelques caillots sortent par le rectum. 6 septembre. Un flot de pus sort par le vagin. On constate une ouverture dans la paroi postérieure du vagin. Le tube en caoutchouc. Le 16. Écoulement purulent abondant. Le 28 le tube à drainage est changé. Le 30. On trouve dans le vagin cheveux, dents et os. 1er octobre. L'orifice est agrandi. Le 10. On enlève les tubes. Le 22. La malade se lève. Le 27. L'orifice est toujours ouvert et la sonde pénètre à 1 pouce 1/2. La malade a été revue en novembre 1883, complètement guérie, orifice cicatrisé. On sent seulement une petite tumeur grosse comme une petite prune.

419. — E. Hermann. *Trans. of the obst. Soc. of London for* 1885, p. 267. — 24 ans, entre à London Hospital le 12 janvier 1884. Réglée à 16 ans. Mariée à 21, 2 enfants. Le dernier 7 semaines avant l'entrée à l'hôpital. Constipation et vomissements depuis une semaine. On trouve une tumeur arrondie derrière l'utérus. Le doigt ne peut pénétrer par le rectum. La lèvre postérieure du col paraît se continuer avec la tumeur. Le col est fixé et poussé contre la symphyse. Ponction aspiratrice : Seize onces de pus. Les vomissements ne cessent que 30 heures après. 15 janvier. L'utérus est en position normale, mais fixé, sensibilité dans tout le bas-ventre. 1er février. La tumeur a à peu près repris son volume primitif. Incision au bistouri. Drainage. Le 5. Cheveux et tissus d'apparence cutanée. Le 21. La malade quitte l'hôpital. Vient quelque temps à la consultation; puis est perdue de vue. L'auteur la considère comme guérie.

420. — E. Hermann. *Trans. of the obst. Soc. of London for* 1885, p. 272. — 44 ans. Entre à London Hospital le 22 novembre 1883. Réglée à 14 ans. Mariée à 23, 11 enfants et 3 fausses couches. Le dernier enfant né à 7 mois.

La maladie actuelle a commencé il y a 3 semaines ; elle remarqua alors que son urine était comme du lait, et devenait en se refroidissant comme de la cire. Douleurs, brûlures dans la miction. Examen. On sent une tumeur au milieu de l'addomen, s'élevant au-dessus du bassin, plus près de l'ombilic que du pubis. Sensibilité dans la région hypogastrique. Par le vagin, on sent la tumeur en avant de l'utérus, séparée du col par un sillon. L'utérus n'est pas absolument fixé. Les mouvements du col ne se communiquent pas à la tumeur. L'urine contenait du pus et des matières grasses. Lavage quotidien de la vessie à l'eau phéniquée. 4 décembre. Dilatation de l'urèthre : exploration digitale de la vessie. Dans la paroi postérieure de la vessie on sent une dépression, dans laquelle une sonde pénètre d'un pouce. Dilatation avec les bougies d'Hegar. Le n° 8 est laissé en place jusqu'au lendemain. Le 5. 9 d'Hegar. Le 7. Chloroforme. Cystotomie vaginale. L'ouverture du kyste est élargie au bistouri. Lavage du kyste. Sa paroi interne est rugueuse et semée de petits noyaux qui donnent la sensation d'os. Drainage, 12 février. Cautérisation de l'urèthre (resté large). 2 mai. Nouvelle cystotomie vaginale et dilatation de l'orifice du kyste. La cavité du kyste n'était guère plus grosse qu'une châtaigne. Drainage. (La déchirure de l'urèthre est suturée.) Le 9. Un morceau d'os sort. 1er juillet. Fistule vésico-vaginale guérie. 20 janvier 1885. La malade écrit qu'elle est bien portante. Elle garde son urine sans difficulté. L'auteur dit que la malade peut être regardée comme guérie.

421. — Humphrey. *Lancet*, 30 juillet 1864. — F..., 38 ans. Symptômes de calculs depuis son dernier accouchement, 7 ans auparavant. De temps en temps, émission de corps calcaires semblables à des dents. Juillet 1852. Extraction d'une dent avec plusieurs fragments d'os, dents et cheveux. Retour des symptômes, expulsion de morceaux d'os, de dents, de matière calcaire. En mars 1854, l'urèthre fut dilaté, le doigt introduit dans la vessie ; à gauche, on trouve un sac communiquant avec la vessie par un orifice suffisant pour admettre le doigt et contenant un calcul. Le calcul fut enlevé. Guérison. Un enfant en 1865.

422, 423. — Mary Putnam. Jacobi. *Am. J. of obst.*, 1883, p. 1160. — 2 kystes dermoïdes suppurent après ponction aspiratrice. L'un s'ouvre dans le rectum. Guérison. L'autre cas se termine par la mort.

424. — Jasinski. *Journ. der Chir. und Augen-Heilk.* Berlin, 1829, vol. XIII, p. 429. — *Kyste dermoïde.* — 28 ans. Après son quatrième accouchement, la malade a un écoulement vaginal continu. Une tumeur fut trouvée par le vagin, qui creva sous l'influence de la pression, en donnant issue à du pus. Après cela, cinquième enfant ; ses joues furent écorchées par la tumeur. Le corps dur fut saisi avec une pince, difficilement extrait. On constata que c'était une dent. Trois autres dents furent alors extraites, mais le morceau d'os, sur lequel elles étaient implantées, fut laissé. L'histoire ultérieure n'est pas donnée.

425. — Lee. *Med. Chir. Trans.*, vol. XLIII, p. 104. — F..., 28 ans, 1 enfant. Cinq ans avant, elle souffrait d'une tumeur abdominale sensible et douloureuse avec des faiblesses. L'urine contenait d'énormes quantités de pus. Des cheveux et des morceaux d'os furent trouvés dans l'urine. Lavage de la vessie. La malade devint enceinte et mourut d'éclampsie. L'autopsie montra un kyste dermoïde de l'ovaire gauche, ouvert dans la vessie.

426. — Linton. *Edinb. med. Journ.*, juillet 1874, p. 78. — 36 ans ; 4 jours après un accouchement facile, douleurs abdominales. Dans la quatrième semaine après l'accouchement, rétention d'urine, puis urine mêlée de pus. A l'examen, on trouve une tumeur, du volume d'une orange, située derrière l'utérus et le repoussant en avant. Trois mois après l'accouchement, Matth. Duncan ouvre la tumeur ; 24 onces de pus avec des cheveux et des morceaux d'os sont enlevés. Deux mois après l'écoulement est très peu abondant. L'utérus est en position normale, mais fixé et entouré par une masse dure. L'histoire ultérieure n'est pas donnée.

427. — Marshall Paul *Archiv. génér. de méd.*, 1828, p. 283. — *Kyste dermoïde.* — 40 ans. Multipare. Souffrante depuis 4 ou 5 ans de douleurs abdominales avec fréquentes rétentions d'urine alternant avec le passage de graviers et de morceaux d'os. Mort d'hecticité. *Autopsie :* Grosse tumeur qui cache l'utérus et communique avec la vessie.

428. — Montgomery. *Dublin journ. of med. Sc.*, 1846, p. 250. — *Kyste dermoïde.* — Ouverture fistuleuse à droite de l'ombilic. Issue de pus, de cheveux et d'os. Grossesse, accouchement normal. Terminaison inconnue.

429. — Moore. *Path. Trans.*, vol. XVIII, p. 190. — *Kyste dermoïde.* — Volume énorme, ouverture spontanée à l'ombilic. L'ouverture est élargie et le contenu vidé autant que possible. Amélioration ; mais mort une semaine plus tard

430 — Munde. *Am. J. of obst.*, fév. 1886, p 116. — Fluctuation dans le cul-de-sac vaginal. Aspiration une once de pus. Séance tenante, changement de la seringue et aspiration complète ; une soucoupe de pus inodore. Pas d'amélioration. Le pus se reforme. La malade refuse une autre intervention. Un mois après, Thomas fit une incision par le vagin, mèche de cheveux. Guérison.

431. — Munde. *Am. J. of obst.*, 1886, p. 113. Case II, p. 125. — F..., 35 ans, multipare, se présenta en 1876 pour un écoulement purulent par le vagin, consécutif à une inflammation pelvienne, dont on peut sentir le reste avec le doigt. Le pus venait du cul-de-sac postérieur, et une sonde entrait d'environ deux pouces. Dilatation de l'orifice ; grattage avec la curette mousse de Thomas (on ramène des cheveux). L'abcès se ferme. Guérison.

432. — R. Peasle, *Ovarian tumor*, p. 361. — Kyste dermoïde suppuré opéré avec succès.

433. — Phillips. *Med. chir. Trans.*, vol. IX, 1818, p. 427. — *Kyste dermoïde.* — F..., 30 ans. Difficulté de miction depuis longtemps. Soignée pour cystite et tumeur abdominale 2 ans avant sa mort. *Autopsie :* Tumeur ovarienne du volume du poing contenant des cheveux. Vessie remplie de cheveux. A la partie supérieure et postérieure de la vessie, petit kyste communiquant avec elle et rempli de matières semblables à celles qui étaient dans la vessie : des cheveux et une dent incluse dans un os.

434. — Pincus. *Deutsch Zeitsch. f. chirurg.*, Bd XIX, Heft. 1, p. 1. — *Kyste dermoïde.* — F..., 27 ans, jusque-là bien portante. Inflammation pelvienne après la naissance de son premier enfant, il y a 2 ans. Il reste une tumeur dure à gauche. L'urine, après le premier accouchement, avait la couleur de lait ; après le second, qui se termina naturellement, tantôt elle contenait du pus, tantôt elle était claire. En juin 1881, tumeur adhérente à la vessie, s'élevant à deux travers de doigt de l'ombilic. En explorant la vessie, on trouve qu'elle communique avec une cavité en partie cloisonnée. Lavage et drainage. Traitement pendant plusieurs mois sans succès. Laparotomie. Ablation d'une tumeur qui avait le volume d'une tête d'enfant et était unie à l'ovaire gauche. Les adhérences avec la vessie furent rompues et du pus infect s'échappa dans l'abdomen. L'ouverture de la vessie fut suturée. Guérison.

435, 436. — R. Poelchen. *Deutsc. med. Wochensch.*, 1887, n° 14. — 2 cas de péritonite purulente déterminés par la rupture de kystes dermoïdes. Laparotomie. Mort.

437. — Ramsbotham. *Pathological Trans.*, vol. IV, p. 236. — Ponction d'un kyste dermoïde pendant l'accouchement. Guérison. (Il n'était probablement pas suppuré.)

438. — Ruge. *Verhand. der Ges. für Geb.*, in Berlin, 1846, p. 172. — *Kyste dermoïde.* — 46 ans. 2 enfants et 2 fausses couches. Troubles urinaires, fièvre, perte des forces, 2 ans avant qu'elle ne se mette sous les soins de Ruge. Plusieurs paquets de cheveux sont enlevés de la vessie et on soupçonne un calcul. L'opération entreprise pour enlever le calcul par l'urèthre, montre que le calcul n'existe pas, mais permet de trouver dans la vessie un orifice qui conduit dans une cavité si profonde que le doigt ne peut l'explorer. La malade meurt 24 heures après. *Autopsie :* Kyste de l'ovaire gauche du volume du poing, contenant du pus, des masses graisseuses et communiquant avec la vessie par un canal sinueux. Le kyste communiquait aussi avec l'intestin grêle, mais l'opinion de Ruge est que cette ouverture a été faite pendant l'autopsie. Un kyste semblable existait dans l'ovaire droit. Péritonite ancienne et récente.

439. — J. Schramm. *Soc. Gyn. de Dresde. Cent. f. Gyn.*, 1885, p. 108. — Kyste dermoïde suppuré ouvert dans le ventre. Lavage avec l'acide salicylique. Guérison.

440. — A. Schreiber. *Cent. f. Gyn.*, 1882, p. 161. — *Kyste dermoïde* (double). — 32 ans. 4e accouchement régulier en avril 1881. En octobre 1880, elle avait déjà eu des douleurs intermittentes dans le côté droit. Celles-ci augmentent quelques semaines après l'accouchement. Frissons, fièvre, augmentation du ventre ; on sent une tumeur. Après plusieurs semaines, ponction exploratrice amène du pus. Le 18 août à l'hôpital, on sent une tumeur ronde, sensible, grosse comme une tête d'enfant dans l'hypogastre droit. Incision, pus, cheveux, masses caséeuses. Guérison assez rapide. Au moment de l'opération, on avait remarqué dans la paroi postérieure du kyste une espèce de saillie qui avait fait penser à un second kyste. Bientôt les douleurs reparaissent. Le 9 décembre, on trouve sous la cicatrice une tumeur grosse comme le poing avec une petite fistule. Incision : Pus infect, cheveux, masse caséeuse. Drainage. Guérison.

441. — Sentin. In Waelle. *Ueber der perforation der Blase durch dermoïd kystome der ovarium*, p. 9. — F..., 58 ans. 2 calculs dont l'un contenait une dent. *Autopsie* : Kyste dermoïde de l'ovaire gauche.

442. — P. Marschall. *Arch. gén. de méd.*, 1828, p. 283. — Veuve de 40 ans, multipare. Depuis 5 ans douleurs abdominales, fréquentes rétentions d'urines alternant avec le passage de graviers et de morceaux d'os. Mort. Les 2 ovaires sont réunis et forment une tumeur qui masque l'utérus.

443. — L. Tait. *Kyste dermoïde suppuré.* — Tumeur reconnue en 1878. Opération. « Je trouvai un kyste gangreneux et rempli de pus dans lequel nageaient de grandes masses de lymphe. Il était situé entièrement en dehors du péritoine, et il plongeait dans le bassin du côté droit seulement. » La malade va très bien pendant 8 jours. Lorsqu'on enlève les points de suture, la plaie se rouvre et laisse couler une grande quantité de liquide purulent, brun, malsain, jusqu'au moment de la mort, 17 jours après l'opération.

444. — Knowsley Thornton. *Trans. of the obst. Soc. of London*, 1885, p. 290. — Cité dans une discussion. Kyste dermoïde ouvert dans la vessie. Tentative d'ablation par la laparotomie impossible. Mort au bout de quelques semaines.

445. — Ulrich. *Monatschrift f. Geburtskunde*, 1859, p. 166. — *Kyste dermoïde.* — Mentionne un cas dans lequel plusieurs quarts de pus et de graisse furent expulsés par la vessie. Il ne donne pas le résultat.

446. — Virchow. *Monatschrift f. Geburtskunde*, 1859, p. 167. — *Kyste dermoïde.* — Kyste ovarien rempli de cheveux ouvert dans le rectum. La malade meurt hectique.

447. — Wettergen. *Eisa Stockholm*, nos 2, 3, 5, 1888. *Casuistique gyné-*

cologique et chirurgicale de l'hôpital de Heijenskjold de Arboga. Observ. III. — Kyste dermoïde de l'ovaire suppuré avec fistule ; fistule entre le pubis et l'ombilic. Dilatation et nettoyage. 32 ans. Vierge.

448. — Wylie. Obst. Soc. of New-York, 18 octobre 1887. *Am. J. of obst.*, 1887, p. 1275. — Cas cité dans une discussion ; kyste dermoïde suppuré. Malade envoyée avec un fibrome supposé. Elle avait de vives douleurs. La tumeur avait le volume d'une grosse orange et une consistance ferme, irrégulière. A l'ouverture de l'abdomen, on trouva un kyste dermoïde adhérent et à contenu purulent. L'ovaire opposé qui était induré fut aussi enlevé. Le résultat n'est pas indiqué.

3° Autres tumeurs suppurées

449. — W. M. Harsha. *Am. J. of obst.*, 1888, p. 931. Cas V. — 49 ans. Ménopause à 47 ans. Se plaint depuis quelques mois de douleurs dans la hanche gauche et dans la région iliaque. Après quelques semaines, une tumeur apparut dans la région ovarienne gauche. Grandes douleurs. Au mois de janvier, la tumeur avait le volume d'une tête de fœtus. Le 18 janvier, après une journée de souffrances, elle se plaignit d'un sentiment d'angoisse qu'elle n'avait jamais éprouvé et elle s'aperçut que sa tumeur avait disparu. Faiblesse. Le 24, opération. A l'ouverture de l'abdomen, du pus s'échappe, confirmant le diagnostic de rupture de kyste ou de tumeur. La tumeur a été jetée. On n'a pas fait l'analyse. Les parois étaient épaisses et pas plus résistantes que du tissu hépatique. Pas d'autre adhérence que le pédicule. (Tumeur cancéreuse ou cystosarcome dégénéré.) Après nettoyage de la cavité péritonéale, suture à la soie. Guérison. Depuis quelques mois, la malade est reprise de douleurs. (juillet 1888).

450. — Potocki. *Soc. anat.*, 23 avril 1886. *Prog. méd.*, 1886, p. 818. — *Kyste hydatique suppuré.* — E..., 28 ans, entre le 24 juin 1885 chez Siredey. Très grandes irrégularités des règles qui ont été supprimées pendant 4 ans. Pas de grossesse. Pelvi-péritonite de cause inconnue en 1883. En 1884, Gallard diagnostique : corps fibreux, péritonites à répétition. En 1885, nouvelle poussée de péritonite. Siredey diagnostique : tumeur fibro-cystique ; Duplay également. Tumeur dure, homogène, mate, symétrique, s'élevant jusqu'à l'ombilic. Pas de bosselures à la surface de la tumeur, mais à droite et à gauche il existe une petite saillie mobile. La malade appelle celle de droite : petite souris. Utérus appliqué derrière le pubis. En arrière, tumeur arrondie, lisse, régulière, occupant tout le cul-de-sac postérieur. 20 mars, Siredey ponctionne par le vagin, 1700 grammes de liquide incolore. Échinocoques et crochets. Signe de suppuration. 17 avril. Incision vaginale (Siredey). Liquide purulent, fausses membranes. Lavage au sublimé. Mort le lendemain. *Autopsie* : 3 kystes hydatiques moyens dans l'épiploon plus un grand nombre de petits. Tous les organes abdominaux sont réunis par des brides anciennes. Exsudat grisâtre sur l'intestin. La tumeur remonte à 20 centimètres au-dessus du cul-de-sac vésico-utérin. Le fond de l'utérus sépare en deux la tumeur : une partie gauche formée par le kyste principal et une partie droite. Partie gauche : Volume d'une tête d'enfant recouverte en avant par le ligament rond, en haut par la trompe. La partie externe de cette dernière est distendue par une collection purulente. L'ovaire, en partie détruit, fait partie de la tumeur. « On peut dire que le kyste hydatique est développé dans l'aileron postérieur du ligament large et aux dépens de l'ovaire. » Le kyste a refoulé tous les organes mobiles. Il adhère au rectum. Il n'adhère pas aux parois pelviennes. Partie droite: Elle a l'apparence d'une grappe; ligament rond, trompe, ovaire, normaux. Le pavillon est seulement oblitéré par des adhérences anciennes.

451. — Schatz. *Arch. f. Gyn.*, 1876, vol. IX, p. 115. — F..., 28 ans, mariée depuis un an. Depuis 7 mois, douleurs et tiraillements dans le côté gauche. Miction, défécation douloureuses. A droite de l'utérus, tumeur bien séparée des parois pelviennes, séparée de l'utérus par un sillon assez profond. Tumeur du volume et de la forme de deux moyennes pommes comprimées l'une sur l'autre. La tumeur est sentie également par palper. Diagnostic incertain. Le 12 novembre 1872, sans raison, fièvre vespérale. La tumeur s'accroît. Les deux moitiés se confondent en une tumeur arrondie qui s'accroît, remplit tout le bassin et s'étend dans l'abdomen. Écoulement de pus par le rectum le 20 décembre. La tumeur ne diminuant pas beaucoup, le 15 janvier, ponction d'une partie fluctuante dans le cul-de-sac droit. Il s'écoule quelques gouttes de liquide clair dans lequel le microscope montre des crochets et des membranes. Ponction avec un plus gros trocart qu'on laisse 3 jours, grande quantité de liquide purulent, infect, avec des vésicules. On agrandit l'orifice. Injections. Le 2 février, après l'injection, douleurs horribles, péritonite. Mort le 15 février. *Autopsie :* A droite de l'utérus, le péritoine est soulevé par une tumeur du volume du poing. On y voit un trou large comme une pièce de 2 thalers, par lequel on peut pénétrer dans le vagin. La tumeur correspond à une cavité creusée dans le ligament large.

452. — Schatz. *Arch. f. Gyn.*, 1876, vol. IX, p. 117, 1868, 20 avril. — F..., 28 ans. A 26 ans, douleur le long du nerf iléo-inguinal. A 27 ans, tumeur du volume d'une pomme en dedans de l'épine iliaque antérieure et supérieure gauche. Dans la fosse iliaque gauche, tumeur de la forme et du volume de quatre oranges réunies. Tumeur non mobile, s'étend en haut jusqu'à 3 centimètres du thorax, en arrière jusqu'au carré des lombes, à gauche jusqu'à la crête iliaque, en avant jusqu'au plan de l'épine antérieure et supérieure, en dedans jusqu'à 4 centim. de la colonne vertébrale. Les sillons, qui séparent les quatre parties de la tumeur, ne sont pas très profonds, mais ils sont très manifestes. Pas de fluctuation vraie. Par le vagin, on n'atteint que la partie inférieure de la tumeur. Utérus et ovaire gauches normaux. Incision. Guérison.

453. — Trousseau. *Clin. méd. de l'Hôtel-Dieu*, t. III, p. 661, 5e édition, 1877. — X..., 19 ans, mal réglée. Souffre dans le bas-ventre surtout du côté droit. Toucher : Utérus refoulé en avant; tumeur de la grosseur du poing, dans le cul-de-sac postérieur, s'étendant, surtout à droite. Miction et défécation pénibles. 19 jours après le début des accidents, ténesme anal. Issue de matières purulentes par le rectum, puis issue de membranes kystiques. « Notre impression fut qu'elles dépendaient de kystes hydatiques suppurés du petit bassin. » Guérison.

454. — Wylie. *Obst. Soc. of New-York*, 21 décembre 1886. *Am. J. of obst.*, 87, p. 165. — Jeune femme entrée à Bellevue-Hospital. Douleurs dans l'abdomen avec fièvre. Examen : Tumeur fluctuante derrière et à droite de l'utérus, qui fut considérée comme un abcès pelvien sans doute associé à une salpingite. En même temps tumeur fibreuse de l'utérus. Ponction : 2 onces de pus inodore. On se décide à faire la laparotomie pour faire l'ablation des annexes, doublement indiquée. Opération : A l'ouverture de l'abdomen, on vit une tumeur fibro-cystique naissant de la corne droite de l'utérus et repoussant l'organe à gauche. La tumeur était immobile. Ponction avec une seringue hypodermique. Liquide séreux et sanguinolent. A gauche de l'utérus, masse d'adhérences recouvrant un abcès qui était certainement d'origine tubaire. On ne pouvait faire que l'hystérotomie et Wylie ne s'y décida pas en raison de l'abcès. Suture de la plaie abdominale. Opération. Guérison. Au bout de deux semaines, l'abcès augmente et pointe dans le vagin.

V. — Pelvi-péritonites.

1° Autopsies de pelvi-péritonites

455. — Andral. *Clin. méd.*, t. II, p. 726. — *Pelvi-péritonite suppurée.* — X..., 36 ans. Chute dans l'eau froide pendant les règles, suppression des règles ; depuis, toujours malade : douleurs hypogastriques, pas de diarrhée. Mort de pleuro-pneumonie 7 à 8 mois après sa chute. *Autopsie :* Derrière l'utérus, à gauche du rectum refoulé à droite, poche du volume d'une orange remplie de pus. A sa gauche, autre tumeur qui paraissait être l'ovaire purulent. On voyait s'y rendre l'extrémité de la trompe et en partie le ligament rond.

456. — Andral. *Clin. méd.*, t. II, p. 725. — *Pelvi-péritonite suppurée comprimant le rectum.* — A vu un cas où : « Comme cause d'une extrême constipation avec dépérissement progressif, on trouva, dans l'excavation du bassin, une poche volumineuse, pleine de pus, développée dans le péritoine, à parois dures, comme fibreuses ; elle occupait la place du rectum qui, aplati sur elle comme un ruban, était fortement dévié à droite et n'était plus en rapport avec le sacrum. Les parois de l'intestin n'étaient elles-mêmes pas altérées. » On avait cru pendant la vie à une induration squirrheuse des parois du rectum.

457. — Bernutz. P. 458 (en note). — 3 mois après le 2e accouchement, rétention menstruelle suivie d'une tumeur iliaque droite. 5 ans après, métrorrhagies fréquentes. 1 mois après le 5e accouchement, pelvi-péritonite dont les accidents s'amendent après un mois de durée. Quelques jours après cet amendement, péritonite généralisée mortelle. *Autopsie :* Tumeur fibreuse de l'utérus, inflexion latérale, vésicules remplies d'une sérosité limpide dans la fosse iliaque droite. Épanchement séro-purulent dans la cavité abdominale, franchement purulent dans la partie droite du bassin.

458. — Bourdon. *Soc. anat.*, 1872, p. 498. — Récidive de myôme du col utérin. Amputation du col. Péritonite. Collection purulente enkystée simulant un phlegmon sous-péritonéal. F..., 55 ans. Service de Verneuil (Lariboisière). Amputation du col à l'aide de l'écraseur. Le lendemain, fièvre, douleur vive dans la fosse iliaque gauche, nausées. Mort 5 jours après l'opération. *Autopsie* : Derrière l'utérus, nappe purulente, épaisse, recouverte par une membrane mince, transparente et parfaitement enkystée. « On croit à un phlegmon sous-péritonéal comme point de départ de la péritonite et reconnaissant pour cause la plaie du col. Toutefois, en disséquant la pièce avec soin, on constate qu'il n'y a pas de pus en dehors du péritoine ; le pus, qui est collecté derrière l'utérus, est recouvert par une fausse membrane qu'à première vue on avait prise pour le péritoine. »

459. — Walther. S. A. Griffith. *Trans. of the obst. Soc. of London*, 1883, p. 299. — Spécimen d'abcès périmétritique situé derrière l'utérus et le ligament large gauche, s'étendant jusqu'au-dessus du cul-de-sac de Douglas. Le rectum est déplacé à droite, et à sa jonction avec l'S iliaque, il forme un angle droit causant une obstruction complète. La cavité de l'abcès contenait environ 2 pintes de sérosité trouble, qui était sur le point de s'évacuer par trois ulcérations, l'une, dans le col utérin, l'autre dans le cul-de-sac postérieur ; l'autre, dans le rectum. Début 3 semaines auparavant par des douleurs. La malade avait 52 ans.

459 *bis*. — Gosselin. *Gaz. des hôp.*, 1862, p. 413. — *Pseudo-phlegmon iliaque droit consécutif à une péritonite chronique puerpérale.* — (Service de Bernutz, suppléé par Jaccoud.) F..., 24 ans. Douleurs dans la région iliaque droite deux mois après un accouchement. Tuméfaction fluctuante. Gosselin fait le diagnostic de phlegmon de la fosse iliaque. Par le toucher, on sent un empâtement mal circonscrit de la cavité pelvienne. Gosselin pense à un phlegmon du ligament large ou à une pelvi-péritonite circonscrite. Incision de l'abcès. Mort avec diarrhée et affaiblissement général sans signe de péritonite. *Autopsie* : Infection purulente. Le foyer abcédé était distinct du tissu cellulaire de la fosse iliaque qui était sain. Ce foyer était circonscrit par des anses intestinales et des fausses membranes épaisses qui avaient fait croire à une collection enfermée dans le ligament large.

460. — W. J. Jones. *Am. J. of obst.*, 1886, p. 265. — Pont d'adhérence qui passe de l'utérus au rectum. Le cul-de-sac de Douglas est transformé en un sac rempli de liquide purulent. Utérus et péritoine tuberculeux. Trompes saines. 21 ans. Morte de tuberculose.

461. — Smith. *Med. Record*, 1887, t. XXXII, p. 425. — Mrs Nytie B. W..., 19 ans, mariée depuis 3 mois 1/2. Pendant l'hiver 1885-1886, abcès pelvien à droite. 3 fausses couches et mort le 8 août à la suite de la dernière fausse couche. *Autopsie* : Péritonite généralisée. Entre l'ovaire droit et l'utérus, cavités enkystées pleines de pus.

2° Pelvi-péritonites rompues dans le péritoine

462. — Andral. *Clinique médicale*, t. II, p. 723. — Jeune femme : douleur dans l'hypogastre depuis son accouchement : douleur intermittente s'irradiant vers le col utérin, les parois abdominales, la région lombaire, et comme ressemblant à une névralgie. La malade s'amaigrit, fièvre, pas de diarrhée, et meurt de péritonite aiguë. *Autopsie* : Péritonite récente généralisée. Dans l'excavation du bassin, tumeur du volume d'une petite orange entre le rectum et la vessie, débordant du côté gauche ces deux organes. Les parois étaient constituées par des fausses membranes superposées ; elles contenaient un liquide purulent. Utérus, ovaire, rectum sans lésions appréciables.

463. — Bourdon. *Revue médicale*, 1841, p. 38. — *Pelvi-péritonite. Rupture. Mort.* — F..., 21 ans. Hôtel-Dieu, salle St-Bernard, n° 24, service de Chomel. Cinq jours après l'accouchement, péritonite partielle. Tumeur hypogastrique. Le 19e jour du début des accidents, péritonite généralisée. *Autopsie :* Collection purulente interposée à la vessie et à l'utérus. Perforation de cette collection purulente située à sa partie antérieure. L'état des trompes n'est pas noté.

464. — Second Féréol. Th. 1859, p. 58. Obs. 16. — *Cancer des deux ovaires; péritonite du petit bassin ouvert au-dessus du ligament de Fallope. Autopsie :* « On trouve, au niveau de la région inguinale droite, un phelgmon diffus de la paroi abdominale communiquant avec une péritonite circonscrite du petit bassin, étendue jusque dans la fosse iliaque droite. Le point de départ de cette péritonite est une tumeur ovarique. L'ovaire gauche a le volume du poing; il est un peu allongé, le droit offre un volume double environ ; les deux tumeurs inégales, bosselées, fluctuantes par endroit, offrent à la coupe l'aspect d'encéphaloïdes ramollis, avec des foyers hématiques et des loges remplies soit d'une sérosité rousse et louche, soit d'un liquide bourbeux et puriforme. La tumeur de droite, beaucoup plus volumineuse, présente une de ces bosselures ramollies à sa surface et qui a évidemment versé dans le petit bassin le produit de sa désorganisation. » L'abcès pelvien est ouvert dans l'intestin grêle par 2 orifices.

465. — Horder. *Arch. f. Gyn.*, 1876, Bd XI, p. 391, in Krukenberg. *Arch. f. Gyn.*, 1888, t. 33, p. 69. — 26 ans. 2e grossesse. Au 7e mois, douleur subite pendant un effort. Il se développe rapidement une péritonite généralisée. Accouchement au bout de 4 jours. Mort le lendemain. *Autopsie :* Péritonite séro-purulente déterminée par la rupture d'un foyer purulent situé entre l'utérus et le rectum.

466. — Morris. *Encycl. int.*, t. VI, p. 419. — *Salpingo-péritonite. Rupture. Mort.* — En 1880, femme 29 ans, entre à l'hôpital Middlesex et meurt rapidement d'une péritonite suraiguë. *Autopsie :* Une grande quantité de pus remplissait le cul-de-sac postérieur du bassin et l'on voyait sortir du pus d'un abcès de la grosseur d'un œuf de poule en rapport avec l'ovaire gauche. L'ovaire lui-même était très gonflé et la trompe très volumineuse. Ovaire et trompe droits également augmentés de volume.

467. — Puech. *Gaz. des hôpit.*, 1860, 517. — *Péritonite ouverte à l'hypogastre. Kyste de l'ovaire, prolapsus utérin. Salpingo-péritonite ouverte à l'abdomen.* — F..., 31 ans. Entre à l'Hôtel-Dieu de Toulon pour une fistule hypogastrique datant de 15 jours. 1re grossesse à 22 ans. 2e grossesse..... Il y a 16 mois, augmentation de volume de l'abdomen. Prolapsus de la matrice, complet. Tuméfaction et rougeur à l'hypogastre. Issue spontanée de pus. La fistule est à 5 cent. au-dessous de l'ombilic. Le stylet dirigé du haut en bas arrive dans une cavité qui paraît intrapéritonéale. Le 18 octobre, douleurs vives dans la fosse iliaque gauche. La fistule hypogastrique ne donne plus de pus. Mort le 27 novembre. *Autopsie :* Tuberculose pulmonaire. Abdomen : Kyste ovarique du volume de la tête d'un fœtus. Côté gauche : La trompe gauche « dirigée d'abord de dedans en dehors, s'incline en sens inverse et en haut, et est revêtue à ce niveau et en dedans par une membrane pyogénique. Par cette partie qui repose au-devant du kyste ovarique elle concourt à former une des parois de la cavité purulente dans laquelle son pavillon hypertrophié, presque décoloré, vient déverser un muco-pus visqueux et excessivement abondant. A 1 cent. du pavillon, le canal tubaire devient imperméable ». La trompe droite est hypertrophiée et enflammée chroniquement ; elle est grosse comme l'index. Dans sa moitié inférieure ou interne est placé un abcès. « Le pavillon vient, comme son congénère, aboutir à la cavité purulente. Mais tandis que le précédent a son périmètre normal, celui-ci, largement entr'ouvert, forme à lui seul toute la paroi latérale gauche. La cavité accidentelle dans laquelle le pavillon droit vient déverser le pus que sécrète sa muqueuse, est formée en avant par le péritoine pariétal, en arrière par le kyste de l'ovaire ; sur les côtés, à droite, par le pavillon ; à gauche par la trompe elle-même ; enfin, supérieurement, par le grand épiploon épaissi et renforcé par des fausses membranes anciennes. » Cette cavité présente deux orifices : l'un en avant, c'est la fistule hypogastrique ; l'autre, en haut, fait communiquer la cavité avec le péritoine. Elle a été cause de la mort par péritonite.

468. — Sonnenburg. *Arch. f. Geb. und Gyn.*, 1885, t. II, p. 444. — *Péritonite généralisée. Rupture.* — Sonnenburg a, chez une malade de 17 ans, fait avec succès la laparotomie suivie du drainage du péritoine pour une péritonite généralisée consécutive à la rupture d'un exsudat périmétritique. Périmétrite puerpérale. Au début peu de symptômes. L'exsudat (à droite) était assez diffus, remplissait toute la moitié droite du bassin, mais était difficile à atteindre par le vagin. 14 jours après l'entrée, l'état de la malade se modifie subitement. Symptômes péritonitiques, vomissements, douleurs, météorisme, pouls faible, collapsus. L'état s'étant aggravé le jour suivant et le pronostic étant absolument mauvais, on fit la laparotomie. Le pus sort en jet de la cavité ; les intestins sont rouges, pus dans tout le ventre. Lavage avec une solution salicylique chaude ; le pus est enlevé avec des tampons. Gros drain saupoudré d'iodoforme, pansement à l'ouate de bois. Dans les premiers jours, élimination d'une grande quantité de sérosité purulente. Le pansement doit être renouvelé plusieurs fois par jour. La guérison se fait lentement, mais sans trouble.

469. — Fr. Treves. *Med. Chir. Trans.*, 1885, et *Cent. f. Chir.*, 1886, p. 686. — F..., 20 ans. Souffre d'une pelvi-péritonite blennorrhagique. Tout d'un coup, signes de pelvi-péritonite aiguë, collapsus. Laparotomie médiane. Il s'écoule un liquide opaque chargé de flocons de fibrine et de pus. A gauche, on trouve un abcès péritonitique limité par des anses intestinales. Cet abcès était ouvert dans la cavité péritonéale et avait causé la péritonite. Lavage avec une solution faible d'acide phénique. Un drain est enfoncé jusqu'au fond de l'abcès. La plaie abdominale est suturée, sauf à l'endroit du drain. La malade est nourrie avec des lavements toutes les 2 ou 3 heures. Morphine. Pendant 4 jours, urines phéniquées. Suppuration abondante. Lavages répétés. Guérison en 9 semaines. Plus tard il se fit une perforation et il sortit encore du pus à la place du drain. Un drain amène rapidement la cessation de la sécrétion.

3° Pelvi-péritonites spontanément ouvertes

470. — Henry Illoway. *Obst. Soc. of Cincinnati*, 14 janvier 1886. *Am. J. of obst.*, 1886, p. 432. — *Péritonite puerpérale suppurée.* — Ouverture spontanée à l'ombilic. Perforation du diaphragme. Vomiques. Pas de traitement chirurgical. Guérison.

471. — Langlet. *Abeille méd.*, 1882, p. 436. — F..., 36 ans. Entre à l'hôpital le 11 octobre 1881. Accouchement depuis 5 semaines. Douleurs dans le ventre, mais bon appétit, pas de fièvre. Ventre ballonné, surtout autour de l'ombilic. 27 novembre. La tumeur s'ouvre à l'ombilic. Guérison.

472. — Mauquest de la Motte. *Recueil de chirurgie.* Obs. 52. Édition Sabatier. — *Pelvi-péritonite.* — « Une femme a un accouchement double difficile qui nécessite la version pour le second enfant. Au 5e jour, tout s'était bien passé, lorsqu'elle éprouve une émotion très violente et est forcée de se lever pour aller au secours de son mari attaqué par plusieurs hommes. A la suite de cette scène, elle fut saisie d'une suppression totale de ses vidanges avec extension par tout le ventre et des douleurs beaucoup plus violentes que celles qu'elle avait souffertes dans son travail. Je la saignai plusieurs fois au bras ; la violence des douleurs diminua un peu ; mais elles persévérèrent néanmoins plus de 40 jours, et son ventre lui revint plus gros qu'il n'était avant son accouchement. L'on vint me chercher en grande diligence une après-midi, ne croyant pas que je pusse trouver cette pauvre femme en vie, de la terrible manière que les douleurs avaient recommencé à se faire sentir. Je fus surpris, en arrivant, de trouver un seau de pus qu'elle avait vidé par une ouverture qui s'était faite dans ces cruels efforts, à 4 doigts au-dessous et à côté du nombril, par laquelle était sortie et sortait encore cette effroyable quantité de matière. Après que j'eus vu qu'il n'en sortait plus, même en pressant le ventre, je la pansai avec une tente à tête attachée à un fil couvert de suppuratif, un plumasseau couvert du même onguent et un emplâtre de diachylum par-dessus. Elle guérit parfaitement et en peu de temps ; elle a eu plusieurs enfants depuis. » Boyer fait de cette observation un abcès de la paroi (Boyer, édit. 1849, t. VI, p. 103).

473. — George D. Gibb. *Trans. Obst. Soc. of London*, 1861, p. 324. — Anna W..., 24 ans, mariée depuis deux ans. Ipare. Accouchée le 20 octobre 1858. 4 jours après l'accouchement, frissons. Tumeur dans la région iliaque droite et dans l'aine. Le 24 décembre, issue de pus par le vagin. L'écoulement purulent cesse le 31 décembre, puis reparaît le 11 janvier. Guérison, 18 janvier. La malade a eu une grossesse et un accouchement heureux le 6 mars 1860.

474. — Hervot. Th. 1887. — Obs. IX de Martel. — Jeune femme ; fausse couche probable ; métrite ; stérilité. Tumeur volumineuse et douloureuse dans le bas-ventre. Diagnostic : Pelvi-péritonite suppurée. Issue d'un flot de pus par le vagin. Amélioration. Au bout de 5 semaines, accidents péritonitiques ; mort en peu de jours.

475. — Valleix. *Union médicale*, 1853 et *Traité de pathologie int.* — G..., 1er accouchement le 21 février 1853, pas d'accidents. 15 jours après, douleurs hypogastriques surtout à droite; il s'écoule un peu de sang par le vagin. 4 mai 1853, utérus volumineux. Toucher : L'utérus n'est pas dévié; corps légèrement porté en avant. A la partie postérieure, tumeur fluctuante, qui semble faire corps avec l'utérus. Cul-de-sac vaginal postérieur effacé. Le 20, la tumeur s'ouvre spontanément dans le vagin. Quelques gouttes de pus. Le lendemain, l'ouverture est agrandie, il s'écoule très peu de pus. Guérison le 25 juin.

476. — LANCHLAN AITKEN. *Edinb. obst. Soc.*, 1869-1870-1871, p. 94. — *Pelvi-péritonite consécutive à abcès de l'ovaire.* — G..., 30 ans, un enfant il y a 10 ans, accouchement pénible ; puis brusquement, 2 jours après le commencement des règles, douleurs dans le côté droit du bassin. Quelques jours après, apparition d'une tumeur dans la région hypogastrique droite. Toucher : Utérus immobile, antéfléchi, le corps repoussé à gauche, le col à droite, cul-de-sac latéral droit et postérieur douloureux. La tumeur augmente dans les jours suivants. Tympanisme, signes de péritonite. Puis le 7e jour, la tumeur diminue, utérus mobile. Le 24e jour, pus dans les urines. Guérison en 1 ou 2 mois. La malade avait eu après un accouchement, 4 attaques du même genre que la précédente, mais moins graves. Diagnostic : Ovarite déjà ancienne ; pelvi-péritonite.

477. — JAMES SIMPSON (*Clinical lectures on the diseases of women*, 1872, p. 109). — Abcès de l'ovaire ouvert dans la vessie et guéri. Ce qui a décidé Simpson à diagnostiquer abcès de l'ovaire, c'est que la tumeur (qui s'élevait jusqu'à mi-chemin de l'ombilic), correspondait exactement à l'ovaire droit, et que la malade avait déjà eu 4 attaques. Mais Simpson reconnaît lui-même que le diagnostic n'est pas certain.

478. — SIREDEY. Th. Paris, 1860, p. 114. Obs. VIII. — *Périmétrite chronique. Ouverture spontanée d'un foyer purulent dans la vessie. Ponction et ouverture du foyer. Infection putride. Mort. Autopsie.* — P..., Marguerite, 38 ans, blanchisseuse, 28 mai 1859, Ste-Thérèse, n° 25, service de M. Aran. Réglée à 12 ans. Xpare, le dernier accouchement il y a 10 mois. Depuis deux mois, douleurs abdominales calmées par une perte de sang qui a duré 4 jours. Toucher : A 2 ou 3 centimètres de la vulve, tumeur dure, indolente, s'étend dans le bassin depuis le côté droit jusqu'à 2 cent. du côté gauche. Col utérin effacé et déchiré. Si l'on combine la palpation abdominale avec le toucher vaginal, on reconnaît l'existence d'un plateau de 5 à 6 cent. d'épaisseur complètement adhérent aux parois du bassin. Toucher rectal : Quelques adhérences à gauche, vessie refoulée à gauche. Le 12 mai, tumeur faisant saillie dans le vagin, de consistance ligneuse, occupe toute la partie antérieure et latérale droite du vagin. Ponction capillaire, liquide purulent, pur dans l'urine. Le 20 mai, urine purulente : incision vaginale, 4 cuillerées de pus infect. L'abcès communique avec la vessie. Engourdissement des membres inférieurs gauches. Mouvement impossible. Mort le 3 juin. *Autopsie :* Épiploon adhérent par son extrémité inférieure à la face postérieure de la vessie et à la face antérieure de l'utérus. Fond de l'utérus incliné tout à fait en avant et un peu à gauche. La partie latérale droite du bassin est complètement fermée en haut, et à la partie supérieure on découvre la trompe utérine enroulée autour de l'ovaire qui est situé plus en dedans du côté droit.

479. — BERNUTZ. *Loc. cit.*, p. 456. — Femme qui sous l'influence de son affection génitale était incomplètement paralysée des membres inférieurs, de la vessie et du rectum, et chez laquelle, plus de 2 mois après le début de sa paraplégie, a eu lieu une évacuation purulente par le rectum après laquelle la tumeur a presque entièrement disparu, et qui m'a forcé à reconnaître que ce n'était pas une tumeur fibreuse.

480, 481. — Bernutz. *Conf. clin.*, p. 370. — I. Avortement au 2e ou au 3e mois de la grossesse, effectué depuis un nombre de jours indéterminé avant l'entrée de la malade à l'hôpital. Le 4e jour de son admission, douleurs utérines. Deux jours après, débuts de la pelvi-péritonite. Pendant quatre jours, symptômes de la formation d'une collection purulente interne. Le quatrième jour, évacuation de pus par l'anus qui dure un mois. Guérison après 2 mois 1/2 de séjour à l'hôpital. — II. Dans un autre cas, Bernutz a vu l'écoulement de pus durer près de 3 mois. Guérison.

482. — Bernutz. *Conf. clin.*, p. 290. Obs. VII. — Péritonite puerpérale, séro-adhésive dans la partie supérieure de l'abdomen, purulente et enkystée inférieurement. Perforation du cæcum. Issue incomplète du pus. Diarrhée rebelle. Marasme. Mort. Autopsie.

483. — Bernutz. *Conf. cliniq.*, p. 416. — *Pelvi-péritonite.* — F..., 38 ans. Menstruation régulière jusqu'à l'âge de 30 ans. A cette époque, grossesse : avortement à 6 semaines. A la suite, douleurs hypogastriques de longue durée. Depuis lors, leucorrhée et retour assez fréquent de douleurs dans la fosse iliaque droite. Suppression brusque des règles le 2e jour de leur écoulement à la suite d'une émotion morale. Le surlendemain de cette suppression, début brusque d'une douleur très vive dans la fosse iliaque. Fièvre. Le 9e jour de la suppression des règles, tumeur rétro-utérine remontant dans la fosse iliaque droite. Amélioration à la suite d'application de sangsues. A l'époque menstruelle suivante, augmentation brusque de la tumeur qui occupe alors toute la partie médiane inférieure de l'abdomen. Au mois suivant, nouvelle aggravation de tous les symptômes. La tumeur dépasse l'ombilic. Évacuation purulente par le rectum. Amélioration très marquée. Diminution de la tumeur. Nouvelle augmentation de la tumeur. Amélioration sans évacuation. Règles. Guérison. Bernutz donne cette observation dans les pelvi-péritonites qu'on pouvait confondre avec des hématocèles, mais il ne me paraît pas démontré qu'il ne se soit pas agi d'une hématocèle. Il n'a pas vu de caillots dans le pus, mais la seule selle qu'il ait examinée était la 9e.

484. — John S. Bristowe. *Lancet*, 1883, nov. 24, p. 891. *Cent. f. Gyn.*, 1884, p. 287. — Abcès périmétritique à la suite d'avortement. Perforation dans le rectum. Quatre semaines après il s'élimine un myôme.

485. — Cossy. *Mém. de la Soc. méd. d'observ.*, t. III, p. 73. — Avortement à 2 mois 1/2. Pelvi-péritonite. Diarrhée colliquative. Mort 3 mois après la fausse couche. Collection purulente intra-péritonéale occupant la moitié gauche du bassin, ouverte d'une part dans l'intestin grêle, à 6 pouces du cæcum et d'autre part dans l'S iliaque. Kyste séreux ancien de l'ovaire droit.

486. — Cottin. *Arch. de tocologie*, 1880, p. 689. — R..., mariée, 45 ans. 11 janvier 1879, St-Marthe, hospice St-Louis, service de Le Dentu. Réglée à 12 ans. Règles régulières. Nullipare. Refroidissement au moment des règles en novembre 1878, frissons, fièvre. Le ventre augmente de volume d'abord à gauche, puis à droite. Œdème du membre inférieur gauche. Le 14 janvier 1879, abdomen considérable, volume de celui d'une femme enceinte de 7 à 8 mois. Sonorité dans le flanc, matité absolue de l'ombilic jusqu'à la symphyse pubienne. Palpation : Tumeur occupant tout l'hypogastre remontant un peu au-dessus de l'ombilic, s'étendant jusqu'à la limite des flancs, régulière, résistante, fluctuante dans tous les points. Toucher : Col très haut, difficile à sentir. Le cul-de-sac droit, très douloureux, est refoulé par une tumeur fluctuante, liquide, qui dépend de la tumeur hypogastrique. Sur les limites des culs-de-sac postérieur et latéral gauche, autre tumeur moins développée. Le 20 janvier, issue par le rectum d'un liquide purulent ; la tumeur diminue légèrement de volume. Par le toucher rectal, on ne sent point d'orifice. L'écoulement purulent cesse le 5 février. Ce même jour, ponction avec l'appareil de Potain, 2 litres de pus phlegmoneux, mais on ne vide pas complètement la tumeur. Le 19, nouvelle ponction, un litre de pus blanchâtre à odeur fétide. 6 mars. La tumeur qui s'est reproduite est ponctionnée à nouveau. 1 litre de pus à odeur fétide et stercorale. Le 26, plus de liquide ; cul-de-sac latéral droit du vagin, souple ; cul-de-sac gauche et postérieur, petite tumeur dure, résistante, mais douloureuse et séparée de la partie correspondante de l'utérus par un sillon. Col un peu refoulé contre la symphyse, au-dessus du milieu tuméfaction irrégulière, dure et résistante, plus développée à gauche, adhérente à l'utérus et mobile avec lui. Sort guérie le 6 avril.

487. — Second Féréol. Th. de Paris, 1859, p. 39. Observ. XIII. — *Péritonite puerpérale. Perforation du cæcum. Issue incomplète de pus. Diarrhée rebelle. Mort.* — 27 ans, entre à la Pitié le 19 janvier 1859. Accouchement régulier le 20. A la fin de la 1re journée, douleurs vives dans la partie inférieure du ventre. Le 22, frissons. Le 27. Épanchement abdominal. Matité qui va du pubis à l'ombilic et gagne les deux fosses iliaques. 18 février. Issue d'une grande quantité de pus par le rectum. Pleurésie droite. Diarrhée incoercible. 8 mars. Mort. *Autopsie :* Adhérences intestinales à la paroi abdominale. La partie inférieure du cæcum plonge dans le pus. Elle présente 3 ulcérations perforantes. Pus dans le petit bassin. Pas de détails sur les trompes, ni les ovaires.

488. — Olshausen. *Saml. klin. Vorträge,* n° 28, p. 28. — Femme qui accouche de son premier enfant en octobre 1868. Le 3e jour, frissons et douleurs abdominales ; elle reste 6 mois au lit. 9 mois après l'accouchement, retour des règles qui sont très douloureuses, constipation opiniâtre. 6 mois après l'accouchement il était survenu une évacuation de pus par le rectum. Cette évacuation se renouvelle tous les jours. Quelquefois le matin, en se levant, elle rend une demi-tasse de pus sans matières fécales. Un an après l'accouchement, l'écoulement de pus est encore considérable. On sent une tumeur, grosse comme un œuf de poule, dure et absolument immobile, dans la moitié supérieure du petit bassin, à gauche et un peu en avant du rectum. On peut la sentir par le rectum et par le vagin, mais non par la paroi abdominale. A 4 centimètres au-dessus de l'anus, le rectum rétréci n'admettait que le petit doigt. On ne put trouver l'orifice de l'abcès dans le rectum au-dessous du rétrécissement. La suppuration dure depuis un an 1/2 d'une manière ininterrompue. Toutefois, dans ces derniers temps, la quantité est un peu moindre. La malade a l'aspect de la santé, toutefois elle souffre d'une constipation opiniâtre.

489. — Siredey. Th. Paris, 1860, p. 135. Observ. XIV. — F..., Joséphine, 21 ans, blanchisseuse, entre le 10 décembre 1857, salle Ste-Thérèse, n° 24. Réglée à 12 ans. Accouchement, il y a 2 ans, à terme sans accident. Se lève le lendemain, douleurs dans le bas-ventre; se rétablit à la suite de repos et ne souffre plus jusqu'à il y a un an. Le 20 novembre, perte abondante en dehors de l'époque menstruelle. Toucher, 12 décembre. Col volumineux ; lèvres entr'ouvertes. Du côté gauche, tumeur du volume d'un gros œuf de poule, bosselée, sensible à la pression, immobilisant l'utérus. Du côté droit, adhérences qui fixent le col de l'utérus et l'immobilisent de ce côté. Sort le 5 janvier 1858. Amélioration, plus de tumeur. Rentre le 23 mai 1859 avec accidents de métrorrhagie. Tumeur à gauche, col utérin gros ; la tumeur se prolonge en avant de l'utérus qu'elle immobilise et auquel elle adhère. Le 30, cautérisation avec le charbon. Le 9 juin, tumeur à droite, utérus complètement immobile. Le 13, rétention d'urine, col repoussé vers le pubis par la paroi postérieure du vagin dans laquelle il existe une énorme tumeur. La tumeur est dure, fait une forte saillie vers le rectum dont elle dépasse la paroi antérieure et latérale gauche. Le 15, issue de pus par le rectum, 1/2 litre. Guérison le 14 juillet. Revue le 24 novembre pour un rhumatisme subaigu. On trouve derrière l'utérus, dont le col est entraîné à gauche et adhérent, une tumeur dure du volume d'une pomme.

490. — Siredey. Th. Paris, 1860, p. 105. Obs. IV. — C..., Jeanne, 30 ans. Entre le 4 décembre 1858 à St-Antoine, salle Ste-Thérèse, n° 33, service de Aran. Réglée à 16 ans ; depuis son accouchement il y a quelques semaines, douleurs dans le côté droit. 3 janvier, toucher. Utérus immobile principalement du côté droit. Tumeur du volume d'une grosse noix, placée sur la partie droite de l'utérus, un peu mobile, entraînant l'utérus lorsqu'elle se déplace. Toucher rectal : Tumeur globuleuse, ovoïde, soudée le long de la paroi inférieure du côté latéral droit de l'utérus. 27 février. La tumeur fait saillie au pourtour du petit bassin. Le 22 mars, côté droit du bassin rempli par une tumeur du volume du poing. Œdème des grandes lèvres ; la tumeur est douloureuse au toucher, refoule l'utérus de droite à gauche et d'avant en arrière. Le 29 mars, ouverture dans le rectum (spontanée). La tumeur disparaît. Le 14 mai, la malade va bien ; on sent encore une induration dans la cavité pelvienne du volume de la moitié d'un œuf. Sort guérie le 16 mai 1859.

491. — Siredey. Th. Paris, 1860, p. 111. Obs. VII. — B..., Catherine, 23 ans. Entre à l'hôpital St-Antoine, service de Aran, le 30 mai 1859. Réglée à 16 ans, régulièrement ; une fausse couche à 20 ans. Depuis, règles douloureuses. Un mois avant son entrée à l'hôpital, après ses règles, elle fut prise brusquement d'une douleur très vive au-dessus du pli de l'aine, avec fièvre. A son entrée. Abdomen douloureux, surtout dans la fosse iliaque gauche où l'on sent une tumeur qui déborde de 3 travers de doigt le ligament de Fallope. Toucher : Col gros, tumeur dans le cul-de-sac gauche, refoulant à droite l'utérus qu'elle entoure incomplètement. Toucher rectal : On sent à gauche la tumeur séparée de l'utérus par un sillon. La tumeur a le volume d'une grosse orange. Le 3 juin, issue de pus et de caillots par le rectum. Le 28 juin, quitte l'hôpital ; on sent des brides qui fixent l'utérus. Col volumineux.

492. — Pozzi. *Soc. anat.*, juin 1871, p. 105. — *Pelvi-péritonite. Obstruction.* — Entre à Necker avec des signes d'obstruction intestinale. Pas de selle depuis 16 jours. L'an dernier, pelvi-péritonite. On trouva en arrière de l'utérus une tumeur si dure qu'on se demanda si on n'avait pas affaire à une exostose du sacrum. *Autopsie:* Dans le cul-de-sac recto-vaginal, deux poches purulentes à parois épaisses ; l'une est très voisine du rectum. Les deux poches communiquent entre elles par un petit orifice et l'une d'elles présente une seconde ouverture par laquelle on arrive le long du rectum à une nappe de suppuration diffuse et à un orifice creusé à travers l'intestin.. Les deux poches se vidaient, mais par regorgement dans le rectum ; au-dessus de la nappe de pus s'étaient formées des fausses membranes qui, elles, étranglaient l' S iliaque de façon à amener l'obstruction intestinale.

493. — John C. Reeve. *Am. Gyn..Soc.*, septembre 1886. *Am. J. of obst.*, 1886, p. 1061. — *Péritonite chronique suppurée. Ouverture rectale. Laparotomie. Fistule.* — Annie, 19 ans, vie maritale, toujours bien portante. Attaques répétées de douleurs abdominales avec fièvre. Quand Reeve la vit pour la première fois, elle présentait tous les signes d'une péritonite chronique. Peu après, du pus commença à passer par le rectum avec les selles. Ces émissions purulentes ont continué jusqu'à l'opération. Ce n'était pas une maladie pelvienne, mais une maladie abdominale. La laparotomie est refusée. Environ deux mois plus tard, la malade demande une opération. L'examen révèle une grande sensibilité et une grande dureté de l'abdomen. La dureté s'étend au-dessus à l'ombilic avec des limites mal définies, mais plus marquées dans la région iliaque gauche. Le col de l'utérus est normal, mais le corps est fixé ; aucune dureté bien définie ne peut être sentie par le vagin. La malade est extrêmement émaciée. L'opération permet de rencontrer une collection de pus du côté gauche de l'abdomen. Les parois de la cavité sont si denses et si épaisses, qu'il fut impossible de les attirer au dehors et de les suturer aux angles de l'incision ; les adhérences intestinales étaient étendues et résistantes. Au bout d'une semaine, la malade présentait une cavité ouverte dans la paroi abdominale, au-dessous de l'ombilic de 3 pouces de long et d'environ 1 pouce de large. Selles régulières. Le 14e jour, une grande quantité de matières fécales sortit par la plaie et cela a continué plus ou moins fréquemment depuis.

494. — Schwartz. *Soc. de chir.*, 4 juillet 1888, p. 580. — *Abcès rétro-utérin à la suite d'une pelvi-péritonite. Ouverture dans le rectum. Développement de varices hémorrhoïdales autour de l'orifice de communication. Hémorrhagies violentes. Guérison par la cautérisation au thermocautère.* — F..., 57 ans. La pelvi-péritonite s'était ouverte dans le rectum 9 ans avant. Depuis, poussées successives d'inflammation suivies de détente dues à la fermeture et à la réouverture de l'orifice. Hémorrhagies abondantes par le rectum. 14 janvier 1888. La malade étant chloroformée, on découvrit à 4 ou 5 cent. de l'anus, encadrant en bas l'orifice par où se vidait l'abcès pelvien, une grappe de veines dilatées, turgescentes dont l'ensemble avait l'aspect de 3 gros grains de raisins noirs. Destruction au thermocautère. Les hémorrhagies n'ont plus reparu. La malade a toujours son abcès pelvien, qui se remplit, puis se vide. Elle demande qu'on l'en débarrasse.

495. — T. H. Tanner. *Lancet*, 1852, p. 75. — Abcès non puerpéral qui se vide par le rectum et guérit. L'auteur reconnaît lui-même qu'il est impossible d'affirmer son diagnostic d'abcès de l'ovaire.

496. — Boivin et Duges. *Traité pratique des maladies de l'utérus et de ses* *annexes*. Paris, 1853, t. II, p. 580. Obs. II. — Abcès de l'ovaire (?) ouvert dans la vessie et dans l'utérus.

497. — Jardet. *Soc. anat.*, juin 1885, p. 322. — Pelvi-péritonite ancienne avec suppuration et ouverture de la collection purulente dans la vessie et le rectum ; une seule fistule s'ouvre sur la face postérieure de la vessie, tandis qu'on en observe quatre ou cinq qui font communiquer la cavité de l'abcès avec le rectum. La pelvi-péritonite s'accompagne d'un vaste abcès périrectal dans la cavité duquel fait saillie la face antérieure du sacrum et du coccyx qui semble altéré. Jardet se demande s'il ne s'agirait pas d'une lésion primitivement osseuse. Pendant la vie, on avait pensé à un cancer du rectum.

498. — W. J. Jones. *Philad. med. Times*, 1885-1886, t. XVI, p. 671. — E. Y..., 22 ans, entre à l'hôpital le 20 janvier 1886. Excès de coït. Quatre mois auparavant, fièvre, sueurs nocturnes, etc... Ipare, menstruation irrégulière. Écoulement purulent par le vagin, le pus venait de l'utérus. Induration dans le cul-de-sac gauche. Diagnostic : Abcès pelvien. Le 11 février, pus dans les selles, diarrhée, puis mort le 8 mars d'épuisement. *Autopsie :* Tuberculose pulmonaire et pleurale. Tubercules dans le foie et la rate. L'épiploon et 3 anses de l'iléon étaient adhérents au bassin. La cavité du bassin était séparée par des adhérences du reste du péritoine. Le péritoine contenait des tubercules, mais pas trace d'inflammation récente. Abcès dans le cul-de-sac de Douglas. Ouverture de cet abcès dans l'iléon, le rectum, le vagin et le cul-de-sac postérieur ; ulcération tuberculeuse de l'intestin grêle. L'abcès n'avait pas de parois propres ; il était circonscrit par l'utérus, l'épiploon et les anses intestinales. Masse tuberculeuse dans les deux trompes.

499. — Murray. Obst. Soc. of New-York. *Am. J. of obst.*, 1888, p. 719. — F..., 48 ans. Elle avait eu une pelvi-péritonite et une cellulite et elle était très émaciée. Écoulement fétide par le rectum et le vagin. On trouva un orifice dans le rectum et une masse de tissus saillants qui ne put être amenée au dehors. Derrière l'utérus, dans la cavité de Douglas, il y avait une ouverture qui conduisait dans la cavité de l'abcès. La masse de tissus s'étendait dans la cavité. En tirant et en tordant, on put amener cette masse au dehors et on constata que c'était une portion de la trompe. Amélioration. La cavité fut irriguée avec une solution d'acide phénique. Les ouvertures dans le rectum et le vagin se fermèrent suffisamment pour rendre la vie supportable à la malade ; elle n'avait de troubles que lorsque les matières étaient liquides.

500. — Vaussy. Th. de Paris, 1875, p. 49. Obs. VI ; et Second Féréol. Th. 1859, p. 10. Obs. I. — Inflammation du ligament large gauche succédant à un accouchement. Péritonite d'abord locale, bientôt généralisée. Abcès mammaire et phlegmatia alba dolens. Perforation spontanée de la paroi abdominale au voisinage de l'ombilic. Issue de pus par le vagin. Cicatrisation des fistules ombilicale et vaginale. Guérison de la péritonite. Mort à la suite de tuberculisation des poumons. Palmyre R..., 24 ans, couturière. Accouche le 26 octobre 1859 à la Pitié, service de Gueneau de Mussy. Réglée à 15 ans. Fausse couche il y a 2 ans sans suites fâcheuses. Accouchement naturel le 26 octobre 1859. Le 3e jour, suppression des lochies, frissons. 2 novembre 1859, tuméfaction hypogastrique dans la moitié du ligament large gauche. Abdomen tendu et douloureux. Le 11, dans le côté gauche, matité complète, tumeur élastique de ce côté, fluctuante, remontant un peu au-dessus de l'ombilic et dépassant la ligne blanche vers la droite. Le 20, phlegmatia alba dolens. Le 28, tumeur au voisinage de l'ombilic, du volume d'un œuf de pigeon, fluctuante. Le 30, l'abcès s'ouvre à l'extérieur. Il s'écoule de la sérosité. Le 1er décembre, issue de pus verdâtre par cet orifice. Le 7, l'écoulement vaginal a beaucoup diminué, mais l'écoulement par la fistule ombilicale est toujours très abondant. Le 20, le trajet de la fistule abdominale file le long de la paroi abdominale dans la direction de l'os iliaque. La fistule abdominale se ferme au mois de janvier. Mort le 24 février 1860, de tuberculose pulmonaire. *Autopsie :* Le péritoine du petit bassin a une teinte violacée; plusieurs des adhérences de la région moyenne vont s'y insérer. Le cul-de-sac utéro-vésical est comme supprimé. Il semble que le péritoine vient s'insérer au sommet de l'utérus au lieu de descendre au tiers supérieur de sa face antérieure. On remarque plusieurs adhérences membraniformes, étendues de l'utérus au rectum et au fond du cul-de-sac utéro-rectal ; un peu vers la gauche, petit clapier, formé de membranes jaunâtres devenues molles, semblant un peu infiltrées de pus. Si on l'ouvre, on y rencontre un tissu blanc, lardacé et dur que l'on sent jusque dans la paroi interutéro-rectale et qui semble être le reste d'un trajet fistuleux oblitéré. Ce trajet semble aller en avant et à gauche du col de l'utérus. Au niveau de la fistule péri-ombilicale, petit pertuis extrapéritonéal.

4° Pelvi-péritonites traitées par le drainage abdomino-vaginal

501. — Clinton Gushing. *Am. J. of obst.*, 1888, p. 1071. — *Pelvi-péritonite. Drainage abdomino-vaginal. Fistule vésicale.* — Pas d'observation. Il ouvre l'abdomen et trouve qu'une portion de la cavité abdominale, au-dessous de l'ombilic, est transformée en un immense sac de pus contenant au moins un gallon. Contre-ouverture dans le cul-de-sac de Douglas. Drainage abdomino-vaginal. Le 2e jour la vessie se rompt, l'urine se répand dans la cavité purulente. On fait une fistule vésico-vaginale de manière à permettre à l'abcès de guérir. « A la fin de l'année, la cavité était fermée ; la plaie abdominale était cicatrisée, la fistule vésico-vaginale réparée et la malade revenue à la santé. »

502, 503. — Hegar et Kaltenbach, p. 462. — *Péritonite.* — Hegar. — Abcès intra-péritonéal composé de plusieurs loges. Incision sur la ligne blanche. On atteint une cavité purulente, enkystée, entre des anses intestinales. Drainage abdomino-vaginal. Guérison en plusieurs semaines. — Kaltenbach. — F..., 23 ans. Exsudat intrapéritonéal très volumineux qui était le résultat d'une péritonite séro-fibrineuse à marche chronique. Il s'était produit après un accouchement, s'était développé lentement et constituait une grosse tumeur fluctuante qui s'élevait jusqu'à un travers de main de l'ombilic, en restant bien appliquée contre la paroi abdominale antérieure. Étant données la forme convexe du sac, la sonorité perçue à la percussion au niveau des régions lombaires, on avait pensé à un kyste de l'ovaire, bien que les relations entre le sac et les organes pelviens fussent restées obscures. On fit sur la ligne blanche une incision de la largeur de la main ; les téguments étaient très vasculaires, le péritoine fort épaissi, si bien qu'une fois ouvert et une fois le liquide écoulé il n'était pas possible de le reconnaître. En bas, le sac était limité par les organes pelviens, qui adhéraient les uns aux autres; en haut et sur les parois latérales, il était entouré par les anses intestinales. La cavité, qui pouvait contenir 5 litres, fut drainée par le vagin et les deux régions lombaires, à l'aide d'un gros trocart qui perfora la paroi de dedans en dehors. La réaction fut peu vive. Au bout de 2 mois, il ne reste qu'un trajet fistuleux. Saison à Baden-Baden. Guérison. Morte de tuberculose 2 ans 1/2 après l'opération.

504. — JEANNEL. *Rev. médic. de Toulouse*, 1er mai 1887. — *Pelvi-péritonite suppurée. Laparotomie sous-péritonéale. Drainage iliaque et iléo-vaginal. Guérison.* — P..., 26 ans. Fausse couche il y a 3 ou 4 ans. Malade depuis 5 semaines. Elle fut prise alors d'un gros frisson accompagné de perte de connaissance, de douleurs, de gonflement du ventre, de nausées, avec absence d'émission de gaz par l'anus. La fièvre persiste à 38° et 39°. La douleur se localise dans le bas-ventre un peu à gauche. Une tumeur apparaît dans la région douloureuse et augmente progressivement de volume jusqu'à égaler deux poings. Cystite. 15 jours après, règles à l'époque normale. La tumeur grossit toujours, devient très douloureuse. Amaigrissement. 9 juin, ventre légèrement ballonné. Au-dessus du pubis incliné vers la fosse iliaque gauche mais n'y adhérant pas, tumeur arrondie, visible à l'œil nu, plongeant dans le petit bassin, remontant jusqu'à deux travers de doigt de l'ombilic, très sensible à la pression, d'une sonorité obscure. Fluctuation difficile à constater. L'utérus est incliné en bas, en arrière et à gauche. Le cul-de-sac postérieur est rempli par une tumeur tendue, indépendante de la matrice. Le rectum est comprimé par la tumeur. Le doigt rectal et la main abdominale trouvent un flot très net. Diagnostic : Hématocèle rétro-utérine probable ayant provoqué une pelvi-péritonite suppurée. La tumeur s'accroît et devient plus douloureuse. Le 19. Opération. Incision de 8 cent. le long de l'arcade crurale. « Je décolle le péritoine doublé de son fascia ; une anse intestinale est soulevée dans la profondeur. De même un gros cordon blanc, l'uretère sans doute. J'arrive ainsi sur une poche fluctuante intrapéritonéale ; après hémostase complète, je ponctionne cette poche avec un petit trocart explorateur ; une goutte de pus s'écoule, je glisse sur le trocart un bistouri et j'ouvre une boutonnière par laquelle s'écoule un flot de pus phlegmoneux, plus d'un litre. Drainage abdomino-vaginal avec un trocart court de Chassaignac ; en outre deux gros drains debout dans la poche. Il fut difficile de placer les drains vaginaux en raison de l'épaisseur des tissus à traverser. Pas d'injection par les drains, dans la crainte de rupture de la poche. » Pansement iodoformé. Pansement le soir. Lavage. Sort le 21 avec une fistule qui donne une cuillère à bouche de pus blanc par jour.

505. — MUNDE. *Am. J. of obst.*, 1886, p. 113. Cas. V, p. 127. — 30 ans. Vue en 1883. 4 ans avant, attaque grave de péritonite générale à la suite d'un avortement. Au bout d'un mois, elle paraît se rétablir, mais il se forme une petite ouverture à un pouce au-dessous de l'ombilic, ouverture par laquelle il s'écoule continuellement du pus séreux. La santé générale s'améliore. La malade peut sortir de sa chambre, mais l'écoulement purulent continue. Je trouvai l'abdomen absolument dur et près de l'ombilic la petite fistule. Après des manipulations répétées, on arriva à passer une sonde utérine dans l'orifice. On peut sentir l'extrémité de la sonde par le cul-de-sac vaginal antérieur, juste au-dessus de la symphyse pubienne à droite de l'urèthre. En conduisant la sonde d'avant en arrière, on croyait aller toucher la colonne vertébrale ; il était parfaitement évident que la cavité était intra-péritonéale. Contre-ouverture vaginale.

Drainage de tout le canal. Pas de résultat. La cavité ne se referme pas et la malade conserve son tube. La malade toujours portant son tube est devenue enceinte. Elle a fait une fausse couche au premier mois. Qu'elle ait pu concevoir avec ses organes abdominaux et particulièrement ses ovaires si complètement entourés d'adhérences, paraît remarquable. Munde n'est pas étonné de l'insuccès de l'opération : cas trop ancien, adhérences trop dures, cavités trop grandes.

5° Pelvi-péritonites traitées par la ponction

506. — J. Besnier. *Soc. de méd. de Paris*, 26 février 1887. *Arch. de tocologie*, 1887, p. 567. — Accouchement le 27 août 1886. Le 4e jour, frissons, fièvre, vomissements. Ponction le 30 octobre comme pour une ascite, 5 litres et demi de pus. Guérison.

507, 507 *bis*.. — Demarquay. *Acad. des sciences*, 1861, t. 53, p. 234. — *Collection séreuse non puerpérale.* — I. Femme souffrant depuis longtemps de l'utérus. Collection dans le petit bassin. L'utérus est refoulé en avant. Évacuation artificielle de 250 grammes de liquide citrin. « En introduisant le doigt à plusieurs reprises dans la cavité qui renfermait le liquide, j'ai pu me convaincre qu'il avait son siège dans le cul-de-sac rétro-péritonéal. » Chaque jour, injection de teinture d'iode étendue d'eau. Guérison. — II. A la fin, il parle d'une autre malade qui avait un épanchement purulent et qui a succombé à la suite d'une ponction simple sans injection.

508. — Matt. Duncan. *Med. Times. and Gaz.*, 1879, p. 47. — L. M..., vierge, 18 ans. Périmétrite séreuse. Ponction. Puis ouverture probable dans la vessie. Guérison.

509. — Duret. *Journ. des Sc. méd. de Lille*, 1888, t. I, p. 553. — *Pelvi-péritonite suppurée.* — L..., 30 ans, dévideuse. Métrorrhagies, il y a trois mois 1/2, qui cessent brusquement. Coliques, le ventre grossit. Symptômes de péritonite aiguë. Entre à l'hôpital le 17 décembre 1887. L'utérus paraît immobile en avant d'une masse saillante. Tumeur fluctuante dans le cul-de-sac postérieur. Ponction au trocart (1 verre de pus). A la suite de cette intervention, chute de la température. Le 11 janvier, phénomènes de cystite. Réapparition des règles. Revue 3 semaines après, l'utérus est assez mobile. Un peu d'empâtement dans la région tubo-ovarienne. Duret croit à l'ouverture dans le péritoine d'une poche purulente (salpingite et ovarite suppurée).

510. — Duzéa. *Prog. méd. Lyon*, 1887, p. 312. — Tumeur kystique résultant d'un ancien foyer de pelvi-péritonite, faisant saillie dans le cul-de-sac vaginal antérieur et en imposant pour un fibrome. Ponction. Guérison.

511. — Hervot. Th. Paris, 1887. Obs. III, p. 28. — L..., Clémentine, entre à St-Antoine le 7 janvier 1886, 21 ans. 1er accouchement à 17 ans. Avortement en 1885. Douleurs qui vont en augmentant jusqu'en décembre 1885. A ce moment elle est obligée de prendre le lit. On sent une tumeur médiane, profonde, remontant à deux travers de doigt de l'ombilic, douloureuse à la pression la plus légère et s'étalant dans les fosses iliaques. Le col de l'utérus est repoussé en avant et en haut, derrière le pubis. Les culs-de-sac latéraux, surtout le gauche, sont envahis par la tumeur dure, ligneuse qui contourne en arrière le col, en forme de croissant. 9 janvier, ponction vaginale et rectale. 250 grammes de liquide brunâtre, épais, peu fétide. Le 25. Ponction rectale (300 grammes de pus fétide). Les jours suivants, ponctions rectales qui donnent chaque fois une petite quantité de pus. Le 29. Ponction rectale sans résultat. Ponction hypogastrique, 300 grammes de pus. 1er février, un flot de pus s'écoule par le rectum. « Après une longue suite d'imprudences provoquant chaque fois une poussée aiguë, la malade finit par sortir guérie le 4 mai.

512. — Poine. Th. de Paris, 1857, p. 32. Obs. V. — J. G..., 36 ans. Entre à St-Antoine, service de Aran, le 19 juillet 1855. Réglée à 17 ans. Ipare. Accouchement il y a 7 ans, facile. Souffre depuis sa couche, surtout au moment des règles. Il y a 3 semaines, douleurs dans le ventre et l'aine, rend 1/2 pot. de pus mêlé de sang. Le 9 juillet. Tumeur dans le cul-de-sac postérieur, débordant de chaque côté, du volume d'un œuf de dinde. Le 26, on sent par le toucher vaginal la tumeur fluctuante. Ponction vaginale, 150 gr. de pus. La tumeur diminue. Sort le 25 septembre. On sent une tumeur volumineuse et dure dans le cul-de-sac postérieur. Utérus en rétroflexion immobile.

6° Pelvi-péritonites traitées par l'incision abdominale

513. — Ceppi. *Revue de la Suisse Romande*, t. VII, 1887, p. 291. — F..., 29 ans, vigoureuse. Souffrait depuis quelque temps d'un point douloureux dans la moitié droite de l'hypogastre lorsqu'elle s'était livrée à un travail fatigant. Menstruation régulière non douloureuse. Pertes blanches l'an dernier. Vers le milieu de juillet 1886, cette femme tombe brusquement malade. Anorexie, frissons répétés, douleurs violentes dans le ventre surtout à droite ; vomissements bilieux 2 ou 3 fois par jour et cela pendant tout le mois qui précéda l'entrée à l'hôpital ; difficulté d'uriner et constipation. Au bout de 2 jours, le ventre s'était notablement tuméfié et était devenu très sensible à la pression. Au milieu d'août, entre à l'hôpital de Porrentruy ; quinze jours dans le service de médecine. L'état général s'aggrave et une tuméfaction de plus en plus nette se dessine au niveau de l'hypochondre droit. Cette tuméfaction devient fluctuante. Ponction exploratrice qui ramène du pus. Abdomen considérablement développé surtout dans sa moitié droite. Sur cette tuméfaction générale se dessinait au niveau de l'hypochondre droit une tumeur fluctuante avec rougeur de la peau et empâtement dur et profond tout autour. Cette tumeur empiétait de 2 ou 3 travers de doigt sur le rebord costal inférieur et là était son point culminant. On pense d'abord à un abcès du foie. 2 septembre, opération. Incision au niveau du point culminant de la tumeur. Écoulement d'une grande quantité de pus horriblement fétide. Loge péritonitique. Irrigation. Drainage. Pansement iodoformé. La plaie était fermée le 27 septembre. Guérison. On a constaté par le toucher que l'utérus était encastré dans toute la masse. Microbes de Neisser dans le pus.

514. — Gosselin. *Gaz. des hôpitaux*, 6 septembre 1862, p. 413. — F..., 24 ans. Douleurs iliaques droites 6 semaines ou 2 mois après un accouchement. On trouve dans cette région une tuméfaction qui avance vers la peau ; la fluctuation finit par devenir assez nettement appréciable. M. Gosselin diagnostique :

phlegmon suppuré de la fosse iliaque en dehors de la gaine du psoas ; et comme il y avait un empâtement mal circonscrit dans l'excavation pelvienne, M. Gosselin pensa que le phlegmon venait du ligament large. Incisions à la paroi. Quantité considérable de pus fétide. Mort d'infection purulente. Pus dans le péritoine. Le foyer qui avait été ouvert au-dessus du ligament de Fallope était tout à fait distinct du tissu cellulaire sous-péritonéal de la fosse iliaque droite, lequel était dans une intégrité parfaite ainsi que celui de la gaîne du psoas. » Le foyer était dans le péritoine.

515. — Huffel. *Arch. f. Gyn.*, 1876, vol. IX, p. 319. — *Abcès deux ans et demi après une ovariotomie.* — F. M... Ovariotomie par Hegar le 13 mai 1872. Pédicule réduit après double ligature. Quelques ligatures sur des adhérences. Quelques jours après, péritonite circonscrite. Guérison au bout de 6 semaines. Quatrième grossesse. Accouchement en novembre 1873. Nuit de Noël 1874, tuméfaction douloureuse au-dessous de l'ombilic. Prend le lit le 1er janvier. Tumeur du volume d'une tête d'enfant adhérente à la paroi au niveau de la cicatrice. Le 10 janvier, la partie inférieure de la cicatrice se bombe. Incision. 1/4 de litre de pus infect. La tumeur ne diminue pas beaucoup. Guérison en 3 mois. L'auteur pense que l'abcès a eu pour origine le fil de ligature du pédicule. Ce fil n'a pas été retrouvé dans le pus.

516. — Largeau. *Poitou médical*, 1er décembre 1888, p. 519. — *Drainage dans un cas de péritonite.* — F..., 41 ans, non mariée. Le 22 juillet 1888, à la suite d'un refroidissement, elle est prise de fièvre et de douleurs dans le ventre. Elle était au début de ses règles. Pelvi-péritonite. 16 août. Depuis 3 jours, il y a chaque jour évacuation de pus par l'anus. La percussion de l'abdomen révèle une matité étendue à toute sa partie inférieure, aux flancs droit et gauche et remontant jusqu'à 2 travers de doigt au-dessous de l'ombilic. Par le toucher vaginal, on ne sent pas de masse fluctuante dans les culs-de-sac. Ballonnement extrême. Pas de gaz. 17 août. Opération. La paroi abdominale est incisée sur la ligne médiane, dans une étendue de 8 à 10 centimètres, les muscles grands droits écartés et le péritoine pariétal épaissi incisé avec la pointe du bistouri. Par la ponction il sort un jet de pus séreux d'odeur fécaloïde et mêlé de grumeaux blanchâtres : plus d'un litre. Lavage à l'eau bouillie tiède additionnée d'un peu de sublimé. Deux gros drains de 10 centim. Lavages quotidiens. Guérison.

517. — Lomer. *Cent. f. Gyn.*, 1882, p. 525. Cong. de Leipzig. — Avortement de 2 mois. Pelvi-péritonite. Incision sur la ligne blanche. 1 litre de pus. Guérison en 6 semaines.

518. — Olshausen. *Saml. klin. Vorträge*, n° 28, p. 28, ou 260. — Femme accouchée facilement de son 2e enfant en février 1867. Le 4e jour, début d'une périmétrite. Le 10e jour, exsudat appréciable à droite de la matrice ; le 20e jour, exsudat à gauche. L'exsudat du côté gauche était résorbé le 46e jour, tandis que celui du côté droit suppurait. Il est incisé au-dessus du ligament de Poupart le 74e jour. Depuis ce temps, c'est-à-dire depuis 4 ans, il reste une fistule qui amène de temps en temps des accidents de rétention.

519. — Terrillon. *Clinique*, p. 342. *Ann. de gyn.*, 1887, t. I, p. 129. — *Pelvi-péritonite suppurée.* — F..., 34 ans. Mariée en juillet 1874. Fausse couche probable 2 mois après. Métro-péritonite. En 1878, nouvelles douleurs dans le ventre. En 1880, les douleurs devinrent plus vives. En 1881, deuxième mariage. A la fin de l'année 1882, accidents aigus : Pelvi-péritonite. Novembre 1885, douleurs dans le ventre, toujours du côté droit. 1er décembre : dans le cul-de-sac gauche, tuméfaction dure, comme parsemée de grosses nodosités et douloureuse. Les jours suivants, une tumeur fut perceptible par la palpation abdominale dans la région hypogastrique gauche et une plaque indurée sus-pubienne se produisit à la face profonde de la paroi abdominale, puis se déclara une phlébite de la veine iliaque du même côté. 15 jours plus tard, accidents analogues : phlébite du côté opposé. La tumeur inflammatoire placée à gauche acquiert un volume considérable ; elle s'élève jusqu'à une ligne passant à 2 travers de doigt au-dessous de l'ombilic. Pendant 3 semaines, on peut espérer la terminaison par résolution. Le 10, ballonnement du ventre, vomissements, douleurs. Le 15, on constata fluctuation. La tumeur atteignait la ligne ombilicale. Le 24. Incision de 6 centimètres au-dessus de la moitié externe de l'arcade de Fallope. Il faut aller très loin pour trouver la collection qui paraissait très superficielle. 1 litre 1/2 de pus verdâtre, crémeux, fétide. Un gros drain. Lavage. Pansement à la gaze de Lister. Pas de drainage vaginal. 2 mai, il se fit un peu de rétention dans un diverticule ; on dut remettre un drain. Le 24, règles. Le 30, la malade se lève. Guérison.

7° Pelvi-péritonites traitées par l'incision vaginale

520. — Lanchlan Aitken. *Edinb. obst. Soc.*, 1869-70-71, p. 81. — *Pelvi-péritonite suppurée.* — M. H..., 39 ans, IVpare. Entre à l'hôpital le 6 mars 1869. Avortement et hémorrhagies consécutives 4 semaines auparavant. Hémorrhagies cessent le 25 mars. Mais alors elle éprouve des douleurs dans la région sus-pubienne. Quelques jours après, par le toucher, on sent une tumeur dans le cul-de-sac postérieur. Cette tumeur augmente et devient sensible à la palpation abdominale. Toucher : Utérus refoulé contre la symphyse. 5 avril, ponction exploratrice puis incision derrière le col utérin. Issue d'une pinte et demie de pus. Diminution de la tumeur. Guérison le 1er mai 1869. Utérus fixé, en antéflexion.

521. — Cleveland. *Am. J. of obst.*, 1888, p. 717. Discussion à l'Obst.Soc. of New-York à propos du cas de Makenzie. — Ablation du col pour épithélioma probable. Le péritoine est ouvert sur une étendue de 1 pouce 1/2. Suture des bords. Comme il s'écoule du sang, drain en gomme et lavage à l'eau bouillie. Au bout de 34 heures, douleurs. Au 10e jour il enlève les fils et trouve un abcès. Incision et drainage. Guérison.

522. — Demarquay. *Gaz. des hôpitaux*, fév. 1857, n° 17, p. 66. — *Phlegmon péri-utérin. Pelvi-péritonite.* — 36 ans. Mariée à 26 ans. Pelvi-péritonite. Premiers rapports très douloureux. Peu de jours après son mariage, obligée de garder le lit. Sept mois malade ou souffrante. Depuis cette époque, elle a eu à 3 reprises des accidents semblables. Depuis 2 ou 3 ans, elle souffre habituellement du bas-ventre. 17 août 1856 : dans la nuit, très vive douleur qui augmente dans la journée et s'accompagne de quelques vomissements. Les 19, 20, 21, douleurs très vives, vomissements. Le 22, ventre gros, sensible dans la partie sous-ombilicale, utérus immobilisé, très douloureux. « On a la sensation d'une masse compacte remplissant le petit bassin. Tuméfaction dans les fosses iliaques. Les phénomènes douloureux augmentent. » Le 31. Ponction et incision par le vagin, cul-de-sac postérieur. Pus fétide. 15 septembre, tout écoulement purulent a cessé. La malade sort guérie.

523. — Matth. Duncan. *Med. Times and Gaz.*, 1879, t. I, p. 112. — B..., mariée depuis 4 ans; Ipare, pas de fausse couche. Accouchement il y a 4 mois. Un mois après l'accouchement, douleur dans le bas-ventre. Constipation. Miction douloureuse. Tumeur dans le bassin du volume d'un utérus gravide de 4 mois. Utérus refoulé contre le pubis par la tumeur. Incision vaginale, cul-de-sac postérieur. Écoulement d'une pinte de sérosité trouble. La tumeur disparaît. Dix jours après l'incision, on sent seulement une induration dans le cul-de-sac postérieur. L'utérus est fixe. Sort quelques jours après.

524. — Hegar et Kaltenbach, p. 461. — Péritonite. Kaltenbach incisa, deux mois après l'accouchement, un volumineux abcès intra-péritonéal qui avait fortement repoussé la paroi postérieure du vagin contre la symphyse, et qui, par la compression exercée sur l'urèthre, avait donné lieu à de la rétention d'urine. Un verre de pus. Drainage avec des canules de gomme ou de verre.

525. — Stacey S. Burn. *The Obs. Jour.*, n° 63, p. 169, 1878. — *A case of serous perimetritis.* — B..., mariée il y a 4 ans. Un enfant il y a 4 mois. Pas de fausse couche. 1 mois après son accouchement, douleurs hypogastriques, miction difficile. Palper: Tumeur abdominale de la grosseur d'un utérus gravide de 4 mois. Toucher: Bassin occupé par une masse globuleuse élastique. Utérus refoulé contre la symphyse. Incision vaginale, cul-de-sac postérieur. Il sort une pinte de liquide trouble, non purulent. La plaie se ferme en 8 jours. Guérison en 15 jours. Reste une induration dans le cul-de-sac postérieur.

8° Pelvi-péritonites traitées par la laparotomie

526. — Buckmaster. *Am. J. of med. Sc.*, 1887, p. 467. Case XII. — Abdominal abscess. Laparotomie. Ouverture de l'abcès. Suture à la paroi. Drain. Guérison.

527. — Chapman. *Edinb. med. J.*, 1886, 1887, p. 608. — F..., 27 ans, pas d'accouchement. Pelvi-péritonite qui amène la formation d'une tumeur dans le côté gauche. La ponction faite par la paroi abdominale ramène du pus. Comme l'état ne s'améliore pas, nouvelle ponction par le vagin, il vient encore du pus. Bientôt après, l'état s'aggrave. Macdonald fait la laparotomie et enlève avec beaucoup de difficultés, en raison des adhérences, les trompes dilatées et une partie des ovaires. Guérison.

528, 529, 530, 531. — Eastman. *Am. J. of obst.*, 1888, p. 920, 921. — Cas III. Péritonite chronique amenant de graves coliques. Cavité abdominale remplie de produits inflammatoires, réunissant en plusieurs endroits l'intestin gros et grêle en une masse commune. Obstruction intestinale complète pendant 10 jours. Séparation des adhérences des intestins. Ablation d'une grande quantité de pus comprise entre les anses intestinales. Drainage. Paroi de l'abcès suturée à la plaie abdominale. Guérison complète. — Cas V.

Péritonite chronique étendue. Age, 42 ans. L'abdomen est presque aussi distendu qu'au terme de la gestation. Cinq cavités purulentes entre les anses intestinales, contenant en tout un quart de pus. Deux cavités communiquaient par une ouverture commune avec la flexure sigmoïde du côlon à travers laquelle le pus s'était écoulé depuis le dernier mars. Séparation des adhérences en quelques points sur 8 pouces de long. Suture à la plaie. Lavage de la cavité, saupoudrée avec l'iodoforme. Drain en verre dans l'ouverture sinueuse, en bas dans le côlon. Écoulement fécal à travers le tube à drainage et pendant plusieurs semaines après son ablation. La malade guérie, retourne chez elle à Worthington, le 17 décembre 1887. — Cas VII. Péritonite. Adhérences étendues à presque tous les organes pelviens. Distension de l'abdomen comme par un kyste de l'ovaire de 15 livres. Séparation des adhérences donnant issue à 3 pintes de pus des différentes cavités formées par les intestins adhérents. Guérison. — Cas VIII. Pelvi-péritonite englobant tous les organes pelviens. 3 ouvertures sinueuses dans et auprès du rectum et une dans le vagin. Ouverture de l'abdomen la nuit, à la lumière d'une lampe à huile (c'était un cas d'urgence), cavité dans le ligament large. Drainage. Guérison.

532. — Galabin et Griffith. *Obs. Trans.*, vol. XXIX, 1887, p. 150. — Dr Galabin appuie l'opinion du Dr Griffith quant à la difficulté de diagnostiquer une périmétrite antérieure, d'un kyste de l'ovaire enflammé occupant le siège. Il cite le cas d'une malade envoyée à Guys hospital avec le renseignement qu'elle avait subi une ponction pour une tumeur ovarienne et que le liquide s'était reformé. On pensa que c'était une tumeur ovarienne non enlevable et on fit une incision de la poche dont on fixa les lèvres à la paroi abdominale. Peu après, il sortit des aliments. L'autopsie révéla un pseudokyste formé par des adhérences péritonéales. Il y avait une fistule avec l'estomac.

533. — Munde. *Am. J. of obst.*, 1888, p. 25. — S. R..., 32 ans, mariée, 5 enfants. Abcès intra-péritonéal encapsulé. Drainage. Mort. Cas très mauvais. Irrigations chaudes intra-péritonéales. Shock. Rupture de l'abcès. Affaiblie avant l'opération. Pas de détails sur l'opération.

534. — Playfair. *Brit. med. J.*, 1883, p. 455. — *Abdominal section for puerperal peritonitis*. — F..., 26 ans. Accouchée le 5 décembre. Sort de l'hôpital le seizième jour. Bientôt signes de péritonite qui s'aggravent jusqu'au 11 janvier. On constate un épanchement péritonéal considérable : pleurésie sèche et péricardite. Ces dernières complications s'amendent considérablement. Première ponction le 16 janvier, 72 onces de pus. Deuxième ponction le 11 février. Troisième ponction le 24 février. Le 7 mars. Laparotomie. Gros drain. Guérison. Le 25 mars, la plaie est complètement fermée, la malade sort.

535. — Quénu. *Soc. de chir.*, 12 déc. 1888, p. 965. Obs. V. — Inflammation péri-utérine. Abcès pelvien. Ouverture et drainage par la laparotomie. Guérison. Opération. Guérison définitive encore incomplète. Il y a 2 ans, 3 jours avant l'époque présumée de ses règles, la malade a été prise de frissons répétés avec douleurs abdominales diffuses. Séjour à Cochin. Le 11 juillet dernier, douleurs déchirantes dans l'abdomen, frissons répétés, vomissements, entre dans le service de M. Lacombe, à Bichat. Pus dans les selles le 25 juillet. Le 20 août, passe en chirurgie. La malade continue à rendre du pus dans les selles. Tumeur dure et mate qui remplit toute la fosse iliaque droite, remonte jusqu'à l'ombilic et descend dans le petit bassin. On diagnostique : péritonite enkystée d'origine salpingitique. Laparotomie le 11 septembre. J'ouvre une série de loges kystiques qui renferment du liquide citrin à peu près transparent ; une fois ces loges affaissées, je m'efforce en vain, pendant une demi-heure, de trouver les trompes et les ovaires. Je réussis à ouvrir du côté droit un petit abcès placé tout contre le rectum et peut-être contenu dans la cavité tubaire et je me résous à contre-cœur à fermer le ventre sans avoir pu enlever les annexes. Deux gros drains. Le 29, en faisant le 2e pansement, nous constatons de la suppuration et une odeur fécaloïde du pus ; 2 grammes de naphtol à l'intérieur et pansement quotidien. Le 3 octobre, pus dans les garde-robes. Les drains abdominaux chassés par les cicatrisations ont dû être raccourcis successivement. Ils ont été supprimés le 17 octobre. 20 novembre. La malade continue à rendre de temps en temps un peu de pus par les selles. Elle ne se lève pas encore. La température subit de temps en temps des poussées à 38°,3. Aucune tumeur ne se sent par le palper abdominal. Ventre souple et indolent.

536. — Robert. *Med. News*, 25 décembre 1888, p. 701. — *Péritonite purulente. Laparotomie. Guérison.* — F..., 24 ans. Prise de violentes douleurs abdominales il y a 8 semaines. Depuis 3 semaines ne prend que des aliments liquides. Pas de vomissements. Pas d'abaissement de température. Fièvre vive, adynamie, cuisses fléchies sur l'abdomen. On perçoit du côté gauche une tumeur arrondie du volume d'une tête de fœtus. Laparotomie. Apparaît une tumeur liquide dont on retire par la ponction 5 ou 6 onces de pus fétide. Tout le côté gauche de la cavité est occupé par une masse formée de viscères cimentés par des néomembranes inflammatoires et formant paroi à un grand nombre de petites cavités pleines de pus. On ne peut déterminer le point de départ de la tumeur. Comme il est impossible d'énucléer le kyste et de détruire les adhérences, on se borne à curer la cavité de la poche et à laver soigneusement le péritoine avec une solution de sublimé au 1/5000. Deux drains. Suture. Guérison.

9° Pelvi-péritonites incisées par la voie parapéritonéale

537. — Quénu. Th. de Monprofit, p. 126. — *Tubo-ovarite avec péritonite simulant un phlegmon du ligament large.* — Pelvi-péritonite. Périsalpingite. Périovarite. Ouverture de l'abcès périsalpingitique et périovarien par la voie sous-péritonéale. Lavage et drainage. Guérison.

538. — Lusk. *N.-York med. J.*, 1881, t. 33, p. 253. — F..., jeune. Cinq ans auparavant, Lusk lui avait enlevé un polype fibreux utérin. Un an après, même opération. Métrorrhagies. Depuis quelque temps, douleurs abdominales. On sent aux anses de l'utérus une tumeur qui est prise pour un fibrome. Utérus mobile. Dilatation de la cavité utérine. Brusquement elle est prise de douleurs abdominales et meurt 3 jours après l'ablation de la tente. La tumeur rétro-utérine était un abcès. On ne put trouver de trace des ovaires. Pas de péritonite généralisée. Adhérence des anses intestinales vers l'utérus. Le siège exact de la tumeur n'est pas indiqué.

VI. — Hématocèles suppurées.

1° Hématocèles spontanément ouvertes

539. — Chassaignac. *Traité de la suppuration*, t. II, p, 464. Obs. 531. — *Hématocèle rétro-utérine suppurée.* — Tranchant, Joséphine, 38 ans, entre à Lariboisière le 4 novembre 1857. La malade est atteinte d'une tumeur fibreuse, siégeant dans l'épaisseur de l'utérus, ayant déterminé des métrorrhagies. A la suite de fatigue, hématocèle rétro-utérine. Toucher : Empâtement des culs-de-sac. Utérus immobilisé en rétroversion. Tumeur dans le cul-de-sac postérieur. 6 novembre, issue de pus par l'anus. Par le toucher rectal, on sent une ouverture à la paroi antérieure du rectum. 31 décembre, il y a un peu d'écoulement purulent par le rectum.

540. — Chassaignac. *Traité de la suppuration*, t. II, p. 463. Obs. 530. — *Hématocèle rétro-utérine suppurée.* — Aubert, Louise, 27 ans, entre le 6 novembre 1857 à l'hôpital Lariboisière. Bien réglée, nullipare. Il y a 3 mois, après une frayeur, suppression brusque des règles. Tumeur abdominale incisée. Issue de sang avant le 6 novembre 1857. Abdomen ballonné. Vessie refoulée en avant ; tuméfaction dure, résistante au-devant de l'utérus. Le 12 novembre. Écoulement de sang et de pus par l'incision. Mort le 27 novembre. *Autopsie :* Collection purulente dans la fosse iliaque droite. Adhérences des anses intestinales entre elles, utérus libre par sa face postérieure, adhérent à la vessie par sa face antérieure. Perforation du cæcum, à quelques centimètres au-dessus de la valvule iléo-cæcale.

541. — Jousset. Th. Paris, 1883. Obs. XXII, p. 141. — *Hématocèle consécutive à une pelvi-péritonite avec coïncidence d'une poche purulente.* — M. D..., 45 ans, Ipare. Quelque temps après son accouchement, deux péritonites. Leucorrhée abondante. Cautérisation avec la pâte de canquoin (29 août 1874). Pas de douleurs abdominales très violentes. A la fin de septembre, issue de pus par le rectum. 8 novembre, tumeur hypogastrique du volume de deux poings. Fièvre. État actuel : 12 novembre. La tumeur occupe la région hypogastrique débordant à droite. Toucher : Col utérin appliqué contre le pubis : en avant de lui, tumeur globuleuse occupant le cul-de-sac vaginal postérieur et les deux culs-de-sac latéraux, dure et résistante. La partie centrale de la tumeur est fluctuante. Pas de pus dans les selles. Le 6 décembre, ponction vaginale. Issue de sang en petite quantité. 15 jours après la ponction, issue de pus par le rectum ; diminution de la tumeur hypogastrique ainsi que de la tumeur située à droite du col. Le cul-de-sac postérieur reste dans le même état. L'écoulement purulent par le rectum persiste jusqu'au mois de mai. L'écoulement purulent par l'utérus dure encore plus longtemps. Guérison en 1877.

542. — Jousset. Th. Paris, 1883. Obs. XXIII, p. 144. — *Hématocèle consécutive à une pelvi-péritonite subaiguë. Suppuration. Guérison.* — La nommée B..., 40 ans, entre le 17 février 1882 à la Charité, salle St-Basile, service de Bernutz. Réglée à 12 ans 1/2. Refroidissement au moment des premières règles, reste 18 mois sans revoir ses règles. A 18 ans, fausse couche de 3 à 4 mois à la suite de laquelle elle paraît avoir eu une pelvi-péritonite. A 34 ans, 1876, nouvelle péritonite ; reste 3 mois à St-Louis. Rentre 10 mois après à l'Hôtel-Dieu pour une péritonite. Un an après rentre de nouveau dans le même service pour une péritonite. Depuis sa sortie de l'Hôtel-Dieu, c'est-à-dire depuis 3 ans, santé régulière ; ses époques étaient un peu en retard. Les dernières règles ont eu lieu le 25 janvier 1882. Le 10 février, douleurs abdominales à la suite de fatigues. Le 17, abdomen douloureux, miction pénible. Le 18, toucher : Col très abaissé, tumeur dans le cul-de-sac latéral gauche et la moitié gauche du cul-de-sac postérieur. Tumeur dure et douloureuse. La tumeur remonte jusqu'à deux travers de doigt au-dessous de l'ombilic. Le 27. Issue de pus par le rectum. La tumeur vaginale a diminué ; la tumeur hypogastrique augmente.

543. — Aug. P. Clarke. *The J. of Am. med. assoc.*, 16 janvier 1886, p. 57. Obs. II, p. 58. — M. L..., 16 ans, non mariée, s'expose au froid à la fin de ses règles ; frissons, fièvre et douleurs assez vives. Le 29 septembre, les douleurs siègent surtout du côté du rectum et du périnée. 1er octobre, écoulement d'un pus fétide par le vagin. Orifice en arrière et à droite de l'utérus. Guérison. Après la guérison, l'utérus était entraîné à droite. La malade est devenue enceinte, mais est morte d'urémie.

544. — Figari. Th. Paris, 1884, p. 56. Obs. I. — D..., Aimée, 30 ans. Entre à Necker le 12 décembre 1883, salle Ste-Thérèse. Ipare, bien réglée, mais règles toujours un peu douloureuses. Début le 27 octobre par des douleurs abdominales au moment des règles qui ne parurent pas. Tuméfaction à gauche remontant à 4 travers de doigt au-dessus du pubis. Toucher : Tumeur molle, fluctuante, dans le cul-de-sac postérieur et les culs-de-sac latéraux. Le 26 décembre, la malade présentait des symptômes de fièvre suppurative. M. Trélat fait une incision vaginale. Sang en caillots, pas de pus. Le pus s'écoule quelques jours après. Guérison le 7 février.

545. — Lyman. *Boston M. and S. J.*, 1882, t. 106, p. 196. — O'C..., 32 ans, mariée, entrée à l'hôpital le 18 décembre ; 4 enfants, le dernier il y a 4 mois. Il y a trois mois, douleurs vives dans le ventre, frissons. (Accidents ayant commencé brusquement.) C'était au moment de ses règles qu'elle avait pour la première fois depuis l'accouchement. Ménorrhagies, 3 semaines. A ce moment on trouve une tumeur mollase dans le cul-de-sac postérieur. Ponction, issue de sang, le 19 décembre. Le 22, agrandissement de l'ouverture. Le jour suivant il s'écoule du pus. Le 11 janvier, après une injection, collapsus, douleurs violentes, mais qui ne durent que quelques jours. Sort guérie le 23 janvier.

546. — C. T. Parke. *Gyn. Soc. of Chicago*, 16 juillet 1886. *Am. J. of obst.*, 1886, p. 1177. — Hématocèle. Symptômes de suppuration ; petits frissons ; élévation de température. Incision au thermocautère par le vagin. Drainage. Diminution de la douleur. Lavages quotidiens. La masse diminue au point qu'elle était juste perceptible au-dessus du pubis. Alors les frissons disparaissent et après un mois ou six semaines de douleurs, la malade meurt de septicémie. On n'avait pas fait d'antisepsie.

2° Hématocèles traitées par la ponction

547. — T. D. Fitch. *Gyn. Soc. of Chicago*, et *Am. J. of obst.*, 1886 p. 1175. — *Hématocèle.* — Femme qui présentait les symptômes d'une cellulite terminée par suppuration. Il y avait une tumeur molle et fluctuante. L'aspirateur fut employé et une petite quantité de pus avec une grande quantité de sang en désintégration s'écoula. Aucune espèce d'injection ni de lavage. Pas de drain. La femme a guéri.

548. — A. Morris. *Boston med. and surg. J.*, 1885, t. 112, p. 243. — *Hématocèle.* — X..., 33 ans. IIIpare, le plus jeune enfant a 3 ans. Dysménorrhée. Bonne santé jusqu'à il y a 2 mois pendant lesquels elle n'a pas vu ses règles. Le 16 mars 1877, douleurs vives dans le bas-ventre, puis tous les symptômes d'hémorrhagie. Le 18 mars, on constate une tumeur en arrière de l'utérus et s'étendant en haut jusqu'à l'ombilic. Utérus fixé. Le 6 avril, aspiration, 3 pintes de sang liquide sentant l'hydrogène sulfuré. Le 18, nouvelle ponction, liquide fétide. Le 20, ponction, 2 onces de liquide trouble. Le 28, utérus mobile. Guérison à la fin du mois de mai.

549. — Morris. *Brit. med. J.*, t. II, p. 146. — Elisabeth W..., 32 ans. Entre à l'hôpital le 20 août 1874. Douleurs dans le bas-ventre, une semaine avant son admission, douleur subite dans le côté gauche. Trois jours après, tumeur du côté gauche. Elle avait eu ses règles huit jours avant cet accident et elle était bien réglée ordinairement. Tumeur abdominale, s'étendant depuis le pubis jusqu'à un pouce et demi de l'ombilic. Toucher : Utérus immobilisé. Cul-de-sac peu œdémateux. Le 15 septembre. Symptômes de péritonite qui cèdent rapidement. Le 7 octobre, fièvre. Le 2 janvier, la tumeur devient fluctuante, la température élevée. Le 3 janvier, ponction aspiratrice par la paroi abdominale, 37 onces de pus. Amélioration, mais cependant on est obligé de faire une nouvelle ponction le 27 janvier. On retire 31 onces de pus. 3 août 1875 la tumeur n'existe plus, mais les règles sont douloureuses.

550. — J. Scott (San-Francisco). *Pacific med. and surg. J.*, 1878, novembre. *Cent. f. Gyn.*, 1879, t. 3, p. 380. — *Hématocèle suppurée.* — F..., 23 ans, régulièrement menstruée depuis 13 ans. Règles pour la dernière fois en avril 1877. Dans cette dernière période, règles interrompues par un bain. Quelques jours plus tard, douleurs abdominales puis développement d'une tumeur abdominale, ronde et dure, qui atteint son maximum en 3 semaines. Fièvre, sueurs nocturnes, langue sèche, soif, selles régulières, aménorrhée, amaigrissement. Tumeur de la grosseur d'un utérus au 6e mois, immobile ; fluctuation profonde. Col fermé, pas de signes de grossesse. Hystérométrie impossible. Diagnostic : Hématomètre par atrésie de l'orifice du col. L'auteur introduit un gros trocart par l'orifice externe ; il sort 7 litres de pus infect. Mais l'hystérométrie devient possible (2 pouces 1/2), et on constate que le trocart a passé au travers de la lèvre postérieure. Quatre jours plus tard, nouvelle ouverture de l'abcès, 4 litres de pus. Lavage. Drainage. Guérison. L'auteur pense qu'il s'agissait d'une hématocèle extrapéritonéale.

3° Hématocèles traitées par l'incision abdominale

551. — Lawson Tait. *Med. chir. Trans.*, 1880, p. 306. 2e observ., p. 311. — *Hématocèle suppurée du ligament large.* — F..., 45 ans. Pas de grossesse (2 fausses couches douteuses, 19 ans avant). 8 mois avant, symptômes ressemblant à ceux d'une hématocèle. Depuis amaigrissement, perte d'appétit. soif, sueurs nocturnes, élévation de température. Utérus fixé par une masse qui occupe le ligament large gauche et une partie du droit. La masse du côté gauche entoure le rectum et détermine un rétrécissement prononcé, « ce qui est fréquent dans les hématocèles du ligament large gauche ». Pas de fluctuation appréciable, mais les symptômes dénoncent la présence du pus. Laparotomie. Les deux feuillets péritonéaux sont adhérents, si bien que la cavité péritonéale n'est pas ouverte. Large abcès derrière la base de la vessie. Son principal siège est entre la vessie et l'utérus, mais il s'étend jusque derrière le rectum. Le fond et la partie postérieure de l'abcès sont formés de caillots organisés, ce qui prouve qu'il a eu pour origine une hémorrhagie dans le ligament large. Tube en verre. 11 jours après, tube métallique de Chassaignac. Ce dernier est définitivement enlevé le 26e jour. La malade rentre chez elle le 30e jour, complètement guérie.

552. — Terrillon. P. 345. — I. *Hématocèle suppurée.* — F..., 24 ans. Depuis 20 jours, volumineuse hématocèle péri-utérine. Signes de suppuration depuis le 8e jour. « La malade était tellement affaiblie que l'opération était urgente. Comme la tuméfaction semblait très nette au niveau du bord supérieur de l'arcade de Fallope, j'allai à la recherche du liquide, directement à travers la paroi abdominale, sans décoller le péritoine à ce niveau. Je tombai dans une poche remplie de sang à demi purulent; elle en contenait au moins 700 grammes. Cette cavité était limitée par les anses intestinales agglutinées entre elles et formant des bosselures manifestes en avant et en arrière. » Lavage au sublimé à 1/2000. 2 tubes à drainage. Guérison en 32 jours.

553. — Terrillon. P. 345. — II. *Hématocèle.* — Incision en dedans de l'épine iliaque. « Évitant d'ouvrir le péritoine, je le décollai du tissu cellulaire sous-jacent; passant ensuite au-dessus et en dedans des vaisseaux iliaques, j'arrivai sur le tissu épais qui entourait la collection sanguine. J'attaquai donc celle-ci par son côté externe. Ponction. Incision. L'ouverture était assez large pour passer deux doigts. Avec des éponges, je nettoyai avec soin cette cavité, en raclant et en essuyant fortement ses parois tomenteuses, après les avoir lavées abondamment. Guérison en 40 jours.

4° Hématocèles traitées par la laparotomie

554. — W. Tulent. *Edinb. obst. Trans.*, 1886-1887, p. 153. (S. de Simpson.) — *Hématocèle suppurée ; incision vaginale par la laparotomie. Guérison.* — M. A..., 29 ans, entrée le 19 janvier 1887. Le 14 janvier 1887, douleur subite dans le bas-ventre et en même temps elle rend par le vagin une quantité notable de sang rouge. Quelques jours après, au toucher, on constate une tuméfaction dans le cul-de-sac postérieur. Le 6 mars, Simpson incise la tumeur par le vagin avec le thermocautère. Issue de sang mélangé de pus. Le 20 mars, 14 jours après l'incision, symptômes de péritonite. Simpson fait la laparotomie. Drainage abdomino-vaginal. Guérison. (Hématocèle intrapéritonéale, entourée d'une poche épaisse.)

555. — Croom. *Edinb. obst. Trans.*, 1886-1887, p. 24. — *Laparotomy for purulent peritonitis the result of hœmatocele.* — M. M..., 32 ans, Ipare. Douleur vive brusque le 6 janvier 1885. On pense à la dysménorrhée. Dans la nuit du 10 janvier, la malade tombe dans le collapsus. Tumeur dans l'abdomen, mate à la pression. Elle a ses règles le 11 janvier ; elles durent 36 heures. Le 29 janvier, abdomen distendu ; symptômes de péritonite purulente. Aspiration : 4 pintes 1/2 de liquide séro-purulent. 7 février, 2e aspiration : même quantité de pus. Le 24 février, avec le professeur Chiene, laparotomie. On retire 2 quarts de pus. Lavage du péritoine avec la solution phéniquée. Suture. Drainage de l'angle inférieur de la plaie. Guérison complète.

556. — Clinton Cushing. *Pac. med. and surg. J.*, 1888, p. 199. — *Hématocèle suppurée.* — Ponction, incision, drainage par le vagin n'amenant aucune amélioration. Laparotomie. Suture. Drainage. Guérison.

557. — W. Duncan *Cambridge medic. Society*, 3, XII, 1886. *The Lancet*, 1887, 15-1, nº 3, vol. 1, p. 126. *Obst. Trans. London*, vol. 28, p. 210. — F..., 26 ans. 3 accouchements, le dernier il y a 2 ans. Tumeur dans le bassin qui résiste à tous les traitements et détermine de vives de douleurs. Bland. Sutton fait la laparotomie. On trouve une hématocèle dont les parois sont formées par l'épiploon. L'ovaire droit contenait un kyste rompu, gros comme une noix, qui avait déterminé l'hématocèle. Ablation de l'ovaire gauche. Guérison.

558. — W. W. Seymour. *Am. J. of obst.*, 1888, p. 927. — *Hématocèle extra-péritonéale suppurée. Laparotomie.* — 37 ans, pas d'enfant. Cellulite (?) 4 ans avant (1883). En 1886, nouvelle crise. Le 17 mars 1887, à la fin de la période menstruelle, atroces douleurs dans le côté droit. Formation rapide d'une tumeur. Élévation de température. Tumeur qui s'étend depuis deux travers de doigt au-dessous du rebord des côtes ; du côté droit dans la ligne axillaire obliquement en bas ; au travers de l'abdomen jusqu'au milieu du ligament de Poupart du côté gauche. La partie gauche était très dure, mais la droite manifestement fluctuante. Tumeur immobile. Toucher : Le ligament large gauche était contracté et dur au voisinage du col, le droit paraissait proéminent et légèrement fluctuant. Seymour diagnostique : hématome suppuré, peut-être compliqué d'un kyste enflammé ou de salpingite. Le médecin tenait pour le diagnostique d'hydronéphrose. 5 mai 1887. Laparotomie. Une incision fut faite de trois pouces de large, un peu plus rapprochée de l'ombilic que du pubis. Trouvant la tumeur partout adhérente à la paroi abdominale, j'étendis l'incision en haut d'un pouce et j'ouvris la cavité abdominale. Introduisant deux doigts, je trouvai des adhérences si solides et si étendues que je suturai le sac à la paroi. Tube en verre, auquel fut substitué plus tard un tube en caoutchouc. Irrigation quotidienne. En six semaines le sac était réduit à un étroit sillon. Quelques semaines plus tard, il était complètement fermé.

559. — Lawson Tait. *Med. chir. Trans.*, 1880, p. 306. 1re obs., p. 310. — *On the treatment of pelvic suppuration by abdominal section and drainage.*

Hématocèle extra-péritonéale. — F..., 22 ans. Mariée depuis 9 mois. Menstruations toujours trop fréquentes et trop abondantes. Arrêt brusque des règles 6 semaines avant, douleur abdominale, « principaux symptômes de l'hématome extra-péritonéal ». Quelques jours après, frissons, élévation de température. Large tumeur fluctuante, adhérente à la partie postérieure de l'utérus, allant d'un côté à l'autre, s'élevant à moitié chemin de l'ombilic. Plafond pelvien, dur et fixe. Pas de fluctuation de ce côté. Diagnostic : kyste paraovarique ou bien hématocèle suppurée. Laparotomie. On trouve une large cavité contenant 2 pintes de pus fétide, mêlé de caillots décomposées. Nettoyage. Suture des parois de la poche à la paroi abdominale. Drainage avec tube en verre de Kœberlé, 5 pouces. 10 jours après tube en verre de 3 pouces. La semaine suivante, tube en caoutchouc. La malade se lève le 30e jour après l'opération, 10 jours après, elle rentre chez elle. Abcès cicatrisé.

560. — LAWSON TAIT. *Med. chir. Trans.*, 1880, p. 306. 3e observ., p. 312. — *Hématocèle suppurée du ligament large.* — Pas d'âge. Le diagnostic d'hématocèle avait été fait quatre semaines avant. Symptômes de suppuration. Laparotomie. Nettoyage de l'abcès. Suture de l'abcès à la paroi. Tube en verre. 8 jours après, tube métallique qui est enlevé le 12e jour. La malade sort complètement guérie 33 jours après son admission.

561. — LAWSON TAIT. *Med. chir. Trans.*, 1880, p. 306. 4e observ., p. 312. — *Hématocèle de la fosse rectale.* — Mary Ann. B..., 30 ans. Mariée depuis 8 ans. 4 enfants, le plus jeune de 15 mois. A été vue d'abord le 12 décembre par le docteur H. Wright. La malade avait ressenti environ 5 semaines avant une violente douleur qui n'a pas cessé. Le Dr Wright constata la présence d'une large tumeur derrière l'utérus et diagnostiqua : hématocèle. Environ 15 jours avant de se présenter à Lawson Tait, fièvre, sueurs nocturnes, soif, douleur écrasante. Suppuration. Examen sous l'éther. Laparotomie le 22 décembre. Large tumeur contenant du sang altéré. La cavité est limitée par le soulèvement du feuillet postérieur du ligament large, le rectum étant jeté en avant et avec lui tous les gros vaisseaux des deux côtés jusqu'à la bifurcation de l'aorte. Le péritoine en avant plongeait très bas, si bien qu'on l'aurait ouvert, si on avait essayé d'atteindre la tumeur par le vagin. Nettoyage. Drainage. Fermeture de la cavité péritonéale. 2e jour. Température 40°. La température ne tombe à 37°, que le 10e jour, c'est-à-dire le 31 décembre. Ablation du tube le 10 janvier. Le 17, la plaie était complètement guérie. La malade quitte l'hôpital le 26. Revue le 26 février, très bien portante.

562. — LAWSON TAIT. *Med. chir. Trans.*, 1880, p. 306. 5e observ., p. 313. — *Hématocèle suppurée de la fosse rectale.* — Ann. S..., 28 ans. 3 enfants, le plus jeune a 3 ans. Il y a environ 4 mois, symptômes ressemblant à ceux d'un épanchement de sang dans le ligament large. Elle peut encore aller et venir pendant un mois. Reste au lit les 3 derniers mois. Dr Gordon reconnaît la présence d'une tumeur pelvienne derrière l'utérus. Pas de fluctuation. Laparotomie le 5 janvier. Cas semblable au précédent (4e observation). Guérison rapide. Quitte l'hôpital le 17 janvier. Complètement rétablie avant la fin de février.

563. — LAWSON TAIT. *Med. chir. Trans.*, 1880, p. 306. 6e observ., p. 314. — *Hématocèle suppurée.* — F. H..., 29 ans. Mariée à 18 ans, un enfant dans l'année, n'est plus jamais devenue enceinte. Vue pour la 1re fois par Lawson

Tait le 15 janvier 1879. Environ 9 semaines avant, la malade étant en voiture découverte par un jour très froid pendant ses règles, fut prise subitement d'une violente douleur abdominale, et l'écoulement s'arrêta. Depuis, la douleur n'a pas cessé ; les règles sont revenues 2 fois avec une grande abondance, et pendant l'écoulement, la douleur était moindre. Depuis 3 semaines, sueurs nocturnes, syncopes, perte d'appétit, hecticité. La tumeur enveloppe tous les organes pelviens, dans une masse d'une dureté cartilagineuse. La vessie est repoussée en avant, le rectum est cerclé par un anneau dur. On ne peut sentir de fluctuation. Hématocèle suppurée. Laparotomie le 21 janvier. Le feuillet postérieur du ligament large était complètement soulevé au-dessus du vagin, et de même le feuillet antérieur. La base de la vessie paraissait former la limite antérieure de la tumeur. A partir de ce point, elle s'étendait au niveau du détroit du bassin et sa limite postérieure était la bifurcation de l'aorte. Ponction avec l'aiguille aspiratrice. Évacuation de la moitié d'un quart, mélange de pus et de caillots. Incision de la poche à partir de la ponction d'avant en arrière. On constate que le plancher est formé d'une couche épaisse de caillots feuilletés, durs. Suture de la poche à la paroi. Drainage. Tube de verre. La température ne dépasse pas 37°. Plus de sueurs. L'appétit revient. 12e jour, tube métallique. Ablation du tube le 15e jour après l'opération. Le 24e jour, la cicatrisation est presque complète. Quitte l'hôpital le 27e jour. L'utérus est encore fixé et il restera ainsi quelques années. Le 30 mars, la malade fait savoir par lettre qu'elle est en parfaite santé. *Conclusion:* « La laparotomie, dans ces cas, n'est ni difficile, ni dangereuse. La guérison est ainsi rendue plus certaine et plus rapide. A l'avenir, chaque fois que je penserai qu'un abcès ne peut être ni atteint, ni vidé d'une manière satisfaisante par en bas, je proposerai l'incision exploratrice. »

VII. — **Phlegmons.**

1° Phlegmons spontanément ouverts dans le péritoine

564. — Chassaignac. *Traité de la suppuration*, t. II, p. 463. — A. Louise, 27 ans. Bien réglée, nullipare. Il y a 3 mois, suppression brusque des règles, et tumeur à la partie inférieure de l'abdomen. 6 novembre : tumeur refoulant la vessie en avant, tuméfaction dure, résistante, située au-devant de l'utérus, s'étendant à toute la moitié latérale inférieure droite de l'utérus. La tumeur qui avait été incisée donna issue à du pus. Mort le 27 décembre. *Autopsie:* Péritonite partielle. La collection occupe la fosse iliaque droite. Perforation à quelques centimètres au-dessus de la valvule iléo-cæcale. Il semble que le cul-de-sac vésico-utérin formé par le péritoine, se soit rompu et que l'épanchement ait pénétré dans l'abdomen.

565. — Gorecchi. *Soc. anatomique*, 1870, p. 383. — *Abcès du ligament large. Mort subite.* — Femme accouchée il y a 6 semaines. Rentre à l'hôpital avec une tumeur de l'abdomen et des symptômes de péritonite. Mort subite. *Autopsie:* Dans la fosse iliaque se trouve une masse qui avait englobé toute la partie antérieure du ligament large gauche de ce côté et une partie des intestins ;

masse constituée par 3 poches purulentes dont l'une présentait une petite perforation. Péritonite récente.

566. — SMITH. *Maryland med. J. Baltimore*, 20 juin 1885, p. 151. — *Abcès du ligament large ouvert dans le péritoine. Mort. Autopsie.* — F...,26 ans. Tentative d'avortement (la malade se croyait enceinte). Métrorrhagies. Douleurs dans le bas-ventre. Examen. On trouve au niveau du col quelque chose de rugueux donnant au doigt la sensation d'un rayon de miel. Utérus normal et non sensible (pas de grosseur). 16 avril. Examen au spéculum. Hystéromètre 2 pouces 1/2. Tampon phéniqué sur le col. Amélioration. Le 19, frissons. Le 20, douleurs et fièvre. Le 21, frissons et fièvre. Sueurs. L'année précédente, elle avait eu une attaque de fièvre paludéenne. L'attaque présente fut traitée au sulfate de quinine et ne fut pas rapportée aux symptômes pelviens. Le 23 et le 24, amélioration. Le 28, se plaint de douleur dans l'hypochondre droit. Rougeur du col de l'utérus. Application d'acide phénique et de teinture d'iode sur le col de l'utérus. Injection d'eau chaude, opium, quinine. Brusquement, symptômes de péritonite. Mort le 5 mai. *Autopsie :* Péritonite généralisée. Vagin normal. Utérus 3 pouces 1/2, 2 pouces 1/2, 1 pouce 1/2. Trompe droite normale. Trompe gauche contenant du pus et du mucus. Ovaire droit, gros et œdémateux ; ovaire gauche, cicatrices et kystes folliculaires. Ligament large droit contenant un abcès de 1 pouce 1/2 de diamètre. Sa surface est adhérente à l'intestin et présente un épaississement et une ulcération.

567. — PÉROCHAUD. *Soc. anatom.*, 1837, p. 205. — *Psoïte consécutive à un accouchement.* — L'abcès occupait bien la fosse iliaque et la fosse lombaire. Rien dans le petit bassin. Seul fait intéressant : ouverture dans le péritoine. Mort immédiate.

2° PHLEGMONS SPONTANÉMENT OUVERTS DANS LE VAGIN

568. — AUGER. Th. de Paris, 1876, p. 54. Obs. II. — *Déchirure du col. Lymphadénite pelvienne inguinale et crurale. Suppuration. Ouverture par le vagin.* — F..., 32 ans, entrée dans le service de Siredey en juin 1876. Bonne santé antérieure. Réglée à 17 ans, régulièrement, 3 enfants, pas de fausse couche. Le dernier accouchement il y a 1 mois. 4 jours après, frissons, répétés plusieurs fois les jours suivants. Le lendemain, douleurs dans la fosse iliaque droite. Entre à l'hôpital à ce moment ; on ne trouve pas de tumeur. Écoulement vulvaire séro-sanguin fétide. Toucher : Utérus paraît normal. Tumeur ovoïde dans le cul-de-sac droit, faisant saillie dans le vagin, paraissant adhérente aux parois du bassin, douloureuse à la pression. La cuisse reste fléchie. Écoulement purulent par le vagin. 28 mars. Empâtement dans la région inguinale qui est douloureuse. Au-dessous de l'arcade crurale, dans le triangle de Scarpa, petite masse indurée et arrondie existant déjà depuis quelques jours et ayant cessé d'augmenter. 5 juin. Œdème de la région inguino-crurale. La tumeur de la cuisse semble se confondre avec la tumeur située au-dessus de l'arcade de Fallope. Le jour suivant, œdème à la jambe et au pied. 20 juin. Écoulement purulent considérable par le vagin. Soulagement. 6 juillet. L'œdème a disparu ; néanmoins il persiste une induration au-dessus du pli de l'aine.

569. — Bennet. *Lancet*, 1846, p. 181. — *Phlegmon du ligament large consécutif à une ulcération du col utérin.* — Femme ayant eu 7 enfants et 9 mois après le dernier un écoulement leucorrhéique très abondant, puis fièvre peu après et douleurs dans l'hypogastre et dans les reins. Règles douloureuses. Examen ; on posa le diagnostic : abcès pelvien. Elle me fut envoyée et je trouvai une grosse tumeur adhérente au côté gauche de l'utérus et bouchant le cul-de-sac latéral gauche du vagin. A droite rien, pas de fluctuation : tumeur douloureuse, col volumineux, induré avec une ulcération circulaire. Je pensai que j'avais affaire à un phlegmon du ligament large, provenant d'une métrite, partiellement vidé dans le vagin. La malade va mieux à la suite d'un traitement général. La tumeur diminua mais resta toujours douloureuse. Col de plus en plus gros et avec une large ulcération des 2 lèvres, cautérisation au nitrate de Hg. Nouvelle cautérisation le surlendemain, et alors la tumeur diminua et devint molle. Enfin guérit avec l'ulcération du col.

570. — Buch. *Charité Annalen,* p. 377. Obs. VI. — F. Nussenblatt, 25 ans. Un avortement sans accident. En janvier 1873, pessaire intra-utérin, qui n'empêche pas les excès de coït. Douleur violente dans le bas-ventre. Entre à l'hôpital le 6 février. Abdomen ballonné et douloureux. Tumeur fluctuante dans le cul-de-sac vaginal droit. Cette tumeur augmente et s'élève jusqu'à l'épine iliaque antérieure et supérieure du côté droit. Le 25 février, ouverture dans le cul-de-sac postérieur vaginal. La suppuration dure jusqu'au milieu de mars. Guérison.

571. — Aug. J. Clarke. *J. of Am. med. Assoc.*, 10 janvier 1886. Obs. V, p. 59. — Mrs. T..., 36 ans. Mariée depuis 18 ans. Pas de grossesse. Cellulite pelvienne consécutive à une tentative de dilatation du col de l'utérus. Tumeur en arrière et à gauche de l'utérus. La tumeur était placée haut et difficile à atteindre. Ouverture spontanée par le vagin. Guérison.

572. — Aug. J. Clarke. *The Journ. of the Amer. med. Associat.*, 10 janvier 1886, p. 57. — M. G. F. S..., 30 ans, mariée depuis 5 ans, n'a jamais eu d'enfant vivant. Le 28 avril 1876, la malade se plaint de douleurs dans la région de la vessie et dans l'aine gauche. Le 30 avril, la douleur s'irradiait du côté de l'ombilic, du périnée et des membres inférieurs. L'examen vaginal ne révèle rien. Les 5, 6 et 7 mai, douleurs intolérables, frissons et sueurs abondantes. On diagnostique : cellulite pelvienne avec formation probable d'un abcès. 16 mai, issue de pus par le vagin. Le 10 juin, la malade peut se lever. Le 15 juillet, tous les symptômes ont réapparu. Jusqu'au 30, écoulement mucopurulent par le vagin. Nouvelle attaque du 30 mars au 16 mai 1877. Nouvelle attaque en août 1877. Nouvelle attaque en avril 1878. Le 6 mai, on découvre par le vagin un point fluctuant. Ponction et incision ; écoulement d'une grande quantité de pus. Guérison. La malade paraît avoir eu dans la suite d'autres attaques.

573. — Dannion. Th. Paris, 1881, p. 26. Obs. I. — *Adéno-lymphite peri-utérine gauche. Suppuration. Septicémie. Mort. Autopsie.* — C. Anne, 26 ans. Entre à l'hôtel-Dieu, salle St-Maurice, nº 7, le 6 novembre 1876. Réglée à 17 ans. Ipare. Début 3 semaines avant son entrée à l'hôpital après travail fatigant. Fièvre, frissons, sueurs abondantes. Douleurs dans la cuisse droite. Elle eut ses règles quelques jours après et en même temps rendit par le vagin des matières verdâtres et glaireuses. A son entrée. Toucher : Col gros déchiré Empâtement du cul-de-sac latéral gauche qui s'étend dans la région postérieure pubienne et que l'on peut délimiter par la main. Selles purulentes. Mort le 26 novembre de bronchite. *Autopsie :* A gauche, adhérence avec l'intestin grêle, qui présente une communication avec la tumeur. La tumeur occupe l'ovaire ; en avant, elle adhère à la trompe et aux anses de l'intestin grêle. « En examinant le petit bassin, sans toucher le péritoine pariétal, on voit que du côté gauche il existe une tuméfaction vague mal limitée. » On décolle le péritoine et on tombe sur une poche purulente placée en avant et immédiatement contre la vessie ; poche de la grosseur d'un œuf de poule, limitée en avant par l'obturateur interne, en dedans par la vessie, en arrière par le péritoine. Prolongement de cette poche qui se dirige en bas et en arrière jusqu'au sacrum. En haut sur le psoas, plusieurs glandes lymphatiques volumineuses, les unes infiltrées, les autres dures. La poche va vers le trou obturateur.

574. — Dreyfous. *Soc. anat.*, avril 1877, p. 306. — *Phlegmon de la gaine.* — F..., 35 ans. *Autopsie :* « Une vaste collection purulente occupe le tissu cellulaire sous-péritonéal de la fosse-iliaque interne gauche, remonte en haut vers le psoas, dont le pus infiltre et dissout les fibres, descend en bas vers la partie supérieure de la cuisse où elle forme deux collections purulentes, une en dehors, une en dedans du fémur ; et enfin communique en dedans avec une collection purulente située dans le tissu cellulaire pelvien ». L'abcès occupe le tissu cellulaire pelvien sur les côtés de l'utérus et du vagin. Le ligament large gauche comparé au ligament droit est absolument sain à sa partie supérieure. Les trois ailerons mobiles et libres sont normaux. Immédiatement au-dessous d'eux, le ligament est transparent malgré un léger épaississement, et cela sur une hauteur de 3 centim. Mais à la base du ligament, sur le côté gauche de l'utérus, on peut saisir entre deux doigts une partie indurée obliquement dirigée en avant et en dehors du col au pubis ; cul-de-sac rétro-utérin sain.

575. — Dudley. *Chicago med. J. and Exam.*, juin 1885, p. 509. (Discussion Fenger.) — *Abcès dans le ligament large gauche ouvert dans le vagin. Dilatation de l'ouverture et drainage.* — La malade a succombé après plusieurs alternatives d'améliorations et de rechutes. *Autopsie :* La cavité était bien drainée, mais il y avait une petite cavité accolée à la paroi abdominale au-dessus de la symphyse, qui contenait quelques onces de pus fétide. L'opération de Lawson Tait aurait, selon toute probabilité, sauvé la vie de la malade.

576. — Frarier. Th. Paris, 1866, p. 82. Obs. III. — *Phlegmon du ligament large gauche consécutif à un accouchement. Début des accidents 2 jours 1/2 après les couches. Suppuration. Ouverture spontanée par le vagin. Guérison.* — H. Aline, 31 ans, cuisinière, entre le 8 février 1866 à la Charité, salle St-Vincent (service de M. Monneret). Réglée à 12 ans, depuis régulièrement. Première grossesse et accouchement faciles. Deuxième accouchement le 9 février 1866, à terme et facile. Deux jours et demi après, douleur dans le côté gauche du bas-ventre avec une douleur dans la cuisse gauche. 15 ou vingt jours après l'accouchement, on découvrit une tumeur dans le bas-ventre au-dessus du ligament de Fallope gauche. Tumeur volumineuse faisant dans le côté gauche de l'hypogastre une saillie énorme. Elle s'enfonce derrière le pubis et remonte en haut jusqu'à 3 travers de doigt de l'ombilic. On la sent en haut se prolonger dans l'excavation pelvienne. Plastron. Toucher : Col en arrière, le cul-de-sac gauche sans souplesse ; en entrant fortement le doigt en haut, on sentait une plaque œdémateuse, régulière, unie, sans bosselures. En arrière et en dehors, elle se perdait sous le doigt à la hauteur du cul-de-sac ; en avant, elle allait jusqu'aux parois du bassin, en dedans séparée de l'utérus par un léger sillon. Cette induration était immobile. Utérus très mobile d'avant en arrière ; peu mobile latéralement. Le 9 avril, ouverture spontanée par le vagin. Le 10 avril, la tumeur abdominale a diminué ; le toucher donne les mêmes résultats que les jours précédents. Le 26 avril, on sent encore une induration au-dessus de l'arcade de Fallope. Le cul-de-sac gauche toujours moins souple que le droit. Utérus dévié à gauche. La malade sort guérie à la fin d'avril.

577. — GALLARD. *Acad. de méd.*, 6 février 1872, p. 117. *Union méd.*, 1872, t. I, p. 182. — F..., 32 ans. Utérus dévié à gauche et en avant, repoussé qu'il était par une tumeur qui occupait le cul-de-sac latéral droit et se prolongeait en arrière du col, l'enchatonnant en quelque sorte pour se terminer en s'effilant au niveau du cul-de-sac latéral gauche. *Autopsie :* « On voyait en arrière de l'utérus une poche purulente interposée entre la matrice et le rectum contourné latéralement par les trompes considérablement tuméfiées et épaissies ». Elles contenaient du pus. Les ovaires purent être trouvés à la coupe. En séparant le rectum du vagin « je suis tombé dans un foyer purulent, dans lequel j'ai pénétré sans avoir sectionné le péritoine, et qui était bien celui qui avait été formé par la suppuration du phlegmon. Un petit pertuis faisait communiquer le foyer avec le cul-de-sac postérieur du vagin ». Il y avait en outre une poche purulente de pelvi-péritonite en arrière de l'utérus.

578. — GARNIER. *Soc. anat.*, p. 78. — *Abcès de la fosse iliaque gauche.* — F..., accouchée au forceps il y a 4 mois. Symptômes d'inflammation du petit bassin ; 15 jours après, ouverture d'un abcès dans le vagin à la partie supérieure gauche. Mort, fièvre hectique. *Autopsie :* Énorme abcès de la fosse iliaque gauche, depuis la cavité du diaphragme en haut jusqu'à la colonne vertébrale en dedans. La partie antérieure formée par le tissu cellulaire sous-péritonéal, épaissi, ayant refoulé en avant côlon descendant et S iliaque. Paroi postérieure formée par le psoas, carré lombaire et transverse. Un prolongement de 1 à 2 centimètres accompagne le ligament rond dans le trajet inguinal. Utérus, ovaire sains et sans adhérences.

579. — GRISOLLE. *Arch. de méd.*, 1839, p. 150. Observ. III. — *Abcès iliaque ouvert dans le vagin.* — F..., 21 ans. Bonne santé antérieure. Bien réglée. Accouchement facile en janvier 1837. Douleurs abdominales, 12 jours après, à la suite de fatigue. Entre à l'hôpital le 31 janvier 1837, 25 jours après son accouchement. Utérus normal, mobile et non douloureux. Douleur dans la fosse iliaque droite, où l'on trouve une tumeur dure, immobile et mate, commençant au-dessus du ligament de Poupart et remplissant toute la fosse iliaque sans dépasser en dedans le rebord du bassin. Douleurs modérées dans le membre inférieur droit. Le 27 février, ouverture de l'abcès dans le vagin. On ne peut trouver l'orifice, mais on est certain que le pus ne vient pas de l'utérus. Le 15 mars, on sent encore un noyau induré. Sort guérie le 24 mars.

580. — GUICHARD CHOISITY. Th. Paris, 1868, p. 41. Obs. I. — *Phlegmon du ligament large droit ; abcès de la fosse iliaque droite ; suppuration ; ouverture dans le vagin. Mort. Infection purulente.* — T..., Clémence, 19 ans. Entrée le 21 mai 1862 à l'hôpital de la Conception de Marseille, dans le service de Melchior Robert. Bonne santé antérieure. Réglée à 13 ans 1/2 ; bien réglée depuis. Suppression des règles il y a 3 semaines, à la suite d'une chute dans l'eau. Depuis douleurs abdominales. A son entrée, douleurs à droite. Palper abdominal douloureux. Par le toucher, on sent dans le cul-de-sac droit une induration. Utérus en position normale, mais immobile. Le 11 juin, le phlegmon s'ouvre dans le vagin. Mort le 19 juin. *Autopsie :* A l'examen des organes du petit bassin, on trouve dans le ligament large un foyer, presque aussi gros qu'un œuf de poule, vide de pus, communiquant avec l'ouverture située dans le cul-de-sac vaginal droit. La vessie portait les traces de phlébite. L'abcès de la fosse iliaque droite plein de pus est relié au foyer du ligament arge par du tissu cellulaire induré et infiltré de sérosité, dans laquelle on remarque quelques globules de pus.

581. — E. T. Hubbard. — *Boston M. and Surg. Journ.*, 7 juin 1888. — *Abcès pelvien. Mort par hémorrhagie.* — A.W..., 34 ans, mariée, plusieurs fausses couches; soignée pour névralgie de la hanche gauche par un homœopathe deux mois avant de venir me voir. Vue pour la 1re fois le 11 novembre 1887: douleurs dans la hanche gauche et les parties inférieures de l'abdomen Pouls 120. Température 103° Farh. Pas de traumatisme ni de fausse couche dans les antécédents. Examen : Volumineuse tumeur dans la région inguinale gauche au-dessus du ligament de Poupart, avec une fluctuation obscure. Le vagin était induré et baigné de pus crémeux venant de la tumeur par un trajet fistuleux. Cataplasmes, quinine et fer. Même traitement, une semaine. Cessation des douleurs, mais la tumeur augmente de volume. 27 novembre, ponction : 3 onces de pus épais, jaune. Amélioration jusqu'au 18 décembre, époque où la fistule vaginale se ferma et les douleurs reparurent. 18 décembre, ponction : 16 onces de pus fétide. Le 19, douleurs dans l'hypogastre, anorexie, grande faiblesse. Le 22, éthérisation, incision au-dessus du ligament de Poupart sur la fluctuation. L'abcès était sous-péritonéal. Ponction avec le bistouri. J'élargis l'ouverture avec le doigt. Issue de pus et de sang veineux. Compresses-bandages serrés, appliqués immédiatement. Frissons d'une heure. Pouls imperceptible. Nuit assez bonne. Le lendemain, pansement. Lavage au sublimé 1/2000. Drainage. Lavages quotidiens. Tubes raccourcis peu à peu jusqu'à 3 pouces. Le 14e jour tout allait bien. En remettant le drain en place, flot de sang venant de l'iliaque externe ulcérée. Compression (pas de ligature qui aurait entraîné la mort dans mes mains). Hémorrhagie le lendemain. Morte d'épuisement le 9 janvier 1888. Pas d'autopsie.

582, 583. — Oscar Kulp et Max. Jaquet. *Zeit. f. Geb. und. Gyn.*, 1875, p. 183. — Obs. II. 50 ans. 2 accouchements au forceps. Reçue à la clinique 35 jours plus tard avec de gros exsudats paramétritiques à gauche, contre lesquels on a employé les badigeonnages à la glycérine iodée. 60 jours après la délivrance, extension du processus à droite. Les culs-de-sac vaginaux sont très abaissés à gauche et en arrière. 72 jours après la délivrance, ouverture spontanée par le vagin. Guérison rapide. — Obs. III. F..., 30 ans. 1er accouchement naturel. Au 3e jour, frissons. Ulcère puerpéral recouvert d'un enduit diphtéritique à la commissure postérieure. Paramétrite gauche, délire. Au 32e jour de la délivrance, ouverture spontanée par le vagin, orifice sur la paroi vaginale gauche. Suppuration pendant six semaines. Guérison.

584. — John C. Lever. *Guy's Hosp. Report's*, 1844, p. 3. Obs. II. — *3e couche. Abcès ouvert dans le vagin. Phlegmatia dolens.* — Mme J..., 3e couche, juin 1842. Couche normale, rapide, enfant gros : troisième jour, léger frisson. Je lui trouve la peau chaude, le pouls (120) rapide mais petit et déprimable; seins modérément distendus, persistance des lochies, mais en petite quantité; pas de sensibitité ni douleur abdominales; gêne et pesanteur dans le pelvis, difficulté pour uriner. Le point le plus douloureux est l'ovaire gauche. En déprimant l'abdomen, on sentit vaguement un empâtement dans cette région. Au toucher: vagin chaud et œdématié, sa partie supérieure dure, non élastique et douloureuse à la pression. Malgré 3 applications de sangsues, la tumeur augmenta et devint pulsatile. Le 8e jour, écoulement purulent abondant par le vagin qui dura 10 jours. L'ouverture siégeait à la partie supérieure du vagin, à gauche de l'utérus. La cessation de l'écoulement fut suivie par des douleurs qui augmentèrent jusqu'à l'apparition de la phlegmatia dolens à gauche. Après que l'on s'était rendu maître de la maladie, elle s'aggrava de nouveau, mais se confina particulièrement aux vaisseaux de la fesse et de la partie postérieure de la cuisse. Après la guérison du côté gauche, le côté droit se prit à son tour, ce qui obligea la malade à rester couchée environ 3 semaines. Mon but est surtout d'attirer l'attention sur la phlegmatia dolens consécutive à l'abcès pelvien.

585. — John C. Lever. *Guy's Hosp. Rep.*, 1844, p. 8. Obs. V. — *Abcès pelvien, des deux côtés, le droit ouvert dans le vagin, le gauche ponctionné.* — Mary Donovan, 26 ans. Bonne santé jusqu'à son accouchement le 17 août par les fers. Enfant mort-né. Travail très prolongé. Quitta le lit 8 jours après. Trois semaines après, douleurs lombaires et hypogastriques violentes qui durèrent 5 semaines, époque à laquelle elle vint à l'hôpital. Douleur extrême à la pression dans l'hypogastre surtout au-dessus du ligament de Poupart des deux côtés, où l'on peut sentir une induration considérable. Au toucher vaginal, tumeur fluctuante à droite, qui éclata sous la pression du doigt et donna issue à environ 2 onces de pus fétide. 4 jours plus tard, un autre abcès se montra à la partie supérieure gauche du vagin et fut ouvert. Guérison rapide. Quitta l'hôpital le 22 novembre.

586. — J. Lever. *Guy's Hosp. Rep.*, 1844, p. 9. Obs. VI. — *Abcès ouvert dans le vagin 5 semaines après l'accouchement.* — M. S..., Ipare. Accouchement naturel et rapide. Immédiatement après, douleurs dans la fosse iliaque gauche. Tympanisme, diarrhée. Toucher : tuméfaction dans le cul-de-sac vaginal gauche, douloureuse. Tuméfaction dans la fosse iliaque gauche en continuité avec celle que l'on sent dans le vagin. Œdème du membre inférieur gauche. Cinq semaines après, issue d'une quantité considérable de pus sanguinolent par le vagin. Guérison.

587. — J. Lever. *Guy's Hosp. Rep.*, 1844, p. 10. Obs. VII. — *Abcès ouvert dans le vagin 8 semaines après l'accouchement.* — Jane R..., Ipare. Accouchement facile; 8 à 10 jours après, douleurs dans la région iliaque gauche, fièvre, diarrhée alternant avec constipation. Tumeur de la fosse iliaque gauche. Tuméfaction dans le cul-de-sac latéral gauche du vagin douloureuse à la pression. Douleurs le long des vaisseaux de la cuisse; 8 semaines après, issue de pus fétide par le vagin. Le pus sort en grande abondance, quand on presse sur la tumeur hypogastrique. Guérie 10 jours après l'ouverture.

588. — J. Lever. *Guy's Hosp. Rep.*, 1844, p. 12. Obs. VIII. — Jane M..., Ipare, 19 ans, accouchée 11 semaines auparavant (travail dure 20 heures). Tumeur dans la fosse iliaque droite s'enfonçant dans le petit bassin. Les culs-de-sac vaginaux sont empâtés et douloureux. Par le toucher on trouve du pus dans le vagin. Ouverture dans le vagin (cul-de-sac droit). Mort de tuberculose pulmonaire quelques semaines après l'ouverture de l'abcès. L'abcès était guéri. *Autopsie* : Trompes saines. Tubercules dans l'ovaire droit, le gauche sain. Induration et épaississement du tissu cellulaire du bassin du côté droit.

589. — J. Lever. *Guy's Hosp. Rep.*, 1849, p. 162. — *Cellulite pelvienne.* — Femme de 30 ans, mariée il y a 11 ans, 6 enfants. Dix semaines avant son admission, douleurs allant de la hanche gauche jusqu'au pied ainsi que dans l'aine gauche ; induration dans la fosse iliaque. 21 mai : Au toucher, on trouve de l'induration à gauche et en arrière du vagin. 4 juin : issue de pus par le vagin. Sur le côté gauche du col de l'utérus, on pouvait sentir un point par où s'écoulait le pus lorsqu'on exerçait une pression manuelle sur la fosse iliaque. 6 juin : tuméfaction dans le foyer du ligament rond, augmentation des douleurs. 10 juin : incision au niveau de l'anneau inguinal. 16 juin. La malade va mieux. Résultat définitif inconnu.

590.— Mégrat. Th. de Strasbourg, 1867, p. 86. Obs. de Boeckel.— « Servante : à la suite de couches, douleurs dans le bas-ventre et le vagin, accompagnées de fièvre. Ces douleurs disparurent presque entièrement, elle reprit son travail, et au bout de plusieurs semaines, en faisant un effort, elle sentit subitement un flot de liquide purulent lui sortir des parties génitales. »

591. — Munchmeyer. *Hufeland's Journal des prak. Heilk.*, juin et juillet 1839. Cité dans Hervieux, p. 558. — *Abcès de la fosse iliaque interne chez une femme en couches.* — M. S..., 27 ans. Accouchement au forceps. Pendant les premiers jours qui suivent la délivrance, elle éprouve les symptômes d'une fièvre de suppuration. Douleurs vives dans la région lombaire, mouvements de la cuisse droite impossibles. Tuméfaction dans la fosse iliaque droite sans fluctuation. Dans le cours du 4e septénaire, issue à travers le vagin d'une quantité considérable de pus fétide et de mauvaise nature. La tumeur du côté droit s'affaisse un peu, mais la fièvre persiste, s'aggrave même et la malade dépérit. Münchmeyer propose de faire dans la région lombaire une contre-ouverture qui n'est acceptée que quand il y a des signes d'épuisement, de la toux, des aphtes dans la bouche et le pharynx et une fétidité lochiale insupportable. La ponction est pratiquée à 1 pouce au-dessus de la crête iliaque et à 5 travers de doigt en dehors de l'épine dorsale. Une injection poussée par la plaie passe à travers le vagin. Guérison. Difficulté à mouvoir la cuisse droite.

592. — Munde. *Am. J. of obst.*, 1886, p. 126. — *Phlegmon ouvert dans le vagin depuis* 18 *mois. Agrandissement de l'orifice vaginal.* — Échec. État stationnaire.

593. — Piotay. Th. de Paris, 1837, p. 12. Obs. III. (Service de Gendrin.) — F..., 23 ans. Entre le 3 novembre 1837 à la Pitié, salle Sainte-Anne, nº 3. Bonne santé habituelle. Suppression brusque des règles 3 ans auparavant. Réapparition, 18 mois après, une seule fois. Suppression jusqu'à il y a 5 mois. Le 1er novembre, refroidissement. Ses règles paraissent le lendemain, puis douleur hypogastrique. Entre à l'hôpital. Tumeur dans la fosse iliaque gauche. Empâtement et fluctuation obscure. Quelques jours après, issue de pus par le vagin. Amélioration. Le 20 novembre, nouveaux accidents, le pus ne sort plus par le vagin. Le 25 novembre, le pus recommence à sortir. Le 4 décembre, la suppuration continue. On ne peut trouver l'orifice de la fistule vaginale.

594. — Piotay. Th. de Paris, 1837, p. 17. Obs. VII. (Gendrin.) — F..., 24 ans.

Accouchement facile. 10 jours après, refroidissement. Douleurs hypogastriques. Trois semaines après, entre à l'hôpital. Juillet 1837. Tumeur de la fosse iliaque gauche. La tumeur devient fluctuante. Un mois après son entrée, issue de pus par le vagin, en introduisant le spéculum. Amélioration. Le 25 novembre, il y avait encore un léger écoulement de pus par le vagin.

595. — Protich. Th. Paris, 1850, p. 30. — *Phlegmon de la fosse iliaque interne.* — Adeline G..., 24 ans, entre à l'hôpital de Bon-Secours, service de Marjolin fils, le 16 novembre 1849. Accouchée le 11 avril 1849. Après l'accouchement, métrorrhagie. Le 2 janvier, frissons, fièvre, constipation et coliques. Douleur fixe dans la fosse iliaque droite. 20 février, empâtement dans toute la fosse iliaque droite, matité à la percussion. 22 avril, rend par le vagin une matière liquide et fétide. Par le toucher, on sent dans le cul-de-sac postérieur une tuméfaction fluctuante en continuité avec la tumeur abdominale. 1er juin. Flexion de la jambe gauche. Le 5 : issue de pus par le vagin. La tumeur diminue de volume. Sort guérie le 19 juin.

596. — Protich. Th. Paris, 1850, p. 46. Obs. III. — D..., Malvina, 18 ans. Entre à l'hôpital de Bon-Secours, service de Monneret, le 4 février 1850. Accouchée le 22 janvier 1850 à la Maternité. Le lendemain, douleurs abdominales. Saignée. Elle entre à l'hôpital avec un œdème considérable de la grande lèvre gauche. On a dû introduire la main dans l'utérus pour délivrer la malade. Constipation extrême (18 jours sans aller à la selle). 11 février, douleurs dans le fosse iliaque droit. Empâtement dans cette région qui est douloureuse. Frissons, fièvre et nausées. Le 14 février, toucher. Tumeur dans le cul-de-sac latéral droit. Abcès du ligament large. Le 15 février, écoulement du pus par le vagin. Le 16, on sent toujours par le toucher une tumeur dans le cul-de-sac droit. Le 20, rechute. La tumeur, qui avait beaucoup diminué, augmente de nouveau. Le 10 mars, incision au-dessus de l'arcade de Fallope. Guérison.

597. — Schweizer. *Wurtenb. Corresp. Bl.*, 22, 1845. *Schmidt's Jahr.*, 1846. — Plusieurs accouchements. Quelques jours après le dernier, fièvre et douleurs dans la région hypogastrique. Peu de temps après, on constate l'existence d'une tumeur volumineuse, parallèle à la branche horizontale du pubis et s'étendant jusqu'au bord droit de l'utérus. La malade s'amaigrissait. De temps en temps, écoulement par le vagin et gonflement douloureux de tout le membre inférieur. Cet état persiste pendant des semaines avec faiblesse croissante. Il se fait cinq petites ouvertures au-dessus du ligament de Poupart par lesquelles il s'écoule une énorme quantité de pus infect. En 10 jours, cicatrisation. Guérison complète.

598. — West. (Trad. Mauriac.) *Leçons sur les maladies des femmes,* 1870, p. 487. — *Phlegmon du ligament large gauche, ouvert dans le vagin.* — F..., 6 semaines après l'accouchement, on trouve au-dessus de la symphyse une tumeur solide, globuleuse, légèrement mobile, sensible à une forte pression. Toucher : Tuméfaction dans le cul-de-sac antérieur du vagin ainsi que dans le cul-de-sac gauche. Fluctuation. Ouverture dans le vagin. Guérie 6 semaines après. En quittant l'hôpital, on sentait un épaississement sur le côté gauche de l'utérus immobilisé. Mort 14 mois après d'abcès du foie. *Autopsie :* Les replis du ligament large gauche depuis la partie supérieure du vagin jusqu'au pédicule de l'ovaire, contenaient une masse de tissu cellulaire, dense, presque cartilagineux, criant sous le scalpel, composé de faisceaux blanchâtres s'entre-croisant dans toutes les directions et contenant dans ses mailles de la graisse jaune et solide. Cette masse adhérait à tout le côté gauche de l'utérus, dont le tissu n'était nullement lésé. La trompe gauche adhérait à l'ovaire et à son ligament, mais elle était perméable ainsi que la droite. Les deux ovaires sains contenaient des vésicules de de Graaf.

3° Phlegmons spontanément ouverts dans le rectum.

599. — Edmund Andrews. *The obst. Gaz.* Cincinnati, avril 1886, p. 181. Abcès formé plusieurs années avant à la suite d'un accouchement difficile. Le pus s'écoulait partie par le rectum, partie par une fistule située à mi-chemin entre la symphyse et l'ombilic. La malade avait subi deux interventions chirurgicales et ne voulait plus en entendre parler. Elle finit par succomber d'épuisement. *Autopsie* : La fistule abdominale, après avoir traversé les téguments, s'inclinait en bas et à droite jusqu'à l'orifice externe du canal inguinal, et suivait le ligament rond dans le bassin. La cavité de l'abcès qui n'était pas considérable, se prolongeait jusque derrière le rectum, dans la concavité du sacrum. Il contenait un peu de pus et de matières fécales. Cette poche aurait bien pu être ouverte d'en bas en suivant la face postérieure du rectum ; mais on ne voit pas comment on aurait pu l'atteindre par la laparotomie.

600. — Auger. Th. de Paris, 1876, p. 67. Obs. VI. — Phlegmons des ligaments larges. Déchirure du col. Issue de pus par le rectum. Propagation au tissu cellulaire de la paroi abdominale antérieure. Ouverture de l'abcès au niveau et au-dessous de l'ombilic. Guérison. — F..., 22 ans. Entrée le 20 décembre 1875 (service de Siredey). Bonne santé antérieure. Règles régulières. 1er accouchement en janvier 1875, normal. 2e accouchement en novembre 1875, normal. Sort 11 jours après ; le 12e jour, douleurs lombaires ; 2 jours après, fatigue, puis douleurs plus vives à gauche. Hémorrhagie. Elle rentre à l'hôpital le 20 décembre. Ventre peu ballonné, douloureux à gauche. Pas de tumeur à la palpation. Toucher : Col déchiré. Dans le cul-de-sac gauche, point dur et douloureux donnant la sensation d'une petite tumeur. Le 31 janvier, on constate à la palpation, dans la fosse iliaque droite, une tumeur dure, volumineuse, de la grosseur du poing, paraissant se prolonger dans le petit bassin. Par le toucher, on trouve seulement un peu d'empâtement dans le cul-de-sac latéral droit. 13 février. Utérus légèrement mobile. Tuméfaction dans le cul-de-sac latéral droit. La malade rend du pus dans ses selles. Le 19. L'écoulement de pus par le rectum a diminué ainsi que la tumeur. A l'examen de la région iliaque, on constate un sillon déprimé, limité supérieurement par le bord inférieur de la tumeur et inférieurement par la crête iliaque et l'arcade crurale. La tumeur a une forme ovalaire, épaisse de 3 travers de doigt, dure, peu douloureuse à la pression. Le 23, utérus immobile, un peu d'empâtement dans le cul-de-sac latéral droit. La malade ne rend plus de pus. 1er mars. Diminution de la tumeur abdominale, mais à la limite supérieure, empâtement qui s'étend vers la ligne médiane et se dirige vers l'ombilic. Cet empâtement paraît suivre le repli formé par l'artère ombilicale droite et l'ouraque. Léger empâtement du cul-de-sac droit. Le 3, la tuméfaction gagne l'ombilic ; elle en est à 2 travers de doigt. Le 5, la tuméfaction partant de l'arcade crurale a la forme d'un cylindre superficiel dans la région ombilicale et s'enfonçant dans le petit bassin au niveau de la fosse iliaque. Rougeur de la peau, douleurs au toucher. Le 11, fluctuation très nette au-dessous de l'ombilic. Ponction. Issue de pus, puis on agrandit l'ouverture quelques jours après. Grande amélioration. L'utérus est toujours fixe. Les culs-de-sac sont souples, excepté à droite, où l'on sent une légère tumeur de la grosseur d'une noisette. 21 avril. État général excellent. Plus de tumeur. Utérus mobile et en antéversion. Culs-de-sac souples. La malade quitte l'hôpital.

601. — Barth. *Union médicale*, 1847, p. 532. — *Phlegmon du ligament large.* — F..., 27 ans. Accouchement en août à terme, très peu long. Sort 9 jours après ; fatigue, douleurs jusqu'au 27 ; elle est prise alors de frissons, claquement de dents. Entre à l'Hôtel-Dieu le 28 août. Traitement par les antiphlogistiques. Le 31 août, la douleur paraît se limiter au côté gauche. Le 12 septembre, douleur modérée dans la cuisse gauche. Au toucher, utérus immobile, gros et de chaque côté deux saillies en forme de crête. Par le rectum, on sentait ces deux crêtes et une tumeur volumineuse plus grande dans l'excavation du sacrum. Le 29. Issue de pus par le rectum, mais la tumeur se vide incomplètement et les accidents de rétention persistent.

602. — Jos. Bell. *London med. Gaz.*, 1845, t. 36, p. 1415. Obs. 3. — *Abcès pelvien ouvert dans le rectum.* — F..., 24 ans. Accouchement quelques jours auparavant facile. Six jours après, douleurs abdominales, surtout dans la région hypogastrique. Les douleurs s'apaisent au bout de quelques jours. 19 jours après (26 février), reprise des douleurs, fièvre, se plaint d'une sensation de pesanteur dans le petit bassin. Toucher : Tuméfaction dans le cul-de-sac postérieur, tumeur occupant la partie droite du bassin. Utérus normal et non douloureux. Toucher rectal douloureux. On sent que la tumeur est fluctuante. La malade refuse une intervention par la voie vaginale. Trois jours après, issue considérable de pus par le rectum. Guérison, mais rechute six mois après à la suite de fatigue et de refroidissement.

603. — Bennet. *Maladies de l'utérus*, etc. (Traduit Peter), p. 317. — *Phlegmon du ligament large consécutif à une cautérisation de la cavité utérine.* — F..., 24 ans, sans enfants, présentait une ulcération du col, avec récidives nombreuses. Muco-pus dans la cavité utérine. Cautérisation de la muqueuse utérine avec la potasse caustique. Quelques jours après, apparition des règles avec frissons et fièvre. Phlegmon du ligament large gauche ouvert dans le rectum. Elle rend du pus dans les selles pendant plusieurs mois. Guérie en 18 mois. Mais 3 ans après, nouvel abcès du même ligament large, dont elle guérit cependant. (Il n'est pas dit si cet abcès a suppuré ou non.)

604. — Bernutz. *Conf. cliniq.*, 1888, p. 537. Obs. X. — Sch., Marie, blanchisseuse, 30 ans, entre le 29 avril 1874, à la Charité, salle St-Louis. Réglée à 14 ans. Première grossesse à 21 ans ; la 2e il y a 4 ans ; la 3e il y a 2 ans. Quatrième et dernier accouchement, le 8 avril. Délivrance naturelle. Le jour même, douleurs vives dans les fosses iliaques. Deux jours après, frissons avec claquement de dents. Le frisson ne se renouvelle pas. Le 13e jour, la malade demande à sortir de l'hôpital. Le 15e jour, la malade est reprise chez elle d'un frisson qui se renouvelle tous les 3 ou 4 jours suivants. Entre à la Charité le 21e jour de l'accouchement. Douleurs spontanées vives dans la fosse iliaque droite. Palpation très douloureuse. Au toucher, on trouve un fort épaississement de la paroi recto-vaginale. Dans le fond du vagin, plaque indurée, lisse, sans bosselure, légèrement oblique de droite à gauche, qui forme comme le plafond de l'entonnoir. Le col est élevé, repoussé en avant et à droite. Le cul-de-sac droit est supprimé. Le gauche est remplacé par une plaque indurée : cette déformation paraît constituée par l'induration du ligament large gauche et la propagation du travail inflammatoire au tissu cellulaire périvaginal gauche d'abord, postérieur ensuite, et enfin droit. Col utérin absolument immobile. Très peu de fièvre. Le 2 mai, frisson et fièvre vive. Le 5, la malade rend par l'anus une petite quantité de pus. Le 12, nouvelle expulsion de pus par l'anus (environ 2 verres). Le 14, évacuation plus abondante encore. Ces évacuations purulentes durent jusqu'au 18, cessent pour recommencer le 26 et cesser le même jour. Le 4 juin, bon état général. Les règles paraissent le 20. Sort guérie le 27. Le toucher fait constater que la cloison recto-vaginale est encore indurée et que l'induration siégeant dans le cul-de-sac vaginal gauche, n'a pas entièrement disparu. Il s'est formé dans le cul-de-sac une bride transversale qui attire le col utérin à gauche.

605, 606. — Boissarie. *Ann. de gyn.*, 1874, t. I, p. 9. Observ. I, p. 10. — *Abcès du ligament large ouvert dans le rectum ou le vagin.* — M. X..., âgée de 25 ans. 2e accouchement le 19 décembre 1868. La malade était levée le 9e jour, lorsqu'elle fut prise de douleurs vives dans le côté gauche avec irradiation dans la cuisse. Le 29 décembre, on sent un empâtement profond dans la fosse iliaque. La fièvre devient vive : vésicatoire, frictions. Amélioration jusqu'au 7 janvier. A ce moment, la fièvre reparaît ; il y a peu de douleurs ; on constate facilement une tumeur dans la fosse iliaque. Amélioration. Puis nouvelles poussées inflammatoires. 1er février. Par le toucher vaginal, on sent dans le cul-de-sac gauche du vagin la tumeur qui semble remplir le côté. Hoquet. Grande faiblesse. Le 4, issue de pus par le rectum. Amélioration notable. Par le toucher rectal, on trouve une tumeur dure, située surtout à gauche. Le 16, agrandissement et vives douleurs dans la région lombaire. Œdème et paralysie de la jambe gauche. Au mois de mai, le mouvement revient peu à peu dans les orteils. Règles le 23. Seconde période menstruelle le 28 juin. L'insensibilité reparaît dans la jambe gauche. On sent toujours une tumeur volumineuse faisant saillie dans le rectum. Plusieurs ponctions sont faites par le rectum dans la tumeur, alternatives de poussées inflammatoires et d'issues de pus par le rectum. 3 janvier 1870. La tumeur se porte au-dessus de l'aine et fait saillie sous la peau. 12 mars. Ouverture spontanée par le vagin. Les accidents de paralysie tendent à disparaître. Le 4 juin, la malade marche avec des béquilles, bientôt elle marche avec une seule canne. Le pied gauche reste gonflé ; il y a de la douleur dans la fosse iliaque. 7 avril 1871. La malade est enceinte de 6 mois. 7 juillet. Accouchement à terme. Le 9, les douleurs se réveillent dans le flanc gauche. La jambe gauche se paralyse de nouveau. Le 25, un nouvel abcès s'ouvre dans le vagin. Le 1er août, la malade se lève. L'orifice de l'abcès, qui est situé en arrière et à gauche du vagin, s'ouvre et se ferme à plusieurs reprises. 1872. Nouvelle grossesse. 11 octobre. Accouchement à terme. Nouvel abcès qui s'ouvre dans le vagin, le 19 octobre. Depuis, l'abcès se referme et s'ouvre spontanément tous les 2 ou 3 mois dans le vagin ; mais la malade a toutes les apparences de la santé. — Obs. II, p. 15. *Abcès rétro-utérin ouvert dans le rectum.* — M. L. G..., se maria en 1864, à 25 ans. Grossesse un mois après. Accouchement laborieux au forceps. Du 15e au 20e jour, sans fièvre ni frisson, apparaissent des douleurs très vives dans le bassin. Le 4 avril, on trouve : utérus abaissé ; en arrière du col, du côté gauche, on sent une tumeur du volume d'un gros œuf de poule, bosselée, sensible, immobilisant complètement l'organe. Par le toucher rectal, on constate que la tumeur semble adhérer aux parois du bassin à gauche. Par le palper abdominal, on détermine peu de douleurs. Issue de pus par le rectum (pas de date). L'écoulement de pus dure encore, quand 8 mois après, la malade devient enceinte pour la seconde fois. Accouchement normal. Pendant tout le temps de la grossesse, la malade continua à rendre du pus. Depuis, 2 autres enfants, sans modification du côté de l'abcès. En somme, l'abcès existe depuis 8 ans. Bon état général, mais rectite très douloureuse.

607. — BOUILLY. *Soc. chir.*, 11 avril 1886, p. 311. Cité à propos de la communication de Pozzi. — F..., 28 ans. Abcès de la fosse iliaque ouvert par un trajet fistuleux dans le rectum depuis 5 ans. « Lorsque je la vis pour la première fois, je ne trouvai qu'une légère induration dans la fosse iliaque. Un peu plus tard, la poche s'étant remplie, elle devint plus appréciable. » Incision de la paroi abdominale. Tissus indurés, lardacés, au milieu desquels on ne peut se reconnaître. On tombe sur un trajet organisé qui donne une cuillerée à bouche de pus. Grattage à la curette tranchante. Lavage. Guérison en 15 jours. La fistule rectale se ferma d'elle-même.

608. — BOURDON. *Rev. méd.*, juillet 1841, p. 34. — Un de mes collègues, M. Malespine, m'a dit avoir trouvé, à une autopsie, un foyer purulent du ligament large qui communiquait avec le rectum par 3 ou 4 fistules.

609. — BUCH. *Charité Ann.* Obs. III, p. 376. — Anna Zeutsch, 20 ans. Réglée à 15 ans. Accouchement pénible le 27 avril 1872. Depuis ce temps, douleur dans le bas-ventre et fièvre rémittente. Il se développe autour de l'utérus des nodosités résistantes. A droite, apparition d'une tumeur qui peut être également sentie par le palper à 3 doigts au-dessus de la branche horizontale du pubis. Le 10 juin, 44 jours après l'accouchement, ouverture dans le rectum. Le 23, 63 jours après, la malade sort guérie. Il reste des brides cicatricielles dans la partie droite du petit bassin.

610. — BUCH. *Charité Ann.* Obs. XVIII, p. 381. — F... Tronske, réglée à 17 ans. 1er accouchement le 24 décembre 1874, difficile, mais naturel. Le 7e jour, léger frisson et douleur intermittente dans le bas-ventre. Le tout dure jusqu'au 8 février 1875. Elle rentre à la Charité. On trouve au-dessus de la symphyse une tumeur notable qui descend jusque dans le paramétrium gauche. Fièvre rémittente, 39°, 38°,3 le soir. Ouverture dans le rectum 55 jours après l'accouchement, 17 février. Bientôt apparaissent des douleurs vésicales ; le 74e jour, on constate la présence du pus dans l'urine. L'écoulement de pus par la vessie et le rectum continue jusqu'au milieu de mars. Le 7 avril, la malade sort guérie.

611. — BUCH. *Charité Ann.* Obs. XIX, p. 382. — F. E. Nelson, 21 ans. Règles régulières, mais souvent douloureuses. 1er accouchement en octobre 1871. 2e accouchement le 3 août 1875 ; version. La malade entre à la Charité le 11 août. Elle est très affaiblie. Léger météorisme. Tumeur mate et douloureuse dans la région iliaque gauche. On sent dans le cul-de-sac vaginal du même côté une légère résistance. Fièvre intense. Perte de connaissance. Le 8 septembre, rupture spontanée dans le rectum. Le 11, il s'écoule du pus en même temps que l'urine. Amélioration passagère. Mort le 21 septembre. *Autopsie :* Énorme abcès du paramètre droit, psoïtis. Périmétrite adhésive chronique. Ouverture de l'abcès dans la vessie et le rectum. Cystite purulente.

612. — H. T. BYFORD. Gyn. Soc. of Chicago, 18 décembre 1885. *Am. J. of obst.*, 1886, p. 425. — *Pelvic Abscess.* — F..., 25 ans, mariée 5 ans. N'a jamais été réglée sans douleurs. Février 1885, attaque de cellulite pelvienne, contractée une semaine avant en revenant de la danse. Six semaines après le début de l'attaque, un abcès s'ouvrit dans la paroi antérieure du rectum à environ deux pouces au-dessus de l'orifice anal. Traitement palliatif jusqu'au 6 juin sans résultat. Le bacille de la tuberculose fut trouvé dans le pus. Opération le 6 juin. Dilatation forcée de l'anus, dilatation de l'orifice de l'abcès avec le doigt; nettoyage et grattage avec le doigt. Irrigations antiseptiques, Insufflation d'iodoforme. Cautérisation au sulfate de cuivre. Le morceau de sulfate de cuivre a été mis dans l'abcès. En septembre, la malade fut prise de dysenterie et mourut le 22. *Autopsie :* Tissu fibreux cicatriciel. Abcès guéri.

613. — CULLINGWORTH. *Obst. Soc. of London*, 1871, p. 37. — F..., 24 ans, Ipare, le 4 janvier 1870. Immédiatement après, douleurs. Le 8 janvier, localisation de la douleur à la fosse iliaque gauche. 5 février. On constate une tumeur de l'hypocondre gauche. Le 7 mars, ouverture dans le rectum. Guérison rapide.

614. — CHRISTIAN FENGER. *Annals of Surgery*, mai 1885, p. 393. — *Abcès tuberculeux du ligament large droit.* — 27 ans. Mariée en 1879. Six mois après, attaque de cellulite pelvienne. L'utérus reste fixé. En juillet 1880, douleurs inguinales, vomissements et diarrhée. Bonne santé pendant 1881 et la première partie de 1882. A la fin de 1882, grandes douleurs abdominales, suivies d'évacuation de pus par le rectum. On trouve dans l'abdomen une tumeur située un peu à droite de la ligne médiane au-dessous de l'ombilic, très douloureuse à la pression. On diagnostique cellulite pelvienne avec abcès pelvien ouvert dans le rectum. L'écoulement de pus par le rectum continue, mais d'une manière intermittente; fièvre et douleurs plus vives quand il y a de la rétention. Pas de ballonnement abdominal. Dans la région supra-pubienne, tumeur immobile du volume du poing, s'étend un peu plus du côté droit que du côté gauche. L'utérus est immobilisé. Le col est repoussé à gauche et complètement uni à une tumeur dure qui occupe la région du ligament large droit. Par le rectum on sent la tumeur, à droite et en arrière du col. On ne peut trouver l'orifice. Diagnostic : Abcès péri-utérin du ligament large droit, communiquant avec le rectum. Pas de fluctuation. L'auteur fait la laparotomie. Incision médiane. La cavité péritonéale ouverte, la tumeur se présente recouverte du péritoine. Les trompes et les ovaires ne peuvent être ni vus ni sentis. Pas de fluctuation. Recherche du pus avec une seringue hypodermique. Incision sur l'aiguille. Après avoir traversé une couche épaisse de tissu connectif, le couteau arrive dans la cavité. Le doigt introduit dans la cavité sent une masse en chou-fleur de tissu friable. Au milieu de cette masse, il existe un canal, qui conduit dans le rectum. L'incision étant élargie, on trouve une masse ressemblant à une tumeur sarcomateuse. Fenger, croyant avoir affaire à une tumeur maligne, gratte toute cette masse à la cuillère tranchante. La cavité est touchée au chlorure de zinc. Les parois sont suturées à la paroi abdominale. Drainage. L'opération a duré 2 heures et demi. La plaie abdominale guérit sans suppuration, bien que les matières fécales sortent par l'ouverture. L'examen microscopique des masses extraites de la cavité démontra qu'il s'agissait de tubercules. On essaya alors de détruire toutes les masses tuberculeuses qui restaient dans la paroi avec la potasse caustique. Au bout de

15 jours, la cavité était nettoyée et commençait à se rétracter. Au bout de six semaines, la malade marche ; mais 3 mois après, la guérison n'était pas complète. Douleurs intestinales. Diarrhée incoercible. Mort 16 mois après l'opération. Pas d'autopsie.

615. — CHRISTIAN FENGER. *Annals of Surgery*, mai 1885, p. 393. Obs. II, p. 401. — *Abcès péri-utérin chronique du ligament large gauche ouvert dans le rectum. Laparotomie. Mort. Autopsie.* — M. Robinson, 38 ans, entre à Cook Country Hospital le 12 septembre 1884. Réglée à 15 ans. Règles abondantes et douloureuses. Mariée en 1872. Jamais d'enfant, ni de fausse couche. Commencement de l'affection actuelle en 1883, par des douleurs dans la région supra-pubienne. Elle resta au lit pendant plusieurs semaines et est soulagée par un écoulement de pus par le rectum. Cet écoulement continue à se faire d'une manière intermittente. Pendant la dernière année, elle est devenue plus faible. Œdème des malléoles. Douleurs dans l'hypogastre. Rectite. Toucher : Utérus immobile, repoussé en avant et à droite. Dans le ligament large gauche, tumeur dure, confondue avec l'utérus et légèrement sensible. Dans la région supra-pubienne, tumeur dure, large de trois pouces, s'étendant à mi-chemin entre la symphyse et l'ombilic. Par le rectum, on trouve la tumeur en arrière et à gauche de l'utérus. On soupçonne le siège de l'ouverture rectale ; il est élevé. Diagnostic : Abcès du ligament large gauche. Laparotomie le 16 septembre : Incision sur la ligne blanche. L'abdomen ouvert, la tumeur se présente ; elle est longue, lisse, recouverte par le péritoine. Son côté gauche est uni à l'S iliaque. Recherche du pus avec une seringue hypodermique. Incision. Pus fétide. Drainage abdomino-vaginal. Légère hémorrhagie venant des parois du sac qui sont recouvertes de granulations. Grattage partiel. Chlorure de zinc. Les parois de l'abcès sont suturées à la partie inférieure de la plaie abdominale par deux rangs de suture. Pas de drainage de la cavité abdominale. Durée de l'opération : 1 heure et demi. Élévation considérable de température. Le 17, réouverture de la plaie. On trouve trois à quatre onces de sérum dans la fosse iliaque droite. Toilette, drainage. Mort le 25. *Autopsie :* Pas d'épanchement intra-abdominal. Péritoine lisse et sain. La petite cavité, dans laquelle est le drain péritonéal, contient un peu de pus, mais est complètement séparée de la grande cavité. Dégénérescence amyloïde des viscères. Dans le ligament large gauche, abcès, à parois épaisses, long de 4 pouces, large de trois, couvert d'un feuillet péritonéal parfaitement lisse. Le sommet de l'abcès est à la hauteur du fond de l'utérus. Il s'étend en arrière sur le côté gauche du rectum. Les parois sont formées de tissu fibreux épais. La communication avec le rectum admet une plume d'oie. Le ligament rond du côté gauche passe le long de la face antérieure de l'abcès, qui est situé entre ce ligament et la trompe. Celle-ci est repliée en arrière, contre la face postérieure de l'utérus et court dans la paroi de l'abcès. Une fine sonde introduite dans la cavité pénètre dans l'abcès. Sur le bord droit de l'utérus, on trouve une tumeur longitudinale, dure, intimement unie à l'utérus et recouverte par le péritoine. Cette tumeur est formée d'un tissu uniformément rouge brun dans lequel passe la trompe droite. Celle-ci est peu dilatée, et la sonde introduite dans sa cavité pénètre dans le rectum par la même ouverture que celle qui va dans l'abcès du côté gauche. Un autre orifice passe directement de la petite dans la grande cavité. A la base de la grande cavité, se trouve l'orifice du drain vaginal. En arrière, la paroi de l'abcès n'adhère pas à l'utérus, si bien que le cul-de-sac péritonéal pénètre entre l'utérus et l'abcès. « Il aurait été impossible de pénétrer dans l'abcès par en bas sans ouvrir le péritoine ? » Dans la discussion, l'auteur attribue la mort à l'anémie.

616. — Christian Fenger. *Annals of Surgery*, mai 1886, p. 393. Obs. III, p. 409. — *Abcès péri-utérin chronique du ligament large gauche. Ouverture dans le rectum. Laparotomie. Guérison.* — Juga-Jenson, 29 ans, se présente le 26 novembre 1884. Réglée à 15 ans. Mariée à 19, un enfant un an après. Obligée de garder le lit pendant 6 mois. Deuxième accouchement, 2 ans 1/2 après le premier. Elle nourrit et reste bien portante pendant deux ans. Alors, elle commence à souffrir de douleurs dans la région de l'aine gauche. En juin 1884, forte prostration après une fatigue ; neuf semaines après, elle est obligée de prendre le lit. Douleurs dans l'aine gauche, fièvre. En septembre, écoulement de pus par le rectum. L'écoulement continue, mais va en diminuant pendant deux mois. Pas de fièvre, mais douleurs de temps en temps. Dans la partie inférieure de l'abdomen, on trouve une tumeur, qui commence à la symphyse et qui s'étend à un pouce au-dessous de l'ombilic. Elle s'étend plus à gauche qu'à droite. Par le vagin, on trouve l'utérus immobile, repoussé à droite et en avant. Dans le ligament large gauche et dans le cul-de-sac postérieur, tumeur dure non fluctuante. Par l'exploration bimanuelle, on constate que l'utérus est absolument uni à la tumeur. Le doigt rectal ne peut reconnaître la perforation. Diagnostic : Abcès péri-utérin dans le ligament large gauche, ouvert dans le rectum. Laparotomie le 3 décembre. Incision sur la ligne blanche. La tumeur est partout recouverte de péritoine. A gauche elle est adhérente à l'S iliaque. A sa droite, il existe un kyste d'un pouce et demi de diamètre à parois transparentes. Recherche du pus avec la seringue hypodermique. Aspiration de vingt onces de pus fétide. Incision de la paroi de l'abcès. Légère hémorrhagie des parois internes de l'abcès, qui cesse après l'application d'une solution de chlorure de zinc à 10 0/0. Le petit kyste fut vidé. Il contenait environ deux onces de liquide séreux, clair. Suture de la paroi du kyste à l'incision abdominale. Deux drains. Le reste de la plaie abdominale est complètement suturé. Pansement antiseptique. Durée de l'opération, 2 heures 1/2. Le 7, cystite. Le 11, un petit abcès se fait jour par un point de suture. Le 8 janvier, la malade se lève. Le 14, la malade rentre chez elle ; il reste une petite fistule. On trouve, par le toucher vaginal, l'utérus un peu à gauche et mobile. On sent très haut une petite bride qui s'étend de la face postérieure de l'utérus au rectum. 1er février : la fistule est fermée.

617. — Fruitnight. *Am. J. of. obst.*, 1888, p. 717. — F..., 33 ans. Il y a 4 ans, fausse couche, péritonite circonscrite dont elle guérit. 2 attaques de cellulite également guéries. La 3e attaque, en avril 1882, ne se termine pas par résolution. Au bout d'une semaine, pus dans les selles. Un tube est placé. La cavité est lavée tous les jours avec acide phénique à 1 p. 100 pendant 2 mois. Quand on enlève le tube, il reste une petite fistule qui se ferme par degrés.

618. — Grisolle. *Arch. de médecine*, 1839, p. 298. Obs. IV. — *Phlegmon iliaque ouvert dans le rectum.* — F..., 23 ans. Variole à 13 ans. Bien réglée depuis l'âge de 18 ans. 1re grossesse en 1834, accouchement normal ; quitte l'hôpital le 9e jour. Le soir même, elle eut les pieds mouillés et depuis, douleurs hypogastriques, fièvre, vomissements. Entre 5 jours après à l'Hôtel-Dieu (14 février 1834). Douleur dans la fosse iliaque gauche, où existe une tumeur du volume d'une petite orange, mate, non bosselée, dure, douloureuse, immobile, n'ayant aucun rapport avec l'utérus. Le jour suivant, la tumeur augmente ; élancement dans le membre inférieur. Le 16, diminution de la tumeur. Enfin le 26, en examinant les selles pour la première fois, Grisolle reconnut la présence du pus. Sort guérie le 4 avril, avec une induration indolente dans la fosse iliaque.

619. — Griffith. *St-Barth. Hosp. Rep.*, 1880, t. XVI, p. 304. — E. G..., 41 ans, mariée il y a 10 ans. Paramétrite des deux ligaments larges. Ouverture dans la vessie et le rectum, d'origine idiopathique. Guérie en 15 jours (3 juillet-17 juillet).

620, 621, 622, 623, 624. — Griffith. *St-Barth. Hosp. Rep.*, 1880, t. XVI, p. 300. — II. G. E..., 34 ans, mariée depuis 4 ans. Entre à l'hôpital le 1er octobre 1870. Accouchée il y a un an, IIpare. Abcès derrière l'utérus ouvert spontanément par le rectum. Guérie le 8 novembre 1870. 6 mois après, l'utérus est encore fixé contre le sacrum. — III. J. S..., 25 ans, mariée depuis 8 ans. Entre à l'hôpital le 3 février 1878. Ipare, une fausse couche il y a 10 jours. Refroidissement et fatigue après l'accouchement. Abcès derrière l'utérus ouvert spontanément dans le rectum. Guérison le 26 février. — IV. E. W..., 39 ans, mariée il y a 9 ans. Entre le 1er juillet 1879. Abcès derrière l'utérus, ouvert spontanément dans le rectum. Sort le 11 juillet. — V. E. W..., 23 ans, mariée il y a 3 ans. Entre le 14 juillet. IIpare, le dernier enfant il y a 6 semaines. Abcès consécutif à l'accouchement. Ouverture spontanée rectale. Sort guérie le 31 juillet. — VI. S. A..., 28 ans. Nullipare (absence d'hymen). Entre le 21 juillet. Abcès derrière l'utérus ouvert spontanément dans le rectum. Sort le 31 juillet.

625. — Besaine. Th. de Paris, 1869, p. 8. Obs. II. — Caroline D..., 38 ans, n° 18, salle St-Jean, Pitié, service de Richet. Multipare. Fausse couche en novembre dernier. Depuis, douleur abdominale, tumeur volumineuse à gauche. Puis quelque temps après, écoulement de pus et de sang par le rectum. Tumeur à gauche du volume de deux poings, comprimant le rectum. Sort avec une fistule rectale. Diagnostic : Phlegmon du ligament large.

626. — W. M. Goodell. *Philad. med. Times*, 1879, 1880 (22 mai 1880), p. 417. — X..., 33 ans. IVpare plus 5 fausses couches ; le dernier accouchement il y a 2 ans. Depuis 1 an, symptômes d'inflammation pelvienne. Suppuration et issue de pus par le rectum. Toucher : Utérus fixe. Goodell croit à un abcès du ligament large (pas d'autres détails).

627. — A Guérin. *Leçons cliniq.*, p. 283. — *Phlegmon du ligament large ouvert à l'ombilic.* — 3 ou 4 jours jours après l'accouchement, il y eut de la fièvre, de la douleur et de la tuméfaction au niveau du ligament large du côté droit. Bientôt tous les signes du phlegmon apparurent. C'était en 1870. L'abcès, par lequel le phlegmon s'était terminé, après s'être ouvert dans le rectum, s'était vidé incomplètement ; au commencement de 1871, la tumeur qui avait persisté au-dessus du ligament de Fallope, s'étendit du côté de l'ombilic, et un jour, il se fit en ce point, sans grande douleur, une ouverture par laquelle s'écoula du pus crémeux en quantité considérable. Il resta un trajet fistuleux dont la direction était à peu près celle de l'artère ombilicale du côté gauche. Cette fistule persista jusqu'à la fin de 1873, époque à laquelle la malade devint enceinte. L'accouchement fut heureux et la fistule, qui s'était fermée au début de la grossesse, ne reparut pas.

628. — M. L. Halbert. *Med. Times*, 2 avril 1888, p. 395. — Malade se croyant enceinte de 2 ou 3 mois. Symptômes d'avortement. Douleurs. Hémorrhagie. Cet état dure quelques jours, mais pas assez pour que la malade reste au lit. Un peu de fièvre pendant tout le temps. Toucher : Tumeur élastique à gauche et en arrière de l'utérus, assez sensible. Utérus repoussé à droite et contenant des débris de placenta. Je diagnostique : Grossesse tubaire. Ouverture de l'abcès dans le rectum. Écoulement d'une grande quantité de pus. Pas de résultat.

629. — Kœnig. *Arch. f. Heilk.*, 1862, p. 494. — F. W..., plusieurs enfants. Le 18 janvier 1859, 4 semaines après le dernier accouchement, elle ressent dans la moitié gauche du bassin des douleurs qui s'irradient du côté de la vessie. Selles douloureuses. On ne trouve rien par la palpation abdominale. Le 28 janvier, la malade a de la fièvre et des sueurs abondantes. Par la palpation, on trouve dans la région hypogastrique une tumeur qui s'étend à la moitié interne du ligament de Poupart en dehors et en dedans jusqu'à la ligne médiane. Par le toucher vaginal, tumeur du volume du poing qui occupe la partie antérieure à gauche du bassin. Par le toucher combiné avec la palpation, on sent la dépendance de 2 tumeurs. Le 9 février, selles purulentes. Presque en même temps, on remarque que les urines sont mêlées de pus. La tumeur diminue. L'écoulement purulent par l'urèthre se reproduit de temps en temps. Dans la première moitié du mois de mars, grande amélioration.

630. — L. Landau. *Ueber puerperale Erkrankungen. Arch. f. Gyn.*, 1874, t. 6, p. 148, 153. — Nouvelle accouchée, fièvre légère. Seulement un sentiment de plénitude dans le bassin ; 5 jours après, frissons. Exsudat à gauche et en avant de l'utérus. Quelques semaines après, ouverture spontanée dans le rectum. Fièvre intense prolongée. Finalement guérison. Pas d'autres détails.

631. — Lombe Athill. *Manuel des maladies des femmes* (trad. Lavoie). Paris, 1882, p. 177. — T. S..., entre à l'hôpital pour métrorrhagies. Dilatation du col. Cautérisation avec acide nitrique. La malade se lève, s'expose au froid et est prise de douleurs dans le bassin. On sent en arrière et de chaque côté de l'utérus un gonflement résistant qui immobilise cet organe. 6 semaines après, ouverture dans le rectum. Guérison lente.

632. — Lusk. *Obst. Soc. of New-York* (Cas de Leale), *Am. J. of obst.*, 1888, p. 715. — A propos des cas de Mackenzie. « J'ai été appelé il y a plusieurs années par le Dr Leale, pour l'assister dans une opération. La malade avait eu une cellulite pelvienne ; un abcès s'était formé et s'était ouvert dans le rectum, 9 ans avant. Nous trouvâmes en l'examinant une toute petite ouverture dans le vagin et en introduisant une sonde on pénétrait dans la cavité. Leale fit une incision dans le vagin et trouva une cavité de 3 ou 4 pouces de long ; il plaça un tube métallique pour drainer l'abcès ; et la malade a bien guéri. » Lusk a fait de même depuis.

633. — Mousten. *Soc. anatom.*, 1861, p. 275. — *Phlegmon du ligament large ouvert dans la vessie et le rectum.* — F..., 53 ans. Entre à l'Hôtel-Dieu le 29 juin 1861. Bonne santé habituelle. Ipare. Règles toujours douloureuses quoique régulières. Accouchement régulier il y a deux ans. Il y a 5 semaines, peu de temps après la fin de ses règles, douleurs dans la fosse iliaque gauche. On sent une tumeur dans la partie inférieure de la fosse iliaque gauche qui est douloureuse. Par le toucher, on constate une tumeur assez volumineuse, résistante, à gauche et un peu en avant du col. On fait le diagnostic : phlegmon du ligament large. Garde-robes purulentes, les 12 à 15 derniers jours. Mort le 18 juillet. *Autopsie :* Abcès du ligament large gauche, anfractueux, à surface interne fongueuse, grisâtre, communiquant avec la vessie par une petite ulcération qui occupe la partie inférieure de la paroi postérieure de la vessie. Il s'ouvre encore par deux ulcérations à la partie supérieure du rectum. Péritonite partielle du bassin. Ovaires enveloppés par des fausses membranes. L'abcès est nettement situé dans le ligament large entre l'utérus et la paroi pelvienne. Abcès métastatique dans les reins.

634, 635, 636, 637, 638. — Mackenzie. *Am. J. of obst.*, 1888, p. 713. — 1er cas. Primipare, accouchement régulier. Le 8e jour, frayeur. Le lendemain, douleur dans le côté gauche, frissons, fièvre. Symptômes de cellulite. Le 10e jour, diarrhée, évacuation de pus mêlé d'un peu de sang. Elle a tous les jours 2 ou plusieurs évacuations. Affaiblissement. — 2e cas. Accouchement difficile. Rupture du périnée. (Opération échoue.) Débuts des accidents deux semaines après l'accouchement. On peut découvrir l'ouverture dans le rectum à 3 pouces de l'anus ; mais il fut impossible de passer une sonde dans la poche. — 3e cas. Rectite très intense depuis 4 ans. — 4e cas. Dure depuis 6 ans. Le rectum est si épaissi et si friable en certains points, qu'à première vue on pourrait croire à un cancer. — 5e cas. Dure depuis 6 ans 1/2. Elle a commencé à souffrir deux semaines après l'accouchement qui fut normal. Elle fut opérée par son médecin qui, à deux reprises différentes, passa un trocart et évacua une grande quantité de pus. Il était impossible de découvrir l'orifice rectal. On pourrait croire qu'il s'agit d'un cancer.

639. — Panthel. *Berlin klin. Wochensch.*, 21 septembre 1874, no 38, p. 475. — *Abcès sans symptômes. Ouverture rectale et vésicale. Mort.* — F..., 36 ans. 5 enfants en 14 ans. 6e accouchement facile en 1862. Aucun accident à la suite. La malade se lève : elle ne souffre pas. Pouls normal. Température normale. Le 19e jour, elle était à sa toilette une demi-heure après s'être levée, quand elle ressentit une vive douleur dans le bassin et un violent besoin d'aller à la garde-robe. Elle rendit environ 1 chope de pus crémeux, de bon aspect. Aussitôt après, violents frissons. La fièvre s'allume et dure 6 jours, les évacuations purulentes avaient cessé. Le septième jour, augmentation des douleurs. Ouverture dans la vessie. L'urine est mêlée de matières fécales. Violente cystite. Les choses restent dans cet état et la malade succombe. Dans les derniers temps, il n'y avait plus d'évacuation par le rectum.

640. — G. Thomas. *New-York med. J.*, p. 525, 1879: — La malade avait été traitée pendant 15 jours par un homœopathe pour une hernie inguinale gauche. G. Thomas constata une tumeur de nature évidemment phlegmoneuse plutôt que herniaire, quoique résonnante à la percussion. Quatre semaines avant, il s'était formé un abcès dans le ligament large gauche qui s'était ouvert dans le rectum. La décharge continua par le rectum, jusqu'à l'apparition subite de la soi-disant hernie inguinale. Cette tumeur fut ouverte et il s'en échappa environ 3 onces de pus en même temps qu'une grande quantité de gaz extrêmement fétides. Il n'y a jamais eu d'épanchement de matières fécales par la plaie quoiqu'il y ait un épanchement de gaz par l'ouverture à chaque fois que la malade sent le besoin de rendre des vents par l'anus.

641. — U. Trélat. *Phlegmon du ligament large ouvert dans le rectum.* — Pauline Goujon, 21 ans, 53, rue Richer. Père et mère bien portants.

Fille unique. Rougeole à 8 ans. Réglée à 13 ans. Établissement sans difficulté. Leucorrhées s'installent en même temps que les règles. Les règles ont toujours été très abondantes, mais non douloureuses. Irrégulières. Depuis 4 ou 5 ans, douleurs obligent la malade à prendre le lit; elle ne l'a pas quitté depuis. Injections au sublimé. Elle reste trois mois à la maison Dubois. Au mois de juin, selles purulentes. Depuis ce temps-là, la malade a presque toujours du pus dans ses selles. Au mois de septembre, douleurs vésicales. État actuel. Fille très amaigrie, chétive. Les douleurs vésicales sont moindres. 4 mars. Utérus refoulé vers la droite. Le cul-de-sac droit, rétréci par le refoulement de l'utérus. Muqueuse vaginale de ce côté, souple. A gauche, cul-de-sac refoulé par une tuméfaction volumineuse, muqueuse vaginale œdémateuse. La tuméfaction s'étend du col de l'utérus jusqu'à la paroi pelvienne. En avant, elle reste distante de la symphyse. En arrière, elle se prolonge jusque dans le sacrum. En dedans, elle dépasse la ligne médiane en refoulant l'utérus vers la droite. Par le cul-de-sac vaginal, on sent une artère qui se dirige transversalement. La fosse iliaque est absolument indemne. La tuméfaction affleure le niveau du détroit supérieur. La partie ampullaire du rectum est souple. Au-dessus l'orifice de communication assez large à 4 centim. de l'anus. 12 mars, examen avec anesthésie. L'orifice vu dans le rectum correspond au bord gauche de l'utérus. Par le toucher rectal, on sent la tumeur se prolonger jusqu'au sacrum (phlegmon du pédicule vasculaire). Grattage avec l'ongle. Tentative de drainage échoue. 24 mai. Albuminurie considérable. Diarrhée. La malade quitte l'hôpital dans le même état.

642. — A. Wernich. *Beit. z. Geburtsh. und Gyn.*, 1872, p. 408. — 35 ans. Souffre depuis son premier accouchement qui remonte à 7 mois. Douleurs sourdes qui ne l'ont pas empêchée de faire son métier de repasseuse. Depuis quelques semaines, les douleurs sont devenues plus violentes et se sont étendues dans la région de l'ombilic. 2 février 1878. Utérus complètement immobilisé. Autour de l'utérus, aucune tumeur accessible. Mort le 6 février. *Autopsie* : Énorme abcès ouvert dans l'S iliaque qui a suivi le ligament rond et s'est étendu entre les muscles de la paroi abdominale antérieure.

4° Phlegmons spontanément ouverts dans la vessie

643. — Battersby. *Dublin quaterly Journ. of Med.*, mai 1847. (In *Arch. gén. de méd.*, 1847, t. XV, p. 257.) — Enfant mâle de 6 mois, entre le 22 novembre 1844. Malade depuis 3 semaines. On reconnaît l'existence d'une tuméfaction molle, occupant les téguments du côté droit de la région hypogastrique correspondant principalement au canal inguinal et profondément une tumeur fixe, très dure, parallèle au ligament de Poupart. Le 26 décembre, la malade rendit avec ses urines une tasse de pus. L'évacuation purulente dure 12 jours. Alors, la tumeur recommence à croître et on vit apparaître une tuméfaction considérable vers la fesse droite, dans l'espace compris entre le bord de l'os iliaque et l'épine du sacrum. Vers la fin de janvier, on incise cette tumeur devenue fluctuante. Issue d'une grande quantité de pus. Il reste une ouverture fistuleuse ; toutes les fois que cette ouverture se ferme, la tumeur de la fosse iliaque augmente de volume et l'urine recommence à charrier du pus.

644. — Bernutz. *Conf. clin.*, p. 561. — F..., 20 ans. Primipare. Phlegmon du ligament large droit ouvert dans la vessie. L'abcès et la cystite duraient depuis deux ans et demi. La malade était arrivée à un état d'émaciation tel que son état était désespéré, lorsqu'elle fut prise du choléra. Bernutz insiste sur ce fait qu'il n'y eut jamais de menace d'extension à la fosse iliaque interne.

645. — Bernutz. *Conf. clin.*, 1888. Observ. XV, p. 561. — Amélie Dor..., 30 ans. 1er accouchement en 1863. Bientôt, élancement dans le côté droit du bas-ventre. Ces douleurs continuent pendant 3 mois. Alors la malade urine du pus, et l'écoulement de pus par l'urèthre dure deux mois entiers. Il y avait quelques jours à peine que les urines avaient cessé d'être purulentes, qu'elle rend par l'anus en une seule fois 1/2 pot de pus. Les selles restent purulentes pendant un an. L'évacuation purulente par l'anus cesse et la malade aperçoit une rougeur occupant le côté droit du ventre. Ouverture spontanée de cet abcès 6 semaines après. La malade entre dans le service de Chassaignac qui, au bout de 3 mois, fait un drainage abdomino-vaginal; six mois après le drainage, elle quitte Lariboisière avec son drain; 7 mois après, l'ouverture abdominale se ferme, mais le pus continue à couler par le vagin. Pendant 7 ans, la malade reste bien portante, malgré sa fistule. Les règles étaient régulières. Dans la 7e année, elle devient enceinte; fausse couche à 3 mois. Elle n'a pas été malade à la suite de cette fausse couche, mais elle perdit beaucoup de pus par le vagin. Trois semaines après, elle s'aperçoit qu'elle perd de l'urine par le vagin. Nouvelle grossesse l'année suivante, nouvelle fausse couche à 3 mois. Au bout de 9 jours, elle reprend son travail. 3e fausse couche trois mois après. Une semaine ou deux après ce dernier avortement, elle éprouve une sensation pénible dans le côté droit du ventre. Trois semaines après, elle entre dans le service de M. Guérin qui, un mois après, incise l'abcès qui donne issue à de l'urine et un peu de pus. La malade sort au bout de quelques mois et rentre bientôt à la Charité, chez M. Gosselin. M. Gosselin diagnostique : fistule vagino-inguinale consécutive à un abcès probablement intra-péritonéal. Cathétérisme fréquent. La malade sort guérie au bout de 14 mois. Onze mois après, apparaît un nouvel abcès dans le côté droit du bas-ventre; il s'ouvre spontanément. Rentre à la Charité. Cystite, douleurs vives. La malade rend des gaz par la vessie et le vagin qui est le siège d'un écoulement purulent assez abondant. La fistule inguinale donne issue à du pus mêlé parfois à de l'urine et à des matières fécales. La malade succombe le 23 décembre 1873. *Autopsie :* La vessie, fortement enflammée, contient du pus et présente à droite et au-dessus de l'embouchure de l'uretère une perforation qui la fait largement communiquer avec une cavité purulente. Cette cavité est située dans le ligament large du côté droit et empiète un peu sur la face postérieure de l'utérus. Cette cavité présente 3 orifices : le premier va dans la vessie, le second est situé à la partie supérieure, il est l'origine d'un long canal qui conduit dans le cæcum et qui n'est autre que l'appendice vermiculaire. Le troisième est l'origine d'un autre canal qui vient s'ouvrir à la fesse au niveau de l'épine iliaque antérieure et inférieure du côté droit, immédiatement au-dessous d'un autre conduit fistuleux qui est l'aboutissant d'un phlegmon périnéphritique dont l'existence n'avait pas été reconnue pendant la vie. Pyélonéphrite. Mort de pyélite purulente.

646. — Bernutz. *Conf. clin.*, p. 569. Obs. XVI. — *Phlegmon de la gaine* *consécutif à une psoïte. Autopsie.* — R..., Alexandrine, 35 ans, entre à la Charité, salle St-Joseph, le 3 mai 1870. Il y a deux ans, affection utérine (peut-être à la suite d'une fausse couche) traitée par la cautérisation. Elle se croyait complètement guérie depuis un an, lorsqu'il y a 3 mois, sans aucune cause, elle fut prise de douleurs lombaires très marquées, auxquelles succédèrent des vomissements. Femme profondément amaigrie. A la palpation, le côté droit de l'abdomen paraît un peu plus volumineux que l'autre ; mais si on ne combine pas à la palpation le toucher vaginal, on ne constate pas de tumeur ; il n'en est pas de même, si l'on combine les deux modes d'exploration ; on trouve alors dans la fosse iliaque droite une tuméfaction parallèle au ligament de Fallope, obscurément fluctuante, qui cesse d'être perceptible lorsqu'on ne soulève plus avec le doigt la partie antérieure du cul-de-sac vaginal droit. Le col utérin est reporté à gauche. Le cul-de-sac vaginal droit forme une bombure notable, surtout dans la partie antérieure. Cette tumeur, du volume d'un œuf de pigeon, accolée au bord droit de l'utérus qu'elle paraît avoir refoulé, paraissait adhérer en avant à la branche du pubis et doublée inférieurement par la paroi vaginale qui en fait partie constituante. Il n'y a pas de rétraction de la cuisse sur le bassin. La malade peut également bien remuer les 2 jambes. M. Bernutz conclut que la tumeur a pour siège le ligament large. Au bout de quelques jours, les douleurs de la fosse iliaque augmentent. La tumeur grossit et devient fluctuante. La malade refuse de laisser faire une ponction vaginale. Les mictions deviennent douloureuses, et le 15 juin on trouve dans l'urine une grande quantité de pus. Les évacuations purulentes cessent à la fin de juillet. Alors la tumeur iliaque augmente, s'étend jusqu'à la ligne blanche en dedans, jusqu'à 3 doigts au-dessous de l'ombilic en haut. La tumeur vaginale augmente également. Au mois d'août, la malade très affaiblie, laisse faire la ponction vaginale. Drainage. Amélioration momentanée. La diarrhée et les vomissements recommencent. Le 24 octobre, la malade rend par le vagin un caillot sanguin, gros comme un demi-placenta. Elle meurt le soir. *Autopsie :* Au-dessous du rein droit, commence un vaste abcès recouvert par le tiers inférieur de ce rein. Cet abcès en descendant fournit une première fusée qui en sortant par l'échancrure sciatique se porte jusqu'au grand trochanter. Ensuite l'abcès descend en suivant le psoas jusqu'à la branche horizontale du pubis avec le périoste de laquelle le pus est en contact. Il forme là un renflement sacciforme dont la partie interne en rapport avec la symphyse pubienne vient poser par son sommet sur le ligament large gauche, repoussant assez fortement la vessie en arrière et en bas. Le péritoine, refoulé par cette partie de la collection purulente, est épaissi, blanchâtre et il y a une adhérence intime du péritoine, qui recouvre le sommet de cette ampoule, avec le péritoine de l'aileron contenant la trompe gauche. La base de cette sorte d'ampoule, au-dessus de laquelle passait le ligament rond, adhérait d'abord à toute la moitié droite de la vessie refoulée et ensuite au bord droit du col utérin pour venir constituer une cavité conique ayant pour parois, en dedans la moitié supérieure de la paroi latérale du vagin et en dehors le tissu cellulaire qui recouvre l'enceinte osseuse de l'excavation pelvienne. Cet abcès, manifestement extrapéritonéal, à parois tomenteuses, bien organisées et très épaisses, contient un liquide sanguinolent absolument semblable à la perte qui a précipité la terminaison fatale. L'abcès a déterminé par contiguïté des adhérences entre la première portion du rectum et l'utérus, de sorte que l'extrémité du ligament large, la vessie, la poche purulente et le rectum formaient une tumeur complexe par les adhérences qui unissaient ces diverses parties entre elles et cet agrégat pathologique à l'angle gauche de l'utérus. La vessie rétractée, adhérente à l'abcès par toute sa moitié droite, offre auprès du trigone vésical, à droite, une communication avec l'abcès. Le vagin, dont les parois sont épaissies, très denses dans toute la partie qui constituait la paroi de l'abcès, offrait à 1 centim. de l'extrémité inférieure de celui-ci, une ouverture résultant de la ponction faite pendant la vie. Col utérin, replié à gauche, sain ; utérus en latéroflexion, le fond incliné vers l'abcès. Trompe droite perméable ; ovaire correspondant, sain ; ovaire gauche, sain ; trompe gauche, oblitérée. Le tissu érectile et le tissu du ligament large gauche étaient sains. La collection purulente avait pour siège le tissu cellulaire qui sépare le péritoine du fascia iliaca. Le ligament large était refoulé en arrière et isolé de l'abcès, accolé à la partie postérieure du phlegmon. C'était un abcès de la fosse iliaque interne sous-péritonéale.

647. — C. Braun. *Allg. Wiener med. Zeit.*, 1882, n° 6, p. 63. — F..., accouchement, puis après un voyage, douleurs très violentes dans le bas-ventre. Un mois après, on constate dans l'urine une grande quantité de pus, environ 1/2 litre par jour. La tumeur s'étendait jusqu'à la hauteur de l'ombilic. Braun incise. Guérison.

648. — Buch. *Charité Ann.*, 1877, t. IV, p. 360. Obs. I, p. 375. — Maria Leuschner, 27 ans. Réglée à 16 ans. Accouchement facile le 10 janvier 1872. Douleurs et fièvre le 3e jour. Amélioration. Rechute le 14e jour. On trouve à droite de l'utérus une résistance douloureuse. Matité dans la région inguinale droite. Ouverture dans la vessie au 37e jour de l'accouchement. La malade sort guérie en avril.

649. — Chever. *Boston med. and Surg. J.*, 1887, t. I, p. 7. — *Abcès pelvien. Ouverture spontanée dans la vessie et le rectum.* — F..., 31 ans. Jamais d'enfant. Bonne santé jusqu'à il y a 4 ans. A cette époque, « inflammation d'intestins » dont elle guérit complètement. Il y a 6 mois arrêt des règles avec douleurs dans l'abdomen et dans le dos. Constipation et envie fréquente d'uriner. L'urine contenait une notable quantité de pus. A la palpation, on trouve une large masse douloureuse à la pression, occupant la partie inférieure de l'abdomen. Pas de fluctuation. L'examen du vagin, une sonde introduite dans la vessie, ne donne aucun renseignement nouveau sur les limites et la position de la tumeur. L'urèthre fut dilaté, et l'index introduit dans la vessie. Lavage de la vessie avec solution antiseptique. La malade va mieux et la douleur diminue, mais l'urine contient encore une grande quantité de pus. Brusquement, on constate la présence de pus dans les selles. La malade guérit parfaitement. L'abstention, dans ce cas, fut récompensée par une guérison complète.

650. — M. Duncan. *Clinical lectures on diseases of Women.* London, 1879, p. 73. — R. S..., 27 ans, IVpare. Accouchement 6 mois auparavant, 3 jours après, douleur à droite. Elle entre à l'hôpital avec tous les symptômes de fièvre hectique ; la cuisse rétractée, mictions fréquentes, douloureuses et albumineuses. Douleurs dans la région inguinale droite et hypogastrique s'irradiant dans la jambe droite. Dans la fosse iliaque droite, tumeur arrondie, dure, mate à la percussion, étendue du côté droit au-dessus du ligament de Poupart, s'élargissant aux approches de la crête iliaque. Utérus fixe. Trois semaines après son entrée à l'hôpital, rend du pus dans les urines. Guérie 2 mois après l'ouverture vésicale.

651. — M. Duncan. *Obst. Soc. of London*, 4 mai 1887. Hémorrhagie rapidement fatale se faisant par la vessie. L'abcès s'était ouvert dans le viscère.

652. — Dupuytren. (In Husson et Dance.) *Rép. de Breschet*, 1829, t. IV, p. 98. Obs. XV. — F..., 23 ans. Entrée à l'Hôtel-Dieu le 6 juillet 1819. Accouchée quelques jours auparavant. Bientôt douleurs dans la profondeur du cæcum. Frissons et fièvre. Empâtement dans la fosse iliaque gauche. Tumeur dure que l'on suppose développée dans l'ovaire. Quelques jours après, on sent dans la fosse iliaque une tuméfaction large, fluctuante, paraissant soulever l'arcade crurale, accompagnée d'œdème et de rétraction de la cuisse. 5 jours après cet examen, on trouve du pus dans les urines. Plus tard, un point de fluctuation se montre en haut et en avant de la cuisse gauche. Incision. Issue de pus. Guérie 15 jours après son entrée.

653. — W. A. Freund, p. 345. — *Phlegmon consécutif à une déchirure du col.* — F..., 6e accouchement. Déchirure du col à gauche. Hématome qui s'étend à presque toute la moitié gauche du bassin. Lorsque la malade entre à l'hôpital 3 semaines après l'accouchement, énorme abcès qui s'étend jusqu'à la cuisse et s'est ouvert dans la vessie. Incisions au-dessus du ligament de Poupart et à la cuisse. Drainage. Guérison en 3 semaines. La perforation de la vessie était déjà fermée 2 jours après l'opération.

654. — Gillette. *Soc. Chir.*, 1878, p. 171. — *Phlegmon suppuré du ligament large gauche étendu au petit bassin et à toute la région prévésicale ouvert dans la vessie. Ponction. Ouverture sus-pubienne. Drainage abdomino-vaginal. Guérison.*— F..., 25 ans. Réglée à 12 ans. Difficilement. Accouchement en 1876. Depuis douleurs lombaires et hypogastriques. Règles supprimées. Le 10 août 1877, M. Gouguenheim diagnostique un phlegmon du ligament large gauche. Par le toucher combiné au palper, on trouve à gauche une tuméfaction mal limitée avec induration douloureuse à la pression formant avec l'utérus une masse unique que l'on pouvait déplacer en totalité, mais en occasionnant de vives douleurs. Depuis quelque temps, élévation de température annonçant suppuration. Rend du pus avec les urines. Le 25 septembre, tumeur occupant l'excavation pelvienne, se prolongeant en avant de la vessie et située directement en arrière des muscles grands droits. En déprimant la paroi, on reconnaît que cette masse indurée et douloureuse à la pression remontait jusqu'à 2 travers de doigt au-dessous de l'ombilic. Sonorité au niveau de la fosse iliaque droite. A gauche, sonorité en haut de la fosse iliaque, mais la matité devient de plus en plus prononcée à mesure que l'on s'approche de la partie inférieure de la fosse iliaque. Utérus immobile et refoulé en bas, cul-de-sac antérieur effacé. 27 septembre, ponction aspiratrice sans résultat. 2 octobre, incision de 4 centimètres à 4 travers de doigt au-dessus du pubis. Le 5 octobre, ouverture par le vagin. Drainage abdomino-vaginal. Réapparition des règles le 15 novembre. Sort guérie le 10 décembre.

655. — Griffith W. S. A. *St-Barth. Hosp. Rep.*, 1880, t. XVI, p. 302. Cas IV. — R. S..., 27 ans, mariée il y a 6 ans, 4e accouchement il y a 6 mois, entre à l'hôpital le 17 juin 1878. Paramétrite du ligament large gauche ouverte dans la vessie. Guérison le 1er août 1878.

656. — Kœnig. *Arch. f. Heilk.*, 1862. — F. Sch..., primipare. Abcès du sein, décembre 1859. Au commencement de janvier 1860, douleur dans la hanche gauche et boiterie. Symptômes dyspeptiques. Amaigrissement. Fièvre.

Le 25 janvier, on trouve au-dessus du ligament de Poupart une tumeur dure, mate, douloureuse, du volume d'un œuf de poule. « Vers le milieu de février, je fus surpris de voir la malade très améliorée, marchant sans douleur et presque sans boiter. La tumeur était très diminuée. » Kœnig croyait à la résorption, lorsqu'il constata que l'urine était chargée de pus. L'évacuation purulente continua jusqu'à la fin du mois. Guérison.

657. — Kœnig. *Arch. f. Heilk.*, 1862, p. 510. — Christine Wittsch,41 ans, entre à l'hôpital le 13 février 1862. Dernier accouchement il y a 6 mois. Au bout de quelques jours, la malade se lève et marche, mais reste un peu faible. Deux mois après, légère blessure au pied, œdème considérable du membre inférieur gauche. La malade était variqueuse. L'œdème diminue, mais la cuisse reste fléchie. Quelques douleurs dans la région hypogastrique. Les douleurs disparaissent plusieurs fois, puis reviennent et augmentent. Au moment de l'entrée, grand amaigrissement. Élévation de température. Cuisse gauche fléchie. Violentes douleurs dans l'hypogastre avec irradiation dans la cuisse. Œdème considérable du membre inférieur et de la grande lèvre du côté gauche. Au-dessus du ligament de Poupart, tuméfaction qui s'étend de l'épine du pubis à l'épine iliaque antérieure et supérieure. Pas de points ramollis. Sonorité légèrement voilée. Par le vagin, on trouve toute la moitié gauche du bassin remplie par une tumeur ronde et dure. L'utérus paraît élevé. Même résultat par le toucher rectal. Les symptômes généraux indiquant la suppuration, incision au-dessous du ligament de Poupart, en dedans du couturier, en un point devenu douloureux, on n'arrive pas sur le foyer purulent. Les symptômes s'aggravent. La malade refuse une autre intervention. Kœnig hésitait à inciser au-dessus du ligament de Fallope, ne sachant pas encore s'il y avait là danger de blesser le péritoine. L'œdème avait gagné l'autre membre. Dans les premiers jours de mars, Kœnig essaye, malgré l'œdème des grandes lèvres, d'inciser dans le vagin. Il coule un peu de pus, mais l'écoulement s'arrête très vite. 8 mars. Grand frisson. Le 14. Embolie pulmonaire, une chope de pus s'écoule par l'urèthre. L'écoulement par l'urèthre continue, mais eschare gangreneuse, affaiblissement. Mort le 30. *Autopsie* (Je traduis seulement ce qui a trait au bassin) : Tout le petit bassin et la moitié gauche du grand sont remplis par une tumeur qui est recouverte par le péritoine. Tous les organes du bassin sont refoulés à droite. Tout à fait en arrière et à droite se trouve le rectum. L'utérus est tourné sur son axe de telle facon que l'ovaire droit est en avant. La vessie est tout entière refoulée à droite. Elle est remplie par une masse rougeâtre, gélatineuse qui se continue dans la cavité de l'abcès au travers d'une ulcération située sur sa paroi gauche. Les parois de l'abcès sont épaisses de plusieurs lignes. Le psoas est très altéré. Dans la paroi antérieure du vagin, on trouve une petite fistule communiquant avec l'abcès. Aucune ouverture dans le rectum. L'ovaire gauche et la trompe sont infiltrés. L'utérus, de volume normal, présente quelques ulcérations.

658, 658 bis. — Lee. *St-George's Hosp.*, p. 1059, Part. III, 1885. (Cité par Dickinson. *Urinary and reneal diseases.*) 1° Malade ayant eu une cellulite pelvienne suppurée. Elle rend du pus avec les urines pendant 3 ans, puis un abcès s'ouvre à la région lombaire et elle meurt quelque temps après. On trouve à l'autopsie une cavité irrégulière au-dessous du rein gauche s'ouvrant dans la région lombaire, et l'uretère se trouvait perdu dans cette cavité. Le rein était dilaté et atrophié. 2° Il cite également un cas, dont la pièce a été déposée à King's College, où un abcès du psoas s'est ouvert dans l'uretère.

659. — Lyman. *Boston med. and surg. J.*, 1882, tome 106, p. 197. — *Chronic puerperal pelvic abscess following labor sixteen years ago; repeated acute attacks with openings into bladder and vagina.* — F. H..., 44 ans. Entre à l'hôpital le 6 septembre. 6 ans auparavant, après un accouchement au forceps, attaque de cellulite pelvienne. 3 ans après, ouverture spontanée dans le vagin et la vessie. Le 8 octobre, l'abcès s'ouvre de nouveau dans la vessie. L'urine contient du pus pendant plusieurs semaines. Quitte l'hôpital le 14 novembre rendant toujours du pus dans les urines.

660. — Mégrat. Th. de Strasbourg, 1867. — F..., 2e accouchement en 1863. Phlegmon iliaque droit qui fut ouvert successivement au-dessus et au-dessous du ligament de Poupart ; il perfora même la vessie et quand on pressait sur l'échancrure sciatique, on faisait sourdre le pus par les ouvertures abdominales, parce que celui-ci avait fusé vers la fesse. Flexion de la cuisse sur le bassin à angle aigu. La malade a guéri. Revue 4 ans après ; la cuisse est toujours fléchie sur le bassin.

661. — G. de Mussy. *Arch. gén. de méd.*, août 1867, t. II, p. 131. P. 140 (2e malade). — Tumeur fluctuante dans la région iliaque gauche. Cette collection liquide communiquait avec la gaine des muscles psoas et iliaque. Ouverture dans la vessie. Quelques jours après ouverture dans l'intestin.

662. — Piotay. Th. Paris, 1837, p. 15. Obs. VI (Dupuytren). — Jeune fille, accouchement facile. Quelques jours après, douleurs dans la cuisse et la jambe gauches, fièvre, douleur dans l'aine, empâtement que l'on croit siéger dans l'ovaire droit. Quatre mois après, ouverture dans la vessie. Diminution de la tumeur. Incision d'un abcès de l'aine gauche quelques jours après. Guérison en 5 mois 1/2.

663. — Rheinstœdter. *Arch. f. Gyn.*, 1879, vol. XIV, p. 499. — *Becken-exsudat.* — F..., 1re accouchement en mai 1877. A la fin d'août, l'auteur constate une paramétrite bilatérale. La fièvre intense et la douleur rendent vraisemblable la suppuration. L'exsudat faisait légèrement saillie entre l'utérus et la vessie et au milieu de septembre, l'abcès s'ouvrit dans la vessie. La fièvre diminue, mais bientôt catarrhe vésical ; la fièvre réapparaît et il se forme au-dessous du milieu de la crête iliaque droite une tuméfaction douloureuse. Large incision. Drain qui pénètre jusque dans le petit bassin. Lavages antiseptiques. Le pus ne passe plus dans la vessie, la fièvre tombe. En février 1878, menace d'ouverture dans la région du rein droit. Incision. Drainage. Fin de février, double pleurésie. Élargissement de la seconde incision. La première incision ne donne plus de pus. On retire le drain. A la fin de mai, la malade commence à se lever. En août, la malade est guérie avec une inclinaison du bassin dont on triomphe par le massage, etc.

664. — Ed. Waren-Sawyer. *Chicago med. J. and exam.*, juin 1885, p. 508. — Abcès péri-utérin chronique. D'énormes quantités de pus sont évacuées par l'urèthre. On fait une fistule vésico-vaginale et on tente de drainer l'abcès par le vagin. La tentative fut abandonnée. On ne put drainer. Il y avait dans ce cas un énorme œdème des organes génitaux et du membre inférieur droit, par thrombose de la veine iliaque.

665. — Terrillon. *Loc. cit.*, p. 343. — *Suppuration du petit bassin. Foyer ouvert dans la vessie et le vagin. Fistules intarissables.* — « J'ouvris le foyer, je le nettoyai avec la curette et, après avoir placé deux gros tubes à drainage, je fis de fréquentes injections antiseptiques Après 4 semaines, la guérison était complète. »

666. — Trousseau. *Clinique méd. de l'Hôtel-Dieu*, p. 773. — *Phlegmon iliaque consécutif à un phlegmon du ligament large.* — F..., 35 ans. Accouche le 30 août 1861. Depuis douleurs abdominales. Entre à l'Hôtel-Dieu, le 5 octobre 1861. On constate alors un phlegmon du ligament large droit puis l'envahissement de la fosse iliaque. Ouverture de l'abcès du ligament large dans la vessie. Au milieu de novembre, on constate une tumeur vers le ligament de Fallope, fluctuante, que l'on incise. Mort le 13 décembre. *Autopsie :* Abcès de la fosse iliaque, sous-aponévrotique au milieu duquel baignent le psoas, les vaisseaux iliaques et le nerf crural. Au-dessous de l'arcade crurale, cet abcès avait 2 prolongements ; l'un, suivant le psoas jusqu'au petit trochanter ; l'autre, suivant le nerf crural. Le premier avait pénétré dans l'articulation coxo-fémoral. La symphyse sacro-iliaque était pleine de pus. L'abcès du ligament large, qu'on supposait avoir été le point de départ de toutes ces lésions, n'offre plus de communication directe avec l'abcès iliaque. Les feuillets du ligament large étaient très épaissis et l'utérus accolé à la paroi droite du petit bassin par la rétraction du tissu malade. Lorsqu'on ouvre la vessie, on constate l'existence d'une fistule vésicale communiquant encore avec l'ancien foyer du ligament large. L'utérus, le vagin, le rectum, examinés avec soin, ne montrent aucune communication de l'abcès avec leurs cavités.

667. — Buch. *Charité Ann.* Berlin, t. IV, 1877, p. 360. Obs. II, p. 375. — Florentine Mutzner, 38 ans. Réglée à 14 ans. 6 accouchements réguliers. Le 15 février 1872, avortement de 3 mois. Depuis ce temps, hématuries douloureuses. De temps en temps, l'urine est mêlée de pus. Entre le 17 juillet 1872 à la Charité. On trouve le col dirigé en arrière. En avant et à droite, tumeur sensible dont l'extrémité supérieure, facile à explorer par le palper abdominal, s'étend de la ligne blanche à l'épine iliaque. Le 24 juillet, incision dans a région inguinale droite. Guérison en 16 jours.

5° Phlegmons spontanément ouverts a la paroi abdominale

668. — Bernutz. *Conf. clin.*, 1888, p. 546. — F..., 34 ans. 4e accouchement le 6 janvier 1869. Frissons le 5e jour. Sort très souffrante le 20e jour. Entre en avril à la Pitié, dans le service de M. Bernutz. Fièvre intense. Incision abdominale. Dans le cul-de-sac vaginal droit, on sent le trocart courbe, introduit par la plaie, qui n'est séparé du doigt que par la muqueuse. Cependant pas de drainage vaginal. Bernutz regrette de n'avoir pas fait le drainage, car la malade a eu des accidents graves à la suite de l'incision ; cependant elle guérit. La suppuration met 4 mois à se tarir. Bernutz a vu la malade fréquemment depuis. Elle n'a pas d'éventration, bien que la cicatrice ait 7 centimètres.

669. — Bernutz. *Conf. clin.*, p. 548. — Cite un cas personnel de phlegmon du ligament large ouvert à l'ombilic. Mort rapide. (Il n'y a pas d'observations.)

670. — Buch. *Charité Ann.*, p. 379. Obs. X. — Anna Raitz, 39 ans. 15 grossesses dont 3 avortements. Dernier accouchement le 2 septembre 1876. Broiement du fœtus trop gros. 3 semaines après, apparaît dans le pli de l'aine droite une tumeur qui s'ouvre spontanément le 2 octobre. 5 octobre, malade très affaiblie. On voit à 2 pouces 1/2 au-dessus de la symphyse, une ouverture longue de 3 pouces. Avec le doigt, on pénètre dans une cavité qui s'étend à 1 pouce 1/2 en haut et qui atteint le pubis en bas. Il s'écoule un liquide sentant fortement l'ammoniaque, une solution de permanganate injectée dans l'abcès coule par l'urèthre. La malade succombe le 2 novembre. Pas d'autopsie.

671. — Buch. *Charité Ann.*, p. 381. Obs. XVII. — F. Cœuder, 27 ans. 3 accouchements ; le dernier le 17 février 1875. Version, forceps, enfant asphyxié, menace de péritonite généralisée. Au 5e jour, tout paraissait terminé. Le 11e jour, sensibilité au-dessus du ligament de Poupart du côté droit. On ne peut sentir de tumeur. Tuméfaction de la grande lèvre gauche. Douleur dans le membre inférieur gauche. Au 15e jour, on trouve le cul-de-sac vaginal gauche refoulé par une tumeur élastique. Celle-ci arrive le 17e jour au-dessus du ligament de Poupart gauche et s'ouvre spontanément. La malade était guérie au bout de 15 jours.

672, 673, 674. — Griffith W. S. A. *St-Barth. Hosp. Rep.*, 1880, t. XVI, p. 302. — I. 30 ans. Accouchée pour la 6e fois, un mois auparavant. Entre le 20 décembre 1877. Paramétrite inguinale ouverte dans l'aine droite. Guérie le 8 janvier 1878. — II. S. S.... 25 ans. Mariée il y a 4 ans, 3e accouchement il y a un mois. Entre le 11 décembre 1877. Paramétrite inguinale. Ouverture dans l'aine droite. Guérison le 7 janvier 1878. — III. A. W..., 23 ans. Mariée il y a 3 ans. 2e enfant il y a un mois. Entre à l'hôpital le 13 février 1878. Paramétrite du ligament large gauche. Ouverture dans l'aine. Guérie le 2 avril 1878.

675, 676. — Griffith W. S. A. *St-Barth. Hosp. Rep.*, 1880, t. XVI, p. 293, 294. — I. *Paramétrite inguinale.* — R. R..., 22 ans. Entre le 3 mai 1879. Mariée, 2 enfants, accouchée 6 semaines auparavant. De suite elle souffre dans la région iliaque droite et la cuisse. Tumeur dans l'aine gauche 3 jours après son entrée. Tumeur résistante s'étendant le long du ligament de Poupart à droite. La cuisse droite rétractée à angle droit. Toucher : Col dans sa situation normale dans le cul-de-sac latéral droit. Fluctuation. 12 mai, ouverture de l'abcès au niveau de l'arcade crurale. Guérie 19 jours après. — II. *Paramétrite transverse.* — L. S..., 47 ans. Entre le 24 mars 1879. Mariée à 20 ans, 12 enfants, le dernier âgé de 3 mois. Un mois après l'accouchement, elle sentit brusquement une douleur dans la région inguinale gauche. A la partie inférieure de l'abdomen, du côté gauche, tumeur qui s'ouvre spontanément. Issue de pus. Jambe gauche fléchie. La tumeur s'étend de la ligne blanche à deux pouces de l'épine iliaque antéro-supérieure. Elle n'est pas absolument mate à la percussion. Le toucher vaginal ne donne pas de renseignement. Guérie le 13 mai. Malgré l'absence de signes du côté du vagin, l'auteur prétend que ces paramétrites transverses (ainsi appelées à cause du rapport avec la fascia transversalis et le muscle transverse) éclatent non pas plusieurs semaines, mais deux à trois mois après l'accouchement, ce qui plaide en faveur de l'extension des lésions.

677. — J. C. Lever. *Guy's Hosp. Rep.*, 1844, p. 7. Obs. IV. — *Abcès s'ouvrant* *extérieurement à droite.* — A. M..., femme strumeuse, 4 enfants, bonne santé jusqu'à dernière couche il y a 10 semaines. Couche naturelle mais prolongée. Jour suivant, frisson, fièvre, douleur et gêne à l'hypogastre qui s'étendit bientôt à la région iliaque droite, fomentations et vésicatoires. Dans ces derniers temps, augmentation de la douleur; battements. Une tuméfaction oblongue, dure, au-dessus du ligament de Poupart à droite, très douloureuse à la pression. Au bout de 8 jours, augmentation de volume, fluctuation. Refusa une intervention. Ouverture spontanée un ou deux jours après. Écoulement abondant de pus fétide pendant 4 semaines. Convalescence rapide. Légère induration qui disparut graduellement.

678. — J. Lever. *Guy's Hosp. Rep.*, 1844, p. 13. Cas IX. — *Phlegmon du ligament large ouvert à l'extérieur et ensuite dans le rectum.* — B..., 40 ans, mariée, Ipare. 2 fausses couches. 1 mois après son accouchement, douleurs dans la fosse iliaque gauche, où l'on trouve un empâtement. Sensible au-dessus de l'arcade crurale et en même temps dans le vagin. Abcès au-dessus de l'arcade crurale, 42 jours après le début, 72 jours après l'accouchement. 3 mois après l'ouverture pariétale, ouverture dans le rectum. Guérie 3 ou 4 mois après la dernière ouverture.

679. — J. Lever. *Guy's Hosp. Rep.*, 1852, p. 34. — C. S..., 39 ans. Entre à l'hôpital le 25 juin 1851. Accouchement pénible 3 semaines auparavant. Elle est prise alors de douleur abdominale et de fièvre. Douleur localisée à la fosse iliaque gauche, qui s'étend graduellement à la région lombaire. Le 10 juillet 1851, ouverture spontanée à la paroi abdominale. Guérison le 21 août 1851.

680, 681. — R. Olshausen *Saml. klin. Vorträge*, n° 28, p. 262. Ueber puerperal para und perimetritis. — *Phlegmons du ligament large.* — 1° L'un s'est ouvert au bout de 4 mois 1/2 au niveau de l'épine iliaque antérieure et supérieure ; 2° l'autre s'est ouvert au bout de 7 mois à la région lombaire.

682. — Page. *Brit. med. J.*, 1887, t. II, p. 882. — *Fistule fécale de l'ombilic résultant d'une cellulite pelvienne.* — F..., 19 ans, présentant l'aspect d'une phtisique, entre à l'hôpital en décembre avec une fistule ombilicale rendant en abondance du pus et des matières. Examen sous chloroforme : On tombe dans une énorme cavité qui va jusque dans le petit bassin du côté gauche. L'orifice de la fistule est élargi, mais, comme le drainage est impossible, on fait une contre-ouverture au-dessus du ligament de Poupart. Guérison de l'abcès en avril ; plus tard, guérison de la fistule intestinale. La maladie avait débuté en dehors de l'état puerpéral par des douleurs abdominales et une tumeur purulente dans le cul-de-sac vaginal antérieur.

683. — A. Wernich. *Beit. zur Geb. und Gyn.*, 1872, t. I, p. 403, 406. — 1er accouchement, 14 jours après, douleurs dans la jambe gauche et dans le bas-ventre ; 4 semaines après, frissons. Apparition d'une tumeur dans le pli de l'aine ; 6 semaines après, ouverture spontanée dans l'aine gauche. A son entrée à l'hôpital, le lendemain de l'ouverture (14 juin 1869) on trouve deux petites ouvertures au-dessous du milieu du ligament de Poupart. Guérison en 15 jours.

6° Phlegmons spontanément ouverts a la région fessière

684. — Bernutz. *Conf. clin.*, 1888. Obs. VI, p. 515. — *Phlegmon iliaque sous-aponévrotique ayant fusé par l'échancrure sciatique.* — M..., Louise, 21 ans. Accouchée le 3 avril. 7 jours après l'accouchement, douleurs vives dans le membre inférieur gauche. Le 13 avril 1859, entre à la Pitié, salle Notre-Dame, n° 61. Fièvre, facies anxieux, inappétence, diarrhée, douleur dans la fosse iliaque gauche irradiée dans les deux membres. Paroi abdominale souple, phlébite des deux veines crurales. Œdème des membres inférieurs. Culs-de-sac vaginaux souples. Rétraction du membre inférieur gauche les jours suivants. A cause de l'œdème, on ne peut explorer la région hypogastrique gauche. Diarrhée. La palpation et le toucher, ni les deux modes combinés, ne font constater de tuméfaction iliaque. Empâtement de la région sacrée. 14 mai, issue de pus par deux petites ouvertures placées au niveau de la partie supérieure du sacrum. Mort dans la soirée. *Autopsie :* Péritoine sain. La fosse iliaque gauche offre un volume plus considérable qu'à l'état normal : elle est le siège d'une fluctuation manifeste jusqu'à l'extrémité inférieure du triangle de Scarpa. Le foyer purulent sous-jacent à l'aponévrose iliaque se continue jusqu'au petit trochanter qui est mis à nu. Pus infiltré dans les fibres du muscle iliaque. Le foyer est limité par la saillie formée par le rebord du détroit supérieur, excepté dans un point où le doigt pénètre dans un pertuis assez dur et arrive jusqu'à l'échancrure sciatique par laquelle le pus a fusé et est venu en passant entre le nerf et le rebord osseux, former un énorme foyer. Ligament large absolument sain, ainsi que ovaires et trompes. Utérus en antéflexion. Sa cavité contient une masse purulente. Caillot oblitérant les veines crurales.

685. — Leopold. *Cent. f. Gyn.*, 1882, p. 525. — *Abcès sous-péritonéal.* — F..., XVIIpare. A la suite d'un accouchement, paramétrite droite qui s'ouvre plusieurs fois derrière le fessier droit, et enfin se localise en avant entre la vessie et la paroi abdominale antérieure. Incision de l'abcès sur la ligne blanche à 4 cent. au-dessous de l'ombilic. 1 litre 1/2 de pus. Drainage. Guérison rapide.

686. — Meunier. *Soc. anat.*, 29 juillet 1881, p. 535. — *Ovarite suppurée double ; prolongement fessier.* — 43 ans. Pas d'enfant. Entre le 13 juin 1881 chez Desprès (Charité) pour un abcès fistuleux de la fesse droite. Il y a 3 mois, cette femme a fait une chute dans un escalier. 15 jours après, un abcès se fait jour près du pli interfessier droit et ne se ferme pas. La fistule est située à quelques centimètres au-dessus du pli fessier. « Le toucher vaginal ne donnait aucun signe ou symptôme d'affection du petit bassin. » Mort de péritonite le 26 juillet. *Autopsie :* Péritonite. Le petit bassin est rempli de fausses membranes et de liquide épais. Un stylet introduit dans la fistule arrive dans le petit bassin jusqu'au bord droit du rectum. La fistule traverse la grande échancrure sciatique. A gauche, trompe dilatée, remplie de pus ; il existe 2 abcès, l'un à sa partie moyenne, l'autre à la corne de l'utérus, du volume d'un pois. On ne retrouve pas le pavillon de la trompe, mais son extrémité aboutit à une poche purulente du volume d'un petit œuf, qui paraît être l'ovaire. Un gros abcès, du volume du poing, communique par un petit pertuis avec la première cavité et occupe le ligament large. A droite. Dans la moitié droite on voit d'abord le trajet de la fistule, qui traverse le ligament large et aboutit près de l'utérus. Trompe saine. L'ovaire contient des petits kystes et un abcès. L'auteur pense que la péritonite finale a été due aux abcès de la trompe.

687. — THURNAM. *London med. Gaz.*, 1840, t. 25, p. 661. — F..., 20 ans, 1er accouchement en juillet 1836. Dix jours après, phlegmatia alba dolens du côté gauche. Tuméfaction dans la région inguinale gauche. Trois ou quatre semaines après l'accouchement, abcès ouvert entre les deux trochanters, à gauche. Mort le 20 octobre. *Autopsie :* Abcès iliaque passant par l'échancrure sciatique.

688. — G. VEIT. *Monatsch. f. Geb.*, 1865. — Paramétrite post-puerpérale. Côté droit. Abcès qui s'ouvre à la troisième semaine sous le fessier droit. Guérison rapide.

7° PHLEGMONS SPONTANÉMENT OUVERTS DANS L'UTÉRUS

689. — GEORGE CRUSHAM. *Lond. med. Gaz.*, vol. XIII, 22 mars, 1834. *Schmidt's Jahrb.*, 1834. — Accouchement en octobre. Dans la première semaine symptômes d'abcès du bassin qui diminuent pour réapparaître plus tard. En janvier, symptômes d'affection à la hanche. A l'*autopsie*, on trouve un abcès, du bassin communiquant avec l'utérus, qui avait dénudé le bord de l'ilium et du pubis. La tête du fémur était à nu sur une grande étendue. Les cartilages n'étaient pas altérés.

690. — A. GUÉRIN. *Bull. Soc. chir.*, 1866, p. 307. — Jeune femme chez laquelle on trouve dans le col une tumeur polypiforme. Je l'opérai le 7 juin; elle est morte peu de jours après avec tous les symptômes d'une péritonite généralisée. Je fus donc surpris de n'en pas trouver trace à l'autopsie. Je puis par contre vous montrer : 1° une infiltration de pus dans tout le tissu cellulaire du petit bassin; 2° un abcès situé sous le cul-de-sac vésico-utérin. Le péritoine est parfaitement sain; l'abcès peu volumineux communique par une perforation du tissu de l'utérus avec la cavité du col.

691. — GUICHARD CHOISITY. Th. de Paris, 1868, p. 44. Obs. II. — *Phlegmon du ligament large.* — Ch..., mariée, 36 ans, entre le 18 juillet 1861 à l'hôpital de la Conception à Marseille. Accouchement 2 mois 1/2 auparavant. Quelques jours après, tuméfaction dans le bas-ventre. A son entrée, tumeur qui s'étend du niveau du bord gauche de l'utérus jusque dans le flanc gauche. Dure, douloureuse à la pression. Toucher vaginal : tumeur large, considérable, faisant saillie dans le cul-de-sac latéral gauche et comprimant le rectum en arrière. Ouverture dans l'utérus à la partie supérieure du col. Ouverture au-dessus de l'arcade crurale le 19 août. Mort le 6 septembre. Pas de péritonite. Phlegmon du ligament large et de la fosse iliaque. Propagation à la paroi.

692. — HUSSON et DANCE. *Rép. de Breschet*, 1829, t. IV, p. 95. Obs. 14. — *Mémoire sur quelques engorgements inflammatoires de la fosse iliaque droite. — Fausse couche. Rupture du cordon. Inflammation du tissu cellulaire du bassin et de celui qui tapisse la fosse iliaque gauche. Suppuration ; ouverture de l'abcès dans le col de l'utérus. Mort.* — Fausse couche de 7 mois. Rupture du cordon près du placenta qui se trouve comme enkysté ; cependant on parvient à l'entraîner quelques jours après. Cinq jours après, coliques, fièvre ; les lochies se suspendent ; 7e jour, tension douloureuse de l'abdomen. Gonflement dans les fosses iliaques, surtout à gauche. Quelques jours après, on remarque une tuméfaction considérable de la fosse iliaque gauche. Au 29e jour, écoulement par le vagin d'un liquide purulent. Mort 3 mois après le début de l'affection. *Autopsie :* Pas de péritonite. Dans la fosse iliaque gauche, foyer à moitié rempli de pus verdâtre et fétide, limité en haut par l'extrémité du psoas et du rein gauche, s'étendant en bas jusque dans le petit bassin, entre le ligament large, fermé en arrière par les muscles psoas et iliaque dont les fibres étaient comme disséquées par la suppuration. A cinq lignes au-dessus de l'extrémité inférieure du col de l'utérus, on voit une ouverture arrondie et noirâtre de 3 lignes de diamètre. Il est probable que cette inflammation a commencé dans le tissu cellulaire du bassin, dans celui qui se trouve interposé entre les ligaments larges.

693. — HENNIG. *Monatsch. f. Geb.*, 1819, XXXIII, p. 223. — F..., 33 ans 1/2. Après son second accouchement, accidents légers. Après le troisième accouchement, hémorrhagie. Tuméfaction. Mort. *Autopsie :* Utérus très volumineux. « La moitié gauche de la matrice est solidement adhérente au bassin ; l'ovaire appliqué à l'utérus, la trompe adhérente en arrière. A deux centimètres au-dessus de l'orifice externe, on trouve deux orifices : le plus grand correspond à la cavité normale ; le plus petit, dirigé à gauche, conduit dans un abcès gangreneux paramétrique. Ovaire et trompe du côté droit, sains.

694. — LONG. *Medico-chir. Review*, juillet 1841. *In Archiv. génér. de méd.*, 1841, t. III, p. 268. *Schmidt's Jahrb.*, 1842. — F..., 22 ans ; accouchement régulier ; une portion du placenta était restée dans l'utérus. Depuis cette époque, écoulement assez abondant par le vagin. Deux mois après, on trouve dans la région iliaque droite une tumeur douloureuse. La cuisse était légèrement fléchie. L'examen au spéculum démontra que l'écoulement provenait de l'utérus. On remarqua que la tumeur iliaque diminuait de volume lorsque l'écoulement par le vagin augmentait. Affaiblissement. Mort. *Autopsie :* On trouve sous le péritoine et sous l'aponévrose du muscle iliaque une large collection purulente. Le pus avait fusé vers la partie supérieure et avait mis à nu les apophyses transverses des deux dernières vertèbres lombaires. Fusées dans les muscles de la cuisse. Le pus a pénétré dans les articulations de la hanche. Le pus avait ensuite contourné l'os iliaque, gagné la crête de cet os, et par là il communiquait avec le foyer contenu dans le bassin. En dedans, le pus passait au-dessous des vaisseaux dans une poche formée d'un côté par les parois du bassin mis à nu et de l'autre par la matrice. Cette cavité communiquait avec celle de l'utérus au moyen d'une perforation ayant le calibre d'une plume de corbeau : elle était située à trois quarts de pouce du museau de tanche.

8° PHLEGMON SPONTANÉMENT OUVERT AU PÉRINÉE

695. — A. GUÉRIN. *Leçons cliniques sur les maladies des organes génitaux internes de la femme.* Paris, 1878, p. 277. — *Phlegmon du ligament large ouvert près de l'orifice de l'anus.* — « F..., âgée de 33 ans, qui présentait une tumeur abdominale, ouverte près de l'anus, qu'il eût été bien difficile de rapporter à une maladie autre qu'un phlegmon du ligament large. L'ouverture placée à 2 centim. de l'anus sur la fesse droite, laissait s'écouler une certaine quantité de pus. » « En l'examinant, je reconnus un trajet fistuleux qui, passant entre le rectum et le vagin, s'enfonçait à 20 centimètres de profondeur et aboutissait à une tumeur globuleuse du volume du poing qui siégeait à peu près à égale distance de l'ombilic et du ligament large du côté gauche. Le doigt indicateur placé dans le vagin, reconnaissait la présence de la sonde au-dessous de la paroi vaginale et en avant du rectum; constatait facilement que l'instrument explorateur, arrivé au côté gauche par un trajet oblique, longeait la paroi correspondante du vagin et le bord gauche de la partie inférieure de l'utérus. Le cul-de-sac vaginal de ce côté était induré et ne pouvait pas être déprimé par le doigt avec lequel on cherchait vainement à suivre la sonde dans son parcours ultérieur. » « La malade n'avait pas eu d'enfant. L'abcès s'était formé sans qu'elle eût ressenti une vive douleur. Quand cette femme entra à l'Hôtel-Dieu, les matières fécales et les gaz ne sortaient jamais par l'orifice de la fistule. Des injections d'alcool et de teinture d'iode furent vainement pratiquées. La malade dut quitter l'hôpital sans être guérie, après y avoir passé plusieurs mois. » Guérin ajoute en note (p. 279) : « Je suis porté à croire qu'il s'agissait dans ce cas d'une adénite suppurée ayant son siège dans un ganglion préaortique. »

9° Phlegmons spontanément ouverts dans l'urèthre

696. — Lever. *Guy's Hosp. Rep.*, 1849, p. 214. — *Cellulite pelvienne.* — F..., 29 ans. Accouchement à partir duquel la malade éprouve des douleurs dans la région inguinale droite. Peu après, la malade fut obligée de se coucher sur le côté gauche et de plier la cuisse droite. Au toucher, on sent une induration assez bien circonscrite sur le côté droit de l'utérus. Pas de fluctuation. Enfin l'abcès apparaît près du ligament de Poupart et est ouvert. Il donne issue à quelques onces de pus. Guérison peu après.

697. — Lever. *Guy's Hosp. Rep.*, 1849, p. 217. — *Cellulite pelvienne. Abcès crevant dans l'urèthre.* — 28 ans, malade depuis 4 mois. Une semaine après son 2e accouchement, le 6 décembre, écoulement violent par le vagin. Douleurs dans tout l'abdomen. Au toucher, le petit bassin semble envahi par des masses dures. Col sain. Étendue sur le dos. Le 8 janvier, douleur dans l'aine. Miction difficile au commencement de février. Le 18 février, issue de pus mêlé à l'urine. En retirant la sonde, on sentait des aspérités très notables dans l'urèthre. L'urine retirée avec la cuillère ne contient pas de pus. L'urine continue à être mélangée de pus jusqu'au 25 mars, époque à laquelle elle quitte l'hôpital. Les douleurs sont presque nulles. (On ne dit pas si l'écoulement de pus a cessé; voir page 239 et 240.)

10° Phlegmons traités par la ponction

698. — Jos. Bell. *London med. Gaz.*, 1845, t. 36, p. 1415. — Mrs. Baxter, accouchée le 2 juin 1842 de son 2e enfant. Le lendemain, douleurs hypogastriques limitées à la fosse iliaque droite, augmentées par la pression et le mouvement. 10 juin. Douleurs plus vives, fièvre. Le 11, douleurs irradiées dans la cuisse, flexion de la cuisse. 8 août. Toucher : Tumeur de la fosse iliaque droite, occupant le cul-de-sac latéral droit et le cul-de-sac postérieur, faisant corps avec l'utérus. Tuméfaction dans la région crurale, en avant des vaisseaux fémoraux. Cette tumeur fluctuante fut ponctionnée. Issue de pus pendant 6 semaines. La tumeur iliaque diminue et disparaît graduellement. Guérison 3 ou 4 mois après.

699. — Jos. Bell. *London med. Gaz.*, 1845, t. 36, p. 1417. — Mrs. M..., 24 ans, présente une tumeur abdominale occupant la région iliaque droite, remontant jusqu'à l'ombilic. Fluctuation obscure. Toucher : Une partie de la tumeur est située à droite et en arrière de l'utérus qui est rejeté du côté gauche. Quatre mois auparavant, elle était accouchée et était prise quelques jours après l'accouchement de douleurs dans la fosse iliaque droite. A cette époque, on avait senti une tumeur en ce point. Œdème du membre inférieur. Diarrhée alternant avec constipation. Ponction immédiatement au-dessous de l'ombilic. Issue de pus. Dix jours après, nouvelle ponction vaginale. Guérie 6 mois après.

700. — Jos. Bell. *London med. Gaz.*, 1845, t. 36, p. 1416. — M. C..., accouche le 1er février 1843, 5e enfant. Accouchement facile. Immédiatement après, elle se plaint de douleur abdominale. Le lendemain, la douleur est surtout accentuée à la fosse iliaque droite. 27 février. Douleur s'irradiant dans la région de l'articulation coxo-fémorale, la cuisse en demi-flexion. On trouve dans la fosse iliaque droite une tumeur circonscrite. Toucher : Tumeur entourant l'utérus en arrière à droite et en avant jusque derrière la symphyse pubienne. Du 27 février au 7 mars, on remarque une tuméfaction qui va en augmentant, placée en arrière de l'articulation de la hanche. Cette tumeur devenue fluctuante est ponctionnée avec un trocart. Il sort du pus pendant très longtemps. Guérison.

701. — Boinet. *Iodothérapie*, Paris, 1855, p. 498. — F..., 30 ans. Bonne santé antérieure. Accouchement normal, mais la malade se fatigue quelques jours après. Le huitième jour, douleur dans la région inguinale droite. Abcès de la fosse iliaque, fluctuant dans le vagin et sensible au palper abdominal, 22 jours après l'accouchement. Ponction par le vagin ; on laisse une sonde dans l'abcès. Injections iodées. Guérison complète en quelques jours.

702. — Buch. *Charité Annalen*. Obs. VII, p. 378. — M. Schwalbach, 35 ans. Réglée à 15 ans, 6 grossesses, 2 avortements. Depuis son dernier avortement, janvier 1872, elle ressent des douleurs dans le bas-ventre. Depuis le mois d'août, elle est obligée de garder le lit ; et depuis la fin d'octobre, elle a remarqué une tuméfaction dans le pli de l'aine du côté droit. Le 27 décembre, à son entrée à l'hôpital, elle présente une tumeur grosse comme une tête d'enfant au-dessus du ligament de Poupart, du côté droit. Le 8 janvier, ponction qui donne issue à 300 gr. de pus. Bientôt la tumeur augmente de volume, et le 28 janvier on l'ouvre par deux incisions. Guérie le 3 février.

703. — Burke. *Med. Rec.* New-York, 1881, t. XIX, p. 135. — *Large abdominal abscess cured by two aspiration* (*Abscess of broad ligament*). — X... Tumeur abdominale 4 jours après son accouchement ; frisson et fièvre, 23 jours après l'accouchement. La tumeur a augmenté de volume. Ponction abdominale, issue de 2 gallons de pus. 5 jours après, 2e ponction, 1 gallon de pus. Guérie en deux semaines.

704. — Burt. *Ann. of Gyn.* Boston, oct. 1887, p. 45. Cas I. — F..., 28 ans, mariée ; un enfant en mai 1886. C'est depuis ce temps que date sa maladie. Entre à l'hôpital le 1er février 1887. Accouchement difficile. Chloroforme. Forceps. 3 jours après l'accouchement, phénomène inflammatoire. On diagnostique : cellulite. Il se forme un abcès qui augmente. A la fin de la dizième semaine, il occupe tout l'abdomen. Aspiration, 2 gallons de pus. Deux semaines plus tard, incision entre la dernière côte et la crête de l'iléon, sur le bord du carré lombaire du côté gauche. Il s'écoule deux gallons de pus. Le 3 février, on éthérise la malade et on dilate la cavité qui s'étend jusqu'à l'aine. Le sac est séparé de la cavité péritonéale et mesure 15 pouces. Drainage. Lavage au sublimé à 1/2000. Au bout de cinq jours, le tube est remplacé par un double tube long de 6 pouces. La malade retourne chez elle le 17 mars. A la sixième semaine, l'orifice est entièrement fermé.

705. — Crowle. *Brit. med. J.* London, 1882, t. II, p. 1151. — *Abscess between the rectum and uterus. Giving rise to symptom of acute intestinal obstruction.* — F. P..., 56 ans. Entre à l'hôpital le 4 septembre 1882 pour obstruction intestinale aiguë. Il y a huit mois, cette femme avait eu une fracture du col du fémur. Depuis quelques mois, constipation. Jamais elle n'a rendu de sang dans les selles. Huit jours avant son admission, constipation opiniâtre, vomissements, tympanisme. Par le toucher rectal, on trouve une tumeur entre lui et l'utérus, grosse comme une tête de fœtus, située sur la ligne médiane, dure et non fluctuante. Utérus en bonne situation, hypertrophie du col. La tumeur applique l'une contre l'autre les deux parois du rectum et permet difficilement l'introduction du doigt. Quoique la tumeur fût dure et ressemblât à un fibrome, avant de faire la colotomie, on essaye une ponction. Il sortit du pus fétide en quantité. Dans la nuit suivante, trois selles. Dans la nuit, la malade eut une nouvelle attaque de cellulite pelvienne (migration vers le ligament de Poupart) et mourut 12 jours après la ponction, mais l'obstruction intestinale ne se reproduisait plus. Pas d'autopsie. L'extension de l'inflammation est attribuée au défaut de drainage.

706. — Erich. *Baltimore clinical J. of Maryland*, et *Cent. f. Gyn.*, 1882, p. 59. 2e observation. — Tumeur qui s'étend presque jusqu'à l'ombilic et qui ne peut être séparée de l'utérus. Elle fait l'effet d'un fibrome. Ponction. Il s'écoule du pus. Guérison sans autre opération.

707. — Erich. *Baltimore clinical J. of Maryland*, et *Cent. f. Gyn.*, 1882, p. 59. 3e obs. — Accouchement, 4 mois avant. On élimine l'idée de paramétrite à cause de l'absence de fièvre et on diagnostique : kyste de l'ovaire. La malade devait être opérée. Mais 14 jours plus tard, fièvre. La tumeur a augmenté de moitié, son tympanique. Aspiration. Issue de pus et de gaz. En quelques jours, la cavité se remplit de nouveau. Nouvelle aspiration et lavage. Cinq jours après, de nouveau remplie. On introduit un gros trocart ; on le laisse en place. Lavage quotidien. Le drain est arrangé de façon à empêcher l'air de pénétrer. Guérison en 5 jours.

708. — Gray. *Am. J. of obst.*, 1886, p. 390. Cas I, p. 393. — Octobre 1882. Malade réglée à 14 ans, extrêmement chlorotique, menstruation toujours irrégulière et douloureuse. Mariée à 18 ans. On a fait plusieurs fois le cathétérisme pour dilater l'orifice interne et il en est résulté des symptômes inflammatoires. Malade depuis 6 semaines ; douleur dans le ventre et le long du sciatique. Tout le bassin est rempli de masses inflammatoires. On diagnostique :

cellulite péri-utérine. En novembre, fluctuation à gauche du vagin. Ponction exploratrice. Sort du pus. Les symptômes s'aggravent ; la douleur s'étend jusqu'au genou, particulièrement du côté gauche ; des eschares commencent à se développer. Les garde-robes, qui ne peuvent être déterminées que par des lavements, contiennent du sang et du pus. 7 novembre. G. Thomas décide que toute opération est inutile. Les douleurs névralgiques s'étendent jusqu'au pied, il y a une paralysie complète du membre inférieur gauche. 13 novembre. Paralysie complète des deux membres inférieurs et du membre supérieur gauche. Le droit est parétique. Sensibilités tactile et musculaire perdues dans les membres inférieurs. Sensibilité thermique diminuée. Retard de la douleur. Aux membres supérieurs diminution de la sensibilité tactile. Réflexes abolis. Eschares. Grandes douleurs dans les membres. Rétention d'urine. Constipation opiniâtre. Mort le 21 novembre dans le coma. La mort a été précédée de deux convulsions. Pas d'autopsie. L'auteur croit qu'il y a eu pachyméningite avec myélite.

709. — HERVOT. Th. de Paris, 1887. (Obs. de Legrand.) — En décembre 1886, femme entre à St-Antoine, salle Chomel. Tumeur saillante dans le cul-de-sac rétro-utérin repoussant l'utérus en avant et en haut. Elle est dure, avec quelques points fluctuants dans le vagin et le rectum. Fièvre hectique avec grandes oscillations. Quelques jours après l'entrée, quatre ponctions, deux par le vagin et deux par le rectum. On retire 80 à 100 gr. de pus fétide. La fièvre tombe. Quelques jours après elle recommence. Deux nouvelles ponctions permettent de retirer 20 gr. de pus. Dans une troisième séance, l'aiguille ne trouve plus de pus. La tumeur a disparu. « La guérison, à peu près complète, a demandé deux mois de séjour à l'hôpital. »

710. — REEVES JACKSON (de Chicago). Cité par Munde sans indic. bibliogr., in *Am. J. of obst.*, 1886, p. 119. — Reeves Jackson a rapporté un cas d'hémorrhagie interne fatale par perforation d'une artère non reconnue au cours d'une ponction exploratrice pour un cas supposé d'abcès pelvien.

711. — PIOGER. *Bull. Soc. anat.*, 1878, p. 325. — *Abcès du ligament large gauche. Salpingite double.* — 46 ans. Douleurs violentes depuis un mois dans la fosse iliaque gauche. On trouve une tumeur limitée à la fosse iliaque gauche. Toucher douloureux montre une tumeur fluctuante déprimant le cul-de-sac latéral gauche du vagin. On sent la dépendance des 2 tumeurs. Utérus mobile. Deux mois après la peau rougit. On ponctionne : issue de pus verdâtre qui se reforme bientôt, L'empâtement des tissus de toute la fosse iliaque augmente et la malade meurt. *Autopsie :* Liquide citrin dans l'abdomen et fausses membranes. Culs-de-sac utérins sains ; utérus libre. Le ligament large gauche a de remarquables modifications. Trompe gauche épaissie s'ouvre dans une poche purulente située dans la partie supérieure du ligament large. Cette poche communique avec une autre plus inférieure où est un kyste qui n'est pas l'ovaire. Un troisième foyer à la base du ligament large accolé au bord de l'utérus. C'est lui qu'on sentait par le vagin. En somme le pus n'a fusé ni en avant pour former plastron, ni en arrière par l'échancrure sciatique, mais est resté limité au ligament large.

712. — THIRAULT. Th. Paris, 1874, p. 29. Obs. de Seuvre. (*Gaz. des hôp.* 1873.) — *Phlegmon du petit bassin et de la fesse gauche, suite de couches. Phlegmatia alba dolens. Infection purulente. Ostéopériostite et nécrose d'une portion du sacrum et de l'os iliaque. Mort.* — F..., 20 ans. Bonne santé antérieure. Accouchement à terme le 20 mars 1873. Le sixième jour, douleurs dans le bas-ventre. Entre à Cochin dans les premiers jours d'avril. Empâtement de la fosse iliaque gauche douloureuse. On porte le diagnostic : phlegmon iliaque. La malade souffre surtout dans la fesse qui est œdématiée. L'articulation sacro-iliaque et l'échancrure sciatique déterminent une vive douleur. Rien au toucher vaginal. Œdème de plus en plus marqué de la cuisse et des grandes lèvres. Le 20. La tuméfaction se limite à la fesse. Induration dans l'épaisseur du ligament large gauche. Utérus moins mobile. Le 27. Ponction au niveau de l'échancrure sciatique; issue de 150 gr. environ de pus. Le 30. La plaie de la ponction est refermée ; fluctuation transmise dans le cul-de-sac gauche par la main appliquée sur la fesse. 1er mai. Nouvelle ponction. Issue de pus. Le 2. Ouverture spontanée par le vagin. Mort le 20 mai. *Autopsie :* Décollement sous-cutané de la fesse gauche, qui contient un pus sanieux, et un trajet allant profondément. Incision sur trajet du nerf sciatique mène dans une caverne traversée par 4 nerfs ou vaisseaux fessiers. Le doigt va difficilement de l'échancrure sciatique dans la cavité pelvienne. Pas de pus dans le péritoine.

713. — James Young. *Pelvic cellulitis followed by peritonitis.* — X..., 32 ans, 6 enfants et 7 fausses couches pendant 15 ans de mariage. Le 20 novembre, hémorrhagie. La malade, enceinte de 10 semaines, avorte le 8 décembre. Hémorrhagies (2 semaines), qui cessent le 5 janvier après l'expulsion d'un débris de placenta. Le 7, Simpson voit la malade et fait le diagnostic : cellulite pelvienne. 12 janvier. On constate la formation d'un abcès entre l'utérus et le rectum. Ponction le 14 dans le cul-de-sac postérieur. Pus fétide. Amélioration jusqu'au 16 janvier. Le 19, symptômes de péritonite. Mort le 21 janvier. Pas d'autopsie. (Simpson prend la parole pour dire qu'il faut de bonne heure ouvrir ces abcès.) Dans ce cas il est difficile de savoir si l'abcès est intra ou sous-péritonéal.

714. — Besaine. Th. de Paris, 1869, p. 7. Obs. 1. — Marie D..., 30 ans, salle Saint-Jean, nº 23, à la Pitié, service de M. Richet. Mariée, plusieurs enfants, le dernier il y a 22 mois. Il y a 3 mois, cessation des règles sans cause connue. Depuis, douleur dans le bas-ventre. A son entrée, fièvre vive. Toucher : Cul-de-sac vaginal très agrandi. Les culs-de-sac vaginaux sont remplis par une tumeur molle et pâteuse. Tumeur remplissant tout le petit bassin. Cette tumeur est plus considérable à droite et en avant. Le pus gagne le canal inguinal. Ponction abdominale, pus. Issue de pus jusqu'au 17 juin par l'orifice de la ponction. Guérison. Diagnostic : phlegmon du ligament large.

11° Phlegmons traités par l'incision vaginale

715. — Lanchlan Aitken. *Edinb. obst. Soc.,* 1869-70-71, p. 84. — C..., 40 ans, mariée depuis 14 ans. Un enfant un an après le mariage. Depuis, toujours bien portante. Il y a quelques jours, on constate une rétroflexion et on lui met un pessaire. 8 jours après, elle éprouve une vive douleur. Toucher : Tumeur entre le vagin et le rectum, douloureuse à la pression, mais non fluctuante. Col de l'utérus pressé contre le pubis. Quelques jours après, la tumeur devient sensible à la palpation abdominale au-dessus du pubis. Par l'hystéromètre, on reconnaît que cette tumeur avait pour siège le corps utérin; 8 jours après, on sent de la fluctuation dans la tumeur. Incision dans le cul-de-sac postérieur. Issue de pus. En introduisant le doigt dans l'abcès, on constate qu'il est situé dans une cavité formée dans le tissu cellulaire. (Pas d'autres renseignements.) Guérison complète en un mois.

716. — Bartlett. *Gyn. Soc. of Chicago*, juillet 1886. *Am. J. of obst.* — *Ouverture du péritoine en ouvrant l'abcès par le vagin.* — Malade très épuisée par un vieil abcès pelvien. Bartlett fut appelé pour ouvrir et nettoyer toutes les poches qui se trouvaient dans le bassin. Plusieurs collections furent ouvertes, et l'on supposait que le but de l'intervention avait été heureusement atteint. Le lavage final de la cavité avec de l'eau phéniquée était en train, quand, tout à coup, la malade tomba dans un profond collapsus. Pouls et respiration suspendus. On crut à un accident de l'éther. On remet la malade en électrisant le phrénique. Le jour suivant, l'injection phéniquée fut répétée par un assistant. Un collapsus fatal suivit immédiatement. A l'*autopsie*, on trouva une perforation du péritoine et il y avait du liquide injecté dans la cavité péritonéale.

717, 718. — Baumgartner. 52e congrès de natur. Sect. de Gyn. *Arch. f. Gyn.*, t. XV, 1880, p. 268. — *Abcès paramétritique double.* — 1° Le côté gauche est ouvert par le vagin. Il sort des gaz et du pus. Lavage. Drainage. Guérison en 5 semaines. 2° Côté droit ne peut être atteint par en bas. Laparotomie. Le feuillet antérieur du ligament large droit soulevé venait au contact de la paroi abdominale. Le sac est d'abord suturé, puis ponctionné. Ouverture de 4 centim. Contre-ouverture par le vagin. Drainage. Guérison en 4 semaines. Mais du côté gauche, récidive au bout de quelques mois (il y avait eu antérieurement une ouverture spontanée dans le rectum). Après 8 jours de drainage, la sécrétion cesse. Aujourd'hui, après un an 1/2, elle a encore eu plusieurs écoulements purulents.

719. — Bourdon. *Rev. méd.*, juillet 1841. Obs. 6, p. 183. — Abcès du petit bassin pris pour une affection cancéreuse de l'utérus. Incision de la tumeur devenue très volumineuse, sortant par la vulve et présentant une fluctuation manifeste. Suppuration abondante. Mort. *Autopsie.* « L'autopsie permit de constater que le kyste était placé dans le ligament large droit, et fit présumer qu'il avait pris naissance dans l'ovaire correspondant. »

720. — Bourdon. *Rev. méd.*, 1841. Obs. 9, p. 341. — *Abcès du ligament large ouvert artificiellement par le vagin et au travers des parois abdominales.* — F..., 20 ans, mariée. Entre à l'Hôtel-Dieu le 1er février 1840, service de Récamier. Accouchement facile il y a 5 semaines. Depuis, douleurs abdominales, fièvre, frissons et vomissements. A droite, tumeur de la région hypogastrique, dure, résistante, du volume d'une grosse pomme. Toucher vaginal : Fluctuation à droite, en arrière du col de l'utérus. Incision vaginale. Issue de pus. Le 26, tumeur fait saillie à l'aine au-dessus de l'arcade crurale. Le 2 mars, incision. Pus. Sort le 29. Guérie.

721, 722. — Burt. *Ann. of Gyn.*, Boston, octobre 1887, p. 46. Cas II. — 31 ans, entre à l'hôpital le 21 février 1887. Elle a un enfant de 18 ans. L'accouchement n'a pas de rapport avec l'affection présente, qui a commencé il y a 5 semaines. A cette époque, douleurs dans le bassin, frissons. Il se développe une cellulite. La cause de la maladie est inconnue. Le Dr Bryant fit, il y a 2 mois, une incision derrière le col ; un tube fut placé et il s'écoula une quantité de pus infect. Le 25 février, la malade est éthérisée et la cavité est explorée. Dilatation de l'orifice ; destruction des brides de la cavité. Lavage avec sublimé à 1/1000. Tube double. Lavages quotidiens. Le 17 mars, l'écoulement a presque cessé. La malade est en très bon état. — Cas III. F..., 46 ans. Incision. Drainage vaginal. Guérison.

723, 724. — Burt. *Ann. of Gyn.*, Boston, 1887, p. 45. — I. Paramétrite puerpérale. Ponction, puis incision (il n'est pas dit où dans le compte rendu). Drainage. Guérison. — IV. Paramétrite puerpérale ponctionnée par le vagin, puis incisée et drainée. Drain. Lavage au sublimé. Guérison.

725. — Bryant Th. *Lancet*, 1882, t. II, p. 1032, — *Large collection of pus simulating ovarian tumour : pelvic cellulitis, vaginal incision and drainage.*— Eliza D..., 32 ans, entre le 12 juin 1880. Mariée il y a 8 ans, IIpare. Accouchée la 2e fois au forceps. Depuis le dernier accouchement, 5 mois avant son entrée à l'hôpital, elle était malade ; il y a 3 semaines, rétention d'urine, collection de sang et caillots, douleurs dans le côté droit. Le 13 juin, ventre distendu jusqu'à l'ombilic et refoulé à gauche. Tumeur du côté droit au-dessus du pubis et au toucher tumeur dans le cul-de-sac latéral droit. Tumeur dans l'utérus dont le col est refoulé en avant. La tumeur paraît adhérente au bassin. Ponction le 22 juin par le vagin : 38 onces de pus. Injections iodées dans la poche de l'abcès. Quelques jours après l'ouverture est élargie. Sort guérie le 11 août.

726. — Gusserow. *Charité Ann.*, 1887, t. IX, p. 338. — F..., 33 ans, réglée à 14 ans. 3 enfants, le dernier en 1881. Entre à l'hôpital le 19 octobre 1882 avec les symptômes d'une péritonite aiguë. (Elle souffrait depuis longtemps du ventre.) A droite et derrière l'utérus, grosse tumeur solide, adhérente à l'utérus. A gauche, petite tumeur de l'ovaire. 4 janvier 1883, laparatomie. On trouve à droite une grosse tumeur élastique qui remplit tout le bassin et s'étend vers la cavité de Douglas. « Il s'agissait d'une infiltration du ligament large gauche, car la tumeur était manifestement recouverte de péritoine. » Il y avait en outre des adhérences périmétritiques récentes. Le kyste de l'ovaire gauche est enlevé. Le 25 janvier, la malade était opératoirement guérie ; mais les douleurs persistent. Le 8 mars, incision par le vagin. 28 avril, la malade est guérie.

727. — Lever J. C. *Guy's hosp. Rep.*, 1884, p. 1. — *Cas d'inflammation pelvienne avec abcès consécutif à l'accouchement.* — Obs. I. — Fièvre puerpérale. Abcès ouvert dans le vagin. A. D..., 6 enfants. Fièvre puerpérale le 3e jour après le 7e accouchement. Saignée locale. Purgatifs. Fomentations. Injections vaginales chaudes. Le 28 juillet, fut obligée de me consulter. Se plaignait de douleurs et de pesanteur dans le pelvis, augmentées à la pression ; pouls fréquent et faible ; langue saburrale ; selles régulières ; agitation nocturne. Dans la région de l'utérus et de l'ovaire gauche, on sentit distinctement une tumeur très douloureuse à la pression. Au toucher vaginal on constata que la partie supérieure gauche du conduit était enflée, chaude, indurée et non élastique. Cette induration s'étendait le long du vagin jusqu'au méat. Six sangsues au-dessus du pubis. Traitement médical. Pas d'amélioration pendant la première semaine d'août, époque à laquelle la tumeur de la partie inférieure de l'abdomen grossit et devint le siège d'élancements. Envies plus fréquentes d'uriner et aussi plus douloureuses. Ténesme rectal. Transpirations nocturnes et frissons fréquents. Moral déprimé. Le 18 août, rendit par le vagin plus d'une pinte de pus mélangé de sang. Amélioration des symptômes. L'ouverture siégeait, à gauche de la portion vaginale de l'utérus, dans la partie supérieure du conduit vaginal. Amélioration rapide. Considérée guérie au bout de 3 semaines. Deux accouchements depuis cette époque.

728. — A. Macdonald. *Great Brit. obs. J.*, 1880, t. VIII, p. 739. — M..., 31 ans, ménorrhagies depuis plusieurs mois après suppression des règles pendant deux mois. Mariée depuis plusieurs années. Ipare. Le repos au lit suffit à faire cesser les pertes de sang, mais elle est prise de symptômes de paramétrite suppurée. Le 12 décembre 1879. Toucher : Utérus en antéflexion. Col hypertrophié. Dilatation de la cavité utérine. Grattage. Quelques jours après, tumeur à gauche de l'utérus. Le 1er janvier 1880. Ponction vaginale : issue de pus. Le lendemain incision vaginale (cul-de-sac postérieur). Issue de pus et de sang, en quantité considérable. Guérison le 17 janvier. Il reste de l'empâtement en arrière et à gauche de l'utérus.

729. — Macdonald. *Great. Brit. obst. J.*, 1880, t. VIII, p. 739. — H. M..., 31 ans. Entre à l'hôpital le 24 juin 1878. Vpare, plus une fausse couche. Depuis des années leucorrhées abondantes. Suppression des règles depuis 3 mois. Douleur abdominale depuis 2 ans après le dernier accouchement. Pessaire de Hodge. Rétroversion. Toucher : Derrière l'utérus, tumeur volumineuse. Utérus immobile repoussé en avant. La tumeur augmente de volume quelque temps après et s'étend surtout du côté gauche. 17 juillet, fluctuation. Ponction vaginale (cul-de-sac postérieur). Issue de pus. Incision avec le bistouri en ce point. Plusieurs fois on est obligé d'agrandir l'incision vaginale à cause d'accidents de rétention. Enfin la malade sort guérie le 17 octobre.

730. — Munde. *Am. J. of obst.*, 1886, p. 113. Cas. III, p. 125. — *Pelvic abscess pointing in vagina aspiration, free vaginal incision. Drainage. Recovery.* — 30 ans. Multipare, pas d'avortement. En 1884, large exsudation pelvienne. Le 5 décembre 1884, aspiration ; comme il y avait plus d'une once de pus, incision libre de l'abcès. La cavité fut grattée avec la curette mousse et irriguée avec du sublimé. Tente de gaze iodoformée. 2 janvier 1885. Guérison.

731. — Munde. *Am. J. of obst.*, 1886, p. 126. Cas IV. — W. D..., 42 ans. Attaque de cellulite pelvienne 15 mois auparavant et abcès ouvert spontanément dans le vagin. Agrandissement de l'orifice vaginal. Grattage des parois à la curette mousse. Drainage. Injections quotidiennes de permanganate de potasse. Au bout de 3 semaines, injections de teinture d'iode dans l'abcès. Une semaine plus tard la température s'élève et il se fait un écoulement purulent profus par le vagin. Un autre abcès s'était formé. Il reste une fistule vaginale comme avant.

732. — Polk. *Obst. Soc. of New-York*, 17 nov. 1885. *Am. J. of obst.*, p. 65. — *Extraperitoneal incision of a smale pelvic abscess.* — Une femme entre à Bellevue Hospital, avec un abcès pelvien saillant dans le cul-de-sac postérieur. Il l'incise et le draine par le vagin : mais après une première amélioration, la malade devient hectique. Pensant qu'il y avait une autre collection purulente, Polk explore avec le doigt introduit dans la cavité de l'abcès, mais ne sent rien. Deux semaines plus tard la malade est anesthésiée. Avec un doigt dans le rectum, on sent une masse molle non fluctuante du volume d'un œuf de pigeon derrière le ligament large et adhérente à la paroi pelvienne, juste au-dessus de l'épine de l'ischion. Cette masse ne faisait saillie ni du côté du rectum ni du côté du vagin et le problème était de l'atteindre. On ne pouvait l'ouvrir et la drainer par la laparotomie, ses parois n'auraient pu être suturées à la paroi abdominale. L'atteindre par le vagin ou le rectum était trop dangereux, en raison de la distance, des vaisseaux, de l'uretère. Il n'y avait d'autre moyen que de chercher à cheminer entre la cavité péritonéale et la paroi pelvienne. Incision comme pour la ligature de l'iliaque commune. Le péritoine fut facilement décollé jusqu'au détroit supérieur, alors l'index fut glissé le long de la paroi du petit bassin, jusqu'à ce que la résistance eut montré qu'on avait atteint la région des adhérences qui entourent le foyer. La cavité fut ouverte avec le doigt. Il s'écoula une once de pus fétide. Un tube à drainage fut placé et la cavité nettoyée. Nettoyage 2 fois par jour. La malade va bien (3 semaines).

733. — W. W. Potter. *Medical News,* 1885, 9 mai, p. 527. *Am. med. associat.* — F..., 38 ans, 3 enfants. Le 17 mars 1874, brusques douleurs dans la région de l'ovaire droit, accompagnées de nausées. A l'examen, on trouve le ligament large droit douloureux. Douches chaudes, etc. Le 28, incision par le vagin dans le cul-de-sac de Douglas, trois pintes de pus fétide. Drainage. Émulsion d'iodoforme dans l'abcès. Guérison. Potter attire l'attention sur la rapidité de la formation d'abcès paramétritique dans l'état non puerpéral.

734. — Sims. *Am. J. of obst.*, 1888, p. 715. — A propos du cas de Mackenzie. F..., mariée. Abcès pelvien dû à une opération. Au lit depuis 6 ou 8 semaines. Large masse plus grosse qu'une orange faisant saillie dans le cul-de-sac postérieur. Incision dans le cul-de-sac postérieur après ponction pour vérifier le diagnostic. Nettoyage. Injections de teinture d'iode. Drainage. Guérison.

735. — Smith. *Am. J. of obst.*, 1888, p. 698. — *Pelvic abscess mistaken for a cystocèle.* — F..., 24 ans. 1er accouchement il y a un an, forceps (un an avant fausse couche de 2 mois). Pendant le travail, une tumeur élastique se présenta devant la tête, empêchant l'accouchement. Le médecin ayant vainement essayé de la repousser, la ponctionna. Grande quantité de liquide clair. Convalescence lente. Peu de temps après, la malade note que quelque chose faisait saillie entre les lèvres. Quelque temps après, le docteur Mérian introduisit dans la tumeur une aiguille hypodermique et retira une petite quantité de liquide clair qui avait le caractère de l'urine. 23 juillet 1887. On trouve entre les lèvres une petite tumeur ; et lorsque la malade fait effort, la tumeur augmente jusqu'à ce qu'elle ait le volume d'un œuf. Les parties externes étaient très sensibles et en passant le doigt, je reconnus qu'il y avait un écoulement effectif. La tumeur était centrale et s'étendait du voisinage du méat jusqu'au col de l'utérus. Elle était élastique et fluctuante, non douloureuse à la pression et présentait les caractères d'une cystocèle. L'utérus était rétrofléchi et le col présentait une déchirure profonde du côté gauche d'où venait l'écoulement odorant. Une sonde fut passée et on retira une petite quantité d'urine. La malade avait vidé sa vessie juste avant ma visite. L'examen ne fut pas satisfaisant en raison de l'inquiétude de la malade. Mon opinion fut que la malade souffrait d'une cystocèle. Je conseillai un pessaire de Ganet et des injections antiseptiques. Le 3 août, je fus informé que la malade n'allait pas mieux. Dans la nuit, un abcès s'ouvrit dans le vagin et 1 pinte 1/2 de pus s'écoula. Il s'en écoulait encore le lendemain au moment de ma visite. En raison de la grande sensibilité de la vulve, la malade fut éthérisée et après l'introduction d'un spéculum de Sims, on découvrit un petit orifice près du col d'où il sortait du pus crémeux et il fut évident qu'il en restait une grande quantité. J'élargis l'orifice avec un bistouri, de telle sorte que mon doigt pût entrer dans la cavité de l'abcès. Environ 1/2 pinte de pus s'écoula, après quoi la cavité fut soigneusement lavée. La prétendue cystocèle avait disparu. Injections antiseptiques, quinine et fer. Amélioration momentanée, mais les symptômes hectiques apparaissent et je revis la malade le 18 août. Les injections antiseptiques avaient été cessées. Un peu de pus vient encore de la plaie, mais une grande quantité vient de la déchirure du col. On revient aux injections antiseptiques. Tampons avec tannin et glycérine. Amélioration. Plus d'accidents. L'auteur pense que l'abcès s'était formé à la suite de la fausse couche.

736. — TERRIER. *Soc. de chir.*, 7 mars 1888. — *Phlegmon du ligament large.* — Incision vaginale. Voie de guérison.

737. — TILT. *Diseases of Women*, p. 245. — T..., 24 ans. Souffre depuis quelques mois d'une affection de l'abdomen considérée par son médecin comme cancéreuse. Guillot reconnaît une tumeur proéminant dans le vagin et fluctuante et propose l'incision. Elle est refusée. La tumeur augmente. Quelques jours après elle fait saillie à la vulve. La fluctuation étant évidente, la tumeur est ouverte ; il s'écoule une grande quantité de pus. La malade meurt épuisée par l'abondance de la suppuration.

738. — VAUTRIN. *Soc. anatom.*, 1854, p. 25. — *Phlegmon rétro-utérin. Suppuration ; ouverture spontanée dans le gros intestin. Ouverture artificielle pratiquée par le vagin. Mort.* — F..., 37 ans, entre le 2 août 1853, dans le service de Nonat. Jamais d'enfant ni de fausse couche. Depuis 7 ans, douleurs dans le bas-ventre surtout à gauche. Règles irrégulières ; exacerbation des douleurs à l'époque menstruelle. Diarrhée depuis 3 mois. Toucher : Col très abaissé dirigé en arrière et en bas. Utérus en antéversion. Rien d'anormal dans le cul-de-sac droit. Dans le cul-de-sac vaginal postérieur, tumeur occupant toute la cloison recto-vaginale et utérine, se prolongeant à gauche de manière à remplir toute la partie gauche de l'excavation pelvienne. Tumeur dure, non fluctuante, douloureuse. A sa surface, on sent battre à gauche du col une artère du volume de la radiale. Le 2 septembre, toucher. La tumeur est devenue fluctuante. 5 septembre. Ouverture de la tumeur par le vagin. Incision derrière le col. 1/2 litre de pus fétide. Diarrhée toujours persistante. 19 septembre, pus dans les selles. Mort le 24 octobre. *Autopsie :* Vessie et utérus adhérents. En arrière de l'utérus et du vagin, tumeur volumineuse, occupant tout le tissu cellulaire de cette partie du bassin et le ligament large gauche. Cette tumeur a refoulé en haut et à droite la fin du gros intestin. Le ligament large droit est moins déformé, libre d'adhérences ; ovaire droit purulent. La vessie présente des traces d'inflammation. Ouverture de l'abcès dans l'S iliaque et dans le commencement du rectum. Il existait deux collections purulentes communiquant entre elles par un canal étroit.

12° Phlegmons traités par incision directe a la paroi abdominale

739. — Bernutz. — Incision iliaque au bout de 3 mois 1/2. Guérison 4 mois après.

740. — Buch. *Charité Ann.*, p. 370. Obs. IV. — Berthe Riedel. Rachitique. Bassin rétréci. Deux grossesses antérieures. 3ᵉ grossesse en avril 1872. Accouchement provoqué le 13 décembre. Au 2ᵉ jour, frissons, température 40° ; douleur dans l'abdomen qui est peu distendu. 24 jours après l'accouchement, tuméfaction douloureuse dans la région ombilicale. Au 30ᵉ jour, incision de cette tumeur devenue fluctuante. La température tombe, mais se relève le lendemain. Le 33ᵉ jour, tuméfaction douloureuse au niveau de la tubérosité de l'ischion. On l'incise le 38ᵉ jour. Par l'orifice de l'abcès, on peut pénétrer dans la profondeur surtout du côté de la hanche gauche. En outre, apparaît une ulcération au niveau du trochanter du côté gauche. De là, on peut introduire le doigt du côté de la grande échancrure sciatique, et on pénètre dans une cavité purulente qui se prolonge dans le bassin, de telle sorte que les os iliaques baignent dans le pus des 2 côtés. Enfin on découvre une fistule vésico-vaginale. L'état de la malade s'améliore et elle sort guérie le 23 mars 1873, quatre mois après l'accouchement.

741, 742, 743, 744, 745. — Buch. *Charité Annalen.* — Obs. IX, p. 378. Wilh. Pätsch, 28 ans. Réglée à 14 ans. 2ᵉ accouchement le 24 mars 1873. Le 19 avril, la malade avait repris ses occupations quand elle ressentit des douleurs dans l'aine droite. Le soir, sensation de chaleur. Le 5 mai 1873, on trouve, dans la région inguinale droite, au-dessus du ligament de Poupart, une tumeur douloureuse difficile à atteindre par le vagin. Incision le 19 mai 1873. Guérison le 30 juin. — Obs. XV, p. 380. Anna Dubke, 25 ans. Réglée à 18 ans. 1ᵉʳ accouchement le 17 février 1875 ; version. Rupture profonde du périnée, sort de l'hôpital le 11ᵉ jour. Mais elle est bientôt reprise de malaise avec sentiment de chaleur le soir. Elle rentre à la Charité le 25 mars 1875. On trouve une tumeur douloureuse, large comme la main au-dessus du ligament de Poupart du côté droit. Dans le cul-de-sac droit, la résistance est accrue. Incision le 27 mai, pus de bonne nature. Guérison à la fin de juin, 130 jours après l'accouchement. — Obs. XXVII, p. 387. F. Staek, 23 ans, 1ᵉʳ accouchement le 5 février 1877. Depuis ce temps la malade a de la fièvre et souffre du bas-ventre. Le 10 avril, à son entrée à la Charité, on trouve l'utérus repoussé à droite par un exsudat situé à gauche, qui s'étend jusqu'à la paroi pelvienne et dépasse de trois doigts la branche pubienne. Les choses restent ainsi avec une fièvre de moyenne intensité jusqu'au 19 juin. On perçoit alors une fluctuation profonde. L'incision faite au-dessus du ligament de Poupart donne issue à 30 gr. de pus de bonne nature. Le 24 juin, cette incision s'étant cicatrisée, il fut nécessaire d'en faire une autre au-dessus. Malgré les soins antiseptiques, la plaie ne se ferme pas. Le 30 juin, la malade sort et elle est soignée depuis ce temps à la policlinique. — Obs. XXX, p. 388. F. Alwine Lüdecke, 24 ans. Réglée à 15 ans. 1ᵉʳ accouchement en janvier 1877, souffre du bas-ventre depuis cette époque. Entre à la Charité le 24 février. Vagin chaud. A droite de l'utérus, on sent une tumeur douloureuse, également appréciable par le palper, qui s'étend jusqu'à la paroi du bassin. La température dépasse rarement la normale. Le 12 mars, la fluctuation est devenue appréciable. Incision au-dessus du ligament de Poupart droit. Le 21 avril, la malade sort guérie 41 jours après l'incision. — Obs. XXXV, p. 490. F. Karmacher, 28 ans; 2 accouchements. Le dernier le 4 novembre 1877, 3 jours après frissons. Depuis ce temps la malade souffre dans le bas-ventre. Le 20 décembre on trouve l'utérus entouré d'exsudats de tous les côtés. La fièvre devenue rémittente atteint 39° C. Le 25 février 1878, il se forme une tumeur pâteuse et douloureuse en dehors de la crête iliaque gauche. On l'incise le 18 mars. Le doigt introduit par l'incision arrive dans la fosse iliaque et on sent l'infiltration se prolonger dans le petit bassin. En pressant sur ces parties infiltrées, on fait écouler le pus par l'incision. Abaissement de la température. Au commencement d'avril, tuméfaction œdémateuse dans la région inguinale gauche. Le 8 avril, on incise cet abcès qui se prolonge sous le ligament de Poupart le long des vaisseaux de la cuisse. L'abcès est cicatrisé le 8 mai, mais les jambes sont devenues œdémateuses et il y a de l'albumine dans l'urine. La partie gauche du bassin est remplie de cordons cicatriciels.

746. — Cassaigneau. Th. de Paris, 1872. Obs. recueillie par Cartaz à l'hôpital de la Croix-Rousse. — *Phlegmon du ligament large.* — G..., 25 ans, entre à l'hôpital le 7 mai 1869. Réglée à 14 ans, toujours bien réglée depuis. Accouchement il y a 2 ans, 2e accouchement il y a un mois, accouchement facile; mais depuis, douleurs abdominales localisées surtout dans la fosse iliaque et le flanc gauche. L'utérus n'est pas complètement revenu sur lui-même. Ventre ballonné et météorisé. Nausées, constipation, miction douloureuse, anorexie. Expectoration muco-purulente. Palpation. Tumeur un peu allongée, douloureuse. Toucher : Pas de douleur dans le petit bassin. Col entr'ouvert, dur et bosselé, présente des cicatrices. Douleurs vives dans la fosse iliaque, frissons. Le membre inférieur gauche est le siège d'élancements. Pas de phlébite ni d'engorgement lymphatique. Cautérisation avec la pâte de Vienne. Quelques jours après (1 mois après), induration des tissus autour de l'arcade de Fallope. Au milieu de cette induration, un point ramolli. Potasse caustique sur ce point. Incision de l'eschare, issue de pus fluide en quantité considérable. Sort guérie 40 jours après l'incision.

747. — Aug. P. Clarke. *J. Am. med. Assoc. Chicago*, 1886, t. I, p. 39. Obs. III, p. 58. — F..., 42 ans, 3 enfants. Le plus jeune a 12 ans. N'a jamais été malade. Le 29 avril, douleurs pelviennes. Dysurie. Ténesme rectal. Comme il y avait quelques hémorrhoïdes, on fit la dilatation. Bientôt les douleurs reparaissent : frissons, fièvre, température élevée, sueurs. Utérus immobile, le cul-de-sac vaginal est dur, inextensible et ne donne aucune sensation de fluctuation. On est obligé d'évacuer l'urine par le cathétérisme. Le 30 mai, une tumeur apparaît à droite au-dessus du ligament de Poupart. Incision. Le 6 juin, on trouve de la fluctuation en arrière et à gauche de l'utérus. Incision vaginale. Lavages phéniqués. Le 13 juillet, les 2 incisions étaient cicatrisées.

748. — Hall Davis. *Brit. med. J.*, 1870, vol. I, p. 603. — Une femme de 33 ans, accouchée à Middelesex Hospital de son 7e enfant. Trois jours après, frissons et fièvre, violentes douleurs abdominales. L'utérus est immobile. 10 semaines après, au-dessus du ligament de Poupart, on sent une masse dure, solidement fixée, douloureuse à la pression; 9 jours après, la peau rougit dans le pli de l'aine du côté droit. Une semaine plus tard la fluctuation devient nette. Incision. Guérison en 9 jours.

749. — M. Duncan. *Clinical Lectures on diseases of Women*, London, 1879, p. 72.— *Paramétrite inguinale (migration par le canal inguinal).* — S. S..., 25 ans, IIIpare, le dernier accouchement 3 semaines et 4 jours avant l'entrée à l'hôpital. Début 1 semaine après l'accouchement. A l'examen, on trouve une masse dure, étendue au-dessus du ligament de Poupart, de l'épine iliaque au pubis, débordant la branche horizontale du pubis. Utérus mobile. Tumeur dans le cul-de-sac antérieur latéral droit. Incision au niveau de l'orifice externe du canal inguinal. Guérison.

750. — M. Duncan. *Edinb. med. J.*, 1882, t. 24, 2e partie, p. 961. — S. S..., 45 ans. Entre à St-Bartholomew's hospital le 23 avril 1881. Mariée à 22 ans, VIIIpare, le plus jeune il y a 10 semaines, 4 fausses couches, la dernière il y a deux ans. Deux jours après l'accouchement, frissons et douleurs hypogastriques. 7 semaines avant son entrée à l'hôpital, douleurs dans la cuisse et l'aine droite. Du 23 avril au 14 mai, jour de sa mort, température entre 90° et et 120°. A son entrée, flexion de la cuisse droite. La malade se couche sur le côté gauche. Toucher : Utérus élevé, fixé. Dans l'aine gauche, tumeur étendue au-dessus du ligament de Poupart. Le 14 mai. Incision au-dessus du ligament de Poupart. Issue de pus. Mort de chloroforme. *Autopsie :* Uretère droit obstrué par la pression des tissus épais du bassin. Ovaire sain, un peu épais. Psoas infiltré de pus. Abcès pelvien limité à droite par le cæcum passait de l'autre côté en avant des vertèbres lombaires, et limité à gauche par une masse épaisse réunissant l'utérus et l'S iliaque dans lequel il s'ouvre. En bas il passait au-dessous du ligament de Poupart.

751. — Frarier. Th. Paris, 1866, p. 74. Obs. I. — *Phlegmon du ligament large droit consécutif à un premier accouchement. Début des accidents le 5e jour après les couches. Suppuration à marche lente. Deux incisions à la paroi abdominale faites à un intervalle de 11 jours. Un mois après la résolution est enrayée. Guérison parfaite 5 mois après le début de l'affection. Retour des règles sans accidents.* — B..., 22 ans, entre le 24 janvier 1866 à la Pitié, service de Bernutz. Bonne santé antérieure. Réglée à 12 ans, depuis régulièrement. 1er accouchement (le 7 janvier 1866) facile, perte de sang pendant 4 jours. 5 jours après, douleur à droite, frissons, fièvre. Dans la fosse iliaque droite tuméfaction très dure, régulière à sa surface, superficielle surtout dans la partie qui surmonte l'arcade crurale. On sent que la tumenr se recourbe et descend dans la profondeur du petit bassin, en avant contre la face postérieure du pubis. Plastron. En arrière, grâce à la souplesse de la paroi abdominale, on la sent aussi s'enfoncer profondément. Toucher : Parois du vagin souples, un peu chaudes. Col dévié à gauche. Dans le cul-de-sac droit, on sent tout au fond en haut une tumeur qui le double sans l'abaisser. Cette tumeur forme un bourrelet séparé de l'utérus par un sillon. Tumeur peu mobile. Le 21 février, toucher rectal. On sent en avant et à droite une grosse tumeur résistante qui remplit en partie l'excavation; en appuyant sur le ventre on transmet les mouvements au doigt rectal. Le 5 avril, incision abdominale par Gosselin. Le 10. Au toucher, on trouve dans le cul-de-sac droit une plaque indurée qui avait un prolongement dans le cul-de-sac antérieur, toujours séparée du col par un sillon. En avant, cette induration s'avance jusqu'à l'arcade pubienne et en arrière et en dehors elle se recourbe et descend autour du vagin sur une hauteur de 2 centim. Le 16, incision à 3 centim. au-dessus de la première en un point fluctuant. Issue de pus. Le 26, toucher : le col est comme perdu au fond d'une sorte d'infundibulum; il est presque impossible de l'atteindre avec le doigt. Cet infundibulum est constaté par une plaque indurée, saillante et indolente dont la partie interne a la forme d'un croissant. Le 7 mai, diminution de l'induration vaginale. Grande amélioration. Le 15, plus de tumeur dans les culs-de-sac. Utérus mobile (un peu d'empâtement du cul-de-sac droit). Le 28, retour des règles non douloureuses. Sort guérie le 12 juin. Le 29 juillet, utérus dévié à droite, un peu de résistance entre le doigt vaginal et la main s'appuyant sur le bas-ventre.

752. — FRARIER. Th. Paris, 1866, p. 80. Obs. II. — *Phlegmon du ligament large.* — D..., Catherine, 24 ans. Entre le 14 avril 1866, dans le service de Béhier, à la Charité, salle St-Eugénie, nº 21. Bonne santé antérieure. Réglée à 16 ans, règles régulières. Accouchement à terme le 14 avril. Le 15e jour après l'accouchement (30 avril), douleurs dans le bas-ventre, frissons, fièvre. Un mois après, on sent en palpant le ventre, dans le côté gauche de l'hypogastre, une tumeur qui semble s'enfoncer profondément dans le bassin. Toucher : Empâtement dans le cul-de-sac latéral gauche, le col utérin est remonté assez haut. 20 juin, tuméfaction hypogastrique plus saillante à gauche qu'à droite, de la grosseur du poing. Le 26, incision à 3 travers de doigt au-dessus de la symphyse à gauche de la ligne blanche. Issue de pus. Le 30, le bas-ventre formait une légère saillie à sa partie médiane et gauche. Par la palpation, tumeur superficielle en partie située dans l'épaisseur de la paroi abdominale et s'enfonçant aussi dans la profondeur du petit bassin. Plastron pré-abdominal, dur, immobile, régulier, sans bosselures. Matité complète. On sentait la tumeur immédiatement au-dessus du ligament de Faloppe et de la symphyse du pubis. Impossible d'engager les doigts entre elle et la branche horizontale du pubis. La tumeur remontait en haut jusqu'à trois travers de doigt de l'ombilic ; à droite elle débordait la ligne blanche. Toucher : Col très haut, difficilement accessible. Un peu en arrière et à gauche, cul-de-sac droit un peu élargi, le gauche notablement rétréci. Mais on ne constate aucune tumeur dans le cul-de-sac gauche qui est seulement un peu moins souple. Sort guérie à la fin de juillet.

753. — W. A. FREUND. *Gyn. Klin.*, p. 346. — *Phlegmon réchauffé.* — Accouchement au forceps. Phlegmon pelvien, s'étendant vers le pubis. Huit semaines après, il ne restait qu'une petite infiltration qui ne donnait lieu à aucune manifestation ni locale, ni générale. En se penchant sur le lit, le mari appuie avec sa main juste sur le point malade. Le phlegmon se réchauffe. Incision au-dessus du ligament de Poupart. Incision sur le mont de Vénus, le pus ayant suivi le ligament rond.

754. — GALLARD. *Ann. de gyn.*, 1879, t. I, p. 103. Obs. p. 111. — *Phlegmasie péri-utérine.* — Une dame, sans enfant, se soumet à un traitement dont le résultat devait être de la rendre féconde. Peu de temps après, inflammation péri-utérine des plus intenses. L'abcès fut ouvert du côté de la paroi abdominale et demeura fistuleux. La fistule continue à donner du pus depuis plus d'un an, sans que rien permette de prédire sa prochaine oblitération.

755. — GRIFFITH. *St-Barth. hosp. Rep.*, 1880, t. XVI, p. 304. — J. W..., 35 ans, mariée il y a cinq ans. 3e accouchement il y a 3 semaines. Entre à l'hôpital le 25 juin 1879. Paramétrite transverse. Ouverture artificielle. Guérison le 23 juillet 1879.

756. — GRIFFITH. *St-Barth. hosp. Rep.*, 1880, t. XVI, p. 295. — *Paramétrite* *de la région du psoas.* — A. G..., 35 ans, entre le 5 juillet 1879. 1 enfant de 2 ans, une fausse couche il y a 2 mois. Quelques jours après, douleurs lombaire et iliaque droite. La jambe est fléchie. Tumeur dure, résistante, dans la direction du muscle psoas droit, s'étendant du centre de l'arcade crurale à la crête iliaque. La tumeur gagne la cuisse. Le 30 juillet, incision à 3 pouces audessous du ligament de Poupart. Issue d'une grande quantité de pus. Le 31, péritonite. Mort le 2 août. *Autopsie :* Péritonite généralisée. Dans la région du cæcum, les intestins étaient rouges et accolés, adhérents à un vaste abcès contenu dans la loge du psoas. Ulcération du rectum en un point adhérent à la tumeur. Adhérences avec le cæcum et une anse de l'iléon. Les autres organes sains.

757, 758. — GRIFFITH. *St-Barth. hosp. Rep.*, 1880, t. XVI, p. 302. Cas V. — S. W..., 35 ans, mariée il y a 15 ans. 4e couche il y a 2 mois. Entre à l'hôpital le 22 mai 1878. Paramétrite transverse. Ouverture avec le bistouri. Guérison le 30 juin 1878. — Cas VII. L. S..., 47 ans, mariée il y a 20 ans. 12 enfants, le dernier il y a 3 mois. Entre à l'hôpital le 14 mars 1879. Paramétrite transverse. Incision. Guérison le 13 mai 1879.

759. — GUBLER. *Union méd.*, 1850, p. 549. Obs. I. — C..., 29 ans, cuisinière, entre le 9 juillet 1846 à la Charité. Service de Velpeau, salle St-Catherine, nº 7. Jamais de maladie grave. 1 seul accouchement à terme il y a un mois. A la suite, douleur et tumeur dans l'aine droite. A l'examen, on découvre une bosselure formant relief dans la région pubienne qui correspond à l'orifice inférieur du canal inguinal. Tumeur mate et fluctuante. Le pubis, dans la direction du canal inguinal, formait une saillie oblongue ; elle s'élargit dans l'intérieur de l'abdomen où on la sent plonger dans le petit bassin. Incision de 2 à 3 cent. de long, parallèle à l'arcade crurale, le 11 juillet. Issue de pus phlegmoneux. Sort guérie le 18 juillet.

760. — GUBLER. *Union méd.*, 1850, p. 552. (Obs. 33 de Hervieux.) — *Suppuration de l'ovaire et du ligament rond du côté gauche, ouverture de l'abcès à l'extérieur à travers le canal inguinal, dans le point où le ligament de Poupart s'insère au pubis. Mort. Autopsie.* — L..., Émilie, 23 ans. Entre le 21 décembre 1846 à Necker, dans le service de Trousseau. Primipare, récemment accouchée, rien de particulier dans la couche. Douleurs dans le côté gauche du bas-ventre, d'abord sourde, puis très aiguë. Tumeur arrondie, correspondant à la région de l'ovaire gauche. Rien du côté du vagin. La tumeur intra-pelvienne se développe lentement et gagne la paroi abdominale antérieure empiétant sur la fosse iliaque. La tuméfaction atteint le ligament de Poupart au point où il s'insère au pubis. Fluctuation. Incision. Issue de pus. Mort. *Autopsie :* Utérus incliné à gauche. En incisant le foyer ouvert à l'extérieur pendant la vie, on s'assure qu'il est en communication avec le ventre et situé entre les deux piliers aponévrotiques de l'anneau inguinal externe. Par cet orifice, on pénètre dans le canal inguinal que parcourt un cordon noirâtre à l'extérieur, disséqué dans presque toute son étendue et constitué par des ligaments ronds et les vaisseaux. La cavité du canal contient, comme le foyer extérieur, une petite quantité de pus verdâtre, mal lié. Les bords inférieurs des muscles, petit, oblique et transverse, qui limitent en haut le canal inguinal, sont aussi disséqués sur une petite étendue, même au delà de l'orifice interne, vers l'épine iliaque antéro-supérieure. Le trajet fistuleux franchit l'orifice interne du canal inguinal ; parvenu dans l'aileron du ligament large, il se rétrécit, enfin aboutit à l'ovaire au niveau d'un point gris, ulcéré au centre, ramolli sur ses bords, lequel correspond à un kyste purulent de la grosseur d'une noisette. Deux autres kystes purulents dans l'ovaire. Ovaire adhérent à la trompe. Le péritoine, qui enveloppe toutes ces parties, n'est pas doublé d'une couche membraneuse, mais le tissu cellulaire qui la double est plus épais que celui du côté sain.

761. — Heinemann. *Med. Rec.*, 1881, p. 553, t. 20. — *Présentation d'une pièce pathologique de phlegmon du ligament large.* — Femme 20 ans, célibataire. Il y a un an, tumeur dans le petit bassin. Entre à Rooswelt hospital. On a incisé cet abcès au-dessus du ligament de Poupart. Issue de pus et de matières fécales. Mort d'épuisement, quelque temps après. A l'*autopsie* : Phlegmon du ligament large ouvert dans la cavité pelvienne en dehors de la cavité péritonéale. On ne retrouve pas la communication avec l'intestin.

762, 763. — William Hope. *St-Barth. hosp. Rep.*, vol. X, 1874, p. 305. *Report of cases.* — 5 pelvi-péritonites. 9 cellulites pelviennes. Deux ont suppuré et ont été ouvertes à l'aine. Pas d'autres détails.

764. — Jackson. *The obst. Gazette.* Cincinnati, avril 1886, p. 169. — Anna N..., 24 ans, mariée depuis 6 ans, a un enfant de 18 mois. En février, fausse couche. Quelques jours après, symptômes d'une inflammation pelvienne, fièvre élevée. Douleurs très vives. L'estomac rejette tous les aliments. Le 9 mars 1885, la malade est pâle et très affaiblie. On trouve à gauche et en arrière de l'utérus une tumeur du volume d'une demi-orange. Son extrémité inférieure descend un peu au-dessous de l'orifice externe. Par l'exploration bimanuelle, on sent que son extrémité supérieure dépasse le fond de l'utérus, qui est fortement repoussé à droite. L'utérus et la tumeur réunis sont absolument immobiles. Pas de fluctuation ; mais sensation de fluctuation qui fait soupçonner la présence du pus. Ponction vaginale exploratrice sans résultats. 18 avril, tous les symptômes avaient été s'améliorant, mais le 16 avril, sans cause, frisson, élévation de température, douleurs abdominales, épreintes vésicales. Examen avec anesthésie : La tumeur s'est un peu étendue en haut ; fluctuation obscure au-dessus de la symphyse, du côté du vagin, la tumeur est dure partout. On refuse l'opération. Le 19, l'état s'aggrave. On accepte la laparotomie. 20 avril, incision médiane. Péritoine adhérent. Ouverture de l'abcès. L'inflammation a confondu l'utérus, le ligament large, la trompe et l'ovaire. Lavage et drainage. Amélioration immédiate. On retire le tube au bout de six semaines. Les règles réapparaissent le 20 juillet. Le 25 septembre, on trouve l'utérus en latéroversion, mais mobile. Induration dans le ligament large gauche.

765. — Kœnig. *Arch. f. Heilk.*, 1862, p. 481. P. 491. — F. H..., mère de plusieurs enfants. Dernier accouchement en septembre, à la suite, fièvre et très légères douleurs dans le ventre. Au bout de 6 semaines elle se lève ; mais elle continue à s'amaigrir et se plaint presque exclusivement de troubles digestifs ; seulement quelques légères douleurs dans l'hypogastre ; mais elle boitait. En décembre, Kœnig trouve à droite sur le ligament de Poupart une tumeur grosse comme un œuf de poule. Par le toucher, on sent la tumeur du côté droit. La malade refuse l'incision, ne se considérant pas assez malade pour rester au lit. En janvier, les symptômes s'aggravent. Incision à la partie externe du ligament de Poupart. Guérison rapide.

766. — Kœnig. *Arch. f. Heilk.*, 1862, p. 498. — Accessoirement cité. J'ai vu un abcès du ligament large s'ouvrir à la région lombaire. Guérison.

767. — KŒNIG. *Arch. f. Heilk.*, 1862, p. 513. — M. Freudenstein, 23 ans. 1er accouchement le 23 décembre 1861. Douleurs et fièvre à la suite. Le 28 janvier, tumeur dans l'hypogastre, flexion de la cuisse gauche. Le 14 avril. Femme très amaigrie. Fièvre. Douleurs très vives dans l'hypogastre et dans la cuisse. Cuisse fléchie. Grande lèvre gauche œdématiée. Le pli de l'aine soulevé par des ganglions enflammés. A la palpation, tumeur dure qui commence à la symphyse et s'étend à un travers de main au-dessus du ligament de Poupart. Par le vagin, on ne constate rien d'autre qu'une grande fixité de l'utérus. 21 avril. Sous le chloroforme, incision à 1/2 pouce au-dessus du ligament de Poupart et à 1 pouce et 1/2 de l'épine iliaque. Issue d'une grande quantité de pus jaune épais. Grande amélioration jusqu'au milieu de mai. Le pus avait cessé de couler; mais on constate un prolongement du côté de la fosse iliaque. En même temps, petit abcès, en dedans du couturier. L'ancienne fistule se remet à donner. La fièvre augmente. Douleurs dans la hanche. Albuminurie. Épanchement pleural. Mort le 21 janvier. *Autopsie :* Péritoine sain, mais adhérences étendues de l'épiploon dans le petit bassin. L'utérus est attiré à gauche par le ligament large raccourci et épaissi. Le ligament large du côté droit est sain. Le péritoine et les parois de l'abcès étant incisés, on arrive au milieu de la fosse iliaque dans une petite cavité contenant quelques gouttes de pus. De cette cavité partaient des conduits fistuleux. L'un de ces conduits, très étroit, se dirige vers la base du ligament large ; un autre monte en arrière vers le carré des lombes. Là, il existe une petite surface osseuse dépourvue de périoste. Ce conduit communique avec la fistule lombaire. Un troisième trajet se dirige vers l'incision qui a été faite au-dessus du ligament de Poupart. Un quatrième passe au-dessous de ce ligament et se divise en deux, l'un suit les vaisseaux, l'autre le psoas. Ce dernier communique avec l'articulation coxo-fémorale, qui est très affaiblie. Le ligament large gauche est transformé en un tissu cicatriciel. La trompe ne présente rien de particulier. L'ovaire est très ratatiné.

768. — OSCAR KULP et MAX JAQUET. *Bericht über die Gyn. klin. zu Berlin. Zeitsch. f. Geb. und Gyn.*, 1875, p. 183. — 23 ans. 1er accouchement. 6 jours après son entrée à la Charité de Berlin, douleurs dans la partie gauche du bas-ventre, fièvre. Paramétrite avec exsudat remontant presque jusqu'à l'ombilic. Augmentation des douleurs 24 jours après l'accouchement, fluctuation dans l'aine gauche. 2 jours après, incision. Issue de 800 gr. de pus infect, mêlé de bulles de gaz. Pansement à l'acide phénique. Écoulement de pus jusqu'au 38e jour de l'accouchement. La malade sort 18 jours après.

769. — LALLEMENT. Th. Paris, 1881, p. 54. Obs. I. — *Phlegmon iliaque suppuré.* — 32 ans. Bonne santé antérieure. Réglée à 16 ans. 3 enfants. Dernier accouchement le 2 novembre 1879 ; 5 jours après, frissons, fièvre et douleur dans le bas-ventre à gauche. Entre à Laënnec le 18 décembre. Rétraction de la jambe gauche. Œdème du membre inférieur. Tuméfaction profonde, éloignée de la paroi abdominale, située assez loin au-dessus de l'arcade crurale, semble envoyer un prolongement en dehors de l'épine iliaque antéro-supérieure. Les touchers vaginal et rectal ne donnent aucun renseignement. Utérus peu volumineux en rétroversion. Œdème de la paroi abdominale, de la grande lèvre gauche, de la jambe et de la cuisse gauche. Sonorité sur toute la surface de la tumeur. Le 24 janvier 1880, petite saillie fluctuante en dedans de l'épine iliaque antéro-supérieure, au-dessus de l'arcade crurale. Ponction aspiratrice. Rien. Incision, issue de pus. Sort guérie quelque temps après.

770. — Lever. J. C. *Guy's hosp. Rep.*, 1844, p. 5. Obs. III. — Mme P..., accouchée en novembre 1840 pour la 2e fois. 13 jours après au matin, frissons suivis de fièvre intense, douleurs et gêne dans la fosse iliaque gauche. Pouls petit, 120. Douleur à la pression à gauche et à la partie inférieure de l'abdomen. Rien du côté du vagin. Le 15e jour reprise des douleurs ; malgré sangsues, cataplasmes, etc., on constata une induration considérable de forme oblongue à la partie inférieure de l'abdomen, juste au-dessus du ligament de Poupart à gauche, s'étendant jusqu'à la symphyse du pubis. Encore rien dans le vagin. Au bout de quelques jours, fluctuation à l'insertion du ligament rond à gauche. Incision. Évacuation d'environ 6 onces de pus fétide. Pus pendant 11 jours. Guérison.

771. — Lever. *Guy's hosp. Rep.*, 1849, p. 215. — *Cellulite pelvienne.* — Femme de 22 ans. Accouchement ; 5 mois après, douleurs du côté droit qui augmentent au fur et à mesure et l'obligent à se tenir couchée sur le côté gauche, pliant le droit. Dans la région hypogastrique droite on sent une masse douloureuse s'étendant du ligament de Poupart à 3 pouces au-dessus. Au toucher : Utérus grand, immobilisé. A droite, une induration. Bientôt la fluctuation devient manifeste et la peau rougit. Ouverture de l'abcès sur le milieu du ligament de Poupart. Issue de pus. Guérison.

772. — Lever. *Guy's hosp. Rep.*, 1852, p. 30. — *Abdominal abscess.* — S. B..., 37 ans, Ipare. Entre à l'hôpital le 16 avril 1851. Accouchement le 24 décembre 1850 au forceps. Le second jour, douleurs abdominales qui après des rémissions successives finissent par nécessiter son entrée à l'hôpital. Tumeur abdominale au-dessus du pubis sur la ligne médiane qui devient fluctuante quelques jours après. L'abcès fuse du côté gauche. Le 1er mai, incision de la tumeur au point le plus proéminent. Issue de pus sanieux. Après des alternatives de rétention et d'écoulement abondant de pus, la malade finit par guérir le 29 juillet.

773. — Lewers. *Lancet,* 1886, t. I, p. 441. — *Abcès pelvien dans une situation anormale simulant un fibrome de l'utérus.* — F..., 36 ans, VIIIpare, 3 fausses couches. Entre à London hospital le 23 juin 1885 pour tumeur abdominale. Dernier accouchement 5 semaines auparavant, facile ; 10 jours après douleur abdominale dans la région hypogastrique. État actuel : Tumeur sur la ligne médiane. Utérus mobile et la tumeur avec lui. Ponction au-dessus du pubis le 23 août. Issue de pus. 2e ponction 6 jours après, puis incision et drainage. Guérison en 15 jours, après phénomène d'intoxication iodoformique. Le diagnostic de Lever est : paramétrite antérieure entre utérus et vessie.

774. — Lyman. *Boston med. and surg. J.*, 1882, t. 106, p. 197. — *Recent puerperal pelvic abscess, opened in the groin, bronchitis, etc.* — A. D..., 21 ans, mariée, entre le 21 septembre. Mariée depuis 2 ans, une fausse couche et un accouchement à terme deux semaines auparavant. Le soir même, vomissements, frissons, diarrhée et douleurs abdominales. Toucher : Utérus complètement immobilisé. Le 10 octobre, tumeur au-dessus du ligament de Poupart du côté gauche. Le 17. Ouverture de la tumeur au-dessus du ligament de Poupart. Le 18. Bronchite. Le 31 décembre, utérus mobile. Guérison complète.

775, 776. — Meiniert. *Sitzunsterichte der Gyn. Gesel. zu Dresden. Cent. f. Gyn.*, p. 138. *Subserose Beckenabcess.* — I. F..., 30 ans, très affaiblie. Abcès puerpéral paramétritique à droite. Décembre 1879. Large incision au-dessus du ligament de Poupart, 1/2 litre de pus. Lavage. Drainage. Guérison rapide. — II. F..., 30 ans, phtisique. Plusieurs enfants. Le dernier en novembre 1879. Paramétrite. Mai 1880. Incision au-dessus du ligament de Poupart. 1 litre de pus. Lavage. Drainage. Il reste une petite fistule. La malade succombe en avril 1881 aux progrès de sa phtisie.

777. — MONTAULT. *Journal hebdom.*, 1854, p. 413. *Tissu cellulaire*, p. 418. — F..., 24 ans, 6e enfant, 17 novembre 1828. Septième jour, douleurs vives dans la fosse iliaque. Fin de janvier « il s'établit spontanément plusieurs petites ouvertures à travers la paroi abdominale. Ces ouvertures furent agrandies avec l'instrument ». La malade sort au bout de 3 mois « en très bonne voie de guérison ».

778. — MUNDE. *Am. J. of obst.*, 1886, p. 129. Cas VIII. — *Cellulite pelvienne.* — E. B..., 20 ans. Ipare. Accouchée 4 semaines auparavant. A la suite, tumeur de la fosse iliaque droite. Subitement, grande élévation de température. Shok, collapsus, on croit à une perforation intestinale. Incision de l'abcès à la paroi abdominale. Guérison. Quelle était la cause du collapsus. Il n'y avait certainement pas perforation ; peut-être septicémie aiguë.

779. — GUENEAU DE MUSSY. *Arch. gén. de méd.*, août 1867, t. II, p. 131. P. 140. — Je me rappelle avoir ouvert un phlegmon qui faisait saillie vers la paroi abdominale, et qui, quelque temps après, se traçait une autre issue dans l'intestin.

780. — GUENEAU DE MUSSY. *Arch. gén. de méd.*, août 1867, t. II, p. 131. P. 148. 1re observ. — *Phlegmon du ligament large gauche terminé par suppuration. Incision. Guérison.* — L. R..., 25 ans. Entre le 2 février à l'Hôtel-Dieu. Réglée à 14 ans. Un peu de leucorrhée. 1er accouchement à 21 ans. Le deuxième en novembre dernier. Presque immédiatement après, douleurs dans le côté gauche. Frissons et fièvre quand elle veut se lever. Gêne des mouvements du membre inférieur. Elle essaye de reprendre ses travaux, mais courbature extrême. Les règles n'ont pas reparu. Une saillie considérable soulève à gauche la paroi abdominale. Plastron dur et résistant, qui commence à 2 centim. à droite de la ligne blanche, est limité en haut par une ligne qui s'élève jusqu'à deux travers de doigt au-dessous de l'ombilic. Matité. En un point, on sent une collection superficielle. Fluctuation manifeste. Toucher : L'utérus est entraîné à gauche, par une bride saillante et douloureuse qui s'étend de la commissure gauche à la paroi correspondante du bassin. Cette bride refoule en bas le cul-de-sac gauche. L'utérus est à peu près immobile dans tous les sens. On diagnostique : phlegmon suppuré du ligament large gauche qui a envahi le tissu cellulaire sous-péritonéal de la paroi abdominale, mais non le psoas. On applique une couche de caustique de Vienne parallèlement au ligament de Fallope. Le lendemain, incision de l'eschare. Écoulement d'un flot de pus. Mèche. Convalescence interrompue par une variole discrète vers le milieu de mars. Retour des règles le 19 avril. Guérison complète.

781. — NAUCHE. *Maladies des femmes*, t. I, p. 373. — Accouchement 20 jours avant. Le lendemain, douleurs abdominales. Le 8e jour, tuméfaction fluctuante dans la région hypogastrique gauche. Incision. Issue de pus. Guérison 2 mois après. Diagnostic : phlegmon du ligament large (fait par Dubois).

782. — R. OLSHAUSEN. *Sam. klin. Vorträge*, n° 28, p. 262. — *Phlegmon du ligament large.* — On sentait depuis longtemps un exsudat dans la fosse iliaque. Mais c'est seulement 10 mois et demi après l'accouchement qu'on sent nettement l'abcès. On l'ouvre le lendemain juste au-dessus de l'épine iliaque antérieure et supérieure.

783. — PAILLARD. *Journ. hebdom.*, 1830, t. VI, p. 262. — *Abcès de la fosse iliaque. Suite de couches.* — F..., 36 ans. Accouchée le 2 septembre 1829. Tumeur de la fosse iliaque pour laquelle elle entre 2 mois après dans le service de Dupuytren le 2 novembre 1829. Flexion de la cuisse. La tumeur est fluctuante 15 jours après son entrée. Incision au-dessus de l'arcade crurale parallèle à l'artère fémorale. Guérison à la fin de décembre 1829.

784. — PIOTAY. Th. de Paris, 1837, p. 13. Obs. IV. (Service de Velpeau.) — F..., 34 ans. Bonne santé habituelle. Accouchement facile, mais elle se fatigue peu de jours après. Tumeur dans l'aine gauche. La malade entre dans le service de Velpeau. Tumeur de la forme d'un œuf, fluctuante, rougeâtre, surmontée d'une autre tumeur dont le liquide communique avec celui de la première. Empâtement de la fosse iliaque gauche. Utérus mobile. Incision parallèle à l'arcade crurale. Issue de pus. Guérison en un mois.

785. — PIOTAY. Th. Paris, 1837, p. 14. Obs. V. (Service de Andral.) — E..., 19 ans, entre à la Charité le 5 juillet 1837. Accouchement facile, chute 15 jours après. Hémorrhagie utérine abondante. Douleurs dans l'aine gauche. A son entrée à l'hôpital on fait le diagnostic : ovarite suppurée. Après un traitement antiphlogistique elle sort ayant encore une tuméfaction indolente dans l'aine gauche. Le 2 septembre elle rentre à l'hôpital. On trouve alors dans la fosse iliaque une tumeur fluctuante. Incision au-dessus de l'arcade de Fallope. Issue de pus. Amélioration. Vers le 9e jour, érysipèle. Le 25 novembre la malade était encore à l'hôpital; sa plaie continuait à suppurer.

786. — POULAIN. *Arch. de tocologie*, 1877, p. 689. — *Adéno-lymphangite post-pubienne.* — Bert, Jeanne, 41 ans. Entre le 15 mars 1877, salle St-Maurice, nº 34. Réglée à 13 ans. Depuis règles régulières, 7 enfants et 4 fausses couches. Malade depuis le 15 janvier, époque de son dernier accouchement. Douleurs dans le côté gauche. Métrorrhagie 15 jours après son accouchement. Tumeur oblongue allongée dans la direction du ligament de Fallope du côté gauche, superficielle, mobile avec la paroi abdominale à la partie profonde de laquelle elle paraît siéger. Tumeur douloureuse, remontant à 4 travers de doigt au-dessus de l'arcade de Fallope. Toucher : Col mou ; dans cul-de-sac gauche et antérieur, on sent une bride partant obliquement en avant et à gauche dans la direction du trou obturateur. M. Guérin attribue cette bride à des vaisseaux lymphatiques enflammés se rendant du col au ganglion. Le 26, induration et plastron. Sonorité à la percussion au-dessus du ligament de Fallope. Fluctuation en un point limité. Le 31, fluctuation et gargouillement. Incision de 3 à 4 cent. au-dessus de l'arcade de Fallope. Issue de pus et gaz fétide. La poche est rétropéritonéale, elle s'étend en haut jusqu'à l'arcade de Fallope et en dedans jusqu'au niveau de la ligne médiane. Le 14 avril. Toucher : La bride du cul-de-sac gauche est moins nette. Le 30. Plus rien dans le cul-de-sac. 3 mai. Quitte l'hôpital avec fistule. La paroi abdominale encore légèrement indurée.

787. — SATIS, Th. Paris, 1847, p. 94. Obs. IV. — *Inflammation des annexes de l'utérus et des ligaments larges à la suite des couches. Terminaison par suppuration. Ouverture artificielle au-dessus du ligament de Fallope. Guérison.* — Parot, Marie, 21 ans, salle Ste-Anne, nº 10. Bonne santé antérieure. Réglée à 15 ans, régulièrement. 1er accouchement, il y a un mois. Refroidissement 10 jours après. Douleurs dans l'aine gauche. Ventre douloureux, surtout vers la fosse iliaque gauche, qui est remplie par une tumeur volumineuse de la grosseur d'une tête de fœtus. Cette tumeur a une direction oblique et longe l'arcade crurale dans toute son étendue, s'élève à 4 travers de doigt au-dessus du ligament de Fallope et plonge par la partie interne dans le bassin. Elle s'étend jusqu'à la ligne médiane, immobile et adhérente dans la fosse iliaque. Le 18, on sent un point de fluctuation. Le 20, on sent une bosselure fluctuante qui surmonte la tumeur; cette bosselure a le volume d'une noix. Elle repose sur la tumeur principale qui est dure et non fluctuante. Le 21, fluctuation générale. Le 25. Incision parallèle au ligament de Fallope. Issue de pus. Œdème des membres inférieurs qui dure jusqu'au 1er avril. Sort guérie le 15 avril; présentait encore une légère induration.

788. — Schultz M. Th. de Wurzburg, 1887. — Paramétrite puerpérale volumineuse. Incision abdominale. Plus tard, contre-incision vaginale. Guérison.

789. — Thirault. Th. Paris, 1874, p. 16. — X..., 24 ans, accouchée le 27 janvier 1873, à terme et facilement. Quelques jours après, refroidissement et fatigue. Entre à Necker le 16 février. Induration considérable dans la fosse iliaque gauche, s'étendant jusqu'à l'utérus qu'elle englobe. La sensation qu'elle donnait a été comparée à celle que présenterait une planche de bois recouverte d'une couche de parties molles. Fosse iliaque droite paraît libre. 18 février, fluctuation profonde dans la tumeur iliaque. 3 mars. Incision parallèle à l'arcade crurale, mais l'induration reste aussi considérable. Mort 2 mois après l'entrée à l'hôpital. Péritonite. *Autopsie :* « Tumeur inflammatoire énorme englobant l'utérus, l'ovaire et la trompe gauches, effaçant le cul-de-sac postérieur, s'étendant sur les côtés de la paroi abdominale antérieure et vers le fond de la cavité pubienne. L'abcès se trouve dans la région du ligament large et est extrapéritonéal, entouré de tissu induré par des exsudats inflammatoires. On y arrive par un trajet sinueux qui longe la paroi abdominale antérieure. Le tout est recouvert de productions pseudo-membraneuses plus récentes dues à la péritonite qui a emporté la malade. »

790. — Velpeau. *Cliniques*, t. III, p. 220. *Métrite puerpérale. Phlegmon du ligament large propagé à la fosse iliaque. Incision. Guérison.* — F... Accouchement il y a 2 mois, suivi de métro-péritonite dont elle guérit en peu de temps, mais il reste des douleurs dans la région iliaque gauche. Tumeur qui s'accroît peu à peu. Incision iliaque. Guérison. Velpeau dit à ce propos : « Abcès de la région iliaque, très certainement le résultat de la métrite, qui s'est communiquée du tissu cellulaire extérieur de la matrice à celui du ligament large et de là dans la fosse iliaque. »

791. — Aubry. *Arch. Gén. de médecine*, 1843, p. 178, t. II. — *Luxation du fémur, due à la communication de l'articulation coxo-fémorale avec le foyer d'un abcès de la fosse iliaque, ouvert lui-même à l'intérieur.* — F..., 31 ans. Bonne santé antérieure. Accouchement à terme et facilement le 22 mars 1842. Le lendemain du dernier accouchement, douleur hypogastrique, qui, les jours suivants, se fixe au niveau de la région iliaque et du flanc droit. Pendant les mois d'avril et de mai, la malade garde presque constamment le lit. Enfin le 16 mai, elle s'aperçoit qu'elle ne peut plus étendre la jambe droite. Entre à Cochin le 10 juin. Douleurs sourdes dans la région iliaque droite. Tuméfaction évidente en ce point. A un travers de doigt au-dessus de l'arcade crurale, un peu plus près de l'épine iliaque antérieure et supérieure que du pubis, tumeur circonscrite, du volume d'un œuf de pigeon, molle, fluctuante, disparaissant presque en entier par la pression, augmentant avec la toux. (Cette tumeur s'était formée subitement 3 jours auparavant, pendant une quinte de toux.) Enfin un sentiment de flot perçu profondément dans la région iliaque achève de rendre certaine l'existence d'un vaste abcès développé dans cette région, dont la tumeur sus-vaginale n'est qu'un diverticule. La cuisse est légèrement fléchie sur le bassin. L'extension est impossible. Œdème de la partie postérieure de la cuisse et de la jambe droite. Le 12, Chassaignac incise parallèlement au ligament de Fallope. Issue d'une quantité considérable de pus. Le 30, on constate que la cuisse est dans la rotation en dedans, demi-fléchie sur le bassin, la jambe fléchie sur la cuisse. Raccourcissement réel du membre malade : 2 centimètres. Le grand trochanter n'est pas déplacé. Derrière lui à 3 travers de doigt une tumeur dure, arrondie, qui suit le mouvement de rotation que l'on impose au fémur. Il s'agissait donc là d'une luxation coxo-fémorale. Mort le 15 août, dans le marasme. *Autopsie :* Deux à trois centigrammes de sérosité dans le péritoine ; sa surface est bien polie. L'aponévrose iliaque est restée intacte. Sauf à son union avec la partie réfléchie de l'aponévrose du grand oblique. En ce point, perforation qui fait communiquer la fistule sus-inguinale avec le foyer primitif. Le muscle iliaque droit est réduit de moitié ; il est transformé en tissu d'une dureté presque fibreuse, de couleur ardoisée au milieu duquel un pus séreux et noirâtre est infiltré en petite quantité. Les vertèbres, le sacrum et l'os iliaque ne présentent point d'altération. La tête du fémur a complètement abandonné la cavité cotyloïde en avant de laquelle elle repose sur cette surface osseuse qui est placée au-devant de la partie la plus élevée de la grande échancrure sciatique. Elle n'a subi aucune altération de forme, mais le cartilage diarthrodial, qui la recouvre, est en partie détruit. Les rapports de la tête du fémur déplacé sont les suivants : en dedans, la surface osseuse indiquée ; en dehors, le grand fessier qui la recouvre immédiatement ; en haut, le bord inférieur du petit fessier ; en bas, le pyramidal ; en arrière, le fond de l'échancrure sciatique et le nerf de même nom qui se trouve comprimé quand on communique au fémur un mouvement de rotation en dehors. Le cartilage diarthrodial est en partie détaché : une petite quantité de sanie noirâtre semblable à celle qui infiltre les débris du muscle iliaque, s'y trouve épanchée. A peine retrouve-t-on quelques débris de la capsule articulaire. Veine iliaque oblitérée du côté malade, ainsi que la veine fémorale. Utérus et annexes normaux. Tubercules pulmonaires.

13° Phlegmons traités par l'incision crurale

792. — Baumgartner. *Arch. f. Gyn.*, t. XV, 1880, p. 268. — Phlegmon incisé sous le ligament de Gimbernat. Mort.

793. — Buch. *Charité Ann.* Obs. XVI, p. 380. — F. Drenske, 2 enfants. Dernier accouchement au forceps le 20 avril 1872. Délivrance artificielle. Régression imparfaite de l'utérus. Le 24 mai, environ 5 semaines après l'accouchement, il se forme un abcès dans la cuisse droite. Le 1er juin, incision par laquelle il s'écoule environ un litre de pus. Guérison complète 35 jours après l'incision. Pas de toucher.

794. — M. Duncan. *Med. Press and Circular,* 1881, p. 191, t. 32. — H. G..., 24 ans. Entrée à St-Bartholomews le 27 avril. Mariée il y a 2 ans. 2 enfants, le dernier il y a 3 mois ; pas de fausse couche. Deux jours après son dernier accouchement, frissons. Se lève néanmoins deux semaines après, se croyant guérie. Une semaine après s'être levée, douleurs dans le côté gauche, irradiées dans la cuisse du même côté. Diarrhée, douleurs vives ; garde le lit et souffre surtout depuis un mois. État actuel. Tuméfaction fluctuante dans la fosse iliaque gauche, s'étendant à 4 à 5 pouces au-dessus du ligament de Poupart, et à la partie externe de la cuisse, région lombaire gauche douloureuse. Le 1er mai, M. Duncan examine la malade. Toucher : Utérus libre, sauf à gauche où il trouve entre l'utérus et le trou ovale une tumeur dure, mais sans communication directe avec la tumeur de la cuisse. Le 11. Incision de l'abcès de la cuisse. Après une nouvelle poussée inflammatoire du côté de l'utérus et de ses annexes, la malade guérit dans les premiers jours de juin. Intitulé : Paramétrite avec abcès à distance.

795. — M. Duncan. *Clinical Lectures on diseases of Women.* London, 1879, p. 76. — M. A. F..., 33 ans, 7 enfants. Accouchement à 7 mois, 7 semaines auparavant. A son entrée, douleur dans le côté droit, la jambe droite fléchie. La racine de la cuisse présentait une tuméfaction arrondie, douloureuse, située au-dessous du ligament de Poupart. Utérus mobile. Œdème de la grande lèvre droite. 8 jours après son admission, incision d'un abcès à la racine de la cuisse droite. (Hémorrhagie veineuse consécutive.) La pression dans la région du psoas iliaque fait sortir du pus par l'incision. Guérison 6 semaines après l'ouverture de l'abcès.

796. — W. S. A. Griffith *St-Barth. hosp. Rep.*, 1880, t. XVI, p. 302. — M. A. H..., 33 ans. Fausse couche, il y a 6 semaines. Entre à l'hôpital le 10 décembre 1878. Paramétrite de la région du psoas. Incision à la cuisse. Guérie le 14 février.

797. — Kœnig. *Archiv. f. Heilk.*, 1862, t. V, p. 480, p. 488. — F..., 38 ans, entre à la clinique de Roser le 22 août 1862. Accouchée 6 semaines avant. Depuis 15 jours la malade a remarqué une tuméfaction douloureuse dans la région iliaque droite ; elle boite en marchant. On constate une tumeur, située au-dessus du ligament de Poupart, s'étendant plus en dehors qu'en dedans, qui paraît se perdre dans le petit bassin. Le toucher ne relève rien que l'immobilisation de l'utérus. Le 24 août, incision au-dessous du ligament de Poupart, le long du couturier. 18 septembre, sort guérie.

14° Phlegmons incisés a la région fessière

798. — Andrews Edmund. *The obstetric Gazette.* Cincinnati, avril 1886, p. 182. — Je fus appelé pour une hernie anormale près d'une malade qui rendait du pus par l'anus. Je trouvai à la région fessière une tumeur fluctuante, mais dure et qui donnait un bruit de succession. J'ouvris avec précaution et, après avoir traversé le grand fessier très atrophié, je pénétrai dans une cavité, remplie de pus et de matières fécales. Cette cavité, qui pénétrait dans le bassin par l'échancrure sciatique, fût soigneusement nettoyée et lavée. Guérison rapide et complète.

799. — Atlee. *Am. J. of the med. Sc.*, octobre 1883. — Accouchement. Douleurs dans la fosse iliaque. 18 jours après, il se forme dans la région fessière une tumeur que l'on incisa et qui donna issue à une grande quantité de pus. Puis du gonflement apparut, sur la ligne blanche, entre l'ombilic et le pubis, une ouverture se fit et il sortit un litre de pus. Plus de 3 mois après, une grande quantité de pus s'écoula par le rectum. Guérison.

800. — Buch. *Charité Ann.*, p. 377. Obs. V. — Antonie Leuke, 25 ans. 1er accouchement en décembre 1872, forceps, fièvre et douleur dans le côté gauche. Entre le 10 janvier à la Charité. Malade très affaiblie. Température 40°,2, ventre sensible mais non distendu, diarrhée. On ne peut sentir aucune tumeur par le palper abdominal. Par le toucher, on sent l'utérus mal revenu sur lui-même ; autour du col, tissus infiltrés. Au 21e jour, on sent dans le paramètre droit une tumeur fortement saillante dans le vagin. A la partie postérieure du bassin se forme une tumeur qui devient manifestement fluctuante ; le 24 janvier, à l'incision il s'écoule une quantité de pus infect. La suppuration continue. Douleurs dans la jambe. Affaiblissement. Mort de pyohémie le 11 décembre 1873, 45 jours après l'accouchement. *Autopsie :* Perforation de l'abcès à travers l'échancrure sciatique. Abcès gangreneux de la région fessière. (Pas de renseignements sur le tissu cellulaire.)

801. — Buch. *Charité Ann.*, p. 379. Obs. XII. — Aug. Hœttner, 35 ans. Fièvre typhoïde. Règles quelquefois douloureuses. 1er accouchement 1er septembre 1874. Forceps, légère déchirure du périnée. Au 6e jour, début de la fièvre qui, jusqu'au 18e jour, s'élève tous les soirs à 40°. Au 50e jour, la malade se plaint de violentes douleurs dans la cuisse gauche. Au 63e jour, point douloureux à la fesse gauche. Le toucher permet de reconnaître une énorme infiltration du paramètre gauche. Il se développe un abcès à la fesse gauche. On l'ouvre le 18e jour. Il renferme du pus fétide. Il se développe en outre un abcès à la partie inférieure de la cuisse, un autre au mollet, de l'ascite, et la malade succombe le 10 février 1875, 162 jours après l'accouchement. *Autopsie :* Paramétrite et phlegmon fessier à gauche. En outre, lésions d'infection purulente.

802. — Buch. *Charité Ann.*, p. 380. Obs. XIV. — Rosine Kutzner, 23 ans. Règles irrégulières. Un seul accouchement le 7 décembre 1874. Déchirure de la muqueuse vaginale. Fièvre violente (41°). Au 13e jour, on trouve l'utérus repoussé à droite par une tumeur dure, peu sensible. Sous le fessier du côté droit, entre l'épine iliaque postérieure et supérieure et la tubérosité de l'ischion, on sent de la fluctuation. Incision de l'abcès fessier le 4 janvier 1875, 27 jours après l'accouchement. La tumeur du petit bassin disparaît. Guérison le 30 janvier 1875, 53 jours après l'accouchement, 26 jours après l'incision.

803. — Buch. *Charité Ann.*, p. 382. Obs. XX. — H. Hunger, 30 ans. Réglée à 14 ans. Fièvre typhoïde en 1870. Ulcère rond de l'estomac en 1874. Le 5 juillet 1876, 1er accouchement, forceps sous le chloroforme pour lenteur du travail. Fièvre à la suite. Entre à la Charité le 19 juillet. On trouve le « paramétrium » gauche infiltré et douloureux. En outre la région fessière est tuméfiée et très sensible. Le 26 juillet (21 jours après l'accouchement), incition de l'abcès fessier. Guérison en 8 jours.

804. — Buch. *Charité Ann.*, p. 389. Obs. XXXIII. — F. Bohnstengen, 32 ans, 5 enfants. Dernier accouchement le 12 février 1878. Deux jours après, fièvre violente, délire, perte de connaissance. Elle est ainsi apportée à la Charité le 23 février. Le ventre est douloureux, légèrement ballonné. Les culs-de-sac vaginaux sont abaissés. Dans la région inguinale droite, on trouve une tumeur fluctuante et une autre également fluctuante au niveau du grand trochanter droit. La jambe gauche est œdémateuse. Le 28 février deux incisions à la fesse droite, il s'écoule 800 gr. de pus infect. Amélioration. Abaissement de la température. Mort subite le 1er mars. *Autopsie :* Paramétrite droite et gauche, phlegmon gangreneux de la région sacrée, péritonite, chronique adhésive, etc.

805. — W. A. Freund. *Gyn. Klin.*, p. 345. — *Phlegmon réchauffé par un traumatisme.* — Phlegmon pelvien gauche à la suite d'accouchement, s'étend vers l'échancrure sciatique. Voie de résorption. Il ne restait plus qu'un petit noyau du côté de l'échancrure sciatique. La malade, sans fièvre, allait se lever pour la première fois. Petit accident en passant de son lit à la chaise longue. Nouvelle infiltration qui part du petit noyau. Le pus passe par l'échancrure sciatique. Incision fessière.

806. — Monnot. Th. Paris, 1846, p. 16. Obs. II. — Ch..., Joséphine, 22 ans. Accouchée le 15 janvier 1845. Quelques jours après, douleurs, coliques, diarrhée, les lochies cessent de couler. Le 25 janvier, douleur dans la fosse iliaque droite. Entre à l'hôpital le 18 février. Tumeur dure, résistante, douloureuse à la pression. Cuisse droite fléchie. 30 avril, tumeur fluctuante à la partie supérieure de la crête iliaque. Le 17 mai, la tumeur a contourné, l'os iliaque en arrière à la région fessière. Incision. Issue de pus. La tumeur de l'aine non fluctuante n'a pas diminué. Diarrhée. Mort de pleurésie. *Autopsie :* Rien dans le péritoine qui est épaissi au niveau de la fosse iliaque. Au-dessous et en dehors du péritoine, foyer de l'abcès limité en arrière par le fascia iliaca, en dedans par la saillie du psoas, en avant par cette portion de péritoine dont nous venons de parler. En dehors et en haut, près de la crête iliaque : trajet fistuleux qui après avoir traversé l'aponévrose commune et postérieure des transverses grand et petit, oblique, descendait sous la peau de la fesse et se terminait par une ouverture située à 3 centim. au-dessus de la saillie du grand trochanter. Pas de pus dans le petit bassin. L'ovaire droit adhère avec le péritoine au tissu cellulaire au-dessus de la fosse iliaque droite.

807. — Seuvre. *Gazette des hôpitaux*, 14 octobre 1873, p. 945. — 20 ans. 20 mars 1873, accouchement à terme. En avril, entre à Cochin. Pouls fréquent, ventre souple, non ballonné ; l'utérus ne déborde pas la symphyse pubienne. Il n'existe qu'un peu d'empâtement vers la fosse iliaque gauche. C'est surtout dans la fesse que souffre cette malade. La pression détermine des douleurs vives au niveau de l'échancrure sciatique. Le toucher vaginal ne décèle rien ; l'utérus est mobile ; pas de tuméfaction dans l'épaisseur du ligament large. 20 avril. Le toucher vaginal permet de sentir une induration dans l'épaisseur du ligament large gauche. Frissons le soir, transpiration abondante. Le 27. Ponction dans la fesse ; 150 grammes de pus épais et crémeux. Le 30, la fesse est de nouveau tendue et douloureuse. Un doigt introduit dans le vagin sent, sur le côté gauche, une impulsion quand on presse sur la fesse ; il perçoit une fluctuation véritable. 1er mai. Desprès fait une ponction fessière avec un plus gros trocart, et met un drain dans le foyer purulent. La pression sur la paroi latérale gauche du vagin facilite son écoulement. Le 2. Frisson intense. L'abcès s'ouvre par le vagin. Le 20. Mort. *Autopsie:* A la fesse, caverne anfractueuse traversée par le grand nerf sciatique et les vaisseaux fessiers et dans laquelle on ne peut découvrir les fibres musculaires du pyramidal. Le doigt ne pénètre que difficilement par l'échancrure sciatique dans l'intérieur de la cavité pelvienne. « Pas de pus dans le péritoine. Quelques fausses membranes dans le cul-de-sac recto-utérin; adhérences de l'ovaire et de la trompe gauches avec les parties voisines. La vessie, le rectum ne présentent rien à noter ; les vaisseaux hémorrhoïdaux ont leur volume normal. Le muscle releveur n'est pas altéré. Les deux ovaires, un peu variqueux, contiennent chacun un abcès ressemblant de tous points aux abcès métastatiques. L'abcès se continue par l'échancrure sciatique avec le foyer fessier. Ses limites dans le bassin sont : en avant, la base du ligament large gauche et le vagin ; en dehors, l'obturateur interne à peine altéré ; en dedans, le rectum resté sain ; en arrière, le muscle pyramidal et le sacrum. Les fibres les plus internes du muscle psoas forment la limite supérieure. La région ainsi limitée est traversée par l'hypogastrique et ses divisions, par les veines correspondantes et par les branches du plexus sacré, origines du nerf sciatique...... Le muscle pyramidal est transformé en une masse ici d'apparence lardacée, là grisâtre et tombant en détritus. » Le bord gauche du sacrum et le bord de l'échancrure sciatique sont nécrosés. Rien dans l'articulation sacro-iliaque. Abcès métastatique.

15° Phlegmons ouverts par la voie parapéritonéale

808. — Dumas. *Ann. de Gyn.*, 1887, t. I, p. 201. — Marie A..., 22 ans. Entrée à l'hôpital de Montpellier, le 26 février 1886. Réglée à 13 ans. 3 grossesses. La dernière interrompue par un avortement dans le cours du 4e mois (octobre 1885). Elle reprend son travail. En novembre, éclatent des douleurs dans le bas-ventre. Obligée de reprendre le lit. Ballonnement du ventre, tympanisme. Douleurs à la pression, surtout au niveau de la fosse iliaque gauche. Vagin chaud, col dirigé en avant et à gauche. Induration manifeste très douloureuse à gauche et en arrière. Toucher rectal très douloureux. On constate une augmentation du volume du corps de l'utérus. Cataplasmes, injections chaudes. Le 4 mars, l'abdomen étant moins ballonné on sent un empâtement obscur, mal limité à gauche de l'utérus. Le 12, on sent par le vagin des battements artériels vers la gauche : eschares. Le 22, au niveau du trochanter gauche, tuméfaction qui s'étend jusqu'à l'échancrure sciatique. Le 24, incision de cette tuméfaction. Issue de sérosité et de sang, mais pas de pus. L'état de la malade s'aggrave de plus en plus. Ulcères dans la bouche. Émaciation extrême. 24 juin 1886. Opération. Antisepsie. Incision de 5 à 6 centimètres parallèle à l'arcade crurale et à 2 centim. au-dessus d'elle. Incision couche par couche jusqu'au péritoine. Ligature des vaisseaux épigastriques. « Le péritoine est ensuite décollé avec le doigt jusqu'au-dessus de l'infundibulum des vaisseaux fémoraux. » Mais, à partir de ce point le péritoine devient tellement adhérent qu'on ne peut plus le décoller. L'opérateur pénètre dans la cavité péritonéale ; il tombe dans une petite cavité libre mais limitée par des adhérences. On peut ainsi « arriver directement sur la tumeur et constater qu'elle est située dans l'épaisseur du ligament large ». Ponction de la tumeur. Un trocart courbe est conduit jusque dans le cul-de-sac vaginal. Drain en anse. Lavages. Suites simples. « Le pus ressort surtout par la plaie abdominale. C'est à peine si au moment du lavage il s'en échappe une petite quantité par le vagin. » Guérison complète et définitive. La malade a été revue en janvier 1887.

809. — Houzel. (Rapport de Pozzi.) *Soc. de chir.*, 1886, p. 856. — *Phlegmon du ligament large gauche. Laparotomie sous-péritonéale. Guérison.* — Élise D..., âgée de 29 ans, 4 enfants. Bonne santé habituelle. 4e accouchement le 20 janvier 1886. Frissons violents du 2 au 11 février. Le 5 mai, Houzel consulté la trouve dans l'état suivant : pouls 124, température 39°,6. Anorexie, constipation opiniâtre. Douleurs dans le bas-ventre surtout dans la fosse iliaque gauche. On sent un empâtement avec fluctuation. Utérus peu mobile. Rien dans le cul-de-sac droit, mais à gauche, empâtement qui empiète sur le cul-de-sac postérieur. Jambe fléchie sur le bassin et en adduction. Diagnostic : Phlegmon du ligament large. Opération, 18 mai. Incision de 10 centimètres de long à 2 travers de doigt au-dessus de l'arcade crurale. Il s'écoule 1 litre 1/2 de pus environ. Le doigt, introduit dans la plaie, pénètre dans une poche anfractueuse, surtout en haut et en dedans, allant jusqu'au col de l'utérus, occupant la fosse iliaque, et s'enfonçant dans le petit bassin. Au grattage on retire de la poche des lambeaux de substances ressemblant à des muscles macérés. Guérison le 16 juin.

810. — Hosmer. *Boston med. and surg. J.*, 1882, t. 106, p. 346. — *Cellulitis of the broad ligament. Abscess : tumour becoming supra pelvis. Extraperitoneal Incision. Recovery.* — 35 ans, Ipare. Accouchée il y a un an. 48 heures après l'accouchement, frissons et fièvre. Douleur dans l'aine gauche, puis tumeur qui devient fluctuante quelque temps après. 2 ponctions abdominales. Le liquide se reproduit (1/2 pinte de pus). Incision abdominale d'un pouce et demi de long au-dessus de l'épine iliaque antéro-supérieure parallèle au ligament de Poupart. « De là en enfonçant le doigt dans la profondeur en dehors du péritoine, il parvint à la tumeur, l'ouvrit et plaça un tube à drainage. » Guérison.

16° Phlegmons traités par la laparotomie

811. — A. F. Erich. *Baltimore.* — *Clin. Soc. of Maryland* (in *Cent. f. Gyn.*, 1882, p. 59). — F..., tumeur irrégulière, dure, dans la région iliaque gauche. On diagnostique : carcinome. Trois ans plus tard, la tumeur occupe la région hypogastrique, elle s'élève au-dessus de l'ombilic ; elle est ronde, dure, mobile, du volume d'une tête d'enfant. On la prend pour un fibrome. A la laparotomie, on constate que la tumeur renferme du pus ; elle est adhérente à l'utérus. Un drain est passé de la paroi abdominale à travers le kyste et l'espace de Douglas par le vagin. Courant permanent par le drain. Mort le 5e jour. Septicémie. *Autopsie :* « L'autopsie montra que la tumeur était formée par un abcès situé entre les deux feuillets du ligament large du côté gauche. Le drain n'avait pu fonctionner.

812, 813. — Goodell. Obst. Soc. of Philad. *Am. J. of obst.*, 1888, p. 735. — *Laparotomy during the year* 1887. — Deux abcès pelviens traités par la laparotomie. Dans les deux cas, le sac fut cousu aux lèvres de la paroi abdominale et drainé.

814. — W. E. Moseley. *Am. J. of obst.*, 1886, p. 964. — *A case of intraperitoneal and post-peritoneal abscess.* — F..., 25 ans. Il y a 2 ou 3 ans, une tumeur abdominale douloureuse occupait la fosse iliaque droite. La tumeur s'est développée rapidement, accompagnée de douleurs ; à la suite de constipation, règles irrégulières. Vésicatoires. La tumeur disparaît, mais reparaît au mois de novembre dernier. Le 26 février, tumeur ovale occupant la fosse iliaque droite parallèle à la crête iliaque, s'étendant jusqu'à la ligne médiane, sensible à la pression. Cette tumeur n'est pas perceptible par le toucher vaginal. Utérus normal en antéflexion. A sa gauche, tumeur fibreuse. Le 20 avril, ponction capillaire. Issue de pus. On fait alors une incision de deux pouces, parallèle à l'arcade crurale. Suture de la poche de l'abcès à la paroi. On ouvre ensuite l'abcès. Guérison.

815. — J. Price. Obst. Soc. of Phil., 2 décembre 1886. *Am. J. of obst.*, 1887, p. 181. — *Pelvic abscess.* — Tait's operation. Recovered.

17° Phlegmons traités par le drainage abdomino-vaginal

816. — Garnett. *Am. J. of obst.*, 1883, p. 1042. — X..., 32 ans, mariée à 20 ans, IIIpare. Bonne santé jusqu'à sa dernière grossesse en avril 1879. Après son accouchement, douleurs dans le bas-ventre des deux côtés. 20 mars. Tumeur dans l'aine droite. A la fin de mars 1880, incision de la tumeur, 1 pinte de pus. Deux jours après, contre-ouverture au-dessus du ligament de Fallope et au-dessus de la première. La suppuration continue jusqu'en juillet 1882 ; la malade arrive au dernier degré de l'affaiblissement ; menace de septicémie. Deux fistules rendent du pus : une sur la ligne blanche à un pouce au-dessus de l'ombilic, l'autre à droite de la précédente. Diagnostic : Cellulite pelvienne ou pelvi-péritonite. Drainage abdomino-vaginal. Guérison complète en 2 mois.

817. — Munde. *Am. J. of obst.*, 1886, p. 113. Case VI, p. 128. — *Enormous abscess pointing in left iliac fossa ; large abdominal incision. Counter opening in vagina. Accidental rupture of bladder. Through drainage. Complete recovery.* — 27 ans. Admise à Mount-Sinaï hospital en été 1882, pour un énorme exsudat pelvi-abdominal. En mon absence (de Munde) on fait une petite incision abdominale et on draine ; mais l'abcès ne guérit pas ; écoulement énorme ; affaiblissement général. J'explorai l'abcès et trouvai qu'il s'étendait jusque dans la cavité pelvienne à gauche de la vessie, où la sonde pouvait être sentie à travers le cul-de-sac vaginal antérieur. J'élargis l'incision abdominale, ouvrant complètement chaque diverticule superficiel, et je fis une contre-ouverture dans le vagin. Difficulté à passer le drain. On le fait passer par une petite secousse. Immédiatement un jet de liquide jaunâtre se répandit dans la plaie et le vagin. C'était de l'urine. La paroi de la vessie adhérente et fragile avait été déchirée et ma consternation fut grande. Je plaçai une sonde à demeure dans la vessie, ordonnai des injections vésicales avec de l'eau boriquée chaude plusieurs fois par jour et de fréquentes irrigations antiseptiques dans l'abcès. En moins d'une semaine, il ne s'échappait plus d'urine par la plaie. La sonde fut enlevée. Au bout d'un mois la plaie était partiellement guérie par granulation. Le tube à drainage fut enlevé. En 3 mois, guérison complète.

818. — Munde. *Am. J. of obst.*, 1886, p. 113. Obs. IX, 130. — 48 ans, 4 enfants, 6 fausses couches. Entre à Mount-Sinaï hospital le 7 juin 1884 avec un gros abcès pointant sur la ligne médiane à mi-chemin entre l'ombilic et le pubis. Incision le 11 juin. Drainage abdominal. Le 25 août l'abcès n'est pas plus petit. Tentatives de drainage vaginal. A la 1re tentative, Munde perfore la vessie ; il réussit à la seconde fois et passe un tube par le vagin. Sonde dans la vessie. Au bout de 24 heures l'urine avait repris son chemin normal, et il ne fut plus question de la rupture vésicale. Guérison complète à la fin de novembre.

18° Phlegmon traité par l'électricité

819. — Baird. *Atlant. med. and Surg. J.*, 1886. Cité par Munde. *Am. J. of. obst.*, 1886, p. 124. — « Dans un cas de cellulite pelvienne avec exsudat saillant dans la région iliaque droite, l'auteur diminuait la douleur et améliorait la santé générale par des applications quotidiennes de courants faradiques sur l'exsudat (un pôle sur le sacrum et l'autre sur la tumeur). Au bout d'environ un mois il aspira le pus qui s'était formé pendant ce temps, remplit la cavité avec une solution de sel commun, et fit passer un courant galvanique en unissant l'aiguille aspiratrice avec le pôle négatif, et plaçant le pôle positif sur l'abdomen à un pouce de distance. Il commença avec deux couples, augmenta jusqu'à six, et continua la séance jusqu'à ce que toute l'opération ait duré 3 heures. Le pus ne se reforma pas et au bout d'un mois la malade était complètement guérie. »

VIII. — **Adénites pelviennes.**

820. — Auger. Th. Paris, 1876, p. 58. Obs. III. — *Plaie de la vulve, adénite inguinale et pelvienne. Phlegmon du ligament large droit. Mort. Péritonite.* — F..., 23 ans. Entre le 28 mars 1876 dans le service de Siredey, salle Ste-Anne, n° 19. Premier accouchement le 8 mars 1876, facile. Débris de placenta restés dans l'utérus. Le 11 mars, fièvre. Œdème des grandes lèvres (on avait incisé la vulve au moment de l'accouchement) ; ganglion inguinal droit engorgé. 13 mars. Douleurs dans les fosses iliaques droite et gauche. Mort le 19 mars. Péritonite généralisée. *Autopsie* : Péritonite. Ganglions lombaires tuméfiés (l'examen histologique a montré qu'ils contenaient des globules de pus). Ligaments ronds rouges et tuméfiés. Le tissu cellulaire du ligament large droit est épaissi, infiltré de sérosité ainsi que le tissu cellulaire péri-utérin. Pas de pus dans les trompes ni les ovaires. Pas de débris de placenta dans l'utérus.

821. — Lucas-Championnière. *Soc. de chir.*, 3 juillet 1889, p. 555 (2e opération). — *Laparotomie pour une salpingite probable.* — L'ovaire et la trompe étaient sains. Derrière l'intestin, masse de ganglions. L'auteur se contente de détruire les adhérences. Le résultat fut excellent.

822. — Courty *Ann. de Gyn.*, avril 1881, p. 640. — *Adénite péri-utérine.* — « Je trouvai à la base du ligament large droit, à un centimètre à peine du bord de l'utérus, un ganglion lymphatique, de la grosseur d'une petite amande, se continuant en dehors avec un tronc lymphatique, qui présentait deux renflements, et se jetait dans les lymphatiques aboutissant à un ganglion latéro-pelvien.

823. — A. Guérin. *Leçons cliniques*, p. 287. — *Adéno-phlegmon juxta-pubien, simulant un phlegmon du ligament large.* — F..., 18 ans. Réglée à 12 ans. Avortement probablement provoqué au 4e mois, le 17 novembre. Extraction du placenta le 19. Le 23, la malade fit une promenade et eut des rapports sexuels répétés. Elle est prise d'un frisson intense. Constipation, vomissements bilieux, envies fréquentes d'uriner. Ténesme rectal. M. Landrieux diagnostique : Phlegmon du ligament large. Le 6 décembre, la malade se plaignait d'une vive douleur dans le ventre, se prolongeant dans la cuisse gauche, mais ne s'irradiant pas du côté des reins. La paroi abdominale était si résistante, sans être soulevée par des intestins distendus, que la palpation était presque impossible. On pouvait cependant constater à gauche, au-dessus du ligament de Fallope, une tuméfaction très appréciable. En pratiquant le toucher vaginal je reconnus que le cul-de-sac gauche du vagin était effacé par une tumeur faisant saillie dans ce conduit et la prolongeant en avant, vers le pubis contre lequel elle était collée, au point qu'il était impossible de lui imprimer le moindre mouvement. C'était en vain que l'on cherchait à passer le doigt indicateur entre la tumeur et le pubis ; la présence de cette tumeur dans le cul-de-sac vaginal faisait que la paroi du vagin se dirigeait transversalement près de l'orifice du museau de tanche, au lieu de se rendre à la base. Le cul-de-sac postérieur du vagin était complètement libre. L'utérus n'était guère plus gros qu'à l'état normal. Du côté de la paroi gauche du vagin, la tumeur, que j'ai indiquée, donnait à cette partie une consistance dure qui contrastait avec la mollesse du reste du conduit. Cette consistance existait dans une hauteur de 2 cent. 1/2 environ à partir du point où la paroi vaginale se réfléchissait de dedans en dehors pour se porter vers le méat du museau de tanche. Elle rappelait d'une manière saisissante ce qui a été décrit sous le nom de plastron vaginal. Cette induration se prolongeait en avant du col jusqu'au milieu du cul-de-sac antérieur où elle avait une forme aplatie d'avant en arrière. La malade succombe le 14 décembre.

824. — A. Guérin. *Leçons cliniques*, p. 347. — *Adéno-lymphite péri-utérine gauche. Suppuration. Septicémie. Mort. Autopsie.* — C..., Anne, 26 ans. Entre le 6 novembre 1876 à l'Hôtel-Dieu, salle St-Maurice, lit 7. Accouchement normal à 22 ans. Depuis cette époque elle n'a eu aucune maladie. Menstruation régulière. Début de la maladie il y a 3 semaines : fièvre, frissons, douleurs dans la cuisse droite et dans le ventre. Il y a 8 jours, à l'époque de ses règles, elle rendit par le vagin des matières glaireuses verdâtres, filantes qui coulaient dans son lit et souillaient ses draps. Elle remarqua en même temps que la tumeur du ventre diminuait avec l'écoulement de ces matières. 7 novembre, toucher vaginal : Col gros et déchiqueté. « Dans le cul-de-sac latéral gauche, empâtement qui s'étend dans la région postérieure pubienne et que l'on peut délimiter par la main qui palpe l'abdomen. Elle a donc les signes locaux de l'adéno-lymphite utérine. » Le 10. Selles diarrhétiques verdâtres. Le 13. Tumeur venant toujours vers le trou obturateur. Septicémie. La malade succombe le 26. *Autopsie :* L'épiploon adhère fortement sur une longueur de 3 centim. au niveau de l'arcade crurale. « Lui, enlevé, on trouve l'intestin occupant le petit bassin du côté droit, pendant qu'une tumeur verdâtre remplit le côté gauche. Trois anses intestinales faisant partie d'un même segment plié sur lui-même, adhérent à la tumeur au niveau du mésentère. En les détachant avec précaution, on constate sur l'une d'elles une petite perforation qui met la tumeur en communication avec l'intestin, et explique les selles diarrhéiques purulentes signalées pendant la vie. L'intestin relevé permet de voir les organes du petit bassin. » L'utérus renferme du pus. Du côté gauche, il existe une ovarite et une salpingite. En outre, « en examinant le petit bassin, sans toucher le péritoine pariétal, on voit que du côté gauche il existe une tuméfaction vague, mal limitée, peu proéminente ». On décolle le péritoine en partant de la fosse iliaque de haut en bas. En avant et immédiatement contre la vessie, on trouve une poche purulente limitée en avant par le muscle obturateur interne, en dedans par la vessie, en arrière par le péritoine. La séreuse est épaissie, adhérente à un tissu lardacé et friable. Au-dessous et en arrière, on trouve un prolongement de cette poche qui se dirige en bas et en arrière jusqu'au sacrum : ce sont les parois de cette poche que l'on sentait par le vagin. Ainsi, il existe en dehors du péritoine une vaste suppuration dont la paroi interne contourne la vessie, le vagin, le rectum ; la paroi externe longe le muscle obturateur interne, la face interne de l'ischion, le pyramidal, le sacrum ; elle va jusqu'en arrière du rectum. Les parois sont formées d'un tissu lardacé qui double la séreuse dans une certaine étendue, et qui paraît être la coque d'un ganglion. En haut, sur le psoas, on trouve plusieurs ganglions lymphatiques volumineux dont les uns sont infiltrés de pus et les autres durs. La poche va bien vers le trou obturateur.

825. — Martineau. *Union médicale*, février 1880, p. 219. — *Adéno-pelvi-péritonite suppurée. Mort.* — F..., 23 ans, entre le 7 juillet 1879 à Lourcine. Règles irrégulières ; ni grossesse ni fausse couche. A 18 ans, douleurs abdominales, vésicatoires. A 22 ans, nouveaux accidents. 28 mai 1879, entre à Beaujon, puis le 7 juillet à Lourcine. 20 octobre. Métrite, adéno-pelvi-péritonite constituée par une tumeur volumineuse dans la fosse iliaque gauche, se prolongeant sur la partie médiane de l'abdomen, jusque dans la fosse iliaque droite. Cette tumeur fait saillie dans les culs-de-sac gauche et droit, dans le cul-de-sac postérieur. Utérus immobile. Phlegmatia. Les matières fécales contiennent du pus. Mort le 18 novembre. *Autopsie :* Pelvi-péritonite ouverte dans l'S iliaque et le rectum. La trompe et l'ovaire gauche ont disparu. On trouve la trompe et l'ovaire droits. « A côté de l'ovaire droit plusieurs ganglions volumineux non ramollis. Outre les ganglions placés près de l'ovaire, on en trouve, au-dessus et un peu en arrière de cet organe, près de l'artère hypogastrique, trois plus volumineux que les précédents. Au-dessus de ceux-ci sur le même plan postérieur, on trouve un quatrième ganglion un peu moins volumineux. Du côté gauche, on trouve au niveau du cul-de-sac latéral, immédiatement sous la paroi vaginale, près de l'isthme de l'utérus, deux ganglions, dont l'un interne, plus volumineux, paraît répondre au ganglion décrit par M. J. Lucas-Championnière. En dehors de ces deux ganglions, et vers la limite externe du ligament large gauche, on trouve trois autres ganglions situés au niveau des vaisseaux hypogastriques, surtout près de la veine hypogastrique. Enfin vers le tiers inférieur du vagin, dans la paroi recto-vaginale, on trouve un ganglion volumineux, manifestement enflammé, dont la présence est très facile à constater par le doigt introduit dans le vagin. »

826. — Pozzi. *Soc. de chir.*, 14 avril 1886, p. 294. Obs. II, p. 300. — *Adéno-lymphite péri-utérine. Laparotomie sous-péritonéale. Énucléation de ganglions dans la fosse iliaque et le petit bassin. Amélioration.* — Marie Julien, 29 ans, entre le 9 juillet 1885 à l'hôpital Pascal. Réglée à 12 ans, règles toujours douloureuses. Un enfant à 19 ans. Bonnes suites de couches. Il y a 7 ans, péritonite sans cause connue. Il y a deux ans, métrite. L'affection actuelle a débuté, il y a 4 mois 1/2, à la suite d'un refroidissement le 1er jour des règles. La malade est obligée de garder le lit. Les règles ne s'arrêtent pas. Le 2 mai 1885 entre à Lariboisière. M. Gérin-Roze diagnostique : Phlegmon du ligament large. Le 15 juin, issue de pus par le rectum. 8 jours après, les douleurs et la fièvre reparaissent avec la cessation de l'écoulement. État actuel : A droite, tumeur étalée adhérente à l'os iliaque, dure et douloureuse à la pression. Toucher vaginal : Le cul-de-sac droit est effacé par la présence d'une tumeur dure, douloureuse, sans aucune apparence de fluctuation et qui se continue manifestement en haut avec la tumeur de la fosse iliaque. Le toucher rectal permet d'apprécier de nouveau l'existence de la tumeur à droite, sa grande dureté et sa fixation exacte à la paroi pelvienne sur laquelle elle n'offre aucune mobilité. 13 juillet, opération. Incision comme pour la ligature de l'iliaque externe. Le péritoine est soulevé, le doigt arrive en dedans des vaisseaux iliaques externes sur une tumeur arrondie résistante mais non fluctuante. Ponction exploratrice ne donne rien. On reconnaît un ganglion enflammé dont l'énucléation se fait assez facilement avec le doigt ; son volume est à peu près celui d'un petit œuf de poule. Il est situé au niveau du détroit supérieur. Derrière lui et plus profondement dans le petit bassin arrivant jusque sur les parties latérales de l'utérus, un autre ganglion de même volume est extrait de la même façon. Ni l'un ni l'autre ne sont suppurés. On tombe alors sur un troisième situé au voisinage immédiat du cul-de-sac vaginal ; par crainte d'hémorrhagie, il est laissé en place. De l'extraction des deux premiers ganglions, résulte la formation d'une cavité dans laquelle on sent battre en arrière l'iliaque interne. Chlorure de zinc. Tube. Suture. Lister. La malade sort le 16 septembre. Persistance des phénomènes névralgiques.

827. — Terrier. *Soc. de chir.*, 3 juillet 1889. — F..., 21 ans. Souffre du ventre depuis près d'un an, des deux côtés, principalement à gauche. Ni grossesse, ni fausse couche. Règles un peu irrégulières. En 1887, poussée de péritonite. A ce moment, toucher : On trouve derrière l'utérus, gagnant de chaque côté, une tumeur sinueuse, bosselée, que je jugeai constituée par une salpingite bilatérale. Laparotomie. Au-dessous d'adhérences nombreuses de l'épiploon, je rencontrai l'S iliaque fixé en avant. L'utérus et les annexes étaient lâches dans l'excavation et ne présentaient pas d'altération. Derrière l'S iliaque, dans le mésocôlon iliaque et derrière le péritoine, il y avait une masse du volume du poing, lobulée, qui n'était autre que la tumeur reconnue par le vagin, formée par un amas de ganglions enflammés. J'incisai le péritoine et j'énucléai tous ces ganglions, non sans éviter la rupture de l'un d'entre eux avec issue de quelques gouttes de pus. Production de fistule stercorale avec issue de gaz et de matière par le tube. La fistule se ferma et la guérison est aujourd'hui parfaite.

828. — LUCAS-CHAMPIONNIÈRE. *Soc. de chir.*, 14 avril 1886, p. 311. (Discussion à propos du cas de Pozzi.) — Jeune femme récemment accouchée et presque agonisante. Elle avait des vomissements et un hoquet incessants avec des douleurs vives. Incision dans la fosse iliaque. Je ne trouvai qu'un ganglion gros comme un œuf de pigeon, qui renfermait un peu de pus. Drainage. Lavages phéniqués. Guérison,

IX. — Abcès pelviens.

1° ABCÈS SPONTANÉMENT OUVERTS DANS LE VAGIN

829. — JOSEPH BELL. *London med. Gaz.*, 1845, p. 1412, t. 36. Obs. II. — *Abcès pelvien ouvert dans le vagin.* — F..., 35 ans. Accouchement en avril 1846. 13 jours après, fièvre, frissons et douleurs abdominales surtout dans les fosses iliaques. Le 30 mai, c'est-à-dire 29 jours après le début des accidents, la fosse iliaque droite est très douloureuse ; on n'y sent pas de tumeur. Douleur dans la hanche droite. Vomissements. Le 12 mai seulement, on peut pratiquer le toucher vaginal ; le col de l'utérus est mou. Dans le cul-de-sac postérieur, empâtement énorme. Par le toucher rectal, on sent que cette tumeur est fluctuante, mais la malade refuse toute intervention. Le 19, écoulement de pus crémeux par le vagin. Amélioration. 3 juin, l'écoulement vaginal continue. Guérison complète dans le milieu du mois de juin.

830. — JOSEPH BELL. *London med. Gazette*, 1846, p. 61, t. 37. — *Abcès pelvien.* — Quatre enfants. Le dernier il y a 6 ans. Bonne santé antérieure. Hernie crurale irréductible à droite. Le début de la maladie a coïncidé avec l'apparition des règles. Douleur abdominale, augmentée par la pression, dans la région iliaque et hypogastrique. Toucher : Tumeur dans le cul-de-sac postérieur, douloureuse au toucher. 22 août 1845. Écoulement purulent et sanguin par le vagin jusqu'au 10 septembre. Guérison.

831. — JOSEPH BELL. *London med. Gazette*, 1846, t. 37, p. 59. — *Abcès pelvien.* — Douleurs abdominales avec irradiation. Abdomen douloureux à la palpation, surtout à gauche. Déjà elle a eu 3 ou 4 fois des accidents semblables au moment de ses règles. Apparition des règles le 23 mars 1845, coïncidant avec ces phénomènes douloureux. 25 mars. Douleur à gauche. Empâtement dans la fosse iliaque gauche, mate à la percussion. 28 mars. La tumeur de la fosse iliaque est plus limitée ; s'étend jusqu'à la ligne médiane. Toucher : Cul-de-sac supérieur empâté ; cul-de-sac gauche, tumeur qui est sensible au toucher. Elle occupe la partie inférieure de la fosse iliaque gauche et s'étend en arrière vers le sacrum. Le 29. Fluctuation dans le vagin. Le 31, ouverture spontanée par le vagin. 3 avril. La tumeur a diminué, mais on sent encore une masse dans le cul-de-sac vaginal. La pression hypogastrique fait sortir une quantité de pus par le vagin. Guérison.

832. — BOISSARIE. *Ann. de Gyn.*, 1874, t. I, p. 9. Obs. III, p. 17. — *Abcès rétro-utérin, chez une femme qui n'a jamais eu d'enfant. Ouverture dans le rectum et le vagin.* — M. P..., 20 ans, bonne santé, mariée depuis un an, n'ayant jamais eu de grossesse, fut prise sans cause connue d'un phlegmon rétro-utérin, qui ne tarda pas à s'ouvrir dans le vagin. L'abcès coulait quand l'auteur voit la malade en 1864. Dans les cul-de-sac on trouve peu de résistance ; mais en arrière du col, on sent une tumeur manifeste, accolée à la face postérieure de l'utérus, et faisant saillie dans le rectum. La pression sur le ventre n'exagère pas la douleur. On ne sent qu'une résistance un peu vague. Injections iodées par le trajet fistuleux vaginal ; un jour, l'injection ressort par l'anus. L'abcès se tarit. Les deux ouvertures se ferment. Guérison pendant cinq ans. En 1869, l'abcès se reforme et s'ouvre dans le rectum. Pendant 18 mois, écoulement intermittent de pus. En février 1871, accidents suraigus d'une grande intensité. Vomissements. Fièvre. Une tumeur se dessine dans le flanc droit ; elle remonte jusqu'au foie. Incision. Mort. Pas d'autopsie.

833. — Buch. *Charité Ann.*, p. 384. Obs. 23. — Luise Schulz, 20 ans. Les règles ont commencé à 17 ans, mais ne sont régulières que depuis 1 an 1/2. 1er accouchement le 26 septembre 1876. Depuis ce temps, douleurs dans la partie droite du bas-ventre. Aggravation et frisson le 4 janvier 1877. Entre le 6 à la Charité. Les parois du ventre sont tendues et douloureuses. Dans l'aine droite, tumeur grosse comme une pomme. Par le toucher, on sent à droite, mais surtout à gauche, des tuméfactions douloureuses. Le 13 janvier, l'exsudat s'étend presque jusqu'à l'ombilic. Fièvre continue avec exacerbations vespérales. Le 18 janvier, écoulement de pus par le vagin. Ouverture à droite du col. Diminution de la tumeur. Mais le 22 janvier, elle gagne la fosse iliaque. Irradiations des douleurs à la cuisse. Le 27, ouverture dans le rectum. Abaissement de la température. La muqueuse rectale s'ulcère. Ténesme. Les choses restent en l'état jusqu'au 12 février. Puis guérison le 21 février.

834. — Burt. *Ann. de Gyn.* de Boston, 1887, p. 45, II. — *Péritonite ouverte dans le cul-de-sac de Douglas.* — Drainage. Guérison.

835. — Janvrin. *New-York med. J.*, 1873, vol. 17, p. 513. — Un cas d'abcès du ligament large droit et du tissu cellulaire environnant par E. E. Janvrin, M. D. New-York. Appelé en 1869 à voir Mme M. N..., âgée de 25 ans, mariée et mère de deux enfants dont un âgé de 5 ans, et l'autre d'un an. La malade avait remarqué une tumeur dans sa région iliaque droite, environ 2 semaines avant, et avait souffert à la pression. La veille de ma visite, elle avait eu un frisson assez violent et un autre le matin même. J'appris, que lors de ses dernières couches, un an auparavant, son médecin lui avait fait garder le lit pendant un mois, après la naissance de son enfant, pour une « inflammation des intestins ». La douleur à cette époque, était surtout localisée dans la région iliaque droite. Au toucher, je trouvai l'utérus en rétroversion et quelque peu en latéroflexion gauche, très lourd et sensible, fixé solidement par d'anciennes adhérences résultant, à n'en pas douter, d'une cellulite péri-utérine de l'année précédente ; à droite de l'utérus et remontant assez haut dans le petit bassin et comprenant le ligament large et le tissu cellulaire environnant, je trouvai une tumeur fluctuante, douloureuse à la pression, et paraissant enveloppée par un sac. Je conclus à un abcès, les règles avaient été assez régulières pendant les 7 derniers mois, l'enfant ayant été nourri au biberon. Repos au lit, injections chaudes 2 fois par jour, nourriture légère, doses élevées de quinine. Le troisième jour, j'appris que l'abcès s'était ouvert dans le vagin ; environ 2 ou 3 pintes de pus s'écoulèrent pendant ce jour-là et le suivant. Repos au lit environ 2 semaines : vésicatoires ; traitement général.

La malade paraissait guérie ; il n'y avait plus que la rétroversion et la sensibilité excessive de l'utérus. Scarifications et pessaire en anneau ; on permit à la malade de circuler dans la maison à la fin de la 3e semaine. Environ 10 semaines plus tard, l'abcès se remplit et s'ouvrit dans le vagin encore une fois. Écoulement moindre. Jusqu'en juin dernier, il continua à s'emplir et à se vider environ tous les 2 mois et à chaque fois dans le vagin ; excepté en septembre 1871 et en juin dernier, ces deux fois il s'ouvrit dans l'intestin. En septembre 1871, il était plus gros qu'il ne l'avait jamais été et remontait très haut dans la direction du foie. Pendant 2 semaines avant la rupture, il y avait eu de violents frissons, alternant avec de la fièvre. Je crois que cette fois, l'ouverture a eu lieu dans le duodénum, car la malade a vomi une assez grande quantité de pus ; en quelques heures, elle en a rendu environ trois « quarts » par le rectum. Jamais de signes de péritonite jusqu'en juin dernier. A cette époque (juin 1872), l'abcès avait atteint un volume immense, s'étendant en haut sur le bord inférieur du foie et à travers la cavité abdominale jusqu'à environ 3 pouces à gauche de la ligne médiane. La pression sur le diaphragme était telle qu'elle gênait considérablement la respiration et l'état général était très mauvais. Le 10 de ce mois, après 2 semaines de souffrances, le contenu se vida probablement dans le duonénum ; elle vomit un « quart » de pus et en rendit au moins un gallon par le rectum. Péritonite localisée au bord inférieur du foie (dans la journée même) et s'étendant sur un diamètre de 6 pouces. Pendant les 2 jours suivants, encore environ un gallon de pus. Le 7e jour, l'évacuation de pus discontinua. La péritonite avait disparu et la malade entrait en convalescence. La tumeur avait presque entièrement disparu et à l'époque actuelle, sa guérison paraît complète, si ce n'est un peu d'épaississement dans la région du ligament large droit, et la fixation de l'utérus en rétroversion. Les principaux points intéressants de ce cas sont : 1° Le temps écoulé entre l'attaque d'inflammation péri-utérine et la première apparition de l'abcès. Je ne pus faire remonter l'abcès à une autre cause que cette inflammation, et elle avait existé un an auparavant ; 2° la fréquence avec laquelle le sac s'est rempli et s'est vidé (10 fois en 30 mois) ; 3° l'abondance du pus évacué et la persistance du bon état général pendant cet écoulement.

836. — Nonat et Linas. *Traité pratique des maladies de l'utérus et de ses annexes.* Paris, 1874 (2e édition), p. 1118. Observ. XXII (4e série). — *Phlegmon péri-utérin à gauche ; abcès ouvert spontanément dans le vagin, fistule consécutive, etc..... Guérison.* — B..., 36 ans (janvier 1853). Souffre depuis longtemps dans le bas-ventre. Il y a 8 mois, rend un litre de pus environ, par le vagin. Soulagement, mais l'écoulement purulent continue. Douleurs intenses dans la région hypogastrique gauche. Règles douloureuses. Toucher : A gauche de l'utérus, dans le ligament large, une tumeur de la grosseur d'une pomme d'api, composée d'une partie molle et fluctuante, rapprochée de la matrice, et d'une autre résistante et solide, située plus en dehors. La base de la tumeur est parcourue par deux artères grosses comme les deux tiers d'une radiale. Utérus en antéversion. Agrandissement de l'ouverture vaginale. La malade finit par guérir.

2° Abcès spontanément ouverts dans le rectum

837, 838. — Edmund Andrews. *The obst. Gaz.*, Cincinnati, avril 1886, p. 181. — Cite deux observations d'abcès pelviens ouverts dans le rectum, pour lesquels on avait été sur le point de faire la laparotomie, et qui ont guéri sans intervention.

839. — Joseph Bell. *London med. Gaz.*, 1845, t. 36, p, 1411. — *Abcès pelvien ouvert dans le rectum.* — F..., 26 ans. Accouchement 6 semaines auparavant. 8 jours après l'accouchement, douleurs abdominales, intermittentes. Puis douleur dans la fosse iliaque droite augmentée par la pression. On trouve en ce point une tumeur circonscrite. Empâtement du cul-de-sac postérieur du vagin, s'étendant dans la direction du rectum, faisant corps avec l'utérus. Les mouvements imprimés au col déplacent la tumeur hypogastrique. Cathétérisme de l'utérus avec une bougie en gomme élastique (6 cent.). Toucher rectal. On s'aperçoit alors que la tumeur s'est ouverte dans le rectum. Guérison.

840. — H. R. Bigelow. *Am. J. of obst.*, 1888, p. 485. (Faits de A. Martin, de Berlin.) 1re obs. — *Laparotomie pour permettre l'incision vaginale.* — Mexicaine. Réglée à 12 ans. Bain froid pendant une période menstruelle. Arrêt des règles. Péritonite. Douleurs depuis ce temps. L'état s'aggrave après le mariage. On fait une laparotomie à Mexico (mais elle reste exploratrice). Vient en Allemagne se faire soigner. On trouve un large exsudat du côté gauche. Séjour à Tolz. Le massage ne donne pas de résultats satisfaisants. Ouverture spontanée par le rectum. Opérer par le rectum offrait le danger de blesser les intestins. Opérer par le vagin était impossible, parce que la masse était placée trop haut pour être sûrement atteinte par le trocart. Laparotomie. Libération des adhérences. Par des manipulations, la tumeur est rendue accessible par le vagin ; une grande quantité de pus s'écoule par le trocart vaginal. La plaie abdominale est fermée. Au moyen du trocart, une sonde est introduite pour élargir l'orifice ; tube à drainage. Résultats remarquablement favorables. La malade a été revue ; la masse a disparu ; l'utérus est redevenu mobile.

841. — H. R. Bigelow. *Am. J. of obst.*, 1888, p. 485. (Faits de Martin.) 2e obs., p. 489. — *Laparotomie pour permettre l'incision vaginale.* — Mariée, il y a 4 ans, 2 enfants. Accouchements réguliers. En juillet 1887, tombe malade à la suite d'un refroidissement et d'un excès de travail pendant les règles. Arrêt de l'écoulement. Péritonite. Ouverture spontanée dans le rectum. En octobre, tous les traitements avaient échoué. Il y avait un écoulement abondant et constant de pus par le rectum. 7 novembre 1887. Opération. A gauche de l'utérus, il y avait une tumeur du volume d'une tête d'enfant, adhérente à l'intestin. Il était impossible de détacher les adhérences sans blesser l'intestin. Ponction de l'abcès par le vagin. Dans ce cas, il aurait été impossible de faire une ponction sans ouvrir l'abdomen, à cause de la grande distance et de la position des intestins, qui étaient adhérents dans le cul-de-sac de Douglas. Résultat excellent. Bonne santé en janvier 1888. En mars 1889, « elle souffre d'un exsudat péritonéal, mais ce n'est pas un retour de l'ancien ».

842. — H. R. Bigelow. *Am. J. of obst.*, 1888, p. 485. (Faits de Martin.)

3e obs., p. 489. — *Laparotomie pour permettre l'incision vaginale.* — F..., a eu deux ans avant une tumeur du volume d'une tête d'enfant, qui s'est ouverte dans le rectum. Malgré les meilleurs soins, la malade est devenue très faible et l'écoulement purulent augmente à la moindre occasion. A son entrée à l'hôpital, tumeur du côté gauche. Laparotomie. Les intestins son intimement adhérents à la masse, si bien qu'il est impossible de la libérer. Ponction et drainage par le vagin. On ne peut encore dire le résultat.

843. — Boinet. *Soc. chir.*, 1878, p. 175. — Au cours de la discussion qui a suivi l'observation de Gillette, cite le fait suivant : Phlegmon ouvert dans le rectum. Jeune fille, « qui a eu, dit-on, un kyste de l'ovaire qui se serait ouvert spontanément dans l'intestin ». La malade rend du pus par le rectum. De temps en temps, l'écoulement cesse ; la tumeur que l'on sent dans la fosse iliaque grossit, devient douloureuse. Impossible de trouver dans le rectum l'ouverture par laquelle s'écoule le pus.

844. — H. T. Byford. Soc. de Gyn. de Chicago (séance du 18 déc. 1885). — F..., 25 ans. Mariée depuis 5 ans, pas d'enfant. Dysménorrhée à un très haut degré. Petit utérus. Antéflexion. Crayon et tampons améliorent la dysménorrhée ; quelques mois plus tard, cellulite pelvienne. Tout le tissu cellulaire du bassin paraît pris. Dans la région iliaque gauche, on sent par l'abdomen de grosses tuméfactions. Six semaines après le début, l'abcès s'ouvre par la paroi antérieure du rectum, à deux pouces au-dessus de l'anus. Fièvre, signes de septicémie chonique. La malade accepte alors seulement l'opération. Dilatation de l'anus : l'orifice est agrandi de deux doigts. On peut alors explorer la cavité de l'abcès, qui s'étend transversalement derrière l'utérus et les ligaments larges. Il est rempli de granulations. (On a trouvé le bacille tuberculeux.) On les enlève avec le doigt. Nettoyage. Drainage. La guérison était en bonne voie quand la malade est prise de dysenterie et meurt. *Autopsie :* Le bassin est rempli par une masse solide qui a repoussé l'utérus en arrière jusqu'au sacrum, et qui englobe tous les organes du bassin. Les deux ligaments ronds sortent de la tumeur. Le ligament large droit est transformé en une masse épaissie. On ne peut trouver l'ovaire gauche. Le droit est adhérent à la vessie.

845. — Chamberlain. *Am. J. of obst.*, 1879, p. 348. — *Abcès ouvert dans le rectum. Écoulement pas très abondant, mais continu.* — La malade est menacée dans sa vie par cette suppuration chronique. Chamberlain demande à l'Obstetrical Society of New-York ce qu'il faut faire.

846. — Cheever. *Boston med. and surg. J.*, 1887, p. 7. — F..., 31 ans, nullipare. Il y a 4 ans, inflammation du bassin ; depuis 6 mois, aménorrhée, douleurs. On trouve une tumeur non fluctuante dans le côté gauche du bas-ventre. Ponction ne donne pas de pus. Plus tard, évacuation de pus par le rectum. Guérison.

847. — Corbin. *Gaz. méd.*, 1830, p. 388. — Jeanne Douot, 46 ans ; pas d'accouchement. Douleur dans la fosse iliaque droite. Pus rendu par le rectum pendant plusieurs jours. Guérison.

848. — Béguin. Th. 1880, p. 62. Obs. VI. — *Abcès péri-utérin.* — Ouverture spontanée dans le rectum. Guérison. La malade a eu 8 selles purulentes en 2 jours. Elle est sortie guérie 10 jours après.

849. — C. Braun. *Allg. Wiener med. Zeit.*, 1882, n° 6, p. 63. — *Beckenabcess. Gefärhlickeit desselben bei vorhandenem tympanitischem Schalle.* — F..., 30 ans, mariée il y a un an. Souffrit presque aussitôt de vomissements et de métrorrhagies. Dans ces derniers temps, douleurs dans le bas-ventre. Une fois, émission de pus par l'anus. Aujourd'hui, fièvre. Par la palpation on trouve dans l'hypogastre gauche une tumeur élastique à peu près du volume d'une tête d'enfant. Par la percussion, on trouve un son tympanique dû non pas à l'interposition d'anses intestinales, mais probablement à la présence de gaz dans l'abcès.

850. — Buch. *Charité Ann.*, p. 379. Obs. II. — F. Pilz, 29 ans, réglée à 13 ans. Elle n'a eu qu'un enfant il y a 7 ans. Entre à la Charité le 15 juillet 1874. Onze semaines avant, la malade a eu quelques accès de fièvre, et aussitôt elle a remarqué du pus dans ses garde-robes et dans la sécrétion vaginale. L'examen bimanuel permet de reconnaître à gauche et un peu en arrière du col une tumeur élastique ; au spéculum, on voit dans le cul-de-sac gauche l'orifice fistuleux qui conduit dans la cavité. On ne trouve rien d'anormal du côté de la muqueuse rectale. L'orifice de la fistule est agrandi avec un bistouri boutonné et on place un drain élastique. Ces manipulations déterminent une nouvelle rupture dans le rectum, et il s'écoule par l'anus du pus sans matière fécale. Le 15 août 1874, la malade s'en va. Il existe encore une fistule vaginale. La suppuration est peu abondante.

851. — Dudley. *Chicago med. J. and exam.*, juin 1885, p. 509. Discussion Fenger.—*Abcès péri-utérin. Évacuation d'une grande quantité de pus par le rectum.* — La malade refuse l'opération de Lawson Tait. Elle revient au bout de trois mois dans un état de santé florissant. L'opération de Tait aurait peut-être eu un résultat fatal.

852, 853. — J. Eastmann. *Am. J. of obst.*, 1888, p. 920. -- Cas I. Abcès pelvien consécutif à une péritonite pelvienne, communiquant avec le rectum. Plus d'un quart de pus fétide fut retiré du ligament large au moment de l'opération. Sac de l'abcès suturé à la plaie. Tube à drainage en verre. Guérison en 7 semaines. -- Cas II. Abcès s'étant ouvert dans le rectum. Une pinte de pus enlevée à l'opération. Sac de l'abcès suturé à la plaie abdominale. Guérison parfaite en 5 semaines. (Ces opérations sont des laparotomies.)

854.— Etheridje J. H. *Gyn. Soc. of Chicago*, 19 mars 1886. *Am. J. ofobst.*, 1886, p. 745. — Abcès ouvert dans le rectum. Les tentatives pour atteindre l'orifice échouent. « La section abdominale fut décidée et une curieuse combinaison de conditions pathologiques fut rencontrée. L'abdomen ouvert, une saillie fut découverte. » 1re tumeur renfermant une once de sérum, puis second kyste, et enfin l'abcès lui-même. Il fut ouvert, nettoyé et drainé. Mort en 24 heures.

855, 856. — Fichot. Th. de Paris, 1839. Obs. III, p. 17. — F..., 22 ans, entre le 10 novembre 1837. Chute au moment des règles dans un baquet d'eau. Les règles s'arrêtent. Tumeur dans l'hypochondre gauche, volumineuse, mal circonscrite, sensible au toucher. Diagnostic : Phlegmon du ligament large. Ouverture dans le rectum. Guérison en 4 mois. — Obs. IV, p. 18. — F..., 29 ans. N° 9, salle Ste-Sophie. Douleurs abdominales. Tumeur de la fosse iliaque et métrite aiguë. Ouverture dans le rectum. Guérison plusieurs mois après. (La date exacte n'est pas indiquée.)

857. — W. Goodell *Am. J. of obst.*, 1886, p. 414. Obst. Soc. of Philad. — Un cas d'abcès pelvien communiquant avec la vessie et avec le rectum. Il fut ouvert par le vagin au moyen de l'incision abdominale, par laquelle sa position et son volume furent déterminés. Guérison.

858. — Hirschberg. *3e Congrès de la Soc. allem. de gyn.*, juin 1889. *Semaine médicale*, 1889, p. 203. — Dans un cas de tumeur du bassin que l'on ne pouvait atteindre par le vagin, je fis l'examen de la malade sous le chloroforme et je trouvai une tumeur fluctuante. Je ponctionnai la tumeur par le rectum et il s'écoula environ 1/3 de litre de pus. La tumeur ayant repris son volume primitif, je fis une nouvelle ponction, puis à l'aide d'une pince à polypes, j'introduisis un drain que je laissai deux ou trois jours à demeure, et la malade guérit.

859. — Janvrin. Obst. Soc. of. New-York. *Am. J. of obst.*, 1888, p. 718. — Abcès ouvert dans le rectum. Contre-ouverture dans le cul-de-sac vaginal. Lavage. Guérison.

860. — Janvrin. *Am. J. of obst.*, 1888, p. 718. Obst. Soc. of New-York. — Abcès saillant à gauche du cul-de-sac postérieur. Ouverture dans le rectum. Drainage et lavage. Guérison. La malade était phtisique et n'a pas été longtemps bien.

861, 862. — Montault. *Journ. hebd.*, 1834, p. 414. — I. Entre à l'Hôtel-Dieu en 1829. F..., 24 ans. Accouchement en 1826. Commence à souffrir 3 mois après. Tumeur du volume de la moitié du poing dans la fosse iliaque gauche. Évacuation purulente par l'anus. La malade sort 15 jours après, émettant toujours du pus par l'anus. — II. F..., 26 ans. Péritonite 2 jours après accouchement. Guérison. Rechute. Phlegmatia. Ouverture par le rectum. Pendant 2 mois écoulement de pus intermittent. Sort conservant encore un peu d'engorgement dans la fosse iliaque.

863. — Nauche. *Maladie des femmes*, t. I, p. 374. — F..., 38 ans ; depuis plusieurs années, 2 tumeurs symétriques dans l'hypogastre. Au mois de mars, celle de gauche augmente. Au toucher, on sent une tumeur volumineuse. 8 jours après, émission de pus par le rectum. Guérie en un mois.

864. — Naudier. *Soc. anat.*, 1872, p. 340. — *Péritonite ancienne suppurée, enkystée. Cathétérisme. Abcès rétro-vaginal. Mort.* — F..., 24 ans. Abcès occupant l'espace situé entre le vagin et le rectum et ouvert dans le rectum. Il s'étendait à 5 centim. du périnée et s'était ouvert dans le rectum. En outre, on trouve une partie d'abcès située entre le rectum et l'utérus et communiquant avec la partie précédente. Les caractères anciens de la péritonite ne permettent pas d'incriminer le cathétérisme comme cause de mort.

865. — Naudier. *Prog. médical*, 7 octobre 1876. — *Abcès du tissu cellulaire rétro-utérin avec pelvi-péritonite.* — F..., 34 ans, mariée, sans enfant. Il y a un an, séjour à Beaujon pour douleurs abdominales. Entre à l'Hôtel-Dieu chez Cusco. Élongation hypertrophique de la portion vaginale du col. Hystérométrie, 12 cent. Symptômes de péritonite. Mort le lendemain. *Autopsie :* Toute la masse intestinale plongeant dans le bassin est réunie par des fausses membranes. (Péritonite ancienne.) A 6 centim. de l'anus se trouve dans le rectum un orifice circulaire : un stylet introduit dans cet orifice pénètre dans une poche purulente, qui a dû se vider par le rectum. « Cet abcès est limité :

1° par le vagin sur une étendue de 3 centim., à l'endroit où se forme son cul-de-sac postérieur ; 2° par la face postérieure de l'utérus, laquelle est disséquée jusqu'au niveau du bord supérieur de la matrice, c'est-à-dire sur une étendue de 4 à 5 centim. en arrière, par la face antérieure du rectum sur une longueur de 8 centim. ; nous venons de décrire la perforation existant dans cette paroi. Latéralement, la collection purulente avait fusé dans le tissu cellulaire du petit bassin en disséquant les parois du vagin. Il existe donc de chaque côté un véritable diverticulum, à parois irrégulières, anfractueuses, communiquant largement avec le diverticule principal. Supérieurement l'abcès est limité par une anse intestinale dirigée transversalement et fortement agglutinée, par des fausses membranes concrètes, à l'utérus en avant, et au rectum en arrière. » Ovaire droit, dégénérescence kystique. Ovaire gauche, sain, en contact avec l'abcès. L'état des trompes n'est pas indiqué. Il n'y avait plus de pus nulle part. C'était une péritonite ancienne. L'auteur admet dans ses réflexions qu'il y avait un abcès rétro-utérin, compliqué de pelvi-péritonite.

866, 867, 868. — Nœggerath. Obst Soc. of New-York. (A propos du cas de Chamberlain.) *Am. J. of obst.*, 1879, p. 348. — Trois cas d'abcès pelviens ouverts dans le rectum. Drainage par le vagin. Guérisons.

869. — Nonat et Linas, p. 1122. — Obs. XXIV (4e série). — *Phlegmasie péri-utérine à gauche et en arrière. Abcès ouvert dans le rectum. Guérison.* — Ruisseau, Louise-Adélaïde, 30 ans. Entre à la Pitié (service de Nonat) le 18 avril 1854. Réglée à 15 ans. Depuis 29 mois, leucorrhée à la suite d'une couche. Depuis 2 mois, métrorrhagies. État actuel : Toucher douloureux. Au-dessus et en arrière du museau de tanche, on rencontre entre la matrice et le rectum une tumeur se prolongeant à gauche et en avant, solide, non fluctuante, peu mobile, adhérente à l'utérus, dont elle est séparée par un sillon. A sa surface inférieure, rampe une grosse artère du volume de la moitié de la radiale. Le bas-ventre est douloureux surtout à gauche. Le 27 juillet, rend du pus par le rectum. Amélioration. Le 6 août, plus d'engorgement autour de l'utérus. Sort le 15 août en voie de guérison. Il n'y a plus de pus dans les selles.

870. — Nonat et Linas, p. 1135. Obs. XXX (4e série). — *Phlegmasie péri-utérine. Abcès consécutif. Ouverture spontanée dans l'intestin et dans la vessie. Émission sanguine. Mort.* — Mme Werp, 30 ans. Bonne santé antérieure. Bien réglée. En avril 1858, douleurs dans le bas-ventre. Métro-péritonite aiguë. Tumeur péri-utérine qui remonte au-dessus du pubis et descend dans la cavité pelvienne. En septembre 1858, recrudescence des accidents. La malade rend du pus par le rectum. On sent à l'hypogastre une tumeur qui dépasse le pubis de 4 à 5 travers de doigt, et qui remonte jusqu'à l'ombilic du côté droit. Par le toucher on retrouve la même tumeur autour de l'utérus qu'elle refoule en avant. Pas de fluctuation. Le 22 octobre, urine fétide et contenant des matières fécales. Mort. Pas d'autopsie.

871. — Satis. Th. de Paris, 1847, p. 83. Obs. II. — *Inflammation des annexes de l'utérus à la suite d'une suppression des règles. 9e récidive. Terminaison par suppuration. Ouverture dans le rectum. Guérison.* — Porteau, G., 22 ans. Réglée à 12 ans, facilement. Depuis, règles régulières. Jamais de grossesse. Il y a 4 ans, au moment de l'apparition des règles, douleurs vives dans la fosse iliaque droite. Suppression des règles. Depuis, la malade a éprouvé 8 fois les mêmes accidents à l'époque des règles. Deux fois les douleurs ont siégé dans le côté droit, les autres fois à gauche.

872. — Sims. *Am. J. of obst.*, 1888, p. 715. Discussion de l'Obst. Soc. of New-York. — Fille de 17 à 18 ans. A « pris froid dans les intestins ». Il se forme un abcès qui s'ouvre dans le rectum; reste longtemps à l'hôpital. Expectation. « Enfin elle vient à New-York très émaciée. Dans ce cas l'abcès était élevé et ne faisait point de saillie dans le vagin; il ne pouvait être drainé par cette voie. La partie supérieure de la tumeur faisait saillie à l'ombilic. » Incision abdominale. Le sac était adhérent à la paroi. Deux ouvertures, une à la partie la plus élevée, une au-dessous de l'ombilic. Un tube à drainage dans chaque ouverture. Après une semaine je réunis les deux incisions. Lavage de la cavité toutes les 2 ou 3 heures. Guérison en 10 semaines.

3° Abcès spontanément ouverts dans la vessie

873. — J. S. Bristowe. *Lancet*, 1883, t. II, p. 891. — Tuberculose généralisée. Tubercules de l'utérus et des trompes. Abcès pelvien ouvert dans la vessie et le vagin. Mort. Autopsie.

874. — Nonat et Linas, p. 1123. Obs. XXV (4e série). — *Phlegmasie péri-utérine à droite. Abcès ouvert spontanément dans la vessie. Plus tard incision par la paroi abdominale. Guérison.* — Godefroy, Marie, 21 ans. Entre à la Pitié, le 24 oct. 1855. Bien réglée. Accouchement il y a 3 mois. Depuis, douleurs abdominales, suppression des règles. État actuel : Utérus sain. A droite et au-devant de cet organe, engorgement inflammatoire remontant au-dessus du pubis, s'étendant d'un côté dans le fosse iliaque, et de l'autre s'avançant tout près de la ligne médiane. La tumeur augmente jusqu'au 1er décembre et devient fluctuante. Ce jour-là, à la suite d'une chute sur le siège, elle rend des urines sanguinolentes chargées de muco-pus. La tumeur diminue de volume. Au bout de 8 jours, l'écoulement par la vessie cesse, la tumeur augmente. Fièvre. Fluctuation au niveau de la région hypogastrique. Le 29, incision au-dessus du pli de l'aine. Issue de pus. Amélioration. Le 20 janvier, contre-ouverture à la paroi abdominale. Sort guérie le 10 février.

875. — Bourdon. *Revue méd.*, juillet 1841. — Tout dernièrement, Pereira, son collègue, a vu à l'Hôtel-Dieu, dans le service de M. Honoré, une collection purulente du bassin s'ouvrir dans la vessie. Guérison.

4° Abcès spontanément ouverts dans l'utérus

876. — Fichot. Th. de Paris, 1839, p. 16. Obs. I. (Gendrin.) — F..., 27 ans entre au n° 8 de la salle Sainte-Anne. Accouchée récemment. Tumeur dans la fosse iliaque droite, ouverte dans le col de l'utérus. Sort guérie 5 mois après.

877. — Lusk. *Am. J. of obst.*, 1888, p. 715. (A propos du cas de Mackenzie.) — Cas où l'on pensait qu'il y avait un fibrome. La tumeur était liée avec l'utérus d'où il sortait de temps en temps un écoulement dégoûtant. Le pus était si fétide que le mari était obligé de quitter la chambre. L'aiguille aspiratrice fut passée à travers le vagin, la cavité purulente trouvée et drainée. La malade est maintenant une solide gaillarde.

878. — Skinner et Ellis. *Philad. med. Times,* 1878-1879 (août 1879), p. 568. — F..., 65 ans. Bonne santé antérieure. Le 4 mai 1878, douleur violente dans la fosse iliaque droite. Mictions fréquentes et douloureuses. Toucher : Tumeur située dans le bassin, s'étendant sur la ligne médiane. Le 18, pus et matières fécales sortent par le vagin. Le 22, on trouve dans la fosse iliaque droite une tumeur douloureuse. Utérus immobile, cloison recto-vaginale épaissie. Rectum comprimé par la tumeur. Le 28, on ne peut trouver l'ouverture vaginale. L'écoulement pyo-stercoral continue par le vagin. La tumeur diminue de volume et l'on trouve dans l'utérus du pus et des matières. Guérison en quelques semaines.

879. — Tilt. P. 296. — « Le Dr M'Intyre nous informe qu'il a eu sous ses soins une femme de 35 ans chez laquelle il survint sans cause appréciable une ovarite aiguë. L'abcès creva, et pendant plusieurs jours une quantité de pus vert, fétide, s'écoula par le vagin. » La malade a guéri.

5° Abcès spontanément ouverts a la paroi abdominale

880.— Wernich, *Beit. z. Geb. und. Gyn.*, 1872, p. 415. Obs. IV. — 27 ans. Entre à l'hôpital Élisabeth le 1er novembre 1869. Plusieurs accouchements. 8 ans avant, à la suite de son premier accouchement, s'était développée une tumeur dure dans le côté droit du bas-ventre. A la suite d'un dernier avortement, la tumeur augmente et devient sensible, la peau rougit et il se fait successivement 6 ouvertures spontanées au voisinage de l'ombilic. La malade finit par guérir.

881. — Nélaton. *Traité de pathologie externe,* 1857, t. IV, p. 486. — F..., 32 ans. Douleurs dans la région sacrée pendant plusieurs mois à la suite de sa 4e couche. Six mois avant son entrée à l'hôpital, elle a été prise de douleurs abdominales avec ballonnement du ventre. On crut à une péritonite ; mais les accidents cessèrent. Il y a quinze jours un abcès s'est montré à la paroi abdominale antérieure, à 4 travers de doigt au-dessous de l'ombilic, un peu à droite de la ligne médiane. Ouverture spontanée. Par l'orifice, il sort du pus et des gaz sans odeur fécale. 5 juin 1856. Une sonde est introduite par l'orifice. Elle pénètre à 0,12 c. et par le toucher vaginal on la sent arriver jusqu'au cul-de-sac latéral droit du vagin. On ne peut trouver d'ouverture ni dans le vagin, ni dans le rectum. Derrière l'utérus et dans la partie latérale droite du vagin est une tumeur très dure se perdant en haut et se continuant avec les masses qu'on sent par le palper abdominal. 3 jours après son entrée, écoulement de pus par le rectum. Issue de bulles de gaz par les ouvertures de la paroi abdominale. Guérison sans autre traitement que les bains et le repos au lit.

882. — Rheinstœdter. *Arch. f. Gyn.*, 1879, vol. XIV, p. 501. — *Becken-exsudate.* — Jeune fille de 24 ans. Constitution faible, porte depuis plusieurs années une tumeur arrondie qui s'élève depuis le bassin jusqu'à l'ombilic. On ne peut isoler l'utérus. L'hystérométrie est normale. Deux fois il s'est produit des ouvertures, une fois dans l'aine gauche, une fois par l'ombilic. Aujourd'hui la malade est fébrile ; la douleur à la palpation n'est un peu vive qu'au niveau de l'aine gauche, où il y a encore menace de rupture. Impossibilité d'examen par le vagin (hymen); on peut arriver sur la tumeur par le rectum. Incision par l'aine gauche et drainage. Ouverture spontanée par le vagin. Bardenheuer, après avoir étendu l'incision inguinale au-dessus du pubis jusqu'à la ligne blanche, essaye de passer un drain par cette incision jusqu'au vagin. Impossible. On place un drain vaginal, et plusieurs drains dans l'incision inguinale. Trois mois après l'opération, la malade est à peu près complètement guérie.

6° Abcès traités par la ponction

883. — Bourdon. *Revue médicale*, 1841, p. 348. Obs. XV. (Service de M. Monod.) — *Abcès du ligament large ouvert par le vagin. Guérison.* — F..., 30 ans ; entre à la maison royale de santé le 12 juin 1841. Douleurs abdominales depuis 8 ans à la suite d'accouchement. Règles douloureuses depuis 18 mois. Il y a un mois, douleur à droite, constipation, mictions fréquentes. Métrorrhagie depuis 18 jours. Tumeur douloureuse du volume d'une orange dans la région hypogastrique droite, descendant en arrière et sur le côté droit de l'utérus. Dans cette exploration, on trouva une correspondance de fluctuation entre le bas-ventre et le vagin, dans lequel la tumeur faisait une saillie très prononcée. Le 14 juin, ponction par la paroi postérieure du vagin. Amélioration. Tout fait espérer une prompte guérison.

884. — Bourdon. *Revue médicale*, 1841, p. 26. Obs. II. — *Abcès situé derrière l'utérus. Ponctions pratiquées par le vagin. Guérison.* — F..., 31 ans. Bien réglée, jamais de grossesse. Leucorrhée. Douleurs dans le bas-ventre depuis 5 ans. Entre le 24 février à l'Hôtel-Dieu, service de Récamier. Toucher : Derrière le col, tumeur globuleuse, lisse, du volume d'un œuf de dinde, résistante, fluctuante. Mêmes renseignements par le toucher rectal. 24 février. Ponction. Pus. Amélioration. Le 29, fluctuation à gauche de la première ponction. Nouvelle ponction. Il ne s'écoule rien. Sort guérie le 17 mars. L'auteur pense qu'il s'agit d'un phlegmon rétro-utérin.

885. — Burton. *Med. Press. and Circul.*, 1886, t. 84, p. 567. — *Large parametric abscess with suppression of urine for six days.* — Mme H..., 25 ans, accouchée il y a 3 mois d'un enfant à terme et bien portant (accouchée au forceps). Quelques jours après, symptômes d'inflammation pelvienne dont elle ne guérit qu'incomplètement. On trouve une tumeur dure située en avant et ressemblant à un fibrome, faisant saillie dans le cul-de-sac antérieur, le col de l'utérus effacé. Brusquement, suppression d'urine (attribuée à la compression des uretères). 22 septembre. Ponction vaginale (39 onces de pus). 4 octobre. Incision vaginale, drainage. Guérie le 24 novembre. Rechute en mars suivant. Incision et grattage de la poche le 6 mars. Guérie en mai.

886, 887. — Imlach. *Pacific med. and surg. J.*, février 1886. Analyse dans *Am. J. of obst.*, 1886, p. 1227. — Deux cas d'abcès découverts par la laparotomie et ensuite aspirés. Guérison immédiate et définitive.

888. — Nélaton. Th. Voisin, Paris, 1858, p. 52. — *Abcès post-utérin pris pour une hématocèle rétro-utérine.* — M. F. B..., 39 ans, entre dans le service de Nélaton le 5 mars 1857. Depuis deux mois, règles moins abondantes. Depuis 8 jours, douleurs assez vives que la malade compare à des coliques.

Tumeur abdominale. Col de l'utérus refoulé contre la symphyse. En arrière, tumeur qui descend très bas derrière la paroi postérieure du vagin entre le canal et le rectum. Cette tumeur descend à 4 ou 5 centimètres au-dessous de l'insertion du vagin au col de l'utérus. Tumeur souple modérément tendue. Par le palper, on trouve que la tumeur n'est pas située sur la ligne médiane, mais qu'elle incline à gauche. « La tumeur elle-même peut être, dans une certaine étendue, mobilisée à droite et à gauche sans que les mouvements qu'on lui imprime retentissent au col utérin. » Nélaton diagnostique : hématocèle. 16 mars. Les douleurs étant devenues extrêmement vives, Nélaton ponctionne à la partie supérieure de la paroi postérieure du vagin. Il sort une grande quantité de pus. Guérison. Pas d'autres détails.

889. — Nilsen. *Am. J. of obst.*, 1888, p. 718. (Discussion Mackenzie.) — Ponction par le vagin d'un large abcès pelvien qui pointait dans le cul-de-sac postérieur. Une once de pus s'écoule. La fluctuation ayant montré qu'il devait y en avoir davantage, il pousse l'aiguille plus profondément quand tout à coup il s'échappe un liquide transparent, — urine. On s'était assuré que la malade avait uriné juste avant. Il y avait encore de la fluctuation, mais on s'en tint là. Le lendemain, on découvrit une tumeur par la palpation profonde au-dessus du ligament de Poupart. Laparotomie. « Le drainage et l'irrigation amenèrent une guérison parfaite. »

890. — Nonat et Linas. P. 1120. Obs. XXIII (4e série). — *Phlegmasie péri-utérine chronique des 2 côtés et en arrière de la matrice. Abcès consécutif. Ponction par le vagin. Guérison.* — Lher, Joséphine, 39 ans (10 septembre 1857). Douleurs abdominales depuis 3 ans. Un pessaire aggrave l'état de la malade. Tumeur péri-utérine occupant les ligaments larges et se prolongeant en arrière entre l'utérus et le rectum. Tumeur solide, douloureuse à la pression, une artère du volume de la radiale rampant à sa surface inférieure. 26 novembre. Fluctuation dans la tumeur péri-utérine. 2 décembre. Ponction par le vagin. Issue de pus. Sort guérie le 14 janvier 1858.

7° Abcès traités par l'incision vaginale

891, 892, 893, 894, 895, 896, 897, 898, 899, 900, 901, 902, 903, 904, 905, 906, 907. — Blanc. Th. de Lyon, 1887, p. 130. — Dix-sept cas d'abcès pelviens traités par l'incision vaginale.

908. — Bourdon. *Revue médicale*, 1841, p. 338. Obs. VIII. — *Abcès situé derrière l'utérus et dans le ligament large. Ouvertures pratiquées par le vagin. Guérison.* — F..., 31 ans, parfumeuse. Entre à l'Hôtel-Dieu le 22 janvier 1840, service de Récamier. Bonne santé habituelle. Bien réglée. Avortement il y a 1 an 1/2 dont elle s'est bien rétablie. Il y a 3 semaines, règles abondantes et douloureuses, après un retard de 8 jours. Douleurs à gauche. Métrorrhagies. 19 janvier. Tumeur dans la région hypogastrique gauche, sensible, faisant saillie sur la peau, s'étend jusqu'à la ligne médiane, peu mobile, dure et bilobée de manière à présenter une portion inférieure profonde et médiane et une portion supérieure plus superficielle et latérale. Mêmes caractères par les touchers vaginal et rectal. Fluctuation dans la tumeur médiane. Col utérin normal ; sur les côtés on sent battre deux artères volumineuses. Émission des urines difficile, constipation : depuis 3 ou 4 jours pesanteur sur le siège ; douleurs lombaires, fièvre. Le 3 février, incision vaginale derrière le col de l'utérus. Issue de sang, puis de pus, les jours suivants. Soulagement. Le 10 février, on sent à gauche une tumeur fluctuante que l'on ouvre par le vagin ; issue de pus. Sort guérie le 25.

909. — BOURDON. *Revue médicale*, 1841, p. 344. Obs. XI (Récamier). — *Abcès dans la paroi recto-vaginale. Incision. Guérison.* — F..., 23 ans. Bonne santé habituelle. Métrorrhagies causées par un refroidissement après un accouchement. Guérison rapide, mais rechute, et formation d'une tumeur, entre le rectum et le vagin, dure, sensible, du volume d'une grosse pomme. Fluctuation. Incision vaginale. Pus. Guérison.

910. — BOURDON. *Revue médicale*, 1841, p. 246. Obs. XII (Récamier). — *Abcès énorme placé entre l'utérus et le rectum, remontant dans l'hypogastre ; ouverture par le vagin. Guérison. Occasionné par une chute.* — Incision vaginale. Guérison.

911. — BOURDON. *Revue médicale*, 1841, p. 346. Obs. XIII (Récamier). — *Abcès placé derrière l'utérus. Incision par le col. Guérison.* — F... Douleurs abdominales depuis longtemps. Tumeur sphéroïdale du volume d'un œuf de pigeon entre l'utérus et le rectum. Par le toucher rectal, on constate de la fluctuation. Incision au travers du col de l'utérus. Il sortit plusieurs cuillerées de pus. Guérison.

912. — BOURDON. *Revue médicale*, 1841, p. 347. Obs XIV. (Camus, in *Rev. méd.*, 1838, p. 42.) — F..., 30 ans. Après tentative d'avortement, métrite et métrorrhagie, tumeur derrière l'utérus, fluctuante. Incision vaginale. Pus. Guérison.

913. — BURT. *Ann. de Gyn. de Boston*, 1887, p. 45. Obs. VII. — Abcès qui a peut-être pour origine une ovariotomie faite 17 ans avant. — Incision. Drainage. Guérison.

8° ABCÈS TRAITÉS PAR L'INCISION ABDOMINALE

914. — BUCH. *Charité Ann. Obs.*, 26, p. 387. — Wilhelmine Zwick, 27 ans. 1er accouchement en 1875. 2e accouchement le 5 novembre 1876. Depuis ce temps la malade est traitée à la clinique pour des douleurs périmétritiques. Entre à l'hôpital le 17 mars 1877. On trouve au-dessus du ligament de Poupart gauche une tumeur molle, du volume du poing, profondément fluctuante. Le cul-de-sac vaginal gauche, qui est très refoulé en bas, a la même consistance. Incision par la paroi abdominale le 18 mars. Issue de 206 gr. de pus infect. Amélioration rapide. La malade sort le 21 avril avec une petite fistule. Au bout d'un an, cette fistule existe encore, et donne continuellement issue à du pus. État général passable.

915. — BOURDON. *Revue médicale*, 1841, p. 170. Obs. V. — *Abcès du ligament large, incision pratiquée à l'hypogastre ; 8 jours après, ouverture spontanée de la tumeur dans la cavité abdominale. Péritonite. Mort. Autopsie.* — F..., 26 ans. Accouchée à la Maternité le 26 mars 1841. Le surlendemain, fièvre, diarrhée. Sort le 9e jour. Frissons et nausées, vomissements, miction douloureuse. Entre le 5 avril à l'Hôtel-Dieu, service de Récamier. Ventre ballonné. Sensible. L'utérus dépasse le pubis de 3 cent. Rien dans les ligaments larges. 7 avril. Utérus presque revenu à son volume normal; mais à gauche, tumeur de la grosseur d'une pomme dans le ligament large, dure, régulière et douloureuse, difficile à sentir par le toucher vaginal à cause de sa situation élevée. Le 26. Incision hypogastrique, pus. Mort le 30 mai. Péritonite suraiguë à la suite d'une injection dans la poche. *Autopsie :* Péritonite généralisée. Dans la partie supérieure du ligament large gauche, la tumeur incisée pendant la vie. Elle a le volume d'une pomme. Elle répond en dedans au bord gauche de l'utérus, en dehors de la fosse iliaque gauche. La paroi inférieure est fermée par la trompe et l'ovaire abaissés; la paroi supérieure, par le péritoine doublé de fausses membranes; l'antérieure répond au côté gauche de l'hypogastre, et l'on constate qu'elle a contracté des adhérences très épaisses et très solides avec la face postérieure de la paroi abdominale au niveau de l'eschare. Le foyer en arrière est appuyé sur le rectum, avec lequel il a des adhérences partielles. Sur cette paroi postérieure, on découvre une perforation à bords amincis, ulcérés, du diamètre de 3 cent. L'utérus n'offre pas de lésions ; il en est de même des annexes du côté droit. Il n'est pas sûr que l'ouverture n'ait pas été due à une injection dans la cavité de l'abcès.

916. — C. Braun. *Allg. Wiener med. Zeit.*, 1882, n° 6, p. 63. — F... A la suite d'une chute, avortement. Développement d'un abcès paramétritique avec son tympanique. Braun rejette toute intervention. La mort, sans opération, ne surviendra que dans quelques semaines ; avec opération, dans quelques jours. Un autre chirurgien incise. La malade succombe le soir.

917. — Gendrin. Cité par Bourdon (sans indication bibliographique), p. 34. — Dans un cas d'abcès du ligament large, ayant reconnu la fluctuation à l'hypogastre, il pratique une ouverture. Malgré cette voie artificielle, l'abcès s'ouvrit de lui-même dans le vagin, et la malade guérit parfaitement.

918. — Reeves Jackson. *Gyn. Soc. of Chicago*, 19 février 1886. *Am. J. of obst.*, 1886, p. 645. — Anna N..., 24 ans. Mariée 6 ans, un enfant de 18 mois. Le 1er février, cinq semaines 1/2 avant ma visite (9 mars 1885), fausse couche de 4 mois. Quelques jours après, symptômes d'inflammation pelvienne qui ont continué. Température 102 à 104. Douleurs intenses. L'appétit a disparu et finalement l'estomac rejette tous les aliments. Au moment de ma visite, malade pâle et émaciée. A l'examen, je trouvai à gauche et derrière l'utérus, une tuméfaction du volume d'une orange, avec des limites indistinctes. Sa partie inférieure était sur le même plan ou même un peu plus bas que l'orifice de l'utérus, sa partie supérieure était au-dessus du fond de l'utérus, qui était fortement repoussé à droite. La tumeur et l'utérus étaient immobiles. La tumeur a une consistance élastique par places, mais il est impossible d'y sentir de fluctuation ni par l'hypogastre, ni par le vagin, ni par le rectum. A travers la paroi antérieure du vagin, je reconnus une sensation de mollesse, ce qui, uni à l'histoire de la malade, me fit penser qu'il y avait du pus. Aussi je passai par le vagin un trocart courbe dans la tumeur à une profondeur de deux pouces, mais il ne vint que quelques gouttes de sang. Douches vaginales, etc... Amélioration. La température redevient normale. Appétit. Cinq semaines plus tard, le 16 avril, sans cause apparente, la malade est prise de frissons, sueurs, d'élévation de température, douleurs pelviennes, instabilité de la vessie. Examen sous l'anesthésie. La tuméfaction pelvienne n'a subi aucune modification notable, si ce n'est qu'elle paraît augmentée en haut, et qu'elle s'étend jusqu'à un point situé à un pouce derrière la symphyse pubienne. En ce point fluctuation obscure. Par le vagin, la tumeur est dure partout. Toute opération est refusée par la malade. 19 avril. État plus grave. Pouls 130. Température 102°. On décide la laparotomie pour le lendemain. Le 20, opération. Incision de trois pouces sur la ligne médiane commençant au mont de Vénus. On arrive sur le péritoine, qui ne peut être séparé des parties voisines. En cheminant à travers des tissus épaissis, le bistouri entre tout d'un coup dans la cavité de l'abcès et il s'écoule environ 2 à 3 onces de pus. Le doigt introduit reconnaît que l'abcès pénètre en bas, à gauche et en arrière de l'utérus. La constitution des parois de l'abcès ne peut être nettement définie; tout est confondu. Lavage de la cavité. Tube en caoutchouc qui sort par l'angle inférieur de la plaie. Suture du reste de l'incision. Amélioration immédiate des symptômes. Convalescence ininterrompue. Le tube est enlevé au bout de six semaines. 25 septembre. L'utérus est encore en latéroversion droite, mais il est légèrement mobile. Région du ligament large épaissie et un peu sensible. Une masse irrégulière occupe le cul-de-sac de Douglas et la partie gauche. Guérison.

919. — Munde. *Am. J. of obst.*, 1886, p. 113. Cas VII, p. 129. — *Large abscess obscurely pointing in right iliac fossa. Aspiration and then free incision, wounding several arterial branches ; packing of abscess. Irrigation. Complete rapid Recovery.* — F..., 30 ans, entre à Mount Sinaï hospital le 16 octobre 1882, pour un large exsudat, remplissant toute la moitié gauche du bassin et s'étendant dans la fosse iliaque. On finit par découvrir une obscure sensation de fluctuation dans la région iliaque gauche. L'aspiration ramène du pus ; je fis une incision que je fus obligé d'étendre à environ 6 pouces. Blessure de plusieurs branches de l'artère épigastrique superficielle qu'il fut difficile de lier. Drainage. Lavage. Guérison rapide, 20 janvier.

920. — Stirton. *Glasgow med. J.*, 1881, t. 16, p. 356. — *Posterior uterine abscess.* — K. M..., 22 ans, entre à l'hôpital pour douleurs dans la région iliaque. 3 jours après un accouchement, elle fut prise de douleurs abdominales. A l'examen par le toucher, on trouve l'utérus gros, formant une tumeur globuleuse. La tumeur devient fluctuante quelques jours après ; elle gagne l'ombilic. Incision. Issue de pus. Guérison, 3 mois après.

9° Abcès incisé par la voie périnéale

921. — Hegar et Kaltenbach. P. 466. — *Péritonite incisée par la voie périnéale.* — Hegar a ouvert par la voie périnéale un abcès intrapéritonéal consécutif à une salpingite.

10° Abcès traité par la laparotomie

922. — Terrillon. *Soc. de chir.*, 1er juin 1887, p. 371. *Cliniq.*, p. 354. — F..., 27 ans (Société de chirurgie) ; 23 ans (clinique). Mariée à 16 ans et demi, fausse couche 9 mois après. Légers accidents à la suite. En 1883, symptômes de pelvi-péritonite. Au bout de 22 jours, l'abcès s'ouvre dans le rectum (14 février 1883). La malade se rétablit. A la fin de mai, l'abcès s'ouvre de nouveau. Depuis, douleurs du côté droit avec irradiation du côté de la cuisse. 12 mai 1886, l'abcès se reforme et se vide encore par le rectum. Depuis cette époque, elle rend du pus dans ses selles, surtout le matin en se levant. 27 février 1887. Palper : Tumeur arrondie, dépassant de 4 travers de doigt le pubis, située à droite, mais ayant en avant d'elle des anses intestinales qui la séparent de la paroi abdominale. Toucher : Utérus rejeté à gauche et un peu en avant, immobilisé en partie. En refoulant le cul-de-sac droit, on percevait, à une certaine profondeur, une résistance qui correspondait à la masse trouvée dans l'abdomen. Par le toucher rectal, masse facile à sentir à 6 centim. de l'anus. 22 avril. Laparotomie médiane. Tumeur plus grosse que le poing, lisse, fluctuante mais tendue et libre dans le bassin, sauf qu'elle est adhérente à la face postérieure du ligament large droit, au bord de l'utérus, à la face antérieure du rectum. Elle a la forme d'une poire dont le fond est libre dans le bassin et la partie pointue unie au ligament large. La trompe tourne autour de son collet, en avant, et lui adhère. Elle est immobilisée. Ponction aspiratrice. 250 gr. de pus, épais, verdâtre, très odorant. La poche est fixée au péritoine, puis ouverte, vidée et nettoyée avec des éponges. On achève la suture de la poche. 2 gros tubes. Pansement à l'iodoforme. Durée 2 h. 1/4. Dans les premiers temps, quelques gaz et un peu de matières fécales passaient par le trajet de l'abcès, mais en petite quantité. Le 20, ablation des drains. Petite fistule qui persiste plusieurs mois. Cicatrisation complète au mois de juillet.

X. — **Autopsies de phlegmons et abcès pelviens.**

923. — Béhier. *Clin.* Paris, 1864. Obs. 23, p. 672. — Manchon, Louise, 21 ans. Accouchée le 8 juin 1857. 10 juillet, un peu de douleurs dans la fosse iliaque. Le 10, dans la fosse iliaque gauche, on trouve une tumeur située très superficiellement dans la direction de l'arcade crurale, ayant 5 cent. de longueur sur 2 de largeur. 6 août. La douleur de la fosse iliaque augmente par la pression. Induration au niveau du pubis. 8 octobre. Mort dans le marasme. *Autopsie :* Pas de péritonite ; utérus fort petit. Il est marbré de lignes noires. A gauche, cette coloration est beaucoup plus forte et occupe tout le ligament large. Lorsqu'on incise sur ce point, on ouvre un foyer qui ne renferme que du pus jaunâtre, très aqueux, très mal lié ; cette collection, qui commence sur les parties latérales droites de l'utérus, au niveau du col, se continue le long du ligament large jusqu'à son insertion sur le muscle psoas gauche, dans l'épaisseur duquel existe une partie du foyer ; le reste s'étend dans toute la fosse iliaque gauche. Le foyer en avant s'étend jusque sous l'arcade crurale.

924, 925. — Hervieux. *Traité clinique et pratique des maladies puerpérales.* Obs. LXIII, p. 528. — F. Fayol, 20 ans, primipare. Accouche le 13 janvier 1862. Les accidents débutent le 20 janvier. Mort le 28. « Chez la malade qui fait le sujet de cette observation, les ligaments larges ont présenté chacun une forme différente de l'inflammation : A droite, la forme hypertrophique ; à gauche, la forme purulente à l'état de collection et sans hypertrophie. A droite, l'infiltration était sous la dépendance immédiate de l'inflammation veineuse ; à gauche, le foyer purulent occupait l'extrémité la plus inférieure et la plus externe du ligament large et paraissait indépendant de toute influence de voisinage. Du moins les vaines circonvoisines paraissaient intactes. » — Obs. LXI, p. 523. *Phlébite purulente du col utérin. Inflammation hypertrophique et suppurative des ligaments larges. État typhoïde. Mort. Autopsie.* — F. Sagues, 24 ans, primipare. Accouche le 31 octobre 1861. Fièvre, frisson dans la nuit du 6 au 7 novembre. Succombe le 17. *Autopsie :* Péritoine intact. Utérus presque entièrement rétracté. Le col seul est malade. En l'incisant sur son angle droit, on tombe sur une cavité du diamètre d'une noisette et remplie de pus. Autant sur l'angle gauche. La lésion la plus remarquable est celle que présentent les deux ligaments larges au niveau de leur insertion sur la voûte du vagin. Dans ce point, leurs replis sont écartés par une abondante quantité de tissu cellulaire hypertrophié, induré, offrant une épaisseur de un centimètre et demi environ et infiltré de pus jaunâtre. Les veines son enflammées et remplies de pus. Il est impossible de nier la relation de causalité entre ces phlébites et l'infiltration purulente et plastique des ligaments larges. C'est surtout la partie inférieure des ligaments larges qui présente le plus haut degré d'épaississement et d'infiltration purulente. Ovaires et trompes exempts de toute lésion.

926. — Londe. *Soc. anat.*, 1856, p. 169. — *Phlegmon péri-utérin.* — Malade entrée à Lourcine un mois auparavant pour accidents secondaires. Enceinte de 3 mois. Deux jours avant sa mort, se plaint de douleurs abdominales. Mort rapide. *Autopsie :* Deux foyers purulents de la grosseur d'un œuf de poule situés de chaque côté de l'utérus à l'union du col et du corps. L'un de ces foyers s'étend jusqu'à un demi-centimètre de la portion la plus élevée du vagin ; celui du côté gauche, à l'aide d'adhérences dont l'origine paraît ancienne, envoie un prolongement sous les vaisseaux iliaques, jusque dans le muscle psoas. Dans chacun de ces abcès, toute la portion de leur paroi interne, qui correspond aux parties latérales de l'utérus, est formée aux dépens mêmes du tissu de l'organe. La cavité de l'utérus, les ovaires, les trompes, la portion la plus élevée des ligaments larges son parfaitement sains.

927. — Mégrat. Th. de Strasbourg, 1867. Obs. V, p. 17. — W..., Marie, 31 ans. Entre à la Maternité le 20 février 1860, le 18e jour de sa 4e couche. Les premiers jours après l'accouchement, douleur vive au-dessus de l'aine gauche, qui se dissipe au bout de quelques jours. Le 13e jour, œdème des membres inférieurs. Le 22e jour, la malade ayant eu plusieurs frissons, on constate un empâtement profond au-dessus de l'aine gauche et à l'hypogastre. Mort le 27e jour. Infection purulente. Pas de toucher. *Autopsie :* Pas de péritonite. A droite, infiltration du tissu cellulaire de la fosse iliaque. « A gauche, les annexes sont enfoncées dans le petit bassin. La veine iliaque présente des traces extérieures de pus, et en suivant ces traces, on arrive dans un foyer purulent qui s'enfonce dans le bassin le long de l'uretère jusqu'au bas-fond de la vessie et au vagin. Ce foyer a les caractères d'un phlegmon diffus siégeant dans le tissu cellulaire pelvien sous le ligament large, qui a remonté jusque sur la veine iliaque. »

928. —Paris. Th. de Paris, 1866, p. 8. — *Inflammation hypertrophique* *et suppurative du ligament large gauche chez une primipare. Infection purulente. Mort. Autopsie.* — D..., Virginie. Entre le 29 janvier 1864 à l'hôpital St-Antoine. Accouchée il y a 24 jours pour la première fois. Deux jours après, frissons, suppression des lochies. Vingt-troisième jour, frisson prolongé avec claquements de dents, douleurs dans le bas-ventre. 29 janvier, fièvre, diarrhée, vomissements, anorexie. Je passe sur les autres symptômes qui sont ceux de l'infection purulente, et je cite textuellement les résultats de l'examen local et de l'autopsie. 2 février : Rénitence et douleur vive dans le côté gauche de l'hypogastre. Au toucher, on trouve le col de l'utérus situé dans l'axe du bassin ; il est augmenté de volume, entr'ouvert ; l'utérus est peu mobile et les tentatives sont douloureuses quand on essaye de le porter à droite. Le haut de la paroi gauche du vagin n'est plus souple et dépressible, mais induré et rigide ; cette induration a la forme d'une plaque, qui s'étend depuis l'insertion au col, sur une hauteur de 2 à 3 centim. ; elle cesse assez brusquement, mais on sent facilement autour d'elle un peu d'empâtement. Le cul-de-sac gauche est diminué et le doigt pénètre avec peine entre le col et le vagin ; il est le siège d'une tumeur dure, résistante, sans sillon de séparation avec l'utérus qu'elle entoure en se prolongeant dans la moitié gauche des culs-de-sac antérieur et postérieur. Elle se continue avec la plaque vaginale ; partout, sur ces parties indurées, le toucher est très douloureux. Le cul-de-sac vaginal droit est large, souple, non douloureux à la pression. Le 17, à gauche, on sent au-dessus du pubis, sur une hauteur d'environ 1 pouce, une tuméfaction mal limitée, peu douloureuse à la pression ; la paroi abdominale elle-même paraît souple. Au toucher, pas de changement. Mort le 23 février. *Autopsie :* Les ligaments larges sont notablement épaissis ; leur enveloppe péritonéale est lisse, sans rougeur, mais le tissu cellulaire est infiltré d'une matière gélatiniforme, excepté dans leur partie supérieure ; les ailerons restent intacts. En touchant par le vagin, on sent que la résistance perçue à gauche pendant la vie était due à une tumeur située dans le ligament large. Cette tumeur est accolée par sa face interne à l'utérus ; elle remonte en ce sens jusqu'à 3 et 4 centim. au-dessus du col et se sent en descendant dans le vagin jusqu'à 2 centim. au-dessous. Tout autour, et surtout le long du vagin, le tissu cellulaire est épaissi. Enfin la tumeur s'étend entre les deux lames du ligament large sur une longueur de 3 centim. En l'incisant, il sort un pus sanieux et mal lié : les parois de l'abcès sont anfractueuses, il envoie deux courts prolongements, l'un en avant, entre l'utérus et la vessie qu'il déjette légèrement à droite, l'autre en arrière, qui contourne un peu l'utérus au niveau de la partie inférieure du corps. Ils répondent aux indurations senties pendant la vie dans les culs-de-sac vaginaux. Les veines, qui rampent dans le ligament large, sont remarquablement dilatées. La plupart sont distendues par des caillots volumineux, rougeâtres, non adhérents. Ovaires sains ; celui de gauche, dont le pédicule est allongé ainsi que la trompe, est placé immédiatement sous la paroi abdominale et forme cette tumeur ovoïde que l'on sentait pendant la vie.

929. — Simon. *Soc. anatom.*, 1858, p. 231. — *Abcès anté-utérin extrapéritonéal.* — F..., 27 ans. En décembre 1857, suppression brusque des règles à la suite de l'immersion des mains dans l'eau froide. Depuis ce moment, céphalalgie, douleurs. Variole en février 1858 dont elle guérit, mais la fièvre persiste et elle meurt le 8 mai. *Autopsie :* Abcès anté-utérin, du volume d'une petite orange, aplati d'avant en arrière ; cet abcès se trouve compris entre la vessie et l'utérus. Il envoie dans le ligament large gauche un prolongement conique à base large de 2 centim. à 1 centim. 1/2 de profondeur. Ses limites sont : en avant, le bas-fond de la vessie, du point où le péritoine se réfléchit de la vessie sur l'utérus, jusqu'à près de un centimètre au-devant de l'ouverture des uretères sur la surface utérine de la vessie. En arrière, toute la hauteur du col et le quart inférieur du col de l'utérus ; les trois quarts supérieurs de l'utérus, tapissés par le péritoine débordent la limite supérieure de l'abcès de 4 centim. Celle-ci est formée par le péritoine qui se réfléchit de la vessie sur l'utérus un peu au-dessous du niveau où il se réfléchit de la vessie sur les ligaments ronds. En bas, la partie la plus reculée de la paroi antérieure du vagin, vient limiter l'abcès dans une étendue de 2 centim. d'avant en arrière, et de 3 centim. 1/2 transversalement. Sur les parties latérales, l'abcès se perd dans l'épaisseur des ligaments larges ; à droite, à peine à un demi-centimètre du bord correspondant de l'utérus ; à gauche, au contraire, à plus de 2 centim. 1/2 de l'utérus. Aussi, ce ligament est-il beaucoup plus épais et d'une consistance plus ferme que celui du côté droit. Cet abcès s'est ouvert dans le péritoine par sa partie supérieure, en enlevant la pièce anatomique ; 36 heures après la mort, il était rempli de pus phlegmoneux. Il n'y avait au voisinage aucune trace de péritonite récente. Une dissection attentive m'a permis d'isoler supérieurement le péritoine d'une membrane très peu résistante, quoique de 1 millim. d'épaisseur au voisinage du ligament large du côté droit. Si l'abcès avait été reconnu, il aurait fallu l'ouvrir par le vagin.

930. — CHOUPPE. *Soc. anat.*, 1872, p. 316. — *Phlegmon du ligament large gauche. Péritonite par perforation. Mort rapide.* — F..., 31 ans. 1er avortement il y a deux ans. Tumeur dans le côté droit. Douleurs pendant plusieurs mois. 2e avortement il y a un mois. Depuis quelques jours, métrorrhagie et douleurs dans le bas-ventre. État actuel : Tumeur sur le côté gauche de l'utérus, dure, rénitente, s'étendant jusque dans la fosse iliaque gauche. Empâtement dans le cul-de-sac postérieur gauche. 16 juin. Frissons, vomissements, puis phénomènes de péritonite. Mort, 2 jours après. *Autopsie :* Organes sains. 2 litres de pus dans le péritoine. Nombreuses adhérences dans le petit bassin ; en les arrachant, on déchire le ligament large gauche, par cette déchirure, s'écoule un demi-verre de pus. Cavité du volume d'une petite pomme dans le ligament large. A sa partie postérieure, petite ouverture peut-être accidentelle.

931. — CRUVEILHIER. *Anat. patholog.*, t. IV, p. 472. — F... Ligature d'un polype utérin. Abcès du ligament large consécutif. Mort « avec symptômes analogues à ceux de la fièvre puerpérale. Infection ».

932.— CHARPY. *Lyon médical*, 1886, t. 53, p. 337. Obs. I, p. 339.—F..., 24 ans. Fausse couche de 5 mois 1/2. Reprend son travail 8 jours après, mais vers le 15e jour, douleur dans la fosse iliaque droite et métrorrhagie. Entre à l'Hôtel-Dieu de Lyon. Tumeur qui fait saillie à la fois dans le côté droit du petit bassin et de la fosse iliaque et dans le cul-de-sac vaginal. Mort subite 30 jours après, avant toute intervention. *Autopsie :* « Je trouvai un abcès contenant environ un demi-litre de pus bien lié ; le pus était situé entre les deux feuillets du ligament large qu'il avait écartés ; il pointait en bas vers le vagin, en haut vers l'arcade crurale. Le péritoine était intact, sans épaississement et à peine injecté. » La cavité de l'abcès était formée dans quelques points par le péritoine seul et non induré, dans d'autres par l'utérus, dans d'autres enfin, par un tissu blanc, inégal, assez dur et épais, envoyant quelques brides qui cloisonnaient la cavité. Ces productions, comme calleuses, se trouvaient surtout à la partie inférieure de l'abcès, soit appliquées contre la paroi du bassin, soit dans le cul-de-sac vaginal. L'ovaire et la trompe étaient normaux..... Rien aux veines de l'utérus et du petit bassin. La veine iliaque droite passait au milieu de l'abcès et était englobée dans du tissu calleux ; au-dessous du point comprimé, elle ne renfermait qu'un peu de sang liquide ; au-dessus, un caillot blanc et fibrineux, ramifié dans les veines collatérales, occupait la terminaison de la veine iliaque, la veine cave et la plus grande partie de l'oreillette droite. Pour Charpy, c'est là un phlegmon sous-péritonéal du ligament large.

933. — Escalier. *Soc. anatomique*, 1846, p. 277. — *Abcès iliaque.* — F..., 28 ans, accouchée il y a 6 semaines. Hémorrhagie qui nécessite l'introduction de la main pour enlever le placenta. Poussée de péritonite, puis phlegmatia alba dolens et mort. *Autopsie :* Pas de péritonite généralisée. Dans la fosse iliaque droite abcès circonscrit par le cæcum, extrapéritonéal. Début dans les ligaments larges et migration dans la fosse iliaque. Phlébite puis artérite qui a amené gangrène des membres inférieurs. Ovaires, trompes et utérus sains.

934. — Hervieux. *Traité clinique et prat.* Obs. LXII, 525, 526. — Valette, Madeleine, primipare, 25 ans. Accouchée le 13 novembre 1862. Pas d'accidents jusqu'au 3 décembre. Le 4, frissons. Infection purulente. Mort le 17. *Autopsie :* « Le ligament large, au niveau de son insertion à l'utérus et surtout dans ses ailerons supérieurs et moyens, est considérablement épaissi. Son tissu offre un aspect rougeâtre et en certains points une épaisseur qui varie de 8 à 12 millimètres. L'hypertrophie est subordonnée au développement de la veine utéro-ovarienne et de quelques veines du plexus pampiniforme également altérées, volumineuses et pleines de pus. Au voisinage de ces veines, mais particulièrement de la veine utéro-ovarienne, on trouve disséminés dans le tissu du ligament large sept à huit abcès du volume d'un pois environ. »

935. — L. Landau. *Arch. f. Gyn.*, 1874, t. 6, p. 148, 166. — *Ueber puerperal., Erkrank.* — *Septhæmia lymphatische Parametritis. Tod am 6 Tage.* — Accouchement le 31 mai. Dans la nuit du 1er au 2 juin, frissons, douleurs, syncopes. Le 2, région de l'utérus douloureuse. Très sensible à la pression. Mort le 5. *Autopsie :* Métrosalpingitis ; phlegmon dans le ligament large droit. Tissu cellulaire infiltré avec des lacunes pleines de pus. Ovaire tuméfié.

936. — Maquet. *Soc. anat.*, 1847, p. 79. — Accouchement. Dilacération du col. Abcès dans l'épaisseur du ligament large.

937. — Parish. *Am. obstet. J.*, 1878, p. 603. — *Suppuration following pelvic cellulitis.* — Amputation de la portion intra-vaginale de l'utérus ; quelques jours après formation d'un abcès. Quelques semaines au lit, puis la malade semble guérie ; mais les douleurs de ventre recommencent et l'obligent à reprendre le lit. Examen difficile : utérus fixé, antéflexion. Leucorrhée abondante. Le bassin est rempli par une masse dure envahissant l'utérus sur les côtés et en arrière. Saillie en avant de la face postérieure du vagin donnant une obscure fluctuation. Pas de noyaux. Tumeur remontant à l'ombilic, irrégulière, dure, pas de fluctuation. Diagnostic : Carcinome diffus ou pelvi-cellulite. Mais pas d'hémorrhagies antérieures ni de noyaux dans le vagin et utérus ; et au contraire douleur constante dans le ventre ; miction et défécation difficiles ; masse énorme immobilisant l'utérus fait croire à la pelvi-cellulite. Une semaine après, mort. Vomissements de sang. A l'*autopsie*, masse énorme comprenant des anses intestinales; à l'aspect du ligament large droit on peut être certain qu'il s'est formé un abcès dans ses replis qui s'est ouvert ensuite dans l'espace rétro-utérin et a donné une sensation de fluctuation dans la paroi postérieure du vagin. Dans le ligament large gauche, aussi du pus ; une ponction, convenablement dirigée, aurait pu évacuer le pus et sauver la malade.

938, 939.—E. W. Roughton. *St-Barth Hosp. Rep.*, vol. XXI, 1885, p. 173. — *Parametritis and abscess of the liver.* — A. W..., 25 ans, mariée il y a un an ; pas de grossesse. Réglée à 15 ans, fièvre typhoïde en août 1884. Le 14 mai 1885, subitement, violentes douleurs dans le bas-ventre et dans le dos, vomissements, dysurie. Le 25, l'abdomen n'est ni distendu ni douloureux, mais il est sensible au niveau de l'hypogastre et de la fosse iliaque gauche, et on sent des irrégularités dans cette région. Par le toucher, on trouve le col repoussé en arrière. En avant de lui, masse dure, douloureuse, un peu mobile. 9 juin. Urine albumineuse. La tumeur fait saillie au-dessus du ligament de Poupart. Le 20. Toux et douleurs du côté droit de la poitrine. La tumeur est moins sensible et moins volumineuse, bien qu'on n'ait trouvé de pus ni dans les urines, ni dans les selles. 1er juillet. Douleur dans la région hépatique. Le 7, augmentation de volume du foie. Le 11, on retire du foie 10 onces de pus par aspiration. Pas d'amélioration. Le 15. Incision. Mort immédiate. Éther. *Autopsie :* Utérus normal. Autour de lui, mais surtout, en avant et à gauche, masse inflammatoire composée partie par un phlegmon du tissu cellulaire, partie de collections séreuses renfermées dans des adhérences péritonéales. L'ovaire droit contient environ deux drachmes de pus. Le foie contenait 2 énormes abcès, dont le plus superficiel seulement avait été ouvert. Aucune ulcération dans les intestins. Le phlegmon était situé dans le ligament large et en grande partie devant l'utérus. C'était un cas-type de paramétrite antérieure. — II. L'auteur dit avoir vu un autre abcès du foie consécutif à une paramétrite. L'abcès fut ponctionné et la malade a guéri.

940. — Shattuck. *Boston med. and surg. J.*, 1875, t. I, p. 595. — *Lymphangite du ligament large.* — Femme morte avec des symptômes de septicémie. A l'*autopsie*, on trouve une infiltration purulente du ligament large droit ayant la forme d'un noyau. Les lymphatiques voisins étaient remplis de pus. L'utérus paraissait en régression normale. La trompe ne présentait rien d'anormal. Pas de trace de péritonite.

941. — Bandl. *Deutsche chirurgie.* Liefer, 59, p. 137. — F..., 37 ans, malade depuis 9 mois, meurt d'un carcinome de l'utérus, pendant le cours duquel il se forme un volumineux abcès du bassin. La moitié droite du ventre était très tendue, remplie par une tumeur dure qui s'étendait de la symphyse aux côtes, et se portait à gauche jusqu'à l'ombilic. Cette tumeur était dure, douloureuse, immobile et mate. Le membre inférieur gauche était fléchi. *Autopsie :* A droite le péritoine est soulevé par une tumeur grosse comme une tête d'homme, fluctuante, qui a soulevé le cæcum. L'utérus et ses annexes enveloppées de pseudo-membranes, sont repoussés à gauche et comme soulevés en dehors du bassin. Le ligament rond est tendu au-dessus de l'extrémité inférieure de la tumeur qui plonge dans le petit bassin. Le rein gauche est déplacé. A l'ouverture de la tumeur, il s'écoule d'abord un sérum floconneux, jaunâtre, puis gris jaune, ensuite du pus et enfin une masse brune contenant des particules osseuses. La cavité plongeait dans le petit bassin, et envoyait des prolongements vers les orifices du bassin et vers l'échancrure sciatique. Le fond de la cavité cotyloïde est percé et la tête du fémur pénètre dans l'abcès.

942. — Bérard. *Soc. anat.*, 1834, p. 186. — *Douleurs hypogastriques après un accouchement. Mort. Autopsie.* — Abcès commençant à la partie postéro-supérieure du flanc gauche entre le côlon et la paroi de l'abdomen; cet abcès s'était propagé dans la région hypogastrique en passant entre la fosse iliaque et l'intestin, toujours situé hors du péritoine. Une induration du tissu cellulaire du bassin lui avait fermé l'accès de cette cavité au-devant de la vessie; mais le pus s'était frayé un passage vers la fosse iliaque droite en décollant le péritoine dans la région hypogastrique. De la région iliaque il avait remonté sur la ligne médiane jusqu'au niveau de l'ombilic; là, il s'était fait jour au-dessous de la peau, avait décollé cette membrane dans tout le pourtour de la cicatrice ombilicale, au niveau de laquelle la peau avait conservé son adhérence au tissu subjacent. Le trajet de cet abcès décrivait une courbe à concavité supérieure et s'élevait dans le flanc droit à une hauteur égale à celle qu'il avait atteinte dans la partie postérieure du flanc gauche. Dans cette région, l'abcès communiquait avec le côlon descendant. Le muscle iliaque était parfaitement sain.

943. — De Haller. *Disputationes medicæ*, t. III, p. 515. (Cité par Bernutz, p. 568.) — Phlegmon du ligament large ayant passé par le trou obturateur.

944. — Henrot. *Bulletin Soc. méd. de Reims*, 1874, p. 123. — *Accouchement difficile. Gangrène du col de l'utérus. Phlegmon des ligaments larges. Mort. Péritonite.* — F..., 32 ans, entre le 29 avril 1874 à l'Hôtel-Dieu de Reims à la suite d'une couche qu'elle fit le même mois. Femme rachitique. Accouchée déjà 5 fois au forceps. Après l'accouchement, perte de sang, puis écoulement purulent. Le 18 avril, frissons. Entre à l'hôpital avec tous les symptômes de péritonite. Mort le 5 mai. *Autopsie :* Gangrène du col de l'utérus. Abcès dans l'aileron antérieur des ligaments larges avec fusée purulente à droite dans la gaine des vaisseaux de la cuisse. Ovaires et trompes intacts.

945. — Hervieux. *Traité clin. et prat.*, p. 565. Obs. LXXIV. — Scarlatine puerpérale. État typhoïde Vaste suppuration à la région cervicale. Refus complet d'aliments. Émaciation excessive. Mort 68 jours après l'accouchement. A l'autopsie, abcès sous-aponévrotique de la fosse iliaque interne et traces de phlébite utérine. — Je cite seulement l'*autopsie :* « Pas d'épanchement péritonéal. Utérus revenu à ses proportions physiologiques. Entre les deux feuillets du ligament large droit existe une collection purulente, qui communique avec un foyer de suppuration occupant à la fois les muscles psoas et iliaque et ceux du petit bassin. Le psoas est détruit dans une partie de son épaisseur; le fascia iliaca n'existe plus, ou du moins il n'en reste qu'une bande étroite au voisinage de la crête iliaque, bande qui constitue les limites externe et supérieure du foyer. Quant au muscle iliaque, il est réduit en un putrilage noirâtre dans toute la partie qui avoisine le psoas. Les muscles du petit bassin sont également en pleine suppuration. Cependant nulle part les os ne sont à nu. Les vaisseaux sont baignés et comme disséqués par le liquide purulent. Le nerf crural et sciatique sont comme noircis au contact du pus. Ovaires sains.

946. — Mégrat. Th. de Strasbourg, 1867, p. 83. — Phlegmon du ligament large étendu à la fosse iliaque, ayant envoyé un prolongement à la cuisse par le trou obturateur. Mort. Autopsie.

947. — Trousseau. *Clinique*, t. III, p. 785. (In Th. Auger, Paris, 1876, p. 73. Obs. VII.) — *Phlegmon du ligament large gauche. Mort. Autopsie.* — F..., 27 ans. Bien réglée, mais leucorrhée. Douleurs dans la fosse iliaque gauche, 5 à 6 jours après une cautérisation du col utérin au fer rouge. Augmentation des douleurs, névralgie du crural, rétraction de la cuisse. Diagnostic : Phlegmon profond de la gaine du psoas et de l'iliaque. L'empâtement devint sensible au-dessous du ligament de Fallope et le pus fusa jusqu'au petit trochanter. Mort au bout de 5 semaines. *Autopsie :* Abcès du ligament large gauche. Traces de péritonite. Collection purulente ayant disséqué le psoas et l'iliaque, et s'étendant depuis la région lombaire jusqu'au petit trochanter.

948. — Andral. Cité par J. Bell, in *London med. Gaz.*, 1846, t. 37, p. 62. — *Abcès pelvien.* — Femme morte de pleuro-pneumonie a frigore au moment de ses règles. A l'*autopsie* on trouve un abcès du volume d'une orange derrière l'utérus. Un autre à gauche de l'utérus. Un troisième à la partie supérieure du ligament large entre ovaire et trompe. L'ovaire lui-même était transformé en poche purulente.

949. — Auger. Th. de Paris, 1876, p. 76. Obs. VIII (Siredey). — *Lymphangite et péritonite puerpérales. Infiltration phlegmoneuse du tissu cellulaire du ligament large du côté droit. Lymphatiques suppurés au milieu de la tumeur.* — F..., 25 ans. Entre pour accoucher à Lariboisière le 26 mars 1876. Bonne santé antérieure. 2 accouchements normaux. Accouchement le 26 mars après 13 heures de travail. Hémorrhagie abondante. Trois jours après, céphalalgie, nausées, vomissements. Douleur au niveau de la corne gauche de l'utérus. Diarrhée. Fièvre. Mort le 5 avril. *Autopsie :* Péritonite suppurée. Ganglions lombaires normaux ; mais sur le trajet des vaisseaux utéro-ovariens, on remarque trois gros lymphatiques contournés, jaunâtres, qui n'ont pu être suivis au-dessus des piliers du diaphragme, mais qu'il est facile de suivre inférieurement jusqu'au moment où ils s'enfoncent dans une masse épaisse qu'on remarque dans le ligament large droit, entre l'ovaire et la trompe ; mais au-dessus de ces deux organes, on ne trouve rien de semblable sur les vaisseaux utéro-ovariens gauches. La masse compacte qu'on trouve à droite dans le ligament large, est formée par un tissu épais, lardacé dans lequel on trouve, surtout près des bords de l'utérus, quelques points purulents. Utérus volumineux. Son fond dépasse le détroit supérieur, il est immobilisé par des adhérences. Les lymphatiques sont gorgés de pus crémeux. Les sinus utérins ne contiennent pas de sang ni de pus. L'utérus ouvert, on trouve dans le fond deux masses noirâtres adhérentes au tissu utérin.

950. — Blanc. Th. de Lyon, 1887, p. 132. Obs. XXVIII. — *Abcès chronique du cul-de-sac postérieur. Accidents brusques de péritonite généralisée. Mort. Autopsie.* — F..., 42 ans. Bonne santé antérieure. Mariée à 25 ans. 2 enfants. Couches normales. Au commencement de mai 1887, douleurs abdominales, ménorrhagie sans cause connue. Température vaginale 39°,5. Toucher : Tumeur dure, douloureuse, occupant tout le cul-de-sac latéral droit et le cul-de-sac postérieur. A gauche, saillie débordant l'utérus de ce côté. L'utérus lui-même, en rétroversion avec son col derrière le pubis, se limitait par sa forme en avant de la tumeur. Par le toucher rectal, on peut contourner la tumeur qui est arrondie et fluctuante. Mort avec tous les symptômes de péritonite généralisée le 10 juin. *Autopsie :* A l'incision de la paroi abdominale, il s'échappe un flot de pus. Dans le bassin rempli de pus, on trouve une tumeur du volume d'une orange située à la partie antérieure très près du pubis. La tumeur se prolonge en bas vers le plancher pelvien, bosselée, de consistance molle, pâteuse, se laissant déprimer par le doigt. Paroi très mince à la partie supérieure et postérieure, un prolongement file en bas et à droite. Pas d'ulcération, d'ouverture, mais la paroi supérieure et postérieure s'effrite sous le doigt, et à la moindre pression on voit sourdre le pus à travers cette poche. La poche est ouverte ; on constate que l'utérus est repoussé en avant de la tumeur. Les ligaments larges et les organes qu'ils contiennent sont étroitement accolés, appliqués à la paroi antérieure du bassin. L'abcès envoie à droite un prolongement qui, après avoir contourné le col utérin, aboutit au cul-de-sac latéral. La masse principale plonge dans le cul-de-sac de Douglas.

951. — Bousseau. *Soc. anat.*, 1868, p. 109.— *Pelvi-péritonite suppurée, etc.* — F..., 26 ans, entre à l'Hôtel-Dieu le 28 décembre 1867, pour varioloïde. Albuminurie. Mort le 19 janvier. Avait eu une fausse couche 4 mois auparavant. Depuis, absence des règles et douleurs. Toucher : Utérus complètement immobile. Culs-de-sac vaginaux effacés, empâtés et douloureux. *Autopsie :* En incisant la ligne blanche, on découvre : en bas, une poche purulente remontant au-dessus de la symphyse dans une étendue de 7 à 8 centim. En avant, le péritoine qui la recouvre est épais de 4 millim. Les intestins sont refoulés au-dessus du détroit supérieur et maintenus par des adhérences. Cette poche vidée, on découvre une seconde tumeur fluctuante qui occupe la plus grande partie de l'excavation et paraît provenir du ligament large. Cette tumeur incisée laissait couler du pus. Abcès de l'ovaire gauche contenant 250 gr. de pus. Autres petits abcès dans les culs-de-sac. Ovaire et trompe gauches adhérents par de fausses membranes. (Le présentateur pense à une ovarite suppurée primitive ayant amené secondairement un phlegmon du ligament large.)

952. — Delpech. *Gaz. des hôp.*, 1871, p. 449. — *Phlegmon du ligament large.* — J. F..., 40 ans. Jamais d'enfant. Leucorrhée. Dernières règles du 15 au 18 août. Malade depuis le 26 août. Début par douleur dans la fosse iliaque, accompagnée de frissons et de fièvre. Tisanes, pilules, purgatif. Entre à l'hôpital le 12 septembre. Pas de troubles de la miction ni de la défécation. En palpant la fosse iliaque droite, qui est douloureuse, on sent une tumeur globuleuse du volume d'un petit œuf. Par le toucher, on sent dans le cul-de-sac droit une résistance douloureuse. On diagnostique : phlegmon du ligament large du côté droit. Frictions, cataplasmes. Le 17 septembre, la malade est prise subitement d'une vive douleur dans le côté droit avec frissons, fièvre, vomissements verts. La malade succombe le 27. *Autopsie :* Péritonite généralisée. Vessie et utérus indemnes. « Du côté droit, le ligament large, la trompe, l'ovaire et l'oviducte forment une masse purulente et se confondent avec les épaississements péritonéaux qui tapissent le petit bassin. Du côté gauche, le ligament large porte sur sa face postérieure une tumeur très petite et ouverte par laquelle le pus a dû s'écouler dans le péritoine. Le toucher n'avait pas révélé cette seconde tumeur. » Conclusion : « Cette malade a donc succombé à un phlegmon du ligament large qui a amené en s'ouvrant dans la cavité péritonéale, une péritonite d'abord circonscrite, puis généralisée. Les annexes de l'utérus, du côté droit, avaient été tellement détruites par le pus qu'il nous a été impossible de démêler celui qui avait été le premier atteint.

953. — MARCHAL DE CALVI. *Th. agrégation*, 1844, p. 94. Obs. 44. — F..., 22 ans. Accouchement le 15 mars. Depuis, douleurs abdominales. Péritonite. Mort le 3 mai. *Autopsie :* Péritonite. Infiltration purulente du tissu cellulaire sous-péritonéal et du tissu cellulaire du ligament large droit. Abcès de l'ovaire droit.

954. — THIERRY. Th. de Paris, 1868, p. 33. Obs. IV. — *Péritonite pelvienne généralisée. Mort. Autopsie. Pus dans le péritoine, dans les sinus utérins et les ligaments larges.* — S..., 38 ans, accouchée le 25 janvier 1867. Le 28, douleurs dans la fosse iliaque. Le 1er février, péritonite (frissons). Mort le 6 février. Abcès de la trompe droite. Le tissu cellulaire des ligaments larges présente une infiltration purulente sous forme de traînées jaunâtres parallèles aux vaisseaux, plus marquées près des bords de l'utérus.

955, 956, 957, 958. — THIERRY. Th. de Paris, 1868, p. 18 et suivantes. — *Maladies puerpérales observées à l'hôpital St-Louis en 1867.* — Obs. I, p. 18. *Péritonite pelvienne généralisée. Mort. Autopsie. Pus dans le péritoine des ligaments larges.* — G..., 23 ans, accouchée le 2 janvier. Immédiatement accidents infectieux. Mort le 9 janvier. *Autopsie :* Péritonite. A la partie inférieure des ligaments larges, le long des vaisseaux, on trouve une infiltration purulente du tissu cellulaire, surtout accusée sur les bords de l'utérus. Elle se présente sous forme de traînées jaunâtres, louches, au milieu desquelles on rencontre çà et là du pus concret déposé entre les mailles du tissu cellulaire. — Obs. II, p. 23. *Péritonite générale d'emblée. Mort. Autopsie. Péritonite. Endométrite. Pus dans les sinus utérins et les ligaments larges.* — G..., 35 ans. Accouchement à 8 mois (mort-né). Le 19, malaise, frissons et infections. Mort le 21 janvier. *Autopsie :* Péritonite. Sur les côtés de l'utérus, à la partie inférieure près du col, existe des deux côtés une infiltration purulente des ligaments larges sous forme de plaques assez étendues, irrégulières, mal circonscrites, contenant un liquide jaunâtre trouble. — Obs. III, p. 28. *Péritonite généralisée. Métrite et phlébite utérines. Mort.* — D..., 30 ans. Accouchée le 18 janvier 1867. Immédiatement symptômes d'infection. Mort le 26 janvier. Péritonite généralisée. Infiltration purulente dans l'épaisseur des ligaments larges, soit près des trompes, soit à la partie inférieure, le long des veines utéro-ovariennes, près des bords de l'utérus. Abcès de l'ovaire droit. — Obs. V, p. 38. *Péritonite générale d'emblée. Mort. Autopsie. Pus dans le péritoine, les sinus utérins et les ligaments larges.* — M..., 20 ans, accouchée le 30 janvier 1867. Symptômes de péritonite le 31. Le 6 février, mort. *Autopsie :* Dans le tissu cellulaire des ligaments larges des 2 côtés, surtout à droite, on trouve près de l'utérus une infiltration séro-purulente. Le tissu infiltré a une coloration d'un jaune verdâtre.

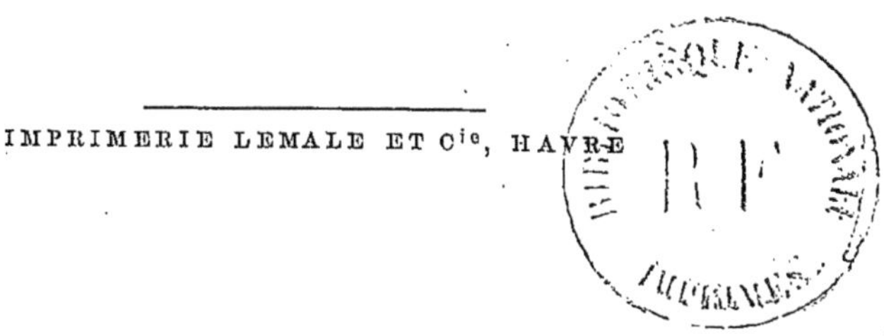
IMPRIMERIE LEMALE ET Cie, HAVRE

IMPRIMERIE LEMALE ET Cie, HAVRE

www.ingramcontent.com/pod-product-compliance
Ingram Content Group UK Ltd.
Pitfield, Milton Keynes, MK11 3LW, UK
UKHW012000240726
13965UKWH00001B/51

9 782012 989597